中药临床试验设计实践

胡思源 马 融 主编

科学出版社
北 京

内 容 简 介

本书是系统论述中药临床试验设计的学术专著,全书共十五章、六十一节,以病种为纲,以项目为例,概要介绍疾病的中、西医诊断治疗新进展,系统描述设计实例,重点对病种涉及的中药研究策略和评价技术要点加以评述,通篇突出系统性、实用性和先进性。

本书既可为药品生产企业、合同研究组织、临床试验机构在中药临床试验设计实践中提供借鉴,又可作为临床试验相关学科的医药院校科研、教学人员以及研究生、本科生工作和学习的参考资料。

图书在版编目(CIP)数据

中药临床试验设计实践 / 胡思源,马融主编. —北京:科学出版社,2016.12
ISBN 978-7-03-051084-6

Ⅰ. 中… Ⅱ. ①胡… ②马… Ⅲ. 中药学–临床医学–试验 Ⅳ. R285

中国版本图书馆 CIP 数据核字(2016)第 302295 号

责任编辑:鲍 燕 / 责任校对:何艳萍 彭 涛
责任印制:徐晓晨 / 封面设计:北京图阅盛世文化传媒有限公司

科 学 出 版 社 出版
北京东黄城根北街 16 号
邮政编码:100717
http://www.sciencep.com

北京京华虎彩印刷有限公司 印刷
科学出版社发行 各地新华书店经销

*

2017 年 1 月第 一 版 开本:787×1092 1/16
2017 年 7 月第 二 次印刷 印张:50 1/2
字数:1 198 000

定价:268.00 元
(如有印装质量问题,我社负责调换)

编委会名单

主　　编　胡思源　马　融

副 主 编　钟成梁　杨　娜　魏剑平

定稿专家（按专业顺序排序）

　　　　　　毛静远　刘新桥　李新民　刘　虹　魏小维　贺爱燕
　　　　　　王　军　何锦华　闫　颖　刘贵颖　李桂伟　孟智宏
　　　　　　颜　红　谯凤英　王　平　孙　庆　杨洪涛　吴深涛
　　　　　　杨锡燕　郭　卉　周正华　刘　维　史哲新

常务编委（按姓氏笔画排序）

　　　　　　闫雨佳　李井锋　李金惠　李晓璇　李梅芳　沈　雯
　　　　　　陈馨雨　武建婷　郑子琦　晋　黎　倪天庆　黄宇星
　　　　　　蔡秋晗

编　　委（按姓氏笔画排序）

　　　　　　王　卉　王　斌　王志华　王映霞　王惠津　田　恬
　　　　　　乔卫平　刘　旻　刘　颖　刘孟书　光军秀　李禹言
　　　　　　沈　莉　张　玮　张　淳　张文杰　张君涛　陈晓婷
　　　　　　罗妍楠　金　珊　胡本松　贾景蕴　郭圣璇　郭恒昌
　　　　　　郭素香　崔　宏　董改英　韩海琳　颜　艳　戴晓禹

前　言

自 20 世纪 80 年代开始，随着卫生部临床药理基地（今之药物临床试验机构）的建立与完善，以及《药物临床试验质量管理规范》的制定与实施，中药临床试验在我国蓬勃发展，试验设计和临床操作日益规范，水平不断提升，一大批经过规范临床研究、具有各民族特色的中药新药品种问世，有效地促进了中医药的行业发展。

一项中药临床试验项目的顺利实施并取得成效，需要一个好的临床试验方案。而中药临床试验方案的设计，需要中西临床医学、临床药理和生物统计等多学科密切协作与融合，使之具有较强的科学性和良好的可操作性。近年来，天津中医药大学第一附属医院临床试验中心不断发展壮大，已经形成了机构办公室、伦理办公室、临床流行病学研究室和Ⅰ期临床研究室四位一体、分工协作的格局，发挥着重要的临床试验管理和技术支持职能。先后与心血管、呼吸、神经精神、消化、肝胆内科、内分泌、肾病、风湿、血液、外科、妇科、儿科、骨伤、耳鼻喉等 14 个临床专业合作，牵头了近 300 个包括中药新药、中药保护品种、中药上市后再评价品种、功能保健食品在内的临床试验项目，负责试验的设计和项目的管理。此次，我们组织本临床试验中心和临床专业的教授团队、技术骨干和博、硕士研究生，选择评价技术相对成熟的病种，撷取国内外最新中、西医疾病诊治与临床评价技术进展，结合我们自己的设计实践经验，编就《中药临床试验设计实践》一书，希望能抛砖引玉、激荡思绪，供业内同道借鉴与参考。

目前，中药临床试验行业面临着前所未有的机遇和挑战。出于对所从事行业的热爱，我们智者怀仁、殚精竭虑，但囿于临床评价技术的发展和作者团队的水平，书中难免会有诸多瑕疵、疏漏，甚至是谬误，恳请同道批评指正。同时，也一并向为本书构思、编纂、检索、定稿和出版做出贡献的朋友们、同事们和同学们，表示由衷的谢意。

编　者

天津中医药大学第一附属医院

2016 年 11 月

目 录

第一章 呼吸系统疾病 ... 1
- 第一节 急性上呼吸道感染 ... 1
- 第二节 急性气管-支气管炎 ... 17
- 第三节 支气管哮喘 ... 29
- 第四节 慢性阻塞性肺疾病 ... 45

第二章 心血管系统疾病 ... 58
- 第一节 冠心病心绞痛 ... 58
- 第二节 慢性心力衰竭 ... 81
- 第三节 病毒性心肌炎 ... 96
- 第四节 高脂血症 ... 108

第三章 精神神经系统疾病 ... 123
- 第一节 缺血性卒中 ... 123
- 第二节 偏头痛 ... 145
- 第三节 抑郁症 ... 161
- 第四节 广泛性焦虑 ... 181
- 第五节 失眠症 ... 191

第四章 风湿免疫系统疾病 ... 203
- 第一节 类风湿关节炎 ... 203
- 第二节 痛风和高尿酸血症 ... 221

第五章 消化系统疾病 ... 232
- 第一节 功能性消化不良 ... 232
- 第二节 肠易激综合征 ... 246
- 第三节 慢性便秘 ... 259
- 第四节 溃疡性结肠炎 ... 273
- 第五节 慢性乙型病毒性肝炎 ... 285
- 第六节 非酒精性脂肪性肝病 ... 313

第六章 泌尿系统疾病 ... 326

第一节　泌尿道感染 326
　　第二节　慢性肾衰竭 343
第七章　内分泌代谢系统疾病 358
　　第一节　糖尿病 358
　　第二节　糖尿病肾病 375
第八章　血液系统疾病 390
　　第一节　白细胞减少症 390
　　第二节　缺铁性贫血 406
第九章　妇科疾病 416
　　第一节　原发性痛经 416
　　第二节　异常子宫出血 431
　　第三节　更年期综合征 442
　　第四节　细菌性阴道病 452
　　第五节　外阴阴道假丝酵母菌病 463
　　第六节　子宫肌瘤 474
　　第七节　盆腔炎性疾病后遗症（慢性盆腔痛） 484
　　第八节　子宫内膜异位症 494
第十章　儿科疾病 506
　　第一节　小儿反复呼吸道感染 506
　　第二节　咳嗽变异性哮喘 521
　　第三节　厌食 531
　　第四节　功能性腹痛 540
　　第五节　轮状病毒性肠炎 549
　　第六节　抽动障碍 559
　　第七节　注意缺陷多动障碍 571
　　第八节　遗尿症 585
　　第九节　湿疹与湿疹类疾病 593
　　第十节　手足口病 604
第十一章　外科疾病 615
　　第一节　乳腺增生病 615
　　第二节　慢性前列腺炎 633

第三节　前列腺增生 …………………………………………………… 643

   第四节　慢性下肢溃疡 …………………………………………………… 652

   第五节　动脉硬化闭塞症 ………………………………………………… 661

   第六节　慢性胆囊炎 ……………………………………………………… 672

第十二章　骨科疾病 …………………………………………………………… 682

   第一节　颈椎病 …………………………………………………………… 682

   第二节　肩关节周围炎 …………………………………………………… 699

   第三节　急性软组织损伤 ………………………………………………… 709

   第四节　腰椎间盘突出症 ………………………………………………… 718

第十三章　耳鼻咽喉科疾病 …………………………………………………… 730

   第一节　变应性鼻炎 ……………………………………………………… 730

   第二节　急性咽炎 ………………………………………………………… 745

第十四章　Ⅰ期临床试验 ……………………………………………………… 755

   第一节　人体耐受性临床试验 …………………………………………… 755

   第二节　中药药代动力学临床试验 ……………………………………… 765

第十五章　中药上市后临床再评价 …………………………………………… 772

   第一节　中药Ⅳ期临床试验 ……………………………………………… 772

   第二节　中药上市后的经济学评价 ……………………………………… 787

第一章

呼吸系统疾病

第一节 急性上呼吸道感染

急性上呼吸道感染,简称"上感",是包括鼻腔、咽或喉部急性炎症的总称。广义的上感,不是一个疾病诊断,而是一组疾病,包括普通感冒、病毒性咽炎、喉炎、疱疹性咽峡炎、咽结膜热、细菌性咽-扁桃体炎等。狭义的上感,即普通感冒,病程多呈自限性,常由病毒感染引起(鼻病毒感染占24%~52%,约有5%为细菌或混合感染),临床表现为鼻塞、流涕、喷嚏、咽痛、咳嗽,甚至发热、头痛等[1, 2]。上感的症状表现,多数与黏膜感染有关,在发病1~3天达到高峰,常持续7~10天,有时也可持续3周[1, 3]。其发病率高,影响人们工作和生活。对于普通感冒,临床多以对症治疗为主,同时注意休息、适当补充水分、保持室内空气流通,避免继发细菌感染[4, 5]。

本病相当于中医学的"感冒"。临床常见风热感冒、风寒感冒、暑湿感冒、气虚感冒、阴虚感冒等证候[6]。

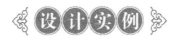

一、题目

××口服液治疗普通感冒(风热证)评价其有效性和安全性的随机双盲、平行对照、剂量探索、多中心Ⅱ期临床研究。

二、研究背景

××口服液为老中医临床应用50多年的经验方,拟开发为第6类中药新药。

药效学研究结果:本品高、中、低剂量均具有体内体外抗病毒和抑菌作用;三个剂量组对内毒素所致家兔发热模型在1.5、2、2.5小时三个时点均有一定降温作用;高、中两个剂量组均能显著抑制醋酸引起的小鼠腹腔毛细血管通透性的增高,具有抗炎作用;三个剂量组均对醋酸所致小鼠疼痛有明显的抑制作用。

毒性试验结果:① 以本品最大给药量252g生药/(kg·d)(相当于临床用药量的360倍)给小鼠灌胃,连续观察7天,未发现动物有明显的中毒症状或死亡。② 以分别相当于人用剂量50、25和12.5倍的本品,即35g、17.5g、8.8g生药/(kg·d)剂量,给大鼠连续灌胃1个月,停药后继续观察 2 周，未见药物的毒副反应。

三、试验目的与观察指标

（1）初步评价××口服液治疗普通感冒（风热证）缩短病程、缓解症状的作用，并进行剂量探索。

观察指标：疾病/发热缓解时间、普通感冒症状总分和单项症状评分-时间的曲线下面积（area under curve，AUC）、退热起效时间。

（2）初步评价××口服液治疗普通感冒（风热证）的证候改善作用。

观察指标：中医证候疗效。

（3）观察××口服液临床应用的安全性。

观察指标：临床不良事件/不良反应发生率，血、尿常规，肝肾功能，心电图等。

四、试验总体设计

采用随机双盲、平行对照、剂量探索、多中心临床试验设计。

（1）随机：采用以中心为分层因素的区组随机设计。

（2）盲法：采用双盲、单模拟的方法。

（3）对照：设试验高、低、零剂量组，做平行对照、剂量探索。

（4）多中心：在×家中心（临床试验机构）同期进行。

（5）样本量：根据《药品注册管理办法》[7]和药品审评中心（Center for Drug Evaluation，CDE）[8]有关要求，决定本试验的样本量为 240 例，其中，试验高、低、零剂量组各 80 例。

五、诊断标准

（一）西医诊断标准

普通感冒诊断标准

参照 2012 年《普通感冒规范诊治的专家共识》[5]。

普通感冒主要依据典型的临床症状诊断，并在排除其他疾病的前提下确诊。

（1）局部症状：早期以鼻部卡他症状为主，可有喷嚏、鼻塞、流清水样鼻涕，初期也可有咽部不适或咽干，咽痒或烧灼感，2~3 天后变为稠涕，可有咽痛或声嘶，也可出现流泪、味觉迟钝、呼吸不畅、咳嗽、少量咳痰等症状。

（2）全身症状：一般无发热及全身症状，或仅有低热。严重者除发热外，可感乏力不适、畏寒、四肢酸痛和头痛及食欲不振等全身症状。

（3）体检：鼻腔黏膜充血、水肿、有分泌物，咽部轻度充血，胸部体检多无异常。

（4）外周血象：白细胞总数不高或偏低，淋巴细胞比例相对增加，重症患者可有白细胞总数和淋巴细胞数下降。

（5）主要排除疾病：流行性感冒、急性细菌性鼻窦炎、过敏性鼻炎、链球菌性咽炎、疱疹性咽峡炎。

（二）中医诊断和辨证标准

参照中华中医药学会《中医内科常见病诊疗指南·中医病证部分》[6]。

1. 中医诊断标准（感冒）

（1）鼻塞流涕、喷嚏、咽痒或痛、咳嗽等肺失宣肃症状。
（2）恶寒发热、无汗或少汗、头痛、肢体酸楚等卫表不和症状。
（3）四时皆有，以冬春季为多见，具有一定传染性。
（4）血白细胞总数正常或偏低，中性粒细胞减少，淋巴细胞相对增多。

2. 中医辨证标准（风热证）

（1）主症：发热。
（2）次症：① 微恶风；② 鼻塞；③ 流浊涕；④ 咽红肿痛；⑤ 咳嗽；⑥ 头胀痛。
（3）舌脉：① 舌质红；② 苔薄黄；③ 脉浮数。
凡具备主症，以及次症≥3项，结合舌脉即可辨证为感冒风热证。

六、受试者的选择

（一）纳入标准

（1）符合西医普通感冒诊断标准。
（2）符合感冒外感风热证中医证候标准。
（3）首次用药前有发热（体温≥37.3℃且≤39℃）者。
（4）年龄18～65岁。
（5）病程≤24小时。
（6）签署知情同意书。

（二）排除标准

（1）本次就诊前24小时内已使用其他治疗本病药物者（包括感冒药、抗生素、抗病毒药物和同类中药）。
（2）白细胞或中性分类超过参考值上限（upper limit of normal value，ULN）。
（3）合并气管-支气管炎、过敏性鼻炎、急性鼻窦炎、链球菌性咽炎或扁桃体炎、疱疹性咽峡炎、肺炎等。
（4）合并心、脑、肺、肝、肾及造血等系统严重原发性疾病，以及精神病患者。
（5）过敏性体质（对2类以上物质过敏者），或对试验用药及其组成成分过敏者。
（6）妊娠、哺乳期及准备受孕妇女。
（7）研究者认为不适宜入组者。

（三）退出试验标准

1. 研究者决定退出

（1）出现过敏反应或严重不良事件，根据医生判断应停止试验者。
（2）试验过程中，患者罹患其他疾病，影响疗效和安全性判断者。
（3）用药后，患者病情加重，出现中耳炎、喉炎、支气管炎、肺炎等并发症，应采取有效治疗措施，完成各项实验室检查，退出试验。
（4）受试者依从性差（试验用药依从性<80%，或>120%），或自动中途换药或加用本方案禁止使用的中西药物者。

（5）各种原因的中途破盲病例。

（6）严重违反纳入或排除标准，本不应随机化者。

2. 受试者自行退出（脱落）

（1）无论何种原因，患者不愿意或不可能继续进行临床试验，向主管医生提出退出试验要求而中止试验者。

（2）受试者虽未明确提出退出试验，但不再接受用药及检测而失访者。

（四）中止全部试验的条件

（1）试验中发生严重安全性事件，应及时中止试验。

（2）试验中发现临床试验方案有重大失误，或者方案虽好但在实施中发生严重偏差，难以评价药物疗效，应中止试验。

（3）试验中发现药物治疗效果较差，不具备临床价值，应中止试验。

（4）申办者要求中止试验。

（5）行政主管部门撤销试验。

（五）结束全部临床试验的规定

完成计划中的最后1例病例随访，即标志一次临床试验的结束。

七、试验用药物及治疗方案

（一）试验用药物的名称与规格

试验药及其模拟剂：××口服液，10ml/支。

解热药：对乙酰氨基酚片，0.3g/片。

以上药物由申办者提供，并符合质量要求。试验药与其模拟剂的包装一致，性状、颜色等相同。

（二）试验用药物的包装

按照方案要求，对试验药及其模拟药进行分装，按试验所需的最大数量另加一定的富余量装到一个包装中。每个包装内含××口服液和/或模拟剂48支和对乙酰氨基酚片12片。

在试验用药物的"标签"中均注明："××口服液临床研究用药"、新药临床研究批准文号、药物编号、药物名称、功能主治、包装量、用法用量、贮存条件，以及药物提供单位等。

（三）药物的随机编盲和应急信件

1. 随机编盲

设盲工作由与试验无关统计人员完成，利用SAS软件根据随机种子数生成盲底，本次试验各组与安慰剂对照组，按1∶1∶1的比例安排例数，采用二级设盲。一级盲底，即药物包装的随机号对应实际药物组别；二级盲底为试验各组与安慰剂对照组的组别归属。由专业统计人员会同申办单位代表（编盲者），负责用SAS软件产生中心编码分配随机数字、试验病例分配随机数字、处理组分配随机数字及其"中心编码分配情况"（用于指定各中心分配的处理编码范围）、"试验病例随机编码表"（即"处理编码"，一级盲底）、"处理组分配情况"（二级盲底）。申办者指定"与本次临床试验无关人员"按"试验药物包装表"进行试验用药物的分配包装。上述两级盲底，连同随机数字的初始值、区组长度等，一式两份，密封后交由临床研究负责单位和申办单位有关负责部门共同掌握。全部药物编码过程应由编盲者书写成"编盲记录"存档。

2. 应急信件的设立

本试验设立"应急信件"，信封上注明"××口服液Ⅱ期临床试验应急信件"字样、药物编号，以及在紧急情况下的破盲规定等；"应急信件"内含信纸，纸上印有相应的药物编号和组别及所放置的具体药物名称，不良事件发生后拆阅时，应记录处理措施、采用的药物名称、抢救科室、主要负责人及应立即报告的单位、地址和联系电话等；"应急信件"应密封且有一次性易毁标签，随药物分发至各中心，研究结束后，无论破盲与否均应统一返回申办者。

破盲规定：① 当患者发生严重的不良反应；② 当患者发生严重的并发症；③ 症状恶化、必须采取紧急措施者；④ 由于疗效原因而退出的病例，不得破盲；⑤ 紧急破盲程序：紧急情况是指发生严重不良反应/不良事件。紧急情况下确需破盲时，由研究者请示主要研究者（或与机构相关负责人），经主要研究者签字同意后可拆阅应急破盲信件，破盲后24小时内通知临床研究负责单位。

双盲试验失效规定：盲底泄露或应急信件拆阅率超过20%。

（四）试验用药物的管理

（1）试验用药物的保存：按照各中心"试验用药物管理制度与标准化操作规程（standard operation procedure，SOP）"，保管试验用药物，并储藏在通风、干燥、温度适宜的场所。

（2）试验用药物的分发与回收：按照各中心"试验用药物管理制度与 SOP"，由机构或专业的试验用药物管理员负责药物的接收、保存、发放、回收（返还或追还）、退回/销毁，并及时填写"试验用药物发放与回收记录"等过程文件。药物的首次发放，按入选时间的先后顺序和由小到大的药物编号依次进行。住院受试者的试验用药物由专管护士凭医师开具的临床试验专用处方领取，处方上应注明临床试验名称、患者编号、药物编号、药物名称、取药数量，处方需医生签字盖章。于复诊时，由受试者本人或家属将剩余药物（或空盒）退回试验药物管理员处，并填写"试验用药物回收记录表"。全部试验结束后将剩余药物集中退回申办者，并填写"试验用药退回/销毁证明"及药物发放登记卡等相关资料交由临床试验机构归档。

（五）给药方案

1. 用法用量

高剂量组：××口服液2支，每日3次。低剂量组：××口服液及其模拟剂各1支，每日3次。安慰剂组：××口服液模拟剂2支，每日3次。

2. 疗程

7天。疾病缓解（普通感冒症状全部缓解）者，随时停药。

3. 合并治疗规定

（1）试验期间，不得使用抗病毒药、抗感冒药及同类中药。首次用药后6小时内，为观察即时退热时间，原则上不得服用解热镇痛药；6小时以后，如受试者体温＞38.5℃者，可服用对乙酰氨基酚片，记录使用剂量和次数。

（2）合并疾病所必须继续服用的药物或其他治疗，必须记录药名（或其他疗法名）、用量、使用次数和时间等。

（六）试验用药依从性判断

临床试验中，受试者的依从性主要是试验用药依从性，即按方案的规定用药，使受试者充分理解按时按量用药的重要性，避免自行加用其他药物或治疗方法。本试验主要采用药物计数法，必要时结合询问法，判断试验用药依从性。试验用药依从性=（已服用的试验用药量/应该服用的试验用药量）×100%。

八、安全性评价

1. 试验用药物可能的不良反应

动物长期毒性实验结果，未提示毒性靶器官。临床试验中应重点观察非预期不良反应。

2. 安全性评价指标及观测时点

（1）可能发生的临床不良事件/不良反应，用药后随时观察。

（2）生命体征，如血压、呼吸、体温、心率等，治疗前后检测。

（3）血常规（WBC、RBC、HGB、PLT、N、L），尿常规，肝肾功能（ALT、AST、γ-GT、ALP、TBIL、BUN、Cr、尿NAG酶、尿微量白蛋白、eGFR），心电图，治疗前后检测。

以临床不良事件/不良反应发生率为主要安全性评价指标。

3. 不良事件的记录和判断

在"研究病历"和"病例报告表"（Case Report Form，CRF）中，设置"不良事件记录表"，要求研究者如实填写不良事件的发生时间、严重程度、持续时间、采取的措施和转归。并判断不良事件与试验药物的关系。

（1）不良事件（adverse event，AE）的定义：AE指临床试验过程中受试者接受一种药物后出现的不良医学事件，但并不一定与治疗有因果关系。具体包括：① 可疑的不良药物反应，如中枢神经系统、消化系统、造血系统、皮疹、皮肤瘙痒等毒副反应；② 所有由于药物过量、滥用、停药、过敏或毒性产生的反应；③ 明显无关的疾病，包括先前存在疾病的加重；④ 肝肾功能生化指标异常；⑤ 生理检查或体格检查发现的异常，且需要临床治疗或作进一步检查者（与重复验证检查不同）等。

（2）不良事件与试验药物因果关系判断：采用我国卫生部药品不良反应监测中心推荐的标准（1994年版）[9]。将肯定、很可能、可能、可疑4项视为药物的不良反应。

表 1-1-1 不良事件因果关系判断标准

指标	肯定	很可能	可能	可疑	不可能
①	+	+	+	+	−
②	+	+	+	−	−

指标	肯定	很可能	可能	可疑	不可能
③	-	-	±	±	+
④	+	+	±	±	-
⑤	+	?	?	?	-

注：（1）+表示肯定；-表示否定；±表示难以肯定或否定；?表示情况不明。（2）指标：① 开始用药时间与可疑不良反应出现时间有无合理的先后关系；② 可疑的不良反应是否符合该药物已知的不良反应类型；③ 可疑的不良反应是否可以用相关的病理状况、合并用药、现用疗法、曾用疗法来解释；④ 停药或降低用量，可疑不良反应能否减轻或消失；⑤ 再次接触同样药物后是否再次出现同样反应。

（3）不良事件记录：临床试验期间研究者发现的任何不良事件，不管是否与试验用药有关，均应记录，不良事件的记录内容包括：① 不良事件所有相关症状（发生时间及表现应尽可能详尽描述）或实验室检查异常；② 不良事件发生的时间、持续时间和结束时间；③ 不良事件的严重程度及转归；④ 因不良事件所采取的措施，如所做的检查和治疗等；⑤ 研究者判断不良事件是否与试验药物有关的结果与依据等。

（4）不良事件处理：发生不良事件时，研究者可根据病情决定采取的措施。一般包括：① 观察、不中止试验药物；② 观察、并中止试验药物，不用补救治疗；③ 中止试验药物，给予补救治疗。所有不良事件都应当追踪调查，详细记录处理经过及结果，直至受试者得到妥善解决或病情稳定，化验出现异常者应追踪至恢复正常或用药前水平。追踪到妥善解决或病情稳定，追踪方式可以根据不良事件的轻重选择住院、门诊、家访、电话、通讯等多种形式。

4. 严重不良事件的处理

（1）严重不良事件（serious adverse event，SAE）的定义：SAE指在试验用药物任何剂量下或在观察期间任何时候出现的以下不良事件：需住院治疗（因医学事件而住院者）、延长住院时间、伤残、影响工作能力、危及生命或死亡、导致先天畸形等。

（2）SAE报告：试验中如出现SAE，必须立即报告本中心主要研究者和临床试验机构，并填写"严重不良事件报告表"，及时报告给申办者及批准本次临床试验的伦理委员会，并在24小时内上报国家食品药物监督管理总局药品注册司和当地省级药品监督管理、卫生行政管理部门。中心主要研究者应在报告表上签名及注明日期，药物临床试验机构盖章确认。申办者应及时向各参研中心通报，并保证满足所有法律法规要求的报告程序。

（3）处理措施：当受试者发生紧急情况、需要立即处理时，试验中心的主要研究者可以决定拆阅该受试者相应编号的应急信件，实施紧急破盲。破盲结果应通知临床研究负责单位、申办者和监查员，并根据药物及所出现的症状对患者做相应的处理。研究者应在CRF中记录破盲的理由、注明日期并签字。

5. 未缓解不良事件的随访

所有在疗程结束时尚未完全缓解的不良事件（包括有临床意义的安全性检测指标异常），均应追踪观察至妥善解决或病情稳定。

九、有效性评价

1. 观察指标

（1）人口学资料、病程、病情、合并疾病及用药等。

（2）筛选及诊断指标：① 尿妊娠试验。② X线胸片（根据病情需要检测）。③ 咽拭子细菌培养。

（3）评价指标与观测时点：① 疾病缓解时间，每24小时记录1次。② 发热缓解时间，每8小时记录1次。③ 普通感冒症状总分-时间的AUC，每24小时记录1次。④ 普通感冒单项症状评分-时间的AUC，每24小时记录1次。⑤ 退热起效时间，首次用药后6小时内，每小时记录1次体温。⑥ 中医证候疗效，3、7天或疾病缓解时评价。以疾病缓解时间为主要疗效评价指标。

2. 中医证候分级量化标准

参考《中药新药临床研究指导原则（试行）》[10]及相关文献[11-13]制定。

表1-1-2 中医证候分级量化标准

主症	计0分	计2分	计4分	计6分
发热	≤37.2℃	37.3~37.9℃	38~38.4℃	≥38.5℃
次症	计0分	计1分	计2分	计3分
恶风	无	轻度	中度	重度
鼻塞	无	轻度	中度	重度
流浊涕	无	轻度	中度	重度
咽红肿痛	无	轻度	中度	重度
咳嗽	无	轻度	中度	重度
头痛	无	轻度	中度	重度
肢体酸痛	无	轻度	中度	重度
舌脉	计0分	计1分	不计分	
舌质	淡红	舌红	其他：_____	
舌苔	薄白	薄黄	其他：_____	
脉象	平	浮数	其他：_____	

注：轻度，有不适，但不影响正常日常活动或工作；中度，不适足以减少或影响正常日常活动；重度，不适明显影响工作或进行正常日常活动。

3. 终点指标定义与疗效评价标准

（1）疾病缓解：发热和所有症状（恶风、鼻塞、流涕、喷嚏、咽痛、咳嗽、头痛、肢体酸痛）均达到缓解所需的时间。

发热缓解：定义为体温（腋温）<37.3℃，且保持24小时及以上。

其他症状缓解：定义为评分为0或1，且保持24小时及以上。

缓解时间：定义为从开始用药至体温/症状缓解所需时间（小时）。

（2）退热起效时间：定义为首次用药后 6 小时及以内，体温下降≥0.5℃或体温≤37.2℃所需要的时间。

（3）普通感冒症状总分/单项症状的 AUC：指计算每日症状的得分与时间（每 24 小时）的曲线下面积。

（4）中医证候疗效评价标准，参照《中药新药临床研究指导原则（试行）》[10]制定。临床痊愈：证候计分和（包括舌脉分值）减少率≥95%。显效：证候计分和减少率≥70%，<95%。有效：证候计分和减少率≥30%，<70%。无效：证候计分和减少率<30%。

注：① 风热证包括发热、微恶风、鼻塞、流浊涕、咽红肿痛、咳嗽、头胀痛、肢体酸痛、舌质红、苔薄黄、脉浮数。② 计分和减少率=[（治疗前计分和−治疗后计分和）÷治疗前计分和]×100%。

十、试验流程

表 1-1-3　试验流程表

项目 \ 阶段	筛选期 −1 天~0 天	治疗观察期 满 3 天	治疗观察期 满 7 天或疾病缓解	随访期
来院访视	×			
签署知情同意书	×			
入选、排除标准	×			
填写人口学资料	×			
既往病史和治疗史	×			
合并用药及疗法		×	×	
尿妊娠试验	×*			
X 线胸片	×			
咽拭子细菌培养	×			
体温检测△	×	×	×	×*
普通感冒症状	×	×	×	×*
中医风热证证候	×	×	×	
一般体检、生命体征检查	×	×	×	×*
血、尿常规	×		×	×*
肝肾功能	×		×	×*
心电图	×		×	×*
记录不良事件	×	×	×	
随机分组	×			
分发试验药物	×			
回收药物			×	

注：△首次用药后，每 8 小时记录体温 1 次；首次用药后的前 6 小时，每小时记录体温 1 次。记录于日志卡上。* 必要时做。

十一、数据管理

1. 数据的采集

本试验设计专用的"研究病历"（医疗源文件），用于记录受试者第一手临床试验数据资料。"研究病历"的记录要求：① 研究者必须在诊治受试者同时书写"研究病历"，保证数据记录及时、完整、准确、真实。② "研究病历"做任何有证据的更正时只能画线，旁注改后的数据，由研究者签名并注明日期，不得擦除、覆盖原始记录。③ 门诊受试者的原始化验单粘贴在"研究病历"上。"研究病历"的审核程序：每一位受试者治疗与随访结束后，研究者应将"研究病历"及"患者日志卡"等交本中心主要研究者审核、签字。

2. 数据的报告

CRF 为统计源文件，由研究者填写。完成的 CRF，第一联交统计分析单位，进行数据录入工作。第一联移交后，CRF 的内容不再作修改。

3. 数据的监查

监查员的人数与访视频度必须满足临床试验的质控要求。监查员审核每份"研究病历"和 CRF，并填写"监查员审核页"。

4. 数据的录入、核查和锁定

（1）建立数据库：由数据管理与统计分析单位负责。基于 EDC（临床试验数据采集管理系统）采用 e-CRF 进行数据录入与管理。为保证数据的准确性，应由两个数据管理员独立进行双份录入并校对。

（2）核查数据：针对专业和逻辑性错误的核查，对变量的取值范围及其之间的逻辑进行核查，如有疑问填写"疑问解答表（Doubt ReQuery，DRQ）"，并通过监查员向研究者发出询问，研究者应尽快解答并返回，数据管理员根据研究者的回答进行数据修改，确认与录入，必要时可以再次发出 DRQ。

（3）数据的锁定：由主要研究者、机构管理人员、申办者代表、监查员、数据管理与统计人员对受试者签署知情同意书、试验过程盲态的保持和紧急破盲情况作出审核，确定病例所进入的分析数据集，且对其他重要问题作出决议后，完成"数据盲态核查报告"，锁定数据库。

5. 数据可溯源性的规定

应保存质量控制性文件，如数据一致性检查，数值范围和逻辑检查的原始记录，盲态核查时的原始记录、研究者与监查员之间交流的疑问记录等。

6. 揭盲方法

数据库锁定后，做第一次揭盲（如果实施二级揭盲），三方人员在盲底签字。揭盲后，对数据库的任何修改，需由主要研究者、申办者和数据管理与统计分析人员共同书面同意方可进行。

十二、统计分析

1. 数据集的定义与选择

（1）全分析数据集（full analysis set，FAS）：包括所有随机入组、至少用药 1 次、并至少有 1 次访视记录的全部受试者，用全分析数据集进行意向性（intent-to-treat，ITT）分析。对主要变量缺失值的估计，采用末次观测结转（last observation carried forward，LOCF）方法。

（2）符合方案数据集（Per-protocol set，PPS）：包括遵守试验方案、基线变量没有缺失、主要变量可以测定、没有对试验方案有重大违反的全部受试者。

（3）安全性数据集（Safety Set，SS）：包括随机入组、至少用药 1 次、并至少进行 1 次用药后安全性访视的全部受试者。

（4）数据集的选择：有效性评价，同时采用 FAS 和 PPS；安全性评价，采用 SS。

2. 统计方法

定量资料，以均数、标准差、最小值、中位数、最大值、上四分位数（Q1）、下四分位数（Q3）、95%置信区间（95%CI）描述，或中位生存时间。符合正态分布的资料采用 t 检验、配对 t 检验，符合偏态分布采用 Wilcoxon 秩和检验、Wilcoxon 符号秩检验。时序资料，采用 logrank 检验。

定性资料，采用卡方检验、Fisher 精确概率法、Wilcoxon 秩和检验或 Kruskal-wallis 检验。若考虑重要的非处理因素的影响，可采用 $CMHX^2$ 检验、logistic 回归分析。若考虑基线等重要非处理因素的影响，采用协方差分析。若考虑基线等重要非处理因素的影响，采用 COX 回归分析。

假设检验均采用双侧检验，除特别说明外，各组间整体比较检验水准 $α=0.05$。

3. 统计分析计划

试验方案确定后，由主要研究者、统计分析人员（具有参与临床试验经验者）共同制定。待试验完成后、数据库锁定前予以细化，数据库锁定后按计划进行统计分析。

主要内容：① 描述数据集的定义及划分情况。② 基线可比性分析。包括人口学资料及其他基线特征。③ 有效性分析。包括主、次要指标及非处理因素对主要指标影响的比较分析；详细定义亚组，并说明分析的指标、方法以及亚组分析结果与结论的关系；主要指标的多重性问题，应详细说明分析方法、检验水准的调整等。④ 安全性分析。包括用药程度，临床不良事件比较及其清单，SAE 和重要不良事件的个例描述与分析，理化检查指标比较分析，生命体征及其他指标的比较分析。⑤ 对于非事先规定的缺失数据可进行敏感性分析，但不能作为结论的主要依据。

十三、质量控制与保证

1. 质量控制措施

（1）实验室的质控措施：各参试单位实验室应按标准操作规程和质量控制程序进行检测，并应提供本单位"实验室检查参考值范围"，试验中如有变动，需及时补充说明。

（2）参加临床试验的研究者的资格审查：必须具有临床试验的专业特长、资格和能力，经过资格审查后确定，人员要求相对固定。

（3）临床试验开始前培训：通过临床试验前培训，使研究人员对临床试验方案及其各指标具体内涵的充分理解和认识。对于自觉症状的描述应当客观，切勿诱导或提示；对于所规定的客观指标，应当按方案规定的时点和方法进行检查。应注意观察不良反应或未预料到的毒副作用，并追踪观察。

2. 质量保证措施

（1）建立多中心试验协调委员会：由申办者组织成立，临床研究负责单位主要研究者为负责人，各参研中心主要研究者为成员。协调委员会负责整个试验的实施，研究解决试验设计与实施中发现的问题。申办者负责与国家药监管理部门保持沟通与联系。

（2）由申办者任命有经验人员担任监查员，保证临床试验中受试者的权益得到保障，试验记录与报告的数据准确、完整无误，保证试验遵循已批准的方案、《药物临床试验质量管理规范（Good Clinical Practice，GCP）》和相关法规。

十四、伦理学要求

1. 伦理审查

（1）由研究者与申办者共同制定的"临床试验方案"，必须报伦理委员会审批后方可实施。若试验方案在实施中进行修订，必须再次报请批准该试验项目的伦理委员会审批后实施。试验中，如发现涉及本试验的重要信息，而必须对"知情同意书"作书面修改，需要重新得到伦理委员会的批准，并再次取得受试者的知情同意。

（2）各试验中心约定，本试验方案及其执行文件，在试验开始前由临床研究负责单位伦理委员会负责审查方案的科学性和伦理合理性。各分中心负责审查方案在该中心实施的可行性，包括研究者的资格和经验、设备与条件等。全部参研中心必须执行统一的"试验方案"，各分中心可根据实际需要自行修改"知情同意书"，在得到本中心伦理委员会的批准后，方可实施。

（3）若发生严重不良事件，各中心伦理委员会应及时审查，必要时临床研究负责单位伦理委员会也应及时审查，审查结论均应通报各分中心伦理委员会和临床试验机构。

2. 风险-受益评估

通过本试验，受试者和社会将可能得到的受益包括受试者的病情有可能获得改善，及本研究探索出治疗普通感冒的有效剂量确证后，使患有相似病情的其他病人受益。同时，参加本试验也可能面对服用试验药物的风险，以及安慰剂对普通感冒疾病本身无治疗作用而病情加重的风险。应对这些风险，将通过受试者的合理选择尽量避免。

3. 受试者招募

通过网上发布信息、院内发布广告等方式，向有意向者介绍本项研究。"受试者招募布告"和研究简介需提交伦理委员会审查。

4. 受试者的医疗和保护

（1）各中心应选择具有丰富的呼吸科临床医疗经验，经过相应培训的研究者负责受试者的医疗服务，做出与临床试验相关的医疗决定。受试者参加临床试验可得到相应的免费医疗（如试验药物、理化检查、门诊挂号、额外或延长的住院、不良事件的医疗等）。

（2）在受试者自愿退出时，提供可供选择的其他治疗措施。根据可能出现的意外情况，制定相应的应急处理预案。

（3）申办者应与研究者迅速分析所发生的 SAE，采取必要的措施以保证受试者的安全和权益，并及时向药物监督管理部门报告，同时向涉及同一药物临床试验的其他研究者通报。

（4）申办者对试验相关的损害或死亡承担治疗的费用及相应的经济补偿，申办者应向研究者提供法律上和经济上的担保。由医疗事故导致者，由医疗机构承担赔偿责任。

5. 受试者隐私的保护

只有参与临床试验的研究人员和监查员才可能接触到受试者的个人医疗记录，他们在签署的"研究者声明"或"保密承诺"中将包括保密内容。伦理委员会与药品监督管理部门有权查阅临床试验记录。数据处理时将采用数据匿名的方式，省略可识别受试者个体身份的信息。受试者的医疗记录保存在有严格安全保密措施的药物临床试验机构的资料档案室。

6. 知情同意和知情同意书的签署

在筛选合格后，研究者需说明有关临床试验的详细情况，包括试验目的、试验流程、可能的受益与风险、受试者的权利与义务等，使其充分理解并有充足的时间考虑，在所提问题均得到满意答复后表示同意，并自愿签署"知情同意书"。

十五、试验结束后的医疗措施

在给药周期结束后，其不良反应仍未治愈者，按常规方案治疗，由申办方负责其治疗费用；不良反应治愈后，结束受试者与研究者的合作关系。如果受试者完成全部疗程，疾病尚未痊愈需要治疗者，应采用目前常规方案治疗，费用由患者自负，结束受试者与研究者的合作关系。

十六、试验总结与资料保存

临床研究负责单位主要研究者负责完成"临床试验多中心总结报告"，各参研单位主要研究者完成"临床试验分中心小结表"。"多中心总结报告"完成并盖章后，分别由申办者、临床研究负责单位、参研单位存档。"分中心小结表"由申办者和各参研单位存档。

"研究病历"作为原始资料由各参研单位存档。CRF 采用无碳复写三联单格式，分别由申办者、参研单位及统计单位存档。保存时间按 GCP 规定执行。

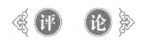

一、研究策略

普通感冒是急性上呼吸道感染中最常见的病种，又称急性鼻咽炎。针对急性上呼吸道感染的中药新药，一般将普通感冒作为目标适应证，其主要研究目的有以下几方面：一是缩短病程/热程；二是改善病情；三是缓解症状（包括即时解热）。针对缩短病程目标的药效学基础是抗病毒、抗菌、抗炎、调节免疫等作用，针对缓解症状（全身感染中毒症状和呼吸道局部症状）目标者是解热、镇痛、抗组胺、止咳、化痰等作用，而上述两方面作用均可作为改善病情药物的药效学基础。此外，改善中医证候，减少并发症及抗生素使用，也可以作为试验的次要目的。

二、临床试验设计要点

1. 总体设计

普通感冒为自限性疾病，在符合医学伦理的基础上，一般采用安慰剂平行对照设计。或可根据临床试验目的和药物作用特点，选用阳性药对照或包括安慰剂的三臂试验，采用非劣效/优效设计。选用阳性药对照者，阳性药必需具有充分的有效性证据且在功能主治方面与试验药物相同。在尚无合适的中药制剂做阳性对照药时，可以尝试根据相关的技术规范拟定比较公认的治疗方案作为阳性对照[14]。

本品具有体内外抗病毒、体内外抑菌、抗炎、解热、止痛等作用，故本案以普通感冒为目标适应证，根据有关技术要求[7, 8]，应进行探索性临床研究，观察其可能具有的缩短病程、缓解症状作用以及临床应用的安全性。

2. 受试者的选择

普通感冒常由病毒感染引起，多呈自限性，其感冒症状一般在发病1～3天达到高峰，其纳入受试者病程一般限定在不超过24～48小时，并且对于血白细胞总数＞ULN或中性粒细胞＞ULN，或考虑细菌感染者应予以排除。若评价药物的解热作用，用药前即刻体温下限一般定在37.5℃（发热标准为＞37.3℃）；为保护受试者安全（腋温38.5℃以上需加用解热药），同时根据中药特点，一般将入组前24小时内最高体温（腋温）限定在38.5℃。

3. 中医证候类型的选择

中医证候主要由症状群来表达。目前，有关急性上呼吸道感染的临床证型分类方法不一、名称繁多，有学者整理发现风热犯肺证、风寒束表证、肺胃郁热证、虚人外感证及兼湿证、兼暑（火）证为本病的常见证型[6, 15]。开展临床试验前，应根据药物前期资料基础确定相应证型，并明确证型的主要症状和次要症状以保证中医证候评价的合理性[16]。

4. 有效性评价

以普通感冒为目标适应证的临床试验，其有效性评价指标可根据缩短病程/热程、改善病情、缓解症状（包括即时解热）等不同的研究目的进行选择[17]。

（1）缩短病程/热程：以缩短病程/热程为主要研究目标的中药新药，可选择疾病痊愈时间/率、完全解热时间/率为主要疗效评价指标。一般定义疾病痊愈为体温正常，且普通感冒的各症状均至少改善到不影响正常工作、学习、生活。另外，可在研究者做出"疾病痊愈"判定的同时，结合受试者对本病是否痊愈的判断，以为病例痊愈提供有力支持[14]。完全解热，为退热后继续观察24小时无发热的反复。为争取更多的观察时间，纳入病例的热程，应限定在不超过24小时。考虑临床意义，病程、热程的观测时点间隔，一般分别设计为24小时和8小时。

（2）改善病情：普通感冒病情的改善，一般指体温恢复正常且各项症状均改善到不影响正常工作、学习和生活。可以主要症状/疾病愈显率、主要症状严重度评分-时间的AUC为主要疗效评价指标。

（3）缓解症状：针对缓解症状目的，可选择的指标包括单项症状（除发热）的起效时间、单项症状等级评分、单项症状消失率/有效率、单项症状严重度评分-时间的AUC、解热起效时间等。一般将单项症状起效定义为单项症状评分至少下降一个等级；将解热起效定义为用药后体温下降至少 0.5℃或恢复正常。

（4）其他：普通感冒少数患者可并发急性鼻窦炎、中耳炎、气管-支气管炎、病毒性心肌炎等，故可将减少并发症及抗生素使用作为试验的次要目的。另外，中药临床试验应同时评价具有中医特色的证候疗效。

5. 疗程与观测时点

疗程的选择应考虑主要指标观测的需要。以缩短热程、改善病情、缓解症状为目的，疗程一般 3～5 天；以即时解热为目的，重点观察首次用药后 4～6 小时的体温变化，为观察反复用药的安全有效性，疗程一般设为 3 天；以缩短病程为目的，疗程一般设为 7～10 天，以涵盖大多数病例的自限病程，并可规定在用药满 72 小时后，受试者若达到临床痊愈可随时停药。

应根据指标检测需要，确定观测时点。例如，为准确评价完全解热时间，建议每 6 小时或 8 小时设一观测时点测量体温，同时记录两个观测时点之间的最高体温，因为完全解热时间的组间差异在 8 小时以内临床意义有限；对于解热起效时间（单次用药）的评价，建议首次用药后每 0.5 小时或 1 小时记录 1 次体温，连续记录 4～8 小时，设计观察时间不宜延至第二次用药后；单项症状指标，宜记录 24 小时内的最严重情况。

6. 合并治疗

治疗普通感冒的中药临床试验，出于伦理学考量，一般允许在腋温达到 38.5℃时使用解热镇痛药。若以热程/完全退热时间为主要评价指标者，建议充分考虑解热镇痛药对有效性评价的影响，必要时按无效病例统计，或进行排除这些病例的亚组分析。

7. 关于病原学检测指标

普通感冒可以由鼻病毒、冠状病毒、呼吸道合胞病毒、副流感病毒、腺病毒和肠道病毒等多种病毒引起[1-4]，不同病毒所致者有着不同的自限性病程。病毒检测的目的主要是了解基线的病毒病原学分布是否均衡，以期校正主要疗效指标，并非作为主要疗效指标。鉴于普通感冒为以症状诊断的疾病，目前可实施的病毒性检测结果滞后于受试者入组的时间，不能对病例选择提供可靠的支持，建议不做病毒病原学检测，代之以咽拭子细菌培养，鉴别细菌与非细菌感染。

三、儿童急性上呼吸道感染临床试验设计要点

普通感冒是儿童常见多发病，特点是发热的病例多，易于出现并发症。其诊断，可参照《中国儿童普通感冒规范诊治专家共识（2013 年）》[18]。

1. 关于剂量探索

儿科中药新药临床试验一般以 1～13 岁儿童为目标人群，需要分年龄段用药。为节约成本，保证科学性，建议选择 3～6 岁普通感冒高发年龄段进行剂量探索。在下一临床试验阶段，外推至其他年龄段。

2. 关于基础治疗和合并治疗

儿童作为不成熟的、发育中的个体，易于受到疾病、药物等的损害。临床试验中，特别是安慰剂对照时，必须给予基础治疗以及必要的合并对症治疗。儿童体温调节发育未完善，如出

现腋温≥38.5℃和/或出现明显不适时,根据《中国0至5岁儿童病因不明的急性发热诊断处理指南》的建议,采用退热药物治疗[19]。退热药物的选择,常用对乙酰氨基酚、布洛芬,忌用阿司匹林或含阿司匹林的药物以及其他水杨酸制剂。

3. 关于有效性评价指标

针对儿科特点,可以在主要观察指标的基础上,增加使用可用于小儿急性上呼吸道感染病情评价的加拿大急性呼吸道疾病和流感量表(The Canadian Acute Respiratory Illness and Flu Scale,CARIFs)中文版[20],以及并发症发生率、合并抗生素使用率等。

四、流行性感冒临床试验设计要点

流行性感冒(influenza)简称流感,是由流感病毒引起的急性呼吸道传染病,具有季节性,其发病率高,起病急,全身症状比普通感冒重,发热多为高热(39~40℃),可伴寒战,易发展为重症,出现并发症。相对于普通感冒,流感临床试验设计有以下特点。

1. 作为病因诊断,流感的确诊需要病毒病原学依据

流感的确诊,需具备至少1种病原学检测阳性结果:① 流感病毒核酸检测阳性(可采用实时 RT-PCR 和 RT-PCR 方法);② 流感病毒快速抗原检测阳性(可采用免疫荧光法和胶体金法),需结合流行病学史进行综合判断;③ 流感病毒分离培养阳性;④ 急性期和恢复期双份血清的流感病毒特异性 IgG 抗体水平呈4倍或4倍以上升高[21]。

2. 作为一种独立的疾病,研究目的和设计重在抗病毒、缩短热程

治疗流感中药的研发,与西药一样,多针对疾病观察其抗病毒、缩短热程作用,评价指标包括热程、病毒病原学检测,以及并发症发生率、病死率等[22]。同时,也可以观察即时解热作用和症状改善作用,选择相应的指标。根据指标观测的需要,设计不同的观测时点。

流感目前有公认的有效治疗药物(如奥司他韦)。试验设计中,可以考虑采用阳性药对照,或抗病毒药物基础上的安慰剂对照。采用单纯的安慰剂对照,需要进行伦理学评估。

参 考 文 献

[1] Heikkinen T, Järvinen A. The common cold[J]. The Lancet, 2003, 361(9351): 51-59.
[2] Mäkelä M J, Puhakka T, Ruuskanen O, et al. Viruses and bacteria in the etiology of the common cold[J]. Journal of clinical microbiology, 1998, 36(2): 539-542.
[3] Allan G M, Arroll B. Prevention and treatment of the common cold: making sense of the evidence[J]. Canadian Medical Association Journal, 2014, 186(3): 190-199.
[4] Fashner J, Ericson K, Werner S. Treatment of the common cold in children and adults[J]. American family physician, 2012, 86(2): 153.
[5] 中国医师协会呼吸医师分会,中国医师协会急诊医师分会. 普通感冒规范诊治的专家共识[J]. 中华内科杂志, 2012, 51(4): 330-333.
[6] 中华中医药学会. 中医内科常见病诊疗指南·中医病证部分[M]. 北京:中国中医药出版社, 2008.
[7] 国家食品药品监督管理局. 药品注册管理办法[EB/OL]. [2007-07-10]. http://www.sfda.gov.cn/WS01/CL0053/24529.html.
[8] 国家食品药品监督管理局药品审评中心. 中药新药临床研究一般原则[EB/OL]. [2015-11-3]. http://www.sda.gov.cn/WS01/CL1036/134581.html.
[9] 高东宸,张丽雅. 药物不良反应监察指南[M]. 北京:中国医药科技出版社, 1996.10.
[10] 郑筱萸. 中药新药临床研究指导原则(试行)[M]. 北京:中国医药科技出版社, 2002.

[11] 李龙芸，蔡柏蔷，王孟昭，等. 磷酸奥司他韦治疗流行性感冒的多中心临床研究[J]. 中华内科杂志，2001，40（12）：838-842.
[12] 王孟昭，蔡柏蔷，李龙芸，等. 阿比朵尔治疗流行性感冒的随机、双盲、安慰剂对照多中心临床研究[J]. 中国医学科学院学报，2004，26（3）：289-293.
[13] Treanor J J, Hayden F G, Vrooman P S, et al. Efficacy and safety of the oral neuraminidase inhibitor oseltamivir in treating acute influenza: a randomized controlled trial[J]. Jama, 2000, 283（8）: 1016-1024.
[14] 寇秋爱. 治疗感冒中药临床试验研究方案设计要点探讨[J]. 中药新药与临床药理，2012，23（3）：361-363.
[15] 李素云，李亚，李建生，等. 急性上呼吸道感染中医证候及其临床特征的文献研究[J]. 中医研究，2010，23（3）：71-74.
[16] 高蕊，张军. 中药临床试验中相关问题的探讨[J]. 中药新药与临床药理，2002，13（1）：52-53.
[17] 中华中医药学会儿科分会临床评价学组. 小儿急性上呼吸道感染中药新药临床试验设计与评价技术指南[J]. 药物评价研究，2015，38（1）：8-16.
[18] 陆权（执笔）. 中国儿童普通感冒规范诊治专家共识（2013年）[J]. 中国实用儿科杂志，2013，28（9）：681.
[19] 王艺，万朝敏. 中国0至5岁儿童病因不明的急性发热诊断处理指南（标准版）[J]. 中国循证儿科杂志，2008，3（6）：449-457.
[20] Tian-Hua XU, Si-Yuan HU, Jin L, et al. Revision and evaluation of the reliability and validity of the Chinese version of Canadian Acute Respiratory Illness and Flu Scale[J]. Chinese Journal of Evidence-Based Pediatrics, 2014, 9（1）: 1-5.
[21] 卫生部流行性感冒诊断与治疗指南编撰专家组. 流行性感冒诊断与治疗指南（2011年版）[J]. 中华结核和呼吸杂志，2011，34（10）：725-734.
[22] 张洪春. 中药新药治疗流行性感冒临床研究技术指导原则[C]//中华中医药学会2013年学术年会. 2013.

第二节　急性气管-支气管炎

急性气管-支气管炎（acute tracheobronchitis）是气管为主并可累及支气管的自限性急性气道炎症，主要表现为咳嗽，诊断前提是临床和影像没有肺炎证据[1]。疾病初期往往以上呼吸道感染症状为主，炎症累及支气管黏膜时可出现咳嗽逐渐加剧，可伴有咳痰，细菌感染者常咳吐黄色脓痰，肺部可闻及不固定的干湿啰音。疾病常呈自限性，全身症状可在数天内消失，但咳嗽、咳痰一般持续2～3周[1, 2]。病毒感染是最常见的病因，大约占89%～95%，主要有呼吸道合胞病毒、柯萨奇病毒、流感病毒、副流感病毒、埃可病毒或腺病毒等，常继发细菌感染，冷空气、粉尘及刺激性气体也可引起此病[3-5]。每年5%的成年人患急性支气管炎，其中90%的患者到医院就诊，在门诊中该病发病率为肺炎的20倍，支气管哮喘的10倍[6, 7]。治疗以对症处理（止咳、祛痰）为主，剧烈干咳者可适当使用镇咳药物，必要时可使用抗生素、抗病毒药物、β_2受体激动剂等[1, 8]。

急性气管-支气管炎多属于中医学的"咳嗽"范畴。常见证候有风寒袭肺证、风热犯肺证、燥邪犯肺证、痰热壅肺证、痰湿阻肺证和肺气虚证等[9]。

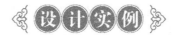

一、题目

××胶囊治疗急性支气管炎评价其有效性和安全性的随机、双盲、安慰剂平行对照、多中心临床研究。

二、研究背景

××胶囊为按中药新药第5类开发的制剂。

药效学研究结果：① 本品高、中、低剂量组（600mg/kg、300mg/kg、150mg/kg）与正常对照组比较，可增加小鼠气管酚红的排泌量。② 本品高、中剂量组均可以延长小鼠磷酸组胺引喘潜伏期及跌倒时间。③ 与正常对照组比较，本品高、中、低剂量组，可延长氨水引咳潜伏期及减少3分钟内咳嗽次数，并可延长二氧化硫致小鼠咳嗽的潜伏期。④ 在体外抗病毒实验中，本品对流感病毒、呼吸道合胞病毒、鼻病毒、腺病毒均有不同程度的抑制作用，对致死量的流感病毒感染的小鼠死亡有明显的保护作用。⑤ 在体内、体外抗菌实验中，本品可明显的降低致死剂量金黄色葡萄球菌感染小鼠的死亡率，对金黄色葡萄球菌、肺炎双球菌、流感杆菌、大肠杆菌均有不同程度的抑菌和杀菌作用。⑥ 本品对二甲苯所致的小鼠耳肿胀及大鼠棉球肉芽肿有明显的抑制作用。⑦ 本品可使小鼠免疫器官重量增加，可能对免疫功能具有增强作用。综上，本品具有止咳化痰平喘、抗病毒、抑菌、抗炎和免疫调节作用。

急性毒性试验结果：① 采用改进"寇氏法"，测得小鼠灌胃本品半数致死量（LD_{50}）为19.404g/kg（相当于97g生药/kg，为临床70kg人拟用剂量的136.6倍），给药后未见明显异常情况。② 按20ml/kg（体重）单次给大鼠灌胃本品，未能测出LD_{50}。在动物最大给药剂量测定，测得大鼠灌胃本品最大给药剂量为266.8g生药/kg，相当于临床用药剂量的376倍，未发现明显毒副反应。

长期毒性试验结果，以高、中、低（12g/kg、6g/kg、3g/kg）剂量，给Wister大鼠灌胃给药6个月，部分停药后继续观察两周，均未发现明显毒副反应。

人体耐受性研究结果，本品一日内给予2～20粒的剂量范围内，均未出现不良反应；连续7日给予本品，每日16粒组出现2例阵发性恶心症状，每日20粒组出现1例阵发性恶心症状、1例阵发性恶心和胃部不适症状。药代动力学研究结果，连续给药7天后体内可出现一定程度的蓄积；高脂饮食后口服本品，其有效成分达峰延后、峰浓度减低，但不影响其相对生物利用度和半衰期。

Ⅱa期临床研究结果，本品对于急性支气管炎风寒袭肺证、风热犯肺证、痰热壅肺证三个证型的疗效接近，差异无统计学意义。

三、试验目的与观察指标

（1）初步评价不同剂量××胶囊缩短急性支气管炎病程和改善急性支气管炎病情的作用。

观察指标：咳嗽消失时间，咳嗽消失率，咳嗽、咯痰评分AUC，咯痰、胸痛、肺部啰音消失率，治疗失败率。

（2）初步评价××胶囊临床应用的安全性。

观察指标：临床不良事件/不良反应发生率，以及一般体检项目，血、尿、便常规，心电图、凝血、肝肾功能等实验室指标。

四、试验总体设计

采用多中心、随机、双盲、安慰剂平行对照试验设计。

（1）多中心：×家中心同期进行，每个中心拟分配12～40例。

（2）随机：采用以中心为分层因素的区组随机设计。

（3）盲法：采用双盲、单模拟的方法。

（4）对照：在限定急性支气管炎病情的前提下，采用高、低、零剂量（安慰剂）做剂量探索，以提高试验结果的可靠性。

（5）样本含量：根据《药品注册管理办法》有关样本量的要求，三组按照 1∶1∶1 比例分配例数，确定本次试验样本量为 180 例，其中，试验高剂量组（每次 4 粒、每日 3 次）、试验低剂量组（每次 2 粒、每日 3 次）与安慰剂对照组各 60 例。

五、诊断标准（急性支气管炎）

参考《Chronic Cough Due to Acute Bronchitis：ACCP Evidence-Based Clinical Practice Guidelines》2006[10]、《Effectiveness of short-course therapy （5 days） with cefuroxime axetil in treatment of secondary bacterial infections of acute bronchitis》[11]、《实用内科学》[1]制定。

急性支气管炎的定义：① 0～7 天内新发咳嗽（包括刺激性咳嗽、或痰咳），咯痰（包括痰质黏稠、或痰量增多、或脓性痰），可伴有发热、胸痛或闷、气短；② 肺部体征提示双肺呼吸音粗，或可闻及干、湿性啰音；③ 胸部 X 线检查无明显异常或仅有肺纹理增粗，无新发局灶性浸润影、胸腔积液或实变影；④ 排除上呼吸道感染所致咳嗽、咯痰，如伴鼻塞、流涕等卡他症状、咽部刺激所致咳嗽、咽痛等。

六、受试者的选择

（一）纳入病例标准

（1）符合西医急性支气管炎的诊断标准。

（2）病程≤48 小时，且就诊前未曾使用抗生素、止咳化痰药等对咳嗽有影响的中西药物。

（3）咳嗽症状积分（日间加夜间积分）≥4 分。

（4）年龄 18～65 岁之间。

（5）受试者知情，自愿签署知情同意书。

（二）排除病例标准

（1）发病至就诊时，出现体温≥37.3℃。

（2）白细胞计数≥10×10^9/L 和中性粒细胞比例≥75%。

（3）合并有肺部感染、肺结核、支气管癌、支气管肺炎、慢性支气管炎急性发作期、支气管哮喘或其他肺部疾病者。

（4）妊娠或准备妊娠、哺乳期妇女。

（5）精神病患者或不能配合治疗的患者。

（6）合并有未能得到有效控制的糖尿病，或严重的心血管、肝、肾及造血系统等疾病者。

（7）过敏体质或试验用药物过敏者。

（8）怀疑或确有酒精、药物滥用病史，或者根据研究者的判断，具有降低入组可能性或使入组复杂化的其他病变或情况，如工作环境经常变动等易造成失访的情况。

（9）2 个月内参加过其他临床试验的患者。

（三）受试者中途退出（脱落）试验标准

1. 研究者决定退出

（1）出现过敏反应或严重不良事件，根据医生判断应停止试验者。

（2）试验过程中，患者发生其他疾病，影响疗效和安全性判断者。

（3）受试者依从性差（试验用药依从性<80%，或>120%），或自动中途换药。

（4）治疗失败病例。

（5）误诊。

（6）受试者无用药记录。

2. 受试者自行退出

（1）无论何种原因，患者不愿意或不可能继续进行临床试验，向主管医生提出退出试验要求而中止试验者。

（2）受试者虽未明确提出退出试验，但不再接受用药及检测而失访者。

（四）中止试验（中途停止全部试验）的条件

（1）试验中发生严重安全性事件，应及时中止试验。

（2）试验中发现临床试验方案有重大失误，或者方案虽好但在实施中发生严重偏差，难以评价药物疗效，应中止试验。

（3）试验中发现药物治疗效果较差，不具备临床价值，应中止试验。

（4）申办者要求中止试验。

（5）行政主管部门撤销试验。

（五）结束全部临床试验的规定

完成计划中的最后1例病例随访，即标志本次临床试验的结束。

七、试验用药物及治疗方案

1. 试验用药物的名称与规格

试验药及其模拟剂：××胶囊，0.44g/粒，10粒/板。

2. 试验用药物的包装

将试验药或其模拟剂，按试验14天所需的最大数量另加2天的富余量装成一个大包装，分为2次发放。每个大包装里分两个中包装，每个中包装分别装有1号药及2号药。包装标签上注明："××胶囊Ⅱb期临床研究用药"、临床研究批件号、药物编号（001～180）、功能、用法用量、贮存条件、生产厂家等。

3. 药物的随机编盲与应急信件（参照本章第一节）

4. 试验用药物的管理（参照本章第一节）

5. 给药方案

（1）用法：每个患者每次服用1号药2粒，2号药2粒。每日3次，饭后服用。①试验高剂量组：1号药为××胶囊，2号药为××胶囊；②试验低剂量组：1号药为××胶囊，2号药为××胶囊模拟剂；③安慰剂对照组：1号药为××胶囊模拟剂，2号药为××

胶囊模拟剂。

（2）疗程：14 天。咳嗽消失者可提前停药。依据：病毒感染所致急性支气管炎具有自限性，咳嗽中位消失时间约 11 天[12]。

（3）合并用药规定：① 试验期间，禁止使用本方案规定以外的可影响咳嗽、咯痰评价的药物，如非甾体抗炎药、抗组胺药、镇咳药、化痰药和抗感染药等西药及同类中药。② 试验期间，受试者可根据咳嗽症状耐受情况按需使用镇咳药（美敏伪麻溶液，每次 10ml，每日不超过 4 次）。③ 合并疾病所必须继续服用的药物或其他治疗，必须记录药名（或其他疗法名）、用量、使用次数和时间等。

6. 受试者用药依从性判断（参照本章第一节）

八、安全性评价

1. 试验用药物可能的不良反应

动物急性毒性试验及长期毒性试验结果，均未发现试验药物有不良反应。

2. 安全性评价指标及观测时点

（1）临床不良事件/不良反应，用药后随时观察。

（2）一般体检项目，如体温、脉搏、呼吸、血压等，基线、中间访视点及治疗结束检测。

（3）血常规、尿常规、便常规、心电图、肝功能（ALT、AST、TBIL、ALP、γ-GT）、肾功能（BUN、Cr），凝血 4 项（APTT、PT、FIB、TT），基线及治疗结束检测。

以临床不良事件/不良反应发生率为主要安全性评价指标。

3~5（参照本章第一节）

九、有效性评价

1. 观测指标

（1）人口学资料：① 性别；② 年龄；③ 身高；④ 体重；⑤ 民族（只在基线采集）。

（2）诊断性指标：X 线胸片（用于筛除可引发咳嗽、咯痰的其他呼吸系统疾病）。

（3）有效性指标及观测时点：① 咳嗽消失时间，1~14 天每天记录，试验终点评价。② 咳嗽消失率，试验终点、随访终点评价。③ 咳嗽评分-时间的 AUC，1~14 天每天记录，试验终点评价。④ 咯痰评分-时间的 AUC，1~14 天每天记录，试验终点评价。⑤ 咯痰、胸痛、肺部啰音消失率，中间访视点、试验终点评价。⑥ 治疗失败率，试验终点评价。⑦ 合并用药情况，试验终点评价。

以咳嗽消失时间为主要评价指标。

2. 指标观测方法

（1）急性支气管炎症状分级量化标准，参照《咳嗽的诊断与治疗指南 2009 版》[2]制定。

表 1-2-1　急性支气管炎症状分级量化标准

症状		计 0 分	计 1 分	计 2 分	计 3 分
咳嗽	日间	无	偶有短暂咳嗽	频繁咳嗽，轻度影响日常活动	频繁咳嗽，严重影响日常活动
	夜间		入睡时短暂咳嗽或偶有夜间咳嗽	因咳嗽轻度影响夜间睡眠	因咳嗽严重影响夜间睡眠
咯痰		无	易咯	较难咯	难咯
发热		无	腋温 37.3～38.0℃	腋温 38.1～38.5℃	腋温超过 38.5℃
胸痛		无	轻微	中度，不影响日常活动	重度，影响日常活动
啰音		无	偶闻	散在	满布

（2）中医症状分级量化标准，参照《中华人民共和国中医药行业标准·中医病证诊断疗效标准》（ZY/T001.1-94）[13]。

表 1-2-2　中医症状分级量化标准

分级计分	计 0 分	计 1 分	计 2 分
恶寒	无	轻微	明显
恶风	无	轻微	明显
头痛	无	轻微	明显
身痛	无	轻微	明显
无汗	无	轻微	明显
有汗	无	轻微	明显
咳痰稀薄色白	无	轻微	明显
咳痰黏白或黄	无	轻微	明显
痰多稠黄	无	轻微	明显
口渴	无	轻微	明显
口干	无	轻微	明显
胸闷	无	轻微	明显
烦热	无	轻微	明显
舌脉	计 0 分	计 1 分	不计分
舌象	正常	苔薄而干	其他：_____
脉象	正常	脉浮紧或细数	其他：_____
舌象	正常	舌质红，苔黄腻	其他：_____
脉象	正常	脉滑数	其他：_____
舌象	正常	苔薄白	其他：_____
脉象	正常	脉浮或浮紧	其他：_____

3. 终点指标定义与疗效评价标准

参考《咳嗽的诊断与治疗指南（2009 版）》[2]、《Efficacy of anti-inflammatory or antibiotic treatment in patients with non-complicated acute bronchitis and discoloured sputum: randomised placebo controlled trial》[12]、《Quantitative systematic review of randomised controlled trials comparing antibiotic with placebo for acute cough in adults》[14]制定。

（1）咳嗽消失：定义为咳嗽评分（日间+夜间）≤1分，且保持24小时及以上。

（2）咯痰、胸痛、肺部啰音消失：定义为评分为0，且保持24小时及以上。

（3）治疗失败：定义为试验期间出现以下任意一情况：① 体温≥37.3℃；② 接受治疗≥3天，因不耐受咳嗽，使用美敏伪麻溶液≥每日4次；③ 接受治疗≥3天，因不耐受咳嗽，合并使用本方案规定以外的止咳、祛痰、抗病毒等西药或中药；④ 接受治疗≥3天，受试者因病情加重，非预期访视，需改变治疗方法（包括加用抗生素）；⑤ 接受治疗≥3天，受试者因对治疗失去信心，非预期访视，要求终止治疗。疗效评价中，"治疗失败"判定为无效。

（4）病情加重：定义为出现以下任意一情况：① 体温≥37.3℃；② 咳嗽评分较基线水平增高，且不能继续耐受其对生活状态的影响；③ 咯大量脓性痰；④ 肺部啰音评分较基线水平增高；⑤ 胸部影像提示新发浸润影。

十、试验流程

表1-2-3　试验流程表

项目	基线 访视10天	观察期 访视2满7天±1天	观察期 访视3满14天±2天	安全性随访
签署知情同意书	×			
病例入选	×			
人口学资料	×			
既往病史	×			
病程病情	×			
既往用药	×			
胸片	×			
咳嗽、咯痰	×	1~14天记录（日志卡）		
中医证候	×	×	×	
肺部体征	×	×	×	
一般体检	×		×	×*
血、尿、便常规	×		×	×*
肝肾功能	×		×	×*
凝血四项	×		×	×*
心电图	×		×	×*
分发药物	×	×		
合并用药		×	×	
回收药物及包装		×	×	

续表

项目	基线	观察期		安全性随访
	访视 1 0 天	访视 2 满 7 天±1 天	访视 3 满 14 天±2 天	
依从性评定			×	
临床疗效判定			×	
安全性评价			×	×*

注：×*，必要时。

十一、数据管理（参照本章第一节）

十二、统计分析

1. 数据集的定义与选择（参照本章第一节）

2. 统计方法

（1）病例入组分析：列出总体和各中心入选及完成病例数，确定三个分析数据集（FAS，PPS，SS）。列出脱落与剔除病例及其原因。

（2）人口学资料及基线分析：描述性统计人口学资料及其他基线特征值。连续变量计算其例数、均值、标准差、中位数、最小值和最大值。计数和等级资料计算频数及构成比。推断性统计结果（P值）作为描述性结果列出。

（3）疗效分析：① 主要疗效指标分析：咳嗽消失时间，采用 Kaplan-Meier 的方法进行分析，分别列出三组中位消失时间及其 95% 的置信区间，log-rank 检验比较组间差别。并列出各时间点的咳嗽消失累积率。② 次要疗效指标分析：咳嗽评分 AUC，采用秩和检验比较组间差别。咯痰评分 AUC，采用秩和检验比较组间差别。其他急性支气管炎单项症状及体征评分的 AUC，采用秩和检验比较组间差别。治疗失败率，采用卡方检验比较组间差别。合并用药情况，采用卡方检验比较组间差别。

（4）安全性分析：计算不良事件和不良反应发生率。分系统列出不良事件和不良反应发生的频率和频数，计算百分比。各种不良事件病例的详细列表。各种不良反应病例的详细列表。实验室指标、心电图、体检在试验后"正常转异常"或"异常加剧"的例数和转异率。列出实验室指标、心电图、体检异常病例和临床解释。

3. 统计软件与一般要求

采用 SAS V9.1.3 软件分析。所有的统计检验均采用双侧检验，p 值小于或等于 0.05 将被认为所检验的差别有统计学意义。详细的统计方法将在统计分析计划中提供。本研究不进行期中分析。

十三、质量控制与保证（参照本章第一节）

十四、伦理学要求（参照本章第一节）

十五、试验结束后的医疗措施（参照本章第一节）

十六、试验总结与资料保存（参照本章第一节）

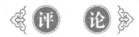

一、研究策略

中药具有多成分、多靶点、多途径的药效作用特点，以急性气管-支气管炎为适应证的中药，主要针对疾病，将缩短疾病/咳嗽病程作为有效性评价目的，同时评价其综合对症治疗作用（改善病情）以及止咳、化痰等单项对症治疗作用。单纯具有止咳或化痰作用的药品，也可以本病为载体进行临床研究[15, 16]。

咳嗽是急性气管-支气管炎最主要的临床症状，其严重程度和持续时间是评价本病疗效的关键指标。因此，既可以咳嗽的消失时间等指标来评价药物的缩短病程作用，也可以咳嗽严重程度与时间的曲线下面积（AUC）等指标来评价药物的改善病情作用，还可以咳嗽起效时间等指标来评价药物的对症治疗效果。

痰稠难咯是本病的常见症状，主要具有化痰作用的中药，则可将痰的质量、咯痰的难易程度及咳嗽症状作为评价指标。

二、临床试验设计要点

1. 总体设计

本病大多病程自限，预后良好，延迟治疗不至于产生严重后果。在严格病例纳入、排除、研究者决定退出标准和规定合并治疗的前提下，可以采用安慰剂对照。亦可选取现有经过严格临床试验证明其有效性和安全性的药物进行阳性药对照，或三臂试验设计。Ⅱ期探索性试验，还可以进行剂量探索、证候探索等，如本案所研究药物为第5类中药新药，在Ⅱa期临床研究中已经进行了证候探索，拟在Ⅱb期临床试验中进行不限定中医证候类型的剂量探索。

2. 诊断标准

急性气管-支气管炎的诊断主要依据患者的临床症状和体征来判断，并无特异性诊断指标，往往需要排除性诊断[8]，国内外资料并无明确统一急性气管-支气管炎的诊断标准，但诊断要点明确，通常把咳嗽作为诊断本病的必要指征，同时拍摄X线胸片排除肺炎，并结合其他的症状和体征予以诊断，包括咯痰、呼吸困难、胸痛、发热、声音嘶哑、肺部啰音等[17]。试验设计时，诊断标准一般参照相关指南，如《咳嗽的诊断与治疗指南》[2]、《New guidelines for the management of adult lower respiratory tract infections》[3]或权威著作如《实用内科学》[1]等制定。

3. 受试者的选择

急性气管-支气管炎大多为病毒感染，其病程自限，有85%的病人在感染后2天内开始咳嗽，大多数病人2周内咳嗽自愈[1]，故限定纳入病例病程（如≤48小时），有利于评价药物缩短病程的作用。为尽可能排除细菌感染病例，不建议纳入血白细胞计数≥$10×10^9$/L、中性粒细胞比例≥75%的患者。本案还将发热患者排除，以保护受试者（剂量探索、安慰剂对照）。

为提高咳嗽症状积分（日间加夜间积分）的治疗反应度，对于单纯止咳作用评价，可选择积分较高者；对评价缩短病程和改善病情的药物，可不做限定。本案试验目的，除评价缩短病程作用外，还评价改善病情作用，因此规定"因不耐受咳嗽，使用美敏伪麻溶液≥4次/日的受试者"，为"治疗失败"；为保护受试者，将"咳嗽评分较基线水平增高，且不能继续耐受其对生活状态影响的受试者"也列为"治疗失败"。

4. 试验流程

急性气管-支气管炎为急性感染性疾病，一般不设计导入期。根据文献报道，本病的自然病程为2~3周[1, 2]，所感染病毒通常具有2~7天的潜伏期[8]（其体内病毒抗体产生时间最晚为病程第7天），咳嗽的中位消失时间约11天[12]。以缩短疾病/咳嗽病程为目标者，疗程一般设计10~14天，应设置受试者日志卡，并设置合理的中间访视点（3~7天1次访视），以及随访点（4~30天）[12]；以对症治疗者，疗程一般设计5天，可不设置随访期。

本案以评价药物缩短病程作用为主，疗程设计14天，设置受试者日志卡，每天记录咳嗽、咯痰消失情况。

5. 合并用药

试验期间不得合并其他止咳、化痰、平喘、抗感染、抗组胺H_1受体拮抗剂、激素、非甾体抗炎药等西药及同类中药，或者其他可能影响本病疗效及安全性观察的治疗措施，以免影响试验药的临床疗效和安全性评价。

本案为包括零剂量在内的剂量探索设计，为保护受试者，允许根据咳嗽症状耐受情况按需使用镇咳药美敏伪麻溶液，以减少受试者因严重的咳嗽而影响正常的工作、学习和生活。美敏伪麻溶液属非依赖性中枢镇咳药，有报道显示其对咳嗽、痰量及痰液黏稠度等均有良好疗效[18]。

临床治疗急性气管-支气管是否使用抗生素，目前仍存有争议。因其主要病原是病毒或是反应性气道疾患，病程<7天者很少有使用抗生素指征，一般不主张应用抗生素。但有研究显示，抗生素对本病治疗有一定的效果[19, 20]。因合并使用抗生素可能对试验药物的有效性评价（特别是缩短病程作用）产生影响，而国内部分患者又不可避免，必要时应考虑亚组分析。

6. 有效性评价

急性气管-支气管炎以咳嗽为主要临床表现，应根据缩短病程、改善病情、对症治疗等不同的研究目的选择相应的有效性评价指标。

（1）缩短病程：咳嗽贯穿着整个急性气管-支气管炎病程，同时也是影响患者正常工作生活的主要症状。咳嗽消失/基本消失时间和疾病痊愈时间均可用于评价试验药物缩短病程的作用，其中咳嗽消失/基本消失一般定义为咳嗽评分（日间+夜间）≤1分，且保持24小时及以上，而疾病痊愈则定义为体温正常，咳嗽、咯痰症状消失，肺部体征消失。本案选择咳嗽消失时间作为主要疗效评价指标，以评价药物缩短病程的作用。

（2）改善病情：咳嗽严重程度的减轻，可以代表急性气管-支气管炎病情的改善。对于病情的评价，可选用咳嗽单项指标（咳嗽症状积分、视觉模拟评分、咳嗽严重程度与时间的AUC），或复合指标评价（急性支气管炎严重程度评分、主要症状体征积分和）等。咳嗽症状积分是一种分栏式评分法，简单易懂。有研究证明，日间咳嗽症状积分与咳嗽频率存在明显的正相关，但夜间评分的相关性不强[21]。视觉模拟评分（visual analog scale，VAS）则有主观性强，灵敏性好的特点，常用作疗效对比研究的指标[22]。AUC 能通过咳嗽严重程度随时间的变化，反映药物的改善病情作用。

国外有将急性支气管炎严重程度评分（acute bronchiolitis severity scale，ABSS）作为衡量药物对病情改善作用的指标。本评分表具有较好的反应度和内部一致性[23]，其评估内容包括咳嗽、咯痰、咳嗽时的胸痛、肺部啰音和呼吸困难。以上症状体征分别分为 5 个等级（0 分，无；1 分，轻度；2 分，中等；3 分，重度；4 分，非常严重）做出评分，以总评分表示疾病的严重程度。总评分基线标准一般选择≥5 分[4, 24, 25]。目前，国内较少采用此评分表，多自定义类似本案的"急性支气管炎症状分级量化表"。此表与 ABSS 具有相似之处，均对咳嗽、咯痰与肺部体征进行了分级量化，但多缺乏信度、效度和反应度评价证据。

（3）咳嗽、咯痰评价：对于单纯具有止咳作用的药品，可选用止咳起效时间或即时止咳疗效作为评价指标。一般将"止咳起效"定义为服药 24 小时后咳嗽评分下降 1 个或 2 个等级，也可选择中、重度咳嗽受试者，以第一次服药后的镇咳起效时间、作用最佳时间、作用持续时间及服药后每日咳嗽程度[26]，作为评价指标。

对于咯痰的评价，主要评价咯痰难易度以及痰质情况。一般将咯痰难易度与痰质均分为四级。咯痰难易度：无痰、易咯、较难咯、难咯。痰质：无痰，白痰、质稀薄，白痰、质黏稠，黄痰、质黏稠。同时，也应将咳嗽症状的改善作为主要评价指标之一。

（4）中医证候评价：对于中医证候的综合疗效评价，一般采用基于症状体征积分和的、传统的尼莫地平法。因本品Ⅱa期临床研究结果，对风寒袭肺证、风热犯肺证、痰热壅肺证均有较好疗效，故本次Ⅱb临床试验方案以天然药的评价方法为主，不限定纳入的证候，只记录中医证候的变化，以备评价。

三、小儿急性支气管炎

急性支气管炎为小儿常见呼吸道疾病之一，多继发于上呼吸道感染[27]。流行病学调查结果显示，有 6.2%的 0～14 岁儿童在一年中不止一次患病[28]。有细菌感染者，检查血白细胞和中性粒细胞也不一定升高，故临床一般选择合适的抗生素作为经验性治疗[29]。儿童特别是婴幼儿急性支气管感染时咳嗽、痰多，易伴有喘息和气急等症状，也称为喘息样支气管炎。

治疗小儿急性支气管炎中药的临床评价方法有如下特点：① 评价伴有喘息症状的急性支气管炎，应将评价药物平喘作用列入有效性研究目的，用"哮喘预测指数"筛排哮喘，并排除毛细支气管炎；② 小儿往往不会咯痰，可以考虑结合肺部听诊对"痰"的指标进行半定量评价；③ 为提高受试者依从性，针对小儿急性支气管炎的临床研究，建议在西医常规疗法基础上研究中药的治疗作用[30]，避免脱离临床实际情况与求高求全的现象[31]。此外，评价单纯具有止咳或化痰作用的药品，一般不首先选择儿童作为受试者。

四、慢性支气管炎急性发作

慢性支气管炎临床以咳嗽、咯痰或伴有喘息及反复发作的慢性过程为特征，每年都有 3 个月的持续发作期，连续发作 2 年以上。其急性发作是指 1 周内出现脓性或黏液脓性痰，痰量明显增多或伴有其他炎症表现，或 1 周内咳、痰、喘症状任何一项加剧至重度，或重症病人明显加重者[32]。本病中老年患者居多，50岁以上者可高达13%[33]。临床治疗常予以抗感染药、支气管扩张剂和祛痰剂，伴发喘息时予解痉平喘药。抗感染的疗程视病情轻重而定，一般1~2周[34]。

针对慢性支气管炎急性发作的中药，其研发目标多针对病因和症状，以改善病情为主，采用临床痊愈率（对病）或有效率（对症）为主要评价指标。有如下特点：

1. 注重痰的评价

慢性支气管炎急性发作时痰量会明显增多，合理有效地促进排痰是本病的治疗关键。减少黏液在气道中停留的时间，溶解呼吸道中的分泌物，能改善慢性支气管炎患者的呼吸状况，缓解咳嗽、咯痰等症状[35]。评价咯痰疗效，不仅应将咯痰难易度与痰质作为重要的观察指标，而且还应突出对痰量的观察，一般分4级：0~15ml、16~50ml、51~100ml、100ml以上[36, 37]。

2. 抗生素的应用

细菌感染是慢性支气管炎发生发展的重要因素，及时控制感染能有效防止疾病恶化与病情反复，一般病例可按患者所在地常见病原菌类型及药物敏感情况选用抗生素治疗[38]。临床试验设计中，应根据产品自身特点和前期研究结论，可选择抗生素基础治疗[39, 40]，研究其对症治疗作用。或选择相关抗生素为对照，以临床治愈率、预先规定的几种病原体清除率和副反应发生率为结局指标[41]，研究其抗菌作用（属于对病、对因治疗）。

参 考 文 献

[1] 陈灏珠，林果为，王吉耀. 实用内科学[M]. 第14版. 北京：人民卫生出版社，2013.

[2] 中华医学会呼吸病学分会哮喘学组. 咳嗽的诊断与治疗指南（2009版）[J]. 中华结核和呼吸杂志，2009，32（6）：407-413.

[3] Woodhead M. New guidelines for the management of adult lower respiratory tract infections[J]. European Respiratory Journal, 2011, 38（6）: 1250-1251.

[4] Wenzel R P, Fowler A A. Clinical practice. Acute bronchitis[J]. New England Journal of Medicine, 2006, 355（20）: 2125-2130.

[5] Matthys H, Eisebitt R, Seith B, et al. Efficacy and safety of an extract of Pelargonium sidoides (EPs 7630) in adults with acute bronchitis: A randomised, double-blind, placebo-controlled trial[J]. Phytomedicine, 2003, 10: 7-17.

[6] Worrall G，李井泉. 急性支气管炎的诊治[J]. 中国全科医学，2008，11（12）：1055.

[7] 郭来. 急性气管-支气管炎中医药治疗进展[J]. 中国中医急症，2010（7）：1192-1193.

[8] Tackett K L, Atkins A. Evidence-based acute bronchitis therapy[J]. Journal of pharmacy practice, 2012, 25（6）: 586-590.

[9] 王至婉，赵栋梁，张甜等. 急性气管–支气管炎证候分布规律的临床调查[J]. 时珍国医国药，2013，24（9）：2164-2167.

[10] Braman SS. Chronic cough due to acute bronchitis: ACCP evidence-based clinical practice guidelines[J]. CHEST Journal, 2006, 129（1_suppl）: 95S-103S.

[11] Henry D, Ruoff G E, Rhudy J, et al. Effectiveness of short-course therapy (5 days) with cefuroxime axetil in treatment of secondary bacterial infections of acute bronchitis[J]. Antimicrobial agents and chemotherapy, 1995, 39（11）: 2528-2534.

[12] Llor C, Moragas A, Bayona C, et al. Efficacy of anti-inflammatory or antibiotic treatment in patients with non-complicated acute bronchitis and discoloured sputum: randomised placebo controlled trial[J]. BMJ, 2013, 347（40）: 678-678.

[13] 国家中医药管理局. 中华人民共和国国家标准·中医病证诊断疗效标准[M]. 南京：南京大学出版社，1994.

[14] Fahey T, Stocks N, Thomas T. Quantitative systematic review of randomised controlled trials comparing antibiotic with placebo for acute cough in adults[J]. BMJ, 1998, 316（7135）: 906-910.

[15] 中华中医药学会儿科分会临床评价学组. 小儿急性支气管炎中药新药临床试验设计与评价技术指南[J]. 药物评价研究，2015，38（2）：8-16.

[16] 马融，胡思源. 儿科疾病中医药临床研究技术要点[M]. 北京：中国医药科技出版社，2012.

[17] Knutson D, Braun C, 邓博雅. 急性支气管炎的诊断和治疗[J]. 实用乡村医生杂志, 2002, 9 (6): 35-36.
[18] 顾宇彤, 白春学, 文富强, 等. 复方磷酸可待因溶液和美敏伪麻溶液治疗急性咳嗽的疗效和安全性比较[J]. 中华哮喘杂志: 电子版, 2011, 5 (2): 23-26.
[19] Becker L, Glazier R, Mclsaac W, 等. 急性支气管炎的抗生素治疗(摘要)[J]. 循证医学, 2001, 1 (1): 36-38.
[20] 中华医学会儿科分会呼吸学组, 中华医学会中华儿科杂志编辑委员会. 急性呼吸道感染抗生素合理使用指南(试行)(下部分)[J]. 中国实用儿科杂志, 2001, 39 (6): 379-383.
[21] Hsu J Y, Stone R A, Logan-Sinclair R B, et al. Coughing frequency in patients with persistent cough: assessment using a 24 hour ambulatory recorder[J]. European Respiratory Journal, 1994, 7 (7): 1246-1253.
[22] Birring S S, Passant C, Patel R B, et al. Chronic tonsillar enlargement and cough: preliminary evidence of a novel and treatable cause of chronic cough[J]. European Respiratory Journal, 2004, 23 (2): 199-201.
[23] Mwachari C, Nduba V, Nguti R, et al. Validation of a new clinical scoring system for acute bronchitis[J]. The International Journal of Tuberculosis and Lung Disease, 2007, 11 (11): 1253-1259.
[24] Cwientzek U, Ottillinger B, Arenberger P. Acute bronchitis therapy with ivy leaves extracts in a two-arm study. A double-blind, randomised study vs. an other ivy leaves extract[J]. Phytomedicine, 2011, 18 (13): 1105-1109.
[25] 太极急支糖浆治疗急性支气管炎所致急性咳嗽(风热证)前瞻性、多中心、随机双盲、安慰剂对照试验(2011)[EB/OL]. [2011-02-02]. http://www.chictr.org.cn/showproj.aspx?proj=8367.
[26] 朱红, 姚婉贞, 杨薇. 比较奥亭止咳露与复方可待因治疗镇咳的疗效及安全性[J]. 中国临床药理学杂志, 2008, 24 (1): 6-9.
[27] 王卫平. 全国高等医药教材建设研究会"十二五"规划教材·儿科学[M]. 第8版. 北京: 人民卫生出版社, 2013.
[28] Fleming D M, Cross K W, Barley M A. Recent changes in the prevalence of diseases presenting for health care[J]. Br J Gen Pract, 2005, 55 (517): 589-595.
[29] 黄瑞娟. 小儿急性喘息性支气管炎的临床分析[J]. 中国医学创新, 2009, 6 (20): 82-83.
[30] 徐喆, 陈群, 濮之晨, 等. 细辛脑注射液治疗小儿喘息性支气管炎临床疗效的 Meta 分析[J]. 中国临床药理学与治疗学, 2013, 18 (1): 39-45.
[31] 寿小云. 中药临床研究技术要求及常见问题剖析[J]. 中国新药杂志, 2000, 9 (8): 583-588.
[32] 倪伟. 全国中医药行业高等教育"十二五"规划教材(第九版)·内科学[M]. 第3版. 北京: 中国中医药出版社, 2012.
[33] 朱元珏, 陈文彬. 呼吸病学[M]. 北京: 人民卫生出版社, 2003.
[34] 刘冰冰. 浅析慢性支气管炎的临床诊断及治疗[J]. 中国民族民间医药, 2010, 19 (16): 138-139.
[35] 苏建军. 氨溴索雾化吸入用于老年慢性支气管炎急性发作临床分析[J]. 吉林医学, 2013, 34 (33): 6972-6972.
[36] 施毅, 肖永营, 苏欣, 等. 注射用盐酸氨溴索黏痰溶解及祛痰作用的多中心临床随机对照研究[J]. 临床内科杂志, 2005, 22 (9): 598-600.
[37] 苏欣, 施毅, 谢增华, 等. 厄多司坦辅助治疗呼吸道感染 109 例的多中心随机双盲Ⅱ期临床试验[J]. 中国新药与临床, 2004, 23 (7): 397-400.
[38] 中华医学会. 临床诊疗指南: 呼吸病学分册[M]. 北京: 人民卫生出版社, 2009.
[39] 刘陈. 芩栀鱼止咳合剂联合西药治疗慢性支气管炎急性发作(痰热蕴肺型)随机平行对照研究[J]. 实用中医内科杂志, 2013, 27 (7): 96-97.
[40] 刘松山, 何成诗, 杨仁旭, 等. 复方蒌白胶囊治疗慢性支气管炎急性发作期Ⅲ期临床研究[J]. 中国新药杂志, 2010, 19 (15): 1333-1336.
[41] 黄毕林, 胡世莲, 沈干, 等. 克拉霉素缓释片与速释片治疗慢性支气管炎急性加重期疗效的系统评价[J]. 中国循证医学杂志, 2011, 11 (6): 693-697.

第三节 支气管哮喘

支气管哮喘(asthma)简称哮喘,是一种以慢性气道炎症为特征的异质性疾病,具有多变的喘息、气急、胸闷、咳嗽等呼吸道症状病史,并伴可变的呼气气流受限。国内外流行病学调查结果显示,成人哮喘患病率为 1.2%~25.5%;2010 年"全国哮喘患病情况及相关危险因素流行病学调查"显示,全国 14 岁以上人群哮喘患病率为 1.24%。哮喘发病的危险因素包括宿主因素（遗传因素）和环境因素两个方面，其呼吸道症状常在夜间和/或清晨发作、加剧，多数患者可自行缓解或经治疗缓解，且经规范化治疗和管理后大部分患者可达到完全控制[1-6]。

中国《支气管哮喘防治指南》（2008版）根据临床表现，将本病分为急性发作期、慢性持续期和临床缓解期；根据病情严重程度，分间歇状态、轻度持续、中度持续、重度持续4级；根据控制水平，分完全控制、部分控制和未控制[5]。2014版《全球哮喘防治创议》（the Global Initiative for Asthma，GINA），不再提及原病情严重程度的4级分类，而根据控制治疗水平，分为轻度哮喘（第1或第2级治疗可以良好控制的哮喘）、中度哮喘（第3级治疗可以良好控制的哮喘）、重度哮喘（需要第4或第5级治疗的哮喘）；且将肺功能从控制水平分级指标中划分出来，用于预测未来风险[1, 2]。此外，国际上还通常将哮喘分为间歇性、持续性哮喘[7]。

哮喘的治疗目标是控制症状，降低未来风险[1]。其治疗药物主要包括控制药物和缓解药物两类。控制药物指需要长期每日服用，主要通过抗炎作用使其维持临床控制水平，包括吸入糖皮质激素（inhaled corticosteroid，ICS）、长效β_2受体激动剂、抗IgE抗体、色甘酸钠、缓释茶碱、白三烯调节剂及其他有助于减少激素应用剂量的药物等；缓解症状药物指按需使用的药物，可迅速解除支气管痉挛，包括速效吸入β_2受体激动剂、吸入性抗胆碱药、全身用糖皮质激素、短效茶碱、口服短效β_2受体激动剂等[1, 5]。国内外指南均推荐ICS为控制哮喘症状的首选药物。

中医学将哮喘分为发作期和缓解期辨证治疗[8]。发作期常见寒哮、热哮、风哮、外寒内热哮、肺实肾虚哮等证候，以热哮与风哮居多；缓解期主要表现为肺脾气虚、肺肾气虚、脾肾阳虚等证[9, 10]。

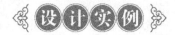

一、题目

××片与安慰剂对照治疗支气管哮喘慢性持续期（热哮证）评价其有效性和安全性的随机双盲、平行对照、剂量探索、多中心Ⅱb期临床研究。

二、研究背景

××片按中药新药第6类开发，具有宣肺降气平喘、清热化痰通络的功效，主治喉中哮鸣、喘息、胸闷、咳嗽、咯痰黏稠，伴心烦、口渴喜饮等症。

（1）药效学试验结果：本品具有抑制哮喘相关炎性细胞和介质的产生、抑制变态反应的发生、抑制肥大细胞脱颗粒作用以及双向调节免疫功能的作用，能显著延长组织胺和氯乙酰胆碱混合液引起豚鼠哮喘出现喘息和跌倒的时间，对支气管哮喘速发相和迟发相均有明显治疗作用。其中，低、中、高剂量组[1.85g、3.7g、7.4g 生药/（kg·d）]均可显著延长二氧化硫致咳小鼠诱发咳嗽潜伏期、减少小鼠的咳嗽次数，能显著增加小鼠气管段酚红分泌，均存在量效关系。

（2）毒性试验结果：以最大浓度、最大体积的本品1日内给予小鼠灌胃3次后，连续观察14天，未出现毒性反应和死亡情况。本品高、中、低（相当于临床用药的60、30、15倍）三个剂量组的连续灌胃给药 26 周，对大鼠的一般状况、脏器指数均无不良影响，病理切片检查未发现明显的病理组织形态学改变。

（3）Ⅱa 期临床试验结果：经本品（每次 4 片、每日 3 次）治疗 8 周，晨间呼气流量峰值（peak expiratory flow，PEF）、哮喘完全控制率及中医证候愈显率，均优于安慰剂组；而第一秒用力呼气容积（forced expiratory volume in one second，FEV_1）的改善、FEV_1/预计值、日间及夜间哮喘症状出现次数、沙丁胺醇吸入剂使用揿数、睡前 PEF，与安慰剂组比较，差异均无统计学意义。试验中，共发生不良事件 5 例，试验组 3 例（喉炎、感冒、泌尿系感染），对照组 2 例（心悸、腹泻）。其中，对照组出现的"心悸"经研究者判断为"可疑"与药物相关；理化检查指标未见有临床意义的异常改变。

三、试验目的与观察指标

（1）探索××片治疗支气管哮喘慢性持续期控制病情的效果及合理剂量。观察指标：哮喘完全控制率、晨间 PEF 和睡前 PEF、PEF 日间变异率、缓解药物使用揿数等。

（2）探索××片对支气管哮喘慢性持续期热哮证的改善作用。观察指标：中医证候疗效。

（3）观察××片的安全性及不良反应。观察指标：临床不良事件/不良反应发生率，血、尿常规，肝、肾功能、心电图等。

四、试验总体设计

采用分层区组随机、双盲、平行对照、多中心研究的方法。

（1）随机：采用以中心为分层因素（×个中心）的区组随机方法。

（2）盲法：采用双盲、单模拟的方法。

（3）对照：采用试验高、低、零剂量，做剂量探索。

适用安慰剂的依据：支气管哮喘喘息症状呈发作性，可逆性强，部分可自行缓解；本试验有基础治疗，可按需使用缓解症状药物，有安全性保证；试验期间，以"控制性脱落"定义可退出试验，有受试者保护。

（4）多中心：在×家医院同期进行。

（5）重复（例数估算）：根据《药品注册管理办法》（2007）有关规定及Ⅱa 期临床试验结果，预计治疗 8 周本品低剂量组（4 片组）晨间 PEF 升高的幅度比安慰剂组高 20L/min，公共标准差为 38，本品低剂量组与安慰剂组按 1∶1 安排例数，在 $\alpha=0.05$（双侧检验），把握度 $(1-\beta)=80\%$ 的情况下，计算样本量为 58∶58（采用 PASS2011 软件）。预计本品高剂量组（6 片组）的疗效高于低剂量组，在每组 58 例的情况下，本品高剂量组与对照组比较，可以检验出差异有统计学差异。为确保有足够的合格病例数，样本量再增加约 20%，故高、低剂量和安慰剂各计划纳入 72 例，总例数为 216 例。

五、诊断标准

（一）支气管哮喘诊断标准

参照 2008 版《支气管哮喘防治指南》[5]、2010 版 GINA[11] 制定。

1. 诊断标准

（1）反复发作喘息、气急、胸闷或咳嗽，多与接触变应原、冷空气、物理、化学性刺激以及病毒性上呼吸道感染、运动等有关。

（2）发作时在双肺可闻及散在或弥漫性，以呼气相为主的哮鸣音，呼气相延长。

（3）上述症状和体征可经治疗缓解或自行缓解。

（4）除外其他疾病所引起的喘息、气急、胸闷和咳嗽。

（5）临床表现不典型者（如无明显喘息或体征），应至少具备以下1项试验阳性：① 支气管激发试验或运动激发试验阳性；② 支气管舒张试验阳性 FEV_1 增加≥12%，且 FEV_1 增加绝对值≥200ml；③ PEF日内（或2周）变异率≥20%。

符合1～4条或4、5条者，可以诊断为哮喘。

2. 分期

慢性持续期：指每周均不同频度和/或不同程度地出现症状（喘息、气急、胸闷、咳嗽等）。

3. 分级

表1-3-1　哮喘病情严重程度的分级

分级	临床特点
间歇状态（第1级）	症状<每周1次，短暂出现，夜间哮喘症状≤每月2次，FEV_1 占预计值%≥80%或PEF≥80%个人最佳值（无个人最佳值者用预计值，下同），PEF或 FEV_1 变异率<20%
轻度持续（第2级）	症状≥每周1次，但<每日1次，可能影响活动和睡眠，夜间哮喘症状>每月2次，但<每周1次，FEV_1 占预计值%≥80%或PEF≥80%个人最佳值，PEF或 FEV_1 变异率20%～30%
中度持续（第3级）	每日有症状，影响活动和睡眠，夜间哮喘症状≥每周1次，FEV_1 占预计值%为60%～79%或PEF60%～79%个人最佳值，PEF或 FEV_1 变异率>30%
重度持续（第4级）	每天有症状，频繁出现，经常出现夜间哮喘症状，体力活动受限，FEV_1 占预计值<60%或PEF<60%个人最佳值，PEF或 FEV_1 变异率>30%

表1-3-2　控制水平的分级

症状\控制水平	完全控制（满足以下所有条件）	部分控制（在任何1周内出现以下1～2项特征）	未控制（在任何1周内）
白天症状	无（或≤2次/周）	2次/周	
活动受限	无	有	
夜间症状/憋醒	无	有	出现≥3项部分控制特征
需要使用缓解药物次数	无（或≤2次/周）	2次/周	
肺功能（PEF或 FEV_1）	≥正常预计值/本人最佳值的80%	<正常预计值（或本人最佳值）的80%	
急性发作	无	≥每年1次	任何1周内出现1次

（二）中医辨证标准（哮病·热哮证）

参照《中华人民共和国国家标准·中医病证诊断疗效标准》[12]和《中医内科学》[8]制定。

（1）主症：喘息。

（2）次症：① 胸闷憋气；② 咳嗽；③ 咯痰黏稠；④ 心烦；⑤ 口渴喜饮。

（3）舌脉：① 舌质红；② 苔黄腻；③ 脉滑数。

主症喘息必备，次症和舌脉≥4项，即可确立辨证。

六、受试者的选择

（一）纳入病例标准

（1）符合西医支气管哮喘及慢性持续期诊断标准。

（2）导入期前治疗剂量相当于沙美特罗/替卡松粉吸入剂，50/250μg/次，每日2次，持续使用≥4周，导入期间治疗稳定（沙美特罗/替卡松粉吸入剂，50/250μg/次，每日2次）；哮喘控制级别为"部分控制或未控制"。

（3）导入期后病情程度分级为轻度持续（第2级）或中度持续（第3级）。

（4）支气管舒张前 FEV_1 占预计值60%~90%，支气管舒张后 FEV_1 与用力肺活量（forced vital capacity，FVC）的比值＞70%。

（5）符合支气管哮喘热哮证中医证候诊断标准。

（6）年龄18~65岁。

（7）签署知情同意书。

（二）排除病例标准

（1）合并上、下呼吸道感染、肺炎、肺结核、肺间质纤维化、胸廓畸形、慢性阻塞性肺疾病、支气管扩张、囊性肺纤维化、变应性支气管肺曲菌病、变应性肉芽肿性血管炎等感染性、限制性肺疾病和其他气流阻塞性肺疾病。

（2）合并应用茶碱类、白三烯调节剂、口服糖皮质激素或抗IgE等其他治疗。

（3）$WBC＞10×10^9/L$ 或 $N\%＞ULN$。

（4）季节性哮喘患者，根据症状哮喘每年治疗期限≤2个月者。

（5）吸烟者或戒烟时间不足6个月以上者。

（6）合并心、脑、肺、肝、肾及造血等系统严重原发性疾病，以及精神病患者。

（7）对试验用药中药物成分过敏者。

（8）血肌酐（Cr）、总胆红素（TBIL）超过ULN，谷氨酸转氨酶（ALT）、天门冬氨酸氨基转移酶（AST）、尿素氮（BUN）超过1.5倍ULN。

（9）妊娠、哺乳期及准备受孕妇女。

（10）在筛选前1个月内参加其他临床研究。

（三）脱落病例标准

1. 研究者决定退出

（1）出现过敏反应或严重不良事件，根据医生判断应停止试验者。

（2）试验过程中，患者发生其他疾病，影响疗效和安全性判断者。

（3）试验中，出现以下病情加重：因哮喘需住院/急诊；因哮喘需增加口服或吸入糖皮质激素；PEF（晨间）较基线水平降低＞35%，持续2天；每日按需使用 $β_2$ 受体激动剂≥10撤，持续2天；受试者因治疗缺乏舒适感而拒绝继续治疗。

（4）自动中途换药或加用本方案禁止使用的中西药物者。

（5）受试者依从性差（试验用药依从性<80%或>120%）。

（6）各种原因的中途破盲病例。

（7）严重违反纳入或排除标准。

2. 受试者自行退出

（1）无论何种原因，患者不愿意或不可能继续进行临床试验，向主管医生提出退出试验要求而中止试验者。

（2）受试者虽未明确提出退出试验，但不再接受用药及检测而失访者。

（四）中止全部试验的条件

（1）试验中发生严重不良反应者，应及时中止试验。

（2）试验中发现临床试验方案有重大失误，或者方案虽好但在实施中发生严重偏差，难以评价药物疗效，应中止试验。

（3）试验中发现药物治疗效果较差，甚至无效，不具备临床价值，应中止试验。

（4）申办者要求中止试验。

（5）行政主管部门撤销试验。

（五）结束全部临床试验的规定（参照本章第一节）

七、试验用药物及治疗方案

1. 试验用药物的名称与规格

（1）试验药及其模拟剂：0.4g/片。

（2）基础用药：沙美特罗/替卡松粉吸入剂（50μg 沙美特罗/250μg 丙酸氟替卡松）。

（3）缓解用药：硫酸沙丁胺醇气雾剂，100μg/揿。

2. 试验用药物的包装

（1）导入期用药：每名受试者药物为一个独立的中包装，内含 4 小盒 A 药和 2 小盒 B 药。A 药、B 药均为××片模拟剂。

（2）试验期用药：每名受试者药物为一个独立的大包装，内含 2 个中包装，各中包装内含 16 小盒 A 药和 8 小盒 B 药。高剂量试验组用药包装时，A 药、B 药均为××片；低剂量试验组用药包装时，A 药为××片，B 药为××片模拟剂；安慰剂对照组用药包装时，A 药、B 药均为××片模拟剂。

在试验用药物的"标签"中均注明："临床研究用药"、新药临床研究批准文号、药物编号、药物名称、包装量、用法用量、贮存条件，以及药物提供单位等。

3. 药物的随机编盲与应急信件（参照本章第一节）

4. 试验用药物的管理（参照本章第一节）

5. 给药方案

（1）用法：① 导入期：每次口服 A 药 4 片+B 药 2 片，每日 3 次。② 治疗期：各组每次均口服 A 药 4 片+B 药 2 片，每日 3 次。③ 基础治疗：沙美特罗替卡松粉吸入剂，

50/250μg，每次 1 吸，每日 2 次。④ 缓解药物：沙丁胺醇气雾剂，每次 2 揿（200μg），按需用（每日≤8 揿）。

（2）疗程：8 周。依据：Ⅱa 期临床试验主要疗效指标晨间 PEF 与基线变化值结果显示，随着治疗时间的延长，晨间 PEF 逐渐升高，虽然治疗 6 周后晨间 PEF 升高趋于缓慢，但治疗 8 周时试验组仍较 6 周升高 3.26L/min，为尽可能使患者受益，故将Ⅱb 期临床试验的疗程确定为 8 周。

（3）合并用药规定：① 试验期间，不得使用同类中药、化痰药、抗生素及本方案规定以外的治疗支气管哮喘的相关药物。② 试验期间，受试者的所有合并用药均应在 CRF 以及"研究病历"中记录合用药物的化学名称、商品名称、用药时间、用药剂量、用药原因，并判定其是否影响试验用药的疗效评价。

6. 药物依从性判断

临床试验中，受试者的依从性主要是试验用药依从性，即按方案的规定用药，使受试者充分理解按时按量用药的重要性，避免自行加用其他药物或治疗方法。本试验主要采用药物计数法，必要时结合询问法，判断试验用药依从性。试验用药依从性=（已服用的试验用药量/应该服用的试验用药量）×100%。

7. 患者日记卡的填写规定

自导入期开始日（第–7 天）起，给患者发放哮喘日记卡，每日填表，共 63 天，内容包括测试 PEF，分别记录晨起及睡前值，分别记录白天及夜间哮喘症状发作次数及每天（白天+夜间）沙丁胺醇吸入剂使用次数。标明药物编号及患者姓名缩写等。研究者教授患者评价方法，随访时研究者收集患者日记卡，并附于研究病历粘贴处。

八、安全性评价

1. 试验用药物可能的不良反应

动物长期毒性实验结果，未提示毒性靶器官。临床试验中应重点观察非预期不良反应。

2. 安全性评价指标及观测时点

（1）可能发生的临床不良事件/不良反应，用药后随时观察；
（2）一般体检项目，如体温、脉搏、呼吸、血压等，基线、治疗 4、8 周。
（3）血常规、尿常规+尿沉渣、便常规+潜血、心电图、肝功能（ALT、AST、TBIL、ALP、γ-GT）、肾功能（Bun、Cr、eGFR、尿微量白蛋白、尿 NAG 酶），基线、治疗 4、8 周。

采用简化 MDRD 公式计算肾小球滤过率（eGFR）[13]：

eGFR[男性，ml/（min·1.73m^2）]=186×（SCr）(mg/dL)$^{-1.154}$×年龄$^{-0.203}$

eGFR[女性，ml/（min·1.73m^2）]=186×（SCr）(mg/dL)$^{-1.154}$×年龄$^{-0.203}$×0.742

注：血 SCr 单位为 mg/dL，1mg/dL=88.4μmol/L。

以临床不良事件/不良反应发生率为主要安全性评价指标。

3~5（参照本章第一节）

九、有效性评价

（一）观察指标

1. 基线资料（只在基线采集）

（1）人口学资料：年龄、性别、婚况、身高、体重、民族、职业。

（2）一般临床资料：病史、病程、病情、治疗史、药敏史、合并疾病及用药。

2. 诊断性指标（只在基线采集）

（1）X 线胸片。

（2）肺功能（支气管舒张前 FEV_1/预计值，支气管舒张后 FEV_1/FVC）。

3. 有效性观察指标与时点

（1）主要观察指标：① 哮喘完全控制率，治疗 4 周、8 周评价。② PEF（晨间）与基线变化值，基线、治疗 1～56 天记录。

（2）次要观察指标：① 支气管舒张前 FEV_1、FEV_1/预计值与基线变化值，基线、治疗 28、56 天记录。② 喘息症状（日间+夜间）次数/周与基线变化值，基线、治疗 1～8 周记录。③ 平均 PEF 日间变异率/周与基线变化值，基线、治疗 1～8 周记录。④ 缓解药物（沙丁胺醇气雾剂）使用揿数/周与基线变化值，基线、治疗 1～8 周。⑤ PEF（睡前）与基线变化值，基线、治疗 1～56 天。⑥ 中医证候疗效，基线、治疗 4、8 周。

以哮喘完全控制率及 PEF（晨间）与基线变化值为主要评价指标。

4. 指标观测方法及注意事项

（1）PEF 测试方法：取站立位，手拿峰流速仪，注意不要妨碍游标移动；并确认游标位于标尺的基底部（归零）。然后尽量吸足气，然后将嘴唇包住接口部，注意嘴唇四周不要漏气，不要将舌头放在吹气口内，尽可能快而用力地呼气。将游标刻度值记录下来，重复检查共 3 次，取最大值，填写 PEF 记录表。测试时点：每天晨起、睡前。

（2）肺功能检测需注意：按照肺功能检测标准操作规程，在检测日 8am～10am 进行，治疗前后检测时间避免相差 1 小时以上。分别检测支气管舒张前 FEV_1、FVC 及支气管舒张后 FEV_1、FVC，并计算预计值。在测定支气管舒张前 FEV_1、FVC 的前 4 小时内不能使用 $β_2$ 受体激动剂。肺功能检测需重复测定 3 次，取最佳曲线值。

（3）PEF 日间变异率：计算公式=2（日间 PEF 最大值−日间 PEF 最小值）/（日间 PEF 最大值+日间 PEF 最小值）×100%

（4）中医证候分级量化标准，参照《中华人民共和国国家标准·中医病证诊断疗效标准》[12]和《中药新药临床研究指导原则（试行）》制定[14]。

表 1-3-3 中医证候分级量化标准

主症		计 0 分	计 1 分	计 2 分	计 3 分
喘息	日间症状	无	每周 1 次≤发作次数<每日 1 次	每日有症状	每日有症状且频繁

续表

主症		计0分	计1分	计2分	计3分
喘息	夜间症状（憋醒）	无	每周有1次	每周有2～3次	每周4次或更多
	活动受限	像同年龄组正常人一样活动，对日常生活无影响	可进行短时激烈活动，但不能像同年龄组正常人一样活动	可正常步行，缓慢上台阶，急速上台阶气急	可短距离缓步行走，但有可能引起呼吸困难
次症		计0分	计1分		
	胸闷憋气	无	有	—	—
	咳嗽	无	有	—	—
	咯痰黏稠	无	有	—	—
	心烦	无	有	—	—
	口渴喜饮	无	有	—	—
舌脉		计0分	计1分	记录不计分	
	舌象	正常	舌质红，苔黄腻	其他：	
	脉象	正常	脉滑数	其他：	
体征		计0分	计1分	计2分	计3分
	哮鸣音	无	偶闻，或在咳嗽后及深快呼吸后	双肺散在哮鸣音	双肺满布哮鸣音

（二）中医证候疗效评价标准

临床痊愈：证候计分和减少率≥95%。显效：证候计分和减少率≥70%，＜95%。有效：证候计分和减少率≥30%，＜70%。无效：证候计分和减少率＜30%。

注：证候计分和=主症+次症+体征+舌苔脉象。

计分和减少率=[（治疗前计分和-治疗后计分和）÷治疗前计分和]×100%。

十、试验流程

表1-3-4 试验流程表

研究阶段 项目	导入期 -7天～0天	治疗观察期		
		基线 第0天	中间访视点 满28天±2天	用药结束 满56天±2天
筛选病例	×			
签署知情同意书	×			
确定入选排除标准	×	×		
填写一般资料	×			
填写病史、治疗史	×			
合并疾病及用药	×			
体格检查	×			
X线胸片	×			

续表

研究阶段 项目	导入期 −7天~0天	治疗观察期		
		基线 第0天	中间访视点 满28天±2天	用药结束 满56天±2天
舒张前FEV_1/预计值，舒张后FEV_1/FVC	×			
哮喘控制情况评估	×	×	×	×
PEF（晨间、睡前）（每日）	×	×	×	×
喘息症状次数（每日）	×	×	×	×
缓解药物使用揿数（每日）	×	×	×	×
舒张前FEV_1、FEV_1/预计值	×		×	×
中医证候		×	×	×
一般体检项目	×		×	×
血常规	×		×	×
尿常规+尿沉渣	×		×	×
便常规+潜血	×			
心电图	×		×	×
肝功能	×		×	×
肾功能	×		×	×
不良事件		×	×	×
发放试验药物	×	×	×	
药物回收			×	×
合并用药记录	×	×	×	×
脱落原因分析				×
依从性评价				×
安全性评定				×

十一、数据管理（参照本章第一节）

十二、统计分析（参照本章第一节）

十三、质量控制与保证（参照本章第一节）

十四、伦理学要求（参照本章第一节）

十五、试验结束后的医疗措施（参照本章第一节）

十六、试验总结与资料保存（参照本章第一节）

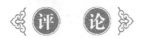

一、研究策略

哮喘的治疗，分控制治疗和缓解治疗两类。控制治疗的目标，既是控制哮喘症状，又是降低未来风险，包括急性发作风险、固定气流受限风险和药物副反应风险；缓解治疗的目的是快速缓解哮喘症状。

抗哮喘中药的临床试验，其目的主要是控制或协同控制哮喘症状和降低未来风险，可以选择持续性哮喘人群，以及处于发作期的间歇性哮喘人群或持续性哮喘急性加重人群，同时将症状指标和肺功能作为主要评价终点。属于协同控制症状者，还可选择 ICS 治疗部分控制和未控制的持续性哮喘人群。

具有明确支气管扩张作用的第 1、5 类中药新药，可以按照缓解药物进行研究，有效性评价重点应在于气道阻塞的检测（肺功能）[15]。

二、临床试验设计要点

1. 试验总体设计

哮喘控制药物和缓解药物均应采用随机、双盲、平行对照的方法进行临床试验。对于控制症状药物，应根据病情轻重合理选择对照药。对间歇性哮喘和轻度持续性哮喘，可以采用缓解治疗基础上的安慰剂对照，或安慰剂与阳性药的三臂试验设计；对重度持续性哮喘，应采用阳性药对照或联合治疗试验设计，基本的阳性药为足够剂量的吸入性糖皮质激素（ICS）。在试验中，应对不同程度的哮喘疗效进行分级验证。

对于缓解急性症状药物，无论间歇性哮喘的发作期或持续性哮喘的急性加重，均应首选三臂试验，设安慰剂和速效/短效 β_2 受体激动剂两个对照组，制定受试者病情加重的退出标准和相应的急救预案。

本案为辅助控制症状药物的剂量探索试验设计。试验选择了轻中度持续性哮喘在沙美特罗/氟替卡松气雾剂（50/250μg，每日 2 次）控制治疗后的"部分控制或未控制"患者，采用缓解治疗基础上的安慰剂对照设计，探索高、低剂量试验药物的绝对有效性。

2. 受试者的选择

病例的入选应符合支气管哮喘诊断标准与中医辨证标准，可参照 2014 版 GINA、2008 版《支气管哮喘诊断与防治指南》、2012 版《支气管哮喘中医诊疗专家共识》[1, 5, 16]等文献。其诊断，一般基于对临床症状与气流受限两方面的评估。

可从试验目的、设计类型、产品预期治疗的适应证、药物特点和伦理要求等方面考虑并制定相应的纳入排除标准。控制症状药物，一般选择持续性哮喘（第 2、3 级），也可以选择间歇性哮喘的"发作期"患者，并且除外必须急诊或住院治疗的哮喘急性发作（需用全身激素）。协同控制症状药物，一般为纳入按 GINA 规范治疗但"未控制或部分控制者"[17-21]。

快速缓解症状药物，除重度与极重度急性发作患者外，一般均可入选，应规定基线肺功能指标，常以 FEV_1 占预计值的 35%～80%，吸入短效 β_2 受体激动剂 15～20 分钟后 FEV_1 改善至少大于12%～15%为入选条件；应同时严格限定诊前合并用药，如用药前12小时内未用过短效 β_2 受体激动剂或M受体拮抗剂者，48小时/24小时内未用过长效 β_2 受体激动剂或茶碱等，而对于诊前已在用ICS者可继续使用[22-24]。

一般应将特殊类型哮喘（难治性哮喘、危重哮喘、职业性哮喘、季节性哮喘），感染性、限制性肺疾病和其他气流阻塞性肺疾病（如限定 $FEV_1/FVC > 70\%$）的患者予以排除。另外，吸烟为哮喘的一个重要危险因素之一，有关研究和指导原则也建议将其排除或作为一组亚群进行分析[25-27]。

此外，为保护受试者，应设计因病情变化的"受试者退出试验标准"。

3. 试验流程

对于控制或协同控制药物，选择处于发作期的间歇性哮喘人群或持续性哮喘急性加重人群，无需设置导入期，其疗程一般为1～4周；选择持续性哮喘人群则应设置1～2周的导入期，以稳定基线或对诊前用药进行洗脱，其疗程至少1～6个月。为观察药物治疗反应与保护受试者，可每1～4周设一个观测时点，并设"受试者日志"，记录每日的症状体征和肺功能变化情况。如需观察药物远期疗效、安全性及耐受性者，可设置适当的随访期。

具有快速缓解急性发作症状的药物，无需设置筛选期。为观察即时平喘效果，观测时点可设计为初次给药后的15、30、45、60、120、180、240分钟。应设置适当的疗程（一般为1～2周）与随访期（一般为2～4周），验证药物维持疗效和耐受情况，与是否能恢复到急性发作前的控制水平[1, 25]。

关于停药，2014版GINA指出，如果过去6～12个月内无症状，且无任何危险因素，可考虑停用控制药物[1]。

4. 基础治疗与合并用药

目前，已有经过严格临床试验证明有效性和安全性的控制药物和快速缓解药物。对于控制症状的中药新药，如果预期该药物不会替代ICS，则应使用有基础治疗的联合试验设计；快速缓解症状的药物，一般应保持原有的哮喘维持治疗，如单独吸入糖皮质激素或吸入糖皮质激素联合长效 β_2 受体激动剂等[23]。

试验期间的所有合并用药情况，均应详细记录，特别是支气管舒张剂、ICS、口服糖皮质激素、白三烯受体拮抗剂等对疗效评价影响较大的药物，必要时可进行亚组分析。控制症状药物，试验中有哮喘急性症状时，可按需使用速效 β_2 受体激动剂（如沙丁胺醇气雾剂）缓解症状；继发细菌感染时可使用抗生素；禁止使用方案规定以外的哮喘控制药物、其他缓解药物和止咳平喘类中药等[28, 29]。

5. 有效性评价

无论控制药物或缓解药物，均可采用以下指标评价其有效性，包括肺功能（PEF和 FEV_1）、哮喘日间和夜间症状、缓解药物使用情况、活动受限情况、哮喘急性发作次数，以及哮喘控制水平分级/疗效、哮喘控制测试（asthma control test, ACT）评分、中医证候评分/疗效、气道炎症生物标志物检测、健康相关的生活质量量表评分等。根据不同的试验目的，可以选择哮喘症状/控制水平、肺功能、急性发作次数中的1～2项作为主要指标。EMEA指南（2003版）曾建议，控制药物应以哮喘症状和肺功能、缓解药物以肺功能为主要评价终点[25]。

（1）哮喘症状/控制水平：哮喘的临床症状主要为出现反复的喘息、气急、胸闷、咳嗽等呼吸道症状。评价控制药物的有效性，可选择日间和夜间症状出现天数、频度及评分，以及活动受限评分等指标。缓解药物也应即时评价用药前后症状（主要为呼吸困难与咳嗽）及体征（呼气相干啰音）评分的改善情况[17-21]。

哮喘症状控制水平与未来风险评估是调整治疗方案的重要依据，也是控制药物的主要评价终点。2014版GINA根据患者最近4周日间症状、夜间憋醒、缓解药物使用及活动受限4个方面情况，将哮喘症状控制水平分为控制良好（没有以上情况）、部分控制（符合1~2项）、未控制（符合3~4项），而目前的国内指南与专家共识仍保留肺功能（PEF或FEV_1）作为评估内容之一。另外，还可选择可操作性强、具有较好临床应用价值的ACT和哮喘控制调查问卷（asthma control questionnaire，ACQ）等来评价哮喘症状控制水平。其中，ACQ-5（为ACQ简化版，去除了缓解用药次数和肺功能的评分）和ACT评分与GINA使用的控制水平分级（控制、部分控制、未控制）之间具有良好的相关性[1, 6, 30]。

（2）肺功能：肺功能检测对哮喘的诊断、鉴别诊断、病情严重程度判定、疗效评价及预测未来风险均起着重要作用，可客观监测哮喘的病情变化及患者的治疗反应，常用PEF、FEV_1反映气道阻塞程度，以其测定值为评价哮喘药物疗效的主要肺功能指标。

对于控制药物，主要监测受试者的晨间呼气峰流速（mPEF、此时测定值更接近一天最低值）和夜间呼气峰流速（ePEF、此时测定值通常最高）[31]，以PEF疗后的变化值、日间/周变异率为疗效评价指标，并于每个观测时点进行肺功能检查，记录FEV_1和用力肺活量（FVC）等其他肺功能指标，作为补充终点[17-21]。

缓解药物，主要检测用药前及用药后240分钟内的FEV_1（也可增加FVC和PEF），观察其变化值，以评价药物的起效时间、作用最强时间及持续时间[22-24]。

另外，试验方案应制定肺功能测定标准操作规程和时间点，并对操作人员/受试者进行培训，以保证测量可重复性，减少偏倚[32]。

（3）急性发作（加重）次数：哮喘急性发作可侧面反映药物控制病情效果与预测未来风险。有研究显示，出现1次以上急性发作的患者中，安慰剂组的FEV_1平均下降了7%，显著高于无急性发作组，即哮喘急性发作可使肺功能下降更快，而哮喘患者FEV_1的基线水平越低，其未来发生哮喘急性发作的可能性越大[30]。2014版GINA对哮喘急性发作的定义为：以气短、咳嗽、喘息或胸闷症状逐渐加重和肺功能进行性下降为特征，患者的状态与平时不同，需要改变治疗方案[1]。试验方案中应同时参照相关文献定义急性发作的严重程度，可用患者急性发作的频次、不同严重程度急性发作病人的百分比、每次急性发作间隔时间等指标予以评价。

超大规模的临床研究，还可以把呼吸系统相关的死亡或威胁生命总事件（指气管插管和机械通气）的发生率作为主要终点，还可选择哮喘相关的死亡、所有原因导致的死亡、威胁生命总事件和各种原因导致的住院作为次要终点[32]。

（4）关于健康相关的生活质量量表：可采用蔡映云教授结合我国国情改良的具有较好信度、效度和反应度的《成人哮喘生命质量表》（Asthma Quality of Life Questionnaire，AQLQ）等，儿童则可使用《儿童哮喘生命质量调查问卷》（Paediatric Asthma Quality of Life Questionnaire，PAQLQ），或李云珠教授改良后的儿童哮喘生活质量量表[33-36]。

6. 试验结束后的医疗措施

应根据受试人群的不同，采取相应的试验结束后医疗措施。中药临床试验结束后，一般停用试验药。对于中重度持续性哮喘人群，则必须按照有关哮喘诊疗指南，选择规范的治疗方案继续治疗；对于间歇性或轻度持续性哮喘人群，可以视病情决定是否给予控制治疗。此外，哮喘急性发作未缓解者，应采用常规治疗及时缓解哮喘急性发作[29]。

三、儿童支气管哮喘临床试验设计要点

支气管哮喘是儿童期最常见的慢性呼吸道疾病。全国儿科哮喘协作组于2010年对全国0～14岁儿童哮喘患病率的调查显示，两年现患率为0.42%～5.73%，平均2.32%，总患病率为0.48%～7.57%，平均3.02%，男女比例为1.5：1。儿童哮喘发作最常见诱因为呼吸道感染和天气变化（或接触冷空气），其他依次为摄入某些食物、特殊气味、接触屋尘或花粉等。咳嗽和喘息为发作时最常见的临床表现，夜间觉醒、憋气、呼吸困难等相对较少，87.7%患儿1年喘息发作1～5次，发作最严重的一次喘息表现为中度，占51.1%，有22.8%患儿达到重度。也有研究指出，30%的患儿在1岁时有症状，80%～90%的患儿首次症状在4～5岁前出现，50%的哮喘患儿在10～20岁症状消失，但在成人还有可能发作[37, 38]。

1. 研究策略与总体设计

治疗儿童哮喘中药的临床研究，大多以控制哮喘症状为目标。针对儿童发病率高的间歇性哮喘人群，可研究在发作期短期应用的控制症状药物；也可与成人一样，针对持续性哮喘儿童，研究较长期应用的控制症状药物。

本病儿童临床试验的设计特点，主要是应按年龄段分层设计试验或执行分层随机，年龄段一般为0～5岁、6～11岁、12岁及以上。对于中药而言，推荐采用在缓解治疗和制定控制性脱落标准基础上的安慰剂对照或包括安慰剂、阳性药对照的三臂试验设计。阳性对照药，可以选择白三烯受体拮抗剂、口服长效β_2受体激动剂或公认有效、同类可比的中药制剂。

2. 诊断与分类

儿童哮喘的诊断，可参照2014版GINA[1]或《儿童支气管哮喘诊断与防治指南（2016年版）》[39]中的标准。

和成人一样，6岁及以上儿童哮喘的诊断，一是症状要符合哮喘的"可变的呼吸道症状模式，二是肺功能指标应反映出"可变的气流受限"。一般用FEV_1对支气管扩张剂的反应，或PEF儿童日间变异率>13%等，作为诊断可变的气流受限的指标。

2014版GINA还特别强调4～5岁儿童肺功能检测的必要性。对不能检测肺功能的5岁及以下儿童，可以通过鉴别病毒诱发性喘息，并参考个人特应病史、哮喘家族史以及抗哮喘治疗的反应等，确定诊断。对于病毒感染后症状（咳嗽、喘息、沉重的呼吸声）小于10天，1年发作2～3次，发作间期无症状者，更倾向于病毒诱发性喘息的诊断[1]。此外，还可以采用哮喘预测指数（asthma predictive index，API）、呼出气一氧化氮（FeNO）水平、过敏原的检测分析等，帮助诊断[40, 41]。

2012年发表的《儿童哮喘国际共识》（International Consensus on Pediatric Asthma，ICON）指出，哮喘可根据多种因素分类，如年龄、表型、严重度、持续性和控制水平等[7]。过去，哮喘按病情可分为间歇状态及轻中重度持续，虽2014版GINA突出了按对ICS治疗反应的病情分类，但这一分类对于多数尚未规范应用ICS的儿童患者仍具有一定的治疗指导价值。

哮喘是一类异质性疾病，不同的表型对治疗的反应不同。国际上，许多哮喘指南/共识都

提出了表型分类，如 2008 年版《儿童哮喘诊断和治疗的 PRACTALL 共识报告》根据触发因素将 3~12 岁儿童哮喘分为病毒诱发哮喘、运动诱发哮喘、过敏诱发哮喘和未明诱因的哮喘 4 型[42]，2014 版 GINA 则分为过敏性哮喘、非过敏性哮喘、迟发型哮喘、伴有固定气流受限的哮喘和伴有肥胖的哮喘 5 个表型[1, 43]，但迄今无明确公认的分型标准。

3. 受试者的选择

首先应根据试验目标，选择儿童间歇性哮喘或持续性哮喘人群，并规定病情。其次，应视指标评价需要，确定患儿的入选年龄范围，如以 PEF 为主要有效性指标应选择至少为 4 岁的小儿，并可以规定适当的肺功能入选标准。鉴于中医药的特点，似也可选择病毒诱发性喘息患儿。应排除易与哮喘混淆的疾病，如咳嗽变异性哮喘、慢性上气道咳嗽综合征、异物吸入、支气管扩张、原发性纤毛不动障碍、先天性心脏病、支气管肺发育不良和囊性纤维化等[1]。

4. 有效性评价

治疗哮喘中药多以控制症状为目标，其有效性评价应以肺功能 PEF 和哮喘症状为主。肺功能指标一般选择每日晨起 PEF（测三次取其最大值）或其周平均值，或同时选择 PEF 日变异率或其周平均值；症状指标包括日间症状、夜间症状、应急缓解药应用揿数及活动受限程度的前 2 项，也可选择综合 4 项症状的哮喘"完全控制率/良好控制率"。鉴于哮喘部分控制与轻度持续的日间症状标准相同，如选择轻度持续入组，则不宜将部分控制列入有效率。

5 岁及以上哮喘患儿，因大多可以完成肺功能检测，有效性评价方法与成人差异不大。对于 5 岁以下患儿，一般应主要评价哮喘症状/控制水平，和/或急性发作次数。条件具备时也可以采用脉冲震荡法、潮气呼吸法和特殊呼吸道阻力体描仪评估肺功能[44, 45]。此外，ACT、ACQ、儿童哮喘控制测试（childhood asthma control test，C-ACT，适用于 4~11 岁儿童）/中文版儿童哮喘控制测试问卷（Chinese-childhood asthma control test，Ch-CACT）、儿童呼吸和哮喘控制测试（test for respiratory and asthma control in Kids，TRACK）和 FeNO 水平等[7, 39, 46, 47]，均可以作为评价儿童哮喘控制程度的辅助指标。

5. 安全性评价

儿童持续性哮喘的临床试验，控制症状/病情药物的疗程最高可达 6 个月甚至更长，应注意观察药物对生长发育指标的影响。特别是对长期使用 ICS 的联合用药试验设计，还必须考虑到药物对肾上腺皮质功能的影响[29]。

6. 试验流程

针对间歇性哮喘发作期患儿的临床试验，无法设计导入期，疗程可设计 5~7 天，一般不超过 14 天。控制儿童持续性哮喘症状的临床试验，可以设置 1~2 周的导入期，疗程设置 4~8 周，甚至更长。根据试验目的，可以设置一定时间的有效性随访。

参 考 文 献

[1] Global Initiative for Asthma（GINA）. Global Strategy for Asthma Management and Prevention, revised 2014[EB/OL]. [2015-01-07]. http://www.ginasthma.org.
[2] 柯鳃，刘先胜. 2014 全球哮喘处理和预防策略解读[J]. 临床内科杂志，2014，31（12）：863-864.
[3] 张晓岩，林江涛. 支气管哮喘的流行病学及发病危险因素[J]. 中华结核和呼吸杂志，2007，30（7）：538-541.

[4] 冯晓凯. 我国支气管哮喘患病情况及相关危险因素的流行病学调查[D]. 北京协和医学院中国医学科学院, 2014.
[5] 中华医学会呼吸病学分会哮喘学组. 支气管哮喘防治指南（支气管哮喘的定义、诊断、治疗和管理方案）[J]. 中华结核和呼吸杂志, 2008, 31（3）: 177-185.
[6] 中华医学会呼吸病学分会哮喘学组. 中国支气管哮喘防治指南（基层版）[J]. 中国实用内科杂志, 2013, 36（8）: 10-11.
[7] Papadopoulos NG, Arakawa H, Carlsen KH, 等. 儿童哮喘国际共识[J]. 中华实用儿科临床杂志, 2014, 9（1）: 67-76.
[8] 吴勉华, 王新月. 普通高等教育"十二五"国家级规划教材·中医内科学[M]. 北京: 中国中医药出版社, 2012.
[9] 刘恩顺, 孙增涛, 封继宏, 等. 1010例支气管哮喘患者中医证候及证候要素的临床流行病学调查[J]. 天津中医药, 2009, 26（5）: 357-359.
[10] 李素云, 李亚, 李建生, 等. 支气管哮喘缓解期中医证候及其临床特征的文献分析[J]. 辽宁中医杂志, 2010, 38（3）: 391-393.
[11] Global Initiative for Asthma（GINA）. Global Strategy for Asthma Management and Prevention, update 2010[EB/OL]. [2015-01-09]. http://www.ginasthma.org
[12] 国家中医药管理局. 中华人民共和国国家标准·中医病证诊断疗效标准[M]. 南京: 南京大学出版社, 1994.
[13] 全国eGFR课题协作组. MDRD方程在我国慢性肾脏病患者中的改良和评估[J]. 中华肾脏病杂志, 2006, 22（10）: 589-595.
[14] 郑筱萸. 中药新药临床研究指导原则（试行）[M]. 北京: 中国医药科技出版社, 2002.
[15] 罗柱, 刘春涛, 李娅杰, 等. 抗哮喘药物临床研究方案设计要点的探讨[J]. 中国临床药理学杂志, 2009, 25（4）: 366-371.
[16] 中华中医药学会肺系病分会. 支气管哮喘中医诊疗专家共识（2012）[J]. 中医杂志, 2013, 54（7）: 627-629.
[17] 钟南山, 郑劲平, 蔡柏蔷, 等. 沙美特罗/丙酸氟替卡松干粉与布地奈德干粉吸入治疗成人支气管哮喘的临床疗效和安全性对照研究[J]. 中华结核和呼吸杂志, 2005, 28（4）: 233-237.
[18] 林江涛, 李龙芸, 陈萍, 等. 吸入布地奈德/福莫特罗干粉剂与联合吸入两种干粉剂治疗支气管哮喘的疗效和安全性研究[J]. 中华结核和呼吸杂志, 2006, 29（6）: 421-423.
[19] 钟南山, 郑劲平, 刘晓青, 等. 吸入沙美特罗替卡松干粉剂与联合吸入两种干粉剂治疗成人哮喘的疗效和安全性的对照研究[J]. 中华结核和呼吸杂志, 2002, 25（6）: 371-374.
[20] 林江涛, 苏楠, 孙洪涛, 等. 长效β_2激动剂福莫特罗治疗支气管哮喘的多中心临床研究[J]. 当代医学, 2001, 7（7）: 50-53.
[21] 田恬, 胡思源, 刘虹, 等. 童喘清颗粒缓解儿童支气管哮喘慢性持续期症状及改善虚哮证候Ⅱ期临床试验[J]. 中华中医药杂志, 2014, 29（7）: 2388-2390.
[22] 罗柱, 刘春涛, 黄奕江, 等. 应用非氟里昂抛射剂的硫酸沙丁胺醇气雾剂治疗支气管哮喘的随机对照临床试验[J]. 四川大学学报: 医学版, 2014, 45（2）: 266-269.
[23] 马锦芳, 郑劲平, 曹照龙, 等. 沙丁胺醇吸入粉雾剂与气雾剂治疗支气管哮喘的随机对照多中心研究[J]. 中国新药与临床杂志, 2015, 34（2）: 115-119.
[24] 马锦芳, 赵子文, 袁本通, 等. 盐酸左旋沙丁胺醇治疗轻、中度支气管哮喘的随机双盲对照多中心临床研究[J]. 中国临床药理学杂志, 2009, 25（4）: 291-293.
[25] Committee for Medicinal Products for Human Use. Note for guidance on clinical investigation of medicinal products for treatment of asthma 2003[EB/OL]. [2003-05-05]. http://www.ema.europa.eu.
[26] 罗柱, 李娅杰, 胡晓敏. 介绍欧洲医药品管理局哮喘类药品研发技术指导原则[J]. 中国临床药理学杂志, 2006, 22（5）: 382-385.
[27] 李靖, 黄英, 林小平, 等. 影响中国哮喘与鼻炎患者病情严重程度与致敏状态的相关因素分析: 一项多中心流行病学研究[C]//中华医学会2010年全国变态反应学术会议暨中欧变态反应高峰论坛参会指南/论文汇编. 2010.
[28] 马融, 胡思源. 儿科疾病中医药临床研究技术要点[M]. 北京: 中国医药科技出版社, 2012.
[29] 中华中医药学会儿科分会临床评价学组. 小儿支气管哮喘中药新药临床试验设计与评价技术指南[J]. 药物评价研究, 2015, 38（2）: 120-127.
[30] 中华医学会呼吸病学分会哮喘学组. 支气管哮喘控制的中国专家共识[J]. 中华内科杂志, 2013, 52（5）: 440-443.
[31] Global Initiative for Asthma（GINA）. Global Strategy for Asthma Management and Prevention, 2006[EB/OL]. http://www.ginasthma.org
[32] Nelson H S, Weiss S T, Bleecker E R, et al. The Salmeterol Multicenter Asthma Research Trial: a comparison of usual pharmacotherapy for asthma or usual pharmacotherapy plus salmeterol[J]. CHEST Journal, 2006, 129（1）: 15-26.
[33] 李凡, 蔡映云. 支气管哮喘生存质量评估表的制定、评估和临床应用[J]. 现代康复, 2001, 5（3）: 18-19.
[34] 吴谨准, 张健民, 徐琳玲, 等. 应用儿科哮喘生命质量调查问卷评估儿童哮喘吸入疗法[J]. 中华儿科杂志, 2004, 42（4）: 301-302.
[35] 郝一鸣, 王忆勤, 洪毓键, 等. 中西医结合治疗100例哮喘患者的临床疗效与生活质量评价[J]. 中华中医药杂志, 2011, 26（11）:

2748-2751.
[36] 邱艳红, 王根娣, 李云珠. 哮喘儿童吸入激素治疗前后生命质量评估[J]. 临床儿科杂志, 2001, 19（6）：336-338.
[37] 全国儿科哮喘协作组. 第三次中国城市儿童哮喘流行病学调查[J]. 中华儿科杂志, 2013, 51（10）：729-735.
[38] 胡亚美, 江载芳. 诸福棠实用儿科学[M]. 第7版. 北京：人民卫生出版社, 2002.
[39] 中华医学会儿科学会呼吸学组,《中华儿科杂志》编辑委员会. 儿童支气管哮喘诊断与防治指南（2016年版）[J]. 中华儿科杂志, 2016, 54（3）：167-181.
[40] 洪建国. 儿童哮喘相关临床热点问题——哮喘预测指数对婴幼儿哮喘临床应用及评价[J]. 中国实用儿科杂志, 2011, 26（4）：241-243.
[41] 陈实, 王灵, 陈冰, 等. 五岁以下哮喘儿童变应原的检测及临床意义[J]. 海南医学, 2010, 21（21）：8-10.
[42] 尚云晓. 儿童支气管哮喘的诊断进展——2008PRACTALL解读[J]. 临床儿科杂志, 2010, 28（2）：112-115.
[43] 洪建国. 中国儿童支气管哮喘防治指南修订要点的探讨[J]. 临床儿科杂志, 2014, 32（2）：101-103.
[44] 尚云晓, 冯雍. 2014版全球哮喘防治创议（GINA）解读——与儿童哮喘相关内容[J]. 中国实用儿科杂志, 2014, 29（9）：669-672.
[45] 张皓, 邬宇芬, 黄剑峰, 等. 儿童肺功能检测及评估专家共识[J]. 临床儿科杂志, 2014, 32（2）：104-114.
[46] 吴谨准. 儿童哮喘控制测试及其临床应用价值[J]. 中国实用儿科杂志, 2009, 24（4）：261-263.
[47] 向莉, 付亚南, 李珍等. 不同控制水平的哮喘患儿呼出气一氧化氮浓度水平及其临床意义[J]. 中国当代儿科杂志, 2013, 15（1）：29-32.

第四节　慢性阻塞性肺疾病

慢性阻塞性肺疾病（chronic obstructive pulmonary disease，COPD），是一种以持续性气流受限为特征的可以预防和治疗的疾病，气流受限多呈进行性发展，与气道和肺脏对有毒颗粒或气体的慢性炎性反应增强有关。临床特征性症状为慢性和进行性加重的呼吸困难、咳嗽、咳痰，病情严重者或可伴有喘息、胸闷和其他全身性症状（体重减轻、外周肌肉萎缩和功能障碍、精神抑郁和/或焦虑）等[1-3]。

本病具有较高的患病率与病死率，严重影响患者的生命质量。国内流行病学调查显示，40岁以上人群的患病率为8.2%。与本病相关的病死率，男性为27.3/10万，女性为21.3/10万。发病的危险因素包括个体易感因素（遗传易感性）和环境因素（吸烟、空气污染、生物燃料烟雾等），烟草烟雾是参与COPD发生、发展的最重要的危险因素[4-9]，其急性加重多发于秋冬寒冷季节。

《全球慢性阻塞性肺病防治创议（2015版）》（GOLD）与《中国慢性阻塞性肺疾病诊治指南（2013年修订版）》将本病按病程分为稳定期和急性加重期，前者指患者的咳嗽、咳痰和气短等症状稳定或症状轻微，病情基本恢复到急性加重前的状态；后者指患者呼吸道症状超过日常变异范围的持续恶化，常有短期内咳嗽、咳痰、气短和/或喘息加重，痰量增多，脓性或黏液脓性痰，可伴有发热等炎症明显加重的表现，需改变药物治疗方案。

根据COPD的分期及病情，应选择不同的治疗策略。稳定期的治疗目标为减轻当前症状（缓解症状、改善运动耐量和改善健康状况）和降低未来风险（防止疾病进展、防止和治疗急性加重和减少病死率）。主要治疗药物包括吸入长效支气管舒张剂（β_2受体激动剂、抗胆碱能药）、激素和口服磷酸二酯酶-4抑制剂等，其中支气管舒张剂在本期治疗中起主要作用，是目前治疗的主流药物，可减少急性加重，改善健康相关生活质量。常用治疗方案，可以按慢阻肺综合评估的A、B、C、D分级的推荐、备选和其他选择，酌情选用。急性加重期的治疗目标为最小化本次急性加重的影响，预防再次急性加重的发生。治疗包括吸入短效支气管舒张剂、激素、抗菌药物以及呼吸支持治疗等[1, 2]。

COPD多属于中医学的"肺胀"、"咳嗽"、"喘病"等病证范畴。其稳定期常见肺气虚、肺脾气虚、肺肾气虚、肺肾气阴两虚等证,急性加重期常见风寒袭肺、外寒内饮、痰热壅肺、痰湿阻肺、痰蒙神窍等证[10]。有研究显示,稳定期、急性加重期的证候分别以肺肾气虚证与痰热壅肺证为主[11]。

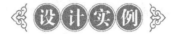

一、题目

××胶囊与安慰剂对照治疗慢性阻塞性肺疾病稳定期(肺肾气虚证)评价其有效性和安全性的随机双盲、平行对照、剂量探索、多中心Ⅱ期临床研究。

二、研究背景

××胶囊按中药新药第6类研发,具有调补肺肾,纳气平喘之功效,适用于治疗COPD稳定期肺肾气虚证。

(1)药效学试验:本品高、中剂量(7.36g/kg、3.68g/kg)可以改善弹性酶肺气肿模型豚鼠的体重下降;高剂量可改善豚鼠弹性酶肺气肿模型的心脏变化,降低右室(RV)重量和右室肥厚指数(RVHI),提高左室(LV)+室间隔重量和病理组织学变化;高、中剂量均可降低血循环内皮细胞数;高、中、低剂量(1.84g/kg)均可降低肺置水容积。本品高、中、低剂量(12.36g/kg、6.18g/kg、3.09g/kg)均能明显改善肺肾虚喘模型小鼠"体重降低"的状态,提高肾上腺/体重的脏体比值,对胸腺/体重脏体比值有一定提高趋势;明显延长低温游泳时间,降低丙二醛(MDA)水平;高剂量有提高炭粒廓清能力的作用;高、中、低剂量均能改善肺泡病变、间质炎细胞浸润和小支气管病变。本品对卵白蛋白诱发豚鼠过敏性哮喘抽搐潜伏期有显著延长作用,降低其反应分值;对氨水所致小鼠咳嗽的咳嗽潜伏期有显著延长作用,减少咳嗽次数;增强小鼠气管对苯酚红的分泌,降低小鼠耳肿胀,减少小鼠琼脂肉芽肿形成,有较好的抗炎作用。

(2)毒性试验:以本品最大给药量288.0g生药/(kg·d)(相当于临床用药量的360倍)给小鼠灌胃,连续观察7天,小鼠一般状况良好,无一死亡。

将高、中、低3个剂量(20.4g/kg、10.2g/kg、3.4g/kg鼠重,相当于临床日用量的60、30、10倍)的××浸膏给大鼠连续灌胃给药180天,观察动物一般状况,试验第3、6个月末分别检测血液学、血生化学指标,并活杀部分动物,检测重要脏器的脏体比值和组织病理学的改变;剩余动物,进行60天恢复期观察,复测上述指标。结果,均未发现明显的毒副作用和继发、后遗的毒性反应。

三、试验目的与观察指标

(1)探索××胶囊治疗COPD稳定期的预防急性加重和症状减轻作用。观察指标:用药1年内COPD急性加重(acute exacerbation of chronic obstructive pulmonary disease,AECOPD)次数,COPD患者自我评估测试(CAT)评分,肺功能等。

(2)评价××胶囊对肺肾气虚证候的改善作用。观察指标:中医证候疗效、单项症状疗效。

(3)观察××胶囊临床应用的安全性。观察指标:临床不良事件/不良反应发生率,血、尿常规，肝、肾功能，心电图等。

四、试验总体设计

采用分层区组随机、双盲、剂量探索、平行对照、多中心研究的方法。

（1）随机：采用分层区组随机的方法。

（2）盲法：采用双盲、单模拟的方法。

（3）对照：采用基础治疗前提下的高、低、零剂量（安慰剂）探索设计。

（4）多中心：×家医院同期进行。

（5）样本量估算：根据 CFDA 关于Ⅱ期临床试验组最低例数不少于 100 例、主要适应证不少于 60%的规定，考虑可脱落因素，再增加 20%的病例。决定本次Ⅱ期临床试验的例数为：试验高、低、零剂量组各 80 例，共 240 例。

五、诊断标准

（一）西医诊断、分期和病情综合评估标准

参照《慢性阻塞性肺疾病诊治指南（2013 修订版）》制定[2]。

1. 诊断

（1）任何有呼吸困难、慢性咳嗽或咳痰，且有暴露于危险因素病史者。

（2）吸入支气管舒张剂后第一秒用力呼气容积（FEV_1）/肺活量（FVC）<70%即明确存在持续的气流受限，除外其他疾病后可确诊，此为诊断 COPD 的必备条件。

2. 分期

（1）稳定期：患者的咳嗽、咳痰和气短等症状稳定或症状轻微，病情基本恢复到急性加重前的状态。

（2）急性加重期：患者呼吸道症状超过日常变异范围的持续恶化，并需改变药物治疗方案，在疾病过程中，患者常有短期内咳嗽、咳痰、气短和/或喘息加重，痰量增多，脓性或黏液脓性痰，可伴有发热等炎症明显加重的表现。

3. COPD 综合评估表

表 1-4-1　COPD 综合评估表

组别	特征		肺功能分级（级）①	急性加重（次/年）	呼吸困难分级（级）②	CAT 评分（分）③
	风险	症状				
A 组	低	少	Ⅰ～Ⅱ	<2	<2	<10
B 组	低	多	Ⅰ～Ⅱ	<2	≥2	≥10
C 组	高	少	Ⅲ～Ⅳ	≥2	<2	<10
D 组	高	多	Ⅲ～Ⅳ	≥2	≥2	≥10

注：① 肺功能分级，采用 GOLD 分级，即Ⅰ级，轻度气流受限程度，吸入支气管舒张剂后 FEV_1 占预计值≥80%；Ⅱ级，中度气流受限程度，FEV_1 占预计值 50%～79%；Ⅲ级，重度气流受限程度，FEV_1 占预计值 30%～49%；Ⅳ级，极重度气流受限程度，FEV_1 占预计值<30%。② 呼吸困难分级，采用改良版英国医学研究委员会呼吸困难问卷（mMRC），即 0 分，无明显呼吸困难（剧烈活动除外）；1 分，快走或上缓坡时有气短；2 分，由于呼吸困难比同龄人走得慢或者以自己的速度在平地上行走时需要停下来呼吸；3 分，在平地上步行 100 米或数分钟后需要停下来呼吸；4 分，明显呼吸困难而不能离开房间或者换衣服时气短。③ 见本节表 1-4-3。

（二）中医辨证标准（肺肾气虚证）

参照《慢性阻塞性肺疾病中医诊疗指南（2011版）》制定[10]。

症状：① 喘息，气短，动则加重；② 乏力，或自汗，动则加重；③ 易感冒，恶风；④ 腰膝酸软；⑤ 耳鸣，头昏或面目虚浮；⑥ 小便频数、夜尿多，或咳而遗溺；⑦ 舌质淡、舌苔白，脉沉细或细弱。

具备①、②、③中的2项，加④、⑤、⑥、⑦中的2项。

六、受试者的选择

（一）纳入病例标准

（1）符合COPD西医诊断标准属稳定期患者。
（2）符合中医肺肾气虚证辨证标准。
（3）入选前至少6个月内一直采用《慢性阻塞性肺疾病诊治指南（2013年修订版）》"首选、次选或替代方案"[2]治疗，但仍至少有2次中、重度AECOPD。
注：首选方案ICS+LABA或LAMA；次选方案LAMA和LABA；替代方案PDE-4抑制剂，SABA和/或SAMA，茶碱。
（4）FEV_1占预计值不足50%。
（5）入选前1个月内未有COPD急性加重。
（6）年龄在40～70岁。
（7）知情同意，志愿受试并签署知情同意书。

（二）排除病例标准

（1）有哮喘-COPD重叠综合征，及合并活动性肺结核、肺癌、支气管扩张、结节病、肺纤维化、肺动脉高血压、肺间质疾病或其他活动期肺病者。
（2）合并心、脑、肝、肾及造血等系统严重原发性疾病，以及精神病患者。
（3）过敏性体质（对2类以上物质过敏者），或对本制剂组成成分、对照药过敏者。
（4）妊娠或哺乳期妇女。
（5）在筛选前1个月内参加其他临床研究者。
（6）研究者认为不宜入组者。

（三）退出试验标准

1. 研究者决定退出

（1）试验过程中，患者发生的AECOPD，多次累计治疗超过10周者。
（2）试验过程中，发生其他严重不良事件，或发生过敏反应，根据医生判断应停止试验者。
（3）试验过程中，患者发生其他疾病，影响疗效和安全性判断者。
（4）受试者依从性差（试验用药依从性<80%或>120%），或自动中途换药。
（5）各种原因的中途破盲病例。
（6）严重违反纳入或排除标准者。

2. 受试者自行退出

（1）无论何种原因，患者不愿意或不可能继续进行临床试验，向主管医生提出退出试验要求而中止试验者。

（2）受试者虽未明确提出退出试验，但不再接受用药及检测而失访者。

（四）、（五）（参照本章第一节）

七、试验用药物及治疗方案

1. 试验用药物的名称与规格

（1）试验药：××胶囊，0.4g/粒。

（2）对照药：××胶囊模拟剂，0.4g/粒。

（3）缓解药物：沙丁胺醇气雾剂，100μg/喷。

模拟剂在外包装、性状、颜色和气味等方面应尽可能与原制剂相同。全部试验用药均由申办者提供。

2. 试验用药物的包装

将受试者每次服用的药物（××胶囊和/或其模拟剂胶囊共6粒）装于1个小袋内，3小袋为一小盒。将2周+2天的各组试验用药包装于一中盒内。清洗期不设药物编号，均发放1中盒统一包装的药物。治疗期每个药物编号对应一大盒药物，内含26个中盒，按两个访视期间隔时间发放所需服用药量。包装应注明："××胶囊临床研究用药"、CFDA临床研究批准文号、药物编号（即按"处理编码"的试验药物顺序号：001～240）、功能主治、包装量、应用方法、贮存条件、生产厂家等。"

3. 药物的随机编盲与应急信件（参照本章第一节）

4. 试验用药物的管理（参照本章第一节）

5. 给药方案

（1）用法：高剂量组，××胶囊，每次6粒，每日3次；低剂量组，××胶囊，每次4粒+××胶囊模拟剂，每次2粒，每日3次；安慰剂组，××胶囊模拟剂，每次6粒，每日3次。导入期服用××胶囊模拟剂。治疗期间发生中、重度AECOPD，停止试验用药，及时处理，待再一次进入稳定期，恢复用药。

（2）缓解治疗：沙丁胺醇气雾剂（每次0.1mg），按需使用。

（3）维持治疗：诊前6个月内一直使用《慢性阻塞性肺疾病诊治指南（2013年修订版）》"首选、次选或替代方案"者，试验期间继续使用。

（4）疗程：52周。

（5）合并用药规定：① 导入期和治疗期：可以使用不含支气管舒张效应的祛痰药；禁止使用其他同类中药。② 治疗观察期发生AECOPD：参照《慢性阻塞性肺疾病急性加重（AECOPD）诊治中国专家共识（2014年修订版）》[12]处理。③ 合并疾病所必须继续服用的药物或其他治疗，必须记录药名（或其他疗法名）、用量、使用次数和时间等。

6. 试验用药依从性判断（参照本章第一节）

八、安全性评价

1. 试验药物的常见不良反应

临床前研究未发现试验药物有不良反应。

2. 安全性评价指标及观测时点

（1）可能出现的临床不良事件/不良反应，用药后随时观察。
（2）一般体检项目，如体温、脉搏、呼吸、血压等，基线、中间访视点及试验终点采集。
（3）血常规、尿常规、便常规、心电图、肝功能和肾功能，基线及试验终点采集。
以临床不良事件/不良反应发生率为主要安全性评价指标。

3~5（参照本章第一节）

九、有效性评价

（一）观测指标及观测时点

（1）人口学资料：性别、年龄、身高、体重、民族，只在基线采集。
（2）病史资料：病程、既往治疗史、过去1年AECOPD发生情况、吸烟史，只在基线采集。
（3）诊断性指标：X线胸片，只在基线采集。
（4）有效性指标及观测时点：① 用药1年内AECOPD次数和病情严重度（包括轻、中、重），基线及试验终点评价。② 用药后首次发生AECOPD的时间，随时记录。③ CAT评分，基线、各中间访视及试验终点记录并评价。④ 吸入支气管舒张剂前后的肺功能（FEV_1%、FEV_1/FVC），基线、各中间访视及试验终点记录并评价。⑤ 中医证候评分及疗效，基线、各中间访视及试验终点记录并评价。⑥ 单项症状消失率，基线、各中间访视及试验终点记录并评价。⑦ 合并使用支气管舒张剂的情况，试验终点评价。

以用药1年内中、重度AECOPD次数为主要评价指标。

（二）指标观测方法

1. AECOPD的定义与严重程度分级

（1）定义：本研究将AECOPD定义为与COPD相关的下呼吸道症状加重或新发症状≥1个，至少持续3天，且需改变原来的治疗方案。

① 下呼吸道症状包括：气短、痰量、脓痰、咳嗽、喘息、胸闷。② 治疗方案改变包括：A 常规呼吸系统用药发生明显变化（包括剂量）；B 需要增加使用抗生素和全身激素治疗；C 住院或急诊治疗。

（2）AECOPD严重程度分级：参照美国胸科医师学会（ACCP）和加拿大胸科学会（CTS）2015年发布的《Prevention of Acute Exacerbations of COPD》标准[13]。

表 1-4-2 AECOPD 严重程度分级

分级	标准
轻度	有症状加重,但无需增加治疗药物
中度	急性加重导致使用药物发生变化,如增加使用抗生素和全身激素治疗
重度	急性加重,导致住院治疗

2. CAT 评分[2]

表 1-4-3 CAT 评分

	问卷内容	评估测试得分						问卷内容
1	我从不咳嗽	0	1	2	3	4	5	我总是在咳嗽
2	我一点痰也没有	0	1	2	3	4	5	我有很多很多痰
3	我一点胸闷感觉也没有	0	1	2	3	4	5	我有很严重的胸闷感觉
4	当爬坡或爬一层楼时,没有气喘的感觉	0	1	2	3	4	5	当爬坡或爬一层楼时,我喘不过气来的感觉非常严重
5	我在家里能够做任何事情	0	1	2	3	4	5	我在家里做任何活动都很受影响
6	尽管我有肺部疾病,但对外出很有信心	0	1	2	3	4	5	由于我有肺部疾病,对离开家一点信心都没有
7	我的睡眠非常好	0	1	2	3	4	5	由于我有肺部疾病,我的睡眠非常不好
8	我精力旺盛	0	1	2	3	4	5	我一点精力都没有
	得分合计							总分:

3. 中医证候分级量化标准

表 1-4-4 中医证候分级量化标准

主症	计 0 分	计 1 分	计 2 分	计 3 分
喘息	无	偶发作,程度轻,不影响休息或活动	发作较频繁,不影响睡眠,活动后明显	发作频繁,影响睡眠和活动
咳嗽	无	偶尔咳嗽	间断咳嗽,不影响休息和睡眠	昼夜频繁咳嗽,影响休息和睡眠
咯白痰	无	咳时偶有白痰	咳时有痰色白	咳时痰多色白
次症	计 0 分	计 1 分		
乏力	无	有		
自汗	无	有		
恶风	无	有		
腰膝酸软	无	有		
耳鸣	无	有		
头昏	无	有		
面目虚浮	无	有		
小便频数	无	有		
舌象	正常	舌质淡、舌苔白	其他:_____	
脉象	正常	脉沉细或细弱	其他:_____	

（三）中医证候疗效标准

（1）临床控制：证候计分和减少率≥95%。
（2）显效：证候计分和减少率<95%，≥70%。
（3）好转：证候计分和减少率<70%，≥30%。
（4）无效：证候计分和减少率<30%。

注：证候计分和减少率=[（疗前计分和－疗后计分和）/疗前计分和]×100%。

十、试验流程

表 1-4-5　试验流程表

项目	基线（清洗期2周）	治疗期 中间访视点 满4、12、24、36周±7天	治疗期 治疗终点 满48～52周	不良事件随访
签署知情同意书	×			
人口学资料记录	×			
病史资料记录	×			
AECOPD情况	×△	随时记录	×	
中医证候评分	×	×	×	
肺功能	×	×	×	
CAT评分	×	×	×	
一般体检项目	×	×	×	
血常规	×	×	×	×*
尿常规	×	×	×	×*
便常规	×	×	×	×*
心电图	×	×	×	×*
肝功能	×	×	×	×*
肾功能	×	×	×	×*
X线胸片	×			×*
发放试验品	×	×		
药物回收数		×	×	
不良事件记录		×*	×*	×*
合并用药记录	×*	×*	×*	
脱落原因分析		×*	×*	

注：△记录治疗前1年的急性加重次数。*发生者记录，实验室检测项目疗前正常、疗后出现异常有临床意义者随访至正常。

十一、数据管理（参照本章第一节）

十二、统计分析（参照本章第一节）

十三、质量控制与保证（参照本章第一节）

十四、试验相关的伦理学要求（参照本章第一节）

十五、试验结束后的医疗措施

临床试验期间，如果受试者出现不良事件或不良反应，处理后须及时随访，以保证受试者的安全。在给药周期结束后，其不良反应仍未治愈者，按有关规定，由申办方负责其治疗费用。不良反应治愈后，结束受试者与研究者的合作关系。

全部病例于治疗期后分别在第 3、6、9、12 月（±2 周）4 个随访点进行随访，进行 AECOPD 情况评价。对于发生不良事件（包括实验室检查出现异常）者，应追踪观察，直到得到妥善解决或病情稳定。

十六、试验总结与资料保存（参照本章第一节）

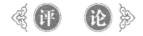

评 论

一、研究策略

定位于 COPD 的中药新药，主要针对稳定期。其临床有效性评价目的，不外乎两个方面：一是降低未来风险，预防急性加重及防止疾病进展，分别以 AECOPD 次数和严重程度、肺功能等为主要评价指标；二是减轻症状，改善健康状况，可以选择 CAT 评分、改良版英国医学研究会呼吸问卷（mMRC）评级、肺功能（FEV_1）、生存质量表评分及中医证候评分等作为评价指标。上述两方面目标常同时研究。

此外，针对 COPD 急性加重期的中药，其评价目标主要是控制症状/病情，一般以急性加重症状评分和住院时间（天数）等为评价指标。对于有明确抗菌作用者，还应评价其细菌清除情况。

二、临床试验设计要点

1. 总体设计

针对 COPD 稳定期的中药新药，一般可在规定基础治疗的情况下选择安慰剂对照或阳性药对照，也可设计为三臂试验，使用非劣效和/或优效设计。阳性药可选择经大样本、多中心、随机双盲试验证明安全有效的中药制剂。若同类可比，也可选择支气管舒张剂（$β_2$ 受体激动剂、抗胆碱能药）、激素或吸入类复合制剂（支气管舒张剂/激素）等。根据研究目标的需要，可考虑以病因（慢性支气管炎、肺气肿）为分层因素，采用分层或分层随机设计[14-18]。

AECOPD 约 2/3 患者均与上呼吸道感染和空气污染有关，50%患者由细菌感染引起，大量循证综述推荐采用综合性治疗措施[19, 20]，且经历一次急性加重后的 COPD 患者，其肺功能恢复缓慢且下降将会增快，生活质量也会降低，因此，推荐在常规/基础治疗上的加载试验，可选择安慰剂和/或阳性药对照。

例案为针对 COPD 稳定期的中药新药 II 期探索性临床试验，采用了随机双盲、平行对照、多中心临床试验设计，并进行高、低、零剂量探索。

2. 诊断标准

COPD 的诊断应根据临床表现，危险因素接触史、体征及实验室检查等资料，综合分析确定[2]。对于有呼吸困难、慢性咳嗽或咳痰及有危险因素暴露史的患者，需进行肺功能检查，应用支气管扩张剂后 $FEV_1/FVC<0.7$，可确定存在持续性气流受限，除外其他疾病后可诊断为 COPD。但需衡量 FEV_1/FVC 诊断的局限性，采用 FEV_1/FVC 固定值定义气流受限会导致老年人 COPD 的过度诊断，而对于年龄＜45 岁的人群，尤其是轻度 COPD 患者，则可能导致漏诊[1, 21]。具体诊断标准的制定，也可参照国内外相关权威指南，如《中国慢性阻塞性肺疾病诊治指南（2013 年修订版）》、《全球慢性阻塞性肺病防治创议（2015 版）》，以及美国胸科医师学会（American College of Chest Physicians，ACCP）、加拿大胸科学会（Canadian Thoracic Society，CTS）、西班牙肺病和胸外科学会（Spanish Society of Pneumology and Thoracic Surgery，SEPAR）等发布的相关指南[1, 2, 22, 23]。

3. 受试病例选择

（1）纳入标准：为避免 FEV_1/FVC 诊断的年龄局限性，可将 COPD 稳定期受试者的年龄下限定为 45 岁。根据缓解症状与降低未来风险目标的不同，应限定患者入组前一年内急性加重次数和 CAT 评分/mMRC 评级，或按 COPD 综合评估选择相应的病情严重度。《慢性阻塞性肺疾病病情严重程度评估系统在中国应用的专家共识》的 COPD 病情评估法，也可作为入选病情严重度的依据[24]。因 75%的急性加重患者在 35 天后才能恢复到急性加重前的状态[25]，以降低未来风险为主要目标的中药临床试验，一般限制试验前 4 周有急性加重、病情尚不稳定的患者入组，但根据具体目的，也可以选择入组前 4 周内有 1 次急性加重的患者。有研究调查显示，GOLD 肺功能损害 I 级和 II 级（轻度和中度）所占的比例高达 70.7%，且 II 级患者的肺功能下降速度最快，故以防止病情进展为试验目标者，肺功能 II 级应为最佳的治疗干预阶段[26]。

以 COPD 急性加重期为适应证的药物，应根据药物的作用特点和强度，选择病情轻度适宜的患者。其病情分级，建议采用 ACCP 和 CTS 2015 年发布的《Prevention of Acute Exacerbations of COPD》中的轻、中、重 3 级标准[13]，也可以采用《慢性阻塞性肺疾病急性加重（AECOPD）诊治中国专家共识（2014 年修订版）》中引用的美国呼吸学会（ATS）和欧洲呼吸学会（ERS）"门诊治疗、普通病房治疗和 ICU 治疗"3 级标准[12, 27]。

（2）排除标准：COPD 是一种复杂的异质性疾病，慢性炎性反应不仅在肺部表现，也可累及全身其他系统。目标适应证为稳定期者，应排除哮喘-COPD 重叠综合征，及合并肺动脉高血压、肺心病等患者。AECOPD 患者多有明确的病毒或细菌感染证据，故 1 个月内曾患急慢性呼吸道感染疾病或筛选期内有呼吸道感染指征的患者也应排除[12, 25]。

4. 基础治疗与合并用药

针对 COPD 稳定期降低未来风险的药物，如采用安慰剂对照，一般选择经过 6~12 个月规范治疗的人群，并在试验期间（包括导入期/清洗期）维持应用原治疗方案，如《中国慢性阻塞性肺疾病诊治指南（2013 年修订版）》推荐的首选方案或与次选方案[2]。对于试验期间发生的 AECOPD，应根据其严重程度予以处理[24]。此外，针对 AECOPD 的药物，一般应在方案中详细规定除试验用药外的基础治疗措施[12]。

5. 有效性评价

针对 COPD 稳定期的中药新药，根据主要研究目的，可以选择 CAT 评分/mMRC 评级、急性加重次数和严重程度、肺功能等为主要评价终点。生存质量量表评分、中医证候评分、缓解药物（如短效 β_2 受体激动剂）的使用情况、全因死亡率、并发症发生率等，一般作为次要评价指标。针对急性加重期的药物，可以选择 mMRC 评级、急性加重持续时间（如住院天数）、疾病治愈率、细菌清除率，以及病死率、插管率、机械通气使用率、血气分析（氧分压、二氧化碳分压和氧饱和度）等，为评价指标。

（1）症状评估：呼吸困难、咳嗽和咳痰为 COPD 的三个主要症状。以缓解症状为主要评价目的者，其评估一般采用 CAT 问卷做症状整体评估，采用 mMRC 评级或基线期/变化期的呼吸困难指数（BDI/TDI）做呼吸困难严重程度评估[28]。针对稳定期多选用 CAT 问卷，而急性加重期则选择 mMRC。

（2）急性加重：急性加重次数为降低未来风险药物的主要评价指标。COPD 的病情常表现为周期性的加重和缓解，研究方案中应定义"急性加重"和规定其严重程度。如有国外临床试验将 AECOPD 定义为"新出现一种以上的 COPD 症状或原有症状恶化，持续至少 3 天，并导致患者住院治疗"[20]；有国内学者定义为"患者出现具备下列中 2 个以上症状（其中至少 1 个为主要症状），并持续至少 2 天，主要症状包括气促（呼吸困难）、痰量增加、脓性痰，次要症状包括咳嗽、喘息、胸闷、感冒等"[29]。同时，应进一步判定 AECOPD 的严重程度[27, 30]。除评价急性加重次数和程度外，还可评价首次急性加重的时间和持续时间。戒烟、流感疫苗接种和肺炎球菌疫苗接种等能有效预防急性加重，以降低未来风险为主要目标的试验，方案中应规定是否允许使用以上治疗[12]。

（3）肺功能：肺功能的下降，标志着 COPD 的未来风险加大。TORCH 研究结果显示，安慰剂组 FEV_1 下降率为 55ml/年，沙美特罗组和氟替卡松组均为 42ml/年，而沙美特罗/氟替卡松组仅为 39ml/年[31]。改变疾病进展类药物以肺功能为主要评价指标，最常用 FEV_1、FVC 及 FEV_1/FVC，而 FEV_1 的下降程度与患者的病情和预后密切相关，可重复性好，目前应用最为广泛[29]。鉴于肺功能下降与临床症状之间的不平衡，治疗 COPD 稳定期的药物，除肺功能外还应加入症状的评价[27]。对于急性加重期，因患者无法配合且检查结果不够准确，一般不推荐进行肺功能检查[1]。

（4）生存质量：COPD 患者因肺功能进行性下降，引起呼吸困难和运动耐力的下降，常致使患者劳动能力逐渐丧失和日常生活不能自理，严重影响其生存质量。用于评价 COPD 患者生存质量的量表包括普适性量表和特异性量表。其中，较为常用的为圣乔治呼吸疾病问卷（SGRQ）、慢性呼吸疾病测评表（CRQ）和医学结局调查（SF-36）[32]。国内有学者将 SGRQ 进行调适研究后，形成了具有良好信度和效度的成人 COPD 生存质量量表[33]。

此外，临床试验中还常选择 BODE 指数（体重指数、气流阻塞、呼吸困难和运动能力）作为评价药物有效性的多维指标。该指数在预测 COPD 患者死亡率方面具有一定的优越性，但其未将 COPD 的急性加重情况、BMI 指数受到亚欧人种的影响等情况考虑在内，有一定局限性。如果反映运动能力的 6 分钟步行试验不作为常规检查，可由急性加重频率替代之，即所谓 BODEx 指数，具有相似的预后特性[34, 35]。

6. 试验流程

COPD 稳定期一般设置 2~4 周导入期/清洗期，急性加重期一般不设置导入期。

美国 FDA 与欧盟的 COPD 药物临床研究指导原则[14, 15]，针对 COPD 稳定期的药物疗程做出如下规定：① 改善气流阻塞类与症状缓解类一般 3~6 个月；② 预防急性加重则可能需要至少 1 年；③ 改变疾病进展通常至少为 3 年。如要进行充分的安全性评价则需要更长的治疗时间。中药新药多为复方制剂，可能具有改善呼吸功能、止咳、化痰、调节免疫、抗炎等多方面药理作用，其疗程应根据试验目的并参考上述规定酌情设置。此外，针对 AECOPD 的药物，其疗程一般设置 7~14 天。

COPD 为慢性进展性疾病，一般不提倡停药随访。但针对 COPD 稳定期的药物，以降低未来风险为研究目的者，似可设置 1 年的随访期或随访至停药后的首次 AECOPD。针对 AECOPD 的药物，为观察其肺功能恢复效果，可设置 4~6 周的随访。

参 考 文 献

[1] Global Initiative for Chronic Obstructive Lung Disease （GOLD）. Global Strategy for the Diagnosis, Management, and Prevention of Chronic Obstructive Pulmonary Disease, updated 2016[EB/OL]. [2016-1-25]. http://www.goldcopd.org.

[2] 中华医学会呼吸病学分会慢性阻塞性肺疾病学组. 慢性阻塞性肺疾病诊治指南(2013 年修订版)[J]. 中华结核和呼吸杂志, 2013, 36（4）: 1-10.

[3] 何权瀛. 2015 年修订版慢性阻塞性肺疾病全球防治创议简介[J]. 中国呼吸与危重监护杂志, 2015, 14（2）: 125-127.

[4] He J, Gu D, Wu X, et al. Major causes of death among men and women in China[J]. New England Journal of Medicine, 2005, 353（11）: 1124-1134.

[5] 钟南山. 慢性阻塞性肺疾病在中国[J]. 中国实用内科杂志, 2011, 31（5）: 321-322.

[6] Zhong N, Wang C, Yao W, et al. Prevalence of chronic obstructive pulmonary disease in China: a large, population-based survey[J]. American journal of respiratory and critical care medicine, 2007, 176（8）: 753-760.

[7] 乔翠霞, 李素云. 慢性阻塞性肺疾病的流行病学研究现状[J]. 中国老年学杂志, 2010, 30（11）: 1618-1621.

[8] He Y, Jiang B, Li L S, et al. Secondhand smoke exposure predicted COPD and other tobacco related mortality in a 17-year cohort study in China[J]. CHEST Journal, 2012, 142（4）: 909-918.

[9] Xu F, Yin X M, Zhang M, et al. Prevalence of physician-diagnosed COPD and its association with smoking among urban and rural residents in regional mainland China[J]. CHEST Journal, 2005, 128（4）: 2818-2823.

[10] 李建生, 李素云, 余学庆. 慢性阻塞性肺疾病中医诊疗指南（2011 版）[J]. 中医杂志, 2012, 53（1）: 80-84.

[11] 吕佳苍, 王智瑜, 王天芳, 等. 774 例慢性阻塞性肺疾病患者常见的中医证候类型及其舌象分布特点[J]. 云南中医学院学报, 2009, 32（1）: 19-25.

[12] 慢性阻塞性肺疾病急性加重（AECOPD）诊治专家组. 慢性阻塞性肺疾病急性加重（AECOPD）诊治中国专家共识（2014 年修订版）[J]. 国际呼吸杂志, 2014, 34（1）: 1-11.

[13] Criner G J, Jean B, Diekemper R L, et al. Prevention of Acute Exacerbations of COPD: American College of Chest Physicians and Canadian Thoracic Society Gui-deline[J]. Chest, 2015, 147（4）: 894-942.

[14] European Medicines Agency. Guideline on clinical investigation of medici-nal products in the treatment of chronic obstructive pulmonary disease （COPD）[EB/OL]. [2012-9-1]. http://www.ema.europa.eu/docs/en_GB/document_library/Scientific_guideline/2012/08/WC500130880.pdf

[15] FDA. Guidance for Industry Chronic Obstructive Pulmonary Disease: Develo-ping Drugs for Treatment[EB/OL]. [2007-11-11]. http://www.fda.gov/downloads/Drugs/GuidanceComplianceRegulatoryInformation/Guidances/UCM071575.pdf
[16] 李建生, 余学庆. 中医药治疗慢性阻塞性肺疾病临床研究要点的思考[J]. 中医杂志, 2011, 22 (21): 1805-1809.
[17] 张海龙, 王明航, 赵栋梁, 等. 中医药辨证治疗慢性阻塞性肺疾病稳定期随机对照试验的疗效评价指标系统评价[J]. 世界科学技术-中医药现代化, 2013, 15 (6): 1416-1424.
[18] 张海龙, 王明航, 李凤雷, 等. 中医药辨证治疗急性加重期慢性阻塞性肺疾病随机对照试验疗效评价指标的系统评价[J]. 中医学报, 2013, 181 (28): 797-804.
[19] Celli B R, MacNee W, Agusti A, et al. Standards for the diagnosis and treatment of patients with COPD: a summary of the ATS/ERS position paper[J]. European Respiratory Journal, 2004, 23 (6): 932-946.
[20] Nathaniel M, Criner G J, Albert R K. Preventing acute exacerbations and hospital admissions in COPD.[J]. Chest, 2013, 143 (5): 1444-1454.
[21] 罗勇. 慢性阻塞性肺疾病的肺功能诊断标准及其局限性[J]. 临床误诊误治, 2011, 24 (11): 1-4.
[22] Qaseem A, Wilt T J, Weinberger S E, et al. Diagnosis and management of stable chronic obstructive pulmonary disease: a clinical practice guideline update from the American College of Physicians, American College of Chest Physicians, American Thoracic Society, and European Respiratory Society[J]. Annals of internal medicine, 2011, 155 (3): 179-191.
[23] Miravitlles M, Soler-Cataluña J J, Calle M, et al. Spanish COPD Guidelines (GesEPOC): pharmacological treatment of stable COPD[J]. Archivos de Bron-coneumología (English Edition), 2012, 48 (7): 247-257.
[24] 慢性阻塞性肺疾病评估论坛专家组. 慢性阻塞性肺疾病病情严重程度评估系统在中国应用的专家共识[J]. 中华结核和呼吸杂志, 2013, 36 (6): 476-478.
[25] Carr S J, Goldstein R S, Brooks D. Acute exacerbations of COPD in subjects completing pulmonary rehabilitation[J]. CHEST Journal, 2007, 132 (1): 127-134.
[26] 陈荣昌, 高永华. 慢性阻塞性肺疾病临床防治与研究热点问题[J]. 实用医学杂志, 2014, 30 (1): 1-3.
[27] 周新. 慢性阻塞性肺疾病药物临床试验评价方法的研究现状[J]. 诊断学理论与实践, 2007, 6 (5): 399-401.
[28] 呼吸困难诊断、评估与处理的专家共识组. 呼吸困难诊断、评估与处理的专家共识[J]. 中华内科杂志, 2014, 53 (4): 337-341.
[29] 周新, 韩伟. COPD 预后评价指标的研究[J]. 继续医学教育, 2007, 21 (2): 25-27.
[30] 谢灿茂. 慢性阻塞性肺疾病急性加重（AECOPD）防治前瞻性研究临床研究方案[EB/OL]. [2015-5-14]. http://www.chictr.org.cn/showproj.aspx?proj=9229
[31] 郑劲平. TORCH 研究及其后续分析对临床实践的启示[J]. 中国呼吸与危重监护杂志, 2012, 11 (6): 517-521.
[32] 李建生, 王明航, 余学庆. 评估慢性阻塞性肺疾病病情和疗效的指标研究[J]. 中国老年学杂志, 2010, 30 (1): 118-121.
[33] 蔡映云, 李倬哲, 方宗君. 慢性阻塞性肺疾病患者生存质量评估[J]. 中华全科医师杂志, 2004, 3 (4): 225-227.
[34] 王赛, 陈宪海. 复合指数评分系统在慢性阻塞性肺疾病中的应用价值[J]. 中华临床医师杂志: 电子版, 2014, 8 (13): 2544-2547.
[35] 孙永昌. 慢性阻塞性肺疾病基于临床表型的分级和治疗——西班牙指南解读[J]. 中华结核和呼吸杂志, 2014, 37 (9): 652-654.

第二章

心血管系统疾病

第一节 冠心病心绞痛

冠状动脉粥样硬化性心脏病（coronary atherosclerotic heart disease，CAHD，简称冠心病）是指冠状动脉发生粥样硬化引起管腔狭窄或闭塞，导致心肌缺血缺氧或坏死而引起的心脏病[1]。心绞痛是冠心病的最常见表现，是以胸痛或胸部不适为特点的临床综合征。据《中国心血管病报告 2014》显示，我国冠心病、急性心肌梗死的死亡率呈逐年上升趋势[2]。

根据本病不同的病理基础，可分为稳定性心绞痛（stable angina，SA）和不稳定性心绞痛（unstable angina，UA）。SA 以冠状动脉狭窄和心肌负荷增加为病理基础，典型发作呈阵发性前胸压榨性疼痛且持续时间短暂，休息或服用硝酸酯制剂后缓解，以发作的程度、频度、性质及诱发因素在数周内无显著变化为临床特点；UA 以冠状动脉硬化斑块破损引起病变血管血栓形成和/或痉挛为病理基础，按临床特点为可分为静息性心绞痛、初发心绞痛、恶化劳力性心绞痛、变异性心绞痛，发作多无明确诱因，疼痛持续时间长，发作次数频繁，痛阈降低。UA 与非 ST 段抬高性心肌梗死（non-ST-segment elevation myocardial infar-ction，NSTE-MI）因病理生理过程连续，发作时很难区分，故统称非 ST 段抬高型急性冠脉综合征（non-ST-segment elevation acute coronary syndromes，NSTE-ACS）[3]。

本病的诊断，主要依据患者心血管病史、心绞痛症状体征、静息心电图检查、负荷试验（心电图运动试验、负荷超声心动图、核素负荷试验）、冠状动脉 CT 造影（CT angiography，CTA）和冠状动脉造影术等。不除外 ACS 者，需动态监测心电图及肌钙蛋白（cTnI 或 cTnT）等。

SA 的治疗，包括生活方式干预、危险因素控制、药物治疗及血运重建。生活方式干预包括合理饮食、戒烟、运动；危险因素控制包括控制血压、血糖和胆固醇水平；药物治疗包括可改善预后的抗血小板药物、β 受体阻滞剂、调脂药物（他汀类）和血管紧张素转化酶抑制剂（ACEI）或血管紧张素受体拮抗剂（ARB），以及可减轻症状、改善缺血的 β 受体阻滞剂、硝酸酯类、钙离子拮抗剂（calcium channel blockers，CCB）等[4]。近年来，欧洲、美国诊疗指南推荐雷诺嗪、尼可地尔和依伐布雷定可作为二线治疗药物[5,6]。冠状动脉血运重建包括经皮冠状动脉介入治疗（percutaneous transluminal coronary intervention，PCI）和冠状动脉旁路移植术（coronary artery bypass grafting，CABG）。

中医学认为，冠心病心绞痛属于"胸痹"、"心痛"等范畴。其病位在心，基本病机为本虚标实，以脏腑气血阴阳失调为本，以阴寒、痰浊、气滞、血瘀等痹阻心脉为标。临床常见心血瘀阻、气滞血瘀、痰阻心脉、阴寒凝滞、气虚血瘀、气阴两虚、心肾阴虚、阳气虚衰等证候[7]。其主要治则，实证以通脉为主，包括活血化瘀、理气通络、化痰泄浊、温通心阳；虚证以补虚为主或通补兼施,包括益气活血、益气养阴、滋肾养心、温阳宣痹,或兼以通络止痛[8]。中药治疗本病具有干预靶点多、毒副反应少的优势,可作用于本病的多个病理环节,包括抑制血小板聚集、改善心肌供血、提高心肌耐缺氧能力、调节脂质代谢、抗氧化、改善内皮功能等[9]。系统生物学研究发现,中药复方制剂含有多种活性成分,其生物标记物集中于氧化损伤、能量代谢紊乱、氨基酸代谢紊乱及炎症反应等多个通路[10]。

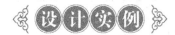

一、题目

××滴丸治疗冠心病心绞痛(气阴两虚证)评价其有效性和安全性的随机双盲、安慰剂和阳性药物对照、多中心Ⅲ期临床研究。

二、研究背景

××滴丸按第5类中药新药开发,具有益气固脱、养阴生津、生脉之功,用于冠心病心绞痛的治疗,症见胸痛或胸闷,气短,心悸,神倦乏力,失眠多梦,盗汗,舌淡或红,少苔或无苔,脉弱而细数等属气阴两虚证者。目前已完成Ⅰ期和Ⅱ期临床试验,计划开展Ⅲ期确证性临床研究。

药效学研究结果: ① 本品能改善麻醉犬结扎冠状动脉前降支心肌缺血模型引起的缺血性心电图,显著增加冠脉的血流量。② 本品各剂量组可降低冠脉结扎所致急性心肌梗死大鼠的梗死面积,同时可降低血黏度。③ 本品高剂量可明显减少由胶原蛋白和肾上腺素所诱发的小鼠血栓性偏瘫症状。④ 本品高、中剂量可明显延长家兔凝血时间。

毒性试验结果: ① 本品小鼠、大鼠灌胃给药的最大耐受量分别为853g、426.6g生药/kg。② 以高、中、低倍剂量本品连续灌胃大鼠6个月,对大鼠一般情况、体重增长、摄食量、泌尿系统功能及病理学检查未见明显不良影响;对高、中剂量组大鼠血小板数、肝肾功能及糖代谢有一定影响,停药后恢复正常。③ 以高、中、低倍剂量本品连续灌胃Beagle犬6个月,对Beagle犬一般情况、体重增长、尿常规、心电图及病理学检查未见明显不良影响;凝血时间明显延长,血生化指标中AST、CREA值明显升高,停药3周后恢复正常。

临床试验结果: Ⅰ期临床试验,本品单次给药,口服15~100丸(675~4500mg),1、24、72小时受试者的生命体征及各项实验室检查指标均未发现有临床意义的异常变化。人体耐受性试验,连续7天口服本品15丸(675mg)tid,第4天、第8天受试者的生命体征和各项实验室检查指标均在正常范围;共发生2例与药物无关的不良事件(上呼吸道感染),程度均为轻度。Ⅱ期临床试验,设置高、低剂量组及安慰剂组,结果显示,心绞痛疗效的有效率(75%、70.83%、37.5%)、心电图疗效的有效率(44.44%、43.06%、16.67%)、中医证候愈显率(22.22%、16.67%、4.17%),组间差异有统计学意义;高、低剂量组及安慰剂组不良事件发生率分别为4.17%、2.78%、5.56%,组间差异无统计学意义;试验中,共发生不良事件5例,其中试验组3例(恶心、皮疹伴有发烧、肌酐升高),安慰剂组2例(消化道症状、ALT升高),严重程度均为轻度。

三、试验目的与观察指标

（1）确证评价××滴丸治疗冠心病稳定型劳累性心绞痛、控制心绞痛症状的有效性。

观察指标：心绞痛症状疗效，心绞痛症状积分和、单项症状积分与基线变化值，心电图疗效，心电图平板运动试验指标与基线变化值，硝酸甘油停减率，血脂四项。

（2）确证评价××滴丸对冠心病心绞痛气阴两虚证的改善作用。

观察指标：证候疗效。

（3）观察××滴丸临床应用的安全性。

观察指标：临床不良事件/不良反应发生率，一般体检项目，血常规、尿常规、肝功能、肾功能、凝血四项。

四、试验总体设计

采用分层区组随机、安慰剂和阳性药对照、双盲双模拟、多中心的临床研究方法。

（1）随机：采用分层区组随机方法，以中心为分层因素，层内按3：1：1的比例分为试验组、阳性药对照组、安慰剂对照组。运用SAS统计软件，按×个中心的病例分配数及随机比例，生成随机数字分组表。

（2）盲法：采用双盲双模拟的方法，分两级设盲。

（3）对照：采用安慰剂和阳性药双对照（三手试验）。阳性药选择生脉胶囊，为治疗气阴两虚证的传统处方，临床常应用于冠心病心绞痛气阴两虚证的治疗，其组方和功能主治与试验药相近。

（4）多中心：在×家机构同期进行。

（5）样本量估算：根据Ⅱ期临床试验结果，高剂量组和安慰剂组治疗冠心病心绞痛的有效率分别为75%、37.5%。按照优效性检验样计算公式，设单侧$\alpha=0.025$，$\beta=0.2$，优效界值$\delta=0.2$，两组比例为3：1，则试验组需230例，安慰剂组需77例。根据《药品注册管理办法》[11]的有关要求以及脱落等因素，最终确定本次Ⅲ期临床试验的样本量，试验组330例、阳性药对照组和安慰剂对照组各为110例，共计550例。

五、诊断标准

（一）西医诊断

1. 慢性稳定性心绞痛的诊断标准

参考中华医学会心血管分会颁布的《慢性稳定性心绞痛诊断与治疗指南》[4]制定。

（1）普通心电图（包括心绞痛发作时心电图）有缺血性改变（ST段下降≥0.05mV，和/或以R波为主的导联T波倒置≥0.2mV）。

（2）有其他冠心病诊断的证据，如受试者有明确的陈旧心肌梗死病史，或冠脉造影（结果提示至少单支病变且管腔狭窄≥50%），或核素检查，诊断为冠心病。

（3）次极量心电图平板运动试验阳性。运动试验的阳性标准为运动中出现典型心绞痛，运动中或运动后出现段ST段水平或下斜型下降≥1mm（J点后60～80ms），或运动中出现血压下降。

心电图检查必须具备以上（1），并同时具备（2）和/或（3）项者可诊断为冠心病心绞痛。

稳定型劳累性心绞痛的定义，参考国际心脏病学会和协会及世界卫生组织临床命名标准化联合专题组报告《缺血性心脏病的命名及诊断标准》[12]。稳定型劳累性心绞痛特征是由于运动或其他增加心肌需要量的情况所诱发的短暂胸痛发作，休息或舌下含服硝酸甘油后，疼痛常可迅速消失，病程稳定1个月以上。

2. 心绞痛严重度分级标准

参照加拿大心血管学会（The Canadian Cardiovascular Society，CCS）心绞痛严重度的分级制定[13]。

Ⅰ级：一般体力活动不引起心绞痛，例如行走和上楼，但紧张、快速或持续用力可引起心绞痛的发作。Ⅱ级：日常体力活动稍受限制，快步行走或上楼、登高、饭后行走或上楼、寒冷或风中行走、情绪激动可发作心绞痛或仅在睡醒后数小时内发作。在正常情况下以一般速度平地步行200m以上或登一层以上的楼梯受限。Ⅲ级：日常体力活动明显受限，在正常情况下以一般速度平地步行100～200m或登一层楼梯时可发作心绞痛。Ⅳ级：轻微活动或休息时即可以出现心绞痛症状。

（二）中医辨证标准（胸痹·气阴两虚证）

参考《中药新药临床研究指导原则（试行）》[7]制定。
（1）主症：胸痛及/或胸闷。
（2）次症：① 气短，② 心悸，③ 神倦乏力，④ 失眠多梦，⑤ 自汗，⑥ 盗汗。
（3）舌脉：① 舌淡或红，② 少苔，③ 脉弱而细数。
具备主症1项或1项以上，兼具次症2项或2项以上，结合舌脉象即可诊断。

六、受试者的选择

（一）纳入病例标准

（1）符合冠心病稳定型劳累性心绞痛西医诊断标准，每周发作心绞痛2次以上的Ⅰ～Ⅲ级心绞痛者。
（2）中医辨证为气阴两虚证者。
（3）心电图检查必须具备以下①，并同时具备② 和/或③ 项者：① 普通心电图（包括心绞痛发作时心电图）有缺血性改变（ST段下降≥0.05mV，和/或以R波为主的导联T波倒置≥0.2mV）；② 有其他冠心病诊断的证据，如受试者有明确的陈旧心肌梗死病史，或冠脉造影（结果提示至少单支病变且管腔狭窄≥50%）或CTA、核素检查诊断为冠心病；③ 次极量心电图平板运动试验符合纳入病例的阳性标准。
（4）年龄40～70岁之间。
（5）签署知情同意书。

（二）排除病例标准

（1）急性心肌梗死、不稳定型心绞痛、稳定型劳累性心绞痛Ⅳ级以及其他心脏疾病者。
（2）合并控制不良的高血压及糖尿病、重度心肺功能不全、重度心律失常（快速房颤、房扑、阵发性室速等）者，应用心脏起搏器及脑血管疾病发作史在1年内者。

（3）精神病、重度神经官能症、更年期症候群、甲亢、颈椎病、胆心综合征、胃及食管反流、食道裂孔疝、主动脉夹层等所致胸痛者。

（4）合并肝、肾、造血系统等严重疾病者。

（5）妊娠或哺乳期妇女、完成试验1个月内计划妊娠的受试者或其配偶。

（6）对试验药物成分过敏或过敏体质者。

（7）近3个月内行过经皮冠状动脉介入术或冠状动脉旁路移植。

（8）近1个月内参加其他临床药物试验者。

（三）受试者退出（脱落）标准

1. 研究者决定退出

（1）出现过敏反应或严重不良事件，根据医生判断应停止试验者。

（2）试验过程中病情恶化，根据医生判断应该停止临床试验者。

（3）受试者依从性差（试验用药依从性<80%或>120%），或自动中途换药或加用本方案禁止使用的中西药物者。

（4）各种原因的中途破盲者。

（5）严重违反纳入或排除标准，本不应随机化者。

2. 受试者自行退出

（1）无论何种原因，患者不愿意或不可能继续进行临床试验，向主管医生提出退出试验要求而退出试验者；

（2）受试者虽未明确提出退出试验，但中途失访或不再接受试验用药及检测者。

（四）中止全部试验的条件

（1）试验中发生严重安全性事件，应及时中止试验。

（2）试验中发现临床试验方案有重大失误，或者方案虽好但在实施中发生严重偏差，难以评价药物疗效，应中止试验。

（3）试验中发现药物治疗效果较差，不具备临床价值，应中止试验。

（4）申办者要求中止试验。

（5）行政主管部门撤销试验。

（五）结束全部临床试验的规定

完成计划中的最后1例病例随访，即标志一次临床试验的结束。

（六）次级量心电图平板运动试验[4]

1. 适应证

符合以下任一条者，可考虑行次极量心电图平板运动试验检查：

（1）静息心电图ST段压低≥0.05mV。

（2）静息心电图以R波为主的导联，T波倒置且≥0.2mV。

（3）静息心电图无明显异常，有心绞痛症状，怀疑冠心病者。

2. 禁忌证

（1）当临床怀疑有急性心肌梗死时，或急性心肌梗死早期，或不稳定型心绞痛。

（2）主动脉夹层，或已知左冠状动脉主干狭窄。

（3）心律失常，包括：窦性心动过速、心房颤动、心房扑动、阵发性室上性心动过速、频发室性早搏、室性心动过速、高度及Ⅲ度房室传导阻滞、完全左束支传导阻滞、预激综合征、心脏起搏器植入者。

（4）已服用洋地黄类药物、奎尼丁及高血钾、低血钾者。

（5）合并中重度心脏瓣膜疾患。

（6）心电图示左室肥厚劳损，或肥厚梗阻性心肌病。

（7）未控制的心力衰竭。

（8）严重肺部疾患（肺动脉栓塞或肺梗死等）。

（9）年老体弱、行动不便或伴有骨骼、关节等疾患不能进行运动测试者。

3. 运动试验方案、次极量确定的标准

采用经典的 Bruce 方案。采用按年龄预计可达到的最大运动量（极量）心率的 85% 为心电图运动试验的次极量标准。

4. 观察指标

（1）运动试验的级别。

（2）运动诱发心绞痛发作时间（从运动开始至心绞痛出现的时间）。

（3）运动时心电图 ST 段改变情况。

（4）运动代谢当量。

（5）运动终止时间。

（6）运动时血压改变情况：包括运动前血压、运动中最高血压、运动终止时血压和运动终止后 2、4、6、8 分钟血压。

（7）运动终止原因。

5. 运动试验的终止标准（出现以下任意一项时）

（1）运动程度达到次极量目标心率。

（2）心电图 ST 段较运动前下降≥0.1mV（J 点后 60～80ms），并持续≥1 分钟；或 ST 段较运动前抬高≥0.1mV；或 ST 段较运动前压低≥0.2mV。

（3）出现心绞痛（如胸痛、胸闷、气短）。

（4）严重心律失常（包括频发室性早搏、多源室性早搏、室性心动过速、心房纤颤、各种传导阻滞）。

（5）心率不升，甚至下降者（需立即停止）。

（6）运动达 3 级时，血压较前上升不足 20mmHg 或收缩压下降>10mmHg 者。

（7）血压明显升高（收缩压>220mmHg 或舒张压>110mmHg）。

（8）未达上述指标，而出现眩晕、紫绀、面色苍白、步态蹒跚、或极度疲劳等不能坚持试验者。

6. 运动试验阳性标准

符合终止指标的（2）、（3）、（4）条者可作为纳入病例的阳性标准。
仅有第（1）条改变不能确定冠心病诊断。
仅第（7）、（8）条改变要考虑其他疾病可能。
符合第（5）、（6）条则要考虑病情较严重，不适合入选。

7. 注意事项

（1）研究者选择观察对象时要仔细询问病史并进行必要的检查，要严格掌握适应证及禁忌证；

（2）用药前后两次运动试验要保持基本情况一致，如运动时间、进餐与否等；

（3）必须有1名富有经验的心血管专科主治医师或副主任医师在运动试验现场指导；

（4）运动过程前、中、后要严密监视心电图、血压改变情况和病人的反应；

（5）准备好抢救药品和器械，以便进行紧急处理和救治。

七、试验用药物及治疗方案

1. 试验用药物的名称与规格

试验药：××滴丸，45mg/丸。阳性药：生脉胶囊，0.3g/粒。试验药与阳性药的模拟剂：外包装、气味等应尽可能与原制剂相同。全部试验用药均由申办者提供。

2. 试验用药物的包装

将试验用药物，按试验所需的最大数量另加一定的富余量（最大数量的5%）分装到2个中包装，2个中包装合成1个大包装盒。包装上均注明：××滴丸临床研究用药、SFDA临床研究批件号、药物编号（即按"处理编码"编制的试验药物顺序号：001～550）、功能主治、包装量、应用方法、贮存条件、生产厂家等。

3. 药物的随机编盲和应急信件

（1）随机编盲：采用分层区组随机方法，以中心为分层因素，层内按3∶1∶1的比例分为试验组、阳性药对照组、安慰剂对照组。样本含量共550例，由×家中心同期进行。分两级设盲：一级设盲以A组、B组、C组表示，二级设盲再分别指定A组、B组、C组的组别归属。由专业统计人员会同申办单位代表（编盲者），负责用SAS软件产生中心编码分配随机数字、试验病例分配随机数字、处理组分配随机数字及其"中心编码分配情况"（用于指定各中心分配的处理编码范围）、"试验病例随机编码表"（即"处理编码"，一级盲底）、"处理组分配情况"（二级盲底）。申办者指定"与本次临床试验无关人员"按"试验药物包装表"进行试验用药物的分配包装。上述两级盲底，连同随机数字的初始值、区组长度等，一式两份，密封后交由临床研究负责单位和申办单位有关负责部门分别掌握。全部药物编码过程应由编盲者书写成"编盲记录"存档。

（2）应急信件的设立：本试验设立"应急信件"，信封上注明"××滴丸Ⅲ期临床试验应急信件"字样、药物编号，以及在紧急情况下的破盲规定等内容；"应急信件"内含信纸，纸上印有相应的药物编号和组别，写清可能出现的不良反应的处理措施。"应急信件"应密封，随药物分发至各中心,研究结束后,无论破盲与否均应统一返回申办者。

破盲规定:① 当患者发生严重的不良反应;② 当患者发生严重的并发症;③ 症状恶化、必须采取紧急措施者;④ 由于疗效原因而退出的病例,不得破盲;⑤ 紧急破盲程序:紧急情况是指发生严重不良反应/事件。紧急情况下确需破盲时,由研究者请示主要研究者(或与机构相关负责人),经主要研究者签字同意后可拆阅应急破盲信件,破盲后24小时内通知临床研究负责单位。

4. 试验用药物的管理

(1)试验用药物的保存:按照各中心"试验用药物管理制度与标准化操作规程(standard operation procedure,SOP)",保管试验用药物,并储藏在通风、干燥、温度适宜的场所。

(2)试验用药物的分发与回收:按照各中心"试验用药物管理制度与SOP",由机构或专业的试验用药物管理员负责药物的接收、保存、发放、回收(返还或追还)、退回/销毁,并及时填写"试验用药物发放与回收记录"等过程文件。药物的首次发放,按入选时间的先后顺序和由小到大的药物编号依次进行。住院受试者的试验用药物由专管护士凭医师开具的临床试验专用处方领取,处方上应注明临床试验名称、患者编号、药物编号、药物名称、取药数量,处方需医生签字盖章。于复诊时,由受试者本人或家属将剩余药物(或空盒)退回试验药物管理员处,并填写"试验用药物回收记录表"。全部试验结束后,将剩余药物集中退回申办者,并填写"试验用药退回/销毁证明"及药物发放登记卡等相关资料,交由临床试验机构归档。

5. 给药方案

(1)用法用量:试验组:每次××滴丸15丸+生脉胶囊模拟剂3粒,每日3次,口服。阳性药对照组:每次生脉胶囊3粒+××滴丸模拟剂15丸,每日3次,口服。安慰剂对照组:每次××滴丸模拟剂15丸+生脉胶囊模拟剂3粒,每日3次,口服。

(2)疗程:4周。

(3)合并治疗规定:① 除试验用药外,心绞痛发作时可应用由申办方统一提供的硝酸甘油片缓解症状。对于纳入前已经应用治疗冠心病的阿司匹林和调脂药者,可继续原品种和剂量的使用,不得调整。研究期间禁止加用除研究用药外的任何其他对冠心病心绞痛有治疗作用的中、西药物。② 纳入前因合并其他疾病所必须继续服用的药物可维持不变,但不得调整品种和剂量,禁用长效硝酸酯类、钙离子拮抗剂、β受体阻滞剂和其他任何中药。③ 必须合并继续服用的药物,或其他治疗,应在研究病历中记录药物名称(或其他疗法名称)、用量、使用次数和时间等,以便总结时加以分析和报告。

6. 试验用药依从性判断

临床试验中,受试者的依从性主要是试验用药依从性,即按方案的规定用药,使受试者充分理解按时按量用药的重要性,避免自行加用其他药物或治疗方法。本试验主要采用药物计数法,必要时结合询问法,判断试验用药依从性。试验用药依从性=(已服用的试验用药量/应该服用的试验用药量)×100%。

八、安全性评价

1. 试验用药物可能的不良反应

动物急性与长期毒性试验结果,未发现试验药物的毒性反应。Ⅰ期临床试验发生与药物无关的不良事件(上呼吸道感染)2例,程度为轻度。Ⅱ期临床试验发生的不良反应包括恶心、皮疹伴有发烧、肌酐升高各1例,程度均为轻度。

2. 安全性评价指标及观测时点

(1)可能出现的临床不良事件/不良反应(症状体征、疾病/综合征),用药后随时观察。

(2)一般体检项目,如体温、脉搏、呼吸、心率、血压等,基线、治疗2、4周检查。

(3)血常规、尿常规,肝功能(ALT、AST、TBIL),肾功能(BUN、Cr),凝血四项(PT、APTT、TT、Fib),基线、治疗2、4周检查。

以临床不良事件/不良反应发生率为主要安全性评价指标。

3. 不良事件的记录和判断

在"研究病历"和"病例报告表"(case report form,CRF)中,设置"不良事件记录表",研究者应如实填写不良事件的发生时间、严重程度、持续时间、采取的措施和转归,并判断不良事件与试验药物的关系。

(1)不良事件(adverse event,AE)的定义:AE指临床试验过程中受试者接受一种药物后出现的不良医学事件,但并不一定与治疗有因果关系。

(2)不良事件与试验药物因果关系判断标准:采用卫生部药品不良反应监察中心推荐的标准(1994年版)[14]。将肯定、很可能、可能、可疑4项视为药物的不良反应。

表 2-1-1 不良事件因果关系判断标准

指标	肯定	很可能	可能	可疑	不可能
①	+	+	+	+	−
②	+	+	+	−	−
③	−	−	±	±	−
④	+	+	±	±	−
⑤	+	?	?	?	−

注:(1)+表示肯定;−表示否定;±表示难以肯定或否定;?表示情况不明。(2)指标① 开始用药时间与可疑不良反应出现时间有无合理的先后关系;② 可疑的不良反应是否符合该药物已知的不良反应类型;③ 所可疑的不良反应是否可以用相关的病理状况、合并用药、现用疗法、曾用疗法来解释;④ 停药或降低用量,可疑不良反应能否减轻或消失;⑤ 再次接触同样药物后是否再次出现同样反应。

(3)不良事件记录:临床试验期间发现的任何不良事件,不管是否与试验用药有关,均应记录在案。不良事件的记录内容包括:① 不良事件所有相关症状;② 不良事件发生的时间和持续时间;③ 不良事件的严重程度及发作频度;④ 因不良事件所做的检查和治疗;⑤ 研究者判断不良事件是否与试验药物有关的结果与依据等。

(4)不良事件处理:发生不良事件时,研究者可根据病情决定采取的措施。一般包括:

① 观察、不中止试验药物；② 观察、并中止试验药物，不用补救治疗；③ 中止试验药物，给予补救治疗。

所有不良事件都应当追踪调查，详细记录处理经过及结果，直至受试者得到妥善解决或病情稳定，化验出现异常者应追踪至恢复正常或用药前水平。追踪到妥善解决或病情稳定，追踪方式可以根据不良事件的轻重选择住院、门诊、家访、电话、通讯等多种形式。

4. 严重不良事件的处理

（1）严重不良事件（serious adverse event，SAE）的定义：SAE 指在试验用药物任何剂量下或在观察期间任何时候出现的以下不良事件：需住院治疗（因医学事件而住院者）、延长住院时间、伤残、影响工作能力、危及生命或死亡、导致先天畸形等。

（2）SAE 报告：试验中如出现 SAE，必须立即报告本中心主要研究者和临床试验机构，并填写"严重不良事件报告表"，及时报告给申办者及批准本次临床试验的伦理委员会，并在 24 小时内上报国家食品药物监督管理总局药品注册司和当地省级药品监督管理、卫生行政管理部门。中心主要研究者应在报告表上签名及注明日期，药物临床试验机构盖章确认。申办者应及时向各参研中心通报，并保证满足所有法律法规要求的报告程序。

（3）处理措施：当受试者发生紧急情况、需要立即处理时，试验中心的主要研究者可以决定拆阅该受试者相应编号的应急信件，实施紧急破盲。破盲结果应通知临床研究负责单位、申办者和监查员，并根据药物及所出现的症状对患者做相应的处理。研究者应在 CRF 中记录破盲的理由、注明日期并签字。

5. 未缓解不良事件的随访

所有在疗程结束时尚未完全缓解的不良事件（包括有临床意义的安全性检测指标异常），均应追踪观察至妥善解决或病情稳定。

九、有效性评价

（一）观察指标

1. 基线资料

（1）人口学资料：性别、年龄、身高、体重、民族、职业。

（2）一般临床资料：病史、病程、病情、分型、治疗史、合并疾病及用药。

2. 有效性指标与观测时点

（1）心绞痛症状疗效，基线、治疗 2、4 周评价。

（2）心绞痛症状积分和，以及发作次数、持续时间、疼痛程度单项评分，基线、治疗 2、4 周评价。

（3）中医证候疗效及单项症状评分。基线、治疗 2、4 周评价。

（4）心电图疗效，基线、治疗 4 周评价（受试者出现胸痛不适时随时检查）。

（5）心电图平板运动试验指标（运动诱发心绞痛发作时间、运动时心电图 ST 段改变情况、运动代谢当量、运动终止时间、运动时血压改变情况、运动终止原因），基线、治疗 4 周评价。进行该项检测的试验病例数不少于总例数的 50%。

（6）硝酸甘油用量、停减率。基线、治疗4周评价。

（7）血脂四项（TC、TG、HDL-C、LDL-C），基线、治疗4周评价。

以心绞痛症状疗效作为主要有效性评价指标。

（二）中医证候分级量化标准

表 2-1-2　中医证候分级量化标准

主症	计0分	计2分	计4分	计6分
胸痛	无	发作时经休息即缓解，不影响日常生活	发作时需药物治疗，缓解后可继续正常活动	发作频繁，影响日常生活活动（如穿衣、进食、散步、大便可诱发症状）
胸闷	无	偶感胸闷，可自行缓解	胸闷发作较频繁，但不影响生活和工作	胸闷持续不解，影响生活和工作
次症	计0分	计1分	计2分	计3分
气短	无	偶发气短，可自行缓解	间断发作气短，但能坚持工作	经常气短发作，影响生活和工作
心悸	无	偶发心悸，可自行缓解	频繁发作，但能坚持工作	心悸持续不解，影响生活和工作
神倦乏力	无	精神不振，气力较差，可坚持日常工作及活动	精神疲乏，全身无力，勉强坚持工作	精神气力严重疲乏，难以坚持日常活动
失眠多梦	无	睡眠易醒或睡而不实，晨醒过早，偶伴噩梦，不影响工作和生活	每日睡眠不少于4小时，常着枕即噩梦纷纭，但尚能坚持工作	彻夜不眠，心中悸动不安，难以坚持工作
自汗	无	平素皮肤微潮，稍动则更甚	平素皮肤潮湿，稍动则汗出	平素即汗出，动则汗出如水渍状
盗汗	无	寐而微汗出，以头部汗出为主，偶而出现	寐而汗出，胸背潮湿，反复出现	寐则大汗出，周身潮湿如水洗，经常出现
舌象	正常	舌红或淡白，少苔或无苔	其他（记录，不计分）：＿＿＿＿＿＿＿＿	
脉象	正常	脉弱或细	其他（记录，不计分）：＿＿＿＿＿＿＿＿	

（三）疗效评定标准

参考2002年版《中药新药临床研究指导原则（试行）》[7]、1979年中西医结合治疗冠心病心绞痛及心律失常座谈会的标准[15]制定。

1. 心绞痛症状疗效评定标准

表 2-1-3　心绞痛症状疗效判定标准

疗效分级	Ⅰ级	Ⅱ级	Ⅲ级
显效	症状消失或基本消失	症状消失或基本消失	症状基本消失或减轻到Ⅰ级的标准
有效	疼痛发作次数、程度及持续时间有明显减轻	症状减轻到Ⅰ级标准	症状减轻到Ⅱ级的标准
无效	症状基本与用药前相同	症状基本与用药前相同	症状基本与用药前相同
加重	疼痛发作次数、程度及持续时间有所加重（或达到Ⅱ级、Ⅲ级标准）	疼痛发作次数、程度及持续时间都有所加重（或达到Ⅲ级的标准）	疼痛发作次数、程度及持续时间都有所加重（或达到Ⅳ级标准）

2. 心绞痛症状积分

表 2-1-4 心绞痛症状积分表

心绞痛	计0分	计2分	计4分	计6分
发作次数	无	每周发作2～6次（每日≤1次）	每日发作1～3次	每日发作4次以上
持续时间	无	每次疼痛持续≤5分钟	每次疼痛持续＞5分钟且＜10分钟	每次疼痛持续≥10分钟
疼痛程度	无	较日常活动重的体力活动（如平地小跑、快速或持重物上三楼、上陡坡）引起心绞痛，日常活动无症状	日常体力活动（如在正常条件下常速步行1.5～2km、上三楼、上坡）引起心绞痛，日常活动稍受限制	较日常活动轻的体力活动（如在正常条件下常速步行0.5～1km、上二楼、小坡等）引起心绞痛，日常活动明显受限

注：将以上3方面的分值合计即为心绞痛积分值。

3. 心电图疗效评定标准

（1）显效：心电图恢复至"大致正常"（即正常范围）或达到"正常心电图"。

（2）有效：ST段的降低，于用药后回升0.05mV以上，但未达正常水平，在主要导联倒置T波改变变浅（达25%以上者）；或T波由平坦变为直立，房室或室内传导阻滞改善者。

（3）无效：心电图基本与用药前相同。

（4）加重：ST段较用药前降低0.05mV以上，在主要导联倒置T波加深（达25%以上），或直立T波变平坦，平坦T波变倒置，以及出现异位心律、房室传导阻滞或室内传导阻滞。

4. 硝酸甘油停减情况

硝酸甘油停减率（%）=[（用药前硝酸甘油片使用数－用药后硝酸甘油片使用数）/用药前硝酸甘油片使用数]×100%。

（1）停药：用药后完全停服，停减率100%。

（2）减量：用药后较用药前药物用量明显减少，停减率≥50%，＜100%。

（3）不变：用药后药物用量无明显减少，停减率＜50%。

（4）未用：用药前与用药后均未服用。

5. 中医证候疗效判定标准

证候积分减少率（%）=[（用药前证候积分－用药后证候积分）/用药前证候积分]×100%。

（1）显效：临床症状、体征明显改善，证候积分减少＞70%。

（2）有效：临床症状、体征均有好转，证候积分减少≥30%，＜70%。

（3）无效：临床症状、体征无明显改善，甚或加重，证候积分减少＜30%。

（4）加重：临床症状、体征均有加重，证候积分减少＜0。

十、试验流程

表 2-1-5 试验流程表

项目＼研究阶段	筛选期 -7 天～0 天	治疗期 用药 2 周末±2 天	治疗期 用药 4 周末±2 天	不良事件 （随访*）
签署知情同意书	×			
人口学资料	×			
心绞痛症状评分	×	×	×	
中医证候评分	×	×	×	
心电图	×	×	×	×*
平板运动试验※	×		×	
一般体检项目	×	×	×	×*
血常规	×		×	×*
尿常规	×		×	×*
肝肾功能+凝血四项	×		×	×*
血脂四项	×	×	×	
试验药物发放	×			
药物回收清点		×	×	
不良事件记录		×*	×*	×*
合并用药记录		×	×	×
疗效评定		×	×	

注：① *表示可能做的检查项目；※表示部分病例的检查项目。② 疗程结束时，若受试者的不良事件未复常（未缓解），需对患者随访追踪，直至达到疗前水平或稳定。其中与安全性相关的实验室指标包含：血常规、尿常规、心电图、肝功、肾功、凝血四项。

十一、数据管理

1. 数据的采集

本试验设计专用的"研究病历"（医疗源文件），用于记录受试者第一手临床试验数据资料。"研究病历"的记录要求包括：① 研究者必须在诊治受试者同时书写"研究病历"，保证数据记录及时、完整、准确、真实。② "研究病历"做任何有证据的更正时只能画线，旁注改后的数据，由研究者签名并注明日期，不得擦除、覆盖原始记录。③ 门诊受试者的原始化验单粘贴在"研究病历"上。"研究病历"的审核程序：每一位受试者治疗与随访结束后，研究者应将"研究病历"及"患者日志卡"等交本中心主要研究者审核、签字。

2. 数据的报告

CRF 为统计源文件，由研究者填写。完成的 CRF，第一联交统计分析单位，进行数据录入工作。第一联移交后，CRF 的内容不再作修改。

3. 数据的监查

监查员的人数与访视频度必须满足临床试验的质控要求。监查员审核每份"研究病历"和 CRF，并填写"监查员审核页"。

4. 数据的录入、核查和锁定

（1）建立数据库：由数据管理与统计分析单位负责。采用 Epidata 数据库，进行数据录入与管理。为保证数据的准确性，应由两个数据管理员独立进行双份录入并校对。

（2）核查数据：针对专业和逻辑性错误的核查，对变量的取值范围及其之间的逻辑进行核查，如有疑问填写"疑问解答表（data requery，DRQ）"，并通过监查员向研究者发出询问，研究者应尽快解答并返回，数据管理员根据研究者的回答进行数据修改，确认与录入，必要时可以再次发出 DRQ。

（3）数据的锁定：由主要研究者、机构管理人员、申办者代表、监查员、数据管理与统计人员对受试者签署知情同意书、试验过程盲态保持和紧急破盲情况作出审核，确定病例所进入的分析数据集，且对其他重要问题作出决议后，完成"数据库盲态核查报告"，锁定数据库。

5. 数据可溯源性的规定

应保存质量控制性文件，如数据一致性检查，数值范围和逻辑检查的原始记录，盲态核查时的原始记录、研究者与监查员之间交流的疑问记录等。

6. 揭盲方法

数据库锁定后，做第一次揭盲（如果实施二级揭盲），三方人员在盲底签字。揭盲后，对数据库的任何修改，需由主要研究者、申办者和数据管理与统计分析人员共同书面同意后方可进行。

十二、统计分析

1. 数据集的定义与选择

（1）全分析数据集（full analysis set，FAS）：包括所有随机入组、至少用药 1 次、并至少有 1 次有效性访视记录的全部受试者，用全分析数据集进行意向性（intent-to-treat，ITT）分析。对主要变量缺失值的估计，采用末次观测结转（last observation carried forward，LOCF）方法。

（2）符合方案数据集（per-protocol set，PPS）：包括遵守试验方案、基线变量没有缺失、主要变量可以测定、没有对试验方案有重大违反的全部受试者。

（3）安全性数据集（safety set，SS）：包括随机入组、至少用药 1 次、并至少进行 1 次用药后安全性访视的全部受试者。

（4）数据集的选择：有效性评价，同时采用 FAS 和 PPS；安全性评价，采用 SS。

2. 统计方法

（1）对定量数据，以均数、标准差、例数、最小值和最大值、中位数、上四分位数（Q1）、下四分位数（Q3）、95%可信区间做统计描述。两组组间或组内治疗前后对比分析，用 t 检验或配对 t 检验。若考虑到基线、中心或其他因素的影响，用协方差分析；若考虑中心和时间点的影响，用广义估计方程分析。

（2）对定性数据，以频数表、百分率或构成比做统计描述。两组组间或组内治疗前后对比分析，用卡方检验、Fisher 精确概率法、Wilcoxon 秩和检验或 Wilcoxon 符号秩和检验；两分类指标及有序指标的比较，若考虑到中心或其他因素的影响，采用 $CMHX^2$ 检验。若考虑基线因素的影响，采用 Logistic 回归分析。

（3）对生存数据，以中位、上四分位、下四分位生存时间及 95%可信区间，进行统计描述，并作生存曲线。组间比较，采用 log-rank 检验。若考虑基线等因素的影响，采用 Cox 回归分析。

采用 SAS V9.1 做统计分析。除特别标注外，假设检验统一使用双侧检验，取 $\alpha=0.05$。

3. 统计分析计划

试验方案确定后，由主要研究者、统计分析人员（具有参与临床试验经验者）共同制定"统计分析计划"，待试验完成后、数据库锁定前予以细化，数据库锁定后按计划进行统计分析。

主要内容包括：① 描述数据集的定义及划分情况。② 基线可比性分析（人口学资料及其他基线特征）。③ 有效性分析。包括主、次要指标及非处理因素对主要指标影响的比较分析；详细定义亚组，并说明分析的指标、方法以及亚组分析结果与结论的关系；主要指标的多重性问题，应详细说明分析方法、检验水准的调整等。④ 安全性分析。包括用药程度，临床不良事件比较及其清单，SAE 和重要不良事件的个例描述与分析，理化检查指标比较分析，生命体征及其他指标的比较分析。⑤ 对于非事先规定的缺失数据可进行敏感性分析，但不能作为结论的主要依据。

十三、临床试验的质量控制与保证

1. 质量控制措施

（1）实验室的质控措施：各参试单位实验室应按标准操作规程和质量控制程序进行检测，并应提供本单位"实验室检查参考值范围"，试验中如有变动，需及时补充说明。

（2）参加临床试验的研究者的资格审查：必须具有临床试验的专业特长、资格和能力，经过资格审查后确定，人员要求相对固定。

（3）临床试验开始前培训：通过临床试验前培训，使研究人员对临床试验方案及其各指标具体内涵加以充分理解和认识。对于自觉症状的描述应当客观，切勿诱导或提示；对于所规定的客观指标，应当按方案规定的时点和方法进行检查。应注意观察不良反应或未预料到的毒副作用，并追踪观察。

2. 质量保证措施

（1）建立多中心试验协调委员会：由申办者组织成立，临床研究负责单位主要研究者为负责人，各参研中心主要研究者为成员。协调委员会负责整个试验的实施，研究解决试验设计与实施中发现的问题。申办者负责与国家药监管理部门保持沟通与联系。

（2）由申办者任命有经验人员担任监查员，保证临床试验中受试者的权益得到保障，试验记录与报告的数据准确、完整无误，保证试验遵循已批准的方案、《药物临床试验质量管理规范（Good Clinical Practice，GCP）》和相关法规。

十四、伦理学要求

1. 伦理审查

（1）由研究者与申办者共同制定的"临床试验方案"，必须报伦理委员会审批后方可实施。若试验方案在实施过程中进行了修订，必须再次报请批准该试验项目的伦理委员会，经审批后可继续实施。试验中，如发现涉及本试验的重要信息，而必须对"知情同意书"作书面修改，需要重新得到伦理委员会的批准，并再次取得受试者的知情同意。

（2）各试验中心约定，本试验方案及其执行文件，在试验开始前由临床研究负责单位伦理委员会负责审查方案的科学性和伦理合理性。各分中心负责审查方案在该中心实施的可行性，包括研究者的资格和经验、设备与条件等。全部参研中心必须执行统一的"试验方案"，各分中心可根据实际需要自行修改"知情同意书"，在得到本中心伦理委员会的批准后方可实施。

（3）若发生严重不良事件，各中心伦理委员会应及时审查，必要时临床研究负责单位伦理委员会也应及时审查，审查结论均应通报各分中心伦理委员会和临床试验机构。

2. 风险-受益评估

通过本试验，受试者和社会将可能得到的受益包括受试者的病情有可能获得改善，及本研究可能开发出一种新的治疗稳定性心绞痛的药物，使患有相似病情的其他病人受益。同时，参加本试验也可能面对服用试验药物的风险，以及安慰剂对稳定性心绞痛无治疗作用而病情加重的风险。应对这些风险，将通过对受试者的合理选择尽量避免。

3. 受试者招募

通过网上发布信息、院内发布广告等方式，向有意向者介绍本项研究。"受试者招募布告"和研究简介需提交伦理委员会审查。

4. 受试者的医疗和保护

（1）各中心应选择具有丰富的心血管科临床医疗经验，经过相应培训的研究者负责受试者的医疗服务，做出与临床试验相关的医疗决定。受试者参加临床试验可得到相应的免费医疗（如试验药物、理化检查、门诊挂号、额外或延长的住院、不良事件的医疗等）。

（2）在受试者自愿退出时，提供可供选择的其他治疗措施。根据可能出现的意外情况，制定相应的应急处理预案。

（3）申办者应与研究者迅速分析所发生的 SAE，采取必要的措施以保证受试者的安全和权益，并及时向药物监督管理部门报告，同时向涉及同一药物临床试验的其他研究者通报。

（4）申办者对试验相关的损害或死亡承担治疗的费用及相应的经济补偿，申办者应向研究者提供法律上和经济上的担保。由医疗事故导致者，由医疗机构承担赔偿责任。

（5）对老年受试者的保护：本试验允许纳入的 65 岁以上老年患者，需保障其对试验流程的知情权以及参加、退出研究的自主决定权。纳入老年患者前，应判定其自行用药能力和其他生理状况（听力、视力、记忆力），判定其精神状况等是否正常，以避免患者误服药物等现象发生。自纳入至随访结束，严密监测老年患者的各项安全性指标，视需要增加肝功能、肾功能、凝血功能等指标的检测次数。对合并其他心血管疾患（如高血压、糖尿病）的老年受试者，需根据相应疾病的国内最新诊疗指南指导患者规范用药。试验期间，对血压、血糖控制不稳定的老年受试者，应及时调整基础治疗方案（主要包括合并用药的种类和剂量），若调整后效果欠佳，应考虑退出试验。部分老年受试者，尤其是合并糖尿病者，可能因痛觉不敏感而对心绞痛发作判别不清，应详细询问并分析其任何可疑的发作症状，以指导患者及时使用硝酸酯类药物，最大程度上避免不良事件的发生。进行运动试验的老年受试者，应严密观察其试验期间的精神状态，通过心电监护仪监测生命体征，完善配备供氧、除颤、插管设施以及输注用抢救药物等。

5. 受试者隐私的保护

只有参与临床试验的研究人员和监查员才可能接触到受试者的个人医疗记录，他们在签署的"研究者声明"或"保密承诺"中将包括保密内容。伦理委员会与药品监督管理部门有权查阅临床试验记录。数据处理时将采用数据匿名的方式，省略可识别受试者个体身份的信息。受试者的医疗记录保存在有严格安全保密措施的药物临床试验机构的资料档案室。

6. 知情同意和知情同意书的签署

在筛选合格后，研究者需说明有关临床试验的详细情况，包括试验目的、试验流程、可能的受益与风险、受试者的权利与义务等，使其充分理解并有充足的时间考虑，在所提问题均得到满意答复后表示同意，并自愿签署"知情同意书"。

十五、试验结束后的医疗措施

试验结束后，研究者有义务参照 2007 年《慢性稳定性心绞痛诊断与治疗指南》[4]，对受试者进行生活方式方面的健康宣教（主要包括平衡膳食、适度活动、戒烟等），指导试验后的规范治疗用药，治疗费用由患者自负，结束受试者与研究者的合作关系。发生不良反应仍未治愈者，按常规方案治疗，由申办方负责其治疗费用，待不良反应治愈后，结束受试者与研究者的合作关系。

十六、试验总结与资料保存

临床研究负责单位主要研究者负责完成"临床试验多中心总结报告"，各参研单位主要研究者完成"临床试验分中心小结表"。"多中心总结报告"完成并盖章后，分别由申办者、临床研究负责单位、参研单位存档。"分中心小结表"由申办者和各参研单位存档。

"研究病历"作为原始资料由各参研单位存档。CRF 采用无碳复写三联单格式，分别由申办者、参研单位及统计单位存档。保存时间按 GCP 规定执行。

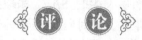

一、研究策略

冠心病心绞痛治疗的主要目的，是控制心绞痛症状，延缓动脉粥样硬化病变进程，降低不良心血管事件发生和死亡风险。其中药临床试验，几乎均以稳定性心绞痛为目标适应证，评价目标主要包括控制稳定性心绞痛缺血症状和改善冠心病预后两个方面。前者，一般以评价运动耐量的改善为主，选择药物谷浓度时最大运动耐受时间（total exercise duration，TED）从基线到终点的变化为主要评价指标，或同时评价心绞痛发作频率、疼痛程度以及生存质量的变化[16, 17]；

后者，总以心血管终点事件作为主要评价指标（如终点事件的首次发生时间），包括心血管原因导致的死亡、心肌梗死、因不稳定型心绞痛住院、一过性脑缺血发作（transient ischemic attack，TIA）、卒中、急性心力衰竭事件、冠状动脉介入治疗（包括支架内血栓形成）、周围血管介入等[18]。此外，对于起效迅速的药物，还可以评价其即刻缓解心绞痛症状的效果。

二、临床试验设计要点

1. 试验总体设计

根据处方特点和前期研究基础，确立研究目的，对稳定性、不稳定性心绞痛分别设计与观察。从安全性角度考虑，宜首先研究药物改善稳定性心绞痛受试者缺血症状方面的疗效，在明确药物的生物活性和作用强度后，进一步考虑以急性心绞痛发作和UA为适应证的研究。

改善心绞痛症状药物的早期探索性研究，可采用安慰剂对照，以观察药物的绝对效应，常选择心绞痛CCS分级Ⅰ、Ⅱ级受试者，必要时允许服用短效抗心绞痛制剂[17]。确证性研究阶段，可设计为阳性对照或三臂试验。对于以毒副作用小为优势的中药新药研究，宜采用非劣效检验方法。为避免出现三臂非劣效研究的"生物爬行现象"，应在国家标准所收载的药物范围内，优选安全性和有效性经安慰剂对照研究、优效性检验以及上市后循证研究证实的阳性药物[19, 20]。阳性药物的作用方式、给药途径及适应证候应与试验药物一致。定位于改善心绞痛症状的研究，气虚血瘀证可选择通心络胶囊，气滞血瘀证可选择复方丹参滴丸，作为阳性对照；控制心绞痛急性发作研究，可选择短效硝酸酯类制剂作为阳性对照[21-26]。中药在本病的治疗中有时以辅助治疗为主，为评价中西药联合干预的临床获益，或对心血管剩留风险的远期影响，可设计为加载试验，即在西药标准治疗方案的基础上加载中药治疗。

本案为中药Ⅲ期临床试验，前期研究已提示药物具有抗缺血作用并完成初步剂量探索。因此，计划采用多中心、随机双盲（双模拟）、三臂非劣效试验设计，以稳定型劳累性心绞痛为适应证，确证评价××滴丸的有效性和安全性。

2. 西医诊断标准与中医辨证分型

SA的诊断标准，建议参照中华医学会心血管病学分会颁布的《慢性稳定性心绞痛诊断与治疗指南》。诊断要点为满足缺血性心电图改变以及同时符合心肌梗死病史、经无创检查或冠脉造影明确冠心病诊断或负荷试验阳性的其中之一[4]。本案以稳定型劳力性心绞痛为研究对象，其定义参考了国际心脏病学会和协会及WHO临床命名标准化联合专题组报告《缺血性心脏病的命名及诊断标准》[13]。

中医辨证分型标准，可以参考2002年《中药新药临床研究指导原则（试行）》，依据主症、次症和舌脉分为8个常见证型，具有病证结合的特点[7]。亦可根据药物和目标适应证的特点、结合中医理论，自行制定辨证分型标准，但应提供相关的科学性以及临床实际可操作性依据[17]。

3. 适应病种和受试者选择

制定纳、排标准时，应权衡受试者基本特征、合并疾病的均一性和变异性，标准过于严格可能造成筛选难度增大、研究结果参考范围受限，标准过于宽松可能影响试验数据的一致性和临床价值[25]。在符合冠心病心绞痛诊断标准和中医辨证标准的人群中，选择符合不同研究目的和阶段要求的受试者，主要依据为受试者年龄、心绞痛病情（分型、分级、病程、严重程度）、与本病预后相关的合并疾病,不良心血管事件,以及其他系统疾病。

受试者年龄范围的限定虽无统一标准,但均以保证受试者安全和符合伦理学要求为基本前提。改善缺血症状的研究,受试者一般不超过75岁,随着研究的深入,可以逐步放宽年龄范围,并对>75岁受试者作亚组分析;改善远期预后的研究,可适当限定年龄下限(如≥35岁),以保证终点事件数量[26-30]。稳定型劳累性心绞痛的研究,应排除静息时有心绞痛发生患者;不稳定性心绞痛,应排除有心肌梗死症状的症状患者[17]。控制心绞痛症状的药物研究,为保持基线稳定、避免病情过轻或过重对评价造成影响,可将受试者疼痛程度CCS分级限定为Ⅱ~Ⅲ级,发作特点在纳入前至少4周内保持稳定[16, 31]。迅速起效药物的研究周期相对较短,一般选择随机化前1周内心绞痛发作3次以上的受试者[24]。

本病患者常合并高血压、糖尿病及其他心血管系统疾病,既往可能有不良心血管事件病史及手术史,在入选时应对以上因素从研究的有效性、安全性及伦理学角度重点考虑。合并高血压的受试者,应注意排除未正规服用降压药者和已出现心肌肥厚者,前者可能在运动试验中出现血压异常升高,后者可能出现与本病无关的心电图ST-T改变。糖尿病是影响本病预后的主要危险因素,对合并糖尿病的受试者,应限定其糖化血红蛋白(HbA_{1C})控制于正常范围(如≤6.5%),排除未正规降糖治疗、血糖控制不佳或胰岛素依赖型糖尿病患者[32]。一般排除合并严重心律失常、美国纽约心脏病协会(New York Heart Association,NYHA)心功能分级Ⅲ~Ⅳ级者,排除可能引起心电图异常的混杂因素(左束支传导阻滞、服用洋地黄药物、电解质紊乱等),排除介入治疗后3个月内、严重心血管事件或行冠状动脉手术6个月内、脑血管疾病发作史在1年内及应用心脏起搏器者[17, 21, 29]。排除合并重度神经官能症、更年期综合征、颈椎病等患者,以避免非心绞痛引起的胸痛对症状缓解情况的评价造成影响。

结合前期药效学研究,提示具有扩张血管作用的药物,应排除直立性低血压或仰卧位收缩压小于等于90mmHg者[31];提示具有抗血小板聚集、抗凝作用的药物,应排除近期手术史、出血史或出血倾向者。一般规定受试者血清肝脏转氨酶(如少于2~3倍ULN)及血清肌酐的入组上限,以避免纳入肝肾功能受损的患者而对安全性评价造成的干扰[27, 29]。需进行运动负荷试验的研究,应排除绝对、相对禁忌证以及可能造成运动试验假阳性结果的因素[33]。

4. 基础治疗与合并用药

心绞痛的发作频率与生活方式密切相关,为稳定基线水平,可考虑在研究期间对受试者进行适当的生活方式干预。为保护受试者安全,研究中应允许应用短效硝酸酯类制剂(包括安慰剂对照试验)[17]。加载试验的标准治疗方案,主要参考国内诊疗指南,结合研究的临床定位以及受试者纳入前的用药情况,选择循证依据充分的基础治疗药物,其药理学机制、作用环节与试验药物不同,其剂量、种类在整个研究期间一般保持不变[34]。定位于SA缓解症状的研究,标准治疗应以改善本病预后的药物为主(如阿司匹林、他汀类、ACEI类、ARB类等)[17]。其他具有明确抗缺血作用的药物(长效硝酸酯类、β受体阻滞剂、CCB)需根据具体的研究目的进行选择[35, 36]。基础治疗药物的起始服用时间一般规定至少在随机化前的14天,每类药物最多服用一种[31]。

其他合并用药,应注意其与试验药物或代谢产物、同工酶之间产生的药代动力学或药效学方面的相互作用。若研究目的为评价试验药物控制心绞痛症状方面的单一效应,对于合并高血压的受试者,应禁止服用β受体阻滞剂和CCB类等同时具有抗缺血作用的降压药,避免药物协同作用对评价结果造成影响。提示对血小板功能有影响的新药研究(包括含有活血化瘀成分的中药），为避免增加出血风险，应禁止受试者合并使用其他抗血小板药物或华法林等抗凝药物。以他汀类作为基础治疗的研究，应考虑他汀类药物的常见副作用，注意合并用药有无增加肝功能异常和肌病发生风险。皮质类固醇、洋地黄类、胺碘酮等药物，可能造成运动试验假阳性结果或长期服用引起运动能力受限，应在相关研究中禁用。

5. 有效性评价

（1）心电图运动负荷试验：心电图运动负荷试验，可在药物抗缺血作用方面提供客观的有效性评价参数，尤其适用于以稳定型劳累性心绞痛为适应证的研究。剂量间隔末端残效，能较敏感的反映药物在受试者身上的最小作用，可作为有效性评价的主要指标，一般表示为药物谷浓度时的最大运动耐受时间（TED）[16, 31, 36]。总运动能力的相关参数可作为次要疗效指标，包括总运动时间、最大代谢当量（metabolic equivalents，METs）、总运动耐量、最大血压心率乘积（SBP×HR），其中 METs 可实现不同试验类型（如活动平板、踏车和次极量运动试验）之间数据标准化的转换。此外，还可针对临床症状、心电图等其他参数进行综合评价，如心绞痛出现时间、出现 ST 段压低 1.0mm 的时间、ST 段压低的最大幅度以及 Duke 活动平板评分[17]。运动试验虽在本病的疗效评价中具有不可替代的价值，但其在高龄、高血压等特殊合并症人群中存在一定风险，在日常活动量偏小的受试人群中的依从性较差。本方案综合考虑以上因素，仅对不少于总例数 50%的受试者进行运动试验。

（2）心绞痛症状疗效和心电图疗效：心绞痛症状疗效和心电图疗效评价，能够较为直观的反映药物抗缺血方面的作用。缓解症状的药物研究，评价标准可参考 1979 年《冠心病心绞痛及心电图疗效评定标准》[15]，相关参数包括治疗前后心绞痛发作次数、程度、持续时间、诱发心绞痛的体力活动程度、心电图的变化[28, 29]。本案还在疗效评价基础上，对疼痛等级和症状赋分，评价治疗前后各项症状积分值以及硝酸酯类用量的变化率。控制急性发作的药物研究，主要评价心绞痛用药后缓解时间及心电图变化，可参考《中药新药临床研究指导原则（试行）》中速效药物的疗效评价标准[7, 17, 24]。与运动试验相比，心绞痛症状和心电图疗效评价不受合并疾病的限制且无临床操作安全性方面的问题，但其在疗效评价方面存在一定局限性，主要包括：① 现行疗效评价标准的有序尺度和区间尺度的科学性未经研究确证；② 心绞痛的痛觉感受和硝酸酯类用量受主观因素的影响较大；③ 心电图疗效难以针对受试者心绞痛发作之时。

（3）生活质量评价：生活质量评价，可反映药物在心绞痛患者生理和心理健康状态方面的综合效应。西雅图心绞痛调查量表（Seattle angina questionnaiire，SAQ）是冠心病心绞痛特异性功能状态及生活质量自测量表，分为躯体活动受限程度、心绞痛稳定程度、心绞痛发作频率、治疗满意程度和疾病主观感受五个维度，在国内临床研究中应用较为普遍[27, 35]。此外，国内专家运用国际患者报告的临床结局评价量表规范结合中国国情研制了《基于冠心病心绞痛患者报告的临床结局评价量表》（CHD-PRO 量表），分为总表、生理领域、心理领域、社会关系领域及社会环境领域五部分，并证实其具有良好的信度、效度和反应度[37]。

（4）终点事件及生物标记物：定位于改善预后的药物，可将主要心血管事件（major cardiovascular event，MACE）与全因死亡组成研究的复合疗效终点，或同时评价无 MACE 发生率[30, 38]。复合终点可增加事件发生率、提高统计学效率、缩短研究周期，但研究结果一定程度上受所选择的终点事件影响，因此，也可根据 MACE 与主要研究目标的相关程度设计为多级终点。

为探索本病中药新药在延缓动脉粥样硬化进展方面的作用，可从抑制炎症、保护血管内皮、促进血管新生等多个途径,选择与本病近期或远期预后相关指标进行评价。针对稳定性心绞痛的研究,可观察 IL-6、IL-18、IL-10、TNF-α、hs-CRP 等炎症因子;针对 UA 的研究,可观察肌钙蛋白 T(cTnT)、超敏肌钙蛋白(hs-cTn)、BNP 等心肌损伤标记物[3]。血管腔内超声(IVUS)、光学相干断层扫描技术(OCT)可提供动脉硬化斑块的在治疗前后的变化,主要参数包括血管斑块面积百分比、斑块偏心指数、血管重构指数等[39]。

(5)中医证候疗效评价:中医证候疗效评价标准,可参考《中药新药临床研究指导原则(试行)》,对主症和次症按无、轻、中、重分为四级并赋分,评价治疗前后量表总积分的改变[7, 17]。为使证候疗效评价更为客观,相关研究已考虑从以下方面对现有评价方法进行完善:① 区分证候的评价标准与诊断标准;② 科学定义量表分级级差和各项症状权重值;③ 引入 PRO 量表将患者自评与医生他评相结合;④ 经多中心、大样本量临床试验验证量表的信度和效度[40]。气阴两虚证同时为心绞痛和糖尿病的常见证型,因此,对于本案研究中合并糖尿病的受试者,应考虑其病情变化对证候疗效评价的影响,必要时作为亚组分析。

6. 安全性评价

主要根据试验药物的药理、毒理和Ⅰ期临床试验研究结果,结合目标受试者合并疾病特点以及合并用药、阳性对照药物(或活性成分)的常见不良反应,选择有针对性的指标。将心血管系统的安全性作为考察重点。除常规心电图检查外,还可考虑应用特异性心肌标志物、心血管事件以及动态心电图、动态血压和超声心动图等方法进行综合分析。国外抗心绞痛新药的临床研究,将 QT 间期延长作为必须观察的主要不良反应[41]。国内学者也提出,QT 间期可作为评价中药新药心脏安全性的重要指标,一般通过 Bazett 公式将其换算成非心率依赖性的校正值(QTc 间期),治疗后 QTc 间期延长应不超过 10ms[42]。

结合研究的临床定位,评价药物对相关心血管事件发生率的影响。缓解缺血症状的药物研究,应注意评价运动负荷试验中诱发急性心肌梗死或猝死等不良事件的发生率。改善预后的药物研究,重点观察 MACE 或由其组成复合终点,注意与疗效终点分别设定[30]。UA 的药物研究,应考虑目标受试者病情的严重程度,必要时将出血事件发生率作为安全性评价终点。

针对中药新药的特点,如处方中含有活血化瘀的药物,宜考察凝血指标;中药注射制剂,尤其应注意观察生命体征、过敏反应和局部刺激性等[17]。根据试验药物的代谢途径,注意肝脏、肾脏等相关系统的功能检测,适当增加安全性指标和观测时点。对于加载试验,可对某些标准治疗药物的常见不良反应在试验中出现的频率或严重程度进行评价,如以他汀类为基础治疗的研究,应评价肝功能和肌酸激酶治疗前后的变化。

7. 试验流程

本病的新药研究应设置合理的导入期,主要目的是清除可能影响评价结果的既往用药、进一步考察受试者的基线水平和入组资格。参考国内外指导原则及试验设计,针对稳定性心绞痛缓解缺血症状的药物研究,一般需根据同类治疗药物的药代动力学研究结果,设置 4 个半衰期的洗脱期;导入期的长短尚无统一标准,一般为 1~2 周或 6~8 周,期间允许服用安慰剂,可在心绞痛发作时服用硝酸酯类药物并确证其在给药间隔的有效性,详细记录心绞痛的发作情况并进行多次心电图检测和/或运动负荷试验,排除检测结果误差较大的受试者[16, 17, 26, 30-32]。

根据试验药物的临床定位及药物的生物活性,设计合理的研究周期、观测时点和随访期。若以冠心病稳定性劳力性心绞痛为目标适应证,一般研究可持续 4~8 周,以周为单位作为观测时点；定位于迅速缓解心绞痛急性发作的短效药物试验，可考虑短期研究，每例患者需要重复10个观察周期（一个观察周期一次用药），在发作开始的5～10分钟内以分钟为单位作为观测时点；中药注射剂的研究周期一般在14天[17, 28, 29]。近年的药物临床试验设计，定位于改善运动耐量的药物，其研究周期多设定为12周，观测时点设置在试验基线、中期和结束的药物谷浓度时，需在每一个时点进行体格检查、实验室检查、静息心电图检查和运动负荷试验，记录用药依从性、心绞痛发生次数、硝酸甘油用量和不良事件；定位于改善预后的药物研究，需设置足够长的治疗随访期，一般至少为6～12个月（ACTION研究平均随访期长达4.9年），观测时点以月为单位[16, 30, 31, 36]。

8. 试验的质量控制

多中心临床试验需注意各项指标的标准化，对主要的评价指标应尽可能采用统一的标准。心绞痛的发作与体力活动关系密切，对于症状缓解药物，应规定受试者每日的活动量在研究期间保持与纳入前相对一致[17]。

运动试验仪器应保证质量合格，必须备有供氧、除颤、插管、输注抢救药物等设备，要求有多个心电图导联连续记录，能自动监测ST段变化，每3分钟监测血压1次[43]。对运动试验评价者，应进行一致性培训，制定标准化操作规范或指南，统一采用经典的或改良的Bruce方案，严格掌握终止运动试验的绝对及相对指征[33]。为降低运动试验本身变异性对结果产生的偏倚，可采用每个检测时点重复测试的方法，对主要疗效指标的准确性进行限定，如规定TED测试结果间误差在±20%或±1分钟[26]。

为最大程度上保障受试者安全，研究期间可适当进行生活方式干预，制定严格的试验退出和终止标准。以心绞痛急性发作或UA为适应证的研究，应密切观察患者服药后的反应，症状不能及时缓解或怀疑心肌梗死前期症状的受试者，应提前退出并紧急处理。观察临床终点的研究，若某一观测时点的主要心血管事件或死亡率出现过大的组间差异时，应提前终止试验。

参 考 文 献

[1] 葛均波, 徐永健. 全国高等医药教材建设研究会"十二五"规划教材·内科学[M]. 第8版. 北京：人民卫生出版社, 2013：227-255.
[2] 中国心血管病报告编写组. 中国心血管病报告2014概要[J]. 中国循环杂志, 2015, 30（7）：617-622.
[3] Amsterdam E A, Wenger N K, Brindis R G, et al. 2014 AHA/ACC guideline for the management of patients with non-ST-elevation acute coronary syndromes: a report of the American College of Cardiology/American Heart Association Task Force on Practice Guidelines[J]. Journal of the American College of Cardiology, 2014, 64（24）：e139-e228.
[4] 中华医学会心血管病学分会, 中华心血管病杂志编辑委员会. 慢性稳定性心绞痛诊断与治疗指南[J]. 中华心血管病杂志, 2007, 35（3）：195-206.
[5] Montalescot G, Sechtem U, Achenbach S, et al. 2013 ESC guidelines on the management of stable coronary artery disease: the task force on the management of stable coronary artery disease of the European Society of Cardiology[J]. European heart journal. 2013, 34（38）：2949-3003.
[6] Fihn S D, Gardin J M, Abrams J, et al. 2012 ACCF/AHA/ACP/AATS/PCNA/SCAI/STS guideline for the diagnosis and management of patients with stable ischemic heart disease: executive summary: a report of the American College of Cardiology Foundation/American Heart Association task force on practice guidelines, and the American College of Physicians, American Association for Thoracic Surgery, Preventive Cardiovascular Nurses Association, Society for Cardiovascular Angiography and Interventions, and Society of Thoracic Surgeons[J]. Circulation, 2012, 126（25）：3097-3137.
[7] 郑筱萸. 中药新药临床研究指导原则（试行）[M]. 北京：中国医药科技出版社, 2002：68-73.
[8] 胡元会. 冠心病心绞痛中医诊疗方案（初稿）[J]. 中华中医杂志, 2008, 23（9）：806-810.
[9] 赵忱, 赵志强, 王强. 中医药治疗冠心病心绞痛的作用机制概述[J]. 中西医结合心脑血管病杂志, 2012, 10（5）：588-589.

[10] Liu R H, Runyon R S, Wang Y C, et al. Deciphering ancient combinatorial formulas: The Shexiang Baoxin pill[J]. Science, 2015, 347（6219）：S40-S42.

[11] 国家食品药品监督管理局. 《药品注册管理办法》[EB/OL]. http：//www. sfda. gov. cn/WS01/CL0053/24529_9. html.

[12] World Health Organization. Nomenclature and criteria for diagnosis of ischemic heart disease[J]. Circulation, 1979, 59（607）：9.

[13] Campeau L. Letter: Grading of angina pectoris[J]. Circulation, 1976, 54（3）：522-523.

[14] 高东宸, 张丽雅. 药物不良反应监察指南[M]. 北京：中国医药科技出版社, 1996.

[15] 冠心病心绞痛及心电图疗效评定标准（中西医结合治疗冠心病心绞痛及心律失常座谈会, 1979, 上海）[J]. 中国药事. 1987, 1（2）：71-73.

[16] European Medicines Agency. Guideline on the clinical investigation of anti-anginal medicinal products in stable angina pectoris[EB/OL］. [2006-06-01]. http：//www. ema. europa. eu/docs/en_GB/document_library/Scientific_guideline/2009/09/WC500003316. pdf.

[17] 国家食品药品监督管理总局. 中药、天然药物治疗冠心病心绞痛临床研究技术指导原则[EB/OL]. [2011-07-08]. http：//www. sda. gov. cn/WS01/CL1616/90942. html.

[18] Hicks K A, Tcheng J E, Bozkurt B, et al. 2014 ACC/AHA key data elements and definitions for cardiovascular endpoint events in clinical trials：a report of the American College of Cardiology/American Heart Association Task Force on Clinical Data Standards（Writing Committee to Develop Cardiovascular Endpoints Data Standards）[J]. Journal of the American College of Cardiology, 2015, 66（4）：403-469.

[19] 雷翔, 刘智, 翟静波, 等. 试论中药临床研究阳性对照药选择的原则及方法[J]. 中国新药杂志, 2014, 23（19）：2276-2279.

[20] 吴莹, 侯艳, 李康. 三臂非劣效临床试验的评价方法[J]. 中国卫生统计, 2013, 30（1）：127-130.

[21] 谢爽, 张沛, 贾友宏, 等. 盐酸贝尼地平治疗稳定型心绞痛的多中心临床研究[J]. 中国药学杂志, 2010, 45（9）：682-685.

[22] 曹影, 吉海旺, 王婷, 等. 脑心通胶囊治疗胸痹（冠心病心绞痛）气虚血瘀证的临床疗效观察[J]. 中西医结合心脑血管杂志, 2013, 11（12）：1430-1433.

[23] 胡江宁, 瞿伟, 张全梅, 等. 可达灵片治疗冠心病心绞痛（气滞血瘀证）临床疗效及安全性观察[J]. 中医临床研究, 2014, 6（5）：31-34.

[24] 李立志, 董国菊, 葛长江, 等. 宽胸气雾剂缓解冠心病心绞痛的多中心随机对照临床研究[J]. 中国中西医结合杂志, 2014, 34（4）：396-401.

[25] 付莹坤. 中药治疗稳定性心绞痛临床研究方案设计要点[C]//中华中医药学会心病分会学术年会暨北京中医药学会心血管病专业委员会年会. 2011.

[26] Tardif J C, Ponikowski P, Kahan T. Efficacy of the If current inhibitor ivabradine in patients with chronic stable angina receiving beta-blocker therapy：a 4-month, randomized, placebo-controlled trial[J]. European heart journal, 2009, 30（5）：540-548.

[27] 徐丹苹, 王侠, 盛小刚, 等. 参术冠心方治疗冠心病稳定型心绞痛临床研究[J]. 广州中医药大学学报, 2014, 31（2）：173-177.

[28] 苗阳, 李立志, 徐风琴, 等. 红花黄色素注射液治疗冠心病心绞痛（心血瘀阻证）的Ⅲ期临床研究[J]. 中国新药杂志, 2010, 19（7）：584-589.

[29] 山缨, 范维琥, 戚文航. 注射用丹参多酚酸盐治疗老年稳定性心绞痛的临床研究[J]. 中华老年心脑血管病杂志, 2013, 15（2）：135-138.

[30] Poole-Wilson P A, Lubsen J, Kirwan B A, et al. Effect of long-acting nifedipine on mortality and cardiovascular morbidity in patients with stable angina requiring treatment （ACTION trial）：randomised controlled trial[J]. The Lancet, 2004, 364（9437）：849-857.

[31] Clinical Trails. gov. Phase II Multi-Center Study of T89 to Treat Chronic Stable Angina （T89 phase2）[EB/OL]. [2012-12-20]. https：//www. clinicaltrials. gov/ct2/show/NCT00797953?term=T89&rank=4.

[32] Rydén L, Grant P J, Anker S D. Authors/Task Force Members；ESC Committee for Practice Guidelines （CPG）；Document Reviewers. ESC Guidelines on diabetes, prediabetes, and cardiovascular diseases developed in collaboration with the EASD：the Task Force on diabetes, pre-diabetes, and cardiovascular diseases of the European Society of Cardiology （ESC） and developed in collaboration with the European Association for the Study of Diabetes （EASD）[J]. European heart journal, 2013, 34（39）：3035-3087.

[33] Gibbons R J, Balady G J, Bricker J T, et al. ACC/AHA 2002 guideline update for exercise testing：summary article：a report of the American College of Cardiology/American Heart Association Task Force on Practice Guidelines （Committee to Update the 1997 Exercise Testing Guidelines）[J]. Journal of the American College of Cardiology, 2002, 40（8）：1531-1540.

[34] 梁伟雄. 中药临床研究应用加载设计常见问题及注意事项[J]. 中国临床药理学与治疗学, 2014, 19（1）：96-100.

[35] 邱倩, 张哲, 陈苏宁, 等. 祛痰化瘀中药干预冠心病稳定型心绞痛痰瘀互结证临床观察[J]. 中华中医药学刊, 2013, 31（7）：

1561-1564.

[36] Münzel T, Meinertz T, Tebbe U, et al. Efficacy of the long-acting nitro vasodilator pentaerithrityl tetranitrate in patients with chronic stable angina pectoris receiving anti-anginal background therapy with beta-blockers: a 12-week, randomized, double-blind, placebo-controlled trial[J]. European heart journal, 2014, 35 (14): 895-903.

[37] 何庆勇, 王阶, 朱明军, 等. 基于冠心病心绞痛患者报告的临床结局评价量表的科学性考评[J]. 中华中医药杂志, 2011, 26 (5): 1138-1142.

[38] Kip K E, Hollabaugh K, Marroquin O C, et al. The problem with composite endpoints in cardiovascular studies: the story of major adverse cardiac events and percutaneous coronary intervention[J]. Journal of the American College of Cardiology, 2008, 51 (7): 701-707.

[39] Nozue T, Yamamoto S, Tohyama S, et al. Comparison of change in coronary atherosclerosis in patients with stable versus unstable angina pectoris receiving statin therapy (from the Treatment With Statin on Atheroma Regression Evaluated by Intravascular Ultrasound With Virtual Histology [TRUTH] study)[J]. The American journal of cardiology, 2013, 111 (7): 923-929.

[40] 王少卿, 高颖, 吴圣贤. 证候类中药新药临床评价方法的思考[J]. 世界中医药, 2014, 9 (8): 1093-1095.

[41] Wilson S R, Scirica B M, Braunwald E, et al. Efficacy of Ranolazine in Patients With Chronic Angina: Observations From the Randomized, Double-Blind, Placebo-Controlled MERLIN–TIMI (Metabolic Efficiency With Ranolazine for Less Ischemia in Non–ST-Segment Elevation Acute Coronary Syndromes) 36 Trial[J]. Journal of the American College of Cardiology, 2009, 53 (17): 1510-1516.

[42] 杨忠奇, 张磊, 冼绍祥. 须重视中药新药临床的心血管安全性评价[J]. 中药新药与临床药理, 2011, 22 (6): 694-695, 700.

[43] 中华心血管病杂志编委会心血管药物对策专题组. 心血管药物临床试验评价方法的建议[J]. 中华心血管病杂志, 1998, 26 (6): 405-413.

第二节　慢性心力衰竭

心力衰竭(heart failure, HF), 简称心衰, 是由于任何心脏结构或功能异常导致心室充盈或射血能力受损的一组复杂临床综合征, 其主要临床表现为呼吸困难和乏力(活动耐量受限), 以及液体潴留(肺淤血和外周水肿)。心衰是一种慢性、自发进展性疾病, 为各种心脏疾病的严重和终末阶段, 发病率高, 是当今最重要的心血管病之一。有研究显示, 我国35~74岁城乡居民心衰患病率为0.9%。本病病因主要包括冠心病、高血压和风湿性心脏瓣膜病, 其主要死亡原因依次为左心功能衰竭(59%)、心律失常(13%)和猝死(13%)。慢性心衰的急性加重, 又称急性失代偿性心衰, 属于急性心衰范畴, 其预后很差, 住院病死率3%, 6个月的再住院率约50%, 5年病死率高达60%[1-3]。

根据左心室射血分数(LVEF)是否降低, 心衰可分为LVEF降低的心衰(heart failure with reduced left ventricular ejection fraction, HF-REF)和LVEF保留的心衰(heart failure with preserved left ventricular ejection fraction, HF-PEF); 根据发生发展的过程, 又可分成前心衰(A)、前临床心衰(B)、临床心衰(C)和难治性终末期心衰(D)4个阶段。此外, 心衰的病程, 还表现为慢性稳定期和急性加重期的不同阶段[1, 4]。

慢性心衰的治疗目标, 主要是针对心肌重构的机制, 防止和延缓心肌重构的发展, 从而降低心衰的病死率和住院率, 同时改善症状、提高生活质量; 而急性心衰/慢性心衰急性加重的治疗目标为改善急性心衰症状, 稳定血流动力学状态, 维护重要脏器功能, 避免急性心衰复发, 改善远期预后。主要药物包括血管紧张素转换酶抑制剂(ACEI)、血管紧张素受体拮抗剂(ARB)、醛固酮受体拮抗剂、β受体阻滞剂、利尿剂和正性肌力药等。对于病情严重甚至心源性休克者, 应监测血流动力学, 可采用主动脉内球囊反搏、机械通气、血液超滤、心室机械辅助装置等非药物治疗方法[1]。

心衰的基本中医证候特征为本虚标实、虚实夹杂。慢性心衰可概括为气虚血瘀、气阴两虚血瘀、阳气亏虚血瘀三种基本证型，均可兼见痰饮证。而慢性心衰急性加重期多为气虚血瘀兼水饮或痰浊证、气阴两虚血瘀兼水饮或痰浊、气阳两虚兼瘀兼水饮或痰浊3个证型[4,5]。

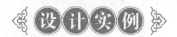

一、题目

××注射液治疗冠心病慢性心力衰竭急性加重期（阳气亏虚证）有效性及安全性的随机对照、盲法、多中心上市后临床再评价研究。

二、研究背景

××注射液具有回阳救逆，益气固脱之功。主要用于阳气暴脱的厥脱证（感染性、失血性、失液性休克等）；也可用于阳虚（气虚）所致的惊悸、怔忡、喘咳、胃痛、泄泻、痹证等。

药效学研究结果：本品对兔和犬具有保护缺血心脏以及维持心脏功能的作用；可有效改善大鼠微循环；具有抗心律失常作用，对心率具有双向调节作用；可促进家兔手术后伤口的恢复；对阿霉素毒性有明显对抗作用。

毒性试验结果：本品以每日20ml、40ml、80ml/（kg·d）原液的剂量单次或24小时内分2次静脉注射给予SD大鼠，大鼠一般状况、体重、摄食量、血液学、血生化、大体解剖及组织病理学检查等各指标均未见明显异常改变，未见毒性反应。以每日5ml、10ml、20ml/（kg·d）原液的剂量连续1个月经尾静脉注射给予SD大鼠，大鼠一般状况良好，体重、血液学、血液生化、大体解剖及组织病理学检查等各项指标均未见明显异常。豚鼠全身主动/被动皮肤过敏试验、兔单次/多次静脉注射给药血管刺激试验、兔单次/多次肌肉注射给药肌肉刺激试验、体外溶血试验均符合规定。

临床试验结果：在常规抗心衰药物治疗基础上加用本品（40ml加入5%葡萄糖注射液500ml中静滴）2周，总有效率86.7%，与常规治疗组（总有效率67.7%）差异有显著性意义。

三、试验目的与观察指标

（1）评价××注射液治疗冠心病慢性心力衰竭急性加重期（阳气亏虚证）改善病情作用。观察指标：心功能分级疗效（NYHA），中医证候疗效，超声心动图，血浆BNP水平，Lee氏心力衰竭计分，6分钟步行试验，心血管事件的发生率、再次入院率。

（2）观察××注射液临床应用的安全性。观察指标：临床不良事件/不良反应发生率，一般体检项目，血尿便常规、心电图、肝肾功能等实验室指标。

四、试验总体设计

采用中央随机、对照、盲法、多中心的临床研究方法。

（1）随机：本研究运用SAS V9.3统计软件生成"随机分配表"，采用中央随机系统执行中央随机。每个受试者入组时获取的随机号及其分配使用的药物编号均由中央随机系统提供。

（2）盲法：由于本品为有色澄明液体，为了减少偏倚，输液时使用一次性避光输液器（申办单位提供），有效遮挡试验药物及对照药 5%葡萄糖注射液。对配液护士不设盲，对研究者、评价者、患者及统计专家设盲。

（3）对照：因本试验的试验用药物为中药注射剂，临床无法实施安慰剂对照，为减少试验结果的偏倚，本试验对照组采用输注等量液体（5%葡萄糖注射液 150ml，用法同××注射液组）。

（4）多中心：在×家临床试验机构同期进行。

（5）样本量估算：本研究为临床先导性试验，结合专家建议，总样本量定为 160 例（试验期间病例脱落率控制在 20%以内）。其中，试验组 80 例，对照组 80 例。

五、诊断标准

（一）西医诊断

1. 冠心病诊断标准

（1）有陈旧心肌梗死病史，经或未经血运重建（PCI 或 CABG）治疗；

（2）冠状动脉造影或冠脉 CTA 提示冠状动脉至少一支主要分支管腔直径狭窄在 50%以上，经或未经血运重建治疗。

符合上述 1 条即可诊断。

2. 心力衰竭诊断标准

参照《中国心力衰竭诊断和治疗指南 2014》[1]、《2013 ACCF/AHA guideline for the management of heart failure》[2]制定。

（1）有心力衰竭的症状/体征；

（2）LVEF≤40%（改良 Simpson 法）。

3. 心功能分级标准

参照美国纽约心脏病学会（NYHA）2005 年更新版。

心功能Ⅰ级：患有心脏病，但体力活动不受限制，平时一般体力活动不引起过度疲乏、心悸、呼吸困难或心绞痛。心功能Ⅱ级：患有心脏病，体力活动稍受限制，休息时无症状，但一般体力活动会引起疲乏、心悸、呼吸困难或心绞痛。心功能Ⅲ级：患有心脏病，体力活动明显受限制，小于平时一般活动即引起疲乏，心悸，呼吸困难或心绞痛。心功能Ⅳ级：患有心脏病，体力能力完全丧失，休息时仍可存在心力衰竭症状或心绞痛，即呼吸困难和疲乏，进行任何体力活动都会使症状加重。即轻微活动能使呼吸困难和疲乏加重。

（二）中医辨证标准（阳气亏虚证）

参照《中药新药临床研究指导原则（试行）》[6]相关内容制定。

（1）主症：心悸、气短（呼吸困难）、乏力。

（2）次症：自汗、懒言、喘息、咳嗽、胸闷（痛）、食少、腹胀、畏寒、肢冷、水肿。

（3）舌脉：舌淡暗，胖或有齿痕，脉沉、迟、促、结代。

以上主症必备，并符合次症中 2 项或以上，结合舌脉象，即可诊断。

六、受试者的选择

（一）纳入病例标准

（1）符合冠心病诊断标准；
（2）符合慢性心力衰竭急性加重诊断标准；
（3）符合阳气亏虚证辨证标准；
（4）年龄 40~79 岁；
（5）NYHA 心功能分级为 Ⅲ~Ⅳ 级；
（6）签署知情同意书。

（二）排除病例标准

（1）急性冠脉综合征、6 个月内发生急性心肌梗死、近 6 个月内血运重建患者或近 1 周拟行血运重建患者、心源性休克、致命性心律失常、心肌病、风湿性心脏瓣膜病、心肌炎、缩窄性心包炎、肺栓塞等患者；
（2）严重肝、肾功能不全者（ALT≥3 倍 ULN，Cr≥3mg/dl）；
（3）合并内分泌系统、造血系统等严重疾病；
（4）近 3 个月准备妊娠或哺乳期妇女；
（5）精神病患者；
（6）过敏体质者，或已知对本药及成分过敏者；
（7）近 3 月内参加过其他临床试验者；
（8）研究者判断生存期不超过 3 个月者；
（9）研究者判断不能完成本研究或不能遵守本研究的要求者。

（三）受试者退出（脱落）标准

1. 研究者决定退出

（1）出现过敏反应或严重不良事件，根据医生判断应停止试验者；
（2）试验过程中病情恶化，根据医生判断应该停止临床试验者；
（3）受试者依从性差（试验用药依从性＜80%或＞120%），或自动中途换药或加用本方案禁止使用的中西药物者；
（4）各种原因的中途破盲者；
（5）严重违反纳入或排除标准，本不应随机化者；

2. 受试者自行退出

（1）无论何种原因，患者不愿意或不可能继续进行临床试验，向主管医生提出退出试验要求而退出试验者；
（2）受试者虽未明确提出退出试验，但中途失访或不再接受试验用药及检测者。

（四）、（五）（参照本章第一节）

七、试验用药物及治疗方案

1. 试验用药物的名称与规格

试验药：××注射液。规格：50ml/瓶。批号：××，有效期：2年，密闭、遮光保存。

对照药：5%葡萄糖注射液，取用临床试验参加科室正在使用的5%葡萄糖注射液。规格：100ml/袋或250ml/袋。

2. 试验用药物的包装

将试验用药物，按全疗程（7天+1天）的用量装入1个大盒，每大盒内装有（7+1）个小盒，每小盒内装有1天的用药。试验组小盒内为××注射液（规格50ml/瓶×1瓶），稀释液5%葡萄糖注射液（规格100ml/瓶×1瓶）由各个研究医院自行准备，不与××注射液一并包装；对照组小盒内填充有与治疗组相同重量的物体以保证盲法实施，所使用的5%葡萄糖注射液（需配取150ml，以保证容积相同）由各个研究医院自行准备，不进行包装。

包装上均注明：××注射液临床研究用药、SFDA临床研究批件号、药物编号（即按"处理编码"编制的试验药物顺序号001~160）、功能主治、包装量、应用方法、贮存条件、生产厂家等。按各中心实际情况，申办者向各中心参研科室按每位受试者8（7+1）个，提供足够数量的一次性使用避光输液器（不与试验药物一并包装）或费用，用于输注时遮挡试验药物。

3. 药物的随机编盲和应急信件

（1）随机分配表的产生与导入：生物统计师采用固定区组（block）长度的区组随机方法，基于SAS软件的Proc Paln过程，根据预先设定的随机种子数，按照试验组：对照组=1：1的比例，产生随机分配表。生成的随机分配表，由生物统计师协调中央随机系统管理员导入中央随机系统。

随机分配表采用二级揭盲设定。一级盲底，即随机号所对应的组别（A组/B组）；二级盲底为各组别的实际归属（试验组/对照组）。两级盲底，连同随机数字的初始值、区组长度等，一式两份，密封后分别交由临床研究负责单位药物临床试验机构办公室和申办单位有关负责部门各自妥善保存。

为了保障采用中央随机研究的整体进度，生物统计师应根据随机分配表，并考虑一定的富余药物编码号段，制作"试验药物包装表"，供试验药物现场编码使用。

（2）试验药物现场编盲：生物统计师会同申办单位代表（与本研究无关人员），对本项目临床试验药物进行现场编码。为保障研究进度，按照各中心预期完成情况并考虑一定的富余药物号段，根据"试验药物包装表"进行各组（试验组/对照组）试验药物现场编盲。

完成试验药物现场编盲后，生物统计师需妥善销毁"试验药物包装表"，并现场填写"编盲记录"记录整个试验药物现场编盲过程。

各中心最终配送的试验药物号段，由生物统计师协调中央随机系统管理员导入中央随机系统，在申请随机号的同时，根据各中心配送试验药物情况，分配相应的试验药物。

采用多次药物配送模式时，申办者应及时通知生物统计师，由其协调中央随机系统管理员更新中央随机系统内的各中心药物配置—库存信息。

（3）紧急破盲的要求：破盲规定：① 当患者发生严重的不良反应；② 当患者发生严重的并发症；③ 症状恶化、必须采取紧急措施者；④ 由于疗效原因而退出的病例，不得破盲。

本研究采用中央随机系统的电子应急信件，供紧急破盲使用。每个随机号会设置一份专属的电子应急信件。电子应急信件会记录受试者领取的药物包装号所对应的所属治疗组别。

紧急破盲应严格授权操作。紧急情况（发生严重不良反应/事件）下确需破盲时，由研究者根据预先提供的电子签名登录本项目的中央随机系统"紧急破盲"模块，输入需要紧急破盲的受试者编号、使用的药物编号、紧急破盲原因、电子签名并二次确认，即可直接获得该受试者的紧急破盲信息，包括受试者编号、药物编号、实际处理组。紧急破盲后，研究者应打印并保存"紧急破盲邮件"，于24小时内由监察员通知临床研究负责单位、生物统计单位并详细记录、解释紧急破盲原因。

中央随机系统将记录紧急破盲的操作轨迹，包括申请破盲的研究者信息、紧急破盲原因。研究结束时，统一汇总各中心紧急破盲情况。

盲法试验失败的规定：盲底泄露，或紧急破盲申请率≥20%。

4. 试验用药物的管理

（1）药物的配送：为保证研究进度、平衡药物库存，本研究采用多次药物配送方式，初次根据预计进度向各中心运送适量药物，试验过程中根据实际进度、参照中央随机系统的"药物管理模块"库存预警信息适时配送药物。

保证试验用药物的供应及时，中央随机系统的"药物管理模块"预先设置库存预警信息。该信息包括但不仅限于药物库存量（一般≥本中心预期完成例数的10%或6例）、最早药物过期信息（提前3个月）等，一旦触发某中心库存预警信息，申办者委派的监察员应及时通知申办者协调配送药物。确认所配送药物到达研究单位后，监察员还应及时通知生物统计师，由其协调中央随机系统管理员更新中央随机系统的"药物管理模块"该中心药物配送信息。

（2）药物编码分配：受试者筛选合格后，由研究者根据其专属的电子签名登录中央随机系统"随机号申请"模块，输入受试者姓名缩写、性别、年龄等一般资料并二次确认后，即可在线实时申请随机号。随机号申请完毕后，中央随机系统自动根据该研究者所属中心当前配置药物信息，自动分配并实时在线显示该名获得随机号的受试者应发放的药物编码。研究者还可通过"随机号码申请邮件"，确认受试者的随机号、药物编码。

研究者应及时将该受试者的随机号、药物编码分别填写在研究病历的"随机号"、"药物号"一栏。

（3）药物的分发与回收：按照各中心的"试验用药物管理制度与标准化操作规程（standard operation procedure，SOP）"，由专人负责药物的接收、保存、发放、回收（返还或追还）、退回/销毁，并及时填写"试验用药物发放与回收记录"等过程文件。试验用药物应储藏在通风、干燥、温度适宜的场所。

每次复诊时，由受试者本人或家属将剩余药物（或空盒）退回药物管理员处。全部试验结束后，将剩余药物集中退回申办者或按程序销毁，填写"试验用药物退回/销毁证明"，连同"试验用药物发放与回收记录"等文件，交由临床试验机构存档。

5. 给药方案

（1）用法用量：① 试验组：××注射液50ml，加入5%葡萄糖注射液100ml中，150分钟静脉滴注完毕，每日1次。② 对照组：5%葡萄糖注射液150ml，150分钟静脉滴注完毕，每日1次。

（2）疗程：7天。

（3）基础治疗：参照《中国心力衰竭诊断和治疗指南2014》[1]、《2013 ACCF/AHA guideline for the management of heart failure》[2]制定。① 一般治疗：去除诱发因素、检测体质量、低脂饮食、限盐限水、休息和适度运动、适度吸氧。② 初始治疗：包括经鼻导管或面罩吸氧，根据病情静脉给予吗啡、袢利尿剂（如呋塞米）、西地兰、血管扩张药等，初始治疗仍不能缓解病情的严重患者应做进一步治疗，可根据收缩压和肺淤血状况选择应用血管活性药物包括正性肌力药和缩血管药。③ 基础药物治疗：结合患者心功能情况，如无禁忌参考如下用药方案：利尿剂、ACEI、ARB、β 受体阻滞剂、醛固酮受体拮抗剂、洋地黄制剂、抗血小板药、他汀类调脂药等。

（4）合并用药：针对合并症，可根据相关指南酌情应用降压、降糖、抗感染等西药，应详细记录所用药物的名称、剂量、用法和服用时间。禁止使用其他中药制剂。

（5）试验用药依从性判断，参照本章第一节。

八、安全性评价

（一）试验用药物可能的不良反应

根据本品临床前期研究资料、文献报道及药物组成，个别患者可出现口舌干燥、面部潮红、发热、血压升高、头晕头痛头胀、心动过速、心动过缓、过敏反应、皮疹、周身发痒、震颤、胸闷、呼吸困难、腹部不适、恶心呕吐、呃逆、视觉异常、肝功能异常、尿潴留、局部疼痛、失眠、出汗等，试验中应密切关注。

（二）安全性评价指标及观测时点

（1）可能出现的临床不良反应/不良事件，干预后随时观察；

（2）一般体检项目，如体温、脉搏、呼吸、血压等，疗前、疗后7天±1天各检查记录1次；

（3）血常规、尿常规、便常规、心电图、肝功能（ALT、AST、TBIL、ALP、γ-GT）、肾功能（BUN、Cr）、电解质（K^+、Na^+、Cl^-），疗前、疗后7天±1天各检查记录1次；

以临床不良事件/不良反应发生率为主要安全性评价指标。

（三）不良事件的记录和判断（参照本章第一节）

（四）药品新的、严重不良反应的处理

1. 定义

（1）严重的药品不良反应，是指因使用药品引起以下损害情形之一：① 导致死亡；② 危及生命；③ 致癌、致畸、致出生缺陷；④ 导致显著的或者永久的人体伤残或者器官功能的损伤；⑤ 导致住院或者住院时间延长；⑥ 导致其他重要医学事件，如不进行治疗可能出现上述所列情况的。

（2）新的药品不良反应，是指药物说明书中未载明的不良反应。说明书中已有描述，但不良反应发生的性质、程度、后果或者频率与说明书描述不一致或者更严重的，按照新的药物不良反应处理。

2. 报告

试验中如出现新的、严重的不良反应，必须立即报告本中心主要研究者和临床试验机构，填写"药物不良反应/事件报告表",及时报告给申办者及批准本次临床试验的伦理委员会。并根据《药品不良反应报告和监测管理办法》[7]的规定,通过国家药品不良反应监测信息网络,在 15 日内报告。其中,死亡病例须立即报告,且申办者应当对获知的死亡病例进行调查,并在 15 日内完成调查报告,报申办者所在地的省级药品不良反应监测机构。对于群体不良事件(指同一药品在使用过程中,在相对集中的时间、区域内,对一定数量人群的身体健康或者生命安全造成损害或者威胁,需要予以紧急处置的事件),按《药品不良反应报告和监测管理办法》的有关规定上报。此外,申办者还应及时向各参研中心通报。

3. 处理措施

当受试者发生紧急情况、需要立即处理时,试验中心的主要研究者可以决定拆阅该受试者相应编号的应急信件,实施紧急破盲。破盲结果应通知临床研究负责单位、申办者和监查员,并根据药物及所出现的症状对患者做相应的处理。研究者应在 CRF 中记录破盲的理由、注明日期并签字。

(五)未缓解不良事件的随访(参照本章第一节)

九、有效性评价

(一)观察指标

(1)人口学资料:性别、年龄、身高、体重、民族等(只在基线点采集)。
(2)诊断指标:cTnT/cTnI、CK-MB、血糖(空腹)疗前检查记录 1 次。
(3)有效性指标与观测时点:① 心功能分级疗效(NYHA),基线、治疗 7 天±1 天评价;② 中医证候疗效(阳气亏虚证),基线、治疗 7 天±1 天评价;③ 超声心动图(LVEF 等),基线、治疗 7 天±1 天检查并评价;④ 血浆 BNP 水平,基线、治疗 7 天±1 天检查并评价;⑤ Lee 氏心力衰竭计分,基线、治疗 7 天±1 天评价;⑥ 6 分钟步行试验(第一次在入选后 24 小时内完成),基线、治疗 7 天±1 天检查并评价;⑦ 心血管事件的发生率、再次入院率(干预期间及干预后 4 周),治疗 7 天±1 天结束后记录,28 天±3 天进行随访。

以①、② 为主要有效性评价指标。

(二)指标观测方法

1. 中医证候分级量化标准

参考《中药新药临床研究指导原则(试行)》(2002 年)[6]制定。

表 2-2-1 中医证候分级量化标准

主症 \ 评分	计 0 分	计 2 分	计 4 分	计 6 分
心悸	无	正常活动时稍感心悸,不影响日常生活工作	正常活动时明显心悸,休息后可缓解,可勉强坚持日常活动	休息时无症状,稍轻微活动即会引起心悸,不能进行日常活动
气短(呼吸困难)	无	一般活动后气短	稍活动后气短	平素不活动亦感气短喘促
乏力	无	精神不振,气力较差,仍可坚持日常工作及活动	精神疲乏,全身无力,勉强坚持日常活动	精神气力严重疲乏,难以坚持日常活动

续表

次症\评分	计0分	计1分	计2分	计3分
自汗	无	活动后微汗出，略有湿衣	不活动皮肤微湿，稍动则更甚	平素即汗出，动则汗如水渍状
懒言	无	不喜多言	懒于言语	不欲言语
喘息	无	喘息偶发，程度轻，不影响休息或活动	喘息较频繁，但不影响睡眠	喘息明显，不能平卧，影响睡眠或活动
咳嗽	无	间断咳嗽，程度轻微	频繁咳嗽，但不影响睡眠	昼夜咳嗽频繁或阵咳，影响睡眠或活动
胸闷（痛）	无	胸胁隐隐闷痛	胸胁闷痛时作时止	胸胁闷痛明显
食少	无	饮食稍有减少	饮食减少	饮食明显减少
腹胀	无	轻微腹胀	腹部作胀明显	腹胀如鼓，拒按
畏寒	无	自觉怕冷	四肢发冷，需加衣被	全身发冷，增加衣被仍觉不能完全缓解
肢冷	无	手足不温	四肢发冷	全身发冷
水肿	无	晨起晚间轻微浮肿	指陷性浮肿+～++	指陷性浮肿++以上

2. Lee氏心力衰竭计分系统[6]

表 2-2-2　Lee氏心力衰竭计分系统

症状	计0分	计1分	计2分	计3分	计4分
呼吸困难	无	轻或中等度劳力性呼吸困难	阵发性夜间呼吸困难或劳力性呼吸困难	端坐呼吸或夜间咳嗽	休息时呼吸困难合并上述表现
肺部啰音	无	一侧肺底啰音	双侧肺底啰音	啰音范围不限于双肺底	
浮肿	无	下肢浮肿+	下肢浮肿++～+++	全身性浮肿	
肝大	无	右肋下≤1.5cm	右肋下1.5～3cm	右肋下>3cm	
颈静脉	无异常	颈静脉充盈，肝颈征+	颈静脉零度水平3cm以上		
胸片异常	无	肺淤血症	间质水肿症	肺水肿合并胸腔积液	

（三）疗效评定标准

1. 心功能疗效评定标准（NYHA）

（1）显效：心衰基本控制或心功能提高2级以上；
（2）有效：心功能提高1级，但不及2级者；
（3）无效：心功能提高不足1级者；
（4）恶化：心功能恶化1级或1级以上。

2. 证候疗效判定标准

参照《中药新药临床研究指导原则（试行）》（2002年）[6]制定。
（1）显效：临床症状明显改善，证候积分减少≥70%；

（2）有效：临床症状有好转，证候积分减少≥30%，＜70%；

（3）无效：临床症状无明显改善，甚或加重，证候积分减少＜30%；

（4）加重：临床症状有加重，证候积分减少＜0%。

3. Lee 氏心力衰竭计分

（1）显效：治疗后积分减少 75% 以上者；

（2）有效：治疗后积分减少 50%～75% 者；

（3）无效：治疗后积分减少不足 50% 者；

（4）加重：治疗后积分超过治疗前积分。

十、试验流程

表 2-2-3　试验流程表

研究项目 \ 研究阶段	筛选/入组	用药后评价	随访
时间	48 小时内	7 天±1 天	用药结束后 28 天±3 天
基础治疗	×	×	×
确定纳入或排除	×		
签署知情同意书	×		
填写一般资料	×		
病史、治疗史及过敏史	×		
目前正在服用药物情况	×		
X 线胸片	×		
cTnT/cTnI、CK-MB	×		
获取中央随机号	×		
指定研究药物	×		
NYHA 分级	×	×	
中医症状评分	×	×	
心脏超声	×	×	
脑钠肽（BNP）	×	×	
Lee 氏心力衰竭计分	×	×	
6 分钟步行试验	×	×	
心血管事件		×	×
再住院			×
一般体检项目	×	×	
记录不良事件		×	
血、尿、便常规+隐血	×	×	
肝肾功能（空腹）	×	×	
电解质	×	×	

续表

研究项目 \ 研究阶段	筛选/入组	用药后评价	随访
血糖（空腹）	×		
12 导心电图	×	×	
研究药物回收记录		×	
试验完成情况			×
CRF 审核			×

十一、数据管理（参照本章第一节）

十二、统计分析（参照本章第一节）

十三、质量控制与保证（参照本章第一节）

十四、伦理学要求

1~3（参照本章第一节）

4. 受试者的医疗和保护

（1）~（4），参照本章第一节。

（5）对老年受试者的保护：终末期心衰多见于老年患者。老年人生理功能减退，药物在体内代谢减弱，患有疾病种类越多以及药物联合使用越多，其不良反应产生的几率越大，故应做到及时监测，最好具体到各系统变化情况及所患疾病的发展变化，并积极采取应对措施，使风险最小化。各中心应选取具有良好沟通能力的研究者，向老人耐心解释试验流程，或适当为其简化流程，采取多种随访方式，完成临床试验，例如增加家庭访视的次数，电话随访，甚至为患者提供交通工具或费用，鼓励他们到医院随访等。

5、6（参照本章第一节）

十五、试验结束后的医疗措施

试验结束后，急性心衰病情已基本稳定者，研究者有义务参照《中国心力衰竭诊断和治疗指南 2014》[1]要求，至少每日评估住院患者心衰相关症状、治疗的不良反应，并针对其他基础疾病进行积极有效的治疗，避免再次诱发急性心衰。应向出院患者及其家属进行关于日常运动量、饮食及液体摄入量、出院用药、随访安排等的宣教。原有慢性心衰或此次急性心衰病情尚未稳定者，应按照目前常规方案继续处理。对于不良反应仍未治愈者，按常规方案治疗，由申办方负责其治疗费用。待不良反应治愈后，结束受试者与研究者的合作关系。

十六、试验总结与资料保存

临床研究负责单位主要研究者负责完成"临床试验多中心总结报告"，各参研单位主要研究者完成"临床试验分中心小结表"。"多中心总结报告"完成并盖章后，分别由申办者、临床研究负责单位、参研单位存档。"分中心小结表"由申办者和各参研单位存档。

"研究病历"作为原始资料由各参研单位存档。CRF 采用无碳复写三联单格式，分别由申办者、参研单位及统计单位存档。本试验属于上市后再评价临床研究，其相关原始资料的保存时间，由临床研究单位与申办者共同约定。

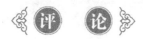

一、研究策略

心衰是一种慢性、自发进展性疾病[1]。以心衰为目标适应证的中药临床试验，其研究目的可分为两个方面：一是改善慢性心衰及其急性加重的症状体征/病情，常选择美国纽约心脏病协会（NYHA）心功能分级、体质量等，为主要评价指标[8, 9]；二是改善慢性心衰预后，多以终点指标死亡率（全因死亡率、心血管事件死亡率），或替代指标生物学标志物（NT-proBNP 水平）、超声心动图（LVEF）等为主，进行临床评价[10-12]。

二、临床研究设计要点

1. 总体设计

目前认为，采用"遵指南药物治疗（guideline-directed medical therapy，GDMT）"可有效降低心衰的死亡率，改善患者症状和提高运动耐量等[1, 2]。以改善心衰症状体征/病情为主的中药，对于急性加重期，一般采用标准治疗基础上的安慰剂对照设计，若前期药效学基础已明确其作用机制，亦可选用与试验药相同作用机理的阳性药做对照，采用非劣或优效或三臂试验设计。化学药可选用 ACEI 类、β受体阻滞剂类、ARB 类和利尿剂等，中成药可选择芪苈强心胶囊等[1, 4]。主要改善慢性心衰预后的中药，多为中药上市后临床再评价，可选择前瞻性队列研究或开放性随机对照研究[13]，或可用成本—效果分析对其进行药物经济学评价，并与现有的治疗方案进行衡量和比较。

关于盲法的实施，如试验药为口服制剂，需要时可以采用双盲双模拟技术。治疗慢性心衰急性加重的中药，多为静脉给药的注射剂，因模拟剂的制作难度较大，一般可选用空白对照或相同溶媒，采用评价者盲法[14]。

根据研究目标的需要，可以考虑采用分层或分层随机设计，分层因素如病因（冠心病、高血压、瓣膜病、心肌病等）、LVEF（≤50%、>50%），心率（60~70 次/分、≥70 次/分）等。另外，还需根据主要疗效指标进行样本量的估算，如病死率（基础治疗下的病死率为 24.24%）[15]、NT-proBNP 的下降水平（至少 30%）等。

2. 诊断标准

心衰的诊断通常建立在症状体征的评估和辅助检查（BNP 和 NT-proBNP 具有较高的诊断敏感性和特异性）基础上，并无诊断的金指标。其诊断标准的制定，一般参照国内外相关指南，如《中国心力衰竭的诊断与治疗指南》[1]、2013 "ACCF/AHA Guideline for the Management of Heart Failure: A Report of the American College of Cardiology Foundation/American Heart Association Task Force on Practice Guidelines"[2]、2012 ESC "Guidelines for the diagnosis and treatment of acute and chronic heart failure"[16]，以及权威著作，如《实用内科学》[17]等，也可以参照 Framingham 的心力衰竭诊断标准、Boston 心衰定量诊断标准[6]。其中医证候的辨证标准，建议参照《慢性心力衰竭中医诊疗专家共识》或《中药新药临床研究指导原则（试行）》[4, 6]。

3. 受试者的选择

无论缓解症状体征/病情，抑或改善预后为目的的中药临床试验，一般均应明确入选病例的心功能分级、血浆利钠肽、LVEF、血流动力学（肺毛细血管楔压、心脏指数），以及水肿程度等。以慢性心衰（稳定期）为目标适应证者，应规定入选病情/症状体征至少稳定 1 个月以上[1]，且 NYHA 心功能 II～IV级、BNP≥35ng/L、NT-proBNP≥125ng/L、LVEF≤40%和轻中度水肿者。同时，还应明确规定其基础用药或已获得最佳药物治疗与维持剂量至少 2 周。血浆 BNP 可用来评估慢性心衰的严重程度和预后，以改善预后为目的者，应至少将其水平限定在高出其诊断值的 30%。对于慢性心衰急性加重期，除考虑上述方面外，一般纳入近日临床症状体征或心功能分级出现恶化者，并根据试验目标，选择不同病情严重程度的患者[1]。

为保证临床试验的科学性和可操作性，应制定适当的排除病例标准[14]。其中，以慢性心衰（稳定期）的临床试验，为使纳入受试者的心功能稳定，应排除 6 个月内发生急性心肌梗死、近 6 个月内血运重建、3 个月内有卒中史、血钾＞5.0mmol/L 和血钠＜135mmol/L 等。同时排除纳入前有以下可能增加死亡风险的因素，包括急性冠脉综合征患者或近 1 周拟行血运重建患者、心源性休克、致命性心律失常、梗阻型心肌病、未修补的瓣膜病、缩窄性心包炎、心包填塞、肺栓塞、有明显感染者，以及未控制的高血压（舒张压＞100mmHg 和/或收缩压＞160mmHg）等。对于中药上市后再评价研究，则可适当放宽其排除标准，探索其在广泛应用条件下的有效性和安全性。

试验中，除因发生严重安全性问题或发现药物治疗效果太差不具临床价值需中止试验外，对于以死亡率为评价重点且疗程较长的临床试验，还应根据期中分析结果（试验组与对照组全因死亡率的组间比较有无统计学差异，$p \leq 0.01$）决定是否中止试验[18, 19]。

4. 安全性评价

治疗慢性心衰的药物，大多存在毒副作用，如利尿剂使用不当可引起低钾、低钠等电解质紊乱，ACEI 可导致干咳、低血压、高钾血和肾功能恶化，β 受体阻滞剂可导致心动过缓、房室传导阻滞和低血压等[1]。在采用加载试验设计时，安全性评价方面应重点观测已知/预期的不良反应，如试验药与基础用药合用后对血压、心率、电解质和肾功能等的影响，评价试验药是否能起到增效减毒、趋利避害的作用[20]。

5. 有效性评价

以改善症状体征/病情为主的中药临床试验，可选择 NYHA 心功能分级、Lee 氏评分、体质量等为主要有效性评价指标，呼吸困难 VAS 评分/分级、6 分钟步行试验距离、Memorial 心力衰竭症状评估量表、中医证候量表/疗效，以及明尼苏达生活质量量表等，一般作为次要指标。主要改善预后的临床试验，则多以死亡率、NT-proBNP 水平或 LVEF 为主要评价终点，可以根据研究目的，选择改善症状体征的相关指标，作为次要终点。对于疗程较长的临床试验，还可选用急性加重次数、基础用药的减少率和住院率等为指标；对于慢性心衰急性加重病情较严重者,可用 Swan-Ganz 导管检测其用药后的血流动力学参数,包括肺毛细血管楔压、肺动脉收缩压、肺动脉舒张压、心脏指数等[21, 22]。

(1)心衰症状体征/中医证候:NYHA 心功能分级和 Lee 氏心力衰竭计分的评价标准,可以参照相关指导原则[6]。其中,NYHA 分级法多适用于左心衰竭和 HF-REF 者[23],Lee 氏心力衰竭计分系统侧重于对体征的评估。具有较好信度、效度和反应度的量表也可用于评价心衰症状,如 Memorial 心力衰竭症状评估量表。该量表全面涵盖了心衰症状,并从症状有无、发生频率、严重程度和困扰程度 4 个方面逐一评价。国内学者经过本土化调试后,认为该量表可用于测量不同程度心力衰竭患者的症状经历和感受[24, 25]。评价液体潴留体征的改善情况,多以平均体质量的下降程度和水肿变化程度(包括体表水肿程度、X 线胸片肺瘀血的变化及 24 小时总出入量的变化)为评价指标。评价呼吸困难严重程度,可选用 VAS 评分,或按无呼吸困难、劳力性呼吸困难、夜间阵发性呼吸困难、端坐呼吸进行等级评价。

何建成等人研制的充血性心力衰竭的中医证候量表,包括主症、寒热、出汗、头身、二便、饮食、呼吸、睡眠、体征 9 个维度,28 个症状变量。该量表较大程度地包含了慢性心衰常见证候的相关临床症状信息,可应用于中医证候的临床判定与评价[26]。

(2)运动耐量:运动耐量的评定,包括 6 分钟步行试验距离、活动平板或踏车次极量分级运动试验和运动峰耗氧量(pVO_2),三种方法各有优缺点。其中,6 分钟步行试验距离与心功能分级、pVO_2 关联性好,目前已经被公认为评价慢性心力衰竭患者运动能力、生活质量最重要手段之一,但其总距离不仅受心功能的影响,还与受试者呼吸功能、年龄、性别、体重、体力有关。为客观反映心功能,应加测心脏储备指标(CO)和在方案中制定相应的 SOP,具体说明其实施方法、试验的适应证与禁忌证,以及突发情况的处理措施等[27-30]。

(3)生活质量量表:心衰患者的生活质量量表,包括普适性量表和疾病特异性量表。前者如中文版 SF-36 量表、中华生存质量量表,后者如基于中国文化的改良明尼苏达心力衰竭生存质量量表(C-MLHFQ)、堪萨斯城心肌病患者生活质量量表(Kansas City cardiomyopathy questionnaire,KCCQ)。其中,MLHFQ 是目前国内外最常用于评价慢性心衰患者生活质量的工具之一,联合 SF-36 可预测心衰患者的短期及长期病死率[31-33]。

(4)预后指标:任何治疗慢性心衰的药物均应评价其长期服用能否降低死亡率,包括全因死亡率和心血管疾病死亡率等。死亡率虽为疗效评价的硬性指标,但最好能结合其他指标,以反映患者总体情况,如生存质量的评价、症状改善情况的评价等[34]。对于无法使用死亡率作为终点指标的临床试验,可选用替代指标,主要有 NT-proBNP 水平和/或 LVEF。对于 NT-proBNP,建议做中心实验室检测,以减少检验误差。超声心动图指标,应参照美国超声心动图学会(ASE)推荐的改良 Simpson 法,在心尖四腔心切面下测量 3 个心动周期的 LVEF、左室舒张末容积(LVEDV)和左室收缩末容积(LVESV),取其平均值[1]。

6. 试验流程

治疗心衰的中药临床试验多采用加载设计,方案中应明确规定其基础用药。以慢性心衰(稳定期)为适应证的临床试验,应设置 2 周的导入期,以稳定症状和服用的药物剂量;慢性心衰急性加重者,因发病迅速,一般不设导入期。

关于疗程与随访的设置,改善慢性心衰(稳定期)症状体征/病情的临床试验,一般设置 1~6 个月的疗程,还可根据观测指标的需要设置适当长的随访期,如设置 1~3 个月的一般性随访或 3~6 个月的重点随访[1];改善慢性心衰急性加重症状体征/病情者,疗程一般为 7～14 天，并设置至少 30 天的随访期，以观察急性加重复发率、再住院率和死亡率等。以改善心衰预后为目标者，如选择替代终点（如 NT-proBNP、LVEF），可以设置 6 个月疗程[11]，而以死亡率为终点指标者，应至少设置 1 年、甚至数年的疗程，以观察其终点事件的发生[10, 18, 19]。

7. 质量控制

对关键性疗效指标，建议参照国际多中心药物临床试验模式，根据需要设立统一的主要研究指标的终点判定委员会（endpoint assessment or adjudication committee，EAC），对主要疗效指标进行统一、独立的评价，如对死亡事件的（心源性、血管性和非心血管性）进行裁定，对心电图、胸片结果的判定等。建立中心实验室，对重要实验室指标进行统一检测，保证研究结果的客观一致性。与语言、文化相关的量表应用，要谨慎考虑，必要时应要求有本土的量表效度和信度的验证，确保评价工具的科学性和可靠性[35, 36]。

参 考 文 献

[1] 中华医学会心血管病学分会. 中国心力衰竭诊断和治疗指南 2014[J]. 中华心血管病杂志, 2014, 42（2）: 673-676.

[2] Yancy C W, Jessup M, Bozkurt B, et al. 2013 ACCF/AHA guideline for the management of heart failure: a report of the American College of Cardiology Foundation/American Heart Association Task Force on Practice Guidelines[J]. Journal of the American College of Cardiology, 2013, 62（16）: e147-e239.

[3] 顾东风, 黄广勇, 何江, 等. 中国心力衰竭流行病学调查及其患病率[J]. 中华心血管病杂志, 2003, 31（1）: 3-6.

[4] 毛静远, 朱明军. 慢性心力衰竭中医诊疗专家共识[J]. 中医杂志, 2014, 55（14）: 1259-1260.

[5] 赵志强, 毛静远, 王贤良, 等. 慢性心力衰竭急性加重期中医证候特征的多中心调查分析[J]. 中医杂志, 2013, 54（12）: 1038-1042.

[6] 郑筱萸. 中药新药临床研究指导原则（试行）[M]. 中国医药科技出版社, 2002.

[7] 国家食品药品监督管理局.《药品不良反应报告和监测管理办法》(卫生部令第 81 号) [EB/OL]. [2011-05-04]. http://www.sda.gov.cn/WS01/CL0053/62621.Html.

[8] 王辰, 张艳, 宫丽鸿, 等. 参草通脉颗粒治疗慢性心力衰竭的多中心随机双盲平行对照研究[J]. 中国中西医结合杂志, 2012, 32（5）: 612-615.

[9] 李一石, 华潞, 陈君柱, 等. 托拉塞米、呋噻米治疗慢性心力衰竭水肿的疗效和安全性比较研究[J]. 中国循环杂志, 2004, 19（4）: 290-293.

[10] Studies of Left Ventricular Dysfunction Investigators. Effect of enalapril on survival in patients with reduced left ventricular ejection fractions and congestive heart failure[J]. N Engl j Med, 1991, 325（5）: 293-302.

[11] Li X, Zhang J, Huang J, et al. A multicenter, randomized, double-blind, parallel-group, placebo-controlled study of the effects of qili qiangxin capsules in patients with chronic heart failure[J]. Journal of the American College of Cardiology, 2013, 62（12）: 1065-1072.

[12] 汪芳, 李一石, 胡大一, 等. 比较比索洛尔与卡维地洛治疗充血性心力衰竭的多中心随机双盲开放平行对照临床研究[J]. 中国临床药理学杂志, 2006, 22（4）: 243-245.

[13] 杜武勋. 中医药治疗慢性心力衰竭若干问题的思考[C]//中华中医药学会心病分会学术年会暨北京中医学会心血管病专业委员会年会. 2011.

[14] 马融, 胡思源. 儿科疾病中医药临床研究技术要点[M]. 北京: 中国医药科技出版社, 2012.

[15] Mao J, Hou Y, Shang H, et al. Study on the evaluation of the clinical effecttts of traditional chinese medicine in heart failure by complex intervention: protocol of SECETCM-HF[J]. Trials, 2009, 10（1）: 122.

[16] McMurray J J V, Adamopoulos S, Anker S D, et al. ESC Guidelines for the diagnosis and treatment of acute and chronic heart failure 2012[J]. European journal of heart failure, 2012, 14（8）: 803-869.

[17] 陈灏珠, 林果为, 王吉耀. 实用内科学[M]. 第 14 版. 北京: 人民卫生出版社, 2013.

[18] Investigators C I I. The cardiac insufficiency bisoprolol study II（CIBIS II）: a randomised trial[J]. The Lancet, 1999, 353（9146）: 9-13.

[19] Poole-Wilson P A, Swedberg K, Cleland J G F, et al. Comparison of carvedilol and metoprolol on clinical outcomes in patients with chronic heart failure in the Carvedilol Or Metoprolol European Trial (COMET): randomised controlled trial[J]. The Lancet, 2003, 362 (9377): 7-13.

[20] 梁晓春. 中西药联合使用的安全性及有效性研究势在必行[J]. 中国临床医生, 2014, 42 (6): 1-4.

[21] 重组人脑利钠肽多中心研究协作组. 重组人脑利钠肽治疗心力衰竭安全性和疗效的开放性随机对照多中心临床研究[J]. 中华心血管病杂志, 2011, 39 (4): 305-308.

[22] 栾晓军, 王国干, 刘文娴, 等. 重组人心钠肽治疗急性心力衰竭血流动力学临床研究[J]. 中国循环杂志, 2011, 26 (4): 283-286.

[23] 中华心血管病杂志编委会心血管药物对策专题组. 心血管药物临床试验评价方法的建议[J]. 中华心血管病杂志, 1998, 26 (6): 405-413.

[24] 郭金玉, 吕蓉, 张健, 等. 中文版 Memorial 心力衰竭症状评估量表的信效度评定[J]. 中华护理杂志, 2014, 49 (12): 1448-1452.

[25] 宣凡馨, 郭金玉, 李峥, 等. 心力衰竭患者住院前症状群的研究[J]. 中华护理杂志, 2015, 50 (3): 292-295.

[26] 李小茜, 刘伟, 何建成, 等. 充血性心力衰竭中医证候量表的信度与效度评价[J]. 中医杂志, 2015, 56 (7): 594-597.

[27] 贾美君, 蒋梅先. 中医证治疗心力衰竭疗效评定方法及其评估标准客观化的思考[J]. 上海中医药杂志, 2006, 40 (3): 47-49.

[28] Enright P L. The six-minute walk test[J]. Respiratory care, 2003, 48 (8): 783-785.

[29] 荆志成. 六分钟步行距离试验的临床应用[J]. 中华心血管病杂志, 2006, 34 (4): 381-384.

[30] 周素平, 杨成明, 石伟彬等. 慢性心力衰竭患者 6 分钟步行试验和运动心排血量的临床研究[J]. 中华心血管病杂志, 2008, 36 (3): 236-239.

[31] 龚开政, 张振刚, 王顺娣, 等. 中文版 SF-36 量表在心力衰竭患者生存质量评价中的应用研究[J]. 中华物理医学与康复杂志, 2004, 26 (12): 732-736.

[32] 赵利, 梁国辉, 刘凤斌, 等. 中华生存质量量表对慢性心力衰竭患者的心理测量学评价[J]. 中国中西医结合杂志, 2006, 26 (9): 784-787.

[33] 王贤良, 刘洪伟, 毛静远. 基于中国文化改良明尼苏达心力衰竭生存质量量表的条目筛选[J]. 中医杂志, 2016, 57 (1): 22-24, 31.

[34] 方向华. 替代终点在心血管病临床试验中的运用及其局限性[J]. 循证医学, 2005, 5 (6): 364-367.

[35] 国家食品药品监督管理局. 关于发布国际多中心药物临床试验指南(试行)的通告(2015 年第 2 号)[EB/OL]. [2015-01-30]. http://www.sda.gov.cn/WS01/CL0087/114002.html.

[36] 王彩虹, 赵叶琳, 邢君, 等. 临床终点委员会在临床事件判定过程中的重要作用[J]. 中国循证医学杂志, 2013, 13 (10): 1269-1272.

第三节 病毒性心肌炎

病毒性心肌炎(viral myocarditis, VMC)是由病毒感染所致的局灶性或弥散性心肌炎性病变, 其易引发间质炎性细胞浸润、心肌细胞变性、坏死、纤维渗出等病理改变, 从而导致心肌损伤、心功能障碍和/或心律失常。本病常可累及心包或心内膜而同时存在心包炎、心内膜炎[1-4]。

VMC 可发生在婴幼儿到老年人的各个年龄段, 以儿童和 40 岁以下的成年人居多, 35%的患者在 10~30 岁, 男性略高于女性[1,5]。春夏秋冬均能发病, 高峰季节与致病病毒的流行规律密切相关, 一般在 7、8 月份和 1~3 月份。我国九省市小儿心肌炎协作组曾对部分地区小儿 VMC 的发病情况做过调查, 报道其发病率为 18.27/10 万, 患病率为 21.83/10 万[6]。

急性 VMC 发病情况, 一般分为轻、中、重三型[7]。轻者几无症状, 或有轻微不适, 中型病例起病急, 可有明显乏力、心悸、气短、心前区不适或疼痛、恶心、呕吐、腹痛等, 检查时见心脏稍扩大、心律失常、奔马律以及其他心功能不全表现[4]。轻、中型病例临床占绝大部分, 一般预后良好, 大多可自愈, 但部分也可于再次感染或过劳后, 病情反复迁延, 或持续遗留有各种心律失常(如期前收缩、房室传导阻滞等), 更为严重的是有可能发生高度或三度房室传导阻滞, 则需安装永久心脏人工起搏器。少数有急性期后的持续心腔扩大和/或心力衰竭, 类似扩张型心肌病（dilated cardiomyopathy，DCM）。严重者多呈暴发型，突然发生心源性休克和/或心力衰竭，常迅速恶化，导致猝死。临床上诊断的 VMC 有 90% 左右以心律失常为主诉或首发症状[1, 2, 5]。

九省市小儿心肌炎协作组曾对 991 例患儿进行了 2 年半到 6 年的长期随访观察，结果表明，本病急性期和恢复期治疗的痊愈率分别为 60.7% 及 62.5%，明显高于迁延期的 40% 和后遗症期的 33.3%[8]。提示 VMC 应及早干预，以防止病程迁延和减少后遗症、慢性心肌炎、死亡的发生，提高痊愈率。

VMC 至今尚无特效治疗方法[9]，一般均嘱患者充分休息、防治感染，并采用营养心肌等对症支持治疗。维生素 C、辅酶 Q_{10}、1，6-二磷酸果糖等可改善心肌细胞代谢、减轻心肌细胞钙负荷及清除自由基，常被作为基础治疗用药[2]。抗病毒药物可应用于疾病早期；对于糖皮质激素的使用，临床存在较大争议[1, 5]。

本病属于中医学的"心悸"、"胸痹"、"怔忡"等范畴，临床常见有邪毒犯心、湿热侵心、气阴两虚、心阳不足、气虚血瘀等证候[10]。中医药治疗 VMC，具有多靶点、疗效确切、副作用少等优点，可针对病原和保护心肌，具有拮抗病毒毒性损害、减轻免疫病理损伤和修复心肌细胞的作用[11]。

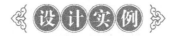

一、题目

××丸与芪冬颐心颗粒、辅酶 Q_{10} 胶囊对照治疗成人和儿童病毒性心肌炎（气阴两虚或兼心脉瘀阻证）的有效性和安全性的区组随机、双盲双模拟、平行对照、多中心上市后临床再评价研究。

二、研究背景

××丸属国家二级中药保护品种，为老中医临床应用多年的经验方，具有益气养阴，活血解毒的功效，用于气阴两虚或兼心脉瘀阻所致的胸闷、心悸、气短、乏力、头晕、多汗、心前区不适或疼痛，轻、中型病毒性心肌炎见上述证候者。

药效学研究结果：① 口服本品 5g、10g/kg 均能明显提高小鼠常压缺氧耐受力。② 本品对垂体后叶素引起的 ECGT 波改变及心律失常的影响，均显示出明显的保护作用。③ 对 CVB_3 感染的心肌细胞活性的影响，提示其对病毒感染的心肌细胞有一定保护作用。④ 对 CVB_3 引起的小鼠病毒性心肌炎疗效的影响有所改善，病变范围也略有减少。

毒性实验结果：急性毒性实验，选用小鼠按 30g/kg 分两次灌胃给药后观察一周，动物未见死亡，推测其最大耐受量应大于 30g/kg，相当于临床用量（7 岁儿童 25 公斤体重）的 83.3 倍。本药物急性毒性小，未能求出 LD_{50}；长期毒性实验，设置本品 22.5g、15g 生药/kg（相当于临床用量的 62.5、41.6 倍）两个剂量组和一个空白对照组，连续经口给药 12 周，结果显示，在给药时限与剂量范围内对大鼠的行为活动、进食饮水、大小便、生长发育（体重增长）、血象（血常规及白细胞分类检查）、肝功能、肾功能等均无明显毒性，经病理组织学检查，大鼠心、肝、脾、肺、肾、肾上腺、汗腺等器官亦未见毒性损害作用。

临床试验结果：本品先后在国内 16 家大型中医或西医综合医院进行了治疗成人或儿童

病毒性心肌炎的临床研究，共收集合格病例 1110 例，治疗总有效率在 81.6%～95.03%，明显高于对照组，且未见明显的不良反应。

三、试验目的与观察指标

（1）以芪冬颐心颗粒、辅酶 Q_{10} 胶囊为阳性对照，评价××丸治疗病毒性心肌炎（气阴两虚或兼心脉瘀阻证）的有效性。观察指标：疾病疗效，证候疗效，单项症状，心脏体征，心电图或 24 小时动态心电图、心肌酶、超声心动图。

（2）观察××丸临床应用的安全性。观察指标：临床不良事件/不良反应发生率，一般体检项目，血尿常规和肝肾功能等实验室指标。

四、试验总体设计

采用分层区组随机、阳性药对照、双盲双模拟、多中心的临床研究方法。

（1）随机：采用分层区组随机的方法，运用 SAS 统计软件，按 8 个中心的病例分配数及随机比例，生成随机数字分组表。按儿童和成人分层设计，层内按 3:1 比例分为试验组和对照组。

（2）盲法：采用双盲双模拟的方法。

（3）对照：阳性药对照。成人选择芪冬颐心颗粒，符合安全有效、同类可比的原则。因儿童缺乏同类的中药品种，故选择临床常用、公认安全有效的辅酶 Q_{10} 胶囊（商品名：能气朗）。

（4）多中心：在×家医院同期进行。

（5）样本量估算：计划儿童层 280 例（试验组 210 例和对照组 70 例），成人层 160 例（试验组 120 例和对照组 40 例）。

五、诊断标准

（一）西医诊断标准

1. 小儿病毒性心肌炎的诊断标准

参照中华医学会儿科学分会心血管学组颁布的《病毒性心肌炎诊断标准（修订草案）》（1999）[12]制定。

（1）临床诊断依据：① 心功能不全、心源性休克或心脑综合征。② 心脏扩大（X 线、超声心动图检查具有表现之一）。③ 心电图改变：以 R 波为主的 2 个或 2 个以上主要导联（Ⅰ、Ⅱ、aVF、V_5）的 ST-T 改变持续 4 天以上伴动态变化，窦房传导阻滞、房室传导阻滞，完全性右或左束支阻滞，成联律、多形、多源、成对或并行性早搏，非房室结及房室折返引起的异位性心动过速，低电压（新生儿除外）及异常 Q 波。④ CK-MB 升高或心肌肌钙蛋白（cTnI 或 cTnT）阳性。

（2）病原学诊断依据，确诊指标：自患儿心内膜、心肌、心包（活检、病理）或心包穿刺液检查，发现以下之一者可确诊心肌炎由病毒引起。① 用病毒核酸探针查到病毒核酸。② 分离到病毒。③ 特异性病毒抗体阳性。参考依据：有以下之一者结合临床表现可考虑心肌炎系病毒引起。① 自患儿粪便、咽拭子或血液中分离到病毒，且恢复期血清同型抗体滴度较第一份血清升高或降低 4 倍以上。② 病程早期患儿血中特异性 IgM 抗体阳性。③ 用病毒核酸探针自患儿血中查到病毒核酸。

（3）确诊依据：① 具备临床诊断依据2项，可临床诊断为心肌炎。发病同时或发病前1～3周有病毒感染的证据支持诊断者。② 同时具备病原学确诊依据之一，可确诊为病毒性心肌炎，具备病原学参考依据之一，可临床诊断为病毒性心肌炎。③ 凡不具备确诊依据，应给予必要的治疗或随诊，根据病情变化，确诊或除外心肌炎。

（4）应除外风湿性心肌炎、中毒性心肌炎、先天性心脏病、结缔组织病以及代谢性疾病的心肌损害、甲状腺功能亢进症、原发性心肌病、原发性心内膜弹力纤维增生症、先天性房室传导阻滞、心脏自主神经功能异常、β受体功能亢进及药物引起的心电图改变。

2. 成人急性病毒性心肌炎的诊断标准

参考《成人急性病毒性心肌炎的诊断参考标准》（1999）[13]制定。

（1）病史与体征：在上呼吸道感染、腹泻等病毒感染后3周内出现心脏表现，如出现不能用一般原因解释的感染后重度乏力、胸闷、头昏（心排血量降低所致）、心尖第一心音明显减弱、舒张期奔马律、心包摩擦音、心脏扩大、充血性心力衰竭或阿斯综合征等。

（2）上述感染后3周内新出现下列心律失常或心电图改变：① 窦性心动过速、房室传导阻滞、窦房阻滞或束支阻滞。② 多源、成对室性早搏，自主性房性或交界性心动过速，阵发或非阵发性室性心动过速，心房或心室扑动或颤动。③ 两个以上导联ST段呈水平型或下斜型下移≥0.01mV或ST段异常抬高或出现异常Q波。

（3）心肌损伤的参考指标：病程中血清心肌肌钙蛋白I或肌钙蛋白T（强调定量测定）、CK-MB明显增高。超声心动图示心腔扩大或室壁活动异常和/或核素心功能检查证实左室收缩或舒张功能减弱。

（4）病原学依据：① 在急性期从心内膜、心肌、心包或心包穿刺液中检测出病毒、病毒基因片段或病毒蛋白抗原。② 病毒抗体：第二份血清中同型病毒抗体（如柯萨奇B组病毒中和抗体或流行性感冒病毒血凝抑制抗体等）滴度较第一份血清升高4倍（2份血清应相隔2周以上）或一次抗体效价≥640者为阳性，320者为可疑阳性（如以1∶32为基础者则宜以≥256为阳性，128为可疑阳性，根据不同实验室标准作决定）。③ 病毒特异性IgM：以≥1∶320者为阳性（按各实验室诊断标准，需在严格质控条件下）。如同时有血中肠道病毒核酸阳性者更支持有近期病毒感染。

对同时具有上述（1）、（2）（① 、② 、③ 中任何一项）、（3）中任何二项，在排除其他原因心肌疾病后，临床上可诊断急性病毒性心肌炎。如同时具有（4）中① 项者，可从病原学上确诊急性病毒性心肌炎；如仅具有（4）中② 、③ 项者，在病原学上只能拟诊为急性病毒性心肌炎。

如患者有阿斯综合征发作、充血性心力衰竭伴或不伴心肌梗死样心电图改变、心源性休克、急性肾衰竭、持续性室性心动过速伴低血压或心肌心包炎等一项或多项表现，可诊断为重症病毒性心肌炎。如仅在病毒感染后3周内出现少数早搏或轻度T波改变，不宜轻易诊断为急性病毒性心肌炎。

对难以明确诊断者，可进行长期随访，有条件时可做心内膜心肌活检进行病毒基因检测及病理学检查。

在考虑病毒性心肌炎诊断时，应除外β受体功能亢进、甲状腺功能亢进症、二尖瓣脱垂综合征及影响心肌的其他疾患，如风湿性心肌炎、中毒性心肌炎、冠心病、结缔组织病、代谢性疾病以及克山病（克山病地区）等。

（二）临床分期[12]

（1）急性期：新发病，症状及检查阳性发现明显且多变，一般病程在半年以内。

（2）迁延期：临床症状反复出现，客观检查指标迁延不愈，病程多在半年以上。

（3）慢性期：进行性心脏增大，反复心力衰竭或心律失常，病情时轻时重，病程在1年以上。

（三）临床分型[7]

（1）轻型：可无明显的自觉症状，在感冒后偶然发现期前收缩，或有一过性心电图几个导联的ST-T改变。有症状者表现以乏力为主，其次为多汗、苍白、心悸、气短、胸闷、头晕、神差、食欲不振等。检查可见面色苍白，口周发青，心尖部第一心音低钝，有时出现一或二级吹风样收缩期杂音，可伴有期前收缩或Ⅰ度、Ⅱ度房室传导阻滞或轻度ST-T改变。

（2）中型：较轻型者少。起病较急。除前述症状较重外，乏力较突出，可有心前区痛。起病急骤者可伴恶心、呕吐、拒食。检查常见心率快或过缓，或不齐，有的呼吸增快。烦躁较重，口周青，心音低，心尖部出现吹风样收缩期杂音，可有奔马律和各种心律失常。血压低，脉压差减低。有的肺部出现啰音，肝有不同程度的增大。

（3）重型：更少。呈暴发型，起病急骤，数小时至一二日内出现心功能不全的表现，或很快发生心源性休克。患者感到极度乏力、头晕、烦躁、腹痛、呕吐，有的呼吸困难，心前区痛或压迫感，大汗淋漓，皮肤湿冷。婴儿则拒食，哭闹，手足凉，软弱无力，呼吸困难。检查见患儿面色灰白，口唇发绀，四肢凉，有的指趾发绀，脉细弱甚至摸不到，血压低，脉压低，或测不到血压。心音极钝，第一心音几乎听不到，心尖部出现吹风样收缩期杂音，可闻及奔马律，心动过速、过缓或不齐。短时间内心脏多不增大，可能出现严重心律失常。有的肺部出现啰音，肝迅速增大，可有压痛，有的发生急性左心功能衰竭、肺水肿，病情发展迅速，可在数小时到数日内死于严重心律失常、休克或肺水肿。如抢救及时、正确，不少患儿可较快好转，数日到数月后脱险，以后一部分痊愈，一部分时常发生心律失常，一部分转为慢性或留下后遗症。

（四）中医辨证标准（心悸·气阴两虚或兼心脉瘀阻证[4]）

（1）气阴两虚：心悸，气短，乏力，头晕，多汗，舌质淡或尖红，苔少或剥脱，脉细数、无力或结代。

（2）心脉瘀阻：胸闷憋气/长出气、心前区不适或疼痛，舌质发暗，脉涩。

具备如上（1）、（2）中的至少1/2个项目，即可分别确立辨证。

六、受试者的选择

（一）纳入标准

（1）符合小儿与成人病毒性心肌炎（急性期轻型、中型，迁延期）西医诊断标准；

（2）符合中医气阴两虚或兼心脉瘀阻证辨证标准；

（3）就诊时至少具备下列1项具有诊断意义的心电图（包括24小时动态心电图）、超声心动图或CK-MB异常；

（4）年龄在3~18岁的儿童患者，和19~65岁的成人患者；

（5）受试者或/和法定代理人签署知情同意书。

（二）排除标准

（1）病毒性心肌炎的急性期重型或慢性期患者；

（2）明确诊断为β受体功能亢进、甲状腺功能亢进、原发性心内膜弹力纤维增生症、先天性房室传导阻滞、心脏自主神经功能异常、风湿性心肌炎、中毒性心肌炎、先天性心脏病、原发性心肌病、结缔组织病以及代谢性疾病等影响心肌疾病的患者；

（3）合并脑、肺、肝、肾及造血等系统严重原发性疾病；

（4）对已知试验用药物过敏者；

（5）根据医生判断，容易造成失访者。

（三）受试者退出（脱落）标准

1. 研究者决定退出

（1）出现过敏反应或严重不良事件，根据医生判断应停止试验者；

（2）试验过程中病情恶化，根据医生判断应该停止临床试验者；

（3）受试者依从性差（试验用药依从性＜80%或＞120%），或自动中途换药或加用本方案禁止使用的中西药物者；

（4）各种原因的中途破盲者；

（5）严重违反纳入或排除标准，本不应随机化者。

2. 受试者自行退出

（1）无论何种原因，患者不愿意或不可能继续进行临床试验，向主管医生提出退出试验要求而退出试验者；

（2）受试者虽未明确提出退出试验，但中途失访或不再接受试验用药及检测者。

（四）、（五）（参照本章第一节）

七、试验用药物及治疗方案

1. 试验用药物的名称与规格

试验药：××丸，规格为 1.5g/丸。阳性药：芪冬颐心颗粒，规格为 5g/袋；辅酶 Q_{10} 胶囊，规格为 10mg/粒。试验药与阳性药的模拟剂：外包装、气味等应尽可能与原制剂相同。全部试验用药均由申办者提供。

2. 试验用药物的包装

将试验用药，按全疗程（28 天+4 天）的用量分装到 2 个中包装，2 个中包装合成 1 个大包装盒。包装上均注明：××丸临床研究用药、SFDA 临床研究批件号、药物编号（即按"处理编码"编制的试验药物顺序号：001～440）、功能主治、规格、用法用量、贮存条件、生产批号、有效期、药物供应单位、注意事项等内容，并写上"仅供临床研究用"字样。

3. 药物的随机编盲与应急信件

（1）随机编盲：采用分层区组随机设计法。按儿童和成人分层设计，层内按 3∶1 比例分为试验组和对照组。样本含量为 440 例,其中儿童层 280 例(试验组 210 例和对照组 70 例),成人层 160 例(试验组 120 例和对照组 40 例),由×家机构同期进行。分两级设盲:一级设盲以 A 组、B 组表示,二级设盲再分别指定 A 组、B 组的组别归属。由专业统计人员会同申办单位代表(编盲者),负责用 SAS 软件产生中心编码分配随机数字、试验病例分配随机数字、处理组分配随机数字及其"中心编码分配情况"(用于指定各中心分配的处理编码范围)、"试验病例随机编码表"(即"处理编码",一级盲底)、"处理组分配情况"(二级盲底)。申办者指定"与本次临床试验无关人员"按"试验药物包装表"进行试验用药物的分配包装。上述两级盲底,连同随机数字的初始值、区组长度等,一式两份,密封后交由临床研究负责单位和申办单位有关负责部门共同掌握。全部药物编码过程应由编盲者书写成"编盲记录"存档。

(2)应急信件的设立,参照本章第一节。

4. 试验用药物的管理(参照本章第一节)

5. 给药方案

(1)用法用量:① 试验药××丸(1.5g/丸)及其模拟药:3~6岁,每次 3 丸;7~12 岁,每次 4 丸;13~18 岁,每次 5 丸;18 岁以上,每次 6 丸。口服,每日 3 次。② 对照药辅酶 Q_{10} 胶囊(10mg/粒)及其模拟药:3~6岁,每次 1 粒;7~12 岁,每次 1 粒;13~18 岁,每次 2 粒。口服,每日 2 次。③ 对照药芪冬颐心颗粒(5g/袋)及其模拟药:18 岁以上,每次 1 袋。口服,每日 3 次。④ 成人:试验组,给予试验药××丸+芪冬颐心颗粒模拟剂;对照组给予芪冬颐心颗粒+××丸模拟剂;儿童组,给予试验药××丸+辅酶 Q_{10} 胶囊模拟剂;对照组给予辅酶 Q_{10} 胶囊+××丸模拟剂。

(2)疗程:28 天。

(3)合并治疗规定,试验期间,不得使用抗病毒药物、维生素以及肌苷片等营养心肌药物,不得使用同类中药。如果受试者在入组前正在服用上述药物,需经过 3~7 天的导入期方可入选参加试验。

6. 试验用药依从性判断(参照本章第一节)

八、安全性评价及观测时点

1. 试验用药物可能的不良反应

小鼠急性毒性实验,未发现药物的毒副反应。根据本品药物组成,可能有心悸、腹泻、恶心呕吐等不良反应。

2. 安全性评价指标及观测时点

(1)可能出现的临床不良事件/不良反应,用药后随时观察。

(2)一般体检项目,如体温、脉搏、呼吸、血压等,用药前后检查。

(3)血、尿常规,肝功能(ALT、AST、TBIL),肾功能(BCr),用药前后检查。以临床不良事件/不良反应发生率作为主要安全性评价指标。

3. (参照本章第一节)

4. (参照本章第二节)

5.（参照本章第一节）

九、有效性评价

1. 观察指标

（1）人口学资料：性别、年龄、身高、体重（只在基线点采集）。

（2）有效性评价指标与观测时点：① 心肌炎症状计分和，基线、治疗2周、4周评价。② 心电图或24小时动态心电图（动态心电图仅限心律失常患者检查），基线、治疗4周检查并评价。③ 超声心动图（包括心脏腔室扩大和左室射血分数等，仅限心功能不全患者检查），基线、治疗4周检查并评价。④ 心肌酶CK-MB，基线、治疗4周检查并评价。⑤ 中医证候疗效，基线、治疗4周评价。⑥ 心肌炎疾病疗效，基线、治疗4周评价。⑦ 心脏体征，基线、治疗2周、4周检查并评价。⑧ 病毒学检测（如柯萨奇B组病毒抗体），基线、治疗4周检查并评价。以心肌炎症状计分和作为主要有效性评价指标。

2. 中医证候分级量化标准

表 2-3-1　中医证候、体征分级量化标准

症状	计0分	计1分	计2分	计3分
乏力	无	活动后稍觉乏力	活动后明显乏力	乏力倦怠，不愿活动
心悸	无	偶觉心悸	经常心悸，活动后尤甚	频繁心悸，影响活动
气短	无	活动后稍觉气短	活动后明显气短	活动后气喘
多汗	无	活动量稍大时汗出	活动后汗出	稍动即汗出
头晕	无	头晕	头晕目眩	晕厥
胸闷憋气	无	活动后稍觉胸闷憋气	活动后明显胸闷憋气	胸中窒闷，影响活动
心痛	无	心前区不适	阵作，痛如针刺	频作，痛如针刺
舌脉象	计0分	计1分		
舌质	淡红	舌质淡，尖红，或发暗		
舌苔	薄白	苔少或剥脱苔		
脉象	平脉	脉细数、无力或结代		
症状舌脉积分	注：症状和舌脉的计分和，用于评价证候疗效			
体征（听诊）	计0分	计1分	计2分	
心音低钝	无	第一心音低钝	心音低	
心律不齐	无	不齐	早搏	
心动过速过缓	无	有		
心脏杂音	无	有		
症状体征积分				

注：症状和体征的计分和，用于评价疾病疗效。

3. 疗效评定标准

（1）中医证候疗效评定标准：① 临床痊愈：证候计分和减少 90%以上。② 显效：证候计分和减少 60%～90%（包括 60%）。③ 有效：证候计分和减少 30%～60%。④ 无效：证候计分和减少 30%以下。

注：减少率=[（疗前总积分和－疗后总积分和）/疗前总积分和]×100%。

（2）心肌炎疾病疗效评定标准[14]：① 临床治愈：临床症状、体征消失，症状计分和减少 90%以上，心脏电生理指标、超声心动图心脏腔室扩大指标及 CK-MB 指标均恢复正常范围。② 显效：临床症状、体征大部分消失，症状计分和减少≥60%～90%，心脏电生理指标、超声心动图心脏腔室扩大指标及 CK-MB 指标 2 项或以上恢复正常或有明显改善。③ 有效：临床症状、体征部分消失或有改善，症状计分和减少≥30%～60%，心脏电生理指标、形态学指标及 CK-MB 指标至少 1 项恢复正常或有明显改善。④ 无效：不符合以上标准者。

注：明显改善，心电图 ST-T 改变明显好转或涉及导联数减少；24 小时动态心电图所示早搏数减少 50%以上；房室传导阻滞Ⅱ度转Ⅰ度，或 PR 间期明显缩短；其他的心电图异常改变明显好转；超声心动图所示扩大的心脏腔室内径减小或扩大的腔室数减少；CK-MB 升高值下降 50%以上。

十、试验流程

表 2-3-2　试验流程表

项目	筛选导入期（基线点，0 天）	入选治疗期		随访
		治疗 14 天±2 天（中间访问点）	治疗 28 天±4 天（用药终点）	
签署知情同意书	×			
人口学资料记录	×			
中医证候	×	×	×	
体格检查（心脏听诊）	×	×	×	
心电图	×		×	
24 小时动态心电图①	×		×	
心肌酶 CK-MB	×		×	
心肌肌钙蛋白	×		×	
超声心动图	×		×	
柯萨奇 B 组病毒检测	×		×	
血常规	×		×	×②
尿常规	×		×	×②
肝肾功能（ALT、AST、TBIL、Cr）	×		×	×②
发放试验药物	×			
用药依从性		×	×	
不良事件记录		×	×	
合并用药记录		×	×	

项目	筛选导入期（基线点，0天）	入选治疗期		随访
		治疗14天±2天（中间访问点）	治疗28天±4天（用药终点）	
脱落原因分析			×	
临床疗效评定			×	
安全性评定			×	

注：① 动态心电图仅限心律失常患者检查；② 实验室检测项目疗前正常、疗后出现异常者随访直至正常。

十一、数据管理（参照本章第一节）

十二、统计分析（参照本章第一节）

十三、质量控制与保证

1. 质量控制措施

（1）～（3），参照本章第一节。

（4）对受试者的日常生活干预：因劳累、感染易诱发VMC病情波动，对评价试验药物的有效性造成影响，故应嘱成人受试者合理作息、避免劳累、预防感染，控制儿童受试者每日活动量，必要时卧床休息。

2. 质量保证措施（参照本章第一节）

十四、伦理学要求（参照本章第一节）

十五、试验结束后的医疗措施（参照本章第一节）

十六、试验总结与资料保存（参照本章第二节）

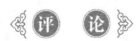

一、研究策略

治疗VMC中药的临床研究，主要分针对急性期（轻、中型）和迁延期两类。前者的试验目的，一般为发病早期用药，防止病程迁延和减少后遗症、慢性心肌炎、死亡的发生，提高痊愈率；而后者的目的主要是减少病情波动。中药具有改善症状的作用优势，亦可选择急性期和/或迁延期病情波动患者，以改善心肌炎症状、体征及理化检查结果为研究目标。

二、临床试验设计要点

1. 总体设计

VMC临床试验设计，无论何种研究目标，一般均采用随机、双盲、平行对照、多中心研究的方法。儿童和成人应当作为不同的受试人群分别设计试验，如为中药新药，可按先成人后儿童的顺序进行。本病为自限性疾病，绝大多数属轻中型病例，且缺乏特效治疗[1, 2]，在保证充分休息、防治感染、对症治疗的前提下，宜进行安慰剂对照，如选择阳性药对照，建议采用优效性检验设计。目前上市的心肌炎治疗中药有荣心丸、芪冬颐心口服液等[15, 16]。

2. 诊断标准

我国对成人急性VMC的诊断，目前仍沿用1999年的《成人急性病毒性心肌炎诊断参考标准》[13]；小儿VMC的诊断标准，为1999年全国小儿心肌炎、心肌病学术会议制定的《病毒性心肌炎诊断标准（修订草案）》[12]（以下简称为"小儿标准"）。此两种标准均按照病史、临床表现、心电图改变、心肌损害标志物、心脏结构及病原学依据共同诊断，其中"小儿标准"还将VMC病程分为了急性期、迁延期和慢性期。

但由于VMC临床表现及辅助检查结果缺乏特异性，故对本病多属于临床诊断，欲确诊需行心内膜心肌活检（endomyocardial biopsy，EMB）后，将获取的心肌标本进行组织学、免疫组化和病毒PCR分析[17]。1984年美国制定了VMC的EMB病理诊断的Dallas标准[18]，其根据EMB结果将心肌炎进行了病理学分类。但由于取得心肌标本存在难度，对设备和技术要求较高，且国外有报道称病毒检出率过低[19]，除VMC外其他心肌疾病甚至健康人群心肌中亦可检测出病毒[20]，故EMB临床应用价值受到很大限制；而以血液为标本进行的病毒病原检测，其阳性结果仅能证实患者正在感染或曾经感染过某种病毒，并不能说明病毒已侵害心脏，此时应结合临床表现考虑心肌炎是否由病毒引起[21]。

近年来，有关"小儿标准"优缺点的讨论很多，上海马沛然等专家提出了自己的见解，具有重要的参考价值。其认为异常表现对诊断的价值大小不等，故主张应划分出主要指标、次要指标，并且强调了临床上应将某些不典型病例诊断为"疑似心肌炎"的必要性，此外，还在病程分期中增加了恢复期[22]。

3. 受试者选择

根据试验目的，入选试验的病例首先必须符合拟选目标适应证的诊断分期（急性期、迁延期）和中医证候，以及伦理学要求。急性期病例的入选病程应限制在1～2个月内，病情为轻、中型；迁延期病例的病情波动频率应达到一定次数后方可入选。研究以改善症状/中医证候为目的的药物时，可适当放宽限制。因VMC确诊十分困难，故亦可纳入临床诊断为心肌炎的病例。在成人或儿童临床试验中可适当扩大年龄范围，年龄下限由于临床可操作性等原因，多选择1岁，除外婴儿。

应排除重症心肌炎及心肌炎慢性期/DCM，前者多呈暴发型，病情迅速恶化，短时间内出现严重的血流动力学改变、心源性休克、重度心功能不全等心脏受累征象；而后者常有进行性心脏扩大或遗留有不同程度的心律失常，均须给予针对性治疗，故应予以排除。还应排除与VMC临床表现类似的疾病，如β受体功能亢进、甲状腺功能亢进、原发性心内膜弹力纤维增生症、先天性房室传导阻滞、心脏自主神经功能异常、风湿性心肌炎、中毒性心肌炎、先天性心脏病、原发性心肌病、结缔组织病以及代谢性疾病等。

4. 基础治疗与合并用药

充分休息、防治感染是VMC的最重要的基础治疗，无论急性期或迁延期适应证，均应该高度重视，并制定具体措施，保证受试者的依从性。对于急性期中型病例，应卧床休息至少3个月。

对于中药临床试验，一般应允许合并使用改善心肌细胞代谢等对症治疗药物，如维生素C、辅酶Q_{10}、1,6-二磷酸果糖、极化液等，以保护受试者。一些常用中药制剂和饮片汤剂，如玉丹荣心丸、芪冬颐心口服液，以及黄芪、丹参、牛磺酸、生脉、参麦类，为避免影响疗效评价，一般不允许合并应用。除作为急救药物外，原则上不允许使用抗心律失常药物。试验中合并感染者，可临时对因、对症处理，但应在数据核查时，对其影响评价的程度做出评估。

5. 有效性评价

VMC急性期的治疗目标为早期应用，提高临床痊愈率。推荐以疾病痊愈率作为主要终点，以迁延率、慢性期发生率、后遗症发生率等，作为次要终点，并同时评价用药结束时的心肌炎症状体征、理化检查及其综合疗效、中医证候疗效等。迁延期的治疗目的为减少病情波动，多以"随访1年的病情波动次数"作为主要终点，以病情波动时的症状体征、理化检查及其综合疗效、中医证候疗效等，作为次要指标。此外，对于中药品种保护临床试验，也可以评价心肌炎症状体征综合指标/中医证候指标为主。

应明确定义"痊愈"标准，必须达到症状体征和理化检查（至少是心肌炎诊断指标）完全正常，并随访至发病后6个月甚至12个月以上。应遵循国内公认的诊断标准和分期标准，明确"迁延、慢性、后遗症"的概念。其中，"后遗症"的定义，可以为心肌炎经治疗后已无明显临床症状，心脏大小、结构及心功能均恢复正常，但遗留较稳定的心电图异常，如房室或束支传导阻滞、过早搏动及交界性心律等[4]。早搏"有效"，一般定义为24小时动态心电图的早搏次数减少50%以上[7]。中医证候的有效性评价，目前一般采用基于项目专家组自拟的《症状体征分级量化标准》，建议这个标准包含舌脉象及体征在内。

6. 安全性评价

治疗心肌炎的中药，多采用活血化瘀治法及药物[11,14]，应重点观察其对凝血功能的影响。本病治疗周期可能较长，除进行常规安全性评价外，可以考虑观察长期用药的安全性。

7. 试验流程

VMC为感染所致的疾病，其临床试验一般不设计导入期。对病治疗药物，急性期疗程常设置为4~8周，迁延期为8~12周，并设计直至发病后1年的随访期[16,23-25]。改善症状药物疗程一般设置为4周，无需随访。

参 考 文 献

[1] 陈灏珠，林果为，王吉耀. 实用内科学[M]. 第14版. 北京：人民卫生出版社. 2013.
[2] 江载芳，申昆玲，沈颖. 诸福棠实用儿科学[M]. 第8版. 北京：人民卫生出版社，2015.
[3] 王卫平. 全国高等医药教材建设研究会"十二五"规划教材·儿科学[M]. 第8版. 北京：人民卫生出版社，2013.
[4] 胡思源. 病毒性心肌炎的中西医诊断与治疗[M]. 北京：中国医药科技出版社. 1998.
[5] 陈灏珠. 实用心脏病学[M]. 第4版. 上海：上海科学技术出版社，2007.

[6] 马融,胡思源. 儿科疾病中医药临床研究技术要点[M]. 北京:中国医药科技出版社,2012.
[7] 中华人民共和国卫生部制定发布. 中药新药临床研究指导原则(第一辑)[S]. 1993.
[8] 九省市小儿病毒性心肌炎协作组. 九省市小儿病毒性心肌炎长期随访[J]. 中华儿科杂志,1987,25(2):70.
[9] 杨英珍. 病毒性心脏病[M]. 上海:上海科学技术出版社. 2001.
[10] 国家中医药管理局医政司. 中医临床路径——22个专业95个病种合订本[M]. 北京:中国中医药出版社,2011.
[11] 张明雪,曹洪欣. 病毒性心肌炎中医研究[M]. 北京:中国中医药出版社,2011.
[12] 中华医学会儿科学分会心血管学组,中华儿科杂志编辑委员会. 病毒性心肌炎诊断标准(修订草案)[J]. 中华儿科杂志,2000,38(2):75.
[13] 中华心血管病杂志编辑委员会心肌炎心肌病对策专题组. 关于成人急性病毒性心肌炎诊断参考标准和采纳世界卫生组织及国际心脏病学会联合会工作组关于心肌病定义和分类的意见[J]. 中华心血管病杂志,1999,27(6):405-407.
[14] 胡思源,马融,刘虹,等. 活血化瘀疗法治疗小儿病毒性心肌炎瘀阻心脉证临床随机对照试验[C]//中华中医药学会儿科分会中医儿科国际学术交流大会. 2010.
[15] 张俊清,张军平. 玉丹荣心丸治疗病毒性心肌炎疗效的系统评价[J].天津中医药,2009,26(2):162-165.
[16] 涂秀华,徐凤芹,苗阳,等. 芪冬颐心口服液治疗病毒性心肌炎的临床试验[J]. 中药新药与临床药理,1996,7(4):6.
[17] Caforio A L P, Pankuweit S, Arbustini E, et al. Current state of knowledge on aetiology, diagnosis, management, and therapy of myocarditis: a position statement of the European Society of Cardiology Working Group on Myocardial and Pericardial Diseases[J]. European heart journal, 2013, 34(33): 2636-2648.
[18] Aretz H T. Diagnosis of myocarditis by endomyocardial biopsy[J]. The Medical clinics of North America, 1986, 70(6): 1215.
[19] Bowles N E, Ni J, Kearney D L, et al. Detection of viruses in myocardial tissues by polymerase chain reaction: evidence of adenovirus as a common cause of myocarditis in children and adults[J]. Journal of the American College of Cardiology, 2003, 42(3): 466-472.
[20] Andréoletti L, Bourlet T, Moukassa D, et al. Enteroviruses can persist with or without active viral replication in cardiac tissue of patients with endstage ischemic or dilated cardiomyopathy[J]. Journal of Infectious Diseases, 2000, 182(4): 1222-1227.
[21] 张乾忠,马沛然,王琍,等. 儿童病毒性心肌炎的诊断和治疗[J]. 中国实用儿科杂志,2003,18(10):577-596.
[22] 马沛然,于永慧. 小儿病毒性心肌炎诊断标准的评价与建议[J]. 医学临床研究,2004,21(4):322-324.
[23] 王航雁,衣京梅,张晓飞,等. 玉丹荣心丸治疗病毒性心肌炎疗效观察[J]. 实用儿科临床杂志,2003,18(3):216-217.
[24] 刘虹,胡思源,陈宝义,等. 通脉口服液治疗小儿病毒性心肌炎的临床研究[J]. 中国医药学报,2001,16(6):38-40.
[25] 朴英爱,于宪一,袁越,等. 辅酶Q_{10}片治疗病毒性心肌炎的疗效观察[J]. 中华儿科杂志,1997,35(1):48.

第四节 高 脂 血 症

高脂血症(hyperlipidemia,HLP)是人体脂代谢异常所致的血清脂质和脂蛋白水平超出了正常范围,严格地说应称为血脂紊乱或血脂异常。

按表型,HLP一般简易地分为高胆固醇血症、高甘油三酯血症、低高密度脂蛋白血症与混合型高脂血症4种类型(WHO分为Ⅰ、Ⅱa、Ⅱb、Ⅲ、Ⅳ、Ⅴ6型)。按病因,HLP可分为继发性和原发性。继发性HLP指由全身系统性疾病(如糖尿病、肾病综合征、甲状腺功能减退症、肾衰竭、肝脏疾病、系统性红斑狼疮、糖原累积症、骨髓瘤、脂肪萎缩症、急性卟啉病、多囊卵巢综合征等)引起的血脂异常。此外,某些药物如利尿剂、β受体阻滞剂、糖皮质激素等也可能引起继发性血脂升高。血脂异常的原发性原因包括直接影响脂蛋白及其功能的单基因异常,以及多基因变异引起脂质转运异常,从而引起脂质参数增加或降低的多基因异常[1]。按基因类型,家族性HLP又可分为家族性高胆固醇血症、家族性apoB缺陷症、家族性混合型高脂血症、家族性异常β脂蛋白血症、多基因家族性高胆固醇血症、家族性脂蛋白(a)血症、家族性高甘油三酯血症[2]。

2013年全国调查的12040名血脂异常患者中,50%患有高血压,37.5%患有冠心病,超过30%患有外周动脉疾病[3]。其中,以低密度脂蛋白胆固醇(LDL-C)增高为主要表现的高胆固醇血症是动脉粥样硬化性心血管疾病(arteriosclerotic cardiovascular disease,ASCVD)最重要的危险因素,而血脂异常干预的临床意义在于其能够最大程度地减少 ASCVD 的发生和致死或致残的风险(一、二级预防)[4]。

目前,国内外关于血脂异常的治疗方案主要包括非药物治疗与药物治疗两方面。非药物治疗,即生活方式干预(therapeutic lifestyle changes,TLC),为血脂异常治疗的基础措施,包括:① 控制饮食性胆固醇摄入;② 增加体力运动;③ 维持理想体重;④ 控制吸烟等其他心血管危险因素。无论患者心血管危险水平如何,均应进行 TLC。药物治疗可分为 5 类:① 他汀类,如洛伐他汀、辛伐他汀、普伐他汀、氟伐他汀和阿托伐他汀;② 贝特类,如非诺贝特、苯扎贝特、吉非贝齐;③ 烟酸类;④ 胆酸螯合剂,如考来烯胺;⑤ 胆固醇吸收抑制剂,如依折麦布;⑥ 其他,如普罗布考、n-3 脂肪酸。其中,他汀类药物较其他各类药物具有最充分的临床研究证据,被认为是 ASCVD 一、二级预防的基石[4]。其他种类药物,因临床获益证据不足,暂不作为首选用药,可应用于不能耐受常规剂量他汀类药物时(依折麦布、贝特类、烟酸类)或 TG 严重升高、需降低急性胰腺炎风险时(贝特类、烟酸类)[5]。

HLP 的临床表现主要是脂质在真皮内或血管内皮沉积引起的黄色瘤和动脉粥样硬化,进而可以导致各种心血管疾病,可归为中医"痰浊"、"瘀血"、"胸痹"、"眩晕"、"中风"、"脉痹"等范畴。其病位在血脉,病机以肝脾肾三脏亏虚为本,痰浊和血瘀为标。临床常见证候包括痰浊阻遏证、脾肾阳虚证、肝肾阴虚证、气滞血瘀证,主要治法包括理气疏肝、健脾利湿、益气补肾、祛痰化浊、活血化瘀等[6]。目前发现,具有降脂作用的中药近百种,其有效成分主要含蒽醌类、活性多糖类、皂苷类、黄酮与多酚类、生物碱类成分、不饱和脂肪酸类、挥发油及脂肪油类、蛋白质类等[7]。中药主要通过抑制机体对脂类的吸收、影响胆汁酸的肠肝循环、抑制脂类的合成、抗氧化等途径来实现降血脂,具有多途径、多靶点、广谱降血脂以及防止动脉粥样硬化的作用,且副作用少[8]。

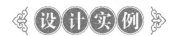

一、题目

××胶囊治疗高脂血症(瘀血阻滞证)评价其有效性和安全性的随机双盲、剂量探索、多中心 Ⅱ 期临床研究。

二、研究背景

××胶囊为第 6 类中药新药,具有活血化瘀,通脉降脂的作用,适用于高脂血症,症见胸痛,头晕或头痛,心悸、胸闷,肢体麻木,舌质紫暗或舌体瘀斑、瘀点,脉弦涩或沉涩等属瘀血阻滞证者,现拟计划进行 Ⅱ 期临床试验。

药效学研究结果:① 本品所含的两种降血脂有效成分剂量分别为 60mg、30mg/kg。② 本品 60mg/kg 给大鼠灌胃(ig)2 周以上,可显著降低高脂血症大鼠全血黏度、血浆黏度、全血还原比黏度及胆固醇(TC)、甘油三酯(TG),主动脉 TC 含量等指标,其对血瘀大鼠体外血栓形成有明显的抑制作用,并对血瘀大鼠血小板聚集有显著的改善作用。③ 大于 30mg/kg 的本品 ig 给药第 15、30、45 天,能显著降低血液黏度及高脂血症家兔的血清 TC、TG 含量,并明显降低第 45 天时家兔主动脉组织中的 TC 含量,升高高密度脂蛋白(HDL-C),随给药时间延长其降血粘和降血脂作用明显增强。

毒性试验结果：① 本品小鼠、大鼠灌胃给药的最大耐受量分别为 24g、32g/kg，分别相当于成人临床用量（10mg/kg）的 2400、3200 倍，未发现明显的毒性反应。② 以本品临床用药剂量的 5、85、170 倍连续灌胃大鼠 6 个月，对大鼠自主活动、行为行动、生长发育无明显影响；给药期间进食及二便基本正常；血液学、血液生化指标未见明显异常；对大鼠心、肝、脾、肺、肾上腺、胸腺、甲状腺、前列腺、睾丸、卵巢重量及脏体系数无明显影响；病理组织学检查未观察到明显与用药有关的病理组织学改变。以本品临床用药剂量的 2.5、50、100 倍灌胃 Beagle 犬，各组 Beagle 犬精神行为活动、饮食、生长发育均正常；用药组血液指标、血液生化指标、尿、便和心电图检测结果都在正常值范围；用药期和恢复期的病理组织学检查未见病理性变化。

三、试验目的与观察指标

（1）探索××胶囊不同剂量治疗高脂血症瘀血阻滞证的有效性。观察指标：血脂四项，血脂分级疗效，证候疗效，单项症状疗效，体重指数等。

（2）观察××胶囊临床应用的安全性。观察指标：临床不良事件/不良反应发生率，一般体检项目，血常规、尿常规、便常规、心电图、肝肾功能、凝血四项等实验室指标。

四、试验总体设计

采用分层区组随机、双盲、平行对照、剂量探索、多中心临床试验设计。

（1）随机：采用分层区组随机化方法，以中心为分层因素。运用 SAS 统计软件，按 6 个中心的病例分配数及随机比例，生成随机数字分组表。

（2）盲法：采用双盲的方法，分两级设盲。

（3）对照：设试验药高、低剂量组和安慰剂组，按 1∶1∶1 的比例分配例数，进行平行对照、剂量探索。

（4）多中心：在×家临床试验机构同期进行。

（5）样本量估算：按照《药品注册管理办法》[9]中有关Ⅱ期临床试验试验组例数不少于 100 例的规定，考虑到脱落剔除情况，设计本项试验的样本量为 240 例，高（3 粒，tid）、低（2 粒，tid）、零剂量组各 80 例。

五、诊断标准

1. 西医诊断

参照《中药新药临床研究指导原则（试行）》[6]、2007 年《中国成人血脂异常防治指南》[2]及《心血管药物临床试验评价方法的建议》[10]制定。

（1）血脂检查：① 在正常饮食情况下，检测禁食 12～14 小时后的血脂水平。② 判定是否存在高脂血症时，对无明确高脂血症的患者，必须具有 1～2 周内至少 2 次血标本检测记录。

（2）高脂血症：按照血脂检查标准检测，血清总胆固醇（TC）≥6.22mmol/L（240mg/dl）或甘油三酯（TG）≥2.26mmol/L（200mg/dl），或低密度脂蛋白（LDL-C）≥4.14mmol/L（160mg/dl），或高密度脂蛋白（HDL-C）≤1.04mmol/L（40mg/dl）（男女相同）者，结合病史、家族史和临床表现（如黄色瘤、角膜老年环、肥胖等）即可诊断；或原有高脂血症病史，此次血脂达上述标准。

2. 中医辨证标准（胸痹·瘀血阻滞证）

参考《中药新药临床研究指导原则（试行）》[6]及《血瘀证诊断参考标准》[11]制定。

（1）主症：① 胸痛，② 头晕或头痛。
（2）次症：① 心悸，② 胸闷，③ 肢体麻木，④ 舌质紫暗或舌体瘀斑、瘀点，⑤ 脉弦涩或沉涩。

具备主症1项或1项以上，次症2项或2项以上，结合舌脉象即可诊断。

六、受试者的选择

（一）纳入病例标准

（1）符合高脂血症西医诊断标准，即胆固醇（TC）≥6.22mmol/L，或甘油三酯（TG）≥2.26mmol/L，或低密度脂蛋白（LDL-C）≥4.14mmol/L，或高密度脂蛋白（HDL-C）≤1.04mmol/L（男女相同）；
（2）中医辨证为瘀血阻滞证；
（3）年龄在18～70岁之间；
（4）签署知情同意书。

（二）排除病例标准

（1）半年内曾患急性心肌梗死、脑血管意外、严重创伤或重大手术后，以及未控制或未治疗的高血压（收缩压≥180mmHg或舒张压≥110mmHg）患者；
（2）继发性高脂血症，包括因肾病综合征、甲状腺机能减退、痛风、急性或慢性肝胆疾病、糖尿病等所致者；
（3）由药物（吩噻嗪类、β受体阻滞剂、肾上腺皮质类固醇及某些避孕药等）引起的高脂血症、纯合子型高胆固醇血症及甘油三酯≥11.3mmol/L的患者；
（4）正在使用肝素、甲状腺素治疗药和其他影响血脂代谢药物的患者，及近2周内曾采用其他降脂药物的患者；
（5）合并严重心、肝、肾及造血系统等疾病；
（6）妊娠或准备妊娠妇女，哺乳期妇女；
（7）过敏体质及对试验药物过敏者、精神病患者；
（8）正在参加其他临床试验者或者3个月内参加过其他临床试验者；
（9）根据研究者判断容易造成失访者。

（三）受试者退出（脱落）标准

1. 研究者决定退出

（1）出现过敏反应或严重不良事件，根据医生判断应停止试验者；
（2）试验过程中病情恶化，根据医生判断应该停止临床试验者；
（3）受试者依从性差（试验用药依从性<80%或>120%），或自动中途换药或加用本方案禁止使用的中西药物者；

（4）各种原因的中途破盲者；

（5）严重违反纳入或排除标准，本不应随机化者。

2. 受试者自行退出

（1）无论何种原因，患者不愿意或不可能继续进行临床试验，向主管医生提出退出试验要求而退出试验者；

（2）受试者虽未明确提出退出试验，但中途失访或不再接受试验用药及检测者。

（四）、（五）（参照本章第一节）

七、试验用药物及治疗方案

1. 试验用药物的名称与规格

××胶囊及其模拟药：规格××，批号××，有效期至××。全部试验用药均由申办者提供。模拟剂外包装、气味等应尽可能与原制剂相同。

2. 试验药物的包装

将受试者每次的服用量（××胶囊和/或其模拟剂胶囊共3粒）装于1个"小袋"中，每日服用量共3个"小袋"装于一个"小药盒"中。每次访视分发14天+2天的药物，即将16个"小药盒"装入一个"中药盒"，总共需分发4次药物，将4个"中药盒"装入一个"大药盒"。外包装上均注明："××胶囊临床研究用药"、SFDA临床研究批件号、药物编号（即按"处理编码"编制的试验药物顺序号：001~240）、功能主治、生产批号、有效期、应用方法、贮存条件、生产厂家等。

3. 药物的随机编盲与应急信件

（1）随机编盲：采用分层区组随机设计法。以中心为分层因素，并按1∶1∶1比例随机分为高剂量试验组、低剂量试验组和安慰剂对照组。样本含量为每组80例，共240例，由×家中心共同完成，每家中心分别为40例。分两级设盲：一级设盲以A组、B组、C组表示，二级设盲再分别指定A组、B组、C组的组别归属。由专业统计人员会同申办单位代表（编盲者），负责用SAS软件产生中心编码分配随机数字、试验病例分配随机数字、处理组分配随机数字及其"中心编码分配情况"（用于指定各中心分配的处理编码范围）、"试验病例随机编码表"（即"处理编码"，一级盲底）、"处理组分配情况"（二级盲底）。申办者指定"与本次临床试验无关人员"按"试验药物包装表"进行试验用药物的分配包装。上述两级盲底，连同随机数字的初始值、区组长度等，一式两份，密封后交临床研究负责单位和申办单位有关负责部门共同掌握。全部药物编码过程应由编盲者书写成"编盲记录"存档。

（2）应急信件的设立，参照本章第一节。

4. 试验用药物的管理（参照本章第一节）

5. 给药方案

（1）用法用量。试验低剂量组：每次2粒（实施双盲需要加用安慰剂胶囊每次1粒），每日3次，口服。试验高剂量组：每次3粒，每日3次，口服。对照组（安慰剂）：每次3粒，每日 3 次，口服。疗程：8 周。

（2）合并治疗规定：① 除试验用药外，观察期间禁止使用其他治疗高脂血症及影响血脂代谢的中西药物。② 允许合并的用药：合并其他疾病所必须继续服用的药物（治疗高脂血症的药物除外），可维持不变，必须在研究病历中记录药物名称（或其他疗法名称）、用量、使用次数和时间等，以便总结时加以分析和报告。

6. 试验用药依从性判断（参照本章第一节）

八、安全性评价

1. 试验用药物可能的不良反应

本试验为包括安慰剂组在内的剂量探索试验。动物毒性试验结果，未发现试验药物的毒性反应。

2. 安全性指标与观测时点

（1）一般体检项目，体温、呼吸、心率、血压等，基线与治疗 2、4、6、8 周检查。
（2）血、尿、便常规，心电图，基线与治疗结束检测。
（3）肝功能（ALT、AST、TBIL、ALP、GGT）、肾功能（Cr、eGFR）、凝血四项，基线与治疗结束检测。
（4）可能出现的临床不良事件/不良反应，用药后随时观察。
以不良反应发生率为主要指标。

3~5（参照本章第一节）

九、有效性评价

（一）观察指标

1. 基线资料

（1）人口学资料：性别、年龄、身高、体重。
（2）一般临床资料：病史、病程、病情、治疗史、药物过敏史、合并疾病及用药。

2. 有效性指标与观测时点

（1）血脂四项：包括总胆固醇（TC）、甘油三酯（TG）、高密度脂蛋白胆固醇（HDL-C）、低密度脂蛋白胆固醇（LDL-C），基线、治疗 4 周、治疗结束检测。
（2）血脂分级疗效，治疗结束评价。
（3）证候疗效，治疗结束评价。
（4）单项症状疗效，治疗结束评价。
（5）体重指数 BMI[体重（kg）/身高（m）^{2}]，基线、治疗结束检查。

（二）中医证候分级量化标准

表 2-4-1　中医证候分级量化标准

主症	计0分	计2分	计4分	计6分
胸痛	无	偶有发作	频繁发作，可自行缓解	持续不解，影响工作和生活
头晕	无	自觉头晕，无自身或视物之旋转感或晃动感；或单纯头部昏沉而不影响活动	自觉头晕并有自身或视物之旋转感或晃动感，但不影响活动；或单纯头昏而影响活动，但能坚持工作	自觉头晕并有自身或视物之旋转感，头身不敢转动；或单纯头昏，心烦意乱，难以胜任工作
头痛	无	头痛偶作，时作时止	耳鸣如蝉，如火车声，持续不已，明显影响工作和睡眠	头痛持续不解，影响生活和工作

次症	计0分	计1分	计2分	计3分
心悸	无	偶见轻微心悸	心悸阵作，发作3~5次/日，但不影响日常工作	心悸频繁发作，影响生活和工作
胸闷	无	偶感胸闷，可自行缓解	胸闷发作较频繁，但不影响正常生活和工作	胸闷持续不解，影响生活和工作
肢体麻木	无	偶尔发生	经常发生，可以缓解	经常发生，不易缓解

	计0分	计1分		其他
舌象	正常	舌质暗，或紫暗，或有瘀点、瘀斑		记录，不计分

	计0分	计1分		其他
脉象	正常	脉涩或弦		记录，不计分

（三）疗效评定标准

参照2002年版《中药新药临床研究指导原则（试行）》[6]、2007年版《中国成人血脂异常防治指南》[2]制定。

1. 血脂分级疗效判定标准

（1）临床控制：血脂检测各项指标达到以下标准：① TC≤5.72mmol/L；② LDL-C≤3.64mmol/L；③ TG≤1.70mmol/L；④ HDL-C≥0.91mmol/L。

（2）显效：血脂检测达到以下任1项者：① TC下降≥20%；② LDL-C下降≥20%；③ TG下降≥40%；④ HDL-C上升≥0.26mmol/L（10mg/dl）；⑤ TC-HDL-C/HDL-C下降≥20%。

（3）有效：血脂检测达到以下任1项者：① TC下降≥10%但<20%；② LDL-C下降≥10%但<20%；③ TG下降≥20%但<40%；④ HDL-C上升≥0.104mmol/L（4mg/dl）但<0.26mmol/L（10mg/dl）；⑤ TC-HDL-C/HDL-C下降≥10%但<20%。

（4）无效：血脂检测无明显改善者或改善达不到有效标准者。

2. 中医证候疗效判定标准

证候疗效指数=［（治疗前总积分－治疗后总积分）/治疗前总积分］×100%

（1）临床控制：临床症状改善十分明显，证候积分减少≥95%；

（2）显效：临床症状明显改善，证候积分减少≥70%，<95%；

（3）有效：临床症状均有好转，证候积分减少≥30%，<70%；

(4)无效:临床症状无明显改善,甚或加重,证候积分减少<30%。

十、试验流程

表 2-4-2　试验流程表

项目	筛选期 第1次 −14天~0天	治疗期 第2次 2周±2天	治疗期 第3次 4周±2天	治疗期 第4次 6周±2天	治疗期 第5次 8周±2天	随访
饮食控制	×	×	×	×	×	
签署知情同意书	×					
确定入选排除标准	×					
填写人口学资料(性别、年龄、身高、体重等)	×					体重变化
填写一般临床资料(病史、治疗史)	×					
合并疾病及用药	×	×	×	×	×	
体格检查(体温、呼吸、心率、心律、血压)	×	×	×	×	×	
血、尿、便常规	×				×	×*
心电图	×				×	×*
肝功能(ALT)	×				×	×*
肾功能(BUN和Cr)	×				×	×*
凝血四项	×				×	×*
血脂全项	×				×	
血脂分级疗效					×	
证候疗效	×	×	×	×	×	
单项症状疗效					×	
体重指数	×				×	
不良事件		×	×	×	×	×*
药物分发	×	×	×	×		
药物回收		×	×	×	×	
脱落剔除原因分析					×	
安全性评价		×	×	×	×	
依从性评价		×	×	×	×	

注:×*可能检查

十一、数据管理（参照本章第一节）

十二、统计分析（参照本章第一节）

十三、质量控制与保证

1. 质量控制措施

（1）～（3），参照本章第一节。

（4）受试者的饮食控制：为进一步减少饮食因素对疗效评定的干扰，应保证受试者在入选前至少1周内及观察期间饮食习惯不变。

2.（参照本章第一节）

3. 血脂检测方法及质量控制办法

（1）血脂检测方法：建议用中华医学会检验学会推荐的方法，并应用统一（同一厂家）试剂盒进行检测。TC测定：酶法（CHOD-PAP法）；TG测定：酶法（GPO-PAP法）；HDL-C测定：磷钨酸—镁（PTA-Mg^{2+}）沉淀法；LDL-C测定：聚乙烯硫酸（PVS）一步沉淀法。

（2）血脂检测的质量控制[2]：① 采血前应维持原来的饮食习惯至少1周；② 空腹12小时后，于次日早上8～10点采取静脉血；③ 测定前24小时内不进行剧烈体育活动；④ 除卧床不起者外，采血时一般取坐位，抽血前受试者至少应坐位休息5分钟；⑤ 静脉穿刺过程中止血带使用不应超过1分钟；⑥ 应用统一的质控血清，用于临床生化试验的室内质量控制，由专人负责，设立质量控制图。每次标本测量时与质控血清同时上机操作，质控血清及试剂现用现配，加样要准确，测试结果不得超出1.5～2倍标准差（SD），若超出该范围则认真查找原因，重新操作，力求测定结果的可靠性。试验中心在临床试验开始后，每月将血脂全项的各项质控图递交临床试验负责单位，以便及时发现问题，尽量控制各试验中心血脂指标检测值的稳定、一致。

十四、伦理学要求（参照本章第一节）

十五、试验结束后的医疗措施（参照本章第一节）

十六、试验总结与资料保存（参照本章第一节）

评　论

一、研究策略

调脂治疗的主要目的是通过对致动脉粥样硬化性胆固醇（LDL-C和non-HDL-C）的干预，降低ASCVD（包括冠心病、缺血性卒中以及外周动脉疾病）的风险[12]。调脂药物虽可分为主要针对 TC、TG 或 HDL-C 三类,但临床研究总以 ASCVD 的发病率与致死、致残率为主要临床终点,或综合其他心血管事件发生率、全因死亡率组成复合临床终点。随着科学技术的发展,某些生物标志物可以作为替代终点来预测临床获益,目前欧盟接受 LDL-C 用于药物申请的心血管系统的替代终点[13]。

针对 TC 为主的药物,以降低 LDL-C 水平为主要研究目标,以 LDL-C 从基线至终点的变化为主要评价指标,或同时评价降低 ASCVD 风险的一、二级防治效果。针对 TG 为主的药物,一般以降低 TG 水平为主,以 TG 从基线至终点的变化为主要评价指标,或同时评价降低大血管与微血管事件、急性胰腺炎风险的效果[14]。针对 HDL-C 为主的药物,一般以升高 HDL-C 水平为主,以 HDL-C 从基线至终点的变化为主要评价指标,或同时评价降低心血管病剩留风险的效果[15]。联合治疗试验,主要针对并存多种脂代谢异常或心血管病高危人群(如代谢综合征、糖尿病、急性冠脉综合征、冠心病患者),基础治疗方案一般包含他汀类,评价在 LDL-C 达标后进一步降低 LDL-C 水平或调节其他血脂异常的治疗效果以及临床终点获益[16-18]。

二、临床试验设计的特点

1. 试验总体设计

按照有无 ASCVD、糖尿病、高血压、慢性肾病(3 期或 4 期)和/或其他心血管危险因素(年龄、吸烟、HDL-C<1.04mmol/L、体重指数≥28kg/m^2、早发缺血性心血管病家族史),对 HLP 患者进行整体心血管风险评估[6]。主要针对 TC 的药物,可根据 ASCVD 危险分层进行试验设计,参考对不同风险人群推荐的 LDL-C 目标值,评价药物对 ASCVD 风险的一、二级预防效果。

根据病情轻重和试验药物活性,可以选择在 TLC 基础上的安慰剂对照或活性药物对照,也可设计为三臂试验。活性对照药物本身的有效性和安全性需经过国内外临床研究的确证,其调脂效应类型和适应证应与试验药物一致,主要针对 TC 的试验可选择他汀类对照,主要针对 TG 的试验可选择贝特类对照[19]。调脂中药的试验可选择对中国人群有明确的调脂作用、临床终点获益及良好安全性的血脂康胶囊为活性对照。若考虑设计为非劣效试验,界值的确定可参考前期中国冠心病二级预防"血脂康调整血脂对冠心病二级预防研究"(简称,CCSPS)结果(与安慰剂对照血脂康胶囊组 LDL-C 降低 20%),需注意试验设计的灵敏度与一致性[20, 21]。

本案的临床试验设计为随机、安慰剂对照、双盲试验,根据药效学试验提示药物具有的降 TC、TG 作用,加之探索性试验和历史原因,将高脂血症的各种类型均列为适应证,并采用平行量效对照的方法,探索不同剂量的试验药物对 TC、TG、LDL-C 和 HDL-C 的调节作用,建立临床有效的剂量范围及最佳剂量。

2. 西医诊断标准与中医辨证分型

血脂异常西医诊断标准,参考 2007 年《中国成人血脂异常防治指南》(以下简称 2007 版《指南》)。该指南根据我国人群各项血脂参数与缺血性心血管病(包括冠心病及缺血性卒中)发病风险的关系,采用队列分析研究方法,制定血脂各项的合适水平[2]。

2011 年制定的《血瘀证中西医结合诊疗共识》是在《血瘀证诊断标准》的基础上,结合血瘀证的现代医学研究,对原诊断标准进行了补充和修改,加入了影像学及理化指标等实验室依据[22]。本案所研究的 HLP 血瘀证具有病证结合的特点,因诊疗共识中的实验室指标对 HLP 患者的辨证分型尚无明确的特异性,在临床试验中也未被广泛应用,故中医辨证分型仍参考原诊断标准。

3. 适应病种和受试者选择

根据试验药物的作用特点,选择不同的脂代谢异常类型的受试者。调节 TC 为主的药物是 HLP 新药的研究重点,主要纳入原发性高胆固醇血症和混合性高脂血症且胆固醇水平中度到重度升高的患者[23]。根据临床评价和保护受试者的需要,纳、排标准中需分别限定作为主要、次要疗效指标的血脂阈值。降 TC 药物试验,一般限定 TC≥240mg/dl,和 LDL-C≥160mg/dl 但<220mg/dl,和 TG<400mg/dl[24]。降 TG 药物试验,可参考我国《甘油三酯增高的血脂异常专家共识》中推荐的需启动药物治疗以降低心血管疾病风险的 TG 范围,限定 TG 中度升高（2.26~5.65mmol/L）[16],排除 TC>7.5mmol/L 或 LDL-C>3.6mmol/L 者[25]。

入选试验的受试者,必须符合 HLP 诊断标准和中医辨证标准。根据研究目的,可选择不同心血管临床疾患及心血管危险因素的受试者。凡涉及临床终点的药物试验,制定纳、排标准时应首先考虑受试者的 ASCVD 风险。例如,针对糖尿病患者心血管剩余风险的 ACCORD 调脂分支研究,限定受试者年龄时主要参考心血管疾病临床、亚临床证据[17]。国外针对 HDL-C 的药物试验,限定 LDL-C 水平时参考了 NCEP（ATP-III）风险评估工具（10 年冠心病风险 10%~20%）[26]。

代谢综合征是多种心血管危险因素的集合,可直接促成 ASCVD 发生发展。在 HLP 试验纳、排时,一般应避免危险因素本身对血脂水平或临床终点造成的影响。2007 版《指南》提出,具备以下的 3 项或更多,可诊断为代谢综合征:① 腹部肥胖,腰围男性>90cm,女性>85cm;② 血 TG≥1.70mmol/L（150mg/dl）;③ 血 HDL-C<1.04mmol/L（40mg/dl）;④ 血压≥130/85mmHg;⑤ 空腹血糖≥6.1mmol/L（110mg/dl）或糖负荷后 2 小时血糖≥7.8mmol/L（140mg/dl）或有糖尿病史[2]。针对肥胖、血糖异常升高、高血压,国内外 HLP 药物试验一般排除 BMI>30kg/m^2、1 型糖尿病和控制不佳的 2 型糖尿病（空腹血糖≥10.0mmol/L,HbA1c>8.0%）、控制不佳的高血压（>160/90mmHg）[19, 24, 26]。糖尿病具有与代谢综合征相似的致动脉粥样硬化血脂谱（高 TG 和低 HDL-C）,二者在试验中均可作为亚组进行疗效评价。针对糖尿病患者的调脂治疗研究,以糖尿病大血管、微血管事件为主要临床终点,允许纳入基线血脂水平正常的受试者[27]。

HLP 试验用药物（包括阳性对照药）可能含有他汀类成分,应在排除标准中限定与他汀类主要不良反应相关的指标阈值。在所有接受他汀治疗患者中,约 1%~2%出现肝酶水平升高超过参考值上限（upper limit of normal value,ULN）3 倍,且呈剂量依赖性;随机对照试验中的肌病发生率为 1.5%~5%,包括肌痛、肌炎和横纹肌溶解等[28]。为避免受试者本身肝损害和肌病对药物安全性评价的干扰,可规定受试者血清肝脏转氨酶（如少于 1.5~3ULN）及肌酸激酶的入组上限,排除胆汁郁积和活动性肝病等他汀类药物的禁忌证。

4. 基础治疗与合并用药

TLC 是 ASVCD 一、二级预防的基础治疗措施。可以在筛选期和治疗期,甚至随访期,进行和坚持 TLC,特别是饮食控制。具体 TLC 措施可参考 NCEP 指南,包括减少饱和脂肪酸和胆固醇的摄入、选择能够降低 LDL-C 的食物（如植物甾醇、可溶性纤维）、减轻体重、增加有规律的体力活动、采取针对其他心血管病危险因素的措施（如戒烟、限盐以及降低血压）[29]。

试验的合并用药,主要依据试验药物的药代动力学和药效学特性,以药物各成分和活性代谢产物之间相互作用的研究为基础进行限定,避免试验药物毒副作用的增加或效应的下降。为排除其他药物对脂代谢的干扰,规定试验期间禁止使用其他治疗高脂血症及影响血脂代谢的中、西药物。一般禁用大环内酯类药、抗真菌类药、细胞色素 P450 酶抑制剂、噻嗪类利尿剂、β 受体阻滞剂、胺碘酮、维拉帕米、地尔硫卓、维生素 K、口服避孕药、激素替代治疗等[16, 30, 31]。对于心血管高风险患者所服用的抗血小板药(阿司匹林)和口服抗凝血药(华法林)也应加以禁用或限制剂量,避免导致抗凝作用增强[24, 30]。

5. 有效性评价

(1)血脂水平:根据治疗前/后血脂水平的变化,进行 HLP 药物的调脂效应的有效性评价。以 LDL-C 降低作为主要终点,可以支持高胆固醇血症或混合性高脂血症的适应证;TC、TG 和 HDL-C 的改变一般作为次要的评价指标或 HLP 辅助治疗试验中的主要评价指标[32]。

Non-HDL-C 代表了全部致动脉粥样硬化性脂蛋白颗粒的胆固醇水平,主要包括 LDL-C 和 VLDL-C(极低密度脂蛋白胆固醇)。近年国内外血脂指南,均推荐 non-HDL-C 可替代 LDL-C 成为 HLP 治疗目标,尤其适用于针对 TG 为主的药物调脂疗效评价[4, 12, 23, 33, 34]。其他血脂相关检查,例如 apoAI、apoAII、apoB、apoB/apoAI、Lp(a)仅在认为与临床结局相关时才考虑作为次要有效性指标[30]。

关于血脂的综合分级疗效[10],目前已不推荐应用。2013 年美国《降低成人动脉粥样硬化心血管风险胆固醇治疗指南》中,建议以心血管风险下降来评价 HLP 药物疗效,取消 LDL-C 的治疗目标值[33]。有专家根据 2013 年国际动脉粥样硬化学会制定的《全球血脂异常诊治建议》,提出仍保留 LDL-C 目标治疗值,参考不同心血管危险分层的 LDL-C 目标值进行疗效评价[35]。

(2)血管损伤:血管损伤影像学参数主要反映 HLP 药物对心、脑、肾、血管等靶器官的保护作用,有效性的次要评价或特殊适应证的评价指标。冠脉造影(冠状动脉改变分数及最大狭窄百分比的变化)和颈动脉 IMT(内膜中层厚度的变化)与心血管事件显著相关;冠状动脉血管内超声、Agatston 钙化评分、肱动脉超声及颈动脉磁共振成像等参数,与心血管事件的相关性相对局限或尚不明确[36]。此外,还可评价 HLP 药物抗炎、抗血小板、改善胰岛素抵抗等其他作用。

(3)发病率和死亡率:调血脂药物最终有效性的确证,应通过随访期较长的大规模临床试验,对严重心血管事件(发病率和死亡率)和全因死亡率进行评价。在治疗结束及随访结束,评价心血管发病率和死亡率,可更敏感的发现试验药与活性对照药的疗效差异;评价非心血管疾病死亡率及全因死亡率,可在心血管事件数量较少的情况下提高统计学效率。

心血管疾病一级预防试验,一般选择相关的复合终点进行评价。EMEA 推荐将非致死性心肌梗死、卒中、死亡等严重临床事件定义为复合终点,根据多个事件发生率或首次事件发生时间进行生存期分析[37]。例如 IMPROVE-IT 试验将心肌梗死、卒中、心血管死亡、血管重建治疗、以及因不稳定性心绞痛住院治疗设置为复合终点[16]。

(4)中医证候疗效:目前的 HLP 中医证候疗效的评价,主要参考《中药新药临床研究指导原则(试行)》[6],通过对治疗前后证候积分的变化,分为临床控制、显效、有效、无效 4 级[38],但证候积分量表的信度与效度需经过量表学验证。对于合并疾病(如糖尿病),需全面考虑其可能对辨证造成的影响,在研究中可作为亚组分析[39]。

6. 安全性评价

调血脂药物的安全性评价，应视试验药物的作用机制、常见的不良反应，以及活性对照药（或其活性成分）的不良反应，设定相关指标。需特别注意对肝脏、肌肉、肾脏等靶器官的安全性检测。

他汀类药物可能引起肝酶的异常升高，需注意药物性肝损伤的相关症状、体征及实验室生化指标（ALT、AST、ALT/AST、TBIL等），主要评价治疗前后ALT的变化以及治疗后ALT大于1倍、2倍及3倍ULN的患者数量。

他汀类药物可能诱发肌肉损伤，具体表现为肌无力、肌痛、横纹肌溶解，可伴有或不伴有肌酸激酶（CK）升高，因此CK应作为调脂药物试验治疗前后的常规检测指标。治疗期间一旦出现肌肉不适或肌无力以及褐色尿，应随时检测CK[28]。主要评价治疗前后CK的变化，治疗后CK大于1倍、3倍、5倍和10倍ULN的患者数量[30]。

无论前期动物实验是否提示药物的肾脏毒性，肾功能均是常规的安全性检测项目。对于纳入糖尿病、肾脏衰竭等高危人群的试验，需密切监测肾功能，评价从基线到终点的蛋白尿水平变化。此外，有报道他汀类药物可能增加新发糖尿病风险[40]，故也可考虑将空腹血糖、糖化血红蛋白列入主要的安全性评价指标。

7. 试验流程

（1）导入期（清洗期）：调脂药物临床试验应设计合理的导入期，以洗脱药物、筛选受试者和稳定基线。导入期开始和结束时的目标血脂水平，均应符合HLP诊断标准和纳入标准。

2007版《指南》建议，首先进行健康生活方式的评价，并做为期3个月的TLC，主要是饮食控制治疗[2]。国内外调脂药物的研究，导入期一般为2～8周，但TLC的设置尚未达成一致[15, 18, 24, 41]。在临床试验中设置TLC，其益处是稳定基线，满足伦理要求；其弊端是TLC本身降脂的有效性可能对试验药物的有效性评价造成干扰。参考EMEA的指导原则，将TLC设置在试验筛选期后、随机分组前，要求受试者在整个试验阶段维持饮食及运动习惯不变，可相对减少对试验结果的影响[30]。

（2）治疗观察期及随访期：调脂药物的治疗观察期主要根据研究目标和有效性观察指标的生物学特性设置。以降血脂水平为主要研究目的，治疗期一般为8～12周，每2～4周设置一个观测时点[24, 26]。在每一个观测时点安排体格检查及安全性指标检测，血脂水平除研究的特殊需要外只在基线和终点检测。以心血管临床终点为主要研究目的，应结合试验药物的作用特点及研究人群的基线风险，一般治疗周期较长，还需设置至少18～24个月的治疗性随访[30]。如WOSCOPS降脂研究，设定心血管复合终点为临床终点，他汀药物的治疗周期为5年，随访期长达20年[42]。

8. 中心实验室检测

调血脂药物的多中心试验，需注意各项指标的标准化。主要的评价指标，尤其是TC、LDL-C、TG、HDL-C的血清值，应采用中心实验室统一检测。不具备条件进行中心实验室检测的试验，至少必须统一检测仪器、方法与条件，并建议以血脂指标与基线的变化率为主要评价指标。

各参试中心在进行血脂检测时，同一批标本的测定值应落入可允许的"不精密度"（CV表示）与"不准确度"（与靶值的偏差表示）范围内[10]。参考2007版《指南》，TC、TG、

HDL-C 和 LDL-C 的不精密度应分别不大于 3%、5%、4%和 4%，不准确度应尽量分别不大于 ±3%、±5%、±5%和±4%；对于 apo AI、apo B 和 Lp（a）三项，建议不精密度应分别不大于 3%、3%和 4%，不准确度应分别不大于±5%、±5%和±10%[2]。

参 考 文 献

[1] Bays H E，Jones P H，Brown W V，et al. National lipid association annual summary of clinical lipidology 2015[J]. Journal of clinical lipidology，2014，8（6）：S1-S36.
[2] 中国成人血脂异常防治指南制订联合委员会. 中国成人血脂异常防治指南[M]. 北京：人民卫生出版社. 2007.
[3] 陈伟伟，高润霖，刘力生，等. 中国心血管病报告 2013 概要[J]. 中国循环杂志，2014，29（7）：487-491.
[4] 2014 年中国胆固醇教育计划血脂异常防治建议专家组，中华心血管病杂志编辑委员会，血脂与动脉粥样硬化循证工作组，中华医学会心血管病学分会流行病学组，等. 2014 年中国胆固醇教育计划血脂异常防治专家建议[J]. 中华心血管病杂志，2014，42（8）：633-636.
[5] 中国国家胆固醇教育计划专家组. 《2014 年中国胆固醇教育计划血脂异常防治专家建议》十大要点[J]. 中国循环杂志，2014，29（6）：410-411.
[6] 郑筱萸. 中药新药临床研究指导原则（试行）[M]. 北京：中国医药科技出版社，2002：85-89.
[7] 李明. 中药降血脂作用机制的研究进展[J]. 实用心脑肺血管病杂志，2013，21（1）：4-5.
[8] 罗千古. 中药对高脂血症的作用机制[J]. 中国医药导报，2010，7（1）：85-86.
[9] 国家食品药品监督管理局. 《药品注册管理办法》[EB/OL]. http：//www. sfda. gov. cn/WS01/CL0053/24529_9. html.
[10] 中华心血管病杂志编委会心血管药物对策专题组. 心血管药物临床试验评价方法的建议[J]. 中华心血管病杂志，1998，26（1）：5-11.
[11] 血瘀证研究国际会议. 血瘀证诊断参考标准[J]. 实用中西医结合杂志，1989，2（1）：7.
[12] Jacobson T A，Ito M K，Maki K C，et al. National lipid association recommendations for patient-centered management of dyslipidemia：part 1—full report[J]. Journal of clinical lipidology，2015，9（2）：129-169.
[13] 高晨燕. 心血管生物标记物与临床研究替代终点在药物注册方面的应用[J]. 中国临床药理学杂志，2009，25（6）：554-556.
[14] 中华医学会心血管病学分会循证医学评论专家组、中国老年学学会心脑血管病专业委员会. 甘油三酯增高的血脂异常防治中国专家共识[J]. 中华心血管病杂志. 2011，39（9）：793-796.
[15] Nicholls S J，Brewer H B，Kastelein J J P，et al. Effects of the CETP inhibitor evacetrapib administered as monotherapy or in combination with statins on HDL and LDL cholesterol：a randomized controlled trial[J]. Jama，2011，306（19）：2099-2109.
[16] Blazing M A，Giugliano R P，Cannon C P，et al. Evaluating cardiovascular event reduction with ezetimibe as an adjunct to simvastatin in 18，144 patients after acute coronary syndromes：final baseline characteristics of the IMPROVE-IT study population[J]. American heart journal，2014，168（2）：205-212. e1.
[17] Group T A S. Effects of combination lipid therapy in type 2 diabetes mellitus[J]. The New England journal of medicine，2010，362（17）：1563.
[18] Cannon C P，Dansky H M，Davidson M，et al. Design of the DEFINE trial：determining the EFficacy and tolerability of CETP INhibition with AnacEtrapib[J]. American heart journal，2009，158（4）：513-519. e3.
[19] 赵水平，陈雅琴. 辅 A 和非诺贝特对高脂血症患者的疗效及安全性比较[J]. 中国新药与临床杂志，2013，32（6）：450-454.
[20] 血脂康胶囊临床应用中国专家共识组. 血脂康胶囊临床应用中国专家共识[J]. 2009，48（2）：171-174.
[21] 左晓春. 临床试验中采用非劣效设计应该关注的问题. 中国新药杂志[J]. 2007，16（9）：662-664.
[22] 中国中西医结合学会活血化瘀专业委员会. 血瘀证中西医结合诊疗共识[J]. 中国中西医结合杂志，2011，31（6）：839-844.
[23] Grundy S M，Arai H，Barter P，et al. An International Atherosclerosis Society Position Paper：global recommendations for the management of dyslipidemia[J]. Journal of Clinical Lipidology，2014，8（1）：29-60.
[24] ClinicalTrail. gov. Efficacy and Safety Study of Lipid-Lowering Effects of XueZhiKang （XZK） in Patients With Hyperlipidemia[EB/OL]. [2011-3-30]http：//www. clinicaltrials. gov/ct2/show/NCT01327014?term=NCT01327014rank=1.
[25] Chen Y，Zhao S，Chen J，et al. The effects of coenzyme A on serum lipids inpatients with hyperlipidemia：results of a multicenter clinical trial[J]. The Journal of Clinical Endocrinology & Metabolism，2013，98（2）：E275-E278.
[26] Bloomfield D，Carlson G L，Sapre A，et al. Efficacy and safety of the cholesteryl ester transfer protein inhibitor anacetrapib as monotherapy and coadministered with atorvastatin in dyslipidemic patients[J]. American heart journal，2009，157（2）：352-360. e2.
[27] Scott R，O'Brien R，Fulcher G，et al. Effects of fenofibrate treatment On cardiovascular disease risk in 9，795 individuals with type 2

diabetes and various components of the metabolic syndrome the fenofibrate intervention and event lowering in diabetes (FIELD) study[J]. Diabetes Care, 2009, 32（3）：493-498.

[28] 他汀类药物安全性评价工作组. 他汀类药物安全性评价专家共识[J]. 中华心血管病杂志, 2014, 42（11）：890-894.

[29] Grundy S M, Cleeman J I, Merz C N, et al. Coordinating Committee of the national cholesterol education program implications of recent clinical trials for the national cholesterol education program adult treatment panel iii guidelines[J]. Circulation, 2004, 110（2）：227-239.

[30] European Medicines Agency. Committee for Medicinal Products or Human Use. Guideline on clinical investigation of medicinal products in the treatment of lipid disorders. [EB/OL]. [2012-12-3]. http：//www. ema. europa. eu/docs/en_GB/document_library/Scientific_guideline/2012/12/WC500136391. Pdf.

[31] Hu M, Cheung B M Y, Tomlinson B. Safety of statins：an update[J]. Therapeutic advances in drug safety, 2012：3（3）：133-144.

[32] 华尉利, 谢松梅, 王涛. 从药品技术指导原则的变迁看调脂药临床研究评价策略的进展[J]. 中国新药杂志, 2012, 21（1）：10-16.

[33] Stone N J, Robinson J G, Lichtenstein A H, et al. 2013 ACC/AHA guideline on the treatment of blood cholesterol to reduce atherosclerotic cardiovascular risk in adults：a report of the American College of Cardiology/American Heart Association Task Force on Practice Guidelines[J]. Journal of the American College of Cardiology, 2014, 63（25_PA）：2889-2934.

[34] Rabar S, Harker M, O'Flynn N, et al. Lipid modification and cardiovascular risk assessment for the primary and secondary prevention of cardiovascular disease：summary of updated NICE guidance[J]. BMJ, 2014, 349：g4356.

[35] 叶平. 2013年美国心脏病学学会和美国心脏协会降低成人动脉粥样硬化心血管风险胆固醇治疗指南的新观点及其局限[J]. 中华内科杂志, 2014, 53（2）：87-88.

[36] Tardif J C, Heinonen T, Orloff D, et al. Vascular biomarkers and surrogates in cardiovascular disease[J]. Circulation, 2006, 113（25）：2936-2942.

[37] European Medicines Agency. Guideline on the evaluation of medicinal products for cardiovascular disease prevention. [EB/OL]. [2008-9-25]. http：//www. ema. europa. eu/docs/en_GB/document_library/Scientific_guideline/2009/09/WC500003290. pdf.

[38] 高蕊, 涂秀华. 以安慰剂为对照评价消瘀降脂胶囊治疗高脂血症Ⅱ期临床试验[J]. 中国实验方剂学杂志, 2007, 13（2）：61-64.

[39] 黄珮, 郭姣, 朴胜华. 高脂血症中医证候实质研究进展[J]. 辽宁中医杂志. 2011, 38（9）：1904-1906.

[40] Waters D D, Ho J E, Boekholdt S M, et al. Cardiovascular event reduction versus new-onset diabetes during atorvastatin therapy：effect of baseline risk factors for diabetes[J]. Journal of the American College of Cardiology, 2013, 61（2）：148-152.

[41] 荆珊, 孙宁玲, 李小鹰, 等. 瑞舒伐他汀钙治疗原发性高胆固醇血症的有效性和安全性[J]. 中国新药杂志, 2013, 22（8）：937-940, 960.

[42] MichaelO'Riordan. WOSCOPS at 20 Years：Study Shows Lifetime Benefit With 5 Years of Statin Therapy[EB/OL]. [2014-11-20]. http：//www. medscape. com/viewarticle/835238.

第三章

精神神经系统疾病

第一节 缺血性卒中

缺血性卒中（cerebral ischemic stroke，CIS）又称脑梗死（cerebralinfarction，CI），现国内统一译为脑梗死[1]，是最常见的一种脑血管疾病，包括脑血栓形成、腔隙性梗死和脑栓塞等，指脑部血液供应障碍，缺血、缺氧引起局限性脑组织的缺血性坏死或软化，而出现相应的神经系统症状。CIS 约占全部脑卒中的 70%，我国 CIS 年复发率高达 17.7%，年病死率为 11.4%～15.4%，死亡/残疾率为 33.4%～44.6%[2,3]。

本病的分型较多。根据病因，有美国神经疾病和卒中研究所公布的脑血管病分类（Ⅲ）分型、瑞士洛桑卒中登记处（Lausanne Stroke Registry，LSR）分型、TOAST（Trial of Org 10172 in Acute Stroke Treatment，TOAST）分型等，以 TOAST 分型的应用最为广泛；根据临床表现，主要有牛津郡社区卒中研究（Oxfordshire Community Stroke Project，OCSP）分型；根据起病方式和疾病进展情况，可分为可逆性缺血性神经功能缺损（reversi-ble ischemic neurological deficit，RIND）、进展型缺血性脑卒中（progressive isch-emic stroke，PIS）、完全型缺血性脑卒中（completed ischemic stroke，IS）；根据影像学改变（CT/MRI），又可分为腔隙性梗死、小梗死和大梗死。CIS 是各种原因引起颅内外动脉管腔的狭窄或闭塞，或因各种来源的栓子造成脑循环障碍等导致的局限性或弥漫性脑功能缺损的临床事件，可以分为超早期（症状出现的 3～6 小时）、脑水肿颅高压期（6 小时～14 天）、恢复期和后遗症期。急性期的时间划分尚不统一，一般指发病后 2 周内。

对于 CIS，应早期诊断、早期治疗、早期康复、早期预防再发。根据不同的病因、发病机制、临床类型、发病时间等，治疗方案各有不同，包括一般性治疗，特异性治疗（溶栓、血液稀释、抗血小板、抗凝、降纤），神经保护剂治疗（如依达拉奉、胞二磷胆碱、脑活素），康复治疗，预防治疗（发病前的一级预防、降低卒中再发危险的二级预防、促进功能恢复的三级预防），以及中医中药治疗等[4-6]。

中医学称本病为"缺血性中风"。其急性期常见风痰阻络、风火上扰、痰热腑实（中经络），痰热内闭、痰蒙清窍、元气败脱（中脏腑），恢复期常见气虚血瘀、阴虚风动等证候[7]。

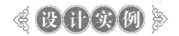

一、题目

××颗粒治疗脑梗死（中风中经络-恢复期风痰瘀阻证）评价其有效性与安全性的随机、

双盲、剂量探索、多中心Ⅱ期临床试验。

二、研究背景

××颗粒按第6类中药新药研发，具有行瘀通络、祛风化痰、补益精血之功效，适用于脑梗死风痰瘀阻证，症见肢体半身不遂、口舌歪斜、语言不清、偏身麻木、头晕目眩、记忆力减退等。

药效学实验结果：本品高、中剂量组对大脑中动脉缺血再灌注模型大鼠的脑损伤具有保护作用；对模型动物的脑部能量代谢障碍具有改善作用；对电凝所致脑缺血模型大鼠的脑损伤具有一定保护作用；对模型动物的脑部能量代谢障碍具有改善作用；具有降低全血黏度和血浆黏度的效应；对模型动物脑部能量代谢障碍具有改善作用；能抑制大鼠颈动脉血栓的形成；可增加椎动脉与颈动脉的血流量，降低脑血管阻力，增加脑血流量，改善麻醉犬的脑循环。

长期毒性实验结果：本品给药6个月，大剂量组有4例肝脏出现重度细胞水肿，但未见坏死，仍属于可恢复性病变。其中，高剂量组在给药20周不明原因死亡的一只大鼠，病理检查显示肝细胞重度水肿，门管区炎细胞浸润，肺部间质炎症，其余脏器未见有明显毒性损伤病变。

三、试验目的与观察指标

（1）评价××颗粒早期应用对于脑梗死（中风中经络-恢复期风痰瘀阻证）的临床疗效和证候改善作用，并进行剂量探索。观察指标：改良Rankin量表（modifiedRankin Scale，mRS）无明显残障（0～2级）的比例、美国国立卫生研究院卒中量表（National Institute of Health stroke scale，NIHSS）评分、巴氏指数（Barthel Index，BI）≥75分的比例、中医证候疗效等。

（2）观察××颗粒临床应用的安全性。观察指标：临床不良事件/不良反应发生率，血尿常规、肝肾功能、心电图等。

四、试验总体设计

采用分层区组随机、双盲、剂量探索、多中心临床试验设计。

（1）随机：采用分层区组随机法，分层因素为中心。

（2）盲法：双盲单模拟。

（3）剂量探索：在预防性使用阿司匹林肠溶片100mg/日的基础上，做剂量探索，设高剂量（2袋，每日两次）、低剂量（1袋，每日两次）、零剂量（安慰剂）三组。

（4）多中心：由×家中心同期试验。

（5）样本量：根据《药品注册管理办法》，本次研究的高、低、零剂量组按1∶1∶1分配例数，每组80例，共240例。

五、诊断标准

（一）脑梗死诊断标准

参照《中国急性缺血性脑卒中诊治指南2010》[4]。

（1）急性起病。

（2）局灶性神经功能缺损，少数为全面神经功能缺损。

（3）症状和体征持续24小时以上。

（4）排除非血管性脑部病变。

（5）脑CT或MRI排除脑出血和其他病变，有确认缺血病灶。

（二）分型标准

1. 临床分型，采用OCSP分型标准[8]

（1）完全前循环梗死（total anterior circulationinfarcts，TACI），表现为三联征，即完全大脑中动脉（middle cerebral artery，MCA）综合征的表现：大脑较高级神经活动障碍（意识障碍、失语、失算、空间定向力障碍等）；同向偏盲；对侧三个部位（面、上肢与下肢）较严重的运动和/或感觉障碍。多为MCA近段主干，少数为颈内动脉虹吸段闭塞引起的大袋脑梗死。

（2）部分前循环梗死（partial anterior circulation infarct，PACI）：有以上三联征中的两个，或只有高级神经活动障碍，或感觉运动缺损较TACI局限。提示是MCA远段主干、各级分支或大脑前动脉（anterior cerebral artery，ACA）及分支闭塞引起的中、小梗死。

（3）后循环梗死（posterior circulation infarction，POCI）：表现为各种不同程度的椎-基动脉综合征：可表现为同侧脑神经瘫痪及对侧感觉运动障碍；双侧感觉运动障碍；双眼协同活动及小脑功能障碍，无长束征或视野缺损等。为椎-基动脉及分支闭塞引起的大小不等的脑干、小脑梗死。

（4）腔隙性梗死（lacunar infarct，LACI）：表现为腔隙综合征，如纯运动性轻偏瘫、纯感觉性脑卒中、共济失调性轻偏瘫、手笨拙-构音不良综合征等。大多是基底节或脑桥小穿通支病变引起的小腔隙灶。

2. 结构性影像（CT）分型

（1）大（灶）梗死：超过1个脑叶，横断面最大径5cm以上。

（2）中（灶）梗死，梗死小于1个脑叶，横断面最大径3.1~5cm。

（3）小（灶）梗死，横断面最大径1.6~3cm。

（4）腔隙梗死，横断面最大径1.5cm以下。

（三）中风病中医诊断标准

参照《中医内科常见病诊疗指南》[7]。

1. 疾病诊断

（1）主症：神志昏蒙，半身不遂，口舌歪斜，言语謇涩或语不达意，甚或不语，偏身麻木。

（2）次症：头痛，眩晕，瞳神变化，饮水发呛，目偏不瞬，共济失调。

（3）安静状态起病，渐进加重，或有反复出现类似症状的病史。少部分患者可起病突然，病情发展迅速，伴有神志昏蒙。发病前多有诱因，常有先兆症状。

（4）发病年龄多在40岁以上。

具有2个主症以上或1个主症、2个次症以上，结合起病、诱因、先兆症状、年龄即可确诊；不具备上述条件，结合影像学检查结果亦可确诊。

2. 中经络诊断标准

（1）中经络：无神志昏蒙。
（2）中脏腑：有神志昏蒙。

3. 分期标准

（1）急性期：发病 2 周以内，中脏腑最长至 1 个月。
（2）恢复期：发病 2 周～6 个月。
（3）后遗症期：发病 6 个月以后。

4. 风痰瘀阻证诊断标准

（1）主症：半身不遂，口舌歪斜，言语謇涩或不语，偏身麻木。
（2）次症：头晕目眩，痰多而黏。
（3）舌、脉象：舌质暗淡，舌苔薄白或白腻；脉弦滑。
在中风病中经络诊断成立的基础上，具备 1 个主症、2 个次症以上，结合舌脉即可确诊。

六、受试者的选择

（一）纳入标准

（1）符合脑梗死诊断标准。
（2）符合中医中风中经络诊断标准和风痰瘀阻证辨证标准。
（3）年龄在 40～70 岁。
（4）病程在发病后 15～30 天，临床首次发病的恢复期患者。
（5）影像学（CT 或 MRI）证实 OCSP 临床分型为 TACI 或 PACI 者。
（6）mRS 分级大于 2，NIHSS 评分为 7～22 分的轻中度患者。
（7）签署知情同意书。

（二）排除标准

（1）POCI、LACI 患者。
（2）进展性卒中、短暂性脑缺血发作、脑梗死后脑出血以及脑动脉炎患者。
（3）由脑肿瘤、脑外伤、脑寄生虫病、风湿性心脏病、冠心病及其他心脏病合并房颤而引起的脑栓塞者。
（4）急性期血管开通（如溶栓、动脉取栓、超早期血栓抽吸和支架成形术等）等治疗的患者。
（5）有消化性溃疡等出血倾向者；3 个月内发生过严重出血者。
（6）合并严重的肝肾疾病、造血系统及代谢系统疾病者。
（7）合并严重糖尿病、顽固性高血压或高血压、糖尿病经治疗仍未良好控制者。
（8）合并有其他影响肢体活动功能的疾病者，治疗前合并有跛行、骨关节炎、类风湿性关节炎、痛风性关节炎等引起的肢体活动功能障碍可能影响神经或功能检查者。
（9）有以下并发症，包括中风后的抑郁、痴呆，脑梗死后并发脑出血等影响药物评价者。
（10）法律规定的残疾患者（盲，聋，哑，智力障碍，精神障碍等）；或由其他原因（疾病或体质）造成不能独立完成日常活动等严重影响疗效评价者。

（11）怀疑或确有酒精、药物滥用史，或者研究者认为不适宜参加该临床试验者。

（12）已知或怀疑对本试验药物过敏者。

（三）受试者的退出试验标准

1. 研究者决定退出标准

（1）出现过敏反应或严重不良事件，根据医生判断应停止试验者。

（2）试验过程中，患者病情加重，出现并发症如上消化道出血，脑心综合征（脑卒中累及下丘脑、脑干及边缘系统，所引起的类似急性心肌缺血、心肌梗死、心律失常或心力衰竭），高血糖高渗状态、卒中后癫痫、颅内高压、脑疝、脑水肿、抑郁症等，应采取有效治疗措施，完成各项实验室检查，退出试验。

（3）试验过程中，患者罹患其他疾病，影响疗效和安全性判断者。

（4）受试者依从性差（＜80%，或＞120%），或自动中途换药或加用本方案禁止使用的中西药物者。

（5）各种原因的中途破盲病例。

（6）严重违反纳入或排除标准，本不应随机化者。

2. 受试者自行退出（脱落）标准

（1）无论何种原因，患者不愿意或不可能继续进行临床试验，向主管医生提出退出试验要求而中止试验者。

（2）受试者虽未明确提出退出试验，但不再接受用药及检测而失访者。

（四）中止全部临床试验的标准

（1）试验中发生严重安全性问题。

（2）试验中发现药物治疗效果较差，甚至无效，不具备临床价值。

（3）试验中发现临床试验方案有重大失误，或者方案虽好，但在实施中发生严重偏差，难以评价药物疗效。

（4）申办者基于其他原因中止试验。

（5）行政主管部门撤销试验。

（五）结束全部临床试验的规定

完成计划中的最后1例病例随访，即标志一次临床试验的结束。

七、试验用药物及给药方案

1. 试验用药物的名称与规格

试验药：××颗粒，8g/袋。对照品：××颗粒模拟剂，8g/袋。基础用药：阿司匹林肠溶片，100mg/袋。上述试验用药及对照药由申办者××公司负责提供，并符合质量要求。

2. 试验用药物的包装

每位受试者一个大包装药盒，大包装药盒内装3个中包装，每个中包装里面2个小包装药盒，分别为拜阿斯匹灵、××颗粒或安慰剂，按试验所需的最大数量另加一定的富余量装，每小个包装内含药物为可供28天+2天访视期用药。药物统一标签格式。内容包括：××颗粒临床研究用药、临床研究批件号、药物编号（即按"处理编码"编制的试验药物顺序号：001～240）、功能主治、用法、规格、贮藏条件、批号、有效期限、生产厂家等。

3. 试验用药物的随机编盲和应急信件

（1）随机编盲：采用分层区组随机设计法。以中心为分层因素，按1∶1∶1比例随机分为高剂量、低剂量和安慰剂组。样本含量为每组80例，共240例，由×家中心共同完成。分两级设盲：一级设盲以A组、B组、C组表示，二级设盲再分别指定A组、B组、C组的组别归属。生物统计学专业人员用统计软件SAS V9.3模拟产生中心编码分配随机数字、试验病例分配随机数字、处理组分配随机数字及其"试验中心随机编码及试验药物编码分配表"（用于指定各中心分配的处理编码范围）、"试验病例随机编码表"（即"处理编码"，一级盲底）、"处理组分配情况"（二级盲底）、"试验药物包装表"。申办者指定"与本次临床试验无关人员"按"试验药物包装表"和已经制订的编盲标准操作规程（standard operation procedure，SOP）进行试验用药物的分配包装。全部处理编码所形成的盲底连同产生随机数的初始值、区组的长度等参数，密封后一式两份分别交予临床试验负责单位和申办单位有关负责部门妥善保存，试验期间盲底不得拆阅。全部药物编码过程应由编盲者写成"编盲记录"存档。

（2）应急信件：本试验为每一个编盲号设置一份应急信件，信封上印有"××颗粒Ⅱ期临床试验的应急信件"字样、药物编号，以及在紧急情况下的破盲规定等内容。信件内容为该编号的受试者所分入的组别及用药情况，可能出现的不良反应处理方法及应立即汇报的单位和地址。"应急信件"应密封，随药物分发至各中心，由该中心负责保存，非必要时不得拆阅，如果拆阅，需注明拆阅者、主要研究者、药物临床试验机构有关负责人员、拆阅日期、原因等，并在"病例报告表（CRF）"中记录。

破盲规定：① 当患者发生严重的不良反应；② 当患者发生严重的并发症；③ 症状恶化、必须采取紧急措施者；④ 由于疗效原因而退出的病例，不得破盲；⑤ 紧急破盲程序：紧急情况是指发生严重不良反应/事件。紧急情况下确需破盲时，由研究者请示主要研究者（或与机构相关负责人），经主要研究者签字同意后可拆阅应急破盲信件，破盲后24小时内通知临床研究负责单位。

双盲试验失效规定：盲底泄露或应急信件拆阅率超过20%。

4. 试验用药物的分发与保存

（1）试验用药物的分发与回收：按照各中心"试验用药物管理制度与SOP"，由机构或专业的试验用药物管理员负责药物的接收、保存、发放、回收（返还或追还）、退回/销毁，并及时填写"试验用药物发放与回收记录"等过程文件。药物的首次发放，按入选时间的先后顺序和由小到大的药物编号依次进行。于复诊时回收剩余药物（或空盒），全部试验结束后将剩余药物集中退回申办者，并填写"试验用药退回/销毁证明"。

（2）试验用药物的保存：按照各中心"试验用药物管理制度"，保管试验用药物，并储藏在通风、干燥、温度适宜的场所，由机构或和专业的试验用药物管理员进行统一管理。

5. 用药方法

（1）用量用法：① 高剂量组：××颗粒，每次2袋，每日2次。② 低剂量组：××颗粒及其模拟剂各1袋，每日2次。③ 安慰剂组：××颗粒模拟剂，每次2袋，每日2次。④ 基础治疗：阿司匹林肠溶片，每次100mg，每日2次。

（2）疗程：12周。随访至发病后180天。

（3）合并治疗规定：① 试验观察期间伴有感染、高血压、高血糖、高血脂等，均按临床常规治疗。② 试验观察期间对其他合并疾病在不影响试验药物疗效及安全性判定的前提下，可以对症用药，但必须在病例报告表中记录药物通用名或其他疗法名、用量、使用原因、使用次数和时间等，以便总结时加以分析和报告。③ 治疗观察和随访期间，研究者可根据卫生部《中风病（脑梗死）恢复期中医临床路径》[9]中规定的非药物疗法如针灸、康复等治疗方案予以实施，但必须在病例报告表中记录具体的治疗方法、治疗周期、使用次数及治疗时间等，以便总结时加以分析和报告。④ 试验过程中因不良事件需使用的合并用药，应详细记录在"病例报告表"（case report form，CRF）中。⑤ 服药期间不得使用任何其他的影响中风病疗效评价的药物，如含有三七、丹参、红花等活血化瘀中药成分的饮袋、成药及抗凝（如肝素等）、降纤（如东陵克栓酶、降纤酶等）、抗血小板聚集（除阿司匹林外）、有改善脑血管功能的钙离子拮抗剂（如尼莫地平、西比灵等）及神经营养剂（如胞磷胆碱等）、脑保护剂（依达拉奉等）等化学药。

6. 试验用药依从性判断

临床试验中，受试者的依从性主要是试验用药依从性，即按方案的规定用药，使受试者充分理解按时按量用药的重要性，避免自行加用其他药物或治疗方法。本试验主要采用药物计数法，必要时结合询问法，判断试验用药依从性。试验用药依从性=（已服用的试验用药量/应该服用的试验用药量）×100%。

八、安全性评价

1. 试验用药物可能的不良反应

长期毒性试验结果提示，××颗粒给药6个月，大剂量组有4例肝脏出现重度细胞水肿，但未见坏死，仍属于可恢复性病变。其中，高剂量组在给药20周不明原因死亡的一只大鼠，病理检查显示肝细胞重度水肿，门管区炎细胞浸润，肺部间质炎症，其余脏器未见有明显毒性损伤病变。临床试验中应重点观察。

2. 安全性评价指标及观测时点

（1）可能出现的不良反应。用药后随时观察。

（2）生命体征：体温、心率、呼吸、血压。基线、治疗满4周、治疗结束。

（3）理化检查指标：血常规，尿常规，肝功能（ALT、AST、γ-GT、ALP、TBIL），肾功能（BUN、Cr、尿NAG酶、eGFR），凝血四项（PT、APTT、TT、FIB）和心电图，基线、治疗满4周、治疗结束。

以临床不良事件/不良反应发生率为主要安全性评价指标。

3. 不良事件的记录和判断

在"研究病历"和 CRF 中,设置"不良事件记录表",要求研究者如实填写不良事件的发生时间、严重程度、持续时间、采取的措施和转归。并判断不良事件与试验药物的关系。

(1) 不良事件 (adverse event, AE) 的定义:AE 指临床试验过程中受试者接受一种药物后出现的不良医学事件,但并不一定与治疗有因果关系。具体包括:① 可疑的不良药物反应,如中枢神经系统、消化系统、造血系统、皮疹、皮肤瘙痒等毒副反应;② 所有由于药物过量、滥用、停药、过敏或毒性产生的反应;③ 明显无关的疾病,包括先前存在疾病的加重;④ 肝肾功能生化指标异常;⑤ 生理检查或体格检查发现的异常,且需要临床治疗或作进一步检查者(与重复验证检查不同)等。

(2) 不良事件与试验药物因果关系判断标准:采用卫生部药品不良反应监察中心推荐的标准(1994 年版)[10]。将肯定、很可能、可能、可疑 4 项视为药物的不良反应。

表 3-1-1　不良事件因果关系判断标准

指标	肯定	很可能	可能	可疑	不可能
①	+	+	+	+	−
②	+	+	+	−	−
③	−	−	±	±	+
④	+	+	±	±	−
⑤	+	?	?	?	−

注:(1) +表示肯定;−表示否定;±表示难以肯定或否定;? 表示情况不明。(2) 指标① 开始用药时间与可疑不良反应出现时间有无合理的先后关系;② 可疑的不良反应是否符合该药物已知的不良反应类型;③ 所可疑的不良反应是否可以用相关的病理状况、合并用药、现用疗法、曾用疗法来解释;④ 停药或降低用量,可疑不良反应能否减轻或消失;⑤ 再次接触同样药物后是否再次出现同样反应。

(3) 不良事件记录:临床试验期间发现的任何不良事件,不管是否与试验用药有关,均应记录在案。不良事件的记录内容包括:① 不良事件所有相关症状;② 不良事件发生的时间和持续时间;③ 不良事件的严重程度及发作频度;④ 因不良事件所做的检查和治疗;⑤ 研究者判断不良事件是否与试验药物有关的结果与依据等。

(4) 不良事件处理:发生不良事件时,研究者可根据病情决定采取的措施。一般包括:① 观察、不中止试验药物;② 观察、并中止试验药物,不用补救治疗;③ 中止试验药物,给予补救治疗。

所有不良事件都应当追踪调查,详细记录处理经过及结果,直至受试者得到妥善解决或病情稳定,化验出现异常者应追踪至恢复正常或用药前水平。追踪到妥善解决或病情稳定,追踪方式可以根据不良事件的轻重选择住院、门诊、家访、电话、通讯等多种形式。

4. 严重不良事件的处理

(1) 严重不良事件(serious adverse event, SAE)的定义:SAE 指试观察期间出现的以下不良事件,包括:需住院治疗、延长住院时间、伤残、影响工作能力、危及生命或死亡、导致先天畸形等事件。

(2) SAE 报告:试验中如出现 SAE,必须立即报告本中心主要研究者和临床试验机构,并填写"严重不良事件报告表",及时报告给申办者及批准本次临床试验的伦理委员会,并在 24 小时内上报国家食品药物监督管理总局药品注册司和当地省级药品监督管理、卫生行政管理部门。中心主要研究者应在报告表上签名及注明日期,药物临床试验机构盖章确认。申办者应及时向各参研中心通报,并保证满足所有法律法规要求的报告程序。

(3)处理措施:当受试者发生紧急情况、需要立即处理时,试验中心的主要研究者可以决定拆阅该受试者相应编号的应急信件,实施紧急破盲。破盲结果应通知临床研究负责单位、申办者和监查员,并根据药物及所出现的症状对患者做相应的处理。研究者应在 CRF 中记录破盲的理由、注明日期并签字。

5. 未缓解不良事件的随访

所有在疗程结束时尚未完全缓解的不良事件(包括有临床意义的安全性检测指标异常),均应追踪观察至妥善解决或病情稳定。

九、有效性评价

1. 观察指标

(1)人口学资料、病程、病情、合并疾病及用药等。

(2)筛选及诊断指标:① 头颅 CT 或 MRI。② 血脂和血糖。血脂,包括总胆固醇(TC)、甘油三酯(TG)、高密度脂蛋白胆固醇(HDL-C)、低密度脂蛋白胆固醇(LDL-C)。③ 尿妊娠试验。

(3)有效性指标与观测时点:① mRS 无明显残障(0~2 级)的比例。基线、治疗结束、发病后 180 天。② NIHSS 评分。基线、治疗满 4 周、满 8 周、治疗结束、发病后 180 天。③ BI≥75 分的比例。基线、治疗结束、发病后 180 天。④ 卒中专门生存质量(Stroke Specific Quality of Life Scale,SS-QOL)量表评分。基线、治疗结束、发病后 180 天。⑤ 中医证候疗效。基线、治疗满 4 周、满 8 周、治疗结束。⑥ 单项中医症状消失率。基线、治疗满 4 周、满 8 周、治疗结束。⑦ 病死率、复发率。发病后 180 天内,随时观察。

以发病后 180 天 mRS 无明显残障(0~2 级)的比例为主要疗效指标。

2. 指标观测方法

(1)mRS 分级,参照卫生部疾病控制司及中华医学会神经病学分会《中国脑血管病防治指南》[11]。

表 3-1-2 改良 Rankin 量表

分级	描述	评分
0	完全无症状	
1	尽管有症状,但无明显功能障碍,能完成所有日常职责和活动	
2	轻度残疾,不能完成病前所有活动,但不需帮助,能照顾自己的事务	
3	中度残疾,要求一些帮助,但行走不需帮助	
4	重度残疾,不能独立行走,无他人帮助不能满足自身需求	
5	严重残疾,卧床、失禁,要求持续护理和关注	

（2）NIHSS量表评价标准，参照卫生部疾病控制司及中华医学会神经病学分会《中国脑血管病防治指南》[11]。

表 3-1-3　NIHSS量表（美国国立卫生研究院脑卒中评分标准）

说明	评分标准	得分
1a.意识水平： 即使不能全面评价（如气管插管、语言障碍、气管创伤、绷带包扎等），检查者也必须选择1个反应。只在病人对有害刺激无反应时（不是反射），方记录3分	0=清醒，反应敏锐 1=嗜睡，最小刺激能唤醒病人完成指令、回答问题或有反应 2=昏睡或反应迟钝，需要强烈反复刺激或疼痛刺激才能有非固定模式的反应 3=仅有反射活动或自发反应，或完全没反应、软瘫、无反应	
1b.意识水平提问： （仅对最初回答评分，检查者不要提示） 询问月份，年龄。回答必须正确，不能大约正常。失语和昏迷者不能理解问题记2分，病人因气管插管、气管创伤、严重构音障碍、语言障碍或其他任何原因不能说话者（非失语所致）记1分	0=都正确 1=正确回答一个 2=两个都不正确或不能说	
1c.意识水平指令： 要求睁眼、闭眼：非瘫痪手握拳、张手。若双手不能检查，用另一个指令（伸舌）。仅对最初的反应评分，有明确努力但未完成也给评分。若对指令无反应，用动作示意，然后记录评分。对创伤、截肢或其他生理缺陷者，应给予一个适宜的指令	0=都正确 1=正确完成一个 2=都不正确	
2.凝视： 只测试水平眼球运动。对自主或反射性（眼头）眼球运动记分。若眼球侧视能被自主或反射性活动纠正，记录1分。若为孤立性外周神经麻痹（Ⅲ、Ⅳ、Ⅴ），记1分。在失语病人中，凝视是可测试的。对眼球创伤、绷带包扎、盲人或有视觉或视野疾病的患者，由检查者选择一种反射性运动来测试。建立与眼球的联系，然后从一侧向另一侧运动，偶尔也发现凝视麻痹	0=正常 1=部分凝视麻痹（单眼或双眼凝视异常，但无被动凝视或完全凝视麻痹） 2=被动凝视或完全凝视麻痹（不能被眼头动作克服）	
3.视野： 用手指数或视威胁方法检测上、下象限视野。如果病人能看到侧面的手指，记录正常。如果单眼盲或眼球摘除，检查另一只眼。明确的非对称盲（包括象限盲），记1分。病人全盲（任何原因）记3分，同时刺激双眼。若病人濒临死亡记1分，结果用于回答问题11	0=无视野缺失 1=部分偏盲 2=完全偏盲 3=双侧偏盲（全盲，包括皮质盲）	
4.面瘫： 言语指令或动作示意，要求病人示齿、扬眉和闭眼。对反应差或不能理解的病人，根据有害刺激时表情的对称情况评分。有面部创伤/绷带、经口气管插管、胶布或其他物理障碍影响面部检查时，应尽可能移至可评估的状态	0=正常 1=最小（鼻唇沟变平、微笑时不对称） 2=部分（下面部完全或几乎完全瘫痪，中枢性瘫） 3=完全（单或双侧瘫痪，上下面部缺乏运动，周围性瘫）	
5.上肢运动： 上肢伸展：坐位90度，卧位45度；要求坚持10秒；对失语的病人用语言或动作鼓励，不用有害刺激。评定者可以抬起病人的上肢到要求的位置，鼓励病人坚持。依次检查每个肢体，自非瘫痪上肢开始。仅在截肢、肩关节融合情况下，评分可以是9分，但检查者必须说明	0=上肢按要求位置坚持10秒，无下落 1=上肢能抬起，但不能维持10秒，下落时不撞击床或其他支持物 2=能对抗一些重力，但上肢不能达到或维持坐位90度或卧位45度，较快下落到床 3=不能抗重力，上肢快速下落 4=无运动 9=截肢或关节融合，解释：	5a 左 5b 右

说明	评分标准	得分
6.下肢运动： 下肢卧位抬高30度，坚持5秒；对失语的病人用语言或动作鼓励，不用有害刺激。评定者可以抬起病人的下肢到要求的位置，鼓励病人坚持。依次检查每个肢体，自非瘫痪下肢开始。仅在截肢、髋关节融合情况下，评分可以是9分，但检查者必须说明	0=于要求位置坚持5秒，不下落 1=在5秒末下落，不撞击床 2=5秒内较快下落到床上，但可抗重力 3=快速落下，不能抗重力 4=无运动 9=截肢或关节融合，解释：	6a 左 6b 右
7.共济失调： 目的是发现双侧小脑病变的迹象。试验时双眼睁开，若有视觉缺损，应确保实验在无缺损视野内进行。双侧指鼻、跟膝胫试验，共济失调与无力明显不呈比例时记分。如病人不能理解或肢体瘫痪不记分。盲人用伸展的上肢摸鼻。若为截肢或关节融合，记录9分，并解释清楚	0=没有共济失调 1=一侧肢体有 2=两侧肢体均有 如有共济失调：1=是，2=否 左上肢　　右上肢 左下肢　　右下肢 9=截肢或关节融合，解释：	
8.感觉： 用针检查。测试时，用针尖刺激和撤除刺激观察昏迷或失语病人的感觉和表情。只对与卒中有关的感觉缺失评分。偏身感觉丧失者需要精确检查，应测试身体多处部位：上肢（不包括手）、下肢、躯干、面部。严重或完全的感觉缺失，记2分。昏迷或失语者可记1或0分。脑干卒中双侧感觉缺失记2分。无反应及四肢瘫痪者记2分。昏迷病人（1a=3）记2分	0=正常，没有感觉缺失 1=轻到中度，患侧针刺感不明显或为钝性或仅有触觉 2=严重到完全感觉缺失，面、上肢、下肢无触觉	
9.语言： 命名、阅读测试。要求病人叫出物品名称、读所列的句子。从病人的反应以及一般神经系统检查中对指令的反应判断理解能力。若视觉缺损干扰测试，可让病人识别放在手上的物品，重复和发音。气管插管者手写回答。昏迷病人（1a=3），3分，给恍惚或不合作者选择一个记分，但3分仅给哑或一点都不执行指令的人	0=正常，无失语 1=轻到中度：流利程度和理解能力有一些缺损，但表达无明显受限。 2=严重失语，交流是通过病人破碎的语言表达，听者须推理、询问、猜测，能交换的信息范围有限，检查者感交流困难。 3=哑或完全失语，不能讲或不能理解	
10.构音障碍： 不要告诉病人为什么做测试。 读或重复附表上的单词。若病人有严重的失语，评估自发语言时发音的清晰度。若病人气管插管或其他物理障碍不能讲话，记9分。同时注明原因	0=正常 1=轻到中度，至少有一些发音不清，虽有困难，但能被理解 2=言语不清，不能被理解 9=气管插管或其他物理障碍，解释：	
11.忽视症： 若病人严重视觉缺失影响双侧视觉的同时检查，皮肤刺激正常，则记分为正常。若病人失语，但确实表现为关注双侧，记分正常。 通过检验病人对左右侧同时发生的皮肤感觉和视觉刺激的识别能力来判断病人是否有忽视。把标准图显示给病人，要求他来描述。医生鼓励病人仔细看图，识别图中左右侧的特征。如果病人不能识别一侧图的部分内容，则定为异常。然后，医生请病人闭眼，分别测上或下肢针刺觉来检查双侧皮肤感觉。若病人有一侧感觉忽略则为异常	0=没有忽视症 1=视、触、听、空间觉或个人的忽视；或对任何一种感觉的双侧同时刺激消失 2=严重的偏身忽视；超过一种形式的偏身忽视；不认识自己的手，只对一侧空间定位	

注：量表中第5项和第6项仅评价本次患病受累侧肢体。

（3）BI评分标准，参照卫生部疾病控制司、中华医学会神经病学分会《中国脑血管病预防指南》提供的日常生活活动能力量表（activities of daily living, ADL）评定[11]。BI记分（ADL总积分为100分）：① 独立100分；② 轻度依赖75~95分；③ 中度依赖50~70分；④ 重度依赖 25~45 分；⑤ 完全依赖 0~20 分。日常生活活动能力量表（ADL）及其评分规则见表 3-1-4。

表 3-1-4　日常生活活动能力量表（ADL）

日常活动项目	独立	部分独立或需部分帮助	需极大帮助	完全依赖	分值
进餐	10	5	0		
洗澡	5	0			
修饰（洗脸、刷牙、刮脸、梳头）	5	0			
穿衣	10	5	0		
控制排便	10	5（偶尔失控）	0（失控）		
控制排尿	10	5（偶尔失控）	0（失控）		
如厕（擦净、整理衣裤、冲水）	10	5	0		
床椅转移	15	10	5	0	
平地行走 45 米	15	10	5	0	
上下楼梯	10	5	0		

ADL 量表评分规则及说明

生活能力（ADL）：Barthel Index（BI）评定目的，确定患者在有无任何体力或智力帮助情况下所获得的自理程度。只要患者无需人的帮助，包括使用辅助器均记入"独立"项下。而需一半或部分帮助者则填入"部分独立或部分帮助"项下。应以患者 24 小时内完成的情况作判断

进食：10 分，独立，当食物在可及范围内病人可从盘中或桌上取食，并能使用所需器具，切割食物，用调料，抹黄油等，且必须在一定时间内完成；5 分，需要一些帮助（例如，切割食物等）

洗澡：5 分，病人能使用浴缸或淋浴中进行海绵浴，不论哪种方法，病人必须能独立完成所有步骤而无其他人帮助

洗漱：5 分，病人能洗手、洗脸、梳头、刷牙、刮胡子，男病人可以独力安上刀袋，取出刮胡机，女病人可能独立上妆，但不需要编辫子

穿衣和脱衣：10 分，病人能穿脱、松紧所有衣服和鞋带，包括胸衣和矫正器，如必须可使用特殊的衣物，如吊袜带和懒汉鞋；5 分，病人在帮助下，一定时间内可穿脱、松紧衣服，病人至少完成一半工作（除非指定，否则女性不应用乳罩或腰带来评分）

控制排便：10 分，病人能控制排便而无意外，如需要可使用栓剂或灌肠剂（对于受过肠道训练的脊椎受损病人）；5 分，病人使用栓剂或灌肠剂时需要帮助，或偶有以为，失控＜1 次周

控制排尿：10 分，病人日夜均可控制排尿，带有尿袋和其他用具的脊髓受损病人必须能独立放置、倒空、清洗尿袋，并保持其干燥；5 分，病人偶有意外或不能等便盆或不能及时去厕所，或在使用尿袋等用具时需其他人帮助，失控＜1 次天

床椅转移：指从轮椅上移到床上再回到轮椅上。15 分，可独立完成一系列动作，病人能坐轮椅安全的靠近床，锁住刹车，抬起搁脚板，安全的移到床上，躺下，再从床上坐起，改变轮椅位置并移回到轮椅上；10 分，完成一系列动作中某些步骤需别人帮助或需别人提醒或需别人保证其安全；5 分，病人不坐起不需别人帮助，但别人帮助下才能站起或移回轮椅

平地行走：15 分，病人能独立行走 45 米，可以辅助工具但不能使用轮椅，如果用矫正器，病人必须能装卸它，维持坐立位，并能把必须的辅助工具放在合适位置，（装卸矫正器在'穿衣'写）；10 分，病人在帮助和照顾下行走 45 米；5 分，病人不能行走但可独立推进轮椅至少 45 米，必须能转弯，转身，到桌旁、床前、厕所等

上下楼梯：10 分，病人不需帮助和照顾可上下一段楼梯，如需要病人可使用拐杖等工具，但必须携带其上下楼梯；5 分，病人在帮助和照顾下可完成上述项目

（4）卒中专门生存质量量表（stroke specific quality of life scale SS-QOL）[11, 12]。

表 3-1-5 SS-QOL 量表

1. 这些问题是关于脑卒中对您精力的影响（3项）					
您觉得最近1周以来	完全是这样	基本是这样	不能肯定	基本不是这样	完全不是这样
（1）大多数时间感到疲倦	1	2	3	4	5
（2）白天必须时常休息	1	2	3	4	5
（3）非常疲惫不能从事想干的工作	1	2	3	4	5
2. 这些问题是关于脑卒中对您在家庭中所担角色的影响（3项）					
您觉得最近2周以来	完全是这样	基本是这样	不能肯定	基本不是这样	完全不是这样
（1）不与家人一起进行消遣活动	1	2	3	4	5
（2）是家庭的负担	1	2	3	4	5
（3）身体状况影响家庭生活	1	2	3	4	5
3. 这些问题是关于脑卒中对您语言的影响（5项）SS-QOL					
您觉得最近2周以来	完全困难（不能做）	有很大困难	中等困难	有一点困难	完全没有困难
（1）语言是否有困难？比如，停顿、结巴、口吃、吐字不清等	1	2	3	4	5
（2）是否由于说话不清，打电话存在困难？	1	2	3	4	5
（3）他人是否难于理解你的话语？	1	2	3	4	5
（4）是否常常难于找到恰当的词达意？	1	2	3	4	5
（5）是否得重复说才能让他人明白你的意思？	1	2	3	4	5
4. 这些问题是关于脑卒中对您活动能力的影响（6项）SS-QOL					
您觉得最近2周以来	完全困难（不能做）	有很大困难	中等困难	有一点困难	完全没有困难
（1）走路是否有困难？（如是，见问题4）	1	2	3	4	5
（2）俯身或者取物时是否会失去平衡？	1	2	3	4	5
（3）上楼梯是否困难？	1	2	3	4	5
（4）站立或者乘轮椅时，是否不得不时常休息？	1	2	3	4	5
（5）站立是否有困难？	1	2	3	4	5
（6）从椅子上起来是否有困难？	1	2	3	4	5
5. 这些问题是关于脑卒中对您情绪的影响（5项）SS-QOL					
您觉得最近2周以来	完全是这样	基本是这样	不能肯定	基本不是这样	完全不是这样
（1）对前途失望	1	2	3	4	5
（2）对他人、对周围活动没兴趣	1	2	3	4	5
（3）不愿与他人交往	1	2	3	4	5
（4）对自己没有信心	1	2	3	4	5

续表

（5）对食物没兴趣（厌食）	1	2	3	4	5

6. 这些问题是关于脑卒中对您个性的影响（3项）

您觉得最近2周以来	完全是这样	基本是这样	不能肯定	基本不是这样	完全不是这样
（1）爱发脾气	1	2	3	4	5
（2）对别人没耐心	1	2	3	4	5
（3）性格变了	1	2	3	4	5

7. 这些问题是关于脑卒中对您自理能力的影响（5项）SS-QOL

您觉得最近2周以来	完全困难（不能做）	有很大困难	中等困难	有一点困难	完全没有困难
（1）吃饭是否有困难？	1	2	3	4	5
（2）做饭，比如在切食品或者准备特殊食品时，是否有困难？	1	2	3	4	5
（3）穿衣，比如在穿袜子、穿鞋、解衣扣、或者拉拉锁时是否有困难？	1	2	3	4	5
（4）洗浴有困难？	1	2	3	4	5
（5）大小便有困难？	1	2	3	4	5

8. 这些问题是关于脑卒中对您社会角色的影响（5项）SS-QOL

您觉得最近2周以来	完全是这样	基本是这样	不能肯定	基本不是这样	完全不是这样
（1）想出去，但常常不能出去	1	2	3	4	5
（2）想消遣娱乐，但是不能时间长	1	2	3	4	5
（3）想见朋友，但是常常不能如愿去见	1	2	3	4	5
（4）性生活不如以前	1	2	3	4	5
（5）身体状况影响了社交	1	2	3	4	5

9. 些问题是关于脑卒中对您思维的影响（3项）SS-QOL

您觉得最近2周以来	完全是这样	基本是这样	不能肯定	基本不是这样	完全不是这样
（1）思想很难集中	1	2	3	4	5
（2）记事困难	1	2	3	4	5
（3）把事情写下来才能记住	1	2	3	4	5

10. 这些问题是关于脑卒中对您上肢功能的影响（5项）

您觉得最近2周以来	完全困难（不能做）	有很大困难	中等困难	有一点困难	完全没有困难
（1）书写有困难吗？	1	2	3	4	5
（2）穿袜子有困难吗？	1	2	3	4	5
（3）解衣扣有困难吗？	1	2	3	4	5
（4）拉拉锁有困难吗？	1	2	3	4	5
（5）启瓶盖有困难吗？	1	2	3	4	5

续表

您觉得最近2周以来	完全困难（不能做）	有很大困难	中等困难	有一点困难	完全没有困难
11. 这些问题是关于脑卒中对您视力的影响（3项）SS-QOL					
（1）是否因看不清而难以有爱看的电视节目？	1	2	3	4	5
（2）因视力不好而难以看清东西吗？	1	2	3	4	5
（3）从旁边儿过的东西难以看见吗？	1	2	3	4	5
12. 这些问题是关于脑卒中对您工作或劳动的影响（5项）SS-QOL					
您觉得最近2周以来	完全困难（不能做）	有很大困难	中等困难	有一点困难	完全没有困难
（1）干户外日常的工作或活计有困难吗？	1	2	3	4	5
（2）开始的工作或活计完成它有困难吗？	1	2	3	4	5
（3）以前的工作或活计现在干有困难吗？	1	2	3	4	5

*这个问题是关于脑卒中对您总的健康状况的影响

您觉得现在与脑卒中前比较	差多了	差一些	差不多
您的健康状况	1	2	3

*您对上述做出的评价，自己认为准确可靠吗？

不准确可靠	不十分肯定	相当准确可靠	绝对准确可靠
1	2	3	4

（5）中医证候的分级量化，参照《中药新药临床研究指导原则（试行）》制定。

表3-1-6 中医症状分级量化标准

主症	0分	轻（2分）	中（4分）	重（6分）
上肢不遂	无	轻微力弱，可自行吃饭、写字	明显不遂，但抬臂可高于肩	不遂严重、甚或完全瘫痪
下肢不遂	无	能站立并独立行走	能站立，但不能独立行走	站立困难，甚或完全瘫痪
口舌歪斜	无	鼻唇沟浅，伸舌稍偏	患侧口角低垂，伸舌略偏	口舌歪斜明显
言语謇涩或不语	无	语音不清，能分辨词句或语言欠连贯	语音不清，不能分辨词句或仅能说出词语，不成句	有发声，不能说出语句
感觉减退或消失	无	感觉减退	感觉明显减退	感觉消失
次症	0分	轻（1分）	中（2分）	重（3分）
头晕目眩	无	偶尔出现	经常出现，尚可忍受	频繁出现，难以忍受
痰多	无	偶有咯痰	咯痰较多	痰涎壅盛或喉中痰鸣
舌脉	0分	1分	其他不计分	
舌象	正常	舌质暗淡 舌苔白腻或薄白	其他：	
脉象	正常	弦滑	其他：	

3. 证候疗效评价标准

参照《中药新药临床研究指导原则(试行)》制定。
(1) 临床痊愈：中医临床症状消失或基本消失，证候积分≥95%；
(2) 显效：中医临床症状明显改善，证候积分≥70%，<95%；
(3) 有效：中医临床症状有好转，证候积分≥30%，<70%；
(4) 无效：中医临床症状无明显改善，甚或加重，证候积分<30%。

注：计算公式(尼莫地平法)为[(治疗前总积分-治疗后总积分)/治疗前总积分]×100%。

十、试验流程

表 3-1-7 试验流程表

项目 \ 访视	筛选期基线	治疗期 访视1	治疗期 访视2	治疗期 访视3	随访期
访视日期及范围	-3天~0天	4周±2天	8周±2天	12周±2天	发病后180天
签署知情同意书	×				
确定入选、排除标准	×				
填写人口学资料	×				
既往病史和治疗史	×				
合并用药及疗法		×	×		×
CT 或 MRI	×*				
尿妊娠试验(育龄期妇女)	×*				
血脂、血糖	×				
神经功能缺损评分(NIHSS)	×	×	×	×	×
mRS 评分	×			×	×
BI 评分	×			×	×
SS-QOL 量表评分	×				×
中医证候疗效	×	×	×	×	
中医单项症状	×	×	×	×	
一般体检、生命体征检查	×	×	×	×	
血尿常规	×	×		×	
肝肾功能	×	×		×	
凝血四项	×	×		×	
心电图	×	×		×	
记录不良事件		×	×	×	
其他工作					
随机分组	×				
分发试验药物	×	×			
回收药物			×		×

注：×*必要时做。

十一、数据管理

1. 数据的采集

本试验设计专用的"研究病历"（医疗源文件），用于记录受试者第一手临床试验数据资料。"研究病历"的记录要求包括：① 研究者必须在诊治受试者同时书写"研究病历"，保证数据记录及时、完整、准确、真实。② "研究病历"做任何有证据的更正时只能画线，旁注改后的数据，由研究者签名并注明日期，不得擦除、覆盖原始记录。③ 门诊受试者的原始化验单粘贴在"研究病历"上。"研究病历"的审核程序：每一位受试者治疗与随访结束后，研究者应将"研究病历"及"患者日志卡"等交本中心主要研究者审核、签字。

2. 数据的报告

CRF 为统计源文件，由研究者填写。完成的 CRF，第一联交统计分析单位，进行数据录入工作。第一联移交后，CRF 的内容不再作修改。

3. 数据的监查

监查员的人数与访视频度必须满足临床试验的质控要求。监查员审核每份"研究病历"和 CRF，并填写"监查员审核页"。

4. 数据的录入、核查和锁定

（1）建立数据库：由数据管理与统计分析单位负责。采用 Access 数据库，进行数据录入与管理。为保证数据的准确性，应由两个数据管理员独立进行双份录入并校对。

（2）核查数据：数值范围和逻辑检查，如有疑问填写"疑问解答表（Doubt ReQuery，DRQ）"，并通过监查员向研究者发出询问，研究者应尽快解答并返回，数据管理员根据研究者的回答进行数据修改，确认与录入，必要时可以再次发出 DRQ。

（3）数据的锁定：由主要研究者、机构管理人员、申办者代表、监查员、数据管理与统计人员对受试者签署知情同意书、试验过程盲态保持和紧急破盲情况作出审核，确定病例所进入的分析数据集，且对其他重要问题作出决议后，完成"数据库盲态核查报告"，锁定数据库。

5. 数据可溯源性的规定

应保存质量控制性文件，如数据一致性检查，数值范围和逻辑检查的原始记录，盲态核查时的原始记录、研究者与监查员之间交流的疑问记录等。

6. 揭盲方法

数据库锁定后，做第一次揭盲（如果实施二级揭盲），三方人员在盲底签字。揭盲后，对数据库的任何修改，需由主要研究者、申办者和数据管理与统计分析人员共同达成书面同意方可进行。

十二、统计分析

1. 数据集的定义与选择

（1）全分析数据集（full analysis set，FAS）：包括所有随机入组、至少用药 1 次、并至少有 1 次访视记录的全部受试者，用全分析数据集进行意向性（intent-to-treat，ITT）分析。对主要变量缺失值的估计，采用末次观测值结转（last observation carried forward，LOCF）方法。

（2）符合方案数据集（Per-protocol set，PPS）：包括遵守试验方案、基线变量没有缺失、主要变量可以测定、没有对试验方案有重大违反的全部受试者。

（3）安全性数据集（safety set，SS）：包括随机入组、至少用药 1 次、并至少进行 1 次用药后安全性访视的全部受试者。

（4）数据集的选择：有效性评价，同时采用 FAS 和 PPS；安全性评价，采用 SS。

2. 统计方法

对定量数据，以均数、标准差、例数、最小值和最大值，或加用中位数、上四分位数（Q1）、下四分位数（Q3）、95%可信区间（confidenceinterval，CI）做统计描述。两组组间或组内治疗前后对比分析，先对变量分布进行正态检验。服从正态分布时，用 t 检验或配对 t 检验；非正态分布，用非参数统计方法。若考虑到基线、中心或其他因素的影响，用协方差分析；若考虑中心和时间点的影响，用广义估计方程分析。

对定性数据，以频数表、百分率或构成比做统计描述。两组组间或组内治疗前后对比分析，用卡方检验、Fisher 精确概率法、Wilcoxon 秩和检验或 Wilcoxon 符号秩和检验；两分类指标及有序指标的比较，若考虑到中心或其他因素的影响，采用 $CMHX^2$ 检验。若考虑基线因素的影响，采用 Logistic 回归分析。

采用 SAS V9.1 做统计分析。除特别标注外，假设检验统一使用双侧检验，取 $\alpha=0.05$。

3. 统计分析计划

试验方案确定后，由主要研究者、统计分析人员共同制定"统计分析计划"，待试验完成后、数据库锁定后，再予以细化。

内容包括：① 数据集划分情况；② 基线可比性分析（人口学资料及其他基线特征）；③ 有效性分析（主要指标及其非处理因素比较分析，次要指标比较分析）；④ 安全性分析（用药程度，临床不良事件比较及其清单，SAE 和重要不良事件的个例描述与分析，理化检查指标比较分析，生命体征及其他体格检查比较分析）。

十三、质量控制与保证

1. 质量控制措施

（1）实验室的质控措施：① 各参试单位实验室应按标准操作规程和质量控制程序进行检测。② 各参试单位应提供本单位"实验室检查参考值范围"，试验中如有变动，需及时补充说明。

（2）参加临床试验的研究者的资格审查：必须具有临床试验的专业特长、资格和能力，经过资格审查后确定，人员要求相对固定。

（3）临床试验开始前培训：通过临床试验前培训使研究人员对于临床试验方案及其各指标具体内涵的充分理解和认识。对各量表，如 mRS、NIHSS、SS-QOL、BI 评分标准进行一致性培训；对于自觉症状的描述应当客观，切勿诱导或提示；对于所规定的客观指标，应当按方案规定的时点和方法进行检查。应注意观察不良反应或未预料到的毒副作用，并追踪观察。

2. 质量保证措施

（1）建立多中心试验协调委员会：由申办者组织成立，临床研究负责单位主要研究者为负责人，各参研中心主要研究者为成员。协调委员会负责整个试验的实施，研究解决试验设计与实施中发现的问题。申办者负责与国家药监管理部门保持沟通与联系。

（2）由申办者任命有经验人员担任监查员，保证临床试验中受试者的权益得到保障，试验记录与报告的数据准确、完整无误，保证试验遵循已批准的方案、《药物临床试验质量管理规范》和相关法规。

十四、伦理学要求

1. 伦理审查

（1）由研究者与申办者共同制定的"临床试验方案"，必须报伦理委员会审批后方可实施。若试验方案在实施中进行修订，必须再次报请批准该试验项目的伦理委员会审批后实施。试验中，如发现涉及本试验的重要信息，而必须对"知情同意书"作书面修改，需要重新得到伦理委员会的批准，并再次取得受试者的知情同意。

（2）各试验中心约定，本试验方案及其执行文件，在试验开始前由临床研究负责单位伦理委员会负责审查方案的科学性和伦理合理性。各分中心负责审查方案在该中心实施的可行性，包括研究者的资格和经验、设备与条件等。全部参研中心必须执行统一的"试验方案"，各分中心可根据实际需要自行修改"知情同意书"，在得到本中心伦理委员会的批准后，方可实施。

（3）若发生严重不良事件，各中心伦理委员会应及时审查，必要时临床研究负责单位伦理委员会也应及时审查，审查结论均应通报各分中心伦理委员会和临床试验机构。

2. 风险-受益评估

通过本试验，受试者和社会将可能得到的受益包括受试者的病情有可能获得改善，及本研究可能开发出一种脑梗死新的治疗药物，使患有相似病情的其他病人受益。同时，参加本试验也可能面对服用试验药物的风险，以及安慰剂对脑梗死疾病本身无治疗作用而病情加重的风险。应对这些风险，将通过受试者的合理选择尽量避免。

3. 受试者招募

通过网上发布信息、院内发布广告等方式，向有意向者介绍本项研究。"受试者招募布告"和研究简介需提交伦理委员会审查。

4. 受试者的医疗和保护

（1）各中心应选择具有丰富临床医疗经验，并经过相应培训的神经科医师，作为研究者负责受试者的医疗服务，做出与临床试验相关的医疗决定。受试者参加临床试验可得到相应的免费医疗（如试验药物、理化检查、门诊挂号、额外或延长的住院、不良事件的医疗等）。

（2）在受试者自愿退出时，提供可供选择的其他治疗措施。根据可能出现的意外情况，制定相应的应急处理预案。

（3）申办者应与研究者迅速分析所发生的 SAE，采取必要的措施以保证受试者的安全和权益，并及时向药物监督管理部门报告，同时向涉及同一药物临床试验的其他研究者通报。

（4）申办者对试验相关的损害或死亡承担治疗的费用及相应的经济补偿，申办者应向研究者提供法律上和经济上的担保。由医疗事故导致者，由医疗机构承担赔偿责任。

5. 受试者隐私的保护

只有参与临床试验的研究人员和监查员才可能接触到受试者的个人医疗记录，他们在签署的"研究者声明"或"保密承诺"中将包括保密内容。伦理委员会与药品监督管理部门有权查阅临床试验记录。数据处理时将采用数据匿名的方式，省略可识别受试者个体身份的信息。受试者的医疗记录保存在有严格安全保密措施的药物临床试验机构的资料档案室。

6. 知情同意和知情同意书的签署

在筛选合格后，研究者需说明有关临床试验的详细情况，包括试验目的、试验流程、可能的受益与风险、受试者的权利与义务等，使受试者或与其法定代理人充分理解并有充足的时间考虑，在所提问题均得到满意答复后表示同意，并自愿签署"知情同意书"。本病患者可出现认知功能障碍，可由其法定代理人代为签署知情同意书，但应在受试者能够认知的范围内尽可能尊重本人的意愿。

十五、试验结束后的医疗措施

在给药周期结束后，其不良反应仍未治愈者，按常规方案治疗，由申办方负责其治疗费用；不良反应治愈后，结束受试者与研究者的合作关系。如果受试者完成全部疗程，疾病尚未痊愈需要治疗者，应采用目前常规方案治疗，费用由患者自负，结束受试者与研究者的合作关系。

十六、试验总结与资料保存

临床研究负责单位主要研究者负责完成"临床试验多中心总结报告"，各参研单位主要研究者完成"临床试验分中心小结表"。"多中心总结报告"完成并盖章后，分别由申办者、临床研究负责单位、参研单位存档。"分中心小结表"由申办者和各参研单位存档。

"研究病历"作为原始资料由各参研单位存档。CRF 采用无碳复写三联单格式，分别由申办者、参研单位及统计单位存档。保存时间按 GCP 规定执行。

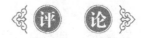

一、研究策略

针对 CIS/脑梗死/缺血性中风的药物，目前几乎均以急性期或恢复早期应用，提高康复率或降低致残率为主要目标，同时观察复发率。单纯以 CIS 一级预防、二级预防或治疗其并发症为主要目标的中药新药少见。

二、临床试验设计要点

1. 试验总体设计

中药治疗 CIS 的临床研究，目前，多采用随机双盲、安慰剂平行对照设计。Ⅱ期临床试验为有效性探索性试验,根据《中药新药临床研究一般原则(试行)》[13],应进行剂量探索、证候探索、疗程探索或给药次数探索等。Ⅲ期临床试验,可根据剂量探索等结果,确证评价试验药物的有效性,如某一剂量或剂量范围的有效性等。剂量探索是最基本的有效性探索,应按照临床经验、药效及毒性实验结果,结合剂型,合理设计各剂量组。一般主张至少设计高、中、低、零4个剂量组。然而,根据中药制剂的作用特点,仅设计高、低、零3个剂量组,也具有其合理性[14]。

目前,除溶栓制剂外,尚缺乏具有充分循证依据的治疗 CIS 的有效药物[15]。因此,临床试验中,经常采用在二级预防(小剂量阿司匹林)基础上的加载试验、安慰剂对照/剂量探索设计。

2. 疾病分型与受试者选择

目前,国际通用的脑梗死分型主要有 TOAST 病因分型和 OCSP 临床分型。TOAST 分型一般分为心源性脑栓塞、大动脉粥样硬化性脑梗死、小血管闭塞(包括无症状脑梗死)、其他病因引发的脑梗死、病因不明的脑梗死等,被认为是当前国际上最广泛使用的缺血性卒中病因分型法(包括各国改良版本),是对卒中后稳定期有关病因的全面评估,尤其适用于 CIS 恢复期的诊断与评价。但是,TOAST 分型需要 CT、MRI 等辅助检查方可明确诊断。OCSP 分型以患者临床表现为基础,不完全依赖影像学结果,在常规 CT、MRI 检查尚未发现病灶时就可迅速分型,并提示闭塞血管和梗死灶的大小和部位,临床简单易行,对指导 CIS 急性期、恢复期治疗,评估预后,均具有重要价值[1, 15],临床也较常用。

中药临床试验,多采用 OCSP 分型中的神经功能缺损程度更高、预后相对较差的前循环梗死患者(包括完全前循环梗死和部分前循环梗死),排除症状不典型的后循环梗死、腔隙性梗死、脑栓塞等。同时,还常需限定前循环梗死的病情,如将 NIHSS 评分 7~22 分作为病例纳入标准。根据《中药新药治疗中风(脑卒中)临床试验指导原则》[16],Ⅱ期临床试验可以考虑选择年龄上限在 65~70 岁、首次中风的患者,Ⅲ期临床试验可以扩大到 75~80 岁、之前已经完全康复的复发性患者,但应注意老年弱势群体的保护;根据早期应用减少致残率的研究目标,入选病程尽可能短(发病后 1~2 周内),口服制剂也可以选择恢复期早期(一般选择发病后 6 周内的患者);对于明显影响预后的接受过血管开通等治疗的患者是否纳入,应慎重考虑。

3. 试验流程与基础、合并治疗

CIS 中药临床试验,一般无需设置导入期,完成相关检测,符合条件者即可随机入组。用药周期根据剂型、临床经验和药物的作用机制而定,注射剂、口服制剂多分别于急性期、恢复期早期开始应用,疗程一般 2~4 周、6~12 周。为准确评价康复率/致残率,需要设置有效性随访期,一般设发病后 3 个月、6 个月两个时点,分别作为急性期、恢复期有效性评价的随访终点[17-20]。

CIS 急性期开始用药者,为保护受试者,应允许合并应用一般性治疗,特异性治疗(除外溶栓、动脉取栓、超早期血栓抽吸和支架成形术等血管开通治疗),神经保护治疗,以及预防治疗、康复治疗等;恢复期早期开始用药者,一般只允许合并应用康复治疗和拜阿斯匹灵的二级预防等措施。CIS 经常合并冠心病、高血压病、糖尿病、高脂血症等基础疾病,应允许合并使用相应的治疗药物。

目前,针灸、推拿疗法在中医医院被广泛用于治疗CIS,但其疗效迄今未得到公认。中药临床试验中,似可允许将这些疗法作为基础治疗或合并治疗,以增强临床可操作性。建议参照《中医临床路径·中风病》[9]制定治疗方案,并对研究者进行临床操作的规范化培训。

4. 有效性评价指标

对于CIS的有效性评价通常使用量表工具。常用的量表有改良Rankin量表(mRS)、日常生活活动量表(ADL)或巴氏指数(BI)评分、美国国立卫生研究院卒中量表(NIHSS)、卒中生存质量量表(SS-QOL)等。其中,mRS、ADL、BI评分反映的是疾病活动程度,NIHSS反映的是神经功能缺损程度,SS-QOL反应患者的生活质量。

CIS的临床评价,一般以依据mRS、BI定义的康复率/致残率为主要评价终点,如mRS无明显残障(0~2级)的比例等,并在发病后90天、180天进行评价。此外,反应疾病结局的复发率、病死率也是重要的评价指标之一。

中医证候的诊断及疗效评价,大多采用项目专家组确定或自拟的标准。近年来,有学者研制了《缺血性中风证候要素诊断量表》[21],试验设计时也可以借鉴采用。

参 考 文 献

[1] 黄如训,苏镇培. 脑卒中[M]. 第2版. 北京:人民卫生出版社,2012:130-169.
[2] Wang Y, Xu J, Zhao X, et al. Association of hypertention with stroke recurre-nce depends on ischemic stroke subtype[J]. Stroke, 2013, 44(5): 1232-1237.
[3] 中华医学会神经病学分会,中华医学会神经病学分会脑血管病学组. 中国急性缺血性脑卒中和短暂性脑缺血发作二级预防指南2014[J]. 中华神经科杂志, 2015, 48(4): 258-273.
[4] 中华医学会神经病学分会,中华医学会神经病学分会脑血管病学组. 中国急性缺血性脑卒中诊治指南2014[J]. 中华神经科杂志, 2015, 48(4): 246-257.
[5] 韩雄. 脑卒中的诊断与治疗学[M]. 北京:人民军医出版社, 2002:147-193.
[6] 国家卫生和计划生育委员会脑卒中筛查与防治工程委员会. 卒中筛查与防治技术规范[J]. 中华神经科杂志, 2014, 47(3): 199-203.
[7] 中华中医药学会. 中医内科常见病诊疗指南·中医疾病部分[M]. 北京:中国中医药出版社, 2008.
[8] Bamford J, Sandercock P, Dennis M, et al. Classification and natural history of clinically identifiable subtypes of cerebral infarction[J]. The Lancet, 1991, 337(8756): 1521-1526.
[9] 国家中医药管理局医政司. 中医临床路径——22个专业95个病种合订本[M]. 北京:中国中医药出版社, 2011.
[10] 高东宸,张丽雅. 药物不良反应监察指南[M]. 北京:中国医药科技出版社, 1996.
[11] 饶明俐. 中国脑血管病防治指南[M]. 北京:人民卫生出版社, 2007.
[12] 蔡业峰,贾真,何春霞,等. 卒中专门生存质量量表(SSQOL)中文版多中心测评研究——附537例缺血中风多中心多时点临床测评研究[J]. 中国中医基础医学杂志, 2007, 13(7): 551-553.
[13] 国家食品药品监督管理局药品审评中心. 中药新药临床研究一般原则[EB/OL]. [2015-11-3]. http://www.sda.gov.cn/WS01/CL1036/134581.html.
[14] 胡思源,李梅芳. 中药新药的临床有效性探索[C]//中华中医药学会儿科分会第三十一次学术大会. 2014.
[15] 陈灏珠,林果为,王吉耀. 实用内科学[M]. 第14版. 北京:人民卫生出版社, 2013.
[16] 国家食品药品监督管理局. 中药新药治疗中风临床研究技术指导原则[EB/OL]. [2015-11-3]. http://www.sda.gov.cn/WS01/CL1036/134581.html.
[17] 周东,洪震,王拥军,等. 三七通舒胶囊治疗缺血性脑卒中的多中心临床研究[J]. 中国中药杂志, 2008, 33(22): 2692-2696.
[18] 张微微,郭斌,王艺东,等. 普洛迪(曲克芦丁脑蛋白水解物注射液)治疗缺血性卒中的随机、多中心临床研究[J]. 中国医刊, 2006, 41(8): 39-42.
[19] Cui LY, Zhu YC, Gao S, et al. Ninety-day administration of dl3-n-butyphthalide for acute aschemic stroke: a randomized, double-blind trial[J]. Chinese medical journal, 2013, 126(18): 3405-3410.
[20] Kraglund K L, Mortensen J K, Grove E L, et al. TALOS: a multicenter, randomiz-ed, double-blind, placebo-controlled trial to test

the effects of citalopram in patients with acute stroke[J]. International Journal of Stroke, 2015, 10（6）：985-987.
[21] 高颖, 马斌, 刘强, 等. 缺血性中风证候要素诊断量表编制及方法学探讨[J]. 中医杂志, 2011, 52（24）：2097-2101.

第二节　偏　头　痛

偏头痛（migraine）是一种临床常见的慢性神经血管性疾患。临床表现为单侧或双侧发作性的搏动性头痛，约 60%的头痛发作以单侧为主，可左右交替发生，发作时可伴有恶心、呕吐、畏光、畏声等症状[1, 2]。《头痛疾患的国际分类（The International Classification of Headache Disorders，ICHD）》第 2 版（ICHD-2）/第 3 版试行版（ICHD-3beta 版）将头痛疾患分为原发性头痛，继发性头痛，脑神经、中枢和原发性颜面痛，以及其他头痛[3, 4]。偏头痛归为原发性头痛，包括无先兆偏头痛、有先兆偏头痛、常为偏头痛前驱的儿童周期性综合征、视网膜性偏头痛、偏头痛并发症、很可能的偏头痛 6 个亚型，以无先兆偏头痛（旧称普通型偏头痛）和有先兆偏头痛（旧称典型偏头痛）为常见[1, 3, 4]。偏头痛发作可分为前驱期、先兆期、头痛期和恢复期，但并非所有患者均具有上述四期，且同一患者可有不同类型的偏头痛发作[1]。头痛发作一般持续 4～72 小时，常可自行缓解，多留有疲乏、易怒、不安、头皮触痛、欣快、抑郁或其他不适。若偏头痛发作持续 72 小时以上，称为偏头痛持续状态。若每月至少发生 15 天并持续发生 3 个月以上，则定义为慢性偏头痛。临床上，有些患者需要两个甚至三个头痛的诊断，如偏头痛患者常同时伴有紧张型头痛，可以同时诊断[4, 5]。本病还可与癫痫、焦虑症、抑郁症及情感性精神障碍等多种疾病共患。

偏头痛可发生于任何年龄，中青年期达发病高峰，女性多见，常有遗传背景。我国偏头痛的年患病率为 9.3%，其中男性为 5.9%，女性为 12.8%[6]。频繁和严重的头痛常导致患者的学习与工作能力下降、生活质量降低，超过 1/2 的患者的头痛会影响工作或学习，近 1/3 的患者可因头痛而缺工或缺课[1]。

本病的发病机制至今尚未完全阐明。目前，三叉神经血管反射学说被认为是偏头痛发病机制的主流学说，应用皮层扩布性抑制学说解释偏头痛先兆的产生[7]。多种血管活性物质、炎症因子及 c-fos 基因等，在偏头痛的发病过程发挥作用[8]。

目前，偏头痛的干预手段有药物治疗、按摩、生物反馈治疗、针灸、认知行为治疗[1, 9]。药物治疗包括头痛发作期治疗和头痛间歇期预防性治疗。急性期的治疗药物分为非特异性药物（包括非甾体抗炎药如阿司匹林、布洛芬、萘普生、对乙酰氨基酚等及其复方制剂及巴比妥类镇静药、阿片类镇痛药、曲马多等）和特异性药物（曲坦类药物、麦角胺类制剂、降钙素基因相关肽受体拮抗剂等）两类[1, 10]。预防性药物主要为 β 受体阻滞剂、钙离子通道阻滞剂、抗癫痫剂、抗抑郁剂、非甾体抗炎药及其他种类的药物[1]。

本病中医属"头风"、"偏头风"范畴。临床常见有肝阳上亢、痰浊内阻、瘀血阻络、气血两虚、肝肾亏虚等证候[11]。

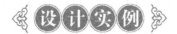

一、题目

××片预防性治疗偏头痛（风邪上扰，瘀血阻络证）有效性和安全性的随机双盲、剂量探索、多中心Ⅱa期临床试验。

二、研究背景

××片是按第6类中药新药研发的品种，具有疏风活血、通络通窍、缓急止痛之功效，适用于偏头痛风邪上扰，瘀血阻络证的治疗。现拟进行Ⅱa期临床试验，以探索本品不同剂量预防性治疗偏头痛的有效性、安全性。

主要药效学研究结果：① 本品提取物（0.17～1.0g/kg）呈剂量依赖性地降低了硝酸甘油致头痛大鼠的挠头次数、挠腮次数和爬笼次数，且挠头、挠腮出现时间明显晚于模型组，消失时间明显早于模型组。其提取物0.5g/kg剂量组的镇痛作用略好于正天丸3.8g/kg组。② 本品提取物1.44g/kg连续给药3天，可使压尾致痛小鼠的痛阈值明显提高；0.36、0.72、1.44g/kg连续给药7天，呈剂量依赖性地提高了动物的痛阈值；0.72、1.44g/kg和正天丸2.70g/kg连续给药7天，对醋酸导致的小鼠疼痛具有一定的镇痛作用，0.72g/kg和正天丸2.70g/kg镇痛作用相当；0.72、1.44g/kg和正天丸2.70g/kg连续给药3、7天，对热板致小鼠疼痛具有明显抑制作用，0.72g/kg效果略好于正天丸2.70g/kg组。③ 本品提取物0.448g/kg能明显改善血瘀模型家兔的血液流变性，具有一定的活血化瘀作用，0.448g/kg与正天丸1.68g/kg组作用相当；0.30g/kg给药后能一定程度地增加脑血流量，降低脑血管阻力，但与阴性对照组比较无显著性差异（$p>0.05$），0.15g/kg与步长脑心通0.15g/kg作用相当。

毒性试验结果：① 小鼠一日2次灌胃给予本品提取物，其最大给药量为72.0g/kg，相当于人拟用临床剂量的900倍（按人体重60kg计）。药后主要毒性症状为活动次数减少、竖毛，药后约3.5小时内基本恢复正常。② 将160只大鼠按体重随机分为对照组和低、中、高剂量组（试验药3g、10g、30g/kg），分别灌胃给予水和相应剂量的本品提取物，分两次给药，连续26周。结果表明，该药的主要毒性反应为药后流涎和活动异常，主要毒性靶器官为十二指肠，基本安全剂量为3g/（kg·d），相当于人拟用临床剂量的37.5倍（按人体重60kg计）。

三、试验目的与观察指标

（1）初步评价××片防治偏头痛的有效性。观察指标：偏头痛发作频率，头痛每次持续时间，疼痛程度的VAS评分，中医证候疗效等。

（2）观察××片临床应用的安全性。观察指标：临床不良事件/不良反应发生率，血常规，心电图，肝肾功能等。

四、试验总体设计

采用分层区组随机、双盲、剂量探索、多中心临床试验设计。
（1）随机：采用分层区组随机法，分层因素为中心。
（2）盲法：采用双盲单模拟。
（3）剂量探索：设高剂量（4片，每日3次）、低剂量（2片，每日3次）、零剂量（安慰剂）三组，做剂量探索。
（4）样本量：高、低、零剂量组按1∶1∶1分配例数，计划每组纳入受试者40例，共120例。
（5）多中心：由×家中心同期试验。

五、诊断标准

（一）西医诊断标准（偏头痛）

参照中华医学会疼痛学会头面痛学组的《中国偏头痛诊断治疗指南》[1]。

1. 诊断依据

（1）无先兆偏头痛：A 符合 B～D 项特征的至少 5 次发作。B 头痛发作（未经治疗或治疗无效）持续 4～72 小时。C 至少有下列中的 2 项头痛特征：① 单侧性；② 搏动性；③ 中或重度疼痛；④ 日常活动（如走路或爬楼梯）会加重头痛或头痛时避免此类活动。D 头痛过程中至少伴随下列 1 项：① 恶心和/或呕吐；② 畏光和畏声。E 不能归因于其他疾病。

（2）伴典型先兆的偏头痛诊断标准：A 符合 B～D 特征的至少 2 次发作。B 先兆至少有下列中的 1 种表现，但没有运动无力症状：① 完全可逆的视觉症状，包括阳性表现（如闪光、亮点或亮线）和/或阴性表现（如视野缺损）；② 完全可逆的感觉异常，包括阳性表现（如针刺感）和/或阴性表现（如麻木）；③ 完全可逆的言语功能障碍。C 至少满足以下 2 项：① 同向视觉症状和/或单侧感觉症状；② 至少 1 个先兆症状逐渐发展的过程≥5 分钟，和/或不同的先兆症状接连发生，过程≥5 分钟；③ 每个先兆症状持续 5～60 分钟。D 在先兆症状同时或在先兆发生后 60 分钟内出现头痛，头痛符合无先兆偏头痛诊断标准中的 B～D 项。E 不能归因于其他疾病。

2. 偏头痛发作分期

有先兆的（典型）偏头痛分为前驱期、先兆期、头痛期、头痛后期；无先兆的（普通型）偏头痛前驱症状不明显，先兆可表现为短暂而轻微的视物模糊。

（1）前驱期：头痛发作前，患者可有激惹、疲乏、活动少、食欲改变、反复哈欠及颈部发硬等不适症状，但常被患者忽略，应仔细询问。

（2）先兆期：先兆头痛发作之前出现的可逆的局灶性脑功能异常症状，可为视觉性、感觉性或语言性。视觉先兆最常见，典型的表现为闪光性暗点，如注视点附近出现"之"字形闪光，并逐渐向周边扩展，随后出现"锯齿形"暗点。有些患者可能仅有暗点，而无闪光。其次是感觉先兆表现为以面部和上肢为主的针刺感、麻木感或蚁行感。先兆也可表现为语言障碍，但不常发生。先兆通常持续 5～30 分钟，不超过 60 分钟。

（3）头痛期：约 60%的头痛发作以单侧为主，可左右交替发生，约 40%为双侧头痛。头痛多位于颞部，也可位于前额、枕部或枕下部。偏头痛的头痛有一定的特征，程度都为中至重度，性质多样但以搏动性最具特点。头痛常影响患者的生活和工作，如行走、登梯、咳嗽或打喷嚏等简单活动均可加重头痛，故患者应多喜卧休息。偏头痛发作时，常伴食欲下降，约 2/3 的患者伴有恶心症状，重者发生呕吐。头痛发作时尚可伴有感知觉增强，表现为对光线、声音和气味敏感，喜黑暗、安静的环境。其他较为少见的表现有头晕、直立性低血压、易怒、言语表达困难，记忆力下降，注意力不集中等症状，部分患者在发作期会出现由正常的非致痛性刺激所产生的疼痛。

（4）头痛后期：头痛在持续 4～72 小时的发作后可自行缓解，但患者还可有疲乏、筋疲力尽、易怒、不安、注意力不集中、头皮触痛、欣快感、抑郁或其他不适反应。

3. 实验室检查

目前尚缺乏偏头痛特异性诊断手段，辅助检查的目的是为了排除继发性头痛或了解偏头痛患者合并的其他疾病。

（1）血液检查：血液检查主要用于排除颅内或系统性感染、结缔组织疾病、内环境紊乱、遗传代谢性疾病等引起的头痛，如对50岁后新发头痛，需排除巨细胞动脉炎，则应进行红细胞沉降率和C-反应蛋白的检查。

（2）脑电图：偏头痛患者发作间期脑电图可有轻度异常。15%的患者可有局灶性慢波，0.2%～9%的患者可见棘波活动，但明确的异常脑电活动发生率不高，与正常人相当。

（3）经颅多普勒超声：经颅多普勒超声在偏头痛发作时可以观察到血流速度增快或减慢、血流速度不稳定、血流速度两侧不对称等种种表现。

（4）腰椎穿刺：腰椎穿刺主要用于排除蛛网膜下腔出血、颅内感染、脑膜癌病及异常颅压所导致的头痛。

（5）CT和MRI检查：CT和MRI检查室了解头痛是否源于颅内器质性病变的主要手段。

（二）中医辨证标准（风邪上扰，瘀血阻络证）

参照《中药新药临床研究指导原则（试行）》制定[12]。

（1）主症：头痛，部位以偏侧为主，痛势甚剧，或攻冲作痛，或痛如锥刺，或连及目齿，反复发作。

（2）次症：伴目眩畏光，恶心呕吐，恶风，口不渴，胸闷脘胀，急躁易怒。

（3）舌脉：舌质淡或紫暗或瘀斑，苔薄白，脉细或细涩。

主症具备+次症2项或以上，结合舌脉即可诊断。

六、受试者的选择

（一）纳入标准

（1）符合原发性头痛（以偏头痛不伴先兆、偏头痛伴典型先兆为主）诊断标准。

（2）符合中医风邪上扰，瘀血阻络证辨证标准。

（3）初次发病的年龄＜50岁，病程≥1年，就诊前3个月头痛发作≥6次，且每月平均发作2～6次。

（4）年龄在18～65岁之间。

（5）头痛视觉模拟评分法（visual analogue scale/score，VAS）评分≥3.6，影响工作和学习。

（6）自愿签署知情同意书。

（二）排除标准

（1）每月因偏头痛发作服用止痛药＞10次者。

（2）单纯的丛集性疼痛、紧张型头痛，以及各类继发性头痛。特殊类型的偏头痛者，如眼肌麻痹型偏头痛，偏瘫型偏头痛，基底型偏头痛或偏头痛性梗死等类型。

（3）有颅脑外伤史或颅内感染史或系统性感染史者。

（4）患遗传性代谢性疾病史或有类似疾病家族史者。

（5）肝功能ALT、AST＞正常参考值上限（upper limits of normal，ULN）1.5倍，Tbil＞ULN，Cr＞ULN。

（6）合并严重心、肺、脑和造血系统等原发疾病，恶性肿瘤患者。

（7）患者入组前12周未服用过有预防偏头痛发作的药物：① β肾上腺素能受体阻滞剂，如普萘洛尔、美托洛尔；② 钙离子拮抗剂，如氟桂利嗪、维拉帕米；③ 抗癫痫药，如丙戊酸、托吡酯；④ 抗抑郁药，如阿米替林、氟西汀；⑤ 5-HT受体拮抗剂，如苯噻啶。

（8）过敏体质或对多种药物过敏，对本品成分或对非甾体抗炎药有过敏史者。

（9）口服避孕药、妊娠或哺乳期妇女。

（10）躯体化障碍或者伴有精神障碍者。

（11）近1个月内参加过其他临床试验的患者或正在参加其他药物临床试验的患者。

（12）研究者认为不适宜参加临床试验者。

（三）受试者的退出试验标准

研究者决定退出标准：

（1）参照本章第一节。

（2）受试者服药14天后，头痛发作频率、头痛程度等较入组前基线（4周）增加，研究者依据病情判断，让患者可以退出试验，接受其他有效治疗。

（3）～（8），参照本章第一节。

（四）、（五）（参照本章第一节）

七、试验用药物及治疗方案

（一）试验药物的名称和规格

试验药：××片，规格：0.5g/片。安慰剂：试验药模拟剂，规格：0.5g/片。试验药与其模拟剂的包装一致，性状、颜色等应相同。备用药物：布洛芬缓释胶囊，0.3g/粒×10粒/板×2板/盒。

（二）试验用药物的包装、分配、清点、保存

每位受试者一个大包装药盒。大包装内有三个中包装。每个中包装内有足够服用28+4天的试验药物。同时，每个中包装盒内备有布洛芬缓释胶囊20粒，受试者需按照医嘱服用，在服用前需仔细阅读药物说明书。药物管理员应按每位患者就诊先后顺序依药物编号从小到大顺序发放药物，药物管理人员应及时、准确地填写药物发放记录表。每次随访时，观察医生详细记录患者是否按时服药，并回收患者剩余药物，以判断患者服药的依从性。药物管理员负责，专柜，密闭干燥处贮藏。

（三）随机编盲和应急信件（参照本章第一节）

（四）试验用药物的分发与保存（参照本章第一节）

（五）用药方法

1. 用量用法

（1）高剂量组：试验药，每次4片，每日3次，温开水送服。

（2）低剂量组：试验药＋试验药模拟剂，每次各2片，每日3次，温开水送服。

（3）安慰剂组：试验药模拟剂，每次4片，每日3次，温开水送服。

2. 疗程

12 周。

3. 合并治疗规定

（1）试验期间允许使用的合并用药及疗法：① 应急用药：可酌情启动应急备用药物进行头痛缓解治疗，布洛芬缓释胶囊，口服，成人 1 次 1 粒，1 日 2 次（早晚各 1 次）或医师指导下服用。每次使用的剂量、次数、时间等需要在患者头痛日记卡中详细记录。应急用药物统一由申办方提供。② 如患者患有其他疾病，需要继续服用的药物或其他治疗方法，可以继续使用，但需尽量保持入组前的用法用量。

（2）试验期间不允许使用的合并用药及疗法：① β-肾上腺素能受体阻滞剂，如普萘洛尔、美托洛尔；② 钙离子拮抗剂，如氟桂利嗪、维拉帕米；③ 抗癫痫药，如丙戊酸、托吡酯；④ 抗抑郁药，如阿米替林、氟西汀；⑤ 5-HT 受体拮抗剂，如苯噻啶；⑥ 除布洛芬缓释胶囊外的任何止痛药品；⑦ 具有养血息风、祛风止痛作用的中药及相关制剂的中成药。

（3）伴随症状的治疗规定：偏头痛发作期间出现恶心、呕吐的伴随症状，根据病情可酌情使用止吐剂，对于严重呕吐者可给予小剂量奋乃静、氯丙嗪。伴有烦躁者可给予苯二氮卓类药物以促使患者镇静和入睡。出现伴随症状需要治疗的药品不在申办方提供范围。合并使用的药物及疗法，必须在病例报告中记录并加以说明，包括病名、药物、剂量、用法等，以便总结时加以分析和报告。

（4）指导患者正确进行避免诱发：① 研究者指导患者开展各种形式的教育，以帮助其确立科学和理性的防治观念与目标。② 远离酪胺酸类食物：酪胺酸是造成血管痉挛的主要诱因易导致头痛发作，这类食物包括：奶酪、巧克力、柑橘类食物，以及腌渍沙丁鱼、鸡肝、西红柿、牛奶、乳酸饮料等。③ 减少摄酒：所有酒精类饮料都会引发头痛症状，红酒中含有更多诱发头痛的化学物质。必须饮酒时，最好选择伏特加、白酒这类无色酒。④ 学会减压：放松心情，选择泡泡温水浴，做瑜伽等放松运动可以减轻、缓解头痛症状。⑤ 规律运动：对有偏头痛发作期的人来说，着重呼吸训练、调息的运动（例如瑜伽、气功）可帮助患者稳定自律神经系统、减缓焦虑、肌肉紧绷等症状。⑥ 生活规律：营造安逸环境，维持规律作息，即使在休息日也保持作息规律。

八、安全性评价及观测时点

1. 试验用药物可能的不良反应

长期毒性试验结果提示，试验药的毒性反应为药后流涎和活动异常，主要毒性靶器官为十二指肠。

2. 安全性评价指标及观测时点

（1）可能出现的临床不良事件/不良反应。用药后随时观察。

（2）一般体检项目，如体温、心率、心律、呼吸、血压、体重等。基线、给药 4 周、8 周、12 周记录。

（3）血常规、尿常规+沉渣镜检、便常规、心电图、肝功能（ALT、AST）、肾功能（BUN、Cr、尿微量白蛋白、尿 NAG 酶）。治疗前后检查。

以临床不良事件/不良反应发生率为主要安全性评价指标。

3～5（参照本章第一节）

九、有效性评价

1. 观察指标

（1）人口学资料、病程、病情、合并疾病及用药等。

（2）筛选指标：① 头颅 CT：患者入组前进行 CT 检查，以排除颅内器质性病变。② 尿妊娠试验：育龄期妇女入组前进行检查。

（3）疗效评价指标和观测时点：① 偏头痛发作频率。基线、给药 4 周、8 周、12 周分别评价前 4 周的发作频率。② 头痛每次持续时间。基线、给药 4 周、8 周、12 周分别计算前 4 周的次平均值。③ 头痛程度的 VAS 评分。基线、给药 4 周、8 周、12 周分别评价前 4 周的最痛均值。④ 使用止痛药物的次数。基线、给药 4 周、8 周、12 周分别评价前 4 周的情况。⑤ 伴随症状（每次发作时恶心、呕吐、畏光、怕声的出现情况）。基线、给药 4 周、8 周、12 周分别评价前 4 周的消失情况。⑥ 中医证候疗效。基线、给药 4 周、8 周、12 周时评价。⑦ 偏头痛患者生活质量特异性量表（Migraine-Specific Quality-of-Life Questionnaire，MSQ）。基线、给药 4 周、8 周、12 周时评价。以给药后 12 周评价的偏头痛发作频率为主要指标。

2. 指标观测方法

（1）头痛日记[1]。

表 3-2-1 头痛日记

	日期					
头痛持续时间	头痛开始时间					
	头痛结束时间					
先兆	无					
	视觉先兆					
	其他先兆					
头痛部位	右侧为主					
	左侧为主					
	双侧头痛					
头痛性质	搏动性					
	胀痛					
	紧缩/压迫性					
	其他					
头痛程度	0～10 分					
	轻度					
	中度					
	重度					

续表

	日期					
伴随症状	恶心	无轻中重	无轻中重	无轻中重	无轻中重	无轻中重
	呕吐	无轻中重	无轻中重	无轻中重	无轻中重	无轻中重
	畏光	无轻中重	无轻中重	无轻中重	无轻中重	无轻中重
	怕吵	无轻中重	无轻中重	无轻中重	无轻中重	无轻中重
	其他					
日常活动（如走路或爬楼）加重头痛		是否	是否	是否	是否	是否
头痛时是否希望能躺下休息		是否	是否	是否	是否	是否
头痛时日常活动能力是否受损		是否	是否	是否	是否	是否
使用药物情况	止痛药物名称					
	服用量					
	服用止痛药后2小时的头痛情况	头痛消失、头痛缓解、头痛无变化	头痛消失、头痛缓解、头痛无变化	头痛消失、头痛缓解、头痛无变化	头痛消失、头痛缓解、头痛无变化	头痛消失、头痛缓解、头痛无变化
	服用止痛药后2小时日常活动能力恢复情况	未恢复，基本恢复	未恢复，基本恢复	未恢复，基本恢复	未恢复，基本恢复	未恢复，基本恢复
	使用其他药物名称、方法和使用日期					
	不良反应					

注：① 尽量在头痛当天或头痛后一天记录头痛日记，务必详细填写，避免缺漏。② 多数项目可以勾选。③ 如果前一天入睡时仍觉头痛，而第二天晨醒时头痛已消失，则头痛结束时间记为第二天睡醒起床的时间。④ 先兆是指头痛前或伴随头痛的不适感，比如视物模糊、眼前闪光、肢体麻木无力等情况，并不包括头颈部的不适感。头部不适感的出现表明已经开始头痛，该时间应记作头痛开始时间。⑤ 诱因请填写可能与头痛相关的气候改变、环境改变、身体不适、紧张、劳累、特殊饮食、月经来潮等各种生活事件。⑥ 头痛程度：假设0分为不痛，10分为能想象到的世上最剧烈的疼痛，估计此次疼痛的分值，并选择轻、中、重中的一项。⑦ 到医院复诊时，请携带此头痛日记。

（2）头痛程度VAS评分方法。

患者评价头痛程度，取最疼点记录。要求患者用数字（0～10）表达出感受疼痛的强度。0代表无痛，1代表刚能察觉到的轻微不适，10代表无法忍受的剧烈疼痛。

采用VAS评分。

0（不痛）   10（疼痛难以忍受）

（3）偏头痛患者生活质量特异性量表（MSQ）。

表3-2-2 偏头痛患者生活质量特异性量表

1.过去四星期中，有多少时候偏头疼已干扰到你与家人、朋友或其他亲近的人的相处？
6分：从来没有 5分：很少时候 4分：有些时候 3分：大多数时间 2分：绝大多数时间 1分：所有时间
2.过去四星期中，有多少时候偏头疼干扰到你的休闲活动，例如阅读或运动？
6分：从来没有 5分：很少时候 4分：有些时候 3分：大多数时间 2分：绝大多数时间 1分：所有时间
3.过去四星期中，有多少时候您因为偏头疼症状而在工作或日常生活时有困难？
6分：从来没有 5分：很少时候 4分：有些时候 3分：大多数时间 2分：绝大多数时间 1分：所有时间

续表

4.过去四星期中,有多少时候偏头疼使你无法完成上班或在家同样多的工作?

6分:从来没有 5分:很少时候 4分:有些时候 3分:大多数时间 2分:绝大多数时间 1分:所有时间

5.过去四星期中,有多少时候偏头疼限制你集中注意力于工作或日常活动?

6分:从来没有 5分:很少时候 4分:有些时候 3分:大多数时间 2分:绝大多数时间 1分:所有时间

6.过去四星期中,有多少时候偏头疼使你太过疲倦而无法工作或从事日常活动?

6分:从来没有 5分:很少时候 4分:有些时候 3分:大多数时间 2分:绝大多数时间 1分:所有时间

7.过去四星期中,有多少时候偏头疼曾限制你觉得有活力的日数?

6分:从来没有 5分:很少时候 4分:有些时候 3分:大多数时间 2分:绝大多数时间 1分:所有时间

8.过去四星期中,有多少时候你因为偏头疼而必取消工作或日常活动?

6分:从来没有 5分:很少时候 4分:有些时候 3分:大多数时间 2分:绝大多数时间 1分:所有时间

9.过去四星期中,当你有偏头疼时,有多少时候你需要别人协助来处理例行工作,如每天的家务,必要之事,购物或照顾其他人等?

6分:从来没有 5分:很少时候 4分:有些时候 3分:大多数时间 2分:绝大多数时间 1分:所有时间

10.过去四星期中,有多少时候你因为偏头疼的症状而曾必须停下工作或日常活动?

6分:从来没有 5分:很少时候 4分:有些时候 3分:大多数时间 2分:绝大多数时间 1分:所有时间

11.过去四星期中,有多少时候你因为偏头疼而曾无法参加社交活动,例如聚会、与朋友晚餐?

6分:从来没有 5分:很少时候 4分:有些时候 3分:大多数时间 2分:绝大多数时间 1分:所有时间

12.过去四星期中,有多少时候你因为偏头疼而曾觉得厌烦或感到挫折?

6分:从来没有 5分:很少时候 4分:有些时候 3分:大多数时间 2分:绝大多数时间 1分:所有时间

13.过去四星期中,有多少时候你曾觉得因为偏头疼而成为他人的负担?

6分:从来没有 5分:很少时候 4分:有些时候 3分:大多数时间 2分:绝大多数时间 1分:所有时间

14.过去四星期中,有多少时候你曾担心因为偏头疼而使别人失望?

6分:从来没有 5分:很少时候 4分:有些时候 3分:大多数时间 2分:绝大多数时间 1分:所有时间

患者回想过去4个星期中的偏头疼发作对生活治疗的影响,回答14项问题。每题需选出一个答案。

MSQ量表要求及说明:MSQ量表的各领域评分是相互独立的,一个领域得分越高表明健康状况越好。14条的MSQ使用在评分方法是反向的评分表,因此各领域得分计算前必须重编码。MSQ评分分四步:① 重新编码MSQ条目(最终条目数值分配);② 计算各领域原始评分;③ 把各领域原始评分转换为百分制;④ 评分检验。

1.最终条目数值分配

MSQ每条问题的预编码和最终分值见如下,所有问题分值为1—6。

条目项	回答分类	条目预编码值	最终条目评分
1~14	从来没有	1	6
	很少时候	2	5
	有些时候	3	4
	大多数时间	4	3
	绝大多数时间	5	2
	所有时间	6	1

续表

如何处理缺分值：如果在某领域里的一个或多个问卷结果缺失，那么这个缺失值可根据该领域内其他问卷结果的平均值来估算。采用处理缺失数据的一般原则。在一个由多条项目组成的量表中，如果应答者回答了半数以上的问题（或者在奇数条目中为半数加一），这一缺失数据就可以被评估。因此，在功能受限领域中缺失数据应小于或等于 3，在功能障碍领域中应小于或等于 2，在情感领域应小于或等于 1，缺失数据评估可使用同领域中其他数据的平均值。例如，在项目为 7 条的功能受限领域中如果应答者有 1 项（如是问题 4）未答，该数据评估是在功能受限领域中其他完成的 6 条（如问题 1，2，3，5，6，7）的平均值。然而，值得注意的是 MSQ 心理领域是以所有条目的回答为依据的。因此，当缺失数据超过了上面提及的范围，这个领域的评分就不能被评估且应被认为是缺失。

2 原始评分评估

一旦每项的最终数据被记录，每个领域的原始数据应该被计算。每个领域的原始数据是一个最终数据简单的代数和。原始数据得分如下。

领域	条目号	缩略条目描述
功能受限	1	因为偏头痛曾干扰到你与家人、朋友或其他亲近的人的相处
	2	干扰到你的休闲活动，例如阅读或运动
	3	在工作或日常生活时有困难
	4	无法完成上班或在家同样多的工作
	5	限制你集中注意力于工作或日常活动
	6	使你太过疲倦而无法工作或从事日常活动
	7	限制你觉得有活力的日数
功能障碍	8	必取消工作或日常活动
	9	需要别人协助来处理例行工作，如每天的家务，必要之事，购物或照顾其他人等
	10	停下工作或日常活动
	11	无法参加社交活动，例如聚会、与朋友晚餐
情感	12	觉得厌烦或感到挫折
	13	觉得因为偏头疼而成为他人的负担
	14	担心因为偏头疼而使别人失望

3 转换领域评分

每个 MSQ 领域的原始数据被计数后，每个数据要转换为 0~100 范围。每个领域的转换公式如下，转换过程允许每个领域得分映射了总成绩的百分比（因此 100 为最好分）。

MSQ 领域	原始范围	转换公式
功能受限	7~42	（原始数据-7）×100/35
功能障碍	4~24	（原始数据-4）×100/20
情感	3~18	（原始数据-3）×100/15

4 评分检验

以下的评分检验是为确保数据录入和运算的准确性：① 重编码到最终评分，审查频数分布以证实所有的分值在 1~6 范围内；② 审查原始数据和转换数据的频数分布，以证实所有分值都在预计范围内。

（4）中医证候分级量化标准，参照《中药新药临床研究指导原则（试行）》[12]制定。

表 3-2-3　中医证候分级量化标准

主症	计 0 分	计 3 分	计 6 分	计 9 分
头痛	无	轻微头痛，时作时止	头痛可忍，持续不止	头痛难忍，上冲巅顶

续表

次症	计0分	计1分	计2分	计3分
伴随症状	无	恶心、呕吐、畏光、畏声等1项	恶心、呕吐、畏光、畏声等2项	恶心、呕吐、畏光、畏声等3项及以上
恶风	无	有	—	—
胸闷脘胀	无	有	—	—
急躁易怒	无	有	—	—
舌脉象	计0分	计1分		记录不计分
舌象	正常	舌质淡或紫暗或瘀斑，苔薄白		其他
脉象	正常	脉细或细涩		其他

3. 中医证候疗效判定标准

参照《中药新药临床研究指导原则（试行）》[12]制定。① 临床痊愈：治疗后中医症状积分减少≥95%；② 显效：治疗后中医症状积分减少≥70%，<95%；③ 有效：治疗后中医症状积分减少≥30%，<70%；④ 无效：治疗后中医症状积分减少<30%。⑤ 疗效指数（n）=[（疗前积分-疗后积分）÷疗前积分]×100%

十、试验流程

表 3-2-4　试验流程表

访视　　项目	筛选期/基线 第-4周±3天	访视1 第4周±3天	访视2 第8周±3天	访视3 第12周±3天	随访 第16周±3天
签署知情同意书	×				
入选/排除标准	×				
人口学资料	×				
生命体征资料	×	×	×	×	×
病史及治疗史	×				
合并疾病	×				
合并用药	×				
头颅CT△	×				
尿妊娠试验*		×			
头痛日记	×	×	×	×	×
中医证候疗效	×	×	×	×	
MSQ	×	×	×	×	
血、尿、便常规	×			×	
肝肾功能	×			×	
心电图	×			×	
不良事件	×			×	

续表

访视 项目	筛选期/基线 第-4周±3天	访视1 第4周±3天	访视2 第8周±3天	访视3 第12周±3天	随访 第16周±3天
随机入组号码	×				
发放研究药物	×	×	×		
发放日志卡	×	×	×	×	
回收日志卡		×	×	×	×
回收研究药物		×	×	×	

注：*未绝经妇女做此项检查；△怀疑有颅内器质性疾病的患者需做影像学检查予以明确。

十一、数据管理（参照本章第一节）

十二、统计分析（参照本章第一节）

十三、质量控制与保证

1. 质量控制措施

（1）、（2），参照本章第一节。

（3）临床试验开始前培训：通过临床试验前培训使研究人员对于临床试验方案及其各指标具体内涵的充分理解和认识。对头痛日记的记录，以及 VAS 评分、MSQ 评分标准进行一致性培训；对于自觉症状的描述应当客观，切勿诱导或提示；对于所规定的客观指标，应当按方案规定的时点和方法进行检查。应注意观察不良反应或未预料到的毒副作用，并追踪观察。

2. 质量保证措施（参照本章第一节）

十四、试验相关的伦理学要求

1~5（参照本章第一节）

6. 知情同意和知情同意书的签署

在筛选合格后，研究者需说明有关临床试验的详细情况，包括试验目的、试验流程、可能的受益与风险、受试者的权利与义务等，使其充分理解并有充足的时间考虑，在所提问题均得到满意答复后表示同意，并自愿签署"知情同意书"。

十五、试验结束后的医疗措施

在临床试验给药周期结束后，如果受试者完成全部疗程，疾病尚未痊愈需要治疗者，应当采用目前常规方法治疗，费用由患者自负，结束受试者与研究者的合作关系。

十六、试验总结与资料保存（参照本章第一节）

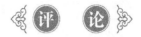

一、研究策略

治疗偏头痛药物,一般分为预防性治疗用药和急性发作期治疗用药两类。治疗偏头痛的中药新药,其临床研究的主要目标是预防性治疗,通过用药防止或减少头痛的反复发作,常将头痛的发作频率作为主要评价指标。具有快速止痛、持续止痛、减少本次头痛再发作用的中药,可以评价其对急性发作的治疗效果,一般以用药后 2 小时头痛消失率、48 小时内复发率为评价指标。

二、临床试验设计要点

(一)总体设计

偏头痛的预防性治疗药物临床试验,常采用随机、双盲、平行或交叉对照、多中心设计,Ⅱ期临床试验一般需要进行剂量探索。有资料显示,在偏头痛的预防治疗研究中,安慰剂效应可达 20%~40%,甚至更高,因此,注册前临床试验宜采用安慰剂对照的优效设计[13-15],或同时采用阳性药(如美托洛尔、氟桂利嗪、托吡酯等化药)和安慰剂为对照的三臂试验设计。鉴于迄今尚无公认有效的中药制剂,若以其为对照药,也建议采用优效设计。因偏头痛的疾病性质和较高的安慰剂效应,会使开放和单盲试验无效,必须采用双盲设计方法;也因预防的起效程度取决于基线期发作频率,设计时可以考虑进行分层随机。

偏头痛的急性期治疗药物临床试验,也应当是随机双盲、安慰剂(和阳性药)对照试验。推荐采用在单次发作治疗的平行组研究中加入多次发作的治疗研究,考察对单次偏头痛发作的有效性和治疗应答的一致性。例如,在 5 次发作的一次采用安慰剂治疗,其余 4 次采用药物治疗[13,14]。

(二)受试者选择

受试者首先应符合当前公认的偏头痛临床诊断和分类标准,如国际头痛协会(HIS)推出的 ICHD-2/ICHD-3beta 版[3,4]。偏头痛是一种基于症状诊断的疾病,目前尚缺乏偏头痛特异性诊断手段,通常不需要神经影像学检查来辅助诊断。

鉴于 50 岁以上患者偏头痛起病多因其他疾病引起,建议纳入偏头痛发病年龄低于 50 岁者进入临床试验;受试人群应至少有 1 年的偏头痛病史,并且明确了解近 3 个月的偏头痛发作情况,将有利于疗效评价;根据评价的需要和发病特点,应设定入选发作频率,通常为每月(4周)2~6 次;入选病例在近 3 个月应未使用过偏头痛的治疗药物,以避免干扰试验药的评价。

对于 ICHD-2/ICHD-3beta 版定义的不符合偏头痛的各种头痛病,如其他原发性头痛(丛集性头痛、紧张型头痛等)、继发性偏头痛(如高血压、脑外伤后综合征及脑内器质性病变等)、药物依赖性头痛等,及一些特殊类型的偏头痛,如慢性偏头痛、眼肌麻痹型偏头痛、偏瘫型偏头痛,基底型偏头痛或偏头痛性梗死等,临床上应仔细鉴别,予以排除[13-15]。但是,偏头痛合并其他类型的头痛,当能明确与偏头痛发作相区分时,则可以考虑允许纳入此类患者,而只评价对于偏头痛的防治效果。

(三) 阳性对照药

偏头痛的预防性治疗药物的选择,来源于临床经验和证据而非偏头痛的病理生理机制。《中国偏头痛诊断治疗指南》推荐具有 A 级证据的包括 β 受体阻滞剂(仅限于美托洛尔、普萘洛尔)、钙通道阻滞剂(仅限于氟桂利嗪)和抗癫痫药(仅限于托吡酯、丙戊酸),各药间疗效差异不显著,不良反应谱有所不同[1]。与欧洲神经病协会联盟偏头痛药物治疗指南推荐药物相同[16, 17]。美托洛尔、普萘洛尔、氟桂利嗪、托吡酯也都位于美国有 I 级循证依据的 8 种偏头痛预防性治疗药物之列[18, 19]。此外,国内有临床研究显示,一些中药如头痛宁、都梁软胶囊、天舒胶囊等,用于偏头痛的预防治疗安全有效[20, 21]。

偏头痛的急性期治疗药物,《中国偏头痛诊断治疗指南》作为 A 级推荐的有:非特异性药物如阿司匹林、布洛芬、萘普生、双氯芬酸,对乙酰氨基酚并未包括在内;特异性药物如舒马曲坦、佐米曲坦、那拉曲坦、利扎曲坦、阿莫曲坦、依来曲坦、夫罗曲坦等。各种止痛剂间或曲坦类药物间的总体疗效基本接近,并无显著差别。

(四) 有效性评价

1. 指标评价体系

预防性治疗药物临床试验:偏头痛预防性治疗目的是降低发作频率、减轻发作程度、减少功能损害、增加急性发作期治疗的疗效[1]。推荐以预定时间段内的头痛发作频率为主要终点指标。为明确表达临床意义,也可以将发作频率转化为应答率。以头痛程度、头痛持续天数、伴随症状、头痛的功能损害程度及急性期对治疗的反应等为次要指标。改善中医证候,应作为中药新药重要的评价目标。

临床试验中,常设计"头痛日记"记录头痛发作的情况及相关指标,这在欧美国家治疗偏头痛的研究中应用广泛[22, 23]。"头痛日记",指患者用坐标轴的方式,记录头痛发作日期、发作方式、程度、持续时间及头痛发作的部位、性质、伴随症状、服药情况和诱发头痛的因素等,使患者头痛的特点一目了然,但有其局限性,需要患者具备一定的文化素质及较好的配合。头痛的社会功能损害,一般采用相关量表进行评价。常用量表包括偏头痛特异生活质量问卷(MSQ/MSQ2.1 版)、简明健康状况量表(SF-36/SF-12)、偏头痛残疾程度评估问卷(migraine disability assessment questionnaire,MIDAS)及头痛影响测验(headache impact test,HIT-6)等。

头痛发作频率,一般以评价每 4 周或治疗期(3~6 个月)内的最后 4 周的平均值为主。当偏头痛发作因睡眠或暂时的缓解而中止,或一次发作后药物治疗基本成功,并且在发作开始后 48 小时内再次出现,应记录为一次发作。"应答"的定义,EMEA 建议为治疗过程中偏头痛发作频率与基线状态相比下降 50% 及以上[13]。头痛程度,可以采用 VAS 评分评价偏头痛发作时平均头痛程度。

急性期治疗药物临床试验:偏头痛发作时的急性治疗目的是快速止痛,持续止痛,减少本次头痛再发,恢复患者的功能,减少医疗资源浪费[1],常以"使用试验药物后 2 小时无头痛患者的比例"为主要终点指标,并且可以选择疼痛消失患者比例、复发率、不同时点的头痛强度和伴随症状、头痛缓解比例/时间、急性止痛药物使用情况、2 小时和其他时点的功能障碍等作为次要终点。

"疼痛消失患者比例",定义为未使用急救药物 2 小时内没有出现头痛,并在使用研究药物后 48 小时内没有出现复发。"复发"即"再现",定义为患者在治疗后 2 小时内没有出现疼痛，并且在使用研究药物后 48 小时内出现了任意强度的头痛。"缓解"定义为用药 2 小时内严重或中度头痛降低至轻微或消失的患者比例[13]。

2. 评价偏头痛疗效的相关量表

针对偏头痛的疗效评价量表，包括头痛生活质量、头痛影响和残疾两个方面，前者主要有 MSQ/MSQ2.1 版、SF-36/SF-12，后者主要有 MIDAS 和 HIT-6。

MSQ 为自评问卷，包括 25 个条目，涉及与偏头痛相关的日常生活、心理、情感和诱因等方面。研究表明，MSQ 比较真实可靠地反映偏头痛患者的整体生活质量，具有较好的信度，效度及可重复性，可作为评价偏头痛长期疗效的有效辅助工具[24]。近年来，广泛应用于偏头痛临床研究[25]。

MSQ2.1 版是在继承 MSQv1.0 及 v2.0 的版本上经过发展、检验及修订而成，分为 3 个维度：① 功能受限领域，测评偏头痛导致的正常功能受限程度；② 功能障碍领域，测量偏头痛干扰正常活动的程度；③ 情感领域，测评偏头痛对情绪的影响。本问卷具有良好的信度和效度，简单易行，尤其适用于评价慢性偏头痛患者的疗效[26]。

SF-36 是目前应用最为广泛的生活质量普适量表之一。该量表含 36 个条目，可归纳为 8 个维度：生理功能、生理职能、躯体疼痛、总体健康、精力、社会功能、情感职能以及精神健康。SF-36 多用于一般人群的生存质量测评、临床实践及研究、医疗卫生决策等领域，能够全面反映患者生理、心理和社会功能的综合性指标，详尽地描述健康层次，在反映个体健康水平方面比较可信，常运用于针刺治疗偏头痛的临床实践及研究中[27, 28]。

SF-12 量表，是 SF-36 的简化版本，共 12 个条目，涉及 7 个领域。主要包括总体健康状况，健康状态对日常活动、工作、社会功能以及情绪等方面的影响。与 SF-36 相比，SF-12 更简单易行，条目精简，如果出现未作答的条目则对总分影响较大，降低评估的准确度。

MIDAS 和 HIT-6 为临床上常用的评价头痛影响及残疾量表。MIDAS 是一种简单的、反映近 3 个月偏头痛相关残疾程度的自助式问卷，包括 5 个问题，主要关注工作或学习、家务劳动、休闲活动这三个领域因偏头痛发作所受影响的时间。将因头痛而损失的天数累计起来计算分值，并根据分值高低将头痛的严重程度分为 4 级。该问卷对偏头痛的病情变化较为敏感，可以作为疗效指标，在针刺治疗偏头痛的研究中应用较多[29]。HIT-6 包括 6 个问题，涉及头痛在日常生活、工作、娱乐中的影响。得分越高，头痛影响生活越大。HIT-6 能够较好的评价各种头痛相关的生命质量，也可以作为疗效指标[30]。

（五）试验流程

纳入到偏头痛预防性研究的受试者，应至少有 1 年的偏头痛病史，并且具有近 3 个月的完整病历。入组前，需要经过至少 4 周的导入期，符合入选标准的患者再随机分组。治疗期至少 12 周。因为通常药物的起效时间为 2 周以上，10~12 周才能达到充分的疗效。治疗期间，头痛发作剧烈、难以忍受时，可以加用急性期治疗药物。应设计至少 4 周的随访期，以确定是否会出现反弹。

（六）安全性评价

偏头痛是一种慢性疾病，药物治疗可能会持续较长时间。应当进行一项至少持续 12 个月的开放性研究，以考察急性和预防性偏头痛治疗的长期安全性[13, 14]。

参 考 文 献

[1] 中华医学会疼痛学分会头面痛学组. 中国偏头痛诊断治疗指南[J]. 中国疼痛医学杂志, 2011, 17 (2): 65-86.

[2] 偏头痛诊断与防治专家共识组. 偏头痛诊断与防治专家共识[J]. 中华内科杂志, 2006, 45 (8): 694-696.

[3] Headache Classification Subcommittee of the International Headache Society. The internatiional classification of Headache disorders[J]. Cephalalgia: an international journal of headache, 2004, 24 (1): 9-160.

[4] Headache Classification Committee of the International Headache Society (IHS. The international classification of headache disorders, (beta version) [J]. Cephalalgia, 2013, 33 (9): 629-808.

[5] 赵英. 偏头痛的流行病学特点[J]. 中国社区医师, 2005, 21 (11): 9-10.

[6] Yu S, Liu R, Zhao G, et al. The prevalence and burden of primary headaches in China: a population-based door-to-door survey[J]. Headache: The Journal of Head and Face Pain, 2012, 52 (4): 582-591.

[7] Moskowitz M A. Basic mechanisms in vascular headache[J]. Neurologic clinics, 1990, 8 (4): 801-815.

[8] 谭亮, 樊光辉. 偏头痛发病机制的研究进展[J]. 中国临床神经外科杂志, 2012, 17 (9): 571-573.

[9] Magis D, Sava S, d'Elia T S, et al. Safety and patients'satisfaction of transc-utaneous supraorbital neurostimulation (tSNS) with the Cefaly® device in headache treatment: a survey of 2, 313 headache sufferers in the general population[J]. The journal of headache and pain, 2013, 14 (1): 1-8.

[10] Dodick DW, Goadsby PJ, Silberstein SD, et al. Safety and efficacy of ALD403, an antibody to calcitonin gene-related peptide, for the prevention of frequent episodic migraine: a randomized, double-blind, placebo-controlled, exploratory phase 2 trial[J]. Lancet Neurol, 2014, 13 (11): 1100-1107.

[11] 国家中医药管理局. 中华人民共和国国家标准·中医病证诊断疗效标准[M]. 南京: 南京大学出版社, 1994.

[12] 郑筱萸. 中药新药临床试验指导原则(试行)[M]. 北京: 中国医药科技出版社, 2002.

[13] European Medicines Agency. Guidelineonclinicalinvestigation of medicinal products for the treatment of migraine[EB/OL]. [2007-1-24]. http://www.ema.europa.eu/docs/en_GB/document_library/Scientific_guideline/2009/09/WC500003481.pdf.

[14] 药审中心组织翻译. 偏头痛治疗药物临床研究指导原则[EB/OL]. http://www.cde.org.cn/guide.do?method=showGuide&id=304.

[15] 杨志敏. 偏头痛预防性治疗药物的有效性评价临床研究设计初探[EB/OL]. http://www.cde.org.cn/dzkw.do?method=largePage&id=1583.

[16] Evers S, Afra J, Frese A, et al. EFNS guideline on the drug treatment of mi-graine-report of an EFNS task force[J]. Eur J Neurol, 2006, 13 (6): 560-572.

[17] 李焰生. 2006年欧洲神经病协会联盟偏头痛药物治疗指南的解读与思考[J]. 中国神经精神疾病杂志, 2008, 34 (5): 257-258.

[18] Silberstein S D, US Headache Consortium. Practice parameter: Evidence-based guidelines for migraine headache (an evidence-based review) Report of the Quali-ty Standards Subcommittee of the American Academy of Neurology[J]. Neurology, 2000, 55 (6): 754-762.

[19] 沈飞飞, 燕兰云, 万琪. 偏头痛的预防性治疗[J]. 临床神经病学杂志, 2011, 24 (3): 238-239.

[20] 柳于介, 萧然, 刘福友, 等. 天舒胶囊预防性治疗偏头痛[J]. 中国实验方剂学杂志, 2013, 19 (10): 311-315.

[21] 李伟仕, 黄志勇, 吴修信. 都梁软胶囊预防性治疗偏头痛的临床疗效观察[J]. 中国医药指南, 2010, 8 (9): 12-14.

[22] Färkkilä M, Diener H C, Géraud G, et al. Efficacy and tolerability of lasmiditan, an oral 5-HT 1F receptor agonist, for the acute treatment of migraine: A ph-ase 2 randomised, placebo-controlled, parallel-group, dose-ranging study[J]. The Lancet Neurology, 2012, 11 (5): 405-413.

[23] Dodick D W, Goadsby P J, Spierings E L H, et al. Safety and efficacy of LY2951742, a monoclonal antibody to calcitonin gene-related peptide, for the prevent-ion of migraine: a phase 2, randomised, double-blind, placebo-controlled study[J]. The Lancet Neurology, 2014, 13 (9): 885-892.

[24] Patrick D L, Hurst B C, Hughes J. Further Development and Testing of the Migr-aine-Specific Quality of Life (MSQOL) Measure[J]. Headache: The Journal of Head and Face Pain, 2000, 40 (7): 550-560.

[25] Li Y, Zheng H, Witt C M, et al. Acupuncture for migraine prophylaxis: a randomi-zed controlled trial[J]. CMAJ, 2012, 184 (4): 401-410.

[26] Martin B C, Pathak D S, Sharfman M I, et al. Validity and Reliability of the Migraine-Specific Quality of Life Questionnaire (MSQ Version 2.1) [J]. Headache: The Journal of Head and Face Pain, 2000, 40 (3): 204-216.

[27] 王冰. SF-36量表测量偏头痛患者生活质量的信度及效度分析[J]. 中国实用神经疾病杂志, 2011, 14 (11): 35-36.

[28] Wang L P, Zhang X Z, Guo J, et al. Efficacy of acupuncture for migraine pro-phylaxis: a single-blinded, double-dummy, randomized controlled trial[J]. PAIN®, 2011, 152（8）: 1864-1871.
[29] Stewart W F, Lipton R B, Whyte J, et al. An international study to assess reliability of the Migraine Disability Assessment（MIDAS）score[J]. Neurology, 1999, 53（5）: 988.
[30] Zandifar A, Banihashemi M, Haghdoost F, et al. Reliability and Validity of the Persian HIT‐6 Questionnaire in Migraine and Tension-type Headache[J]. Pain Practice, 2014, 14（7）: 625-631.

第三节 抑 郁 症

抑郁症（depression），又称单相抑郁症、抑郁障碍、重性抑郁障碍[1-4]，是指以显著而持久的情绪低落、思维迟缓并伴有兴趣减低、主动性下降等精神运动性迟滞症状为主要表现的一类发作性心境障碍综合征。据《中国精神障碍分类与诊断标准（CCMD-3）》[3]，抑郁症可分为轻性抑郁症（轻抑郁）、无精神病性症状的抑郁症、有精神病性症状的抑郁症、复发性抑郁症。临床上，抑郁发作和躁狂发作可以同时、先后出现，分别称为混合性发作和双相障碍。有研究发现，60%～90%的抑郁症患者常合并焦虑症状，甚至与焦虑障碍共病[5]。在诊断上，若抑郁和焦虑综合征均存在，且各自足以符合相应的诊断，一般优先诊断为抑郁症。每次抑郁发作，病程最短 2 周方可诊断，最长可持续 1～2 年，平均为 20 周[6]。约 80%的抑郁症病人有复发，终生患病率约为 15%～18%，10%～20%患者最终会自杀，严重影响着患者的身心健康、社会功能以及生活质量，甚至危及生命[7-9]。

药物治疗是抗抑郁的最主要方法，有效率约 60%～80%[7]。目前，临床常用有新型抗抑郁药包括选择性 5-羟色胺再摄取抑制剂（selective serotonin reuptake inhibitors, SSRIs）、5-HT 及 NE 再摄取抑制剂（serotonin and norepinephrine reuptake inhibitors, SNRIs）、去甲肾上腺素能和特异性五羟色胺能抗抑郁剂（noradrenergic and specific serotonergic antidepressant, NaSSA）等，传统的单胺氧化酶抑制剂（MAOIs）及三环类、四环类抗抑郁药。因新型抗抑郁药与传统的三环类及杂环类抗抑郁药（tricyclic antidepressants, TCAs）、单胺氧化化酶抑制药（monoamine oxidase inhibitors, MAOIs）疗效相当且副作用少，常作为临床首选[10]。

本病中医称为"郁病"，临床常见肝气郁结、气郁化火、忧郁伤神、心脾两虚、阴虚火旺等证候[11]。有研究表明，天然药具有一定的抗抑郁作用，且不良反应少[12]。

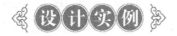

一、题目

以盐酸氟西汀片和安慰剂为对照评价××颗粒治疗抑郁症（肝郁化火证）有效性和安全性的随机、双盲、平行对照、多中心Ⅲ期临床研究。

二、研究背景

××颗粒按第 6 类中药新药研发，功能为疏肝解郁，清热除烦，镇静安神，主治肝郁化火所致的轻、中度抑郁症。

药效学研究表明，本品能够有效地预防和治疗大鼠、小鼠的抑郁表现，抵抗由利舍平诱导的脑内单胺类递质降低而引起的抑郁症状，增强羟色氨酸（5-HTP）诱发的小鼠甩头作用，并明显升高脑内 5-HT 和多巴胺（DA）的含量，具有治疗和控制抑郁发生发展的作用。

长期毒性实验结果表明，本品经大鼠灌胃途径给药（66g、44g、33g 生药/kg）12 周、24 周及停药 4 周后，动物一般状态及体重增长与对照组相比无显著差异，血液检查及病理组织形态学检查，未发现与给药有关的改变。

三、试验目的与观察指标

（1）确证评价××颗粒治疗抑郁症肝郁化火证的临床疗效。
观察指标：汉密尔顿抑郁量表（Hamilton depression scale，HAMD）积分，证候疗效等。
（2）进一步观察××颗粒临床应用的安全性。
观察指标：临床不良事件/不良反应发生率，副反应量表等。

四、试验总体设计

采用分层区组随机、双盲、平行对照、多中心临床试验设计。
（1）随机：采用分层区组随机的方法。
（2）盲法：采用双盲双模拟技术。
（3）对照：分别采用盐酸氟西汀片和安慰剂做对照。盐酸氟西汀片是经典的临床公认有效的抗抑郁药。
（4）多中心：×家临床试验机构同期试验。
（5）样本量：Ⅱ期临床试验结果，试验组总有效率为 82.2%，氟西汀对照组为 80.5%，设 $\alpha=0.05$，$\beta=0.2$，非劣界值 $\delta=0.15$，试验组：氟西汀对照组=3∶1，则两组样本量分别需要 216、72 例。根据《药品注册管理办法》有关Ⅲ期临床试验试验组病例数不少于 300 例的规定，同时考虑病例脱落因素，因此决定本次Ⅲ期临床试验的样本量为 600 例，其中试验组 360 例、氟西汀对照组 120 例，另设安慰剂对照组 120 例。

五、诊断标准

1. 抑郁症诊断标准

参照《中国精神疾病分类方案与诊断标准第三版（CCMD-Ⅲ）》[3]抑郁发作的诊断标准。
以心境低落为主，与其处境不相称，可以从闷闷不乐到悲痛欲绝，甚至发生木僵。严重者可出现幻觉、妄想等精神病性症状。某些病例的焦虑与运动性激越很显著。
（1）症状标准：以心境低落为主，并至少有下列 4 项：① 兴趣丧失、无愉快感；② 精力减退或疲乏感；③ 精神运动性迟滞或激越；④ 自我评价过低、自责，或有内疚感；⑤ 联想困难或自觉思考能力下降；⑥ 反复出现想死的念头或有自杀、自伤行为；⑦ 睡眠障碍，如失眠、早醒，或睡眠过多；⑧ 食欲降低或体重明显减轻；⑨ 性欲减退。
（2）严重标准：社会功能受损，给本人造成痛苦或不良后果。
（3）病程标准：① 符合症状标准和严重标准至少已持续 2 周；② 可存在某些分裂性症状，但不符合分裂症的诊断。若同时符合分裂症的症状标准，在分裂症状缓解后，满足抑郁发作标准至少 2 周。
（4）排除标准：排除器质性精神障碍，或精神活性物质和非成瘾物质所致抑郁。

（5）说明：本抑郁发作标准仅适用于单次发作的诊断。

2. 肝郁化火证辨证标准

参照《中西医基础与临床·抑郁症》[13]制定。
（1）主症：① 精神抑郁；② 心烦不宁。
（2）次症：① 胸胁胀满；② 食欲不振；③ 善太息；④ 失眠或多梦；⑤ 头痛目赤耳鸣；⑥ 口苦咽干；⑦ 大便秘结。
（3）舌脉：① 舌红，苔薄腻或黄；② 脉弦数。
必须具备主症及次症任3项，参照舌脉可诊断。

六、受试者的选择

（一）纳入标准

（1）符合西医抑郁症（抑郁发作）诊断标准和中医肝郁化火证辨证标准。
（2）年龄18～65周岁，男女均可。
（3）入组时HAMD抑郁量表（17项）总分≥14分，且≤24分，其中抑郁情绪一项≥2分。
（4）入组时汉密尔顿焦虑量表（Hamilton anxiety scale，HAMA）总分≤21分，其中抑郁心境（第6项）评分≥2分，焦虑心境（第1项）评分＜3分。
（5）基线的HAMD抑郁量表（17项）总分与筛查时（7天清洗期前）比较，减分率＜25%。
（6）知情同意并签署知情同意书。

（二）排除标准

（1）有自杀倾向者。
（2）严重焦虑（HAMA总分＞21分）。
（3）继发于其他精神疾病或躯体疾病的抑郁发作及伴严重精神病性症状者。
（4）双相障碍、难治性抑郁（应用2种或以上不同化学结构的抗抑郁药，经足量、足疗程治疗无效或收效甚微）。
（5）合并其他各系统严重疾病，以及严重心、肝、肾功能不全者（其中ALT，AST高于正常值1.5倍者）。
（6）入组前4周内服用抗抑郁抗焦虑及抗精神病西药者。
（7）妊娠或哺乳或拟妊娠者；育龄妇女尿妊娠试验阳性者。
（8）已知的酗酒或药物依赖者。
（9）青光眼及癫痫患者。
（10）最近一月内参加过其他临床药物观察者；参加过××颗粒Ⅱ期临床试验者。
（11）既往对研究药物过敏者。
（12）无人监护或不能完成临床研究者。

（三）受试者的退出试验标准

1. 研究者决定退出标准

（1）出现过敏反应或严重不良事件，根据医生判断应停止试验者。

（2）试验过程中，患者症状加重，转为躁狂，或伴有精神病性症状，或出现明显自杀倾向者，应采取有效治疗措施，完成各项实验室检查，退出试验。

（3）试验过程中，患者罹患其他疾病，影响疗效和安全性判断者。

（4）受试者依从性差（试验用药依从性＜80%或＞120%），或自动中途换药或加用本方案禁止使用的中西药物者。

（5）各种原因的中途破盲病例。

（6）严重违反纳入或排除标准，本不应随机化者。

2. 受试者自行退出（脱落）标准

（1）无论何种原因，患者不愿意或不可能继续进行临床试验，向主管医生提出退出试验要求而中止试验者。

（2）受试者虽未明确提出退出试验，但不再接受用药及检测而失访者。

（四）中止全部临床试验的标准

（1）试验中发生严重安全性问题。

（2）试验中发现药物治疗效果较差，甚至无效，不具备临床价值。

（3）试验中发现临床试验方案有重大失误，或者方案虽好，但在实施中发生严重偏差，难以评价药物疗效。

（4）申办者基于其他原因中止试验。

（5）行政主管部门撤销试验。

（五）结束全部临床试验的规定

完成计划中的最后1例病例随访，即标志一次临床试验的结束。

七、试验用药物及治疗方案

1. 试验药物的名称和规格

试验药物：××颗粒，规格：5g/袋。

阳性对照药：盐酸氟西汀片，规格：10mg/片。

安慰剂：试验药模拟剂，盐酸氟西汀片模拟剂。

××颗粒与其模拟剂、盐酸氟西汀片与其模拟剂的包装一致，性状、颜色等应相同。

2. 试验用药物的包装

清洗期药物为一独立包装的小盒，内装有可用于7天清洗期的试验药模拟剂和盐酸氟西汀片模拟剂。

入组以后每位入选受试者一个大包装药盒，大包装药盒内药物包装成3个中包装（大、中包装均有统一标签及依据随机编码表标明的药物编号），每中包装内均有足够14+2天的药物，内含药物依据药物编号分为（试验药+模拟阳性对照药）、（模拟试验药+阳性对照药）及（模拟试验药+模拟阳性对照药）。小包装标签内容有批准文号、药物编号、服法用量、包装量、储存条件、药物供应单位，并写上"仅供临床研究用"字样。包装过程应写出书面记录，记载包装的数量、过程、清点结果、负责人员等。

3. 试验用药物的随机编盲和应急信件

（1）随机编盲：采用分层区组随机设计法。以中心为分层因素，按 3∶1∶1 比例随机分为试验组、阳性药对照组和安慰剂组。样本含量为试验组 360 例，阳性药对照组与安慰剂组各 120 例，共 600 例，由×家中心共同完成，每家中心分别为 75 例。分两级设盲：一级设盲以 A 组、B 组、C 组表示，二级设盲再分别指定 A 组、B 组、C 组的组别归属。生物统计学专业人员用统计软件 SAS9.3 模拟产生中心编码分配随机数字、试验病例分配随机数字、处理组分配随机数字及其"试验中心随机编码及试验药物编码分配表"用于指各中心分配的处理编码范围）、"试验病例随机编码表"（即"处理编码"，一级盲底）、"处理组分配情况"（二级盲底）、"试验药物包装表"。申办者指定"与本次临床试验无关人员"按"试验药物包装表"和已经制订的编盲标准操作规程（SOP）进行试验用药物的分配包装。全部处理编码所形成的盲底连同产生随机数的初始值、区组的长度等参数，密封后一式两份分别交予临床试验负责单位和申办单位有关负责部门妥善保存，试验期间盲底不得拆阅。全部药物编码过程应由编盲者写成"编盲记录"存档。

（2）应急信件：本试验为每一个编盲号设置一份应急信件，信封上印有"××颗粒Ⅱ期临床试验的应急信件"字样、药物编号，以及在紧急情况下的破盲规定等内容。信件内容为该编号的受试者所分入的组别及用药情况，可能出现的不良反应处理方法及应立即汇报的单位和地址。"应急信件"应密封，随药物分发至各中心，由该中心负责保存，非必要时不得拆阅，如果拆阅，需注明拆阅者、主要研究者、药物临床试验机构有关负责人员、拆阅日期、原因等，并"病例报告表（CRF）"中记录。

破盲规定：① 当患者发生严重的不良反应；② 当患者发生严重的并发症；③ 症状恶化、必须采取紧急措施者；④ 由于疗效原因而退出的病例，不得破盲；⑤ 紧急破盲程序：紧急情况是指发生严重不良反应/事件。紧急情况下确需破盲时，由研究者请示主要研究者（或与机构相关负责人），经主要研究者签字同意后可拆阅应急破盲信件，破盲后 24 小时内通知临床研究负责单位。

双盲试验失效规定：盲底泄露或应急信件拆阅率超过 20%。

4. 试验用药物的分发与保存

（1）试验用药物的分发与回收：按照各中心"试验用药物管理制度与 SOP"，由机构或专业的试验用药物管理员负责药物的接收、保存、发放、回收（返还或追还）、退回/销毁，并及时填写"试验用药物发放与回收记录"等过程文件。药物的首次发放，按入选时间的先后顺序和由小到大的药物编号依次进行。于复诊时回收剩余药物（或空盒），全部试验结束后将剩余药物集中退回申办者，并填写"试验用药退回/销毁证明"。

（2）试验用药物的保存：按照各中心"试验用药物管理制度"，保管试验用药物，并储藏在通风、干燥、温度适宜的场所，由机构或和专业的试验用药物管理员进行统一管理。

5. 用药方法

（1）7 天清洗期给予试验药模拟剂和模拟盐酸氟西汀片，药物用法：① 试验药模拟剂，每袋 5 克，每次 1 袋，每日 2 次温开水送服。② 盐酸氟西汀片模拟药，每次 2 片，每日晨起温开水送服。

（2）入组后用药方法：① 试验组：××颗粒，每次 1 袋，每日 2 次温开水送服。加盐酸氟西汀片模拟药，每次2片，每日晨起温开水送服。② 阳性药对照组：盐酸氟西汀片，每次2片，每日晨起温开水送服。加试验药模拟剂，每袋5克，每次1袋，每日2次温开水送服。③ 安慰剂对照组：试验药模拟剂，每袋5克，每次1袋，每日2次温开水送服。加盐酸氟西汀片模拟药，每次2片，每日晨起温开水送服。④ 疗程：6周。

6. 合并用药

在清洗期及试验期间，可根据情况，临时使用佐匹克隆缓解睡眠障碍；此外，不合并使用心境稳定剂和心理疏导、针灸理疗等其他非药物疗法；不合并使用其他抗精神病药、抗抑郁药和抗焦虑药；不合并使用其他主要作用于中枢神经系统的药物（包括中药）。

一般不主张合并用药，临床试验前患者使用的非作用于中枢神经系统的药物可考虑继续使用，如果可能，这种治疗在研究期间不要发生变化。所有合并用药均需记录在病例观察表（CRF）中。

八、安全性评价及观测时点

1. 试验用药物可能的不良反应

试验药的临床前和临床研究资料均未提示有不良反应。

2. 安全性评价指标及观测时点

（1）可能出现的不良反应。用药后随时观察。

（2）副反应量表（treatment emergent symptom scale，TESS）。入组后第0、14、28、42天各观察记录1次。

（3）一般体检项目，如体温、心率、心律、呼吸、血压、体重等。入组后第0、14、28、42天各观察记录1次。

（4）血常规、尿常规、便常规、心电图、肝功能（ALT、AST）、肾功能（BUN和Cr）。治疗前后检查。

以临床不良事件/不良反应发生率为主要安全性评价指标。

3. 不良事件的记录和判断

在"研究病历"和CRF中，设置"不良事件记录表"，要求研究者如实填写不良事件的发生时间、严重程度、持续时间、采取的措施和转归。并判断不良事件与试验药物的关系。

（1）不良事件（adverse event，AE）的定义：AE指临床试验过程中受试者接受一种药品后出现的不良医学事件，但并不一定与治疗有因果关系。具体包括：① 可疑的不良药物反应，如中枢神经系统、消化系统、造血系统、皮疹、皮肤瘙痒等毒副反应；② 所有由于药物过量、滥用、停药、过敏或毒性产生的反应；③ 明显无关的疾病，包括先前存在疾病的加重；④ 肝肾功能生化指标异常；⑤ 生理检查或体格检查发现的异常，且需要临床治疗或作进一步检查者（与重复验证检查不同）等。

（2）不良事件与试验药物因果关系判断标准：采用卫生部药品不良反应监察中心推荐的标准（1994年版）。将肯定、很可能、可能、可疑4项视为药物的不良反应。

表 3-3-1　不良事件因果关系判断标准

指标	肯定	很可能	可能	可疑	不可能
①	+	+	+	+	-
②	+	+	+	-	-
③	-	-	±	±	+
④	+	+	±	±	-
⑤	+	?	?	?	-

注：（1）+表示肯定；-表示否定；±表示难以肯定或否定；? 表示情况不明。（2）指标：① 开始用药时间与可疑不良反应出现时间有无合理的先后关系；② 可疑的不良反应是否符合该药物已知的不良反应类型；③ 所可疑的不良反应是否可以用相关的病理状况、合并用药、现用疗法、曾用疗法来解释；④ 停药或降低用量，可疑不良反应能否减轻或消失；⑤ 再次接触同样药物后是否再次出现同样反应。

（3）不良事件记录：临床试验期间发现的任何不良事件，不管是否与试验用药有关，均应记录在案。不良事件的记录内容包括：① 不良事件所有相关症状；② 不良事件发生的时间和持续时间；③ 不良事件的严重程度及发作频度；④ 因不良事件所做的检查和治疗；⑤ 研究者判断不良事件是否与试验药物有关的结果与依据等。

（4）不良事件处理：发生不良事件时，研究者可根据病情决定采取的措施。一般包括：① 观察、不中止试验药物；② 观察、并中止试验药物，不用补救治疗；③ 中止试验药物，给予补救治疗。

所有不良事件都应当追踪调查，详细记录处理经过及结果，直至受试者得到妥善解决或病情稳定，化验出现异常者应追踪至恢复正常或用药前水平。追踪到妥善解决或病情稳定，追踪方式可以根据不良事件的轻重选择住院、门诊、家访、电话、通讯等多种形式。

4. 严重不良事件的处理

（1）严重不良事件（serious adverse event，SAE）的定义：SAE 指试观察期间出现的以下不良事件，包括：需住院治疗、延长住院时间、伤残、影响工作能力、危及生命或死亡、导致先天畸形等事件。

（2）SAE 报告：试验中如出现 SAE，必须立即报告本中心主要研究者和临床试验机构，并填写"严重不良事件报告表"，及时报告给申办者及批准本次临床试验的伦理委员会，并在 24 小时内上报国家食品药物监督管理总局药品注册司和当地省级药品监督管理、卫生行政管理部门。中心主要研究者应在报告表上签名及注明日期，药物临床试验机构盖章确认。申办者应及时向各参研中心通报，并保证满足所有法律法规要求的报告程序。

（3）处理措施：当受试者发生紧急情况、需要立即处理时，试验中心的主要研究者可以决定拆阅该受试者相应编号的应急信件，实施紧急破盲。破盲结果应通知临床研究负责单位、申办者和监查员，并根据药物及所出现的症状对患者做相应的处理。研究者应在 CRF 中记录破盲的理由、注明日期并签字。

5. 未缓解不良事件的随访

所有在疗程结束时尚未完全缓解的不良事件（包括有临床意义的安全性检测指标异常），均应追踪观察至妥善解决或病情稳定。

九、有效性评价

1. 观察指标

（1）人口学资料、病程、病情、合并疾病及用药等。

（2）有效性观察指标和观测时点：① 汉密尔顿抑郁量表（HAMD）评分和及其治疗前后的减分率；入组后第-7、0、14、28、42天各观察记录1次。② 中医证候疗效及单项症状疗效；入组后第0、14、28、42天各观察记录1次。③ 临床总体印象量表（clinical global impression，CGI）。治疗前后各做1次。以HAMD评分的减分率为主要疗效指标。

2. 指标观测方法

（1）汉密尔顿抑郁量表（HAMD-17）[14]。

表 3-3-2　汉密尔顿抑郁量表（HAMD-17）

测试题	计分	得分
1. 抑郁情绪	0	
只在问到时才诉述	1	
在访谈中自发地表达	2	
不用言语也可以从表情、姿势、声音或欲哭中流露出这种表情	3	
病人的自发言语和非语言表达（表情、动作），几乎完全表现为这种情绪	4	
2. 有罪感	0	
责备自己，感到自己已连累他人	1	
认为自己犯了罪，或反复思考以往的过失和错误	2	
认为目前的疾病，是对自己错误的惩罚，或有罪恶妄想	3	
4 有罪恶妄想伴有指责或威胁性幻觉	4	
3. 自杀	0	
觉得活得没有意义	1	
希望自己已经死去，或常想到与死有关的事	2	
消极观念（自杀念头）	3	
有严重自杀行为	4	
4. 入睡困难（初段失眠）	0	
主诉有入睡困难，上床半小时后仍不能入睡。（要注意平时病人入睡的时间）	1	
主诉每晚均有入睡困难	2	
5.睡眠不深（中段失眠）	0	
睡眠浅，多噩梦	1	
半夜（晚12点以前）曾醒来（不包括上厕所）	2	
6. 早醒（末段失眠）	0	
有早醒，比平时早醒1小时，但能重新入睡（应排除平时的习惯）	1	
早醒后无法重新入睡	2	

续表

测试题	计分	得分
7. 工作和兴趣	0	
提问时才诉述	1	
自发地直接或间接表达对活动、工作或学习失去兴趣,如感到无精打采,犹豫不决,不能坚持或需强迫自己去工作或活动	2	
活动时间减少或成效下降,住院病人每天参加病房活动或娱乐不满 3 小时	3	
因目前的疾病而停止工作,住院者不参加任何活动或没有他人帮助便不能完成病室日常事务(注意不能凡住院就打 4 分)	4	
8. 阻滞(指思维和言语缓慢,注意力难以集中,主动性减退)	0	
精神检查中发现轻度阻滞	1	
精神检查中发现明显阻滞	2	
精神检查进行困难	3	
完全不能回答问题(木僵)	4	
9. 激越	0	
检查中有些心神不定	1	
明显心神不定或小动作多	2	
不能静坐,检查中曾起立	3	
搓手、咬手指、扯头发、咬嘴唇。	4	
10. 精神性焦虑	0	
问及时诉述	1	
自发地表达	2	
表情和言谈流露出明显忧虑	3	
明显惊恐	4	
11. 躯体性焦虑(指焦虑的生理症状,包括:口干、腹胀、腹泻、打呃、腹绞痛、心悸、头痛、过度换气和叹气,以及尿频和出汗)	0	
轻度	1	
中度,有肯定的上述症状	2	
重度,上述症状严重,影响生活或需要处理	3	
严重影响生活和活动	4	
12. 胃肠道症状	0	
食欲减退,但不需他人鼓励便自行进食	1	
进食需他人催促或请求和需要应用泻药或助消化药	2	
13. 全身症状	0	
四肢、背部或颈部沉重感,背痛、头痛、肌肉疼痛,全身乏力或疲倦	1	
症状明显	2	
14. 性症状(指性欲减退、月经紊乱等)	0	
轻度	1	

续表

测试题	计分	得分
重度	2	
不能肯定，或该项对被评者不适合（不计入总分）	3	
15. 疑病	0	
对身体过分关注	1	
反复考虑健康问题	2	
有疑病妄想	3	
伴幻觉的疑病妄想	4	
16. 体重减轻：按病史评定；按体重评定：	0	
患者诉述可能有体重减轻一周体重减轻超过 0.5 公斤	1	
肯定体重减轻一周内体重减轻超过 1 公斤	2	
17. 自知力		
知道自己有病，表现为抑郁	0	
知道自己有病，但归咎伙食太差，工作过忙，病毒感染或需要休息	1	
全否认有病	2	
总分		

（2）汉密尔顿焦虑量表（HAMA）[15]。

表 3-3-3　汉密尔顿焦虑量表（HAMA）

症状	无症状	轻微	中等	较重	严重
1. 焦虑心境	0	1	2	3	4
2. 紧张	0	1	2	3	4
3. 害怕	0	1	2	3	4
4. 失眠	0	1	2	3	4
5. 记忆或注意障碍	0	1	2	3	4
6. 抑郁心境	0	1	2	3	4
7. 躯体性焦虑：肌肉系统	0	1	2	3	4
8. 躯体性焦虑：感觉系统	0	1	2	3	4
9. 心血管系统症状	0	1	2	3	4
10. 呼吸系症状	0	1	2	3	4
11. 胃肠道症状	0	1	2	3	4
12. 生殖泌尿系症状	0	1	2	3	4
13. 自由神经症状	0	1	2	3	4
14. 会谈时行为表现	0	1	2	3	4
合计					

注：① 采用 0~4 分的 5 级评分法，各级的标准为：（0）为无症状；（1）轻；（2）中等；（3）重；（4）极重。② 总分超过 29 分，可能为严重焦虑；超过 21 分，肯定有明显焦虑；超过 14 分，肯定有焦虑；超过 7 分，可能有焦虑；如小于 6 分，病人就没有焦虑症状。一般划界分，HAMA14 项界值为 14 分。

（3）临床疗效总评量表（CGI）[16]，由美国 NIMH 于 1976 年修订。

表 3-3-4　临床疗效总评量表（CGI）

量表共分 SI、GI 和 EI 三项，分述于下		
（1）病情严重程度（SI）：0=无病；1=基本无病；2=极轻；3=轻度；4=中度；5=偏重；6=重度；7=极重。	（2）疗效总评（GI）：根据被评者目前病情与入组时相比，作出评定。0=未评；1=显著进步；2=进步；3=稍进步；4=无变化；5=稍恶化；6=恶化；7=严重恶化。	（3）疗效指数：根据被评者目前病情与入组时相比，作出评定。疗效指数（EI）=疗效分/副反应分。疗效分 4 级：④ "显效"，指症状完全或基本消失；③ "有效"，指症状有肯定进步或部分症状消失；② "稍有效"，指症状略有减轻；① "无变化"或"恶化"，是指症状毫无减轻或恶化。副反应也分 4 级：① "无"，指没有副反应；② "轻"，指有些副反应，但并不影响病人的功能；③ "中"，指副反应明显影响病人功能；④ "重"，指发生了严重的甚至危及病人安全的副反应。疗效指数评定方法：根据病人的疗效和副反应，先在表（1）相应格子中，圈出相应的编码，然后再根据表（2）折合成相应的疗效指数。

表（1）疗效和副反应编码表

疗效分	副反应分			
	无①	轻②	中③	重④
显效④	01	02	03	04
有效③	05	06	07	08
稍有效②	09	10	11	12
无效或恶化①	13	14	15	16

表（2）编码和疗效指数对照表

编码	疗效指数	编码	疗效指数
01	4.00	09	2.00
02	2.00	10	1.00
03	1.33	11	0.67
04	1.00	12	0.50
05	3.00	13	1.00
06	1.50	14	0.50
07	1.00	15	0.33
08	0.75	16	0.25

（4）副反应量表（TESS）[16, 17]。

表 3-3-5　副反应量表（TESS）

TESS 对每项症状作三方面的评定：严重度、症状和药物的关系以及采取的措施。		
"严重度"栏，评定症状的严重水平（0~4）：（0）无该项症状；（1）极轻或可疑；（2）轻度，指不影响功能活动，病人因之稍有烦恼，只有模棱两可的证据证明症状存在，或完全基于病人的报告；（3）中度，一定程度的功能影响，但对生活无严重影响，病人因而感到不舒服或不安，可直接观察到症状的存在；（4）重度，严重影响病人的活动和生活，就具体症状而言，有些症状只要肯定存在，其严重度至少达到中度。	"症状和药物关系"栏分为：肯定无关；可能无关；可能有关；很可能有关和肯定有关 5 个等级	"采取措施"栏，评定针对副反应所作处理，分成 0~6 分 7 个等级："0"不需任何处理；"1"加强观察；"2"予以拮抗药；"3"减少剂量；"4"减少剂量并予以拮抗药；"5"暂停治疗；"6"终止治疗。

续表

TESS 对每项症状作三方面的评定：严重度、症状和药物的关系以及采取的措施。
（1）中毒性意识模糊：③ 仅见于晚上，短暂；④ 持续至白天。
（2）兴奋激越：② 有焦虑或恐惧；③ 有非持续性的激越性运动行为；④ 持续激越，如摇首、顿足和搓手等。
（3）情绪抑郁：② 问出来的心境抑郁；③ 主动诉述抑郁绝望，易哭；④ 伴阻滞的符合诊断标准的重症抑郁发作。
（4）活动增加：② 非持续性，能自行控制；③ 持续性，不需外力控制；④ 持续，需他人干涉。
（5）活动减退：② 主动活动减少；③ 需外力推动才活动；④ 木僵或亚木僵。
（6）失眠：② 比平时睡眠减少 2 小时；③ 减少 3~6 小时；④ 减少 6 小时以上。
（7）嗜睡：② 白天嗜睡或睡觉 2 小时；③ 白天睡眠 3~8 小时；④ 白天睡 8 小时以上。
（8）血象异常：③ 血象化验异常，如白细胞减少；④ 严重异常，如白细胞缺乏。
（9）肝功能：③ 化验异常；④ 黄疸。
（10）尿化验异常：③ 化验结果为肯定异常；④ 严重异常。
（11）肌强直：② 肌张力轻度增高，不影响活动；③ 肌张力明显增高（未用拮抗药）；④ 肌张力极高，即使使用拮抗药亦不能逆转。
（12）震颤：② 自觉有震颤感，或闭目平伸双手有轻度震颤；③ 明显可见的震颤，影响精细活动；④ 震颤严重，影响生活，如无法进食。
（13）扭转运动：② 有，但不影响活动；③ 影响活动但不影响生活；④ 影响生活。
（14）静坐不能：② 自觉心烦，缺乏耐心，能自控；③ 因缺乏耐心，会谈时或工作中起立行走；④ 无法静坐，无法完成任务，不能自控。
（15）口干：② 主诉口腔黏膜干燥；③ 或④ 可明显查出的口腔黏膜干燥。
（16）鼻塞：② 自感鼻塞；③ 或④ 可见或可证实的鼻塞（如说话的声音）。
（17）视力模糊：② 只是主诉；③ 影响视力的清晰度；④ 累及日常活动，如绊倒东西等。
（18）便秘：② 便秘 36 小时以上；③ 4 天以上的便秘；④ 需手通大便。
（19）唾液增加：③ 唾液增多；④ 淌口水。
（20）出汗：② 或③ 汗比平时多，或阵阵出汗；④ 面部大汗淋漓。
（21）恶心呕吐：③ 恶心；④ 呕吐。
（22）腹泻：② 一天 2 次；③ 一天 3~5 次；④ 一天 5 次以上。
（23）血压降低：② 比平时低 10%以上；③ 降低 20%以上；④ 低至难以测出。
（24）头昏或头晕：② 有头昏头晕感；③ 伴失平衡感的头昏和头晕；④ 晕厥，失去知觉。
（25）心动过速：② 心率 90 次/分~100 次/分；③ 100 次/分~120 次/分；120 次/分以上（清晨起床前的测量结果）。
（26）血压升高：② 18.7~12.0kPa（140/90mmHg）以上；③ 21.3~13.3kPa（160/100mmHg）以上；④ 26.7~16.0kPa（200/120mmHg）以上（指治疗前无高血压者）。
（27）心电图（ECG）异常：② 有异常，但无临床意义；③ 具临床意义的异常；④ 伴严重后果的异常。
（28）皮肤症状：② 日光过敏；③ 暂时性的发痒或红斑；④ 过敏性皮炎。
（29）体重增加：② 一月内增加 2.267kg；③ 增加 2.724kg~4.54kg；④ 增加 4.5kg 以上。
（30）体重减轻：② 一月内减轻 2.267kg；③ 减轻 2.724kg~4.54kg；④ 减轻 4.54kg 以上。
（31）食欲减退和厌食：② 每天食量仅相当于两餐的数量；③ 相当于一餐的数量；④ 不进食。
（32）头痛：② 仅为主诉；③ 有痛苦感；④ 因而丧失功能或无法活动。
（33）迟发性运动障碍（TD）：② 由检查引出的 TD 症状；③ 自发的 TD 症状；④ 明显影响功能或活动。
（34）其他：供填入未能包括在以上项目中的症状，其严重度按前述基本原则评定。

（5）中医证候分级量化标准。

表 3-3-6 中医证候分级量化表

主症	计 0 分	计 2 分	计 4 分	计 6 分
精神抑郁	无	精神欠佳，缺乏生机，基本不影响日常工作活动	精神不振，多愁善虑，影响日常生活或工作	精神萎靡，消极悲观，严重影响日常生活或工作
心烦不宁	无	偶有发作	发作较频繁	发作频繁，且严重影响日常生活或工作
胸胁胀满	无	偶有胸胁胀满	经常有胸胁胀	胸胁胀满持续存在，影响日常生活或工作
食欲不振	无	偶有，但不严重	经常有此症状	食欲不振严重，食量明显减少
善太息	无	偶有唉声叹气	经常唉声叹气	整日唉声叹气
失眠或多梦	无	每周失眠或多梦不超过 1 次	每周失眠或多梦 2~3 次	每周失眠或多梦 4 次以上
头痛目赤耳鸣	无	伴有头痛、目赤、耳鸣其中 1 项	伴有头痛、目赤、耳鸣其中 2 项	伴有头痛、目赤、耳鸣其中 3 项
口苦咽干	无	伴有口苦或咽干	–	–
大便秘结	无	伴有大便秘结	–	–
舌脉具体不计分				
舌象	□舌质红 □苔腻	□舌质淡红 □苔薄	□其他： □苔白	□苔黄 □其他：
脉象	□和缓	□弦数	□其他：	

3. 疗效判定标准

（1）疾病疗效评定标准：① 以 HAMD 评分积分减分情况评定疾病疗效。HAMD 治疗前后的减分率=[（治疗前总积分−治疗后总积分）÷治疗前总积分]×100%）。② 临床痊愈：减分率≥75%，或疗后积分<7 分。③ 显效：减分率<75%且≥50%。④ 好转：减分率<50%且≥30%。⑤ 无效：减分率<30%。

（2）中医证候疗效评定标准：① 临床痊愈：中医证候总积分减少≥95%。② 显效：中医证候总积分减少≥70%，<95%。③ 有效：中医证候总积分减少≥30%，<70%。④ 无效：中医证候总积分减少<30%。

注：计算公式（尼莫地平法）：[（治疗前总积分−治疗后总积分）÷治疗前总积分]×100%

十、试验流程

表 3-3-7 临床试验流程表

项目	筛选期（天）	治疗观察期（天）			
	访视 1	访视 2	访视 3	访视 4	访视 5
	−7~0	0	14±2	28±2	42±2
签署知情同意书	×				
确定入选排除标准		×			
填写一般资料		×			

续表

项目	筛选期（天）	治疗观察期（天）			访视5
	访视1	访视2	访视3	访视4	
	−7～0	0	14±2	28±2	42±2
填写病史、治疗史	×				
合并疾病及用药	×				
体格检查	×	×	×	×	×
汉密尔顿焦虑量表（HAMA）	×				
汉密尔顿抑郁量表（HAMD）	×	×	×	×	×
中医证候积分		×	×	×	×
临床总体印象量表（CGI）		×	×	×	×
血常规	×				×
尿常规	×				×
便常规	×				×
肝功能（ALT、AST）	×				×
肾功能（BUN、Cr）	×				×
心电图	×				×
副反应量表（TESS）		×	×	×	×
不良事件		×	×	×	×
药物分发、回收记录	×	×	×	×	×
合并用药	×	×	×	×	×
脱落剔除原因分析		×			×
安全性评价		×	×	×	×
依从性评价		×	×	×	×

十一、数据管理

（1）数据的采集：本试验设计专用的"研究病历"（医疗源文件），用于记录受试者第一手临床试验数据资料。"研究病历"的记录要求包括：① 研究者必须在诊治受试者同时书写"研究病历"，保证数据记录及时、完整、准确、真实。② "研究病历"做任何有证据的更正时只能画线，旁注改后的数据，由研究者签名并注明日期，不得擦除、覆盖原始记录。③ 门诊受试者的原始化验单粘贴在"研究病历"上。"研究病历"的审核程序：每一位受试者治疗与随访结束后，研究者应将"研究病历"及"患者日志卡"等交本中心主要研究者审核、签字。

（2）数据的报告：CRF为统计源文件，由研究者填写。完成的CRF，第一联交统计分析单位，进行数据录入工作。第一联移交后，CRF的内容不再作修改。

（3）数据的监查：监查员的人数与访视频度必须满足临床试验的质控要求。监查员审核每份"研究病历"和CRF，并填写"监查员审核页"。

（4）数据的录入、核查和锁定：① 建立数据库：由数据管理与统计分析单位负责。采用 Epidata 数据库，进行数据录入与管理。为保证数据的准确性，应由两个数据管理员独立进行双份录入并校对。② 核查数据：数值范围和逻辑检查，如有疑问填写"疑问解答表（Doubt ReQuery，DRQ）"，并通过监查员向研究者发出询问，研究者应尽快解答并返回，数据管理员根据研究者的回答进行数据修改，确认与录入，必要时可以再次发出 DRQ。③ 数据的锁定：由主要研究者、机构管理人员、申办者代表、监查员、数据管理与统计人员对受试者签署知情同意书、试验过程盲态保持和紧急破盲情况作出审核，确定病例所进入的分析数据集，且对其他重要问题作出决议后，完成"数据库盲态核查报告"，锁定数据库。

（5）数据可溯源性的规定：应保存质量控制性文件，如数据一致性检查，数值范围和逻辑检查的原始记录，盲态核查时的原始记录、研究者与监查员之间交流的疑问记录等。

（6）揭盲方法：数据库锁定后，做第一次揭盲（如果实施二级揭盲），三方人员在盲底签字。揭盲后，对数据库的任何修改，需由主要研究者、申办者和数据管理与统计分析人员共同达成书面同意方可进行。

十二、统计分析

1. 数据集的定义与选择

（1）全分析数据集（full analysis set，FAS）：包括所有随机入组、至少用药 1 次、并至少有 1 次访视记录的全部受试者，用全分析数据集进行（intent-to-treat，ITT）分析。对主要变量缺失值的估计，采用（last observation carried forward，LOCF）方法。

（2）符合方案数据集（Per-protocol set，PPS）：包括遵守试验方案、基线变量没有缺失、主要变量可以测定、没有对试验方案有重大违反的全部受试者。

（3）安全性数据集（safety set，SS）：包括随机入组、至少用药 1 次、并至少进行 1 次用药后安全性访视的全部受试者。

（4）数据集的选择：有效性评价，同时采用 FAS 和 PPS；安全性评价，采用 SS。

2. 统计方法

对定量数据，以均数、标准差、例数、最小值和最大值、中位数、上四分位数（Q1）、下四分位数（Q3）、95%可信区间做统计描述。两组组间或组内治疗前后对比分析，先对变量分布进行正态检验。服从正态分布时，用 t 检验或配对 t 检验；非正态分布，用非参数统计方法。若考虑到基线、中心或其他因素的影响，用协方差分析；若考虑中心和时间点的影响，用广义估计方程分析。对定性数据，以频数表、百分率或构成比做统计描述。两组组间或组内治疗前后对比分析，用卡方检验、Fisher 精确概率法、Wilcoxon 秩和检验或 Wilcoxon 符号秩和检验；两分类指标及有序指标的比较，若考虑到中心或其他因素的影响，采用 $CMHX^2$ 检验。若考虑基线因素的影响，采用 Logistic 回归分析。对生存数据，以中位、上四分位、下四分位生存时间及 95%可信区间，进行统计描述，并作生存曲线。两组组间比较，采用 log-rank 检验。若考虑基线因素的影响，采用 Cox 回归分析。

采用 SAS V9.2 做统计分析。除特别标注外，假设检验统一使用双侧检验，取 α=0.05。

3. 统计分析计划

试验方案确定后，由主要研究者、统计分析人员共同制定"统计分析计划"，待试验完成后、数据库锁定后，再予以细化。

内容包括：① 数据集划分情况；② 基线可比性分析（人口学资料及其他基线特征）；③ 有效性分析（主要指标及其非处理因素比较分析，次要指标比较分析）；④ 安全性分析（用药程度，临床不良事件比较及其清单，SAE 和重要不良事件的个例描述与分析，理化检查指标比较分析，生命体征及其他体格检查比较分析）。

十三、质量控制与保证

1. 质量控制措施

（1）实验室的质控措施：① 各参试单位实验室应按标准操作规程和质量控制程序进行检测。② 各参试单位应提供本单位"实验室检查参考值范围"，试验中如有变动，需及时补充说明。

（2）参加临床试验的研究者的资格审查：必须具有临床试验的专业特长、资格和能力，经过资格审查后确定，人员要求相对固定。

（3）临床试验开始前培训：通过临床试验前培训使研究人员对于临床试验方案及其各指标具体内涵的充分理解和认识。对各量表，如 HAMD-17 量表、HAMA 量表、CGI 量表、TESS 量表评分标准进行一致性培训；对于自觉症状的描述应当客观，切勿诱导或提示；对于所规定的客观指标，应当按方案规定的时点和方法进行检查。应注意观察不良反应或未预料到的毒副作用，并追踪观察。

2. 质量保证措施

（1）建立多中心试验协调委员会：由申办者组织成立，临床研究负责单位主要研究者为负责人，各参研中心主要研究者为成员。协调委员会负责整个试验的实施，研究解决试验设计与实施中发现的问题。申办者负责与国家药监管理部门保持沟通与联系。

（2）由申办者任命有经验人员担任监查员，保证临床试验中受试者的权益得到保障，试验记录与报告的数据准确、完整无误，保证试验遵循已批准的方案、《药物临床试验质量管理规范》和相关法规。

十四、伦理学要求

1. 伦理审查

（1）由研究者与申办者共同制定的"临床试验方案"，必须报伦理委员会审批后方可实施。若试验方案在实施中进行修订，必须再次报请批准该试验项目的伦理委员会审批后实施。试验中，如发现涉及本试验的重要信息，而必须对"知情同意书"作书面修改，需要重新得到伦理委员会的批准，并再次取得受试者的知情同意。

（2）各试验中心约定，本试验方案及其执行文件，在试验开始前由临床研究负责单位伦理委员会负责审查方案的科学性和伦理合理性。各分中心负责审查方案在该中心实施的可行性，包括研究者的资格和经验、设备与条件等。全部参研中心必须执行统一的"试验方案"，各分中心可根据实际需要自行修改"知情同意书"，在得到本中心伦理委员会的批准后，方可实施。

（3）若发生严重不良事件，各中心伦理委员会应及时审查，必要时临床研究负责单位伦理委员会也应及时审查，审查结论均应通报各分中心伦理委员会和临床试验机构。

2. 风险-受益评估

通过本试验，受试者和社会将可能得到的受益包括受试者的病情有可能获得改善，及本研究可能开发出一种抑郁症新的治疗药物，使患有相似病情的其他病人受益。同时，参加本试验也可能面对服用试验药物、阳性对照药盐酸氟西汀片的风险，以及安慰剂对脑梗死疾病本身无治疗作用而病情加重的风险。应对这些风险，将通过受试者的合理选择尽量避免。

3. 受试者招募

通过网上发布信息、院内发布广告等方式，向有意向者介绍本项研究。"受试者招募布告"和研究简介需提交伦理委员会审查。

4. 受试者的医疗和保护

（1）各中心应选择具有丰富临床医疗经验，并经过相应培训的神经科医师，作为研究者负责受试者的医疗服务，做出与临床试验相关的医疗决定。受试者参加临床试验可得到相应的免费医疗（如试验药物、理化检查、门诊挂号、额外或延长的住院、不良事件的医疗等）。

（2）在受试者自愿退出时，提供可供选择的其他治疗措施。根据可能出现的意外情况，制定相应的应急处理预案。

（3）申办者应与研究者迅速分析所发生的 SAE，采取必要的措施以保证受试者的安全和权益，并及时向药物监督管理部门报告，同时向涉及同一药物临床试验的其他研究者通报。

（4）申办者对试验相关的损害或死亡承担治疗的费用及相应的经济补偿，申办者应向研究者提供法律上和经济上的担保。由医疗事故导致者，由医疗机构承担赔偿责任。

5. 受试者隐私的保护

只有参与临床试验的研究人员和监查员才可能接触到受试者的个人医疗记录，他们在签署的"研究者声明"或"保密承诺"中将包括保密内容。伦理委员会与药品监督管理部门有权查阅临床试验记录。数据处理时将采用数据匿名的方式，省略可识别受试者个体身份的信息。受试者的医疗记录保存在有严格安全保密措施的药物临床试验机构的资料档案室。

6. 知情同意和知情同意书的签署

在筛选合格后，研究者需说明有关临床试验的详细情况，包括试验目的、试验流程、可能的受益与风险、受试者的权利与义务等，使其充分理解并有充足的时间考虑，在所提问题均得到满意答复后表示同意，并自愿签署"知情同意书"。

十五、试验结束后的医疗措施

在给药周期结束后，其不良反应仍未治愈者，按有关规定，由申办方负责其治疗费用。不良反应治愈后，结束受试者与研究者的合作关系。在临床试验给药周期结束后，如果受试者完成全部疗程，疾病尚未痊愈需要治疗者，应当采用目前常规治疗药物治疗；若受试者完成规定疗程且病情得到控制者，应给予目前已被证实有效的治疗抑郁症巩固期的药物，费用由患者自负，结束受试者与研究者的合作关系。

十六、试验总结与资料保存

临床研究负责单位主要研究者负责完成"临床试验多中心总结报告",各参研单位主要研究者完成"临床试验分中心小结表"。"多中心总结报告"完成并盖章后,分别由申办者、临床研究负责单位、参研单位存档。"分中心小结表"由申办者和各参研单位存档。

"研究病历"作为原始资料由各参研单位存档。CRF 采用无碳复写三联单格式,分别由申办者、参研单位及统计单位存档。保存时间按 GCP 规定执行。

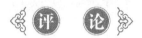

评 论

一、研究策略

抑郁症是一种慢性、复发性、进展性疾病,病情复杂,甚至患病终生。只有当一种药品能有效治疗抑郁症发作时才将其视为抗抑郁药,所以,针对本病的新药品种,几乎均以缓解症状、预防复发为主。对于中药而言,也可以观察其与化药的联合治疗作用。

二、抑郁症临床试验设计要点

1. 试验总体设计

抑郁症的临床试验设计,首先应符合临床科研的基本要求,即随机、双盲、对照、多中心研究。Ⅲ期确证性试验,一般采用以安慰剂或阳性药为对照的优效性试验设计,也可以采用以安慰剂与阳性药为对照的三臂试验设计。鉴于抗抑郁化学药临床疗效的不确定性,大约 1/3 至 2/3 以阳性对照药的三臂试验,阳性药的作用无法与安慰剂区分[18],不建议做非劣效试验设计。如进行两次以安慰剂或阳性药对照为主的优效性确证性试验,更能充分说明试验药物的有效性。

本案即为Ⅲ期确证性试验方案,试验设计应以安慰剂对照为主,进行优效检验,同时加用阳性药对照,实施三臂试验设计,以确证评价试验药较之安慰剂的绝对有效性,并与阳性对照药进行比较,显示试验药与临床常用抗抑郁化药的治疗优势。

2. 诊断标准与病例选择

关于抑郁症的分类和诊断标准,目前主要有《疾病和有关健康问题的国际统计分类·第十次修订本》(ICD-10)[4]、CCMD-3[3]和《精神障碍诊断与统计手册》(第 4 版/第 5 版)(DSM-Ⅳ/DSM-Ⅴ)[1, 2]等标准。国内相关治疗指南及抑郁症临床研究中[7],也常采用 CCMD-3 和 ICD-10 抑郁发作诊断标准,两个标准大同小异,诊断依据都包括临床相、病程、严重程度、排除其他疾病等方面,但病情判断有所差别,ICD-10 将抑郁症划分为轻、中、重度,而 CCMD-3 只是提出轻抑郁的分类。抑郁症的诊断是以临床症状为主的综合判断,症状自评量表虽是最有价值和最方便的辅助诊断方法,但不能单纯据此确诊;一些客观指标,如实验室检查和神经心理测试等,也均为非特异性指标。常用的症状自评量表有 Zung 氏抑郁自评量表(Self-ratingdepression scale,SDS)、流调用抑郁自评量表(center for epidemiological survey, depression scale,CES-D)、抑郁自评问卷(beck depression rating scale,BDI)[19-21]等。

关于病例选择，注册前临床试验一般允许纳入首次发作和复发抑郁症中的轻抑郁、无精神病性症状的抑郁和有精神病性症状的抑郁、抑郁障碍伴焦虑痛苦的患者。为避免合并抗焦虑药等原因影响疗效评价、保护受试者，常对并发严重焦虑症状、有自杀倾向或伴有严重精神症状者，予以限制入组。

3. 阳性对照药的选择

目前，公认有效的化学药有多个种类。其中，以 SSRIs 临床最为常用，其代表药物有氟西汀、帕罗西汀、舍曲林等。SSRIs 的共同特点为剂量-效应曲线平坦，在通常的有效剂量可取得较好的疗效，对强迫症、焦虑症、慢性疼痛、神经性厌食等有一定疗效，和 TCAs 相比，疗效相当且不良反应少[10]。临床试验设计时，多采用经典的氟西汀做阳性对照。

4. 有效性评价相关量表

在符合抑郁症诊断标准的前提下，可用量表判断病情的严重程度，作为疗效指标。临床常用有 HAMD、Montgomery-Asberg 抑郁量表（MADS）等[17]。HAMD 有 17 项、21 项和 24 项三种版本。HAMD 的大部分项目采用 0~4 分的 5 级评分法，各级的标准："0"，无；"1"，轻度；"2"，中等；"3"，重度；"4"，很重。少数项目（第 4~6、12、13、16~18 项）采用 0~2 分的 3 级评分法，其分级的标准："0"，无；"1"，轻~中度；"2"，重度。HAMD 评定方法简便，标准明确，便于掌握，可用于抑郁症、躁郁症、焦虑症等多种疾病的抑郁症状评定，尤其适用于抑郁症[22]。以 17 项版本的 HAMD（即无第 18~24 项）的总分分析：7~17 分可以认为是有一定的抑郁，多数门诊的抑郁病人为 17~23 分，而多数的住院抑郁病人为 >24 分。如果是抑郁症的治疗研究，入组标准一般定为 16 分以上[22]。由于目前多数临床研究的试验人群为抑郁发作的轻中度患者，因此，17 项量表适用，且常作为抗抑郁药临床有效性评价的主要工具[23]。MADS 是由 Montgomery 和 Asberg 于 1979 年，从 CPRS 中发展出的抑郁分量表，共 10 项，采用 0~6 分的 7 级记分法，本量表信效度良好，与 HAMD 的相关系数达 0.94，在反应疗效方面属最佳抑郁量表之列，但在国内尚未系统应用。

临床疗效总评量表（CGI），包括病情严重程度（severty of illness，SI）、疗效总评（global improvement，GI）和疗效指数（efficacy index，EI）三个部分[17, 24]。CGI 评定简单，方便易行，可作为抑郁症、社交焦虑障碍、恐惧症、双相情感障碍等多种精神疾病的疗效评价指标之一。

焦虑症状是抑郁发作的常见临床表现，当出现比较严重的焦虑症状时，依据伦理学要求，需要合并抗焦虑药物。抗焦虑药物可以改善焦虑症状，可能影响抗抑郁药的疗效评价。因此，在试验设计时一般采用两种办法：一是限定焦虑症状的严重程度，尽量减少抗焦虑药物的使用；二是以合并使用抗焦虑药物进行分层随机，消除合并药物的影响。汉密尔顿焦虑量表（HAMA，详见"广泛性焦虑症"一节）是国际公认的判断焦虑症状严重程度的量表，可以用于限定受试者入选。

5. 关于副反应量表（TESS）

本案选择副反应量表（TESS）作为安全性评价指标。TESS 是 1973 年美国 NIMH 编制，包括症状的严重度、与药物的关系及采取的措施等，分别记录于三栏中[25]。本量表的优点是包括各系统的症状，可以完全地反映出副作用，但特异性不足。如果将 TESS 分成各类分表，如 TESS-抗精神病药、TESS-抗抑郁药、TESS-碳酸锂、TESS-抗焦虑药等，则 TESS 更为实用，更易推广。抗抑郁副反应量表（side effects rating scale，SERS）由 Asberg 编制，它集中于三环类抗抑郁药的副反应，仅 14 条项目，评分简便。本量表国内外应用甚多[17]。

6. 试验结束后的医疗措施

抑郁症的全程治疗，包括急性期治疗、巩固期治疗和维持期治疗，旨在控制症状和预防复燃或复发。对于抗抑郁新药而言，国际上一般要求对急性期疗效的持续作用必须通过一项至少为期 6 个月的随机撤药试验或一项为期 6 个月的扩展试验予以证明，并且均未将预防抑郁症复发的临床试验作为申请该类抗抑郁新药的强制要求[18]。目前，国内尚无该病的新药临床研究指导原则，一般均侧重于急性期的有效性研究，有专家建议在巩固期也应设计相应的临床试验，证明其持续作用[26]。

根据《中国抑郁障碍防治指南》（2006）[7]，无论是首次或复发的抑郁发作均应巩固和维持治疗。巩固治疗 4～6 个月后，对于前者多主张维持治疗 6～8 个月，对于后者可能需要 2～3 年，甚至更久。因此，在目前仅做急性期有效性的研究情况下，应关注临床试验结束后医疗措施。方案中应规定，无论是上市的阳性对照药，或是试验药物，如完成规定疗程且病情得到控制，均应允许受试者继续服用，避免突然停药，以保证受试者安全，对于疗效不佳病例，也应明确规定受试者的后续治疗问题。

参 考 文 献

[1] American Psychiatric Association. Diagnostic and Statistical Manual of Mental Disorders[M]. Fourth Edition（DSM-Ⅳ）. Arlington VA，American Psychiatric Association，1994：25-34.

[2] 美国精神医学学会编著. 精神障碍诊断与统计手册（第五版）DSM-5[M]. 张道龙，等译. 北京：北京大学出版社，2014：79.

[3] 中华医学会精神科分会. 中国精神障碍分类与诊断标准[M]. 第 3 版. 济南：山东科学技术出版社，2001：87-89.

[4] 董景五主译. 疾病和有关健康问题的国际统计分类·第十次修订本（ICD-10）[M]. 第 2 版. 北京：人民卫生出版社，2008：265-267.

[5] 国效峰，薛志敏. 抑郁症与焦虑障碍共病的研究[J]. 国外医学：精神病学分册，2004，31（4）：232-234.

[6] 翟书涛. 从单相抑郁症的亚型和病程探讨其本态[J]. 四川精神卫生，1999，12（1）：49-50.

[7] 中华医学会. 抑郁障碍防治指南[M]. 北京：北京大学医学出版社，2007.

[8] Montgomery S A. Long-term treatment of depression[J]. British Journal of Psychiatry Supplement，1994（26）：31-36.

[9] 李一云，季建林. 对抑郁症预后的再认识[J]. 国外医学：精神病学分册，1996，23（3）：148-152.

[10] 李华芳，顾牛范. 抗抑郁药临床应用的进展[J]. 中国新药与临床杂志，2005，24（8）：605-609.

[11] 国家中医药管理局. 中华人民共和国国家标准·中医病证诊断疗效标准[M]. 南京：南京大学出版社，1994.

[12] 顾牛范，李华芳，舒良，等. 圣·约翰草提取物治疗轻中度抑郁症的多中心临床研究[J]. 中国临床药学杂志，2001，10（5）：271-274.

[13] 唐启盛. 抑郁症[M]. 北京：中国中医药出版社，2006.

[14] Hamilton M A X. Development of a rating scale for primary depressive ill-ness[J]. British journal of social and clinical psychology，1967，6（4）：278-296.

[15] Hamilton M A X. The assessment of anxiety states by rating[J]. British journal of medical psychology，1959，32（1）：50-55.

[16] Guy W. ECDEU Assessment Manual for Psychopharmacology：1976[M]. Revised Edition. National Institute of Mental Health，1976：341-350.

[17] 张明园. 精神科评定量表手册[M]. 长沙：湖南科学技术出版社，1993.

[18] European Medicines Agency. Guideline on clinical investigation of medici-nal products in the treatment of depression[EB/OL]. http：//www.ema.europa.eu/docs/en_GB/document_library/Scientific_guideline/2012/10/WC500133437.pdf.

[19] 王征宇，迟玉芬. 抑郁自评量表（SDS）[J]. 上海精神医学，1984，2（1）：71-72.

[20] 袁家珍，陈建新，张明园，等. 流调用抑郁自评量表在社区应用的效度研究[J]. 上海精神医学，1998，10（3）：150-151.

[21] 郑洪波，郑延平. 抑郁自评问卷（BDI）在抑郁患者中的应用[J]. 中国神经精神疾病杂志，1987，13（3）：236-237.

[22] 汤毓华，张明园. 汉密尔顿抑郁量表（HAMD）[J]. 上海精神医学，1984，2（2）：64-65.

[23] 舒良. 抑郁症的评定与治疗[J]. 中华医学杂志，1999，79（5）：398-400.

[24] 吴文源, 张明园. 临床疗效总评量表（CGI）[J]. 上海精神医学, 1984, 2（1）: 76-77.
[25] 张明园. 副反应量表（TESS）[J]. 上海精神医学, 1990, 2（63）: 1999.
[26] 杨焕, 郑冬瑞, 赵德恒, 等. 抗抑郁症药物临床研究的总体考虑[N]. 中国医药报, 2013-02-07（2）.

第四节 广泛性焦虑

广泛性焦虑，又称广泛性焦虑障碍（generalized anxiety disorder, GAD）[1-4]，曾经也称慢性焦虑症[5]，是焦虑症的一个重要亚型，以缺乏明确对象和具体内容的提心吊胆，及紧张不安为主要表现，并有显著的自由神经症状、肌肉紧张，及运动性不安。病人因难以忍受又无法解脱，而感到痛苦[6]。GAD 的焦虑症状是原发的，凡是继发于冠心病、甲状腺功能亢进等躯体疾病或继发于强迫症、妄想症等的焦虑应诊断为焦虑综合征。惊恐障碍又称急性焦虑障碍[5, 7]，是一种发作性疾病，符合症状标准 1 个月即可诊断，患者一般可在数周内完全缓解，当病期超过 6 个月时，进入慢性波动病程，约 25%的 GAD 患者伴有惊恐障碍[5]。GAD 常与其他精神障碍共病。有文献报道，39%的 GAD 患者共患抑郁症[8]，根据一个精神障碍病人通常只诊断为一种精神障碍且严重和急需治疗的精神障碍排列在先的原则，一般优先诊断为抑郁症[7, 9]。本病病程不定，趋于波动并成为慢性，而且容易复发，符合症状标准至少已 6 个月方可诊断[2-4, 6]，病程最长可达数十年之久，部分患者可自行缓解，至少 50%的患者会有第二次发作[7, 10]。GAD 是综合性医院就诊人群中最常见的精神障碍之一，国内综合医院的现患率约为 1.5%～4.2%[11]，国外研究显示发病率更高约为 7.6%[12]，女性罹患 GAD 的风险是男性的 2 倍[5]，多发病于青春后期和成年早期，平均首发年龄在 25～30 岁之间[7]。反复发作或者不断恶化者可出现人格改变，不仅造成患者的身心疾苦，还损害他们的社会功能，严重影响工作、学习和社会人际交往。

本病是由环境因素、个体因素和生物学因素共同导致大脑内化学物质的改变而引起的严重疾病。目前，药物治疗是抗焦虑的最主要方法，有效率可达 60%以上[10]。与三环类抗抑郁药（TCAs）相比，选择性 5-HT 再摄取抑制剂（SSRIs）、5-HT 和 NE 再摄取抑制剂（SNRIs）类药物的不良反应较轻，常被推荐为治疗 GAD 的一线药物。苯二氮䓬类（benzodiazepines, BDZs）、阿扎哌隆类等，也均有确切疗效[7, 10, 13-15]。

中医学将本病归于"郁证"范畴，与许多文献记载的"不寐"、"心悸"、"脏躁"、"百合病"等疾病有密切的关系，临床常见肝气郁结、气郁化火、忧郁伤神、心脾两虚、阴虚火旺等证候[16]。有临床研究显示，在用药后成瘾性、戒断症状等方面，中药相对于抗焦虑化药有突出的优势[17]。

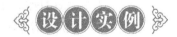

一、题目

以安慰剂为对照评价××片治疗广泛性焦虑（心肝火旺证）有效性和安全性的随机、双盲、平行对照、多中心临床研究。

二、研究背景

××片按第 6 类中药新药研发，功能泻肝清心、除烦安神。临床用于治疗 GAD、中医辨证属心肝火旺证者。

药效学研究显示，分别以试验药 0.8、0.4、0.2g/kg 三个剂量组给大鼠灌胃给药，以 1、0.5、0.25g/kg 三个剂量组给小鼠灌胃给药，能够减少大、小鼠游泳实验中的不动状态时间；能够减少行为绝望实验中小鼠 5 分钟内的不动状态总时间；能够减少电刺激引起小鼠在 5 分钟内最长持续角膜不动时间，给药组与模型组比较，有显著性差异（$p<0.05$，$p<0.01$），说明该药具有显著的抗行为绝望作用。对利舍平引起的小鼠体温降低和大鼠眼睑下垂具有显著的抑制和预防作用；在大鼠学习无助试验中能够增加成功逃避次数，缩短潜伏期，各给药组与模型组比较有显著性差异（$p<0.05$，$p<0.01$）。说明该药对药物诱发的抑郁症有一定的对抗和治疗作用。在学习记忆实验中对药物所致的小鼠记忆障碍，具有显著改善记忆的作用；能抑制嗅球摘除大鼠残杀行为及减少 3 分钟内被点击次数，各给药组与模型组比较，有显著性差异（$p<0.05$，$p<0.01$），说明该药具有一定保护和增强学习记忆的功能。以上实验为临床安全用药提供了药理学依据。

急性毒性研究显示，小鼠灌胃给药，每日最大给药量为 17.6g/kg（生药 273.2g/kg），相当于人临床拟用量的 335 倍，给药后半小时部分小鼠出现轻微的静卧少动现象，次日恢复正常，未见其他明显的中毒症状。

长期毒性研究表明，大鼠每日给药剂量分别为 4.4g、2.2g、1.1g/kg（生药 68g、34g、17g/kg），相当于人临床拟用量的 84、42、21 倍。给药 3 个月后各组处理 10 只动物，给药 6 个月后各组再处理 10 只动物，其余动物留作恢复期试验。试验结果显示，给药大鼠连续灌胃 3 个月及 6 个月，该药三个剂量组对给药期和恢复期大鼠一般状况无明显影响。给药组动物的体重增长与对照组无明显差异；进食量、进水量、尿液常规和心电图各指标均无异常改变；在血常规、血液生化学指标检查中，药物大、中、小剂量组与对照组无显著性差异，且数值均属正常生理值范围；副性器官及其他项目无明显变化；各给药组动物主要脏器系数同对照组无明显差异；组织病理检查未发现与给药有关的病理改变，未发现明显毒性反应。恢复期各项血液和生化等检测指标均正常，未见延迟性毒性反应。故在大白鼠 6 个月灌胃给药的长期毒性试验中，未发现毒性反应和延迟性毒性反应。结果表明：大鼠长毒安全剂量为 4.4g/（kg·d）[生药 68g/（kg·d）]，相当于人临床拟用量的 84 倍。

Ⅱ期临床试验结果表明，在疗效总评方面，试验组与对照组比较差异无统计学意义；在疗效指数方面，试验组疗效指数高于对照组，差异有统计学意义；在 HAMA 评分方面，试验组与对照组对 HAMA 评分均有较好疗效，且两组疗效相当；在中医证候疗效方面，试验组与对照组相当；在 HAMD17 项评分方面，试验组与对照组疗效相当。证明其治疗 GAD（心肝火旺证）是有效的。

Ⅲ期临床试验结果表明，在疗效总评方面，试验组优于对照组，差异有统计学意义；在疗效指数方面，试验组疗效指数高于对照组，差异有统计学意义；在 HAMA 评分方面，试验组与对照组对 HAMA 评分均有较好疗效，且试验组优于对照组；在中医证候疗效方面，试验组疗效优于对照组；在 HAMD17 项评分方面，试验组与对照组均有较好疗效，且试验组优于对照组；证明本品治疗 GAD（心肝火旺证）是有效的、安全的，临床应用上，与对照组比较，可以表现出较好的疗效和较低的副反应发生率及副反应的反应程度。

三、试验目的与观察指标

（1）评价试验药治疗 GAD（心肝火旺证）的临床有效性。观察指标：汉密尔顿焦虑量表（Hamilton anxiety scale，HAMA）评分、疾病疗效、中医证候疗效等。

（2）观察试验药临床应用的安全性。观察指标：临床不良事件/不良反应发生率、血常规、肝功能、肾功能等。

四、试验总体设计

采用分层区组随机、双盲、平行对照、多中心临床试验设计。
（1）随机：采用分层区组随机的方法。
（2）盲法：采用双盲、单模拟的方法。
（3）对照：采用安慰剂对照。
（4）多中心：在×家临床试验机构同期进行。
（5）样本量：根据《药品注册管理办法》对中药新药第6类的有关规定，同时考虑病例脱落不超过20%，最终确定本项试验的样本量为216例，其中试验组144例，对照组72例，由各中心分别承担。

五、诊断标准

1. 广泛性焦虑诊断标准

参照《国际疾病分类》第10版（ICD-10）的诊断标准[1]。
（1）广泛性焦虑障碍：基本特征为泛化且持续的焦虑，不局限于甚至不是主要见于任何特定的外部环境（即"自由浮动"）。如同其他焦虑障碍，占优势的症状高度变异，但以下主诉常见：总感到神经紧张、发抖、肌肉紧张、出汗、头重脚轻、心悸、头晕、上腹不适。病人常诉及自己或亲人很快会有疾病或灾祸临头。这一障碍在女性更为多见，并常与应激有关。病程不定，但趋于波动并成为慢性。
（2）诊断要点：一次发作中，患者必须在至少数周（通常为数月）内的大多数时间存在焦虑的原发症状，这些症状通常应包含以下要素：恐慌（为将来的不幸烦恼，感到"忐忑不安"，注意困难等）；运动性紧张（坐卧不宁、紧张性头痛、颤抖、无法放松）；自主神经活动亢进（头重脚轻、出汗、心动过速或呼吸急促、上腹不适、头晕、口干等）。

2. 心肝火旺证辨证标准

参照《中医病证诊断疗效标准》[16]和《中医内科学》[18]制定。
（1）主症：心烦不宁。
（2）次症：① 胸胁胀满；② 心悸；③ 失眠多梦；④ 头晕耳鸣；⑤ 口干口苦；⑥ 大便秘结。
（3）舌脉：① 舌红，苔黄；② 脉弦数。
必须具备主症及次症任2项，参照舌脉可诊断。

六、受试者的选择

1. 纳入标准

（1）符合广泛性焦虑诊断标准和中医心肝火旺证辨证标准。
（2）年龄在18～65周岁。
（3）基线稳定期和基线的HAMA焦虑量表总分≥14分，且≤29分，其中焦虑心境（第1项）评分≥2分，抑郁心境（第6项）<2分。

（4）基线的 HAMA 焦虑量表总分与基线稳定期时（7 天清洗期前）比较，减分率＜25%。

（5）知情同意并签署了知情同意书。

2. 排除标准

（1）急性惊恐障碍、强迫症、恐惧症、疑病症，心境障碍或精神分裂症以及其他精神活性物质或器质性病变所致精神疾病等伴发的焦虑症者。

（2）基线稳定期 HAMD 抑郁量表（17 项）总分＞17 分，其中抑郁情绪（第 1 项）≥2 分，自杀（第 3 项）≥3 分，精神性焦虑（第 10 项）＜2 分。

（3）自杀倾向者。

（4）排除药物引起的焦虑症状者。

（5）合并心、肝、肾等其他各系统严重疾病，以及 ALT、AST 高于正常值 1.5 倍者。

（6）妊娠或哺乳或拟妊娠者及育龄妇女尿妊娠试验阳性者。

（7）已知的酗酒或药物依赖者。

（8）既往对研究药物过敏者。

（9）最近一月内参加过其他临床药物观察者。

（10）研究者认为不适宜纳入者。

3. 受试者的退出（脱落）标准

（1），参照本章第三节。

（2）试验过程中，患者症状无明显改善或加重，或出现明显自杀倾向者，为了保护受试者，让该受试者退出试验，接受其他有效治疗。

（3）～（7），参照本章第三节。

4、5（参照本章第三节）

七、试验用药物及给药方案

1. 试验用药物的名称与规格

试验药：××片，0.4g/片。安慰剂：试验药模拟剂，0.4g/片。以上药物由申办者提供，并符合质量要求。

2. 试验用药物的包装

清洗期药物为一独立包装的小盒，内装有可用于 7 天清洗期的试验药模拟剂。入组以后每位入选受试者一个大包装药盒，大包装药盒内药物包装成 2 个小包装（大、小包装均有统一标签及依据随机编码表标明的药物编号），每小包装内均有足够 2 周的药物，内含药物依据药物编号分为研究用 A 药、研究用 B 药。小包装标签内容有批准文号、药物编号、服法用量、包装量、储存条件、药物供应单位，并写上"仅供临床研究用"字样。包装过程应写出书面记录，记载包装的数量、过程、清点结果、负责人员等。

3. 药物的随机编盲与应急信件

（1）随机编盲：采用分层区组随机设计法。以中心为分层因素，按 2:1 比例随机分为试验组和安慰剂组。样本含量为试验组 144 例，安慰剂组 72 例，共 216 例，由×家中心共同完成，每家中心分别为 36 例。分两级设盲：一级设盲以 A 组、B 组表示，二级设盲再分别指定 A 组、B 组的组别归属。生物统计学专业人员用统计软件 SAS9.3 模拟产生中心编码分配随机数字、试验病例分配随机数字、处理组分配随机数字及其"试验中心随机编码及试验药物编码分配表"（用于指定各中心分配的处理编码范围）、"试验病例随机编码表"（即"处理编码"，一级盲底）、"处理组分配情况"（二级盲底）、"试验药物包装表"。申办者指定"与本次临床试验无关人员"按"试验药物包装表"和已经制订的编盲标准操作规程（SOP）进行试验用药物的分配包装。全部处理编码所形成的盲底连同产生随机数的初始值、区组的长度等参数，密封后一式两份分别交予临床试验负责单位和申办单位有关负责部门妥善保存，试验期间盲底不得拆阅。全部药物编码过程应由编盲者写成"编盲记录"存档。

（2）应急信件，参照本章第三节。

4. 药物分发与保存（参照本章第三节）

5. 用药方法

（1）用法用量：试验组：××片，每次 3 片，每日 3 次，温开水送服。对照组：××片模拟剂，每次 3 片，每日 3 次，温开水送服。

（2）疗程：8 周。随访 2 周。

6. 合并用药规定

在试验过程中，可根据情况，临时在晚上使用佐匹克隆、唑吡坦缓解睡眠障碍（期间累计使用不超过 2 周）；此外，不合并使用心境稳定剂和系统性的心理治疗；不合并使用其他抗精神病药、抗抑郁药和抗焦虑药如苯二氮卓类（如劳拉西泮）、三环类（如多虑平）、5-HT 再摄取抑制剂（如氟西汀）、芳香族哌嗪类（如丁螺环酮）、巴比妥类等；不合并使用其他主要作用于中枢神经系统的药物（包括中药）。

一般不主张合并用药，临床试验前患者使用的非作用于中枢神经系统的药物可考虑继续使用，如果可能，这种治疗在研究期间不要发生变化。所有合并用药均需记录在"病例报告表"（Case Report Form，CRF）中。

八、安全性评价

1. 试验药物的常见不良反应

试验药的临床前药理、毒理试验资料中，未发现有不良反应事件记录。

2. 安全性评价指标及观测时点

（1）可能出现的临床不良事件/不良反应。用药后随时观察。

（2）一般体检项目，如体温、心率、心律、呼吸、血压、体重等。基线和用药 2、4、6、8 周记录。

（3）血常规、尿常规、便常规、心电图、肝功能（ALT、AST、TBIL、γ-GT、AKP）、肾功能（BUN、Cr），治疗前后各做一次。

以临床不良事件/不良反应发生率为主要安全性评价指标。

3. 不良事件的记录和判断（参照本章第三节）

4. 严重不良事件的处理（参照本章第三节）

5. 未缓解不良事件的随访（参照本章第三节）

九、有效性评价

1. 观测指标

（1）人口学资料、病程、合并疾病及用药（基线）。

（2）疗效性指标：① 汉密尔顿焦虑量表（HAMA）评分及疾病疗效（导入期、基线和用药2、4、6、8周）。② 临床疗效总评量表（CGI，基线和用药2、4、6、8周）。③ 中医证候疗效及单项症状计分（基线和用药2、4、6、8周）。

以疾病疗效为主要有效性指标。

2. 指标观测方法

（1）汉密尔顿焦虑量表（HAMA）：表3-4-1，见本章第三节表3-3-1。

（2）临床疗效总评量表（CGI）：表3-4-2，见本章第三节表3-3-2。

3. 中医证候分级量化标准

表3-4-1　中医证候分级量化标准

主症	计0分	计3分	计6分	计9分
心烦不宁	无	偶有发作，<3小时/日	发作较频繁，3~6小时/日	发作频繁，且严重影响日常生活或工作，>6小时/日
次症	计0分	计1分	计2分	计3分
胸胁胀满	无	偶有胸胁胀满	经常有胸胁胀满	胸胁胀满持续存在，影响日常生活或工作
心悸	无	偶有心悸	经常有心悸	整日心悸
失眠多梦	无	每周失眠/多梦不超过1次	每周失眠/多梦不超过2~3次	每周失眠/多梦4次以上
头晕耳鸣	无	伴有头晕或耳鸣	—	—
口干口苦	无	伴有口干口苦	—	—
大便秘结	无	伴有大便秘结	—	—
舌脉	计0分	计1分	不计分	
舌质	舌质淡	舌质红	其他：_____	
舌苔	苔薄白	苔黄	其他：_____	
脉象	平	弦数	其他：_____	

4. 疗效与安全性评定标准

（1）疾病"有效"的定义：① HAMA 治疗前后的减分率=[（治疗前总积分−治疗后总积分）÷治疗前总积分]×100%）。② 有效：减分率≥50%。③ 无效：减分率<50%。

（2）中医证候疗效评定标准：① 临床痊愈：中医证候总积分减少≥95%；② 显效：中医证候总积分减少≥70%，<95%；③ 有效：中医证候总积分减少≥30%，<70%；④ 无效：

中医证候总积分减少＜30%。

注：计算公式（尼莫地平法）：[（治疗前总积分-治疗后总积分）÷治疗前总积分]×100%

（3）单项症状、体征疗效评定标准：① 消失：评分为 0。② 好转：评分较基线下降，但不为 0。③ 无效：评分较基线无变化或加重。

注：基线及疗后各访视点均未诉该项症状、体征者不评价该项疗效。

十、试验流程

表 3-4-2 试验流程表

项目	基线稳定期（天）	治疗观察期（天）					随访期（天）
	访视 1	访视 2	访视 3	访视 4	访视 5	访视 6	访视 7
	-7~0	0+2	14±2	28±2	42±2	56±2	停药后 14±2
采集基本病史	×						
签署知情同意书	×						
确定入选排除标准		×					
填写一般资料	×						
填写病史、治疗史	×						
合并疾病及用药	×						
体格检查	×	×	×	×	×	×	×
尿妊娠试验		×					
疗效性观察		×	×	×	×	×	×
HAMA	×	×	×	×	×	×	×
中医证候积分		×	×	×	×	×	×
CGI		×	×	×	×	×	×
安全性观察		×	×	×	×	×	×
血常规		×				×	
尿常规		×				×	
便常规		×				×	
肝功能		×				×	
肾功能		×				×	
心电图		×				×	
不良事件		×	×	×	×	×	
药物分发、回收记录	×	×	×	×	×	×	
合并用药	×	×	×	×	×	×	×
脱落剔除原因分析						×	
安全性评价			×	×	×	×	×
依从性评价			×	×	×	×	

十一、数据管理（参照本章第三节）

十二、统计分析（参照本章第三节）

十三、临床试验的质量控制与保证

1. 质量控制措施

（1）、（2），参照本章第三节。

（3）临床试验开始前培训：通过临床试验前培训使研究人员对于临床试验方案及其各指标具体内涵的充分理解和认识。对各量表，如 HAMD-17 量表、HAMA 量表、CGI 量表评分标准进行一致性培训；对于自觉症状的描述应当客观，切勿诱导或提示；对于所规定的客观指标，应当按方案规定的时点和方法进行检查。应注意观察不良反应或未预料到的毒副作用，并追踪观察。

2. 质量保证措施（参照本章第三节）

十四、试验相关的伦理学要求（参照本章第三节）

十五、试验结束后的医疗措施（参照本章第三节）

十六、试验总结与资料保存（参照本章第三节）

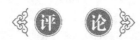

评 论

一、研究策略

GAD 是一种以临床症状为主的慢性持续性疾病，易于反复发作。因此，研发抗焦虑药，在急性期，主要目的是缓解或消除患者的焦虑症状及伴随症状；在巩固期和维持期，应设计随机撤药试验，通常用病情恶化（复发）的患者数和/或时间来表示，以观察药物的巩固和维持疗效。对于中药，也可研究其与化药的联合治疗作用。

二、临床试验设计要点

1. 试验总体设计

抗焦虑中药的临床试验设计推荐采用安慰剂对照，最好同时再加阳性药对照设计，不建议采用单纯的阳性药对照[19-21]。在Ⅱ期探索性试验中还可以设计试验药的多个剂量组，即以安慰剂与阳性药为对照的三臂或多臂试验设计[19]。随机撤药试验一般设安慰剂对照组以及一个或多个活性药物组。

本案为Ⅱ、Ⅲ期临床试验已经证明试验药相对于丁螺环酮具有一定疗效优势基础上的补充试验。试验采用安慰剂对照,以评价试验药物短期应用的确切疗效。

2. 诊断标准与试验人群

国内外相关指南和临床研究中采用的诊断标准主要有《中国精神障碍分类与诊断标准》第3版(CCMD-3)、《国际疾病与相关健康问题统计分类》第10版(ICD-10)、美国《精神障碍诊断与统计手册(Diagnostic and Statistical Manual of Mental Disorders)》第4版(DSM-Ⅳ)/第5版(DSM-Ⅴ)[1-4, 6]。几种分类系统对 GAD 的诊断标准大同小异,其核心症状均强调焦虑、对未来的恐惧、担忧,且为慢性病程。其中,CCMD-3 和 ICD-10,还需要同时具备运动性不安和自主神经功能亢进症状,而 DSM-Ⅳ/DSM-Ⅴ的症状描述则更为具体,要求同时伴有坐立不安或感到激动或紧张、容易疲倦、注意力难以集中或头脑一片空白、易怒、肌肉紧张以及睡眠障碍(难以入睡或保持睡眠状态,或休息不充分、质量不满意的睡眠)6项症状中的至少3项。关于病程,CCMD-3 和 DSM-Ⅳ/DSM-Ⅴ均强调符合症状标准至少6个月,而 ICD-10 要求至少数周(通常数月)。CCMD-3 和 ICD-10 中的诊断标准,更符合我国的实际情况,临床试验设计中经常采用[7, 17, 22]。GAD 的诊断,除了病史采集和精神检查、实验室检查外,症状自评量表也是重要的辅助手段。常用的症状自评量表有 Zung 焦虑自评量表、状态-特质焦虑问卷(State-trait anxiety inventory,STAI)、贝克焦虑量表(Beck anxiety inventory,BAI)[23, 24]等。

鉴于中药作用和缓,针对 GAD 的临床研究,试验人群一般选择其轻中度患者[17, 22]。为避免合并用药等影响疗效评价,保护受试者,常将下列患者予以排除,如并发抑郁症或显著抑郁症状,其他焦虑症严重症状如强迫症、惊恐障碍,以及酒精滥用或药物滥用、有自杀倾向或伴有严重精神症状等。

3. 阳性对照药的选择

目前,国内外常用的治疗 GAD 的药物有帕罗西汀、艾司、西酞普兰、度洛西汀、文(万)拉法辛、丁螺环酮、坦度螺酮等。其中,文拉法辛缓释剂、丁螺环酮已被 SFDA 批准治疗 GAD、各种焦虑症。文拉法辛具有抗抑郁、抗焦虑双重作用,其不良反应的严重程度较低,安全性高,病人依从性好,有利于病人的全程治疗。丁螺环酮是一种新型的抗焦虑药,属 5-HT 部分受体激动药,可降低焦虑患者过高的 $5-HT_{1A}$ 活动从而产生抗焦虑作用,不良反应有口干、头昏、恶心、便秘、失眠等,但无明显镇静作用、药物成瘾性及停药后的戒断症状,因疗效可靠、不良反应较轻而常用于临床研究。有文献报告,两药在治疗 GAD 方面,临床疗效无差异[25]。

九味镇心颗粒等,作为针对 GAD 的上市中成药,应用于临床[22, 26]。国外报道有多种中草药制剂,包括 silexan(薰衣草油)、金英提取物、西番莲和缬草等,但鉴于这些制剂的标准化程度很低、不同产品中的活性成分差异很大,因此不能广泛推荐[10]。

4. 疗效指标和评价标准

评价 GAD 的有效性,一般采用 HAMA 量表和临床疗效总评量表(CGI),并以前者为主。既可直接采用 HAMA 量表评分,也可将其按尼莫地平法分成"临床控制、显效、有效、无效"四级或直接定义"有效"(量表评分减分率≥50%),转化为两分类资料作为主要评价指标。

HAMA 量表由 Hamilton 于1959年编制,包括14个项目,每个项目采用0~4分的5级记分法,各级的标准为:"0",无症状;"1",轻;"2",中;"3",重;"4",极重,总分为 0~56 分[27,28]。总分超过 7 分，可能有焦虑；超过 14 分，肯定有焦虑；超过 21 分，肯定有明显焦虑；超过 29 分，可能为严重焦虑[24]。本量表评定方法简便易行，能够较好地反映焦虑症的病情严重程度，常作为评价病情进步与否的标准[29]，但不适用于各种精神障碍时的焦虑状态。

焦虑筛查量表（7-item generalized anxiety disorder scale，GAD-7）也是本病有效性评价的常用量表。GAD-7 由 Spitzer 等于 2006 年编制，由 7 个症状条目和 1 个症状相关的困难程度条目组成，每个症状条目按 4 级评分，即完全不会、几天、一半以上的日子、几乎每天。困难程度包括 4 个选项，即毫无困难、有点困难、非常困难和极度困难，但不进行评分。总分为 21 分，其中 0~4 分为无焦虑；5~9 分为轻度焦虑；10~14 分为中度焦虑；≥15 分为重度焦虑。该量表信效度较高、简单易操作。国内外研究证明[30-33]，其不仅可用于 GAD，对其他焦虑谱系障碍如惊恐障碍等也有较好的评估作用，且国外已广泛应用于科研和临床。另外，临床试验实施前，应对研究人员进行量表一致性培训。

中医证候疗效的评价，可直接对证候计分和进行统计学处理，也可以根据证候计分和的减少率，划分为临床痊愈（证候总积分减少≥95%）、显效（证候总积分减少≥70%，<95%）、有效（中医证候总积分减少≥30%，<70%）、无效（中医证候总积分减少<30%）四级，进行分类评价。

5. 试验周期

评价抗焦虑药物，短期试验一般疗程设计为 8 周，观察药物的有效性。长期试验如随机撤药试验，疗程至少 8 个月，包括 2~6 个月的开放期治疗和 6~12 个月的随机治疗期，以研究药物的持续疗效。

6. 试验结束后的医疗措施

GAD 的治疗是一个长期的过程，一般急性期治疗 4~12 周，巩固治疗 2~6 个月后，多主张维持治疗至少 12 个月[7]。目前，多数中药新药临床试验仅在急性期进行有效性和安全性的研究。因此，试验结束后，应根据阳性药、安慰剂对照、剂量探索等不同设计，采取具体措施，如对有效病例延长疗程，缓慢减药直至终止治疗等，以保护受试者安全。对于疗效不佳者，也应明确提出其后续治疗建议。

参 考 文 献

[1] 董景五主译. 疾病和有关健康问题的国际统计分类·第十次修订本（ICD-10）[M]. 第 2 版. 北京：人民卫生出版社，2008：271.
[2] 美国精神医学学会编著. 精神障碍诊断与统计手册（第五版）DSM-5[M]. 张道龙，等译. 北京：北京大学出版社，2014：106.
[3] American Psychiatric Association. Diagnostic and Statistical Manual of Me-ntal Disorders[M]. Fifth Edition（DSM-Ⅴ）. Arlington VA，American Psychiatric Association，2013：222-226.
[4] American Psychiatric Association. Diagnostic and Statistical Manual of Me-ntal Disorders[M]. Fourth Edition（DSM-Ⅳ）. Arlington VA，American Psychiatric Association，1994.
[5] 郝伟. 精神病学[M]. 第 6 版. 北京：人民卫生出版社，2008.
[6] 中华医学会精神科分会. 中国精神障碍分类与诊断标准[M]. 第 3 版. 济南：山东科学技术出版社，2001.
[7] 中华医学会精神病学分会. 焦虑障碍防治指南[M]. 北京：人民卫生出版社，2010：116-135.
[8] 袁勇贵. 广泛性焦虑障碍共病研究[J]. 中国全科医学，2004，7（14）：1100-1101.
[9] 中华医学会. 抑郁障碍防治指南[M]. 北京：北京大学医学出版社，2007.
[10] Katzman M A，Bleau P，Blier P，et al. Canadian clinical practice guidelines for the management of anxiety，posttraumatic stress and

obsessive-compulsive d-isorders[J]. BMC psychiatry, 2014, 14（1）：1.
[11] 何燕玲，张岚，刘哲宁，等. 综合医院就诊者焦虑障碍的检出率[J]. 中国心理卫生杂志, 2012, 26（3）：165-170.
[12] Kroenke K, Spitzer R L, Williams J B W, et al. Anxiety disorders in primary care：prevalence, impairment, comorbidity, and detection[J]. Annals of internal medicine, 2007, 146（5）：317-325.
[13] 费锦锋. 广泛性焦虑障碍的常用药物治疗概述[J]. 四川精神卫生, 2003, 16（4）：256-258.
[14] Gorman J M. Treating generalized anxiety disorder[J]. Journal of Clinical Psychiatry, 2003, 64（1）：24-29.
[15] Bandelow B, Zohar J, Hollander E, et al. World Federation of Societies of B-iological Psychiatry（WFSBP）guidelines for the pharmacological treatment of a-nxiety, obsessive-compulsive and post-traumatic stress disorders-first revision[J]. The World Journal of Biological Psychiatry, 2008, 9（4）：248-312.
[16] 国家中医药管理局. 中华人民共和国国家标准·中医病证诊断疗效标准[M]. 南京：南京大学出版社, 1994：20-21.
[17] 刘松山，何成诗，孙鸿辉，等. 欣可静和丁螺环酮治疗广泛性焦虑障碍（心肝火旺证）的多中心随机双盲对照试验[J]. 中国新药与临床杂志, 2011, 30（5）：334-338.
[18] 吴勉华，王新月. 普通高等教育"十二五"国家级规划教材·中医内科学[M]. 北京：中国中医药出版社, 2012.
[19] European Medicines Agency. Clinical investigation of Medicinal Products indicated for Generalised Anxiety Disorder[EB/OL]. [2013-5-30]. http：//www. ema. europa. eu/docs/en_GB/document_library/Scientific_guideline/2013/05/WC500143770. pdf
[20] 王水强. 治疗广泛性焦虑障碍药物的临床疗效和安全性评价[EB/OL]. [2006-4-7]. http：//www. cde. org. cn/dzkw. do?method=largePage&id=1660
[21] 王水强. 治疗广泛性焦虑障碍药物的临床研究策略[EB/OL]. [2006-3-29]. http：//www. cde. org. cn/dzkw. do?method=largePage&id=1656
[22] 王永军，陈大方，王传跃. 九味镇心颗粒治疗广泛性焦虑障碍随机双盲双模拟多中心临床对照研究[C]//中华医学会精神病学分会第九次全国学术会议论文集. 2011.
[23] 王征宇，迟玉芬. 焦虑自评量表（SAS）[J]. 上海精神医学, 1984, 2（1）：73-74.
[24] 张明园. 精神科评定量表手册[M]. 长沙：湖南科学技术出版社, 1993.
[25] 刘玉厚，徐敏秀，郑振宝. 万拉法新与丁螺环酮治疗广泛性焦虑症对照研究[J]. 山东精神医学, 2003, 16（1）：19-21.
[26] 胡俊，吴军，林志坚，等. 九味镇心颗粒治疗广泛性焦虑障碍的Ⅳ期临床研究[J]. 中风与神经疾病杂志, 2010, 27（7）：628-630.
[27] Hamilton M A X. Development of a rating scale for primary depressive ill-ness[J]. British journal of social and clinical psychology, 1967, 6（4）：278-296.
[28] Hamilton M A X. The assessment of anxiety states by rating[J]. British journal of medical psychology, 1959, 32（1）：50-55.
[29] 汤毓华，张明园. 汉密顿焦虑量表（HAMA）[J]. 上海精神医学, 1984, 2（2）：64-65.
[30] Spitzer RL, Kroenke K, Williams JB, et al. A brief measure for assessing ge-neralized anxiety disorder：the GAD-7[J]. Arch Intern Med, 2006, 166（10）：1092-1097.
[31] Kroenke K, Spitzer RL, Williams JB, et al. The Patient Health Questionnaire Somatic Anxiety and Depressive Symptom Scales：a systematic review[J]. Gen Hosp Psychiatry, 2010, 32（4）：345-359.
[32] 何筱衍，李春波，吴文源，等. 广泛性焦虑障碍量表在综合性医院的信度和效度研究[J]. 上海精神医学, 2010, 22（4）：200-203.
[33] 曾庆枝，何燕玲，刘寒，等. 广泛性焦虑障碍量表中文版在中医内科门诊人群应用的信度和效度[J]. 中国心理卫生杂志, 2013, 27（3）：163-168.

第五节 失 眠 症

失眠症（insomnia），又称失眠障碍，指睡眠启动（sleep onset）和睡眠维持障碍（sleep maintenance），致使睡眠质量不能满足个体需要的一种状况[1]。常表现为睡眠潜伏期延长（入睡时间超过30分钟）、睡眠维持障碍（夜间觉醒次数≥2次）、睡眠质量下降（睡眠浅、多梦）、总睡眠时间缩短（通常少于6小时）、日间残留效应（次晨感到头昏、精神不振、嗜睡、乏力）等。根据病程不同，国内将其分为急性失眠（病程<1个月）、亚急性失眠（病程≥1个月，<6个月）和慢性失眠（病程≥6个月），以慢性失眠多见[2, 3]。《中国精神障碍分类与诊断标准（CCMD-3）》[4]明确指出，如果失眠是某种躯体疾病或精神障碍（如神经衰弱、

抑郁症）症状的一部分，不另诊断为失眠症。临床上，约 70%～90% 的焦虑症患者以失眠为主要症状[5]，70.0%～84.7% 的抑郁症患者伴有失眠症状[6]，焦虑症、抑郁症是失眠患者常见的诊断，其中，广泛性焦虑表现为入睡困难，抑郁症的典型失眠类型为早醒[1]。2005 年美国国立卫生研究院（NIH）提出"共病性失眠"来描述和其他疾病同时存在的失眠[7]。2002 年，全球 10 个国家的一项大型睡眠流行病学调查研究显示，我国失眠症的患病率约为 45.4%[8]。失眠不仅严重地影响人们的生活和工作，还会直接影响人体的免疫力，使抗病能力和康复能力都下降，甚至诱发原有疾病。

目前，治疗失眠症的主要手段为药物治疗和心理行为治疗。十九世纪至今，按照开发上市的先后顺序，临床用于治疗失眠症的药物包括早期安眠药、苯二氮䓬类药物、新型非苯二氮䓬类药、其他类型安眠药物、中草药类安眠药物以及正在研发的新型药物等。美国精神障碍诊断和统计手册第 4 版（DSM-Ⅳ）提到非苯二氮䓬类催眠药物唑吡坦可作为原发性失眠的首选药物[9]。

中医学称本病为"不寐"、"目不瞑"、"夜不瞑"、"不能眠"、"不得卧"。临床常见有肝郁化火、肝血不足、心脾两虚、痰扰心神、阴虚火旺、心肾不交、肾阳不足等证候[10]。

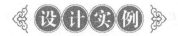

一、题目

以安慰剂为对照评价××滴丸治疗失眠症（肝郁气滞型）有效性和安全性的随机、双盲、平行对照、多中心临床研究。

二、研究背景

××滴丸按第 6 类中药新药研发。药效学试验结果显示，本品能使腹腔注射阈下戊巴比妥钠小鼠睡眠潜伏期显著缩短，睡眠百分率明显升高，同时能使睡眠时间显著延长；能使小鼠自发活动数明显减少；能明显促进小鼠的"失眠"和"不动"行为，使不动时间明显延长；有明显的抗惊厥作用，能使小鼠惊厥时间显著延长；还能对神经递质表现出一定的调节作用。毒理学试验结果表明，本品没有明显的急性毒性反应和长期毒性反应，安全性较高。

三、试验目的与观察指标

（1）探索××滴丸治疗失眠症（肝郁气滞型）临床疗效。

观察指标：睡眠潜伏期、总睡眠时间、夜间觉醒次数、中医证候疗效等。

（2）观察××滴丸临床应用的安全性。

观察指标：临床不良事件/不良反应发生率，血常规、肝功能、肾功能等。

四、试验总体设计

采用分层区组随机、双盲、平行对照、多中心临床试验设计。

（1）随机：采用分层区组随机的方法。

（2）盲法：本试验采用双盲单模拟技术。

（3）对照：采用安慰剂平行对照。

（4）多中心：在×家医院同期进行。

（5）研究病例数：根据《药品注册管理办法》的有关要求，Ⅱ期临床试验试验组病例数不少于 100 例，同时考虑病例脱落不超过 20%，设计本项试验的样本量为 240 例，其中试验组 120 例、安慰剂组 120 例。

五、诊断标准

1. 西医诊断标准

采用中华医学会精神科学会制定的《中国精神病分类与诊断标准》第三版（CCMD-3）[4]，是一种以失眠为主的睡眠质量不满意状况，其他症状均继发于失眠，包括难以入睡、睡眠不深、易醒、多梦、早醒、醒后不易再睡、醒时不适感、疲乏，或白天困倦。失眠可引起病人焦虑、抑郁，或恐惧心理，并导致精神活动效率下降，妨碍社会功能。

（1）症状标准：① 几乎以失眠为唯一的症状，包括难以入睡、睡眠不深、多梦、早醒，或醒后不易再睡、醒后不适感、疲乏，或白天困倦等。② 具有失眠和极度关注失眠结果的优势观念。

（2）严重标准：对睡眠数量、质量的不满引起明显的苦恼或社会功能受损。

（3）病程标准：至少每周发生 3 次，并至少已 1 个月。

（4）排除标准：排除躯体疾病或精神障碍症状导致的继发性失眠。

（5）说明：如果失眠是某种躯体疾病或精神障碍（如神经衰弱、抑郁症）症状的一个组成部分，不另诊断为失眠症。

2. 肝郁气滞辨证标准

参照《中医病证诊断疗效标准》[11]和《中医内科学》[12]制定。

（1）主症：失眠（包括入睡困难，易醒，多梦，晨醒过早，醒后不能再睡）。

（2）次症：① 心烦懊恼；② 急躁易怒；③ 头晕头胀；④ 口苦。

（3）舌脉：舌红苔黄；脉弦。

必须具备主症≥1 项，及次症至少 2 项者，参照舌脉即可诊断。

六、受试者的选择

1. 纳入标准

（1）符合西医失眠症诊断标准和中医肝郁气滞型辨证标准。

（2）年龄 18~65 岁，男女均可。

（3）导入期结束后仍符合西医失眠症诊断标准和中医肝郁气滞型辨证标准。

（4）知情同意并签署知情同意书。

2. 排除标准

（1）凡是全身性疾病如疼痛、发热、咳嗽、手术等，以及生活习惯改变及外界环境干扰因素引起的失眠患者。

（2）妊娠及准备妊娠或哺乳期妇女。

（3）过敏体质及对本药过敏者。

（4）合并有心、肝、肾、神经和造血系统等严重原发性疾病，情感性精神障碍、精神分裂症和其他严重精神障碍患者；汉密顿抑郁量表（HAMD-17）≥16分；汉密顿焦虑量表（HAMA）≥14分。

（5）酗酒和/或精神活性药物、药物滥用者和依赖者。

（6）一周内服用过治疗失眠症的中西药物者。

（7）1个月内参加过其他药物临床试验的患者。

（8）无人监护或不能完成临床研究者。

（9）研究前一周使用过抗精神病药、抗抑郁药者。

3. 受试者的退出试验标准

（1），参照本章第三节。

（2）试验过程中，患者症状无明显改善或加重，为了保护受试者，让该受试者退出试验，接受其他有效治疗。

（3）～（7），参照本章第三节。

4、5（参照本章第三节）

七、试验用药物及治疗方案

1. 试验用药物的名称与规格

受试药物：××滴丸，规格：45mg/丸，2.25g/袋。安慰剂：××滴丸模拟剂。以上药物由申办者提供，并符合质量要求。试验药与对照药的外包装一致，性状、气味、颜色等应尽可能相同。

2. 试验用药物的包装

导入期和导出期药物各为一独立包装的小盒，内装有可用7天的模拟××滴丸。

入组以后每位入选受试者一个大包装药盒内两中包装，内含4周所需的最大数量另加6天的富余量的药物，包装上附有标签，标签内容有批准文号、药物编号、服法用量、包装量、储存条件、药物供应单位，并写上"仅供临床研究用"字样。包装过程应写出书面记录，记载包装的数量、过程、清点结果、负责人员等。

3. 药物的随机编盲与应急信件

（1）随机编盲：采用分层区组随机设计法。以中心为分层因素，按1∶1比例随机分为试验组和安慰剂组。样本含量为试验组120例，安慰剂组120例，共240例，由×家中心共同完成，每家中心分别为48例。分两级设盲：一级设盲以A组、B组表示，二级设盲再分别指定A组、B组的组别归属。生物统计学专业人员用统计软件SAS9.3模拟产生中心编码分配随机数字、试验病例分配随机数字、处理组分配随机数字及其"试验中心随机编码及试验药物编码分配表"（用于指定各中心分配的处理编码范围）、"试验病例随机编码表"（即"处理编码"，一级盲底）、"处理组分配情况"（二级盲底）、"试验药物包装表"。申办者指定"与本次临床试验无关人员"按"试验药物包装表"和已经制订的编盲标准操作规程（SOP）进行试验用药物的分配包装。全部处理编码所形成的盲底连同产生随机数的初始值、区组的长度等参数，密封后一式两份分别交予临床试验负责单位和申办单位有关负责部门妥善保存，试验期间盲底不得拆阅。全部药物编码过程应由编盲者写成"编盲记录"存档。

（2）应急信件，参照本章第三节。

4. 药物分发与保存（参照本章第三节）

5. 用量用法

（1）导入期和导出期均给予模拟××滴丸。

（2）入组后用药方法：试验组：××滴丸，45mg/丸，每次 2.25g，每日 3 次，口服。安慰剂对照组：××滴丸模拟剂，45mg/丸，每次 2.25g，每日 3 次，口服。

（3）疗程：4 周。

6. 合并用药

除试验用药外，不得使用其他治疗失眠症的中、西药及与本病治疗相关的其他治疗。试验期间所有的合并用药（及其他的治疗药物/治疗措施）均应详细记录。包括药物名称、每日总剂量、使用原因、开始日期、中止日期或末次就诊时仍在使用等。

八、安全性评价

1. 试验药物的常见不良反应

试验药的临床前药理、毒理试验资料中，未发现有不良反应事件记录。

2. 安全性评价指标及观测时点

（1）可能出现的临床不良事件/不良反应。用药后随时观察。

（2）一般体检项目，如体温、脉搏、呼吸、血压等。基线、治疗结束。基线、治疗结束。

（3）血常规、尿常规、便常规、心电图、肝功能（ALT、AST、TBIL、γ-GT、AKP）、肾功能（BUN 和 Cr）。基线、治疗结束。

以临床不良事件/不良反应发生率为主要安全性评价指标。

3. 不良事件的记录和判断（参照本章第三节）

4. 严重不良事件的处理（参照本章第三节）

5. 未缓解不良事件的随访（参照本章第三节）

九、有效性评价

1. 观察项目

（1）基线资料：① 人口学资料：年龄、性别、婚况、身高、体重、民族、职业。仅基线记录。② 一般临床资料：病史、病程、病情、治疗史、药敏史、合并疾病及用药。仅基线记录。

（2）诊断性指标：汉密尔顿抑郁量表（HAMD）、汉密顿焦虑量表（HAMA）。仅基线记录。

（3）疗效性指标：① 主要指标：睡眠潜伏期、总睡眠时间、夜间觉醒次数、日间情况、睡眠质量（日志卡每天记录，按每周平均值评价）；② 次要指标：中医证候疗效（治疗14、28天评价）；中医单项症状（入组后第-7、0、14、28、35天各观察记录1次）。

2. 指标观测方法

（1）睡眠日志卡。

表 3-5-1　睡眠日志

年　　月　　日

	白天状态	是否午睡	饮含咖啡因的饮料	活动20分钟的时间	上床前2小时进食情况	入睡前1小时的活动
临睡前填写	□精力十足 □精神不错 □有点累 □疲劳	□否 □是（记录） 次数： 时间：	□早晨 □下午 □睡前2小时 □无	□早晨 □下午 □睡前2小时 □无	□饮酒 □饱食 □无	□看电视 □阅读 □工作
早晨填写	昨晚上床时间	今早起床时间	昨晚多长时间内睡着 分钟	昨晚睡眠过程中起床的次数 次	昨晚的总共睡眠时间 小时	今早起床后感觉 □精神回复 □部分回复 □疲劳
	列出所有影响你睡眠的精神、情绪、身体或是环境因素			□无 □有（记录）：		
合并用药：□否，□是（记录）药品名：　　　　服用次数：　　次；剂量：						

（2）中医证候分级量化标准。

表 3-5-2　中医症状体征分级量化表

主症	计0分	计2分	计4分	计6分
入睡困难	无	每晚入睡时间为30~60分钟	每晚入睡时间为1~2小时	每晚入睡时间为2小时以上
易醒	无	夜醒2次	夜醒3次	夜醒4次或彻夜难眠
多梦	无	有梦，醒后感觉较好	经常有梦，醒后感觉尚可	多梦，或是噩梦或是整夜无眠，醒后感觉不好
晨醒过早醒后不能再睡	无	晨醒过早，睡眠时间不足6小时	晨醒过早，睡眠时间不足3小时	彻夜难眠

次症	计0分	计1分	计2分	计3分
心烦懊恼	无	心烦，偶尔影响休息	心烦，入睡困难	心烦，彻夜难眠
急躁易怒	无	脾气偶躁	脾气急躁，遇事易怒	烦躁易怒，不能自止
头晕头胀	无	轻微，时作时止	持续，但可忍受	持续，不可忍受影响工作生活
口苦	无	晨起口苦	口苦，食不知味	口苦而涩

3. 疗效判定标准

（1）中医证候疗效评定标准：① 临床痊愈：临床症状消失或基本消失，证候积分减少≥95%；② 显效：临床症状明显改善，证候积分减少<95%，≥70%；③ 有效：临床症状均有好转，证候积分减少<70%，≥30%；④ 无效：临床症状无明显改善，证候积分减少<30%。

注：计算公式（尼莫地平法）：[（治疗前总积分−治疗后总积分）÷治疗前总积分]×100%

（2）单项症状疗效评定标准：① 痊愈：单项症状消失，计分为0；② 显效：单项症状明显好转，计分降低两个级别；③ 有效：单项症状好转，计分降低一个级别；④ 无效：单项症状无明显改善，或反而恶化。

注：按积分法，根据疗效指数判定疗效。疗效指数=[（疗前计分和−疗后计分和）/疗前计分和]×100%

十、试验流程

表 3-5-3　试验流程表

研究内容及时间窗	用药前（−7～0天）		用药第14天	用药第28天	用药第35天
就诊次数	第一次就诊	第二次就诊	第三次就诊	第四次就诊	第五次就诊
访视时间	−7天（导入期）	0+3天（入组）	14天±3天	28天±3天	35天±3天（导出期）
签署知情同意书	×				
确定入选排除病例	×				
一般资料	×				
生命体征	×	×	×	×	×
症状与体征	×	×	×	×	×
失眠症病史与治疗史	×				
既往合并疾病、用药	×				
试验期间合并疾病用药记录		×	×	×	×
HAMD 评分	×				
HAMA 评分	×				
血尿便常规		×		×	
心电图		×		×	
肝功能（5项）		×		×	
肾功能（Cr、BUN）		×		×	
不良事件		×	×	×	×
中医证候评分	×	×	×	×	×
睡眠日记	×	×	×	×	×
随机分组		×			
分发研究药物	×	×		×	
回收药物数量		×	×	×	×

十一、数据管理（参照本章第三节）

十二、统计分析（参照本章第三节）

十三、质量控制与保证

1. 质量控制措施

（1）、（2），参照本章第三节。

（3）临床试验开始前培训：通过临床试验前培训使研究人员对于临床试验方案及其各指标具体内涵的充分理解和认识。对睡眠日记的记录，以及 HAMD-17 量表、HAMA 量表评分标准进行一致性培训；对于自觉症状的描述应当客观，切勿诱导或提示；对于所规定的客观指标，应当按方案规定的时点和方法进行检查。应注意观察不良反应或未预料到的毒副作用，并追踪观察。

2. 质量保证措施（参照本章第三节）

十四、试验相关的伦理学要求（参照本章第三节）

十五、试验结束后的医疗措施（参照本章第三节）

十六、试验总结与资料保存（参照本章第三节）

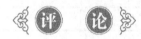

评 论

一、研究策略

治疗失眠的中药新药，其研发目标主要是改善症状，通过短期试验，验证药物增加有效睡眠时间、改善睡眠质量、恢复社会功能的治疗效果。同时，可以额外进行一项长期试验，说明长期用药问题和停药问题，包括药物无耐受、戒断和依赖性等[13, 14]。

二、临床试验设计要点

1. 试验计划与方案设计

治疗失眠中药的有效性临床验证，主要依据为期 2～4 周的短期试验。其试验设计至少为安慰剂对照的平行组研究，推荐加用活性药物对照的三臂试验设计。对于第 1、5 类中药新药，要求或建议开展药代动力学和药效动力学研究。必要时，应开展至少 6 个月的长期试验。长期试验最好是随机化戒断设计，或安慰剂平行对照设计。

2. 阳性对照药

目前治疗失眠的首选药物为非苯二氮卓类。此类药物能选择性的作用于 $GABA_A$ 受体的亚

型 α1 受体，该受体与镇静催眠有关[15]。其受体专一性高，治疗剂量内通常不会产生失眠反跳和戒断反应；其半衰期短，一般不产生日间困倦。已批准上市的药物有唑吡坦（ozlpidem）、扎来普隆（zaleplon）、佐匹克隆（zopielone）和右佐匹克隆（eszopielone）等，具有与传统苯二氮䓬类药物类似的催眠疗效[3]。也可以选择治疗失眠症的中药，如临床常用的舒眠胶囊（肝郁伤神）、百乐眠胶囊（肝郁阴虚）等[16-18]。鉴于中药多缺乏有效性的循证依据，一般不做以中药为对照的非劣设计。

3. 诊断标准

失眠症，DSM-V 称之为失眠障碍[19]，其诊断标准：A 主诉对睡眠数量或治疗不满意，伴有下列 1 个或更多相关症状：① 入睡困难（儿童可以表现为在没有照料者的干预下入睡困难）。② 维持睡眠困难，其特征表现为频繁地觉醒或醒后再入睡困难（儿童可以表现为在没有照料者的干预下再入睡困难）。③ 早醒，且不能再入睡。B 该睡眠障碍引起有临床意义的痛苦，或导致社交、职业、教育、学业、行为或其他重要功能方面的损害。C 每周至少出现 3 晚睡眠困难。D 至少 3 个月存在睡眠困难。E.尽管有充足的睡眠机会，仍出现睡眠困难。F 失眠不能用其他睡眠-觉醒障碍来更好地解释，也不仅仅出现在其他睡眠-觉醒障碍的疾病中（例如，发作性睡病、与呼吸相关的睡眠障碍、昼夜节律睡眠-觉醒障碍、异常睡眠）。G 失眠不能归因于某种物质（例如滥用的毒品、药物）的生理效应。H 共存的精神障碍和躯体疾病不能充分解释失眠的主诉。

根据睡眠障碍国际分类（International Classification of Sleep Disorders，ICSD-Ⅱ）标准[20]，失眠可分为以下 11 类：① 适应性睡眠障碍；② 心理生理性失眠；③ 矛盾性失眠；④ 特发性失眠；⑤ 精神障碍所致失眠；⑥ 睡眠卫生不良；⑦ 青少年行为性失眠；⑧ 内科疾病所致失眠；⑨ 药物或物质滥用所致失眠；⑩ 非物质滥用或确定的躯体疾病所致失眠（非器质性失眠）；⑪ 生理性失眠。其中，心理生理性失眠诊断标准：① 存在以下症状之一：入睡困难、睡眠维持障碍、早醒、睡眠质量下降或非恢复性睡眠；② 有条件且环境适合睡眠的条件下仍出现上述症状；③ 患者主诉至少下属一种与睡眠相关的日间功能损害：a.疲劳或全身不适；b.注意力、注意维持能力或记忆力损害；c.学习、工作和/或社交能力下降；d.情绪波动或易激惹；e.日间思睡；f.兴趣、精力减退；g.工作或驾驶过程中错误倾向增加；h.紧张、头痛、头晕，或与睡眠缺失有关的其他躯体症状；i.对睡眠过度关注。

失眠症临床试验设计中，一般采用涵义相近的 DSM-Ⅳ 的 "原发性失眠"、DSM-V 的 "失眠障碍"、ICD-10 的 "非器质性失眠症"[21]、ICSD-Ⅱ "心理生理性失眠" 或 CCMD-3 的 "失眠症" 诊断标准。

4. 受试者的选择

治疗失眠药物的目标适应证，一般选择失眠症（CCMD-3）患者。在国内外不同的分类和诊断标准中，已经明确界定或排除了躯体疾病、精神疾病及成瘾物质等所致的睡眠问题。部分失眠症患者会伴发焦虑、抑郁症状，其严重程度却未达到焦虑症和抑郁症的诊断标准，临床试验中，还需要细化操作方案，如本方案通过限制汉密顿抑郁量表（17 项）≥16 分和/或汉密顿焦虑量表≥14 分的患者入组，将上述因素排除。也有临床研究设定为汉密顿抑郁量表（17 项）≥8 分（有抑郁症状）；汉密顿焦虑量表≥7 分（有焦虑症状）[17]。

5. 试验流程

治疗失眠症药物的临床短期试验，一般设计为1周的导入期和2~4周的治疗期，也可以设计1周的随访期。长期试验，如随机化戒断设计，包括足够时间的开放期治疗（2~4周），以及为期至少6个月的治疗随访[13,14]。

6. 合并用药

鉴于中药作用和缓，针对失眠症的临床试验，若受试者的病情未得到及时的改善，可能会影响其依从性。如果使用了短效、无药物依赖性的镇静催眠化学药品，应在临床试验方案中详细说明。

7. 有效性评价

（1）评价指标：目前，失眠药的短期临床试验，多采用主观指标进行评价，以匹兹堡睡眠质量指数（Pittsburgh sleep quality index，PSQI）、阿森斯失眠量表（Athens insomnia scale，AIS）、睡眠障碍量表（sleep dysfunction rating scale，SDRS）评分[3]，或以"睡眠日志"记录的睡眠潜伏时间、觉醒次数、睡眠总时间等，为主要评价指标。临床总体印象量表（CGI）、失眠严重程度指数（insomnia severity index，ISI）、嗜睡量表（The Epworth sleeping scale，ESS）和中医证候积分/疗效，可以作为次要疗效指标。

作为主观性很强的疾病，其治疗药物常采用主、客观评价相结合的方法。近年来，国外已有研究将多导睡眠图（polysomnography，PSG）作为新型失眠药的客观评价指标[22]。

失眠药的长期试验，其随机化戒断设计一般以恶化或复发比例与时间为终点评价指标，安慰剂平行对照设计则以所选择终点的有效率和脱落率为评价指标，并予以明确定义。

（2）失眠症相关评价量表：PSQI量表由18个自评和5个他评条目构成，所有的条目分为主观睡眠质量、入睡时间、睡眠时间、睡眠效率、睡眠障碍、催眠药物及日间功能7个维度。每个维度0~3分，总分范围0~21分，得分越高表示睡眠质量越差[23]。PSQI量表用于评估受试者最近1个月的睡眠质量，国内研究显示，该量表具有较好地信度、效度[24]，与多导睡眠脑电图的测评结果相关性较高，可以综合评估失眠症患者的睡眠质量，适合国内患者使用。目前该量表已被翻译成多种语言并被广泛用于临床研究[25-27]。

AIS是根据ICD-10失眠症诊断标准制订的失眠严重程度评估量表，是国际公认的睡眠质量自评量表，评价患者就诊前1个月内的睡眠情况。该量表共包括8个题目，每题0~3分，总分为0~24分，小于4分为无睡眠障碍，4~6分为可疑失眠，总分在6分以上为失眠，得分越高，睡眠质量越差[28]。该量表操作简单，被广泛用于失眠严重程度的测量，可以作为制定入选标准的依据。

SDRS是根据CCMD-3的"失眠症"诊断标准，参考国外相关量表制订而成。共10个条目，每条目0~4分，5级评分。量表内容基本涵盖失眠症的症状，侧重总体评价失眠的严重度。无论是在内容还是条目设置方面，SDRS都与AIS相似。SDRS是一个简短的失眠评定量表，涵盖了失眠症的症状内容，能快速对符合CCMD-3的失眠症患者进行量化评估，是较好的失眠严重程度量化评定工具，具有较好的信度和效度。本量表的制订满足了临床及科研的需要，已在临床研究中得到了广泛的应用[29]。

ESS包括8个条目，采用4级评分（0，从不打瞌睡；1，轻度打瞌睡；2，中度打瞌睡；3，严重打瞌睡）。总分为0~24分，总分>6分，瞌睡；总分>10分，非常瞌睡；总分>16

分，有危险性的瞌睡。主要评估病人在日常生活中不同情况下白日的嗜睡程度。

（3）多导睡眠图（PSG）：PSG包括脑电图（electroencephalogram，EEG）、肌电图（electromyogram，EMG）、眼动电图（electrooculogram，EOG）、心电图（electrocardiogram，ECG）和呼吸描记装置等，根据需要也可同时监测血压、脉搏等反映心血管功能的生理指标，通常利用2~4个导联记录EEG，1~2个导联记录EMG，2个导联记录EOG，1个导联记录ECG。通过对整夜睡眠过程中多项与睡眠相关的生理指标的连续同步监测、记录和分析，客观地评估受试者睡眠进程（总记录时间，总睡眠时间，睡眠潜伏期，觉醒次数与时间，睡眠效率，睡眠维持率，唤醒反应）和睡眠中各系统的功能状态等，为睡眠障碍诊断、分类和鉴别诊断提供客观依据，有助于判断各种治疗药物和疗法的疗效及其机制[30]。

8. 关于睡眠日志

有学者认为，睡眠日记是失眠药物最实用和最经济的临床评估方法[31]，其优点在于不受量表对于测试条件的要求和限制，为国外多数临床试验所采用[22,32]，缺点在于患者自我评价时的尺度掌握不一误差不易控制，针对失眠各个症状进行评价，没有对失眠症整体疾病情况进行评估。

睡眠日志中记录的观察指标，主要包括睡眠潜伏期、总睡眠时间、夜间觉醒次数、日间情况、睡眠质量等。临床评价中，可以根据试验药物的作用特点，选择一项或多项作为主要评价指标。此外，应采取措施加强对睡眠日志的质量控制。

参 考 文 献

[1] 郝伟，于欣. 精神病学[M]. 第7版. 北京：人民卫生出版社，2013.
[2] 失眠定义、诊断及药物治疗共识专家组. 失眠定义、诊断及药物治疗专家共识（草案）[J]. 中华神经科杂志，2006，39（2）：141-143.
[3] 中华医学会神经病学分会睡眠障碍学组. 中国成人失眠诊断与治疗指南[J]. 中华神经科杂志，2012，45（7）：534-540.
[4] 中华医学会精神科分会. 中国精神障碍分类与诊断标准[M]. 第3版. 济南：山东科学技术出版社，2001.
[5] 潘集阳. 焦虑障碍与失眠[EB/OL]. [2011-2-15]. http：//news. medlive. cn/psy/info-progress/show-35564_60. html，2011
[6] Sunderajan P, Gaynes BN, Wisniewski SR. et al. Insomnia in patients with dep-ression：a STAR D Report[J]. CNS Spector, 2010, 15（6）：394-404.
[7] Leshner A, Bagdhoyan H, Bennett S, et al. NIH State-of-the-Science Conference Statement on manifestations and management of chronic insomnia in adults[J]. NIH Consens State Sci Statements, 2005, 22（2）：1-30.
[8] Soldatos C R, Allaert F A, Ohta T, et al. How do individuals sleep around the world?Results from a single-day survey in ten countries[J]. Sleep medicine, 2005, 6（1）：5-13.
[9] American Psychiatric Association. Diagnostic and Statistical Manual of Mental Disorders[M]. Fourth Edition(DSM-Ⅳ). Arlington VA, American Psychiatric Association, 1994.
[10] 丁敏. 中医辨证论治失眠[J]. 亚太传统医药，2014，10（11）：76-77.
[11] 国家中医药管理局. 中华人民共和国国家标准·中医病证诊断疗效标准[M]. 南京：南京大学出版社，1994.
[12] 吴勉华，王新月. 普通高等教育"十二五"国家级规划教材·中医内科学[M]. 北京：中国中医药出版社. 2012.
[13] 王健，赵德恒，杨焕，等. 介绍欧洲药品管理局治疗失眠药物临床试验指导原则及在特殊人群的研究要求[J]. 中国临床药理学杂志，2011，27（10）：806-808.
[14] European Medicines Agency. Guideline on medicinal products for the treat-ment of insomnia[EB/OL]. http：//www. ema. europa. eu/docs/en_GB/document_library/Scientific_guideline/2011/02/WC500102351. pdf
[15] 赵忠新，张红菊，黄流清. 失眠的治疗药物及其使用方法研究进展[J]. 中国新药与临床杂志，2007，26（11）：851-855.
[16] 周宗水，刘金芳. 舒眠胶囊治疗失眠症的临床观察[J]. 医药卫生，2005，21（7）：854.
[17] 邹建东，贾云，李如英. 百乐眠胶囊治疗失眠症肝郁阴虚证的临床研究[J]. 世界中医药，2014，9（4）：460-462.
[18] 孙妞妞. 治疗失眠常用中成药概述[J]. 中医研究，2013，26（11）：75-77.

[19] 美国精神医学学会编著，张道龙，等译. 精神障碍诊断与统计手册（第五版）DSM-5[M]. 张道龙，等译. 北京：北京大学出版社，2014.

[20] American Academy of Sleep Medicine. International classification of sleep disorders 2nd ed[J]. Westchester，Illinois：Diagnostic and Coding Manual，2005.

[21] 董景五主译. 疾病和有关健康问题的国际统计分类·第十次修订本（ICD-10）[M]. 第2版. 北京：人民卫生出版社，2008.

[22] Herring W J，Connor K M，Ivgy-May N，et al. Suvorexant in patients with ins-omnia：results from two 3-month randomized controlled clinical trials[J]. Biological psychiatry，2016，79（2）：136-148.

[23] Buysse DJ，Reynolds CB，Monk TH，et al. The Pittsburgh Sleep Quality Index：a new instrument for psychiatric practice and research[J]. Psychiatry Res，1989，28（2）：193-213.

[24] 路桃影，李艳，吴大荣，等. 匹兹堡睡眠质量指数的信度及效度分析[J]. 重庆医学，2014，43（3）：260-263.

[25] Suleiman KH. Yates BC. Berger AM. et al. Translating the Pittsburgh Sleep Q-uality Index into Arabic[J]. West J Nurs Res，2010，32（2）：250-268.

[26] Bertolazi AN，Fagondes SC，Hoff LS，et al. Validation of the Brazilian Port-uguese version of the Pittsburgh Sleep Quality Index[J]. Sleep Med. 2011，12（1）：70-75.

[27] Tzeng JI，Fu YW，Lin CC. Validity and reliability of the Taiwanese version of the Pittsburgh Sleep Quality Index in Cancer patients[J]. In J Nurs Stud，2012，49（1）：102-108.

[28] Soldatos C R，Dikeos D G，Paparrigopoulos T J. Athens Insomnia Scale：valid-ation of an instrument based on ICD-10 criteria[J]. Journal of psychosomatic research，2000，48（6）：555-560.

[29] 肖卫东，刘平，马弘，等. 睡眠障碍评定量表的信度和效度分析[J]. 中国心理卫生杂志，2007，21（1）：40-41.

[30] 慈书平. 睡眠与睡眠疾病[M]. 北京：军事医科出版社，2005.

[31] 常诚，熊宁宁，姜亚军，等. 中药新药治疗原发性失眠症的临床试验设计要点探讨[J]. 辽宁中医杂志，2006，33（12）：1550-1551.

[32] Edinger J D，Wohlgemuth W K，Radtke R A，et al. Cognitive behavioral therapy for treatment of chronic primary insomnia：a randomized controlled trial[J]. Jama，2001，285（14）：1856-1864.

第四章 风湿免疫系统疾病

第一节 类风湿关节炎

类风湿关节炎（rheumatoid arthritis，RA）是一种以侵蚀性关节炎为主要表现的全身性自身免疫病，是最常见的风湿性疾病之一。临床表现为以双手和腕关节等小关节受累为主的对称性、持续性多关节炎症，并可有关节外器官受累，也可出现发热及疲乏等全身表现。病理表现为关节滑膜的慢性炎症、血管翳形成。发病后3～4个月即可出现关节软骨或骨质破坏，最终可导致关节畸形和功能丧失[1, 2]。本病以女性多发，男女患病比例约为1：3，任何年龄均可发病，以30～50岁为发病高峰。全球各人种总发病率为1%～2%，我国大陆地区的患病率约为0.2%～0.4%[3]。

RA属中医"痹证"范畴，又称为"历节病"、"鹤膝风"、"尪痹"。早在《内经》即有"风寒湿三气杂至，合而为痹"的论述。本病病因病机多为先天禀赋不足，正气亏虚，腠理不密，或病后、产后机体防御能力低下，腠理空虚，卫外不固，风寒湿热之邪乘虚而入，痹阻于肌肉、骨节、经络之间，使气血运行不畅，日久痰瘀互结，阻闭经络，深入骨骱发为尪痹[4]。本虚标实是本病的病机特点，本虚为气血、阴阳、脏腑亏损，标实为外受风寒湿热，内生痰浊瘀血。

RA的治疗目标是疾病缓解或降低疾病活动度[5]。目前治疗RA的常用药物主要包括改善病情抗风湿药（disease modifying anti-rheumatic drugs，DMARDs）、非甾体抗炎药（nonsteroidal anti-inflammatory drugs，NSAIDs）、生物制剂、激素和植物药制剂等，但上述药物均具有不同程度的毒副作用，常见的不良反应包括消化道症状、以肝肾为主的脏器损害、骨髓抑制以及增加感染和肿瘤的风险等[3]。

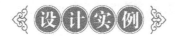

一、题目

以甲氨蝶呤片为基础治疗评价××颗粒治疗类风湿关节炎（湿热阻络证）有效性和安全性的随机双盲、剂量探索、安慰剂对照、多中心临床研究。

二、研究背景

××颗粒，具有清利湿热、凉血通络、祛风止痛、消肿通痹之功效，适用于类风湿关节炎（湿热痹湿热阻络证）患者。该药已经完成药效、一般药理、急性毒性和长期毒性试验，并根据前期临床试验开展Ⅱ期临床研究。

药效学研究结果：本品对于抗原特异性的免疫炎症反应（如大鼠佐剂性关节炎、小鼠耳郭肿胀、蛋清所致大鼠足跖肿胀及大鼠棉球肉芽肿等）有显著抑制作用；可提高小鼠痛阈，明显减少小鼠因疼痛而出现的扭体次数；可明显降低网状内皮系统的吞噬功能、免疫器官胸腺的重量系数、白细胞介素-2、溶血素浓度及家兔三联菌苗发热体温；提高肾上腺素加冷冻所致急性血瘀大鼠的红细胞最大变形指数；降低血黏度；对脾脏重量无明显影响。

毒性试验结果：① 急性毒性试验：最大容积40ml/kg灌胃给药1次，观察7天，小鼠未见死亡。② 长期毒性试验：Wistar大鼠连续6个月灌胃给药，大鼠活动正常，生长良好，进食、饮水及大小便均未见明显异常，体重增长与对照组无差异；血液学、血清生化学各项指标均未见病理性改变；尸体解剖大鼠心、肝、脾、肺、肾、甲状腺、胸腺、肾上腺、胃、睾丸、子宫的脏器系数均未见明显异常，上述脏器及肠、前列腺、卵巢、脑的组织切片检查均未发现病理变化。以上结果，提示本品灌胃给药1次对小鼠的安全剂量为135g生药/kg，相当于临床用药量的150倍；灌胃给药6个月对Wistar大鼠的安全剂量为45g生药/kg，相当于临床用药量的50倍。

临床试验结果：治疗组（××颗粒，10g，bid）显效率30%、有效率55%，对照组（通络开痹片，0.3g，tid）显效率36.7%、有效率56.7%，两组总有效率差异无显著性意义（$p>0.05$）；临床症状、体征、血沉及类风湿因子疗后较基线变化治疗组明显优于对照组（$p<0.01$），其中晨僵、关节肿胀数及ESR治疗前后差值差异显著。对照组共发生11例（55%）不良反应，其中胃肠道反应4例（3.3%），心慌2例，口干、舌麻2例，头眩晕、头痛3例；治疗组发生胃肠道反应1例（3.3%）。对症处理后，均完成试验。上述结果，提示本品疗效肯定，不良反应少。建议Ⅱ期临床试验进一步观察胃肠道反应。

三、试验目的与观察指标

（1）初步评价××颗粒联合免疫抑制剂对类风湿关节炎的治疗作用，并做剂量探索。观察指标：疾病疗效（美国风湿病学会标准）、类风湿关节炎相关症状体征、关节炎影响程度量表（arthritis impact measurement scale，AIMS）、健康评价调查表（health assessment questionnaire，HAQ）、风湿三项等。

（2）初步评价××颗粒联合免疫抑制剂对类风湿关节炎湿热阻络证的证候改善作用。观察指标：中医证候疗效、中医单项症状评分。

（3）初步评价××颗粒联合免疫抑制剂临床应用的安全性。观察指标：一般体检项目，血、尿、便常规+潜血、心电图、肝肾功能实验室指标、不良反应发生率。

四、试验总体设计

采用分层区组随机、双盲、平行对照、多中心临床试验设计。

（1）随机：采用分层区组随机化方法，以中心为分层因素，层内按1∶1∶1比例分为低剂量组、高剂量组和对照组。

（2）盲法：采用双盲、单模拟的方法，分两级设盲。

  对照：采用安慰剂对照。

  多中心：在×家中心同期进行试验。

  样本量估算：样本量为每组80例，共240例，由×家中心共同承担，每家参试单位承担××例。

五、诊断标准

(一)西医诊断标准(类风湿关节炎)

1. 诊断标准

参照1987年美国风湿病学会(American College of Rheumatology,ACR)类风湿关节炎分类标准[6]。

① 晨僵至少1小时,持续至少6周;② 3个或3个以上关节肿,持续至少6周;③ 腕、掌指关节或近端指间关节肿,持续至少6周;④ 对称性关节肿,持续至少6周;⑤ 手X线改变;⑥ 类风湿结节;⑦ 类风湿因子阳性。

以上7条中具备4条或4条以上即可确诊类风湿关节炎。

2. 类风湿关节炎活动期判断标准

参照2002年ACR标准[7]。

具备下述5项中4项或以上即可诊断为活动期:① 休息时关节疼痛超过4个以上关节;② 晨僵持续1小时以上;③ 5个以上关节肿胀;④ 关节压痛数超过5个以上;⑤ 血沉,男>20mm/h,女>30mm/h。

3. 关节功能分级标准[8]

Ⅰ级:日常生活不受限;Ⅱ级:有中等强度的关节活动受限,但能满足日常活动需要;Ⅲ级:关节有明显的活动受限,患者不能从事大多数职业或不能很好地照料自己;Ⅳ级:丧失活动能力或被迫卧床或只能坐在轮椅上。

4. X线分期标准[6]

Ⅰ期:骨质无明显改变;Ⅱ期:关节端有肯定的骨质疏松,偶有关节软骨下囊样破坏或侵蚀改变;Ⅲ期:明显的关节软骨下囊性破坏,关节间隙狭窄,关节半脱位畸形;Ⅳ期:除Ⅱ期、Ⅲ期改变外,并有纤维性骨性强直。

(二)中医证候诊断标准(痹病·湿热阻络证)

参照《中药新药临床研究指导原则(试行)》[9]及《实用中医风湿病学》[4]制定。

(1)主症:① 关节疼痛;② 关节肿胀。
(2)次症:① 关节压痛,痛处拒按;② 关节屈伸不利;③ 晨僵;④ 全身发热;⑤ 口渴;⑥ 溲黄和/或大便干;⑦ 关节局部触之发热;⑧ 关节局部皮色发红。
(3)舌脉:舌质暗红,有瘀斑或瘀点,或舌下脉络紫暗,苔黄或苔黄腻,脉滑数。

具备主症,及3项以上次症,参考舌脉象,即可诊断。

六、受试者的选择

(一)纳入病例标准

(1)符合类风湿关节炎诊断标准和活动期判断标准。
(2)符合中医痹病·湿热阻络证辨证标准。
(3)接受改善病情药(包括糖皮质激素类)治疗的病人必须中断用药3个月以上。

(4)年龄在 18～65 岁。

(5)关节功能在Ⅰ～Ⅲ级，X线分期在Ⅰ～Ⅲ期。

(6)自愿签署知情同意书。

（二）排除病例标准

(1)合并其他风湿病者，如系统性红斑狼疮、干燥综合征、严重的膝骨关节炎等。

(2)RA晚期畸形、残废、丧失劳动力者。

(3)对试验用药物（包括基础治疗、合并用药）过敏，或过敏体质（对2种及以上药物过敏）者。

(4)妊娠和准备妊娠的妇女，哺乳期妇女。

(5)合并严重心、脑血管疾病，造血系统、内分泌疾病等严重原发性疾病，精神病患者。

(6)肝功能（ALT、AST）、肾功能（BUN、Cr）受损，大于参考值上限者。

(7)周围血象如白细胞计数、血小板计数低于正常值者。

(8)研究者认为不宜参加本试验者。

（三）受试者退出（脱落）标准

1. 研究者决定退出

(1)服药过程中，疼痛严重影响工作或学习，为保护受试者使其退出试验，接受其他有效治疗者。

(2)试验过程中，发生合并症、并发症或特殊生理变化，不适宜继续接受试验者。

(3)试验用药依从性差（<80%或>120%），或随机化后未曾用药者。

(4)各种原因的中途破盲者。

(5)试验中，使用方案规定中禁用药品者。

(6)严重违反纳入或排除病例标准，本不应随机化者。

2. 受试者自行退出

(1)无论何种原因，患者不愿意或不可能继续进行临床试验，向主管医生提出退出试验要求而退出试验者。

(2)受试者虽未明确提出退出试验，但中途失访或不再接受试验用药及检测者。

（四）中止全部试验的条件

(1)试验中发生严重不良事件，应及时中止试验。

(2)试验中发现临床试验方案有重大失误，或者方案在实施中发生严重偏差，难以评价药物疗效，应中止试验。

(3)试验中发现药物治疗效果较差，不具备临床价值，应中止试验。

(4)申办者要求中止试验。

(5)行政主管部门撤销试验。

七、试验用药物及治疗方案

1. 试验用药物的名称与规格

试验药：××颗粒，规格：5g/包。对照药：安慰剂颗粒，规格：5g/包。试验药与其模拟剂的包装一致，规格、气味、颜色等相同。基础治疗药：甲氨蝶呤片，规格：2.5mg/片。合并用药：对乙酰氨基酚片，规格：0.5g/片。

2. 试验用药物的包装

将各试验组受试者每次的服用药物和数量（××颗粒 2 包、××颗粒和安慰剂颗粒各 1 包、安慰剂颗粒 2 包）单独装于 1 个小包装内，再将 90 个小包装（28 天的用量加 2 天富余量）装入 1 个中包装，3 个中包装装于一个大包装中。内外包装均粘贴统一标签，内容包括临床研究批件号、××颗粒临床研究用药、药物编号、功能主治、服法、规格、贮藏条件、有效期限、药物供应单位等。

3. 药物的随机编盲和应急信件

（1）随机编盲：采用分层区组随机设计法，以中心为分层因素，按照 1∶1∶1 比例随机分为高剂量组、低剂量组以及安慰剂对照组。分两级设盲：一级设盲以 A 组、B 组、C 组表示，二级设盲再分别指定 A 组、B 组、C 组的组别归属。由专业统计人员会同申办单位代表（编盲者），负责用 SAS 软件产生中心编码分配随机数字、试验病例分配随机数字、处理组分配随机数字及其"中心编码分配情况"（用于指定各中心分配的处理编码范围）、"试验病例随机编码表"（即"处理编码"，一级盲底）、"处理组分配情况"（二级盲底）。申办者指定"与本次临床试验无关人员"按"试验药物包装表"进行试验用药物的分配包装。上述两级盲底，连同随机数字的初始值、区组长度等，一式两份，密封后交由临床研究负责单位和申办单位有关负责部门共同掌握。全部药物编码过程应由编盲者书写成"编盲记录"存档。

（2）应急信件的设立：本试验设立"应急信件"，信封上注明"××颗粒Ⅱ期临床试验应急信件"字样、药物编号，以及在紧急情况下的破盲规定等内容；"应急信件"内含信纸，纸上印有相应的药物编号和组别及所放置的具体药物名称，不良事件发生后拆阅时，应记录处理措施、采用的药物名称、抢救科室、主要负责人及应立即报告的单位、地址和联系电话等；"应急信件"密封且有一次性易毁标签，随药物分发至各中心，研究结束后，无论破盲与否均应统一返回申办者。

破盲规定：① 当患者发生严重的不良反应；② 当患者发生严重的并发症；③ 症状恶化、必须采取紧急措施者；④ 由于疗效原因而退出的病例，不得破盲；⑤ 紧急破盲程序：紧急情况是指发生严重不良反应/事件。紧急情况下确需破盲时，由研究者请示主要研究者（或与机构相关负责人），经主要研究者签字同意后可拆阅应急破盲信件，破盲后 24 小时内通知临床研究负责单位。

4. 药物分发与保存

（1）试验用药物的保存：按各中心"试验用药物管理制度与标准化操作规程（standard operation procedure，SOP）"，保管试验用药物，并储藏在通风、干燥、温度适宜的场所。

（2）试验用药物的分发与回收：根据各中心"试验用药物管理制度与 SOP"，由机构或专业的试验用药物管理员负责试验药物的接收、保存、发放、回收（返还或追还）、退回/销毁，并及时填写"试验用药物发放与回收记录"等过程文件。药物的首次发放，按入选时间的先后顺序和由小到大的药物编号依次进行。住院受试者的试验用药物由专管护士凭医师开具的临床试验专用处方领取，处方上应注明临床试验名称、患者编号、药物编号、药物名称、取药数量，处方需医生签字盖章。于复诊时，由受试者本人或家属将剩余药物（或空盒）退回试验药物管理员处，并填写"试验用药物回收记录表"。全部试验结束后将剩余药物集中退回申办者，并填写"试验用药退回/销毁证明"及药物发放登记卡等相关资料交由临床试验机构归档。

5. 给药方案

（1）用法用量：所有受试者均口服甲氨蝶呤片 7.5~15mg/周，作为基础治疗试验高剂量组：××颗粒每次2包，每日3次，口服。试验低剂量组：××颗粒每次1包+模拟剂每次1包，每日3次，口服。安慰剂对照组：××颗粒模拟剂每次2包，每日3次，口服。

（2）疗程：12周。

（3）合并用药规定

试验期间，除试验用药物外，禁止使用其他治疗类风湿关节炎的中成药、西药以及其他治疗方法。当患者疼痛难忍时（疼痛VAS评分为10分），可合并应用对乙酰氨基酚片每次0.5g，每日1~2次。观察者应详细记录药物名称、每日总剂量、使用原因、开始日期、中止日期或末次就诊时仍在使用等。

6. 试验用药依从性判断

临床试验中，受试者的依从性主要是试验用药依从性，即按方案的规定用药，使受试者充分理解按时按量用药的重要性，避免自行加用其他药物或治疗方法。本试验主要采用药物计数法，必要时结合询问法，判断试验用药依从性。试验用药依从性=（已服用的试验用药量/应该服用的试验用药量）×100%。

八、安全性评价

1. 试验药物可能的不良反应

根据本试验用药物的组成和前期研究结果，应着重观察胃肠道的不良反应以及肾毒性。

2. 安全性评价指标及观测时点

（1）可能发生的临床不良事件/不良反应，用药后随时观察。

（2）一般体检项目：体温、静息心率、呼吸、血压等，治疗前后检测。

（3）血常规、尿常规、便常规+潜血、心电图、肝功能（ALT、AST、TBIL、ALP、γ-GT）、肾功能（BUN、Cr）。治疗前及治疗4、12周后检测。

以临床不良事件/不良反应发生率为主要安全性评价指标。

3. 不良事件的记录和判断

在"研究病历"和"病例报告表"（case report form，CRF）中，设置"不良事件记录表"，研究者应如实填写不良事件的发生时间、严重程度、持续时间、采取的措施和转归，并判断不良事件与试验药物的关系。

（1）不良事件（adverse event，AE）的定义：AE指临床试验过程中受试者接受一种药物后出现的不良医学事件，但并不一定与治疗有因果关系。

（2）不良事件与试验药物因果关系判断标准：采用卫生部药品不良反应监察中心推荐的标准（1994年版）[10]。将肯定、很可能、可能、可疑4项视为药物的不良反应。

表 4-1-1　不良事件因果关系判断标准

指标	肯定	很可能	可能	可疑	不可能
①	+	+	+	+	–
②	+	+	+	–	–
③	–	–	±	±	+
④	+	+	±	±	–
⑤	+	?	?	?	–

注：（1）+表示肯定；–表示否定；±表示难以肯定或否定；?表示情况不明。（2）指标① 开始用药时间与可疑不良反应出现时间有无合理的先后关系；② 可疑的不良反应是否符合该药物已知的不良反应类型；③ 所可疑的不良反应是否可以用相关的病理状况、合并用药、现用疗法、曾用疗法来解释；④ 停药或降低用量，可疑不良反应能否减轻或消失；⑤ 再次接触同样药物后是否再次出现同样反应。

（3）不良事件记录：临床试验期间发现的任何不良事件，不管是否与试验用药有关，均应记录在案。不良事件的记录内容包括：① 不良事件所有相关症状（发生时间及表现应尽可能详尽描述）或实验室检查异常；② 不良事件发生的时间、持续时间和结束时间；③ 不良事件的严重程度及转归；④ 因不良事件所采取的措施，如所做的检查和治疗等；⑤ 研究者判断不良事件是否与试验药物有关的结果与依据等。

（4）不良事件处理：发生不良事件时，研究者可根据病情决定采取的措施。一般包括：① 观察、不中止试验药物；② 观察、并中止试验药物，不用补救治疗；③ 中止试验药物，给予补救治疗。

所有不良事件都应当追踪调查，详细记录处理经过及结果，直至受试者得到妥善解决或病情稳定，化验出现异常者应追踪至恢复正常或用药前水平。追踪到妥善解决或病情稳定，追踪方式可以根据不良事件的轻重选择住院、门诊、家访、电话、通讯等多种形式。

4. 严重不良事件的处理

（1）严重不良事件（serious adverse event，SAE）的定义：SAE 指在试验用药物任何剂量下或在观察期间任何时候出现的以下不良事件：需住院治疗（因医学事件而住院者）、延长住院时间、伤残、影响工作能力、危及生命或死亡、导致先天畸形等。

（2）SAE 报告：试验中如出现 SAE，必须立即报告本中心主要研究者和临床试验机构，并填写"严重不良事件报告表"，及时报告给申办者及批准本次临床试验的伦理委员会，并在 24 小时内上报国家食品药品监督管理总局药品注册司和当地省级药品监督管理、卫生行政管理部门。中心主要研究者应在报告表上签名及注明日期，药物临床试验机构盖章确认。申办者应及时向各参研中心通报，并保证满足所有法律法规要求的报告程序。

（3）处理措施：当受试者发生紧急情况、需要立即处理时，试验中心的主要研究者可以决定拆阅该受试者相应编号的应急信件，实施紧急破盲。破盲结果应通知临床研究负责单位、申办者和监查员，并根据药物及所出现的症状对患者做相应的处理。研究者应在 CRF 中记录破盲的理由、注明日期并签字。

5. 未缓解不良事件的随访

所有在疗程结束时尚未完全缓解的不良事件（包括有临床意义的安全性检测指标异常），

均应追踪观察至妥善解决或病情稳定。

九、有效性评价

（一）观察指标

（1）人口学资料：性别、年龄、身高、体重、民族、婚况、职业。

（2）一般临床资料：病程、病情、合并疾病及用药。

（3）诊断性指标：双手 X 线检查，治疗前（1 个月之内）检查。

（4）有效性指标及观测时点：① 疾病疗效（采用 ACR 标准）。基线、治疗 4、8、12 周记录，治疗结束后评价。② 类风湿关节炎相关症状体征：关节压痛数、关节肿胀数（压痛数、肿胀数的计算：以双侧近端指间、掌指、腕、肘、肩、膝关节，共计 28 个关节计算），晨僵时间、双手平均握力（mmHg，上午）、疼痛 10CM 水平视力对照评分（VAS 评分）、关节功能。基线、治疗 4、8、12 周记录，治疗结束后评价。③ 受试者对自身疾病活动性的综合评价（采用 AIMS）、观察者对受试者疾病活动性的综合评价（采用 AIMS）、受试者对体力功能的评价（采用 HAQ）。基线、治疗 4、8、12 周记录，治疗结束后评价。④ 风湿三项（ESR、RF、CRP）。基线、用药 12 周记录，治疗结束后评价。⑤ 中医证候疗效。基线、治疗 4、8、12 周记录，治疗结束后评价。⑥ 痹病湿热阻络证相关症状与舌脉。基线、治疗 4、8、12 周记录，治疗结束后评价。⑦ 镇痛药（对乙酰氨基酚片）使用时间（天）和总量（mg）。治疗 4、8、12 周记录，治疗结束后评价。

以疾病疗效为主要评价指标。

（二）指标观测方法

1. AIMS

表 4-1-2 关节炎影响程度量表（AIMS）

	请全面阅读下述各项后，综合地对你目前情况作出判断，用视力对照表标出你现情况所处的位置。
活动度	你因健康原因一天大多时间都在床上或椅子上吗？你能利用公共交通工具吗？在本社区活动时，有人因你的健康原因必须协助你吗？你因健康原因一天大部分时间都留在室内吗？
体力活动	你能走路不用他人协助，或须用手杖、拐、撑架？因健康原因你上一层楼或走一个楼距有困难吗？你弯腰、低头、举臂有困难吗？你的健康限制你作剧烈活动，如跑步、举重物、参加用力的体育项目吗？
灵巧活动	你能很容易地应用铅笔钢笔书写吗？用钥匙开锁吗？扣衣服纽扣吗？开罐头食品吗？
社交能力	如你必须服药，你能把药都服下吗？如你有电话，你能用吗？你能自己处理你的钱吗？你能自己做饭吗？你能自己用洗衣机洗衣服吗？如有交通工具，你能购物吗？你如有家用设备，你能用它们作家务吗？
社会活动	每月你有多少次给好友近亲打电话？上月有几次亲友到你家拜访？上月有几次你与亲友间有社交活动？上月你有几次去拜访亲友？
日常生活活动	上厕所需要多少帮助？动来动去感觉好吗？你穿衣需多少帮助？你洗澡需多少帮助？
痛	上月你有几次关节剧痛？上月你如何描述你经常有的关节疼痛？上月你晨僵有多长时间？上月你有多少次两个或更多关节同时痛？
抑郁	上月你有多少次觉得沮丧，早晨时也高兴不起来？
焦虑	上月有多少时候你觉得紧张？上月有多少时候你觉得为精神状态所干扰？上月有多少时候你觉得安静不下来？上月有多少时候你觉得平静和谐？
根据上述提问，标出你现在情况所在位置	
患者对疾病活动性的评价（在相应数字处画圈）	
0　1　2　3　4　5　6　7　8　9　10	

2. HAQ

表 4-1-3　健康评价调查表（HAQ）

项目	内容	计分
穿衣梳洗	1. 你能自己穿衣，包括系鞋带、纽扣吗？	
	2. 你能洗头发吗？	
起立	3. 你能从直椅上起立吗？	
	4. 你能上下床吗？	
进食	5. 你能切肉吗？	
	6. 你能举满杯饮水吗？	
	7. 你能开新的牛奶纸盒吗？	
行走	8. 你能在户外平地上行走吗？	
	9. 你能上5级台阶吗？	
卫生	10. 你能洗澡并自己擦干吗？	
	11. 你能盆浴吗？	
	12. 你能从马桶座上自己起来或坐下吗？	
达距	13. 你能把头上5磅重的东西取下来吗？	
	14. 你能弯腰拾起地上的东西吗？	
握力	15. 你能开汽车门吗？	
	16. 你能打开过去开过的罐子吗？	
	17. 你能开关水龙头吗？	
活动	18. 你能上街购物吗？	
	19. 你能上下车吗？	
	20. 你能做家务如用吸尘器或收拾院子吗？	

注：健康指数=总分÷20。

3. 中医证候分级量化标准

表 4-1-4　中医证候分级量化标准

主症	分级量化评分标准	计分
关节疼痛	0分：关节不疼或疼痛消失	
	2分：疼痛轻，尚能忍受，或仅劳累或天气变化时疼痛，基本不影响工作	
	4分：疼痛较重，工作和休息均受到影响	
	6分：疼痛严重，难以忍受，严重影响休息和工作，需配合使用止痛药物	
关节肿胀	0分：关节无肿胀或肿胀消失	
	2分：关节轻度肿、皮肤纹理变浅，关节的骨标志仍明显	
	4分：关节中度肿、关节肿胀明显，皮肤纹理基本消失，骨标志不明显	
	6分：关节重度肿胀、关节肿胀甚、皮肤紧、骨标志消失	

次症	分级量化评分标准	计分
关节压痛	0分：关节无压痛或压痛消失	
	1分：轻度压痛、患者称有痛	
	2分：中度压痛、病人尚能忍受，皱眉不适等	
	3分：重度压痛、痛不可触、压挤关节时病人很痛，将手或肢体抽回	
关节屈伸不利	0分：关节活动正常	
	1分：关节活动轻度受限，关节活动范围减少<1/3	
	2分：关节活动明显受限，关节活动范围减少≥1/3	
	3分：关节活动严重受限，关节活动范围减少≥1/2，甚或僵直	

续表

次症	分级量化评分标准	计分
晨僵	0分：晨僵<15分钟	
	1分：晨僵≥15分钟，<60分钟	
	2分：晨僵≥60分钟，<120分钟	
	3分：晨僵≥120分钟	
关节发热	0分：无	
	1分：触之微感发热	
	2分：触之灼热	
皮色发红	0分：无	
	1分：有	
全身发热	0分：体温正常	
	1分：体温在37~37.5℃	
	2分：体温在37.6~38℃	
口渴	0分：无口渴	
	1分：口渴	
小便黄和/或大便干	0分：大小便正常	
	1分：小便黄和/或大便干	

舌脉	正常	符合辨证的异常	其他异常描述
舌质	淡红（ ）	舌质红（ ）	
		舌质暗红（ ）	
		有瘀斑或瘀点（ ）	
		舌下脉络紫暗（ ）	
舌苔	薄白（ ）	苔腻（ ）	
		苔黄（ ）	
脉象	平（ ）	脉滑（ ）	
		脉数（ ）	

注：关节疼痛、肿胀、压痛、屈伸不利等以症状最重的关节为主评分。

（三）疗效判定标准

1. 疾病疗效评定标准（采用ACR标准）[11, 12]

（1）类风湿关节炎疾病活动性核心测量指标：① 关节压痛数；② 关节肿胀数；③ 患者对疼痛的评价；④ 患者对疾病活动性的综合评价；⑤ 医生对疾病活动性的综合评价；⑥ 患者对体力功能的评价（健康评价调查表，HAQ）；⑦ 急性炎症反应物（ESR、CRP）。

（2）完全缓解：① 无关节疼痛；② 无关节触痛或运动时疼痛；③ 无关节及腱鞘软组织肿胀；④ 晨僵时间≤15分钟；⑤ 无疲劳感；⑥ 血沉（ESR）、或C-反应蛋白（CRP）水平正常。

（3）ACR70：① 触痛关节数减少≥70%；② 肿胀关节数减少≥70%；③ 外加其他5项指标中的3项改善亦≥70%。

（4）ACR50：① 触痛关节数减少≥50%；② 肿胀关节数减少≥50%；③ 外加其他5项指标中的3项改善亦≥50%。

（5）ACR20：① 触痛关节数减少≥20%；② 肿胀关节数减少≥20%；③ 外加其他5项指标中的3项改善亦≥20%。

2. 中医证候疗效评定标准

（1）临床控制：中医临床症状与异常舌脉消失或基本消失，证候积分减少≥95%。

（2）显效：中医临床症状与异常舌脉明显改善，证候积分减少70%～95%。

（3）有效：中医临床症状与异常舌脉均有好转，证候积分减少30%～70%。

（4）无效：中医临床症状与异常舌脉无明显改善，甚或加重，证候积分减少不足30%。

注：计算公式（尼莫地平法）：[（治疗前总积分−治疗后总积分）÷治疗前总积分]×100%

十、试验流程

表 4-1-5　试验流程表

项目	基线 −30 天～0 天	治疗观察期 用药 4 周 ±2 天	治疗观察期 用药 8 周 ±2 天	治疗观察期 用药 12 周 ±2 天	随访 不良事件
筛选病例	×				
签知情同意书	×				
人口学资料	×				
病史记录	×				
中医证候	×	×	×	×	
体格检查	×	×	×	×	×
专科检查	×	×	×	×	
X 线检查*	×				
RF、ESR、CRP	×			×	
血常规	×	×		×	×*
尿常规	×	×		×	×*
便常规+OB	×			×	×*
心电图	×	×		×	×*
肝功能	×	×		×	×*
肾功能	×	×		×	×*
药物发放	×	×	×		
药物回收		×	×	×	
不良事件记录		×	×	×	×
合并用药记录	×	×	×	×	
脱落原因分析				×	
临床疗效评定				×	
安全性评定				×	

注：×*发生时记录。

十一、数据管理

1. 数据的采集

本试验设计专用的"研究病历"（医疗源文件），用于记录受试者第一手临床试验数据资料。其记录要求包括：① 研究者必须在诊治受试者同时填写"研究病历"，保证数据记录及时、完整、准确、真实；② "研究病历"做任何有证据的更正时只能画线，旁注改后的数据，由研究者签名并注明日期，不得擦除、覆盖原始记录；③ 门诊受试者的原始化验单粘贴在"研究病历"上。"研究病历"的审核程序：每一位受试者治疗与随访结束后，研究者应将"研究病历"等交本中心主要研究者审核、签字。

2. 数据的报告

CRF 为统计源文件，由研究者填写。完成的 CRF，第一联交统计分析单位，进行数据录入工作。第一联移交后，CRF 的内容不再作修改。

3. 数据的监查

监查员的人数与访视频度必须满足临床试验的质控要求。监查员审核每份"研究病历"和 CRF，并填写"监查员审核页"。

4. 数据的录入、核查和锁定

（1）建立数据库：由数据管理与统计分析单位负责。采用 Access 数据库，进行数据录入与管理。为保证数据的准确性，应由两个数据管理员独立进行双份录入并校对。

（2）核查数据：针对专业和逻辑性错误的核查，对变量的取值范围及其之间的逻辑进行核查，如有疑问填写"疑问解答表（Doubt ReQuery，DRQ）"，并通过监查员向研究者发出询问，研究者应尽快解答并返回，数据管理员根据研究者的回答进行数据修改，确认与录入，必要时可以再次发出 DRQ。

（3）数据的锁定：由主要研究者、机构管理人员、申办者代表、监查员、数据管理与统计人员对受试者签署知情同意书、试验过程盲态的保持和紧急破盲情况做出审核，确定病例所进入的分析数据集，且对其他重要问题做出决议后，完成"数据库盲态核查报告"，锁定数据库。

5. 数据可溯源性的规定

应保存质量控制性文件，如数据一致性检查，数值范围和逻辑检查的原始记录，盲态核查时的原始记录、研究者与监查员之间交流的疑问记录等。

6. 揭盲方法

数据库锁定后，做第一次揭盲（如果实施二级揭盲），三方人员在盲底签字。揭盲后，对数据库的任何修改，需由主要研究者、申办者和数据管理与统计分析人员共同书面同意方可进行。

十二、统计分析

1. 数据集的定义与选择

（1）全分析数据集（full analysis set，FAS）：包括所有随机入组、至少用药 1 次、并至少有 1 次访视记录的全部受试者，用全分析数据集进行（intent-to-treat，ITT）分析。采用最近一次观测数据结转到试验最终结果的方法（last observation carried forward，LOCF）。

（2）符合方案数据集（Per-protocol set，PPS）：包括遵守试验方案、基线变量没有缺失、主要变量可以测定、没有对试验方案有重大违反的全部受试者。

（3）安全性数据集（safety set，SS）：包括随机入组、至少用药 1 次、并至少进行 1 次用药后安全性访视的全部受试者。

（4）数据集的选择：有效性评价，同时采用 FAS 和 PPS；安全性评价，采用 SS。

2. 统计方法

对定量数据，描述均数、标准差、例数、最小值和最大值、中位数、上四分位数（Q1）、下四分位数（Q3）、95%可信区间。两组组间或组内治疗前后对比分析，先对变量分布进行正态检验。服从正态分布时，用 t 检验或配对 t 检验；非正态分布，用非参数统计方法。若考虑到基线、中心或其他因素的影响，用协方差分析；若考虑中心和时间点的影响，用广义估计方程分析。

对定性数据，描述频数表、百分率或构成比。两组组间或组内治疗前后对比分析，用卡方检验、Fisher 精确概率法、Wilcoxon 秩和检验或 Wilcoxon 符号秩和检验；两分类指标及有序指标的比较，若考虑到中心或其他因素的影响，采用 $CMHX^2$ 检验。若考虑基线因素的影响，采用 Logistic 回归分析。

对生存数据，描述中位、上四分位、下四分位生存时间及 95%可信区间，并作生存曲线。组间比较，采用 Log-rank 检验。若考虑基线等重要非处理因素的影响，采用 Cox 回归分析。

采用 SAS 9.3 做统计分析。除特别标注外，假设检验统一使用双侧检验，取 $\alpha=0.05$。

3. 统计分析计划

试验方案确定后，由主要研究者、统计分析人员（具有参与临床试验经验者）共同制定"统计分析计划"，待试验完成后、数据库锁定前予以细化，数据库锁定后按计划进行统计分析。

内容包括：① 描述数据集的定义及划分情况。② 基线可比性分析（人口学资料及其他基线特征）。③ 有效性分析。包括主、次要指标及非处理因素对主要指标影响的比较分析；详细定义亚组，并说明分析的指标、方法以及亚组分析结果与结论的关系；主要指标的多重性问题，应详细说明分析方法、检验水准的调整等。④ 安全性分析。包括用药程度，临床不良事件比较及其清单，SAE 和重要不良事件的个例描述与分析，理化检查指标比较分析，生命体征及其他指标的比较分析。⑤ 对于非事先规定的缺失数据可进行敏感性分析，但不能作为结论的主要依据。

十三、质量控制与保证

1. 质量控制措施

（1）实验室的质控措施：各参试单位实验室应按标准操作规程和质量控制程序进行检测，并提供本单位"实验室检查参考值范围"，试验中如有变动，需及时补充说明。

（2）参加临床试验的研究者的资格审查：必须具有临床试验的专业特长、资格和能力，经过资格审查后确定，人员要求相对固定。

（3）临床试验开始前培训：通过临床试验前培训使研究人员对临床试验方案及其各指标具体内涵进行充分理解和认识。熟练掌握 ACR 标准，并统一 AIMS、HAQ 量表及中医证候量表的评分方法，对于自觉症状的描述应当客观，切勿诱导或提示；对于所规定的客观指标，应当按方案规定的时点和方法进行检查。应注意观察不良反应或未预料到的毒副作用，并追踪观察。

2. 质量保证措施

（1）建立多中心试验协调委员会：由申办者组织成立，临床研究负责单位主要研究者为负责人，各参研中心主要研究者为成员。协调委员会负责整个试验的实施，研究解决试验设计与实施中发现的问题。申办者负责与国家药监管理部门保持沟通与联系。

（2）由申办者任命有经验人员担任监查员，保证临床试验中受试者的权益得到保障，试验记录与报告的数据准确、完整无误，保证试验遵循已批准的方案、《药物临床试验质量管理规范》（Good Clinical Practice，GCP）和相关法规。

十四、伦理学要求

1. 伦理审查

（1）由研究者与申办者共同制定的"临床试验方案"，必须报伦理委员会审批后方可实施。若试验方案在实施中进行修订，必须再次报请批准该试验项目的伦理委员会审批后实施。试验中，如发现涉及本试验的重要信息，而必须对"知情同意书"作书面修改，需要重新得到伦理委员会的批准，并再次取得受试者的知情同意。

（2）各试验中心约定，本试验方案及其执行文件，在试验开始前由临床研究负责单位伦理委员会负责审查方案的科学性和伦理合理性。各分中心负责审查方案在该中心实施的可行性，包括研究者的资格和经验、设备与条件等。全部参研中心必须执行统一的"试验方案"，各分中心可根据实际需要自行修改"知情同意书"，在得到本中心伦理委员会的批准后，方可实施。

（3）若发生严重不良事件，各中心伦理委员会应及时审查，必要时临床研究负责单位伦理委员会也应及时审查，审查结论均应通报各分中心伦理委员会和临床试验机构。

2. 风险-受益评估

通过本试验，受试者和社会将可能得到的受益包括受试者的病情有可能获得改善，及本研究可能开发出一种类风湿关节炎的治疗药物，使患有相似病情的其他病人受益。同时，参加本试验也可能面对服用试验药物的风险，以及安慰剂对类风湿关节炎本身无治疗作用而病情加重的风险。应对这些风险，将通过受试者的合理选择尽量避免。

3. 受试者招募

通过网上发布信息、院内发布广告等方式，向有意向者介绍本项研究。"受试者招募布告"和研究简介需提交伦理委员会审查。

4. 受试者的医疗和保护

（1）各中心应选择具有丰富的风湿免疫科临床医疗经验，经过相应培训的研究者负责受试者的医疗服务，做出与临床试验相关的医疗决定。受试者参加临床试验可得到相应的免费医疗（如试验药物、理化检查、门诊挂号、额外或延长的住院、不良事件的医疗等）。

（2）在受试者自愿退出时，提供可供选择的其他治疗措施。根据可能出现的意外情况，制定相应的应急处理预案。

（3）申办者应与研究者迅速分析所发生的 SAE，采取必要的措施以保证受试者的安全和权益，并及时向药物监督管理部门报告，同时向涉及同一药物临床试验的其他研究者通报。

（4）申办者对试验相关的损害或死亡承担治疗的费用及相应的经济补偿，申办者应向研究者提供法律上和经济上的担保。由医疗事故导致者，由医疗机构承担赔偿责任。

5. 受试者隐私的保护

只有参与临床试验的研究人员和监查员才可能接触到受试者的个人医疗记录，他们在签署的"研究者声明"或"保密承诺"中将包括保密内容。伦理委员会与药品监督管理部门有权查阅临床试验记录。数据处理时将采用数据匿名的方式，省略可识别受试者个体身份的信息。受试者的医疗记录保存在有严格安全保密措施的药物临床试验机构的资料档案室。

6. 知情同意和知情同意书的签署

在筛选合格后，研究者需说明有关临床试验的详细情况，包括试验目的、试验流程、可能的受益与风险、受试者的权利与义务等，使其充分理解并有充足的时间考虑，在所提问题均得到满意答复后表示同意，并自愿签署"知情同意书"。

十五、试验结束后的医疗措施

在给药周期结束后，其不良反应仍未治愈者，按常规方案治疗，由申办方负责其治疗费用；不良反应治愈后，结束受试者与研究者的合作关系。如果受试者完成全部疗程，疾病尚未痊愈需要治疗者，也应当采用目前常规方案治疗，费用由患者自负，结束受试者与研究者的合作关系。

十六、试验总结与资料保存

临床研究负责单位主要研究者负责完成"临床试验多中心总结报告"，各参研单位主要研究者完成"临床试验分中心小结表"。"多中心总结报告"完成并盖章后，分别由申办者、临床研究负责单位、参研单位存档。"分中心小结表"由申办者和各参研单位存档。

"研究病历"作为原始资料由各参研单位存档。CRF 采用无碳复写三联单格式，分别由申办者、参研单位及统计单位存档。保存时间按 GCP 规定执行。

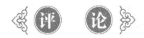

评　论

一、研究策略

RA 是一种慢性、侵袭性、进行性疾病，具有较高的致残率。本病中药新药的研发目标，主要是针对疾病，改善病情（减轻症状体征），维持低疾病活动度；影响病程，延缓疾病进展；预防残疾或骨结构损害。通常分别选用 ACR 疗效/低疾病活动度、主要临床缓解/完全临床缓解/缓解[13]、放射学影像检查等为主要评价指标。对于具有抗炎、止痛作用的药物，也可以同时观察或主要观察其对关节症状的即时治疗效果。中药一般具有多方面药理作用，常将其与化学药/生物制剂联合应用的减毒、增效作用作为主要研发目标。

二、临床试验设计要点

1. 试验总体设计

鉴于 RA 发病后 3～4 个月即可出现关节软骨或骨质破坏，且目前尚缺乏具有循证依据的公认有效的中药制剂，根据《类风湿关节炎诊断及治疗指南》（2010年）和伦理学要求，治疗RA中药新药的临床试验，一般以改善病情抗风湿药为基础治疗，进行联合治疗或加载治疗设计。若主要观察试验药物的改善病情/病程作用，可以采用联合治疗试验设计，即试验药物和改善病情抗风湿药联合治疗，并与单纯改善病情抗风湿药物做对照。若主要观察试验药物的即时抗炎止痛作用，可以采用以改善病情抗风湿药为基础治疗的加载试验设计，试验药物可与安慰剂和/或阳性药进行对照或做三臂试验设计；如果使用安慰剂对照，则应考虑使用优效性设计。如中药新药具有明确的药理作用机制和较强的药理活性，也可以直接与非甾体抗炎药或改善病情抗风湿药直接对照研究。是否设计安慰剂对照，应进行伦理学评估，不推荐疗程长于3个月的安慰剂对照临床试验。

2. 诊断

目前，国际公认的RA诊断分类标准有1987年美国风湿病学会（ACR）分类诊断标准和2009年ACR/欧洲抗风湿病联盟（The European League Against Rheumatism，EULAR）的分类标准[14]。前者主要依据X线、类风湿结节以及晨僵等方面综合判断，适用于病程较长、症状典型的RA；后者主要依据病程时间、受累关节数目、血清学检查、急性反应物4个方面进行综合评分，可对RA进行早期诊断。鉴于1987年标准诊断严格，适用于典型RA的诊断，Ⅱ、Ⅲ期临床试验中可采用此标准，也可选择相对宽泛的2009年标准。同时还应根据ACR标准[7]，对疾病活动程度和疾病严重程度进行分类。

3. 受试者的选择

注册前临床试验，目标人群一般选择病情为关节功能在Ⅰ～Ⅲ级，X线分期在Ⅰ～Ⅲ期的活动期患者。多数RA患者在疾病早期已接受改善病情抗风湿药或其他药物治疗，为准确评估药物的有效性和安全性，Ⅱ、Ⅲ期临床试验中，可选择纳入确诊后未用药，或未规律用药患者，或应用其他改善病情抗风湿药不耐受者。后两者应做必要的洗脱。此外，还可考虑纳入经规范治疗达到完全缓解后病情反复的患者以及正在接受基础单药治疗且维持稳定剂量而疗效不佳的患者，但应与总体设计一致；Ⅳ期临床试验纳入、排除标准应放宽，如RA晚期（残疾、丧失劳动力）、难治性类风湿关节炎、重叠综合征、肝肾功能损害、合并其他疾病等的患者都可以考虑纳入。若要观察药物延缓骨结构损害的作用，受试人群可选择疾病早期未出现关节严重破坏、无关节畸形的患者以更好的评价药物干预作用。

4. 基础治疗

RA中药的临床试验通常需采用联合用药/加载试验的方式进行，常用的基础用药类型包括NSAIDs、DMARDs和激素等。NSAIDs是缓解RA症状的主要药物，具有抗炎、止痛、退热、减轻关节肿胀的作用；DMARDs具有延缓或控制病情进展的作用，因起效时间大约1～6个月，又称慢作用抗风湿药，主要包括甲氨蝶呤（methotrexate，MTX）、柳氮磺吡啶、来氟米特、抗疟药、青霉胺、硫唑嘌呤、环孢素A以及环磷酰胺等。甲氨蝶呤是RA治疗的首选药物，并常作为联合用药的基础用药，根据病情轻重和活动度的不同，选择单药或联合治疗，起效时间约为4～8周；柳氮磺吡啶可单用于病程较短和轻症RA，或与其他DMARDs联合治疗病程较长和中重症患者，一般4～8周起效；来氟米特主要用于病程较长、病情重及有预后不良因素的患者；抗疟药可单用于病程短、病情较轻的患者，对于重症或有预后不良因素者应与其他

DMARDs 合用；青霉胺用于病情较轻的患者，或与其他 DMARDs 联合用于重症 RA；硫唑嘌呤、环孢素 A 及环磷酰胺较少用于 RA，主要用于病情较重的患者，在多种药物治疗难以缓解时可酌情试用[3, 15]。

自 20 世纪 90 年代末全球达成共识以来，MTX 一直是 RA 联合治疗的基石。共识强调应早期联合治疗以控制病情进展，防止不可逆的骨破坏。2013 年欧洲抗风湿病联盟建议 RA 确诊后尽快加用 DMARDs 治疗，并指出，若没有禁忌证，MTX 是 DMARDs 中治疗 RA 的首选药物[14]。因此，中药新药临床试验常需要与 MTX 联用，MTX 禁忌证或不耐受者，在Ⅱ、Ⅲ期临床试验中应予以排除；Ⅳ期临床试验中，此类患者可选用来氟米特或柳氮磺吡啶替代 MTX。

本案以甲氨蝶呤为基础治疗，选择对乙酰氨基酚片为合并用药。乙酰氨基酚片为解热镇痛药，无明显抗炎、抗风湿作用，选择该品可减少对疾病有效性评估的影响。

5. 试验周期

试验周期应视试验目标、临床结局及药物作用特点而确定。评价试验药物改善病情（减轻症状体征）作用，建议试验周期至少 6 个月（其中 4 个月满足 ACR20 等病情改善标准）；评价试验药物影响病程、延缓疾病进展的作用，试验周期至少 7 个月或 13 个月（满足连续 6 个月达到主要临床缓解/完全临床缓解/缓解），甚至更长；评价试验药物对症治疗的作用，疗程可设为 4～8 周；定位于预防残疾或减缓骨结构损害作用的药物，试验周期应设计为 1～5 年[16]；

6. 有效性评价

（1）疗效评价指标：评价改善病情和病程的中药，根据试验周期的长短，常以主要临床缓解/完全临床缓解/缓解，或低疾病活动度、ACR20/50/70 作为主要指标。次要指标常选用 ACR 或 DAS28 的单项指标如关节评价、患者问卷调查、实验室检测、放射学检查等，以及中医证候、止痛药的使用情况、起效时间等。

旨在研发减缓骨结构损害作用的中药新药，可以将骨骼影像学检查作为主要指标，健康评价问卷（HAQ）和关节炎影响评估量表（AIMS）等作为次要观察指标。若评价药物的抗炎、止痛作用，可采用 RA 的单项关节症状为主要指标，如晨僵、休息痛、双手握力、关节功能、压痛关节数及指数、肿胀关节数及指数等[17]。

（2）"缓解"的定义：根据美国 FDA《类风湿关节炎治疗药物临床研究指导原则》，RA 的"缓解"分为主要临床缓解、完全临床缓解和缓解。主要临床缓解是指持续 6 个月及以上达到 ACR70；完全临床缓解指至少持续达到 6 个月的缓解，既要符合 RA 的缓解标准也需放射影像学资料证实疾病处于静止状态；缓解则为停用所有抗风湿药物 6 个月后相同的受益[13]。

1981 年 ACR 标准[11]是最早的 RA 缓解标准，对缓解的判断最为严格，包括症状、体征、实验室化验等多个指标。该标准采用模型的方式，通过是否符合一定的条件来判定患者是否达到缓解。28 个关节疾病活动指数（disease activity score，DAS28）、简化的病情活动性指数（simplified disease activity index，SDAI）和临床病情活动性评分（clinical disease activity index，CDAI）均用量化评分定义"缓解"。DAS28 标准[18]包含 28 个关节压痛数（tender joint count，TJC28）、28 个关节肿胀数（swollen joint count，SJC28）、患者病情视觉评估及 C 反应蛋白（c-reactive protein，CRP）或血沉（erythrocyte sedimentation rate，ESR），2.6 为缓解与否的分界点，但须借助工具才能完成计算；SDAI 和 CDAI 是在 DAS28 的基础上简化而成[19, 20]，只需进行简单的加法即可得到结果；SDAI包括TJC28、SJC28、患者总体病情活动度评估（Patient global assessment of disease activity，PtGA）、医生总体病情活动度评估（provider global assessment of disease activity，PrGA）和CRP；从SDAI中去掉CRP，即为CDAI。SDAI≤3.3或CDAI≤2.8即为缓解。SDAI和CDAI评估侧重于体检及患者、医生对病情评估，较DAS28更为全面，且耗时短，计算简单，已被广泛应用于国外临床诊疗及临床试验中。

（3）改善病情的评价标准：修改的ACR疗效标准提高20%/50%/70%（ACR20/50/70）：具体内容包括：① 关节肿胀数（SJC）；② 关节压痛数（TJC）；③ 患者对疾病的整体评估；④ 急性期反应物的水平（CRP、ESR）；⑤ 医生对疾病的整体评估；⑥ 患者对躯体功能的评估；⑦ 患者对疼痛的评估[12]。ACR20被定义为：与基线相比，前2项改善程度在20%以上，或者其余5项中至少3项达到了20%改善，并扩展至ACR50、ACR70（定义类似于ACR20），适用于评估治疗前后的效果。

在不能达到缓解的情况下，DAS28、SDAI及CDAI还可用于评估RA的活动性，并对"低疾病活动度"均有明确定义。三者对疾病活动分期的截止点分别为，符合DAS28低度活动的评分范围为2.6~3.2，中度活动为3.2~5.1，高度活动为大于5.1；SDAI低度活动评分范围是3.3~11，中度活动为11~26，高度活动为>26；CDAI低度活动的评分范围2.8~10，中度活动为10~22，高度活动为>22。应用评分方法判断疾病活动度，能较为准确地判断患者的病情，有利于进行临床试验及药物疗效的观察。

7. 安全性评价

RA为慢性疾病，需长期服药，加之治疗本病的化药均有不同程度的毒副作用，开展中药新药临床试验又常以联合用药的形式进行，应注意联合用药的风险，特别是具有相同毒性靶器官或可能存在相互作用的药物。中药及中药复方制剂具有整体调节、多层次、多靶点作用，还可观察其是否具有缓解或对抗化药不良反应的作用。以本案为例，基础药物MTX常见的不良反应有恶心、口腔炎、腹泻、脱发、皮疹及肝损害，少数出现骨髓抑制，偶见肺间质病变，是否引起流产、畸胎和影响生育能力尚无定论。服用MTX期间应定期查血常规和肝功能[3]。同时，还应根据试验药物前期研究结果，对可能出现的不良反应进行重点监测。

8. 试验结束后的医疗措施

经治疗病情得到控制（包括临床完全缓解）的患者，临床医生可根据病情控制程度进一步将DMARDs减量，完全缓解患者可在半年后尝试停用DMARDs[21]，但应注意定期随诊。疾病未愈者可按照常规医疗措施继续治疗或更换治疗方案。

参 考 文 献

[1] McQueen F M, Stewart N, Crabbe J, et al. Magnetic resonance imaging of the wrist in early rheumatoid arthritis reveals a high prevalence of erosions at four months after symptom onset[J]. Annals of the Rheumatic Diseases, 1998, 57（6）：350-356.

[2] Ostergaard M, Stoltenberg M, Lovgreen-Nielsen P, et al. Magnetic resonance imaging-determined synovial membrane and joint effusion volumes in rheumatoid arthritis and osteoarthritis. Comparison with the macroscopic and microscopic appearance of the synovium[J]. Arthritis & Rheumatism, 1997, 40（10）：1856-1867.

[3] 中华医学会风湿病学分会. 类风湿关节炎诊断及治疗指南[J]. 中华风湿病学杂志, 2010, 14（4）：265-270.

[4] 路志正, 焦树德. 实用中医风湿病学[M]. 第1版. 北京：人民卫生出版社, 1996.

[5] Singh J A, Furst D E, Bharat A, et al. 2012 Update of the 2008 American College of Rheumatology recommendations for the use of diseasemodifying antirheumatic drugs and biologic agents in the treatment of rheumatoid arthritis[J]. Arthritis care & research, 2012, 64（5）：625-639.
[6] Arnett F C, Edworthy S M, Bloch D A, et al. The American Rheumatism Association 1987 revised criteria for the classification of rheumatoid arthritis[J]. Arthritis & Rheumatism, 1988, 31（3）：315-324.
[7] 中华医学会风湿病学分会. 类风湿关节炎诊断及治疗指南（草案）[J]. 中华风湿病学杂志, 2003, 7（4）：250-254.
[8] Hochberg M C, Chang R W, Dwosh I, et al. The American College of Rheumatology 1991 revised criteria for the classification of global functional status in rheumatoid arthritis[J]. Arthritis & Rheumatism, 1992, 35（5）：498-502.
[9] 郑筱萸. 中药新药临床研究指导原则（试行）[M]. 第1版. 北京：中国医药科技出版社, 2002.
[10] 高东宸, 张丽雅. 药物不良反应监察指南[M]. 第1版. 北京：中国医药科技出版社, 1996. 10.
[11] Pinals R S, Masi A T, Larsen R A. Preliminary criteria for clinical remission in rheumatoid arthritis[J]. Arthritis & Rheumatism, 1981, 24（10）：1308-1315.
[12] Van der Heijde D M, Van't Hof M, Van Riel P L, et al. Development of a disease activity score based on judgment in clinical practice by rheumatologists[J]. The Journal of rheumatology, 1993, 20（3）：579-581.
[13] 国家食品药品监督管理总局药品审评中心组织翻译. 类风湿关节炎治疗药物临床研究指导原则[EB/OL]. [2009-11-1]. http：//www. cde. org. cn/guide. do?method=showGuide&id=278.
[14] 温雯, 李春, 石连杰. 2013年欧洲抗风湿病联盟更新2010版类风湿关节炎治疗建议[J]. 中华风湿病学杂志, 2014, 18（3）：202-203.
[15] 高惠英, 张文. 2009年欧洲风湿病联盟关于类风湿关节炎治疗的指南[J]. 中华临床免疫和变态反应杂志, 2009, 3（4）：316-317.
[16] European Medicines Agency. Guideline on clinical investigation of medicinal products other than NSAIDs for treatment of rheumatoid arthritis[EB/OL]. [2011-12-05]. http://www. ema. europa. eu/docs/en_GB/document_library/Scientific_guideline/2011/12/WC500119785. pdf.
[17] 汪倪萍, 丁长海, 魏伟, 等. 尼美舒利治疗类风湿关节炎的临床研究[J]. 中国药理学通报, 2004, 20（4）：424-428.
[18] Prevoo M L L, Van't Hof M A, Kuper H H, et al. Modified disease activity scores that include twenty-eight-joint counts development and validation in a prospective longitudinal study of patients with rheumatoid arthritis[J]. Arthritis & Rheumatism, 1995, 38（1）：44-48.
[19] Smolen J S, Breedveld F C, Schiff M H, et al. A simplified disease activity index for rheumatoid arthritis for use in clinical practice[J]. Rheumatology, 2003, 42（2）：244-257.
[20] Aletaha D, Nell V P, Stamm T, et al. Acute phase reactants add little to composite disease activity indices for rheumatoid arthritis: validation of a clinical activity score[J]. Arthritis Res Ther, 2005, 7（4）：R796-806.
[21] 栗占国. 规范类风湿关节炎的内科治疗[J]. 继续医学教育, 2006, 19（7）：63-65.

第二节　痛风和高尿酸血症

痛风和高尿酸血症（hyperuricemia，HUA）均为嘌呤代谢障碍和/或尿酸排泄减少引起的一组疾病。痛风是单钠尿酸盐沉积于关节或其他组织所致的晶体相关性疾病，特指急性特征性关节炎和慢性痛风石疾病，可并发肾脏病变，重者出现关节破坏、肾功能受损。HUA是导致痛风发病最重要的生化基础，约5%～12%的HUA最终可发展为痛风，且HUA的程度和持续时间与痛风发作次数呈正相关。两者均为代谢性疾病（糖尿病、高血脂等）、心脑血管疾病、慢性肾病等发生发展的独立危险因素，发病率逐渐上升，患病率分别为0.15%～0.67%和5%～23.5%[1-7]。

痛风可分为原发性和继发性两类。小于1%的原发性痛风由嘌呤合成酶缺陷导致，其余大多病因未明；继发性痛风由肾脏病、血液病及药物等多种原因引起。其自然病程大致可分为：无症状高尿酸血症期、急性痛风性关节炎发作期、痛风发作间歇期、慢性痛风石性关节炎期、肾脏病变期。急性痛风性关节炎是痛风最常见的首发症状，多好发于跖趾、踝、膝、指、腕、肘等关节，表现为关节及周围软组织明显的红、肿、热、痛。发作持续数天至2周可自行缓解，缓解后进入无症状间歇期。多数患者初次发作后1年内复发，随着病情进展，发作次数逐渐增多，症状持续时间延长，无症状间歇期缩短，甚至症状不能完全缓解。皮下痛风石是慢性期标志，多于首次发作10年以上出现。约 1/3 的痛风患者可出现肾脏病变，主要包括痛风性肾病、急性梗阻性肾病、尿酸性结石等。

痛风和 HUA 的最佳治疗方案应包括非药物治疗和药物治疗两方面。非药物干预包括控制体重、坚持锻炼、戒烟戒酒、限制饮食、规律生活等。痛风急性发作期的治疗目的是迅速缓解关节疼痛，常用非甾体抗炎药、秋水仙碱或糖皮质激素等进行抗炎治疗；间歇发作期和慢性痛风石病变期旨在长期有效地控制血尿酸水平、减少急性发作次数；未发生痛风的 HUA，即无症状 HUA，依据是否合并其他相关疾病或危险因素进行分层，分别进行降尿酸治疗。目前临床应用的降尿酸药物，主要包括促进尿酸排泄药物（如苯溴马隆、丙磺舒等）和抑制尿酸生成药物（如别嘌呤醇、非布索坦）。

痛风属中医"痛风"、"痹症"、"历节病"、"白虎历节"范畴。常由风、寒、湿、热等外邪侵袭人体肌肉、骨、关节，闭阻经络，气血运行不畅所致。与肺、脾、肾三脏关系最为密切。常见中医证候有湿热蕴结证、寒湿痹阻证、痰瘀互结证、肝肾阴虚证等[8]。

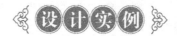

一、题目

以别嘌醇片为对照,初步评价××胶囊治疗伴痛风的高尿酸血症气虚血瘀兼湿毒证有效性和安全性的随机双盲、平行对照、多中心Ⅱa期临床研究。

二、研究背景

××胶囊按照中药新药第 6 类研发，功效为益气活血、清热利湿，主治气虚血瘀兼湿毒瘀阻型高尿酸血症。

药效学研究结果：以本品 5g、10g、20g 原生药/kg 灌胃给药，能明显对抗尿酸钠所致小鼠、大鼠痛风性关节肿胀；对二甲苯所致小鼠耳肿胀、蛋清所致小鼠足肿胀以及角叉莱胶所致小鼠足肿胀均有明显抑制作用；对醋酸所致小鼠扭体反应及热板法引起小鼠痛阈无明显影响。以 10g、20g/kg 灌胃给药，能明显对抗次黄嘌呤、烟酸以及氧嗪酸钾盐所致的小鼠血尿酸增高；20g/kg 组可明显增加正常大鼠 5 小时的总尿量，并明显促进大鼠尿中尿酸的排泄量。以 4g、8g、16g/kg 灌胃给药，能明显减少 MSU 所致家兔痛风性关节滑膜液量和滑膜液中白细胞数，其中，8g、16g/kg 组家兔关节滑膜组织炎症病变程度明显减轻。

毒性试验结果：① 急性毒性试验结果显示：本品提取物（每克含原生药 6.16g、6.94g）小鼠一次性灌胃给药的最大耐受量分别为 192g、184.8g/kg，相当于临床拟用剂量的 356、342 倍；② 长期毒性试验结果表明：大鼠连续灌胃给药 180 天。12、24g/kg 组在整个试验期间，动物的一般状况、进食量、体重增长以及血液学、血液生化学检测、系统尸解、脏器系数各指标均未见异常。48g/kg 组灌胃给药 90 天，大鼠一般状况、进食量、体重增长、血液学和脏器系数均未见异常，但 TBIL 明显增高（测定值在正常范围内），2 只动物（2/20）出现肝细胞水肿变性；90~180 天，动物进食量、体重增长未见异常；180 天，BUN 较对照组明显增高，系统尸解、脏器系数未见异常，2 只动物（2/20）出现肝细胞水肿变性，2 只动物（2/20）出现肾小管蛋白管型；停药30 天期间，行为活动、进食量、体重增长均未见异常，血液学及血液生化学测定值均在正常范围内波动，系统尸解、脏器系数及病理组织学检查均未见异常。以上结果，提示本品的毒性靶器官是肝脏和肾脏，但毒性程度较轻，可逆。

三、试验目的与观察指标

（1）初步评价××胶囊治疗高尿酸血症（气虚血瘀兼湿毒证）相对于别嘌醇片的有效性。观察指标：血尿酸持续复常率、各时点血尿酸复常率和下降率、痛风发作次数、中医证候疗效。

（2）观察××胶囊临床应用的安全性。观察指标：临床不良事件/不良反应发生率，一般体检项目、血尿便常规、心电图和肝肾功能等实验室指标。

四、试验总体设计

采用分层区组随机、双盲、平行对照、多中心临床试验设计。

（1）随机：采用分层区组随机化方法，以中心为分层因素，层内按1∶1比例分为试验组和对照组。

（2）盲法：采用双盲、双模拟方法，分两级设盲。

（3）对照：以别嘌醇片为阳性对照。

（4）多中心：在×家中心同期进行。

（5）样本量估算：计划收集80例，按1∶1比例分为试验组和对照组。

五、诊断标准

1. 西医诊断标准（高尿酸血症）

参照《内科学》第8版[9]制定。

男性和绝经后女性血尿酸>420μmol/L（7.0mg/dl），绝经前女性>350μmol/L（5.8mg/dl）。

2. 中医辨证标准（痹证·气虚血瘀兼湿毒证）

参照《中药新药临床研究指导原则（试行）》（2002）[10]制定。

（1）气虚证：① 气少懒言；② 神疲乏力；③ 舌质淡。

（2）血瘀证：① 肌肤甲错；② 刺痛、痛有定处；③ 舌暗红或有瘀斑及瘀点。

（3）湿毒证：① 肢体困重；② 皮肤色素沉着；③ 舌苔白腻、脉弦滑。

上述气虚、血瘀、湿毒每证至少各具备1项即可确立辨证。

六、受试者的选择

（一）纳入病例标准

（1）符合高尿酸血症西医诊断者。

（2）既往曾有痛风发作病史。

（3）符合气虚血瘀兼湿毒证中医辨证标准者。

（4）年龄在18～70岁。

（5）设定2周的导入期，受试者停用痛风及高尿酸血症的治疗药物，导入期前后（−2周、0周）血尿酸水平筛查，均≥480μmol/L（8.0mg/dl）。

（6）受试者知情同意，并签署知情同意书。

（二）排除病例标准

（1）因急、慢性肾功能不全，以及化疗药物、噻嗪类利尿剂、阿司匹林类等导致的继发性血尿酸增高者。

（2）肾结石患者。

（3）合并严重的心脑血管、肺、肾、内分泌和造血系统严重原发性疾病者。

（4）ALT、AST 或 Cr 大于 1.5 倍 ULN。

（5）妊娠、哺乳期妇女或计划妊娠者。

（6）对已知试验用药物组成成分过敏者。

（7）伴有精神障碍者。

（8）近 1 年内有活动性消化性溃疡病史者。

（9）近 1 月内曾参加过或正在参加其他临床试验者。

（10）经研究者判断其他不符合入选标准的患者。

（三）受试者退出（脱落）标准

1. 研究者决定退出

（1）出现过敏反应或严重不良事件，根据医生判断应停止试验者。

（2）试验过程中，患者病情加重或恶化，或出现某些严重合并症、并发症，或发生其他疾病，影响疗效和安全性判断者。

（3）受试者依从性差（＜80%或＞120%），或自动中途换药或加用本方案禁止使用的中西药物者。

（4）各种原因的中途破盲者。

（5）试验中出现 ALT、AST 或 Cr 高于参考值上限的 2 倍以上或中性粒细胞绝对数＜1.5×10^9/L 者。

（6）严重违反纳入或排除标准，本不应随机化者。

2. 受试者自行退出

（1）无论何种原因，患者不愿意或不可能继续进行临床试验，向主管医生提出退出试验要求而中止试验者。

（2）受试者虽未明确提出退出试验，但中途失访或不再接受试验用药及检测者。

（四）中止全部试验的条件

（1）试验中发生严重安全性事件，应及时中止试验。

（2）试验中发现临床试验方案有重大失误，或者方案在实施中发生严重偏差，难以评价药物疗效，应中止试验。

（3）试验中发现药物治疗效果较差，甚至无效，不具备临床价值，应中止试验。

（4）申办者要求中止试验。

（5）行政主管部门撤销试验。

（五）结束全部临床试验的规定

完成计划中的最后 1 例病例随访，即标志一次临床试验的结束。

七、试验用药物及治疗方案

1. 试验用药物的名称与规格

试验药：××胶囊，规格：0.45g/粒。对照药：别嘌醇片，规格：0.1g/片。试验用药与其模拟剂的包装一致，性状、颜色等相同。合并用药：双氯芬酸钠缓释片，规格：75mg。

2. 试验用药物的包装

将导入期所用的××胶囊模拟剂按2周所需剂量装于1个包装盒中，一次性发放于受试者；将治疗期试验用药（××胶囊及别嘌呤片模拟剂、别嘌呤片及胶囊模拟剂），按2周和4周的最大服药量另加2天的富余量装入4个小包装中，4个小包装放入1个大包装盒。内外包装均粘贴统一标签，内容包括：临床研究批件号、××胶囊临床研究用药、药物编号、功能主治、服法、规格、贮藏条件、有效期限、药物供应单位等。

3. 药物的随机编盲和应急信件

（1）随机编盲：采用分层区组随机设计法。分层因素为中心，并按1：1比例随机分为试验组和对照组。试验组40例，对照组40例，共80例，由×家中心共同完成，每家中心分别为×例。分两级设盲：一级设盲以A组、B组表示，二级设盲再分别指定A组、B组的组别归属。由专业统计人员会同申办单位代表（编盲者），负责用SAS软件产生中心编码分配随机数字、试验病例分配随机数字、处理组分配随机数字及其"中心编码分配情况"（用于指定各中心分配的处理编码范围）、"试验病例随机编码表"（即"处理编码"，一级盲底）、"处理组分配情况"（二级盲底）。申办者指定"与本次临床试验无关人员"按"试验药物包装表"进行试验用药物的分配包装。上述两级盲底，连同随机数字的初始值、区组长度等，一式两份，密封后交由临床研究负责单位和申办单位有关负责部门共同掌握。全部药物编码过程应由编盲者书写成"编盲记录"存档。

（2）应急信件的设立，参照本章第一节。

4. 药物的分发与保存（参照本章第一节）

5. 给药方案与饮食规定

（1）用药方法：① 导入期用药：试验组和对照组均服用××胶囊模拟剂，每次4粒，每日3次。② 治疗期间用药。试验组：××胶囊，每次4粒，每日3次，口服；别嘌醇片模拟剂，每次1片，每日1次，口服。对照组：别嘌醇片，每次1片，每日1次，口服；××胶囊模拟剂，每次4粒，每日3次，口服。③ 疗程：导入期2周，疗程12周。

（2）饮食规定：① 低嘌呤饮食，禁止饮酒及进食肉汤、动物内脏、海鲜、少食肉类食品，避免大量进食黄豆类、面粉类食物及酸碱性饮料类，鼓励进食嘌呤含量<75mg/100g的食物。② 多饮水，使每日尿量在2000ml以上。

表 4-2-1　各种食物中嘌呤的含量（每100g食物）

含量	食物种类
① 嘌呤含量少或不含嘌呤的食物	精白米、精白面包、馒头、面条、通心粉、苏打饼干、玉米；卷心菜、胡萝卜、芹菜、黄瓜、茄子、甘蓝、莴苣、南瓜、西葫芦、西红柿、萝卜、山芋、土豆；各种牛奶、奶酪、酸奶、各种蛋类、各种水果及干果类、糖果；各种饮料包括汽水、茶、巧克力、咖啡、可可等、各种油脂、果酱、泡菜、咸菜等
② 含 50～75mg 嘌呤的食物	蘑菇等菌菇类、花菜、芦笋、菠菜、豌豆、四季豆、青豆、菜豆、麦片、鸡肉、羊肉、白鱼、花生、花生酱、豆类及制品

续表

含量	食物种类
③ 含75~150mg嘌呤的食物	鲤鱼、带鱼、鳕鱼、鳝鱼、大比目鱼、鲈鱼、梭鱼、鲭鱼、鳗鱼、贝壳类水产；熏火腿、猪肉、牛肉、鸭、鹅、鸽子、鹌鹑、扁豆、干豆类（黄豆、蚕豆等）
④ 含150~1000mg嘌呤的食物	动物肝脏、肾脏、胰脏、脑、沙丁鱼、凤尾鱼、鱼子、虾类、蟹黄、酵母、火锅汤、鸡汤、肉汤、肉馅

（3）合并用药规定：治疗期间，不能加用方案中未规定的具有促进尿酸排泄、抑制尿酸生成作用的中药和西药。如患者出现痛风急性发作，可使用非甾体抗炎药双氯芬酸钠缓释片（由申办者提供），75mg，每日1次；每日最大剂量为150mg，分2次服用，如仍无法控制，需在研究者的指导下更进一步治疗。

表4-2-2 禁用药物表

药类	举例
水杨酸盐	水杨酸钠、二氟尼柳、双水杨酯
噻嗪类利尿剂	氯噻嗪、氢氯噻嗪、环戊噻嗪、苄氟噻嗪、氯噻酮
血管紧张素转化酶抑制剂类降压药▲	卡托普利、贝那普利、福辛普利、赖诺普利、雷米普利、咪达普利、培哚普利、西拉普利、依那普利
他汀类和贝特类降脂药▲	普伐他汀、辛伐他汀、阿托伐他汀、氟伐他汀、洛伐他汀、氯贝特、苯扎贝特、非诺贝特
糖皮质激素	氢化可的松、可的松、强的松、强的松龙、甲基强的松龙、去炎松、地塞米松、倍他米松
促进尿酸排泄药物	丙磺舒、苯溴马隆
其他▲	阿司匹林、氯沙坦、硫唑嘌呤、硫嘌呤、茶碱、静脉注射秋水仙碱、环孢霉素A、环磷酰胺、吡嗪酰胺、磺胺甲噁唑、尼麦角林片、长期使用胰岛素

注：▲如果受试者在入组前已经长期使用血管紧张素转化酶抑制剂类降压药、他汀类和贝特类降脂药以及其他药类，整个研究期间剂量不做调整维持治疗者可允许继续使用。

6. 试验用药依从性判断（参照本章第一节）

八、安全性评价

1. 试验药物可能的不良反应

长期毒性试验结果，××胶囊的毒性靶器官为肝脏、肾脏。阳性对照药别嘌醇片，常见的不良反应有皮疹、腹泻腹痛、低热、暂时性转氨酶升高或粒细胞减少。对症治疗药双氯芬酸钠缓释片常见胃肠道反应、头痛、过敏性皮疹、肾功能异常等不良反应，罕见心律不齐、耳鸣和导致骨髓抑制。

2. 安全性评价指标及观测时点

（1）可能出现的临床不良事件/不良反应，用药后随时观察。
（2）一般体检项目，如体温、心率、呼吸、血压等，各访视点观察。
（3）血常规、肝功能（ALT、AST、ALP、TBIL、GGT）、肾功能（BUN、Cr）各访视点检测；尿、便常规、心电图，基线、治疗结束检测。

以临床不良事件/不良反应发生率为主要安全性评价指标。

3~5（参照本章第一节）

九、有效性评价

1. 观察指标

（1）人口学资料：性别、年龄、身高、体重、民族、婚姻状况、职业等。
（2）一般临床资料：既往史、现病史、过敏史、合并疾病及用药史。
（3）有效性指标和观测时点：① 血尿酸持续复常率，基线与治疗满2、4、8、12周检测，治疗12周评价；② 各时点血尿酸复常率，基线、治疗满2、4、8、12周检测，治疗4、8、12周评价；③ 各时点血尿酸下降率，基线、治疗满2、4、8、12周检测，治疗4、8、12周评价；④ 痛风发作次数，基线、治疗12周记录，治疗12周评价；⑤ 中医证候积分/疗效，基线、治疗12周记录，治疗12周评价。

以血尿酸的持续复常率为主要评价指标。

2. 中医证候分级量化标准

表 4-2-3　中医证候分级量化标准

	分级	无（-）	轻（+）	中（++）	重（+++）
	计分	0分	1分	2分	3分
气虚证	气少懒言	无	活动后气少，不喜多言	稍即气少，懒于言语	不动即气少，不欲言语
	神疲乏力	无	精神欠佳，有时少气懒言	精神不振，常见少气懒言	精神萎靡，终日少气懒言，行动缓慢无力
血瘀证	肌肤甲错	无	手足皮肤粗糙，不起鳞屑	手足皮肤粗糙，起鳞屑	全身多处皮肤粗糙，鳞屑脱落
	刺痛、痛有定处	无	偶尔发生，半小时内可自行缓解	每天疼痛时间少于3小时，按之痛甚，服一般药可缓解	持续疼痛，疼痛难禁。拒按，服止痛药方可缓解
湿毒证	肢体困重	无	稍重，有困束感	肢体重滞，活动费力	肢体困重，活动极费力
	皮肤色素沉着	无	皮色较红	皮色灰暗	皮色黑暗
	项目	正常	符合辨证的异常	其他异常描述	
舌脉	舌质	淡红	舌质淡，舌质暗红，有瘀斑或瘀点	其他：_____	
	舌苔	薄白	苔白腻	其他：_____	
	脉象	平	脉弦滑	其他：_____	

3. 疗效评定标准和指标定义

（1）血尿酸持续复常率：用药后满2、4、8、12周末连续检测血尿酸水平，均降低至360μmol/L（6.0mg/dl）以下的患者比例；
（2）各时点血尿酸单次复常率：用药后满2、4、8、12周末每次检测血尿酸水平时降低至360μmol/L（6.0mg/dl）以下的患者比例；
（3）各时点血尿酸下降率：用药后满2、4、8、12周末每次检测血尿酸水平较基线水平的下降百分比情况；
（4）痛风发作次数：以患者用药前12周内的痛风发作总数为基线，比较两组12周用药期间的痛风发作总数。

（5）中医证候疗效评定标准：临床痊愈：中医临床症状、体征消失或基本消失，证候积分减少≥90%。显效：中医临床症状、体征明显改善，证候积分减少≥70%，＜90%。有效：中医临床症状、体征均有好转，证候积分减少≥30%，＜70%。无效：中医临床症状、体征均无明显改善，甚或加重，证候积分减少＜30%。

注：计算公式（尼莫地平法）：[（治疗前总积分-治疗后总积分）÷治疗前总积分]×100%

十、试验流程

表 4-2-4　试验流程表

研究阶段 项目	用药前		治疗期间				不良事件随访
	−2 周	0 周	满 2 周±2 天	满 4 周±2 天	满 8 周±2 天	满 12 周±2 天	
筛选病例	×	×					
签署知情同意书	×						
人口学资料记录	×						
一般体检项目	×	×	×	×	×	×	
尿妊娠试验▲		×					
中医证候		×				×	
血尿酸水平	×	×				×	
痛风发作次数		×				×	
血常规		×				×	×
尿常规		×				×	×
便常规		×				×	×
心电图		×				×	
肝功能		×	×	×	×	×	
肾功能		×	×	×	×	×	
发放试验药品	×	×	×	×	×		
回收试验药物		×	×	×	×	×	
不良事件记录			×*	×*	×*	×*	×
合并用药记录		×*	×*	×*	×*	×*	
脱落原因分析						×*	
临床疗效评定				×		×	
安全性评定			×	×	×	×	

注：▲尿妊娠试验仅针对未绝经妇女，在首剂前 24 小时内检测。继发性闭经 1 周以上时也要作尿妊娠试验。×*：发生者记录分析。

十一、数据管理（参照本章第一节）
十二、统计分析（参照本章第一节）

十三、质量控制与保证

1. 质量控制措施

（1）、（2）参照本章第一节。

（3）临床试验开始前培训：通过临床试验前培训使研究人员对临床试验方案及其各指标具体内涵进行充分理解和认识。熟悉 HUA 的特殊饮食规定，了解各食物中嘌呤含量，保证正确指导受试者进食；熟记禁用药物，并及时填写合并用药信息；统一中医证候疗效的评分方法，对于自觉症状的描述应当客观，切勿诱导或提示；对于所规定的客观指标，应当按方案规定的时点和方法进行检查。应注意观察不良反应或未预料到的毒副作用，并追踪观察。

（4）参照本章第一节。

2. 质量保证措施（参照本章第一节）

十四、伦理学要求

1～3（参照本章第一节）

4. 受试者的医疗和保护

（1）、（2）、（3）、（4）参照本章第一节。

（5）方案中入选和排除标准、饮食限制（低嘌呤饮食、多饮水）、合并用药规定、安全性评价等均以风险最小化、保护受试者为目标而设计。若试验期间，出现肾结石、糖尿病、冠心病等 HUA 的并发症，应及时采取应对措施。

5、6（参照本章第一节）

十五、试验结束后的医疗措施（参照本章第一节）
十六、试验总结与资料保存（参照本章第一节）

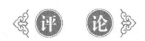

一、研究策略

痛风及 HUA 治疗药物临床研究的目的有二：一是降尿酸，长期有效地控制血尿酸水平，以减少痛风发作及促使尿酸盐结晶溶解，防止新的晶体形成，从而逆转和治愈痛风[1]，常选择慢性痛风石期或/和痛风间歇期病例为观察对象；二是缓解痛风急性期的关节症状体征，常以痛风急性发作期为适应证。

二、临床试验设计要点

1. 试验总体设计

降尿酸中药的临床研究，因短期延迟治疗不至于产生严重后果，一般推荐安慰剂对照。鉴于目前已有公认有效、安全性可以接受的药物，如非布司他等，也可以采用阳性药对照或三臂非劣效试验设计。Ⅱ期临床试验，建议至少进行剂量探索。缓解痛风急性症状的药物，其临床研究多采用以非甾体抗炎药为基础治疗的联合试验设计。

2. 诊断

痛风的诊断标准，包括1977年美国风湿病学会（American College of Rheumatology，ACR）原发性痛风分类标准、1985年美国提出 Holmes 诊断标准、2006年欧洲抗风湿病联盟（European League Against Rheumatism，EULAR）痛风诊断建议和2011年修订的EULAR痛风诊断建议等。这些标准均以关节滑液或痛风石抽吸物中发现并经鉴定属于特异性MSU晶体为确诊痛风的"金标准"[11-13]。由于痛风各期的诊断常依赖于急性发作史，故明确急性痛风性关节炎尤为重要。目前，多采用1977年ACR原发性痛风分类标准，并根据中华医学会风湿病学分会2011年制定的《原发性痛风诊断和治疗指南》[1]确定分期。

国际上将HUA诊断定义为正常嘌呤饮食状态下，非同日两次空腹血尿酸水平，男性≥420μmol/L，女性≥360μmol/L。HUA患者低嘌呤饮食5天后，留取24小时尿液检测尿酸水平，根据血尿酸和尿尿酸排泄情况分为尿酸排泄不良型、尿酸生成过多型和混合型三类。临床研究结果显示，90%的原发性HUA属于尿酸排泄不良型[2]。

3. 受试者的选择

研究中应注意排除某些疾病（如肾脏病、血液病等）及药物等原因引起的继发性痛风和继发性HUA。鉴于痛风和HUA均可引起肾脏病变，而肾功能不全又是痛风的重要危险因素，应根据药物有无保护/损害肾功能的特点，结合试验设计与阶段，考虑是否纳入有肾损害的受试者。

4. 基础治疗

非药物干预是治疗痛风和HUA的基础和前提，主要包括控制体重、坚持锻炼、戒烟戒酒、限制饮食、规律生活等，尤其是饮食控制可使SUA降低约10%~18%或使SUA降低70~90μmol/L[14,15]。因此，建议在试验期间将非药物干预作为基础治疗。

5. 有效性评价

降尿酸中药的有效性评价，其指标构成体系主要包括血尿酸持续复常率、时点复常率和下降率，痛风发作次数，症状体征（持续关节肿痛、压痛、畸形、功能障碍），生活质量量表评分[16]，中医证候疗效等。一般以治疗至少12周的血尿酸持续复常率为主要评价指标。

皮下痛风石发生的典型部位是耳郭，亦常见于足趾、手指、腕、踝、肘等关节周围，以及鹰嘴、跟腱、髌骨滑囊等处，且大小不一、形态各异，多呈散在分布。评价药物对痛风石溶解作用，一般选择容易测量的最大痛风石作为靶石块，运用双能量CT测量其总体积进行评价，同时观察痛风石受累部位减少的情况。

改善痛风急性期症状和/或缩短急性发作病程的中药，其有效性评价指标包括疼痛的VAS评分、关节肿胀及活动度、疼痛起效时间，急性发作持续时间，以及止痛药的使用量、中医证候疗效、患者自觉评价量表评分等。常以疼痛的VAS评分、急性发作持续时间为主要评价指标。

6. 安全性评价

对可能有肝肾损害的药物，应重视肝肾功能监测，必要时增加观测时点。别嘌醇可偶发严重的超敏反应综合征[1]，选作阳性对照药时，应对其进行密切观察。

7. 试验流程

饮食因素（高嘌呤食物和饮酒）和药物（如噻嗪类利尿剂、烟酸及大剂量阿司匹林等）常可能造成血尿酸升高。为避免这些因素对基线血尿酸水平产生影响，以及考虑对既往用药进行洗脱，常需设置5~14天的导入期以稳定基线。

疗程应根据药物的作用特点和试验目的设定。降尿酸中药，疗程至少12周；若同时观察痛风发作的减少次数，建议随访6个月；着重于药物的抗炎止痛作用，根据痛风急性发作期持续时间，疗程一般为7天；以缩短病程为目的，则一般不超过10天，疾病痊愈即停药。

8. 试验结束后的医疗措施

痛风和HUA的降尿酸药物，均应在血尿酸水平达标后继续使用，以更有效地控制痛风发作[1, 2]。由临床医生告知受试者自行承担临床试验结束后的降尿酸治疗相关费用。

参 考 文 献

[1] 中华医学会风湿病分会. 原发性痛风诊断和治疗指南[J]. 中华风湿病学杂志. 2011, 15（6）：410-413.
[2] 中华医学会内分泌分会. 2013 高尿酸血症和痛风治疗中国专家共识[EB/OL]. [2013-08-24]. http://guide.medlive.cn/guideline/4695
[3] Emmerson B T. The management of gout[J]. New England Journal of Medicine，1996, 334（7）：445-451.
[4] 王德光, 郝丽, 戴宏, 等. 安徽省成人慢性肾脏病流行病学调查[J]. 中华肾脏病杂志, 2012, 28（2）：101-105.
[5] 阎胜利, 赵世华, 李长贵, 等. 山东沿海居民高尿酸血症及痛风五年随访研究[J]. 中华内分泌代谢杂志, 2011, 27（7）：548-552.
[6] 周戈, 齐慧, 赵恨明, 等. 上海市浦东新区居民高尿酸血症与慢性肾病相关性研究[J]. 中华流行病学杂志, 2012, 33（4）：351-355.
[7] 邹贵勉, 黄江燕, 车文体, 等. 广西城市社区居民高尿酸血症流行病学调查及其与慢性肾病的关系[J]. 中华内分泌代谢杂志, 2011, 27（7）：561-565.
[8] 孙龙, 朱良春. 痛风的临床治疗研究进展[J]. 实用中医内科杂志, 2006, 20（3）：229-230.
[9] 葛均波, 徐永健. 全国高等医药教材建设研究会"十二五"规划教材·内科学[M]. 第8版. 北京：人民卫生出版社, 2013.
[10] 郑筱萸. 中药新药临床研究指导原则（试行）[M]. 第1版. 北京：中国医药科技出版社, 2002.
[11] Janssens H J E M, Fransen J, Van de Lisdonk E H, et al. A diagnostic rule for acute gouty arthritis in primary care without joint fluid analysis[J]. Archives of internal medicine, 2010, 170（13）：1120-1126.
[12] Zhang W, Doherty M, Bardin T, et al. EULAR evidence based recommendations for gout. Part Ⅱ：Management. Report of a task force of the EULAR Standing Committee for International Clinical Studies Including Therapeutics（ESCISIT）[J]. Annals of the rheumatic diseases, 2006, 65（10）：1312-1324.
[13] Hamburger M, Baraf H S B, Adamson T C, et al. 2011 recommendations for the diagnosis and management of gout and hyperuricemia[J]. Postgraduate medicine, 2011, 123（sup1）：3-36.
[14] Singh J A, Reddy S G, Kundukulam J. Risk factors for gout and prevention：a systematic review of the literature[J]. Current opinion in rheumatology, 2011, 23（2）：192.
[15] Choi H K, Atkinson K, Karlson E W, et al. Purine-rich foods, dairy and protein intake, and the risk of gout in men[J]. New England Journal of Medicine, 2004, 350（11）：1093-1103.
[16] de Lautour H, Dalbeth N, Taylor W J. Outcome Measures for Gout Clinical Trials：a Summary of Progress[J]. Current Treatment Options in Rheumatology, 2015, 1（2）：156-166.

第五章

消化系统疾病

第一节　功能性消化不良

功能性消化不良（functional dyspepsia，FD），是一种病因未明的、未能发现器质性或全身性疾病的慢性、持续性或反复发作性上腹部症候群，其主要症状包括上腹痛、上腹烧灼感、餐后饱胀和早饱之一种或多种，可同时存在上腹胀、嗳气、食欲不振、恶心、呕吐等，症状超过 4 周。本病常以某一个或一组症状为主，在病程中症状也可发生变化。其发病机制尚未完全阐明，病理生理学基础主要包括运动功能障碍、内脏高敏感性、胃酸分泌增加、幽门螺杆菌感染、精神心理因素等方面[1, 2]。FD 起病多缓慢，病程经年累月，呈持续性或反复发作，但体征多不明显。我国广东城镇居民的问卷调查显示消化不良的患病率为 18.9%，其中多数患者为 FD。美国社区居民的 FD 患病率为 25%；女性患病率高于男性，且患病率随年龄增长而升高[2]。

FD 可分为上腹痛综合征（epigastric pain syndrome，EPS）和餐后不适综合征（postprandial distress syndrome，PDS），两者可有重叠。其一般治疗为改善患者生活方式、调整饮食结构和习惯，避免刺激性食物和药物，治疗药物常选用促胃肠动力剂、抑酸剂、胃黏膜保护剂、助消化药、根除 HP、抗抑郁药等[1]。

FD 属于中医学"痞满"、"胃脘痛"、"积滞"范畴，中医辨证一般分为肝气郁结证、肝气犯胃证、脾胃气虚证、湿热滞胃证、寒热错杂证等[3]，临床上常两种或两种以上证型同见。中医药治疗本病时在调畅气机、促进胃肠动力以及增加胃部供血，改善微循环，增强胃黏膜的屏障作用上效果突出[4]。

FD 表现为反复发作，治疗应以短期间断治疗（4~6 周）为主，在缓解期应调整生活方式及饮食习惯，巩固疗效，一般预后良好[2]。

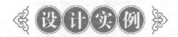

一、题目

××片增加剂量治疗功能性消化不良肝胃郁热证评价其有效性和安全性的区组随机、平行对照、双盲单模拟、优效性检验、多中心Ⅱ期临床研究。

二、研究背景

本品具有清热燥湿、制酸和胃功能，用于肝胃郁热证之反酸吞酸、胃脘痞闷、消化不良等症。

主要药效学试验结果，本品高、中、低剂量能有效抑制大鼠的胃酸分泌；高、中、低剂量对小鼠的胃动力有促进作用，对肠推进没有影响；体外对胃酸的中和作用明显。急性毒性试验显示，小鼠、大鼠均以五组不同剂量组分别给药，剂量大毒性反应出现早，反应严重，死亡发生早；大鼠长期毒性试验结果，高、中、低剂量对体重有降低趋势，饮水量有增加趋势。

三、试验目的与观察指标

（1）初步评价××片增加剂量治疗 FD 肝胃郁热证的有效性。有效性指标：证候疗效、FD 症状疗效与单项症状疗效等。

（2）观察××片增加剂量治疗 FD 肝胃郁热证的临床应用安全性。安全性指标：主要采用不良反应发生率，以及一般体检项目，血、尿、便常规，心电图和肝肾功能等。

四、试验总体设计

采用按分层区组随机、平行对照、双盲单模拟、多中心临床研究、优效性检验的方法。

（1）随机：采用分层区组随机方法，以中心为分层因素。运用 SAS 统计软件，按×个中心的病例分配数及随机比例，生成随机数字分组表。

（2）盲法：采取双盲单模拟技术，分两级设盲。

（3）对照：设本品原剂量为对照组，按 1∶1 比例分配例数，进行平行对照。

（4）多中心：×家医院同期进行试验。

（5）样本量：增加给药剂量的临床研究，根据《中药注册管理补充规定》（2008）[5]，应进行Ⅱ、Ⅲ期临床试验。本研究为Ⅱ期临床试验，考虑剔除脱落因素，决定本试验例数为 240 例，其中试验组 120 例，对照组 120 例。

五、诊断标准

（一）西医诊断标准（功能性消化不良）

参照 2006 年 5 月美国洛杉矶市召开的消化疾病会议正式发布的《功能性胃肠病罗马Ⅲ标准》制定[6]。

必须包括：

（1）以下 1 条或多条：a 餐后饱胀不适；b 早饱感；c 上腹痛；d 上腹烧灼感。

（2）没有可以解释上述症状的功能性疾病。诊断前，症状出现至少 6 个月，近 3 个月满足以上标准。

（3）FD 分型诊断标准：① EPS 诊断标准必须符合以下所有条件：至少为中等程度的上腹部疼痛或烧灼感，至少每周发生 1 次；疼痛呈间断性；疼痛非全腹性，不放射或不在腹部其他区域/胸部出现；排便或排气不能缓解；不符合胆囊或 Oddi 括约肌功能障碍诊断标准。② PDS 诊断标准必须包括以下 1 条或 2 条：正常量进食后出现餐后饱胀不适感，每周至少发生数次；早饱感阻碍正常进食，每周至少发生数次[1]。

（二）中医证候诊断标准（肝胃郁热证）

参照《内科疾病诊断标准》制定[7]。

（1）主症：① 反酸吞酸；② 烧心；③ 胃脘胀闷；④ 胃脘疼痛。
（2）次症：① 嗳气；② 呃逆；③ 恶心呕吐；④ 纳呆；⑤ 烦躁易怒；⑥ 口苦。
（3）舌脉：① 舌质红；② 苔薄黄；③ 脉弦。

具备主症① ② 中至少1项和③ ④ 中至少1项，次症3项，参考舌脉，即可诊断肝胃郁热证。

六、受试者的选择

（一）纳入病例标准

（1）符合肝胃郁热证辨证标准和FD罗马Ⅲ诊断标准；
（2）年龄在18～65岁之间；
（3）试验前12周经胃镜或影响学检查排除胃肠肿瘤、息肉、消化性溃疡；
（4）超声检查排除肝胆道系统疾病；
（5）试验前72小时内已停用影响本试验的抗胆碱药物、解痉药或其他胃动力药；
（6）知情同意并签署知情同意书者。

（二）排除病例标准

（1）研究前12周参加其他药物研究者；
（2）妊娠或哺乳期妇女；
（3）患有严重的心、脑、肝、肾及造血系统、结缔组织疾病、内分泌疾病等患者（包括Cr超过ULN，ALT、AST、BUN、超过1.5倍ULN）；
（4）合并精神疾病或严重神经官能症患者；
（5）有严重的胃肠疾病或腹部手术史者；
（6）对消化不良药物和胃动力药物依赖者；
（7）过敏体质或对多种药物过敏者；
（8）不能表达主观不适症状者。

（三）受试者退出（脱落）标准

1. 研究者决定退出

（1）出现过敏反应或严重不良事件，根据医生判断应停止试验者；
（2）试验过程中，患者发生其他疾病或出现严重并发症者；
（3）受试者试验用药依从性差（＜80%或＞120%）或自动中途换药者；
（4）各种原因的中途破盲者；
（5）严重违反纳入或排除标准，本不应随机化者。

2. 受试者自行退出

（1）无论何种原因，患者不愿意或不可能继续进行临床试验，向主管医生提出退出试验要求而退出试验者；

(2)受试者虽未明确提出退出试验,但中途失访或不再接受试验用药及检测者。

(四)中止全部试验的条件

(1)试验中发生严重安全性事件,应及时中止试验;

(2)试验中发现临床试验方案有重大失误,或者方案虽好但在实施中发生严重偏差,难以评价药物疗效,应中止试验;

(3)试验中发现药物治疗效果较差,不具备临床价值,应中止试验;

(4)申办者要求中止试验;

(5)行政主管部门撤销试验。

(五)结束全部临床试验的规定

完成计划中的最后1例病例随访,即标志一次临床试验的结束。

七、试验用药物及治疗方案

1. 试验用药物的名称与规格

(1)试验药:××片,规格:片剂,0.5g/片。

(2)模拟剂:外包装、气味等应尽可能与原制剂相同。

上述试验用药由申办者提供,试验药与其模拟剂的包装一致,性状、颜色等相同。

2. 试验用药物的包装

将试验药××片和/或其模拟剂,按受试者所需数量(14天的用量再加上2天的富余量)分装。受试者每次的服用量(××片和/或其模拟剂共4片)装于1个"小袋"中,各组早、中、晚剂量分别包装,分别为16袋,共48袋装入一个"大药盒"中一次性发于受试者。包装上均注明:"××片增加剂量治疗功能性消化不良肝胃郁热证临床试验用药"、SFDA临床研究批件号、药物编号(即按"处理编码"编制的试验药物顺序号:001~240)、功能主治、生产批号、有效期、应用方法、贮存条件、生产厂家等。

3. 药物的随机编盲和应急信件

(1)随机编盲:采用分层区组随机设计法。分层因素为中心,并按1:1比例随机分为试验高剂量组、试验低剂量组或安慰剂对照组。试验:120例、对照组120例,共240例,由×家中心共同完成。分两级设盲:一级设盲以A组、B组表示,二级设盲再分别指定A组、B组的组别归属。由专业统计人员会同申办单位代表(编盲者),负责用SAS软件产生中心编码分配随机数字、试验病例分配随机数字、处理组分配随机数字及其"中心编码分配情况"(用于指定各中心分配的处理编码范围)、"试验病例随机编码表"(即"处理编码",一级盲底)、"处理组分配情况"(二级盲底)。申办者指定"与本次临床试验无关人员"按"试验药物包装表"进行试验用药物的分配包装。上述两级盲底,连同随机数字的初始值、区组长度等,一式两份,密封后交由临床研究负责单位和申办单位有关负责部门共同掌握。全部药物编码过程应由编盲者书写成"编盲记录"存档。

(2)应急信件的设立:本试验设立"应急信件",信封上注明"××片增加剂量治疗功能性消化不良肝胃郁热证评价其有效性和安全性的区组随机、平行对照、双盲单模拟、优效性检验、多中心临床研究应急信件"字样、药物编号，以及在紧急情况下的破盲规定等内容；"应急信件"内含信纸，纸上印有相应的药物编号和组别，写清可能出现的不良反应的处理措施。"应急信件"应密封，随药物分发至各中心，研究结束后，无论破盲与否均应统一返回申办者。

破盲规定：① 当患者发生严重的不良反应；② 当患者发生严重的并发症；③ 症状恶化、必须采取紧急措施者；④ 由于疗效原因而退出的病例，不得破盲；⑤ 紧急破盲程序：紧急情况是指发生严重不良反应/事件。紧急情况下确需破盲时，由研究者请示主要研究者（或与机构相关负责人），经主要研究者签字同意后可拆阅应急破盲信件，破盲后24小时内通知临床研究负责单位。

4. 试验用药物的分发与保存

（1）试验用药物的保存：按照各中心"试验用药物管理制度与标准操作规程（standard operation procedure，SOP）"，保管试验用药物，并储藏在通风、干燥、温度适宜的场所，由机构或和专业的试验用药物管理员进行统一管理。

（2）试验用药物的分发与回收：按照各中心"试验用药物管理制度与 SOP"，由机构或专业的试验用药物管理员负责药物的接收、保存、发放、回收（返还或追还）、退回/销毁，并及时填写"试验用药物发放与回收记录"等过程文件。药物的首次发放，按入选时间的先后顺序和由小到大的药物编号依次进行。于复诊时，由受试者本人或家属将剩余药物（或空盒）退回试验药物管理员处，并填写"试验用药物回收记录表"。全部试验结束后将剩余药物集中退回申办者，并填写"试验用药退回/销毁证明"及药物发放登记卡等相关资料交由临床试验机构归档。

5. 给药方案

（1）用法用量：试验组（增加剂量组）：××片，口服。每次4片，每日3次。对照组（原剂量组）：××片及其模拟剂，口服。每次各2片，每日3次。

（2）疗程：导入期2周，治疗期2周。

（3）合并用药规定：除试验用药物外，不得使用其他治疗功能性消化不良的中药、化药及其他治疗方法。

6. 试验用药依从性判断

临床试验中，受试者的依从性主要是试验用药依从性，即按方案的规定用药，使受试者充分理解按时按量用药的重要性，避免自行加用其他药物或治疗方法。本试验主要采用药物计数法，必要时结合询问法，判断试验用药依从性。试验用药依从性=（已服用的试验用药量/应该服用的试验用药量）×100%。

八、安全性评价

1. 试验用药物可能的不良反应

根据药物本身特点和前期研究基础，参考临床前试验毒性及毒理试验结果和前期临床试验安全性结果，对可能的毒性靶器官或安全性指标密切观察。

2. 安全性评价指标及观测时点

（1）可能出现的不良反应症状，用药后随时观察。

（2）一般体检项目：体温、安静时心率、呼吸、血压等，每次复诊时诊察。

（3）血常规、尿常规、便常规（包括潜血）、心电图和肝功能（ALT 和 AST）、肾功能（BUN 和 Cr）、血清电解质（K^+、Na^+、Cl^-、CO_2CP、HCO_3^-），基线点、试验终点诊查。疗前正常疗后异常者，应定期复查至随访终点。

以临床不良事件/不良反应发生率为主要安全性评价指标。

3. 不良事件的记录和判断

在"研究病历"和"病例报告表"（case report form, CRF）中，设置"不良事件记录表"，研究者应如实填写不良事件的发生时间、严重程度、持续时间、采取的措施和转归，并判断不良事件与试验药物的关系。

（1）不良事件（adverse event, AE）的定义：AE 指临床试验过程中受试者接受一种药物后出现的不良医学事件，但并不一定与治疗有因果关系。

（2）不良事件与试验药物因果关系判断标准：采用卫生部药品不良反应监察中心推荐的标准（1994 年版）[8]。将肯定、很可能、可能、可疑 4 项视为药物的不良反应。

表 5-1-1 不良事件因果关系判断标准

指标	肯定	很可能	可能	可疑	不可能
①	+	+	+	+	−
②	+	+	+	−	−
③	−	−	±	±	+
④	+	+	±	±	
⑤	+	?	?	?	−

注：（1）+表示肯定；−表示否定；±表示难以肯定或否定；? 表示情况不明。（2）指标① 开始用药时间与可疑不良反应出现时间有无合理的先后关系；② 可疑的不良反应是否符合该药物已知的不良反应类型；③ 所可疑的不良反应是否可以用相关的病理状况、合并用药、现用疗法、曾用疗法来解释；④ 停药或降低用量，可疑不良反应能否减轻或消失；⑤ 再次接触同样药物后是否再次出现同样反应。

（3）不良事件记录：临床试验期间发现的任何不良事件，不管是否与试验用药有关，均应记录在案。不良事件的记录内容包括：① 不良事件所有相关症状；② 不良事件发生的时间和持续时间；③ 不良事件的严重程度及发作频度；④ 因不良事件所做的检查和治疗；⑤ 研究者判断不良事件是否与试验药物有关的结果与依据等。

（4）不良事件处理：发生不良事件时，研究者可根据病情决定采取的措施，一般采取的方法有：① 观察、不中止试验药物；② 观察、并中止试验药物，不用补救治疗；③ 中止试验药物，给予补救治疗。

所有不良事件都应当追踪调查，详细记录处理经过及结果，直至受试者得到妥善解决或病情稳定，化验出现异常者应追踪至恢复正常或用药前水平。追踪到妥善解决或病情稳定，追踪方式可以根据不良事件的轻重选择住院、门诊、家访、电话、通讯等多种形式。

4. 严重不良事件的处理

（1）严重不良事件（serious adverse event, SAE）的定义：SAE 指试验药物任何剂量下或在观察期间任何时候出现的以下不良事件,包括:需住院治疗、延长住院时间、伤残、影响工作能力、危及生命或死亡、导致先天畸形等事件。

(2) SAE 报告:试验中如出现 SAE,必须立即报告本中心主要研究者和临床试验机构,并填写"严重不良事件报告表",及时报告给申办者及批准本次临床试验的伦理委员会,并在 24 小时内上报国家食品药物监督管理总局药品注册司和当地省级药品监督管理、卫生行政管理部门。中心主要研究者应在报告表上签名及注明日期,药物临床试验机构盖章确认。申办者应及时向各参研中心通报,并保证满足所有法律法规要求的报告程序。

(3) 处理措施:当受试者发生紧急情况、需要立即处理时,试验中心的主要研究者可以决定拆阅该受试者相应编号的应急信件,实施紧急破盲。破盲结果应通知临床研究负责单位、申办者和监查员,并根据药物及所出现的症状对患者做相应的处理。研究者应在 CRF 中记录破盲的理由、注明日期并签字。

5. 未缓解不良事件的随访

所有在疗程结束时尚未完全缓解的不良事件(包括有临床意义的安全性检测指标异常),均应追踪观察至妥善解决或病情稳定。

九、有效性评价

(一)观测指标及观测时点

(1)人口学资料:① 性别;② 年龄;③ 身高;④ 体重;⑤ 民族。基线点诊查。

(2)诊断性指标:① 胃镜检查或影像学检查(基线点诊查,疗前 12 周已进行检查者可免查)。② 肝胆 B 超(基线点诊查,疗前 12 周已进行检查者可免查)。

(3)疗效性指标及观测时点:① 中医肝胃郁热证计分和及其分级疗效,基线与治疗 7 天、14 天时点诊察,治疗结束时评价;② FD 症状计分和及其分级疗效,基线与治疗 7 天、14 天时点诊察,治疗结束时评价;③ 单项症状疗效(反酸吞酸,烧心,胃脘胀闷,胃脘疼痛,嗳气,呃逆,恶心呕吐,纳呆,烦躁易怒,口苦),基线与治疗 7 天、14 天时点诊察,治疗结束时评价。

以中医证候疗效为主要指标。

(二)症状与舌脉分级量化标准

参考《功能性消化不良中西医结合诊疗共识意见(2010)》[1]与《中药新药临床研究指导原则(试行)》制定[9]。

表 5-1-2 症状与舌脉分级量化表

主症(分级赋分)	正常(0分)	轻度(2分)	中度(4分)	重度(6分)
反酸吞酸	无	症状轻微,不定时偶尔发作	每日饥饿时发作	有夜间发作
烧心	无	症状轻微,不定时偶尔发作	每日饥饿时发作	有夜间发作
胃脘胀闷	无	偶尔发作	日间定时发作	有夜间发作
胃脘疼痛	无	偶尔发作	日间定时发作	有夜间发作

续表

次症（分级赋分）	正常（0分）	轻度（1分）	中度（2分）	重度（3分）
嗳气	无	症状轻微，不定时偶尔发作	每日饥饿时发作	发作频繁影响生活
呃逆	无	偶尔发作	频繁发作	剧烈呃逆
恶心呕吐	无	偶尔发作	频繁发作	剧烈呕吐
纳呆	无	食量减少1/4	食量减少1/3	食量减少1/2
烦躁易怒	无	轻微诱因易怒	无诱因易怒	烦躁
口苦	无	偶觉口苦	晨起口苦	整日觉口苦

舌脉（分级赋分）	无（0分）	有（1分）		不计分
舌质	舌质淡红	舌质红		其他异常：
舌苔	苔薄	苔薄黄		其他异常：
脉象	脉平	脉弦		其他异常：

（三）疗效评价标准

1. 肝胃郁热证候疗效评价标准

参照《中医病证诊断疗效标准》[10]。
（1）临床痊愈：中医证候主症消失，疗效指数≥90%；
（2）显效：中医证候明显减轻，疗效指数<90%，≥60%；
（3）有效：中医证候减轻，疗效指数<60%，≥30%；
（4）无效：中医证候无减轻，疗效指数<30%。

注：① 疗效指数=（疗前证候积分−疗后证候积分）/疗前证候积分×100%。② 证候积分，指全部症状与舌脉的计分和。③ 愈显率指临床痊愈和显效例数占总例数的百分率。

2. FD症状疗效评价标准

（1）临床痊愈：症状消失疗效指数≥90%；
（2）显效：症状明显减轻，疗效指数<90%，≥60%；
（3）有效：症状减轻，疗效指数<60%，≥30%；
（4）无效：症状无减轻，疗效指数<30%。

注：① 疗效指数=（疗前症状积分−疗后症状积分）疗前症状积分×100%。② 症状积分，除烦躁易怒、异常舌脉外的全部症状计分和。③ 总有效率指临床痊愈、显效和有效例数占总例数的百分率。

3. 单项症状疗效评价标准

（1）消失：单项症状消失；
（2）好转：单项症状至少减少2分/1分，但不为0分；
（3）无变化：单项症状无变化。

注：有效率指消失和好转例数占总例数的百分率。

十、试验流程

表 5-1-3　试验流程表

阶段 项目	基线期 −14 天～0 天	治疗观察期 满 7 天+1 天	治疗观察期 满 14 天+1 天
签署知情同意书	×		
入选、排除标准	×		
填写人口学资料	×		
既往病史	×		
合并用药及疗法	×	×	×
胃镜检查或影像学检查	×		
随机分组	×		
分发试验药物	×		
分发受试者日记卡	×		
中医证候	×	×	×
体格检查	×	×	×
血尿常规	×	×	×
肝肾功能	×	×	×
心电图	×	×	×
记录不良事件			×
回收药物、受试者日志卡			×

十一、数据管理

1. 数据的采集

本试验设计专用的"研究病历"（医疗源文件），用于记录受试者第一手临床试验数据资料。"研究病历"的记录要求包括：① 研究者必须在诊治受试者同时书写"研究病历"，保证数据记录及时、完整、准确、真实。② "研究病历"做任何有证据的更正时只能画线，旁注改后的数据，由研究者签名并注明日期，不得擦除、覆盖原始记录。③ 门诊受试者的原始化验单粘贴在"研究病历"上。"研究病历"的审核程序：每一位受试者治疗与随访结束后，研究者应将"研究病历"及"患者日志卡"等交本中心主要研究者审核、签字。

2. 数据的报告

CRF 为统计源文件，由研究者填写。完成的 CRF，第一联交统计分析单位，进行数据录入工作。第一联移交后，CRF 的内容不再作修改。

3. 数据的监查

监查员的人数与访视频度必须满足临床试验的质控要求。监查员审核每份"研究病历"和 CRF，并填写"监查员审核页"。

4. 数据的录入、核查和锁定

（1）建立数据库：由数据管理与统计分析单位负责。采用 Access 数据库，进行数据录入与管理。为保证数据的准确性，应由两个数据管理员独立进行双份录入并校对。

（2）核查数据：数值范围和逻辑检查，如有疑问填写"疑问解答表（Data ReQuery，DRQ）"，并通过监查员向研究者发出询问，研究者应尽快解答并返回，数据管理员根据研究者的回答进行数据修改，确认与录入，必要时可以再次发出 DRQ。

（3）数据的锁定：由主要研究者、机构管理人员、申办者代表、监查员、数据管理与统计人员对受试者签署知情同意书、试验过程盲态保持和紧急破盲情况作出审核，确定病例所进入的分析数据集，且对其他重要问题作出决议后，完成"数据库盲态核查报告"，锁定数据库。

5. 数据可溯源性的规定

应保存质量控制性文件，如数据一致性检查，数值范围和逻辑检查的原始记录，盲态核查时的原始记录、研究者与监查员之间交流的疑问记录等。

6. 揭盲方法

数据库锁定后，做第一次揭盲（如果实施二级揭盲），三方人员在盲底签字。揭盲后，对数据库的任何修改，需由主要研究者、申办者和数据管理与统计分析人员共同达成书面同意方可进行。

十二、统计分析（参见本章第一节）

十三、质量控制与保证

1. 质量控制措施

（1）实验室的质控措施：① 各参试单位实验室应按标准操作规程和质量控制程序进行检测。② 各参试单位应提供本单位"实验室检查参考值范围"，试验中如有变动，需及时补充说明。

（2）参加临床试验的研究者的资格审查：必须具有临床试验的专业特长、资格和能力，经过资格审查后确定，人员要求相对固定。

（3）临床试验开始前培训：通过临床试验前培训使研究人员对于临床试验方案及其各指标具体内涵的充分理解和认识。对于自觉症状的描述应当客观，切勿诱导或提示；对于所规定的客观指标，应当按方案规定的时点和方法进行检查。应注意观察不良反应或未预料到的毒副作用，并追踪观察。

2. 质量保证措施

（1）建立多中心试验协调委员会：由申办者组织成立，临床研究负责单位主要研究者为负责人，各参研中心主要研究者为成员。协调委员会负责整个试验的实施，研究解决试验设计与实施中发现的问题。申办者负责与国家药监管理部门保持沟通与联系。

（2）由申办者任命有经验人员担任监查员，保证临床试验中受试者的权益得到保障，试验记录与报告的数据准确、完整无误，保证试验遵循已批准的方案、《药物临床试验质量管理规范》(Good Clinical Practice,GCP)和相关法规。

十四、伦理学要求

1. 伦理审查

(1)由研究者与申办者共同制定的"临床试验方案",必须报伦理委员会审批后方可实施。若试验方案在实施中进行修订,必须再次报请批准该试验项目的伦理委员会审批后实施。试验中,如发现涉及本试验的重要信息,而必须对"知情同意书"作书面修改,需要重新得到伦理委员会的批准,并再次取得受试者的知情同意。

(2)各试验中心约定,本试验方案及其执行文件,在试验开始前由临床研究负责单位伦理委员会负责审查方案的科学性和伦理合理性。各分中心负责审查方案在该中心实施的可行性,包括研究者的资格和经验、设备与条件等。全部参研中心必须执行统一的"试验方案",各分中心可根据实际需要自行修改"知情同意书",在得到本中心伦理委员会的批准后,方可实施。

(3)若发生新的、严重的药品不良反应,各中心伦理委员会应及时审查,必要时临床研究负责单位伦理委员会也应及时审查,审查结论均应通报各分中心伦理委员会和临床试验机构。

2. 风险-受益评估

通过本试验,受试者和社会将可能得到的受益包括受试者的病情有可能获得改善,及本研究可能开发出一种新的防治功能性消化不良的治疗药物,使患有相似病情的其他病人受益。同时,参加本试验也可能面对服用试验药物的风险,以及试验药物对功能性消化不良无治疗作用而病情加重的风险。应对这些风险,将通过受试者的合理选择尽量避免。

3. 受试者招募

通过网上发布信息、院内发布广告等方式,向有意向者介绍本项研究。"受试者招募布告"和研究简介需提交伦理委员会审查。

4. 受试者的医疗和保护

(1)各中心应选择具有丰富的消化科临床医疗经验,经过相应培训的研究者负责受试者的医疗服务,做出与临床试验相关的医疗决定。受试者参加临床试验可得到相应的免费医疗(如试验药物、理化检查、门诊挂号、不良反应的医疗等)。

(2)在受试者自愿退出时,提供可供选择的其他治疗措施。根据可能出现的意外情况,制定相应的应急处理预案。

(3)申办者应与研究者迅速分析所发生的新的、严重的药品不良反应,采取必要的措施以保证受试者的安全和权益,并及时向国家药品不良反应监督管理部门报告,同时向涉及同一药物临床试验的其他研究者通报。

(4)申办者对试验相关的损害或死亡承担治疗的费用及相应的经济补偿,申办者应向研究者提供法律上和经济上的担保。由医疗事故导致者,由医疗机构承担赔偿责任。

5. 受试者隐私的保护

只有参与临床试验的研究人员和监查员才可能接触到受试者的个人医疗记录,他们在签署的"研究者声明"或"保密承诺"中将包括保密内容。伦理委员会与药品监督管理部门有权查阅临床试验记录。数据处理时将采用数据匿名的方式，省略可识别受试者个体身份的信息。受试者的医疗记录保存在有严格安全保密措施的药物临床试验机构的资料档案室。

6. 知情同意和知情同意书的签署

在筛选合格后，研究者需说明有关临床试验的详细情况，包括试验目的、试验流程、可能的受益与风险、受试者的权利与义务等，使其充分理解并有充足的时间考虑，在所提问题均得到满意答复后表示同意，并自愿签署"知情同意书"。

十五、试验结束后的随访和医疗措施

在临床试验给药周期结束后，如果受试者完成全部疗程，疾病尚未痊愈需要治疗者，应当采用目前常规方法治疗，费用由患者自行承担，结束受试者与研究者的合作关系。

十六、试验总结与资料保存

临床研究负责单位主要研究者负责完成"临床试验多中心总结报告"，各参研单位主要研究者完成"临床试验分中心小结表"。"多中心总结报告"完成并盖章后，分别由申办者、临床研究负责单位、参研单位存档。"分中心小结表"由申办者和各参研单位存档。

"研究病历"作为原始资料由各参研单位存档。CRF采用无碳复写三联单格式，分别由申办者、参研单位及统计单位存档。保存时间按《药物临床试验质量管理规范》（GCP）规定执行。

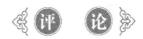

一、研究策略

FD的治疗目的是缓解或消除消化不良症状，改善生活质量[11]。作为以症状诊断的疾病，其研究目标主要为缓解症状，改善病情。FD包括两个临床亚型（EPS、PDS），分别以餐后饱胀不适和/或早饱感、上腹痛和/或烧灼感为主要临床表现，其治疗药物常分别选择各自的适应亚型为主进行临床研究。

对于中药而言，常需根据适应证候特点，针对FD或其单一亚型进行临床研究。

二、临床试验设计要点

1. 试验总体设计

FD作为非器质性疾病，一般情况下，为确证其绝对有效性，临床试验采用安慰剂对照、优效性检验设计是必须的。本案为增加剂量的补充临床试验，只需评价出增加剂量较原剂量优效且安全性较好，即有更好的临床应用价值。考虑到伦理因素，选择了原剂量作对照，设优效界值为0。

2. FD的诊断与鉴别

FD是以症状诊断的疾病，确诊时必须排除器质性消化不良。罗马Ⅲ诊断标准提出，当排除年龄、消瘦、黑便、黄疸、贫血等一系列报警症状后，可以考虑 FD 诊断，但报警症状作用有限，不能鉴别器质性消化不良与 FD。为排除器质性消化不良，除仔细询问病史及全面体检外，应进行以下的理化检查：① 心电图；② 粪隐血试验；③ 上消化道内镜；④ 肝、胆、胰超声；⑤ 肝、肾功能；⑥ 血糖；⑦ 甲状腺功能；⑧ 胸部 X 线检查。其中，①～④项为基本检查，⑤～⑧项为可选择性检查，个别患者疑为肝胆胰疾病而 B 型超声不能明确者，应做 CT 或内镜逆行胰胆管造影[1, 3]。除通过内镜、钡餐造影、B 超检查等可能发现有轻度胃炎外，应无其他异常[12]。

胃食管反流病（gastricesophagitis reflux disease，GERD）、肠易激综合征（irritable bowel syndrome，IBS）及胆道疾病，与 FD 在临床表现上有重叠。有研究者对反流样 FD 患者进行 24h 的 pH 检测，结果 2/3 患者属于 GERD，故 FD 与不伴反流性食管炎的 GERD 在临床上难以区别[13]。IBS 患者可以有上胃肠道的症状，与 FD 患者的症状类似，应将 FD 和 IBS 伴有 FD 症状的患者通过 PPI 试验加以鉴别。功能性胆道功能紊乱也可以表现为上腹部不适或疼痛，但常有一过性转氨酶、胰淀粉酶上升或胆道扩张[14]。有研究显示，62.5%的 FD 患者有重叠症状，即还同时拥有其他功能性胃肠病或消化道其他部位的症状，如反酸、烧心、便秘、腹泻等[15]。临床试验中，一般应明确排除胆道功能紊乱患者。

3. 试验流程

为稳定基线，一般建议设计 2 周的筛选期。筛选期内先洗脱之前的质子泵抑制剂阳性治疗，再进行呼气试验或粪便抗原测试进行幽门螺旋杆菌（Hp）检测[16]。治疗观察期一般为 2～4 周。根据试验目的，可以设计 2～3 个月的停药后随访[1, 2]。

4. 合并治疗

FD 发病，多与饮食失节、情志失调、外感诸邪等有关，应规定治疗期间饮食规律，不能过食冷饮、高蛋白及零食等。为尽量减少混杂因素，还应限制使用助胃动力药、助消化剂、保护胃黏膜、抑制胃酸剂等治疗 FD 的药物以及同类中药[17]。

5. 有效性评价

FD 以餐后饱胀不适、早饱感、上腹痛、上腹烧灼感为主要症状表现。一般情况下，应根据试验药物的临床定位，选择一个或几个主要症状的 VAS 评分或基于症状发生频率或严重程度的 4 分量表定义的消失/有效率，作为主要评价终点。多个指标均有统计学意义方下结论，则无需校正检验水准。将 FD 相关单项症状消失/有效率、FD 症状积分和/有效率、中医证候积分和/有效率，以及胃排空时间、通过饮水负荷试验等，作为次要评价终点。对于中药而言，也可以考虑将中医证候指标作为主要评价指标。本案为传统中西药复方制剂，根据其功效主治，选取了肝胃郁热证的 FD 为适应证进行临床试验，并以中医证候的主要症状，作为主要评价终点。

对于 FD 的评价，国际上常采用利兹 FD 问卷（leeds dyspepsia questionnaire，LDQ），以积分方式来量化消化不良症状，通过询问症状的发生频率和轻重来判断是否存在消化不良以及评价病情。LDQ 在国外常用，效度、信度以及应答性均得到了验证。LDQ 共含 9 个问题：前 8 项针对 8 个主要症状，即上腹部不适、胸骨后疼痛、反酸、吞咽困难、嗳气、恶心、呕吐以及早饱或餐后不适，每项包括 2 个子条目。问卷总分从 0 到 40，低分表示症状出现少或轻，高分则反之[18]。应用时，可以将量表总分或定义的"有效"（无症状或显著改善的患者的比例）作为主要评价终点。

近年来，国际上越来越多重视应用生活质量这一概念来评价 FD 患者的健康状况水平和治疗有效性，研制了 FD 生存质量量表（functional digestive disorders quality of life questionnaire，FDDQL）。2010 年和 2012 年，国内学者调适和研究 FDDQL 中文版，填补了国内对于 FD 生存质量研究的空白[19,20]。

6. 安全性评价

FD 的安全性评价无特殊性。本案中，试验药物含有碳酸氢钠[21]，可能对电解质和酸碱平衡产生影响，增加了血清电解质和 CO_2CP/HCO_3^- 检测[22,23]。

三、关于儿童 FD 临床试验设计

FD 是儿童消化系统常见多发病，患病率约为 20%～40%[24]。本病隶属于中医儿科学"积滞"范畴，其定义为内伤乳食，停聚中焦，积而不化，气滞不行所形成的一种胃肠疾患，临床以不思乳食、食而不化、脘腹胀满、嗳气酸腐、大便溏薄或便秘为特征。

FD 可发生于儿童各个时期，建议采用年龄分层随机的试验设计方法。儿童 FD 的诊断，可选择中华医学会儿科分会消化学组等制定的中国儿童 FD 专家共识。其诊断标准：有消化不良症状至少 2 个月，每周至少出现 1 次，并符合以下 3 项条件：① 持续或反复发作的上腹部（脐上）疼痛或不适、早饱、嗳气、恶心、呕吐、反酸；② 症状在排便后不能缓解，或症状发作与排便频率或粪便性状的改变无关（即除外肠易激综合征）；③ 无炎症性、解剖学、代谢性或肿瘤性疾病的证据可以缓解患儿的症状。对于主诉表达清楚的年长儿童（≥4 岁），可以参考罗马Ⅲ标准具体分为 EPS、PDS[25]。

患儿较难接受与配合进行诊断性检查（胃镜、钡餐），中华医学会儿科学分会消化组建议患儿进行胃功能检查，包括胃电图、胃排空、胃肠道压力检测等胃肠功能性检查，对其胃动力及感知功能进行评估[26-28]。

考虑到主观症状指标评价的需要，建议选择 4 岁以上患儿作为临床试验受试者。

参 考 文 献

[1] 陈治水. 功能性消化不良的中西医结合诊疗共识意见（2010）[J]. 中国中西医结合杂志，2011，31（11）：1545-1549.
[2] 中华医学会. 临床治疗指南·消化系统疾病分册[M]. 第 1 版. 北京：人民卫生出版社，2005：35-36.
[3] 张声生，汪红兵. 消化不良中医诊疗共识意见[C]//中华中医药学会脾胃病分会第二十三次全国脾胃病学术交流会论文集，2011：18-23
[4] 赵鲁卿，张声生. 中医治疗功能性消化不良经验与思路[J]. 北京中医药，2011，30（1）：32-34.
[5] 国家食品药品监督管理局. 中药注册管理补充规定[EB/OL]. http：//www.sfda.gov.cn/WS01/CL0844/27432.html. 2008.
[6] 罗马委员会. 功能性胃肠病罗马Ⅲ诊断标准[J]. 胃肠病学，2006，11（12）：761-765.
[7] 贝政平，蔡映云. 内科疾病诊断标准[M]. 第 2 版. 北京：科学出版社，2007：1585.
[8] 高东宸，张丽雅. 药物不良反应监察指南[M]. 第 1 版. 北京：中国医药科技出版社，1996.10.
[9] 郑筱萸. 中药新药临床研究指导原则（试行）[M]. 第 1 版. 北京：中国医药科技出版社，2002.
[10] 中华中医药学会. 中医内科常见病诊疗指南·中医病证部分[M]. 第 1 版. 北京：中国中医药出版社，2008：76-80.
[11] 梁列新，侯晓华. 功能性消化不良药物治疗的评价[J]. 中国医院用药评价与分析，2003，3（3）：138-140.
[12] 柯美云. 功能性消化不良的研究动向[J]. 新消化病学杂志，1996，8（11）：601-602.
[13] Faramarzi M, Azadfallah P, Book H E, et al. A randomized controlled trial of brief psychoanalytic psychotherapy in patients with functional dyspepsia[J]. Asian Journal of psychiatry, 2013, 6（3）：228-234.
[14] 宋志强，柯美云，王ველ凤，等. 有和无重叠症状的功能性消化不良患者中消化不良症状学和发病机制的比较研究[J]. 胃肠病学，2006，11（8）：458-461.
[15] 侯晓华. 功能性消化不良的症状与诊断[J]. 临床消化病杂志，2009，21（6）：327-328.
[16] Vakil N, van Zanten S V, Kahrilas P, et al. The Montreal definition and classification of gastroesophageal reflux disease: a global

evidence-based consensus[J]. The American journal of gastroenterology, 2006, 101 (8): 1900-1920.

[17] 刘佳丽, 张毅杰, 宋永喜, 等. 中西药治疗功能性消化不良随机对照试验的系统评价[J]. 中国循证医学杂志, 2009, 9 (12): 1315-1322.

[18] Leow H R, Ching S M, Sujarita R, et al. Mandarin version of the Leeds Dyspepsia Questionnaire: A valid instrument for assessing symptoms in Asians[J]. Journal of digestive diseases, 2014, 15 (11): 591-596.

[19] 刘凤斌, 金永星. 功能性消化不良生存质量量表（FDDQL）中文版的研制[C]//中华中医药学会全国脾胃病学术交流会. 2010.

[20] 刘凤斌, 吴宇航. 功能性消化不良生存质量量表（FDDQL）中文版再考核其临床应用[A]. 国际生活质量研究学会—亚洲华人分会（International Society for Quality of Life Research—Asian Chinese Chapter（ISOQOL-ACC））、香港生活质素学会（Hong Kong Society for Quality of Life（HKSoQOL））、广州中医药大学（Guangzhou University of Chinese Medicine）、广东医学院（Guangdong Medical College）、中山大学（Sun Yat-Sen University）. 2012亚洲华人生存质量学术研讨会暨第五届全国生存质量学术交流会论文集[C]. 国际生活质量研究学会—亚洲华人分会（International Society for Quality of Life Research—Asian Chinese Chapter（ISOQOL-ACC））、香港生活质素学会（Hong Kong Society for Quality of Life（HKSoQOL））、广州中医药大学（Guangzhou University of Chinese Medicine）、广东医学院（Guangdong Medical College）、中山大学（Sun Yat-Sen University）: 2012: 3.

[21] 李云霞, 郭艳玲, 段树卿, 等. 新健胃片质量控制方法的研究[J]. 药物分析杂志, 2014, 34 (1): 163-168.

[22] 张金晓, 田义红, 郭传敏, 等. 新健胃片的药效学研究[J]. 中草药, 2005, 36 (11): 1688-1691.

[23] See M C, Birnbaum A H, Schechter C B, et al. Double-blind, placebo-controlled trial of famotidine in children with abdominal pain and dyspepsia[J]. Digestive diseases and sciences, 2001, 46 (5): 985-992.

[24] 中华医学会儿科学分会消化组·《中华儿科杂志》编辑委员会. 中国儿童功能性消化不良诊断和治疗共识[J]. 中华儿科杂志, 2012, 50 (6): 423-424.

[25] 蒋丽蓉, 李璧如, 周莎, 等. 儿童功能性消化不良病理生理研究[J]. 上海第二医科大学学报, 2003, 23 (z1): 76-79.

[26] Dehghani S M, Imanieh M H, Oboodi R, et al. The comparative study of the effectiveness of cimetidine, ranitidine, famotidine, and omeprazole in treatment of children with dyspepsia[J]. ISRN pediatrics, 2011.

[27] Devanarayana N M, Rajindrajith S, Perera M S, et al. Gastric emptying and antral motility parameters in children with functional dyspepsia: association with symptom severity[J]. Journal of gastroenterology and hepatology, 2013, 28 (7): 1161-1166.

[28] 陈捷, 徐辉. 乐食合剂为主治疗对小儿功能性消化不良胃电图节律的影响[C]//全国中医儿科学术研讨会暨中医药高等教育儿科教学研究会会议. 2008: 1270-1271.

第二节 肠易激综合征

肠易激综合征（irritable bowel syndrome, IBS）是一种以腹痛、腹部不适伴排便习惯改变和/或大便性状异常为特征的功能性肠病[1]。除腹痛或腹部不适外，常见腹胀、异常粪便性状（坚硬和/或稀糊）、异常排便频率（少于每周3次或大于每天3次）、排便费力、排便紧迫感、排便不尽感、黏液便等支持诊断症状，恶心、烧心等非结肠症状，以及嗜睡、背痛、肌肉关节痛、头痛、失眠、夜尿、尿频急、膀胱排空不全、女性性交困难，对药物的耐受性低等非胃肠道症状。

IBS是西方国家常见的消化系统疾病，其患病率在9%~22%之间，我国约为7%~12%。本病患者可发生于任何年龄，以20~50岁的中青年居多，女性较男性多见，男女比例约为1:1.2~2，有家族聚集倾向；起病缓慢，不具有特异性，症状的发作或加重常与精神因素或应激状态有关，白天较为明显，夜间睡眠后减轻；可能与其他功能性胃肠病如胃食管反流病、功能性消化不良和功能性便秘等重叠或转变；本病呈良性过程，虽症状持续存在或间歇发作，影响患者生活质量，但一般不会严重影响全身情况，预后良好，美国一项研究显示，38%的IBS患者在12~20月后无主诉[2-5]。

根据功能性胃肠病的罗马Ⅲ标准，IBS临床可分类为腹泻型（irritable bowel syndrome with diarrhea, IBS-D）、便秘型（irritable bowel syndrome with constipation, IBS-C）、混合型（mixed IBS, IBS-M）、不定型（unsubtyped IBS, IBS-U），其分类依据为Bristol大便性状，以稀便

或水样便、块状或硬便发生率是否超过 25%来确定。临床研究时，将腹痛或不适频率至少一周 2 天作为入选条件[2]。

IBS 的治疗目的是消除患者顾虑，改善症状，提高生活质量。治疗原则是在建立良好医患关系基础上，根据症状的严重程度进行分级治疗和根据症状类型进行对症治疗，建议采用包括精神心理行为干预治疗、饮食调整及药物治疗在内的综合疗法。IBS 的药物治疗，均属于对症治疗范畴。以腹泻症状为主的 IBS，可选择解痉、止泻类药物；以便秘为主的 IBS 可选择促动力、通便类药物，尽量避免刺激性缓泻剂；以腹痛不适、腹胀为主的 IBS，可选择具有调节内脏感觉作用的药物；具有明显抑郁或焦虑等精神障碍表现，可考虑在心理行为干预的基础上加用低剂量抗抑郁、抗焦虑药物[2]。

可用于治疗 IBS 的药物，包括：① 解痉药，如匹维溴胺（特异性肠道平滑肌钙离子通道拮抗剂）、薄荷油、曲美布汀（胃肠双向调节剂，外周脑啡肽类似物）；② 止泻药，如洛哌丁胺（外周阿片肽 μ 受体激动剂）、蒙脱石散（吸附剂）；③ 导泻药，如乳果糖、聚乙二醇（渗透性轻泻剂），欧车前、甲基纤维素（容积性泻药）；④ 肠道感觉和/或动力调节药，如替加色罗（选择性 5-HT$_4$ 受体激动剂，促动力和降低内脏感觉敏感性）、阿洛司琼、格拉司琼（选择性 5-HT$_3$ 受体拮抗剂）、非多托嗪（阿片类 κ 受体激动剂），氯谷胺（胆囊收缩素受体拮抗剂，延长肠内容物通过时间）、鲁比前列酮（局限性氯离子通道激活剂，可增加肠液的分泌和促进肠道运动）、奥曲肽（生长抑素类似物）、利普安（促性腺激素释放激素的九肽类似物，用于月经期加重的患者），以及多潘立酮、莫沙比利（促动力药）；⑤ 益生菌（某些益生菌可以降低肠道细胞钙离子通道和类阿片受体的表达，减少循环中细胞因子水平），如婴儿双歧杆菌制剂；⑥ 抗精神病药如帕罗西汀、西酞普兰（选择性 5-羟色胺再摄取抑制剂，便秘型），阿米替林（三环类抗抑郁药，腹泻型）等[2, 6-8]。但是，针对 IBS 的药物，应该同时具有改善腹痛/腹部不适、排便习惯和/或大便性状异常的双重作用，而非单独缓解其中的一种症状。

中医学认为，本病隶属于"泄泻"、"便秘"、"腹痛"范畴。脾胃虚弱和肝气疏泄障碍存在于 IBS 发病的整个过程，肝郁脾虚是导致本病发生的重要因素。临床常见证候包括脾虚湿阻、肝郁脾虚、脾肾阳虚、脾胃湿热、肝郁气滞、肠道燥热等[9]。

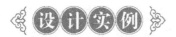

一、题目

××颗粒治疗腹泻型肠易激综合征(肝郁脾虚证)评价其有效性和安全性的分层区组随机、双盲、极低剂量平行对照、多中心 II 期临床研究。

二、研究背景

本品按第 6 类中药新药研发，具有益气健脾、调肝止泻的功效，适用于腹泻型肠易激综合征肝郁脾虚证。

1. 主要药效学试验结果

① 本品高、中、低剂量均可明显改善由番泻叶引起的大鼠 IBS 模型的腹泻症状，体重增长值与模型组比较有明显提高；并可提高血清中 5-HT 和 NO 含量，组织学检查结果表明高、

中剂量可明显改变动物直肠的炎症症状,与模型组比较差异显著($p<0.01$)。② 可抑制正常小鼠肠推进功能,对阿托品所致的小鼠肠推进抑制有明显的抑制作用;有预防氯化钡($BaCl_2$)及氯乙酰胆碱(Ach)引起的肠痉挛收缩的作用,并可明显的拮抗由 $BaCl_2$ 及 Ach 引起的肠痉挛收缩作用,随着时间的增加可以使痉挛收缩的肠段曲线逐渐恢复至接近正常;低剂量组对大鼠血清内木糖含量有明显提高作用。③ 可使大黄所致脾虚模型小鼠的体重增长迅速,提高其耐寒的时间并提高脾虚模型小鼠脾脏脏器指数,与模型组比较差异显著($p<0.01$)。④ 对化学物质刺激动物腹膜或温度刺激动物体表引起的疼痛有一定的抑制作用。⑤ 对小鼠的单核吞噬细胞功能、小鼠溶血素抗体生成及对 CRBC 作免疫原小鼠的溶血素抗体生成有明显提高作用,与空白组比较差异显著($p<0.01$ 或 $p<0.05$)。以上结果提示,本品可改善 IBS 模型大鼠的腹泻症状及体重增长缓慢等其他肝郁脾虚现象;对化学物质刺激动物腹膜或温度刺激动物体表引起的疼痛有一定的抑制作用。结果说明本品对以腹泻、腹痛为主症的 IBS 具有健脾止泻,疏肝止痛的作用,其止泻机理与其改善脾虚模型动物的"脾虚"症状,增强其耐寒时间、提高脾脏脏器指数、提高机体的免疫功能以及改善肠道机能状态、提高小肠吸收功能,改变动物体内 5-HT 浓度,提高 NO 含量等有关;而其止痛机理可能与其疏肝健脾、缓解肠道平滑肌痉挛有关。

2. 毒性试验结果

本品经预试验,不能测出 LD_{50},故测定最大给药量。测得一日灌胃给予小鼠的最大给药量为 468.8g 生药/kg,相当于拟临床用量的 330 倍,未见动物出现明显的急性毒性反应及死亡,连续观察 2 周,动物均健康存活,体重增加,其饮食、饮水、外观、行为活动、精神状态、排泄物、被毛、肤色、呼吸等均正常,鼻、眼、口腔无异常分泌物。

选 120 只 SD 大鼠,每组 30 只,雌雄各半,随机分为正常对照组与高、中、低剂量组(100g、50g、25g 生药/kg),分别相当于人临床用药量的 70、35、17.5 倍。采用灌胃给药途径给予大鼠,正常对照组给予等容积纯净水,连续给药 6 个月。对大鼠的一般状况、血液学、血液生化学、系统解剖、脏器系数和组织病理学均无明显影响,未发现毒性反应,恢复期亦无延迟性毒性反应。

三、试验目的与观察指标

(1)探索××颗粒对治疗中医证属肝郁脾虚的腹泻型肠易激综合征的初步临床疗效。观察指标:IBS-D 主要症状及其综合应答率、中医证候疗效、生活质量评分等。

(2)观察××颗粒临床应用的安全性。观察指标:血常规、尿常规、大便常规+隐血,肝肾功能、心电图及可能出现的不良事件。

四、试验总体设计

采用分层区组随机、双盲、极低剂量对照、多中心临床试验的方法。

(1)随机:采用分层区组随机方法,以中心为分层因素,层内按 2:1 的比例随机分为试验组与极低剂量对照组。运用 SAS 统计软件,按×个中心的病例分配数及随机比例,生成随机数字分组表。

(2)盲法:采取双盲、单模拟技术。

(3)对照:采用本品极低剂量对照,近似安慰剂对照。

(4)多中心:由×家医院同期进行试验。

(5)样本量:根据《药品注册管理办法》关于临床试验样本量的规定,考虑剔除脱落因素,决定本试验例数为 216 例,其中试验组 144 例,对照组 72 例。

五、诊断标准

1. 西医诊断标准（IBS-D）

采用功能性胃肠病罗马Ⅲ诊断标准[10]。

（1）反复发作的腹痛或不适,最近的 3 个月内至少每月发作 3 日（诊断标准需要达到最近 3 个月症状发作满足上述条件,并且病症出现至诊断前至少 6 个月）满足以下 2 项或以上：排便后症状改善；发作时伴有排便频率改变；发作时伴有大便形状（外观）的改变。

（2）IBS 亚型可分为以下 4 型：IBS 便秘型（IBS-C）：超过 25%块状/质地坚硬的粪便,小于 25%糊状/水样便；IBS 腹泻型（IBS-D）：超过 25%糊状/水样便,小于 25%块状/质地坚硬的粪便；混合型 IBS（IBS-M）：块状/质地坚硬粪便、糊状/水样便均大于 25%；不定型 IBS：粪便的性状不符合上述诊断标准者。

2. 中医诊断标准（肝郁脾虚证）

参照《肠易激综合征中医诊疗共识意见》制定[4]。

主症：① 腹痛即泻,泻后痛减,发作常和情绪有关；② 急躁易怒和/或善叹息。次症：① 两胁胀满；② 纳少；③ 恶心；④ 脉弦细；⑤ 舌淡胖,或有齿痕。主症必备,加次症 2 项以上即可诊断。

六、受试者的选择

（一）纳入病例标准

（1）符合 IBS-D 的西医诊断标准者；
（2）符合肝郁脾虚证的中医辨证标准者；
（3）年龄 18～65 岁之间,性别不限；
（4）自愿签署知情同意书,知情同意过程符合 GCP 有关规定。

（二）排除病例标准

（1）经检查证实为感染性腹泻、寄生虫感染,以及炎症性肠病、吸收不良综合征、糖原性腹泻、症状性腹泻等；
（2）非 IBS-D,恶性肿瘤及其他消化系统器质性病变的患者；
（3）合并心血管、脑血管、肝、肾、造血系统、甲亢、糖尿病等严重原发性疾病者,或影响生存的严重疾病（如肿瘤等）及精神疾病患者；
（4）肝肾功能、ECG 异常有临床意义,或大便潜血阳性者；
（5）妊娠或哺乳期妇女；
（6）对多种药物食物过敏,或已知对试验用药物及其成份过敏者；
（7）怀疑或确有酒精、药物滥用史者；
（8）认知功能障碍不能给予充分知情同意者；
（9）近 2 周内使用了治疗 IBS 的药物,或近 1 个月内参加其他临床试验者；
（10）研究者认为存在有不适合入选因素者。

（三）受试者退出（脱落）标准

1. 研究者决定退出

（1）出现过敏反应或严重不良事件，根据医生判断应停止试验者；
（2）试验过程中，患者发生其他疾病或出现严重并发症者；
（3）受试者试验用药依从性差（＜80%或＞120%）或自动中途换药者；
（4）各种原因的中途破盲者；
（5）严重违反纳入或排除标准，本不应随机化者；

2. 受试者自行退出

（1）无论何种原因，患者不愿意或不可能继续进行临床试验，向主管医生提出退出试验要求而退出试验者；
（2）受试者虽未明确提出退出试验，但中途失访或不再接受试验用药及检测者。

（四）中止全部试验的条件

（1）试验中发生严重安全性事件，应及时中止试验；
（2）试验中发现临床试验方案有重大失误，或者方案虽好但在实施中发生严重偏差，难以评价药物疗效，应中止试验；
（3）试验中发现药物治疗效果较差，不具备临床价值，应中止试验；
（4）申办者要求中止试验；
（5）行政主管部门撤销试验。

（五）结束全部临床试验的规定

完成计划中的最后 1 例病例随访，即标志一次临床试验的结束。

七、治疗方案

1. 试验药物名称、规格

试验药：××颗粒，每袋 7g，含生药 42.5g。对照药：极低剂量××颗粒，每袋 7g（含生药 2.125g），为试验药的 1/20 量。

2. 试验用药物包装

将试验药××颗粒或对照药，按受试者所需最大数量（56 袋），再加上 4 天的富余量（8 袋）分装。每小盒内装 8 袋，共 8 小盒，装入一个"大药盒"中，一次性发放给受试者。大小包装盒上均注明："××颗粒临床试验用药"、SFDA 临床研究批件号、药物编号（即按"处理编码"编制的试验药物顺序号：001～216)、功能主治、生产批号、有效期、应用方法、贮存条件、生产厂家等。

3. 药物的随机编盲和应急信件（参照本章第一节）

4. 试验用药物的分发与保存（参照本章第一节）

5. 用药方法与疗程

（1）用法用量。试验组：××颗粒，口服，每次 1 袋，温水送服，一日 2 次。对照组：极低剂量××颗粒，口服，每次1袋，温水送服，一日2次。

（2）疗程：导入期7天，疗程4周。

（3）随访：症状消失者，治疗结束后2周做有效性随访。

6. 合并用药规定

除试验用药物外，不得使用其他治疗肠易激综合征的中药、化药及其他治疗方法。

7. 试验用药依从性判断（参照本章第一节）

八、安全性评价

1. 试验用药物可能的不良反应

本品的急性毒性和长期毒性试验，均未发现药物的不良反应。

2. 安全性评价指标及观测时点

（1）生命体征（体温、心率、呼吸、血压），筛选、试验用药期间每2周及治疗结束时（即 -7 天、0 天、14 天、28 天）各随访记录1次。

（2）血、尿常规，于筛选时、试验用药结束时各检测1次。

（3）大便常规+隐血+寄生虫，于筛选时、试验用药结束时各检测1次。

（4）肝功能（ALT、AST、TBIL、ALP、GGT）、肾功能（BUN、Cr）、血糖（GLU）、血沉（ESR）、ECG检查，于筛选时、试验用药结束时各检测1次。

（5）可能发生的临床不良事件/不良反应，随时记录。

3. 不良事件的记录和判断（参照本章第一节）

4. 严重不良事件的处理（参照本章第一节）

5. 未缓解不良事件的随访（参照本章第一节）

九、有效性评价

（一）观测指标与时点

1. 基线指标

（1）人口学指标：年龄、性别、身高、体重、民族、职业。

（2）一般临床指标：病史、病程、治疗史、体格检查、合并疾病及用药、开始试验日期等。

2. 诊断指标

（1）结肠镜或钡剂灌肠X线检查，于筛选时检查1次（可用3个月内的检查报告），排除糜烂、溃疡及赘生物。

（2）腹部（肝胆脾胰）超声检查，于筛选时检查1次。

（3）尿妊娠试验，育龄妇女于筛选时检查1次。

3. 有效性指标

（1）IBS-D主要症状综合应答率，基线和治疗期每日记录，治疗4周评价；

（2）腹痛和大便性状的应答率，基线和治疗期每日记录，治疗 4 周评价；

（3）腹痛（与排便有关）的视觉模拟评分（visual analog scale，VAS），基线和治疗期每日记录，治疗 1、2、3、4 周评价腹痛的 VAS 均值，以及腹痛与无痛天数的比例；

（4）腹泻次数，基线和治疗期每日记录，治疗 1、2、3、4 周评价 Bristol 为 6、7 型的总次数；

（5）粪便稠度，基线和治疗期每日记录，治疗 1、2、3、4 周评价粪便 Bristol 为 6、7 型的天数；

（6）腹部不适、下坠和腹胀天数，基线和治疗期每日记录，治疗 1、2、3、4 周评价；

（7）紧急排便、黏液便天数，基线和治疗期每日记录，治疗 1、2、3、4 周评价；

（8）中医证候疗效，基线与治疗 2 周、4 周时记录证候积分，治疗结束时评价；

（9）IBS 病情变化积分（irritable bowel Syndrome-bowel symptom severity scale，IBS-BSS）[11]，基线与治疗 4 周记录、评价；

（10）生活质量评分（irritable bowel Syndrome-quality of life measure，IBS-QOL）[12]，基线与治疗 4 周记录、评价。

以 IBS-D 主要症状综合应答率为主要评价指标。

（二）指标观测方法

1. IBS-D 中医证候分级量化标准

表 5-2-1　IBS-D 中医证候分级量化表

主症（分级赋分）	正常（0分）	轻度（1分）	中度（2分）	重度（3分）
腹痛	无	VAS1-3 分	VAS4-7 分	VAS8-10 分
粪便性状*	Bristol-4 级以下	Bristol-5 级	Bristol-6 级	Bristol-7 级
排便次数*	每日 1 次及以下	每日 2~3 次	每日 4~5 次	每日 6 次及以上
急躁易怒	无	—	有	—
善叹息	无	—	有	—
次症（分级赋分）	无（0分）	有（1分）		
两胁胀满	无	有		
纳少	无	有		
恶心	无	有		
舌脉（分级赋分）	无（0分）	有（1分）		
苔淡胖，有齿痕	无	有	其他异常记录不计分：	
脉弦细	无	有	其他异常记录不计分：	

*记录观察周期内（后 10 天）出现最严重症状当日的情况。

2. IBS 患者病情尺度问卷调查表（BSS）

表 5-2-2　IBS 患者病情尺度问卷调查表

序号	问题	分值
1	（1）您近来有腹部（或胃部）疼痛吗？　□是　□否 （2）如是，腹痛的严重程度是怎样？ 0%————————————100% 　不痛　轻度　较重　严重　非常严重 （3）请填入 10 天内每天你感到疼痛的次数。□×10	├──┤ ├──┤
2	（1）您近来感到腹胀吗？（女性除外月经期）　□是　□否 （2）如是，你感觉腹胀的程度是怎样？ 0%————————————100% 　不胀　轻度　较重　严重　非常严重	├──┤

续表

序号	问题	分值
3	您对自己的排便习惯满意吗? 0%———·———·———·———·———100% 　非常满意　　较满意　　不满意　　非常不满意	⊔⊔⊔
4	请在下面直线上画标记表明患病对您的生活有大约多少影响? 0%———·———·———·———·———100% 　完全无　　有点　　较多　　完全影响	⊔⊔⊔
合计	(满分500分)	分值:⊔⊔⊔

填写说明:这个调查表将提供给我们记录和监测您病情严重程度的信息,您的症状可能在发病以来是不断变化的,所以请尽可能回答有关近期(大约近10天以来)您对疾病的感受的一些问题,所有资料我们将严格为您保密。

1. 在各种不同程度的症状表现中请您圈出适合您的选择。
2. 有些问题会要求您写出适合您的回答。
3. 有些问题会要求您在一条直线上的某处画标记"×"以使我们能判断某些问题的程度。

例如:您感觉疼痛有多严重?
请在直线上0~100%之间画"×"以尽可能正确地表明您症状的严重程度。

0%———·———·———×———·———100%
不痛　　轻度　　较重　　严重　　非常严重

3. 肠易激综合征患者生活质量调查表(IBS-QOL)

表5-2-3　Irritable Bowel Syndrome Quality of Life (IBS-QOL) Instrument

序号	问题	回答				
		否	有一点	较多	相当多	完全如此
1	由于我的排便出现问题而感到束手无策					
2	由于我的大便导致的异味使我感到尴尬					
3	我为自己在卫生间内需花费多少时间而烦恼					
4	由于我的排便出现问题我感到易患其他疾病					
5	由于我的排便出现问题我感觉自己发胖了					
6	由于我的排便出现问题我感到无法安排好自己的生活					
7	由于我的排便出现问题我感到生活不快乐					
8	每当我谈及我的排便问题时就感到不舒服					
9	对于排便出现问题我感到沮丧					
10	由于我的排便出现问题,我感到与周围人有隔阂					
11	由于我的排便出现问题,我必须注意我的进餐量					
12	由于我的排便出现问题,我的性生活出现障碍					
13	我对于我的排便出现问题而感到生气					
14	由于我的排便出现问题使我感觉容易对别人发火					
15	我担心我的肠道问题会变得更糟					
16	由于我的排便出现问题,我感觉易激惹、易怒					
17	我担心人们认为我夸张了我的排便问题					

续表

序号	问题	回答				
		否	有一点	较多	相当多	完全如此
18	由于我的排便出现问题使我感觉做不成什么事					
19	由于我的排便出现问题,我必须避免紧张压力的情形					
20	我的排便问题使我的性欲降低					
21	我的排便问题限制了我的承受力					
22	由于我的排便出现问题,我必须避免剧烈运动					
23	由于我的排便出现问题,我必须注意进食的种类					
24	由于我的排便出现问题,我与不熟悉的人相处有困难					
25	由于我的排便出现问题使我感觉反应迟缓					
26	由于我的排便出现问题使我感觉身体不洁净					
27	由于我的排便出现问题,长途旅行对我而言有困难					
28	由于我的排便问题,想吃的东西不能吃而感到受挫折					
29	由于我的排便出现问题,距离卫生间近是必要的					
30	我的日常生活在围绕我的排便问题转					
31	我担心无法控制我的排便问题					
32	我害怕我将不能够正常排便了					
33	我的排便问题正在影响我与最亲近的人的关系					
34	我感觉没有人理解我的排便问题					

填写说明:请受试者在相应的选择项下画"×"。

评分标准:0分=否,1分=有一点,2分=较多,3分=相当多,4分=完全如此。

对上述问题进行回答,以评估 IBS 对生活质量的影响。

其中:1、6、7、9、10、13、、16、30:反映对情绪的影响;3、18、19、22、27、29、31:反映对日常活动的影响;5、21、25、26:反映对自身形象的影响;4、15、32:反映对健康的顾虑;11、23、28:反映对饮食的影响;2、14、17、34:反映对他人看法的影响;12、20:反映对性生活的影响;8、24、33:反映对人际关系的影响。

(三)终点指标定义与疗效判定标准

1. IBS 主要症状"应答"的定义

参照欧盟《Guideline on the evaluation of medicinal products for the treatment of irritable bowel syndrome》[3]。

(1)腹痛应答:在至少 50%的观测时间内,VAS 评分与基线相比改善至少 30%;

(2)大便性状应答:在至少 50%的观测时间内,粪便稠度与基线相比属于 6 或 7(Bristol 分型)的天数至少减少 50%。

(3)综合应答:腹痛应答+大便性状应答。

2. 中医证候疗效判定标准

(1)临床痊愈:中医证候积分减少≥95%。

（2）显效：中医证候积分减少<95%，≥70%。
（3）有效：中医证候积分减少<70%，≥30%。
（4）无效：中医证候积分减少<30%。

注：① 中医证候积分主症+次症+舌脉的积分总和。② 计算公式（尼莫地平法）为=（治疗前总积分−治疗后总积分）/治疗前总积分×100%。

十、试验流程

表 5-2-4 试验流程表

访视周期	导入期	治疗期		随访期
		1	2	3
	−7～0 天	用药满 14 天±2 天	用药满 28±2 天	治疗结束后 14 天±2 天
签署知情同意书	×			
确定入选、排除标准	×	×		
填写一般资料	×	×		
既往病史和治疗史	×			
合并疾病和症状及用药	×			
一般检查	×	×		
系统体格检查	×	×	×	
IBS 相关症状	×	×	×	×	×
中医证候评分	×		×	×
生活质量（IBS-QOL）	×			×
病情程度（IBS-BSS）	×			×
重要体征	×	×	×	
血、尿常规	×			×
大便常规+OB+寄生虫	×			×
肝、肾功能，GLU，ESR，心电图	×			×
结肠镜或钡剂灌肠 X 线检查（3 个月内）	×			
肝胆脾胰超声检查	×			
尿妊娠试验（育龄妇女）	×			
记录不良事件[1]			×*	×*
发放试验药物		×	×	
回收剩余药物并计数			×	×
脱落原因分析[2]			×*	×*
合并用药[2]			×*	×*
临床疗效判定				×	×
试验病例完成后工作				
研究负责人审核病案	试验病例完成观察后将病案交研究负责人审核			
监查员审核病案	监查员定期监查，并审核病案记录等			
病案数据录入数据库	定期录入数据			
备注	1. 如有 AE 发生应及时记录并追踪随访。 2. ×*：如有发生，须及时记录、分析。			

十一、数据管理（参照本章第一节）

十二、统计分析（参照本章第一节）

十三、质量控制与保证

1. 质量控制措施

（1）、（2）参照本章第一节。

（3）临床试验开始前培训：通过临床试验前培训使研究人员对于临床试验方案及其各指标具体内涵的充分理解和认识。对日志卡的记录，以及 VAS 评分、Bristol 分型标准进行一致性培训；对于自觉症状的描述应当客观，切勿诱导或提示；对于所规定的客观指标，应当按方案规定的时点和方法进行检查。

2. 质量保证措施（参照本章第一节）

十四、伦理学要求（参照本章第一节）

十五、试验结束后的随访和医疗措施

除常规治疗外，因 IBS 的治疗一般需要间断或持续长期使用药物，为准确评估药品的安全性，部分病例需要观察 1 年以上。

十六、试验总结与资料保存（参照本章第一节）

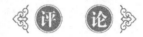

一、研究策略

以 IBS 为目标适应证的药物，主要研究目标是改善腹部疼痛与相关排便异常症状，提高患者的生活质量。本病具有慢性、反复的特征，可以设计短期间断/重复治疗（4～8 周）和/或长期持续治疗（6 个月）的临床研究。根据药物的主要作用机制，临床研究应尽可能包含两个或两个以上的 IBS 亚型，如目前已明确的 IBS-D、IBS-C 亚型。

IBS 作为中药治疗的优势病种之一，其治疗药物临床研究的主要目标，也是改善腹痛/腹部不适和排便异常症状。针对 IBS 不同的中医证候，也可以选用单一亚型进行临床研究。

二、临床试验设计要点

1. 总体设计

改善 IBS 症状的中药新药，两种亚型、短期与长期的临床试验均应遵循随机双盲、平行对照、多中心的一般原则。IBS 不是危及生命的疾病，仅有 30% 左右的患者经受严重的症状，推荐应用安慰剂对照。鉴于目前缺乏标准药物，不建议做阳性药对照设计。对于中药，可以采用包括安慰剂、阳性中药对照的三臂试验[2]，但仍建议以安慰剂对照的评价为主。

短期间断治疗试验设计，一般在 4 周疗程内（延长或缩短要有充分的理由）对首次使用的有效性进行评估。应充分评估重复使用的有效性和停药或反弹效应。前者,应设计至少包括 2 个治疗周期的试验,如第一个治疗周期为非对照治疗期,第二个治疗周期在第一个治疗周期的应答者中进行随机对照试验,或第一个治疗周期为随机双盲、安慰剂对照试验,停药不同时间后的症状需要再次用药时,再次进行第二个治疗周期的试验。后者,可以在首次使用有效性研究的盲法、安慰剂延长期中进行[3]。

长期持续治疗临床试验,一般为大样本、随机双盲、安慰剂平行对照设计,目的是评价药物长期治疗的有效性、安全性和耐受性。可以预先设计一个导入期。考虑到 IBS 周期反复性和不危及生命的特点,有必要设计一个为期 6 个月的临床试验,包括长期维持的有效性、停药或反弹效应以及安全性评估等内容[3]。

2. IBS 的诊断

IBS 的诊断多依赖于临床症状,确诊时必须排除因器质性导致的腹部不适/腹痛、便秘以及腹泻等症状的疾病,一般选择罗马Ⅲ诊断标准。该标准提出,当排除发热、消瘦、贫血、腹部包块、频繁呕吐、呕血或黑便、年龄>40 岁的初发病者、有肿瘤(结肠癌)家族史者等一系列报警症状后,不须过多检查即可做出诊断。为排除器质性疾病,除详细采集患者病史外,一般可在体格检查的基础上,有针对性地选择粪便常规、结肠镜等辅助检查[13, 14]。对诊断可疑和症状顽固、治疗无效者,应有选择地进一步检查:全血计数、血生化、甲状腺功能、粪潜血+虫卵,以及血钙卫蛋白/C-反应蛋白(CRP)、乳糖氢呼气试验、72 小时粪便脂肪定量、胃肠通过时间测定、肛门直肠压力测定等[2]。

3. 受试者选择

通常选择符合罗马Ⅲ诊断标准的 IBS 及其亚型、具有一定的症状严重水平、伴随生存质量下降的受试者。其中,腹痛或不适的严重程度应达到一定水平,如 VAS/NRS-11 评分 3 分以上,腹痛的发生频率也要每周至少 2 次;根据不同亚型,如 IBS-D 的腹泻,常规定大便性状 Bristol 分型为 6、7,排便频率大于每天 3 次;如 IBS-C 的便秘,应规定排便频率少于每周 3 次,Bristol 分型为 1、2 等。IBS 疾病是易变的进程,纳入受试者的症状持续时间应满足至少 2 周以上。此外,中药临床试验还应符合相应的中医辨证标准,受试者应包括一定数量的男性和女性。为排除器质性疾病,也常将一年内做过结肠镜或结肠气钡灌肠检查后无体质量下降、贫血、出血报警信号者,作为入选标准。

应排除罗马Ⅲ标准建议诊断 IBS 需要排除的疾病:① 乳糖不耐症和其他吸收不良综合征(如果糖吸收不良);② 炎症性肠病;③ 结、直肠肿瘤,或已知有大肠癌家族史的患者;④ 原虫或细菌等引起的急性腹泻;⑤ 小肠细菌过度生长;⑥ 严重的胃肠道器质性疾病;⑦ 子宫内膜异位症等妇科疾病等。无法停用影响胃肠动力药物如促动力药、止泻药的患者,也应排除[13, 15]。

4. 试验流程

为排除 IBS 类似疾病和病情评价的需要,一般设计 10~14 天的导入期。在导入期内应定义治疗 IBS 的解救药物。短期间断治疗药物,疗程一般为 4~8 周,可以设计两个试验;长期持续治疗药物,临床可设计 6 个月及以上,也可以分别设计多个试验。根据试验目的,可以设计停药性随访和治疗性随访期[3, 16]。

5. 合并用药

临床试验中，应限制同类药物的使用。具有镇痛作用或对肠功能有特定影响的药物应禁止使用，并且有充分的理由才可允许使用特定的"解救药物"。解救药物应该明确其有效指标和安全性。如果患者在进入研究前服用稳定剂量的抗抑郁药物，在剂量不变情况下，可以继续研究。在进入研究前和临床试验过程中应保持之前的生活方式和饮食不变。

6. 有效性评价

针对IBS药物的临床研究，其主要终点设定，应将腹痛与排便异常两种主要症状相结合，评价药物治疗的综合"应答率"。鉴于目前尚未有充分严谨的IBS-PRO，欧盟《治疗肠易激综合征药物评价指南》提出，"应答"应定义为"50%的观测时间内满足以下标准的患者"：① IBS-D，定义为腹痛得分（VAS/NRS-11）与基线相比改善至少30%，并且大便稠度与基线相比属于6或7（Bristol分型）的天数减少至少50%；② IBS-C，定义为腹痛得分与基线相比改善至少30%，并且每周完全自发性排便（complete spontaneous bowel movements，CSBM）次数与基线相比至少增加一次；③ IBS-M、IBS-U，定义为腹痛得分与基线相比改善至少30%，并且一个7分/5分的症状总体评估量表至少提升2分/1分[3]。建议设立《受试者日志》，每日记录排便次数、粪便性质及腹痛的VAS或疼痛数字量表（numerical rating scale，NRS）评分等情况。CSBM应以"每周次数"评价，其他指标则应评价症状发生的"天数"。

鉴于目前复合的终点指标几乎均缺乏量表学依据，一般将以下分项指标作为次要的终点指标，以支持主要终点"应答率"。这些指标包括但不限于：① 腹痛和排便异常的应答率；② 腹痛次数和无痛次数的比例；③ 大便频率和粪便稠度；④ 腹部不适、下坠和腹胀次数；⑤ 紧急排便情况；⑥ IBS病情严重程度（BSS）；⑦ 生活质量量表评分；⑧ 中医证候疗效/评分；⑨ 腹痛应答分析（如VAS与基线相比改善至少40%、50%的例数）等[3, 17-19]。腹痛的评价，推荐使用VAS或NRS评分。

评价IBS生活质量的量表种类繁多，常用的有汉化版SF-36健康调查量表（普适性量表）、IBS-QOL量表（特殊性量表），以及患者报告结局量表（patient reported outcomes，PRO）等。精神因素是IBS发病的重要因素之一，临床多采用Hamilton焦虑评价量表（Hamilton anxiety scale，HAMA）及Hamilton抑郁评价量表（Hamilton depression scale，HAMD）评估IBS患者的精神心理状态[18]。

7. 安全性评价

IBS的治疗一般需要间断或持续长期使用药物。为准确评估药品的安全性，部分病例需要观察1年以上。对于间断治疗药物，也应观察至少6个月。需要注意，在IBS亚型患者中收集的安全性数据，可能不支持用于更广泛的患者人群[2]。

三、儿童IBS临床试验设计要点

儿童时期发生复发性腹痛以及IBS，可能决定成年后IBS的发生率。北美地区的研究显示，学龄期儿童IBS发病率较高。但由于缺乏针对儿童及青少年的临床研究，其发病率与年龄分布未有明确数据[2]。

（1）试验设计：儿童IBS临床试验，应进行前瞻性、多中心、随机双盲、安慰剂对照试验设计，也可以进行三臂试验设计。如果药物在成人长期使用中已证实具有安全性与有效性，则儿童试验要维持2~3个月，长期试验的安全性数据应更加丰富[2]。

（2）诊断标准：儿童的诊断，应遵循功能性胃肠病的罗马Ⅲ标准。其症状标准与成人基本相同，而病程和病情标准，较为宽松，为"诊断前至少2个月症状符合以上标准，每周至少发作一次"。

（3）安全性：对于儿童IBS临床试验，必须考虑药物（例如作用于中枢神经系统的药物）对生长发育的影响，应有一个至少2年的安全性记录。儿童安全性的评估，还应关注诱导腹泻和便秘的因素和其带来的更为严重后果（如肠梗阻，水、电解质和酸碱平衡紊乱，低血压和晕厥）[2,4]。

参 考 文 献

[1] 陈灏珠，林果为，王吉耀. 实用内科学[M]. 第14版. 北京：人民卫生出版社. 2013.
[2] World Gastroenterology Organisation Global Guidelines. Irritable Bowel Syndrome: a Global Perspective[EB/Ol]. [2015-9-7]. http://www.worldgastroenterology.org/guidelines/global-guidelines/irritable-bowel-syndrome-ibs/irritable-bowel-syndrome-ibs-english
[3] EAMA. Guideline on the evaluation of medicinal products for the treatment of irritable bowel syndrome[EB/OL]. [2015-4-1]. http://www.ema.europa.eu/docs/en_GB/document_library/Scientific_guideline/2014/09/WC500173457.pdf
[4] 张声生，李乾构，魏玮，等. 肠易激综合征中医诊疗共识意见[J]. 中华中医药杂志，2010, 25 (7)：1062-1065.
[5] 中国中西医结合学会消化系统疾病专业委员会（中国中西医结合学会消化系统疾病专业委员会，2010，苏州）. 肠易激综合征中西医结合诊疗共识意见[J]. 中国中西医结合杂志，2011, 31 (5)：587-590.
[6] 于洪波，李爱萍，戴林. 肠易激综合征的药物治疗进展[J]. 临床军医杂志，2014, 42 (5)：509-512.
[7] Weinberg D S, Smalley W, Heidelbaugh J J, et al. American Gastroenterological Association Institute Guideline on the Use of Pharmacological Therapies in the Treatment of Irritable Bowel Syndrome. [J]. Gastroenterology, 2014, 147 (5).
[8] 周福生，廖荣鑫. 肠易激综合征中西医诊断与治疗[M]. 第1版. 北京：中国医药科技出版社. 2007.
[9] 罗马委员会. 功能性胃肠病罗马Ⅲ诊断标准[J]. 胃肠病学，2006, 11 (12)：761-765.
[10] 中华中医药学会. 中医内科常见病诊疗指南·中医病证部分[M]. 第1版. 北京：中国中医出版社，2008.
[11] C. Y. FRANCIS, J. MORRIS & P. J. WHORWELL. The irritable bowel severity scoring system: a simple method of monitoring irritable bowel syndrome and its progress[J]. Aliment Pharmacol Ther, 1997, 11: 395-402.
[12] Hahn BA, Kirchdoerfer LJ, Fullerton S, etc. Evaluation of a new quality of life questionnaire for patients with irritable bowel syndrome[J]. Aliment Pharmacol Ther, 1997, 11: 547-552.
[13] Francis C Y, Morris J, Whorwell P J. The irritable bowel severity scoring system: a simple method of monitoring irritable bowel syndrome and its progress[J]. Alimentary pharmacology & therapeutics, 1997, 11 (2)：395-402.
[14] Hahn B A, Kirchdoerfer L J, Fullerton S, et al. Evaluation of a new quality of life questionnaire for patients with irritable bowel syndrome[J]. Alimentary pharmacology & therapeutics, 1997, 11 (3)：547-552.
[15] 李今圣. 肠易激综合征和功能性消化不良重叠的临床分析[J]. 临床合理用药，2014, 7 (11)：114-115.
[16] SFDA 药品审评中心组织翻译. 评估治疗IBS药物的考虑要点[EB/OL]. [2010-3-1]. http://www.cde.org.cn/guide.do?method=showGuide&id=347
[17] 唐旭东，卞立群. 构建中医药治疗肠易激综合征的疗效评价体系的思考[J]. 世界华人消化杂志，2010, 18 (21)：2221-2224.
[18] 袁淑芳，张嘉斌，陈方方. 马来酸曲美布汀联合美常安治疗腹泻型肠易激综合征[J]. 中国新药杂志，2011, 20 (7)：616-618.
[19] 孙菁，袁耀宗，高峻，等. 盐酸屈他维林治疗肠易激综合征的多中心临床试验[J]. 胃肠病学，2010, 15 (12)：735-737.

第三节 慢 性 便 秘

慢性便秘（chronic constipation，CC），既包括慢性特发性便秘（chronic idiopathic constipation，CIC）或功能性便秘（functional constipation，FC），也包括由器质性疾病或药物等引起的继发性便秘，通常指病程至少为6个月的便秘[1,2]。临床表现为排便次数减少、粪便干硬和/或排便困难。排便次数减少指每周排便少于3次；排便困难包括排便费力、排出困难、排便不尽感、排便费时以及需手法辅助排便。由功能性疾病引起的慢性便秘，可分为慢传输型便秘（slow transit constipation，STC）、排便障碍型便秘（defecatory disorder，DD）、混合型便秘、正常传输型便秘（normal transit constipation，NTC，多数为便秘型肠易激综合征）[2]。由于STC的结肠传输时间延长，可能与肠神经元和神经递质异常、Cajal间质细胞和肠神经胶质细胞减少有关[3]，似又不属于功能性疾病范畴。因此，2014年，欧盟人用药品委员会《治疗慢性便秘药物研发的临床评价指南（草案）》采用了"慢性特发性便秘"的病名，同时推荐采用功能性便秘的罗马Ⅲ诊断标准[1]。

CC的患病率呈上升趋势。在我国，成人的患病率为4%～6%，60岁以上人群的患病率可高达22%，男女患病率之比为1∶1.22～4.56。低纤维素食物、液体摄入减少可增加CC发生的可能性，滥用泻药可加重便秘[2]。

CC的治疗目的是缓解症状，恢复正常肠道动力和排便生理功能。调整生活方式，合理的膳食、多饮水、运动以及建立良好的排便习惯是本病的基础治疗措施。治疗方法包括药物治疗、生物反馈、结肠水疗、心理治疗、外科手术等[2]。治疗药物种类有刺激性泻药、渗透性泻药、容积性泻药、润滑性泻药以及胃肠促动力药、微生态制剂等。多数患者使用刺激性泻药治疗，症状能明显改善，缓解率即可达到70%左右，但患者对于泻药具有依赖性，停药后易复发[4, 5]。

中医学认为，便秘的基本病机为大肠传导功能失常。病性可概括为寒、热、虚、实四个方面，临床一般分为热秘证、气秘证、冷秘证，以及气虚证、血虚证、阳虚证[1]。

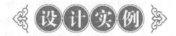

一、题目

××胶囊治疗慢性便秘肠热津亏证评价其改善便秘症状和安全性的随机双盲、剂量探索、多中心Ⅱ期临床试验。

二、研究背景

该药处方为临床验方，含有芦荟等七味药，具有清热养血润燥、下气补气通便的功效。临床研究结果显示，其处方对多种便秘有效，且处方在临床使用中未发现毒副作用。

1. 主要药效学试验结果

小鼠气虚模型中，该药高、中剂量组（2.52g、1.26g 生药/kg）能明显增加小鼠的体重，延长气虚小鼠的低温游泳时间，高、中剂量组能明显增加脾、肾、腹腔脂肪系数，低剂量组仅对腹腔脂肪系数有增加作用；小鼠燥结便秘模型中，该药高、中、低剂量组（2.52g、1.26g、0.63g 生药/kg）能明显缩短第一次排便时间，高、中剂量组能明显增加4小时内排便重量级次数，增加小肠的推进率，低剂量作用不明显；大鼠慢性传导型便秘模型中，该药高、中、低剂量组（1.76g、0.88g、0.44g 生药/kg）能明显增加大鼠结肠的推进率，提高结肠杯状细胞数，高剂量组能增加肠道细胞内5-HT的含量；家兔在体肠运动模型中，该药高、中、低剂量组（0.9g、0.45g、0.225g 生药/kg）在给药60分钟后可明显增加家兔肠蠕动的波幅和频率，给药90分钟后，高、中剂量有作用，低剂量作用不明显，给药120分钟后，给药各组家兔肠蠕动波幅和频率增加均不明显。综合各药效学试验结果，可观察到该药具有明显的改善气虚和促进排便作用，大部分起效剂量为低剂量,但高、中剂量作用更显著,有一定的剂量依赖性关系,其中,高剂量作用最为明显,因此拟以高剂量作为药效最佳使用剂量。

2. 毒性试验结果

小鼠急性毒性试验中,灌胃给药,该药24小时内最大给药量为218g生药/kg,约相当于临床人用剂量的1345倍,大鼠急性毒性试验中,灌胃给药,24小时内最大给药量为109g生药/kg,约相当于临床人用剂量的673倍,观察14天,未见到明显中毒反应及死亡。

大鼠长期毒性试验中,该药高剂量组药剂量为41g生药/kg,约为临床人用剂量的253倍,给药3个月、6个月及停药3周,给药组动物在给药过程中,体重增长缓慢,毛发光泽度差,饮食正常,饮水量增加,大便稀,次数较多,其中高、中剂量组较为明显;各动物外周血象及病理检查未见明显异常,血生化检查,给药3个月高、中剂量组钾离子浓度有所降低,差异有显著性($P<0.05$),其余各组及各项指标无明显变化;给药6个月后,与对照组比较,高剂量组钾离子浓度有所降低,差异有显著性($P<0.05$),其余各组及各项指标无明显变化高剂量组;恢复期后,与对照组比较,各组检测指标无明显变化。

三、试验目的与观察指标

(1)初步评价××胶囊对于便秘症状的改善作用,并进行剂量探索。观察指标:便秘有效率,完全自发排便率(complete spontaneous bowel movements,CSBM),排便起效时间。

(2)初步评价××胶囊治疗功能性便秘肠热津亏证的证候改善作用。观察指标:中医证候疗效。

(3)观察××胶囊临床应用的安全性。观察指标:一般体检项目,血、尿、便常规,心电图,肝肾功能,可能出现的临床不良事件/不良反应等。

四、试验总体设计

采用分层区组随机、双盲、剂量探索、多中心临床试验的方法。

(1)随机:采用分层区组随机的方法。以中心为分层因素。层内按1:1:1的比例随机分为试验高剂量组、试验低剂量组或安慰剂对照组。运用SAS统计软件,按×个中心的病例分配数及随机比例,生成随机数字分组表。

(2)盲法:采用双盲、单模拟方法。

(3)对照:采用安慰剂(零剂量)对照,进行剂量探索。

(4)多中心:在×家机构同期进行。

(5)样本含量:根据《药品注册管理办法》(2007)关于临床试验样本量的规定,考虑剔除脱落因素,决定本试验例数为240例,其中试验低、高剂量组和安慰剂对照组各80例,共240例。

五、诊断标准

1. 西医诊断标准(功能性便秘)

采用功能性便秘(FC)的罗马Ⅲ诊断标准[6]。

(1)必须满足以下2条或更多:a 至少25%的排便存在排便费力;b 至少25%的排便为块状便或硬便;c 至少25%的排便有排便不尽感;d 至少25%的排便有肛门直肠的梗堵/阻塞感;e 至少

25%的排便需要借助手法辅助（如：手指帮忙排便、盆底辅助排便）；f 每周排便少于 3 次。

（2）不用通便药几乎没有松散的大便。

（3）诊断肠易激综合征的标准不充分。

诊断标准需达到最近 3 个月症状发作满足上述条件，并且症状出现至诊断前至少 6 个月。

2. 中医辨证标准（便秘肠热津亏证）

参照《中医内科常见病诊治指南》[7]制定。

（1）主症：① 排便间隔时间延长；② 大便干结或呈团块；③ 排便困难；④ 大便失禁。

（2）次症：① 腹胀腹痛；② 口燥咽干；③ 神疲乏力；④ 五心烦热。

（3）舌脉：舌干红，苔黄或黄燥，脉滑数。

具备主症中①②项，次症 3 项及以上，参考舌脉，即可做出肠热津亏证辨证。

六、受试者的选择

（一）纳入病例标准

（1）符合功能性便秘西医诊断标准。

（2）符合便秘肠热津亏证中医诊断与辨证标准。

（3）入组前 2 周内未服用过治疗功能性便秘药物，且排便次数不超过 5 次/2 周，并且具备排便费力、干球状粪或硬粪至少 1 项者。

（4）年龄 18～65 岁。

（5）患者知情同意，志愿受试并签署知情同意书。

（二）排除病例标准

（1）虽符合功能性便秘罗马Ⅲ诊断标准，但属于功能性排便障碍（需借助辅助检查如气囊排出试验、排粪造影、测压法或肌电图等），排便费力严重程度很高，或只满足其中"至少 25%的排便需以手法辅助"的患者。

（2）合并肠道器质性疾病如由直肠、结肠器质性病变（如肿瘤、克隆氏病、结肠息肉、肠结核等）所致肠道狭窄引起的便秘，肛门病变引起排便疼痛而妨碍排便，以及通过直肠指检证明括约肌张力增强的患者。

（3）全身器质性病变，或其他累及消化道的系统性疾病如神经肌肉的病变等，以及明确病因的继发性便秘。

（4）有"报警信号"者（新出现症状、贫血、直肠出血、FBT 阳性、体重减轻等）。

（5）妊娠或准备妊娠妇女，哺乳期妇女。

（6）过敏体质或对本药过敏者。

（7）合并心脑血管、肝、肾、内分泌、神经系统及造血系统等严重原发性疾病，精神病患者。

（8）近三个月内参加过其他药物或医疗器械临床试验者。

（三）受试者退出（脱落）标准

1. 研究者决定退出

（1）出现过敏反应或严重不良事件，根据医生判断应停止试验者；

（2）试验过程中，患者发生其他疾病或出现严重并发症者；

（3）受试者试验用药依从性差（＜80%或＞120%）或自动中途换药者；

（4）各种原因的中途破盲者；

（5）严重违反纳入或排除标准，本不应随机化者。

2. 受试者自行退出

（1）无论何种原因，患者不愿意或不可能继续进行临床试验，向主管医生提出退出试验要求而退出试验者；

（2）受试者虽未明确提出退出试验，但中途失访或不再接受试验用药及检测者。

（四）中止全部试验的条件

（1）试验中发生严重安全性事件，应及时中止试验；

（2）试验中发现临床试验方案有重大失误，或者方案虽好但在实施中发生严重偏差，难以评价药物疗效，应中止试验；

（3）试验中发现药物治疗效果较差，不具备临床价值，应中止试验；

（4）申办者要求中止试验；

（5）行政主管部门撤销试验。

（五）结束全部临床试验的规定

完成计划中的最后1例病例随访，即标志一次临床试验的结束。

七、治疗方案

1. 试验药物的名称及规格

（1）试验药：××胶囊，每粒0.36g，含生药1.08g。

（2）对照品：××胶囊模拟剂，每粒0.36g。

2. 试验药物包装

将试验药××胶囊和/或其模拟剂，按受试者所需数量（14天的用量再加上2天的富余量）分装。受试者每次的服用量（××胶囊和/或其模拟剂胶囊共4粒）装于1个"小袋"中，各组早、中、晚剂量分别包装，分别为16袋，共48袋（192粒）装入一个"大药盒"中一次性发放给受试者。包装上均注明："××胶囊临床试验用药"、SFDA临床研究批件号、药物编号（即按"处理编码"编制的试验药物顺序号：001～240）、功能主治、生产批号、有效期、应用方法、贮存条件、生产厂家等。

3. 药物的随机编盲和应急信件

（1）随机编盲（参照本章第一节）

（2）应急信件的设立（参照本章第一节）

4. 试验用药物的分发与保存（参照本章第一节）

5. 用药方法及疗程

（1）用法用量：低剂量组：××胶囊每次2粒+模拟胶囊每次2粒，每日3次，口服。高剂量组：××胶囊每次4粒，每日3次，口服。零剂量组（安慰剂组）：模拟胶囊 每次4粒，每日3次，口服。

（2）疗程：2周。

（3）基础治疗：导入期与治疗期，全部受试者均嘱其摄入充足水分、纤维以及进行身体锻炼。

6. 合并用药规定

临床试验期间（包括导入期）不得使用中、西药泻剂。间隔5天以上仍不排便者，可以给予助排措施（开塞露或清洁洗肠），使大便排出。

7. 试验用药依从性判断（参照本章第一节）

八、安全性评价

1. 试验用药物可能的不良反应

本品的急性毒性、长期毒性试验均未见明显毒性反应，也未提示毒性靶器官。长期毒性试验大鼠给药3个月后高、中剂量组可见钾离子浓度降低（差异有显著意义），临床试验应重点观察与之相关的临床不良事件（如肌无力、心律失常等症状）。

2. 安全性评价指标及观测时点

临床不良事件（随时观察）；血、尿、便常规+潜血，心电图，肝功能 ALT、AST、TBIL、DBIL，肾功能 BUN、Cr、eGFR（治疗前后分别观测1次）；血清电解质和二氧化碳结合力（治疗前后分别观测1次）。

3. 不良事件的记录和判断（参照本章第一节）

4. 严重不良事件的处理（参照本章第一节）

5. 未缓解不良事件的随访（参照本章第一节）

九、有效性评价

（一）观察指标

1. 基线指标

（1）人口学指标：① 性别；② 年龄；③ 身高；④ 体重；⑤ 民族（用药前查）。

（2）疾病相关指标：① 病程；② 病因。

2. 诊断指标

（1）全结肠镜检（一年内已做全结肠镜检者，如出现消瘦、贫血、便血等报警症状需再做全结肠镜检查）；

（2）B超（肝、胆、胰、脾）；

（3）大便隐血；

（4）气囊排出试验、排粪造影、测压法或肌电图。

以上项目试验前检查1次。

3. 有效性观察指标与时点

（1）便秘有效率，治疗2周评价。
（2）完全自发排便（CSBM）次数（治疗2周内）。
（3）排便起效时间。
（4）中医证候疗效：治疗2周评价。
（5）单项症状（大便质地、排便费力、大便失禁等），基线、治疗2周记录。
（6）助排次数（包括应用解救药物助排）。

（二）中医证候的分级量化

参照《中药新药临床研究指导原则（试行）》[8]制定。

表5-3-1　中医证候分级量化表

主症（分级赋分）	正常（0分）	轻度（2分）	中度（4分）	重度（6分）
排便时间	排便1~2天1次	排便3天1次	排便4~5天1次	排便5天以上1次
大便性状	Bristol 4~7	Bristol 3	Bristol 2	Bristol 1
排便困难	排便通畅	排便不畅，有一定困难	排便困难，需用力、屏气	排便困难，需助排
大便失禁	无	有		
次症（分级赋分）	正常（0分）	轻度（1分）	中度（2分）	重度（3分）
腹胀腹痛	无	腹胀，不影响日常生活	腹胀，可影响日常生活	腹胀，影响日常生活
口燥咽干	无	轻微口燥咽干	口燥咽干，饮水可暂缓解	口燥咽干欲饮水，饮而不解
神疲乏力	无	轻微乏力	动则乏力	不动亦乏
五心烦热	无	有		
舌脉	记录不计分			
舌质		舌质干红□　淡□		其他：
舌苔		舌苔白□　黄□　腻□		其他：
脉象		细数□　滑数□		其他：

注：Bristol 粪便性状分类：1. 坚果状便：硬邦邦的小块块，像兔子的粪便；2. 干硬状便：质地较硬，多个小块粘在一起，呈香肠状；3. 有褶皱便：表面布满裂痕，呈香肠状；4. 香蕉样便：质地较软，表面光滑，呈香肠状；5. 软便：质地如软的半固体，小块的边缘呈不平滑状；6. 略有形状的便：无固定外形的粥状；7. 水状便：水状，完全不含固体物的液体。

（三）终点指标定义和疗效评价标准

（1）便秘"有效"的定义：每周至少3次CSBM，同时较基线期增加至少1次/周。
（2）CSBM的定义：24小时内不应用任何"解救措施"包括灌肠剂或栓剂的排便。
（3）排便起效时间：服药后第一次CSBM所需要的时间。
（4）证候疗效评定标准，参照《中药新药临床研究指导原则（试行）》[8]。① 临床痊愈：中医临床症状、体征消失或基本消失，证候积分减少≥95%。② 显效：中医临床症状、体征明显改善，证候积分≥70%，<95%。③ 有效：中医临床症状、体征明显改

善，证候积分≥30%，＜70%。④ 无效：中医临床症状、体征均无明显改善，甚或加重，证候积分减少不足 30%。

注：计算公式（尼莫地平法）为：[（治疗前积分−治疗后积分）÷治疗前积分]×100%

十、试验流程

表 5-3-2　试验流程表

阶段 项目	导入期	治疗期	
访视点	1	2	3
访视时间窗	−14 天～0 天	治疗 7 天	治疗 14 天+2 天
签署知情同意书	×		
填写一般资料	×		
既往病史和治疗史	×		
合并疾病和症状	×		
合并用药及治疗手段	×*1	×*1	×*1
全结肠镜检	×*2		
B 超（肝、胆、胰、脾）	×		
气囊排出试验、排粪造影、测压法或肌电图	×*3		
完全自发排便次数	×	×	×
排便起效时间		×	
中医证候	×		×
助排次数	×	×	×
血、尿、便常规（+潜血）	×		×
肝肾功能、血清电解质+CO_2CP	×		×
心电图	×		×
记录不良事件		×	×
分发药物	×		
试验用药依从性			×
脱落原因分析			×
有效性评价			×
PI 审核			×
CRA 审核			×

注：×*1，导入期与治疗期记录；×*2，一年内已做全结肠镜检者，如出现消瘦、贫血、便血等报警症状需再做全结肠镜检查；×*3，根据鉴别诊断需要选择一项或多项检查。

十一、数据管理（参照本章第一节）

十二、统计分析（参照本章第一节）

十三、质量控制与保证

1. 质量控制措施

(1)、(2)参照本章第一节。

(3)临床试验开始前培训:通过临床试验前培训使研究人员对临床试验方案及其各指标具体内涵的充分理解和认识。对日志卡的记录进行一致性培训;对于自觉症状的描述应当客观,切勿诱导或提示;对于所规定的客观指标,应当按方案规定的时点和方法进行检查。

2. 质量保证措施(参照本章第一节)

十四、伦理学要求

1~3(参照本章第一节)

4. 受试者的医疗和保护

(1)~(4)参照本章第一节。

(5)治疗 CC 的刺激性泻药,其毒副作用的靶器官主要为胃肠道以及肝肾脏器,对于脾胃、肝肾功能欠佳的患者,试验期间出现毒副作用,应及时采取应对措施。

5、6(参照本章第一节)

十五、试验结束后的随访和医疗措施

因治疗 CC 的药物一般均含有刺激性泻药,需要间歇或连续长期使用,故除常规诊治外,还应对服用刺激性泻药的患者进行至少 12 个月的安全性观察。

十六、试验总结与资料保存(参照本章第一节)

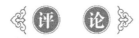

评 论

一、研究策略

慢性便秘(CC)主要包括慢性特发性便秘(CIC)/功能性便秘(FC)和阿片类药物引发的便秘(opioid induced constipation,OIC)。治疗 CC 药物的临床研究,主要目标是长期使用改善便秘症状。只适合于短期应用改善便秘症状的药物,如刺激性泻剂、含有蒽醌类成分的大黄、芦荟、番泻叶、何首乌、决明子的中药复方制剂等,也可以 CIC 为疾病载体进行临床研究。

二、临床试验设计要点

1. 总体设计

改善便秘症状的中药,同样应遵循随机双盲、平行对照、多中心临床试验的一般原则。因 CC 延迟治疗一般不会产生严重后果,并且有疗效确切的中成药,因此可以采用安慰剂和/或阳性药对照。根据试验阶段和药物作用强度,可以选择差异性检验、优效性检验或非劣效检验,确定检验界值。CIC/FC 包括缓慢传输型便秘（STC）和正常传输型便秘（NTC），后者多为便秘型肠易激综合征（IBS-C）。因临床上 STC 和 NTC 的明确鉴别较难，且两者治疗原则基本相同，国外主张除非在前期研究中证实 STC 和 NTC 两组人群对试验药物的反应有差异，一般在 Ⅱ、Ⅲ 期研究中没有必要对 STC 和 NTC 进行分层[1]。

针对 OIC 的药物，临床试验设计一般与 FC 相同；专门用于手术前或检查前的肠道清洁剂，则宜采用相应的设计方法[1]。

2. 诊断标准

CC 的诊断，主要采用 FC 的罗马Ⅲ诊断标准。根据肠道动力和肛门直肠功能改变特点，FC 可分为 4 型：① STC，结肠传输延缓，主要症状为排便次数减少、粪便干硬、排便费力。② 排便障碍型便秘，即功能性排便障碍，既往称之为出口梗阻型便秘，主要表现为排便费力、排便不尽感、排便时肛门直肠堵塞感、排便费时、需手法辅助排便等。其诊断指标应包括气囊排出试验、排粪造影、测压法或肌电图等。该型还可分为不协调性排便和直肠推进力不足 2 个亚型。③ 混合型便秘，患者同时存在结肠传输延缓和肛门直肠排便障碍。④ NTC，便秘型肠易激综合征多属于这一型，患者的腹痛、腹部不适与便秘相关[2]。

3. 受试者选择

长期或短期应用改善便秘症状的中药，均可选择 CIC/FC 患者进行临床研究，常入选 STC、NTC 患者，排除功能性排便障碍患者。鉴于 NTC 多见于便秘型肠易激综合征（IBS-C），而典型的 IBS-C 又是 FC 罗马Ⅲ标准的排除疾病，临床上虽主要选择 STC 患者，但必要时也可以同时选择 NTC 患者。具有外围对抗 μ-阿片受体作用的药物，只应选择 OIC 患者进行临床研究。

为明确每周排便次数<3 次的含义，导入期的排便次数不能超过 5 次/2 周[1]。

应注意排除功能性排便障碍、混合型便秘、继发性便秘等疾病。出现报警征象者，如便血、粪隐血试验阳性、贫血、消瘦、明显腹痛、腹部包块、有结直肠息肉史和结直肠肿瘤家族史，应进行全面的体格检查，注重腹部检查、肛门直肠指检、粪常规和隐血试验，并排除此类患者。

4. 试验流程

为稳定基线，一般设计 1～2 周的导入期。导入期内，除了使用规定的紧急用药外，应洗脱之前的阳性治疗，并且病情应稳定，完全符合纳入标准。个别情况下，对"常规泻药"无反应（应答）也应记录。此外，导入期内应给予一般治疗，调整饮食结构、适量饮水和活动等，以排除这些因素对便秘的影响[1]。这在儿童临床试验中尤为重要。

针对 CC 疾病改善便秘症状需要长期使用的药物，疗程至少需要 8 周，甚至 6 个月或更长时间。以 CC 为研究载体的改善便秘症状短期使用的药物，一般设计 1～2 周疗程[9]。

为便于精确评价排便次数，设置 2 周的导入期和至少 2 周的疗程更加合理。根据试验目的，可以设计停药后随访。随访时间一般在停药后 2～4 周开始，持续 1～2 周。

5. 有效性评价

CC 一般以完全自发排便次数（CSBM，24 小时内不应用任何"解救措施"包括灌肠剂或栓剂的排便）或自发排便次数（spontaneous bowel movements，SBM）为主要指标。也可以定义终点指标"有效"，即每周排便次数至少 3 次，且比基线至少增加 1 次。一般评价治疗期最后 1～4 周的疗效。其他如粪便性质、排便困难、大便失禁、助排次数、排便起效时间等，均可作为辅助性次要指标。粪便性质评价,一般按照布里斯托(Bristol)分型。如将排便起效时间设计为评价便秘即时疗效的指标之一,则以限定导入期最后一次排便(自发或出现腹胀痛后助排)后开始第一次用药为佳。

Knowles-Eccersley-Scott 症状评分量表(KESS),是基于便秘评分系统(constipation scoring system,CSS/cleveland clinic score,CCS)的优化版本,具有较好的反应度和内部一致性,国外常用。此量表不仅可以评估患者的便秘病情,还可对患者进行分型。其包含 11 个条目,包括便秘病程、泻药的使用、排便频率、是否出现有便意而排便失败的情况、排便不尽感、腹部疼痛、腹胀、灌肠或用手动助排次数、排便时间、排便困难程度以及不用泻药时粪便性状。最高分 39 分,得分越高,病情越严重[10,11]。目前,国内一般自定义类似 KESS 的"功能性便秘症状分级量化表",但多缺乏信度、效度和反应度的评价依据。

目前,尚无公认 CC 中医证候评价量表,可以由课题组专家根据临床经验自拟。

6. 安全性评价

针对 CC 疾病的治疗,一般需要间歇或连续长期使用,有必要收集长期使用的安全性数据。可以考虑在有足够样本量(至少 100 例)的情况下,观察期至少设置为 12 个月,以确切评估药品安全性[1]。

治疗 CC 的中药大多含有大黄、芦荟、番泻叶、何首乌、决明子等刺激性泻药。大黄主要成分包括蒽醌类(大黄素、大黄酚、大黄素甲醚等)、蒽酮类(主要泻下成分)、二苯乙烯类、苯丁酮类、鞣质类、多糖类等。大黄总蒽醌长期毒性试验与大黄素急性、长期毒性试验均表明,对肾近曲小管具有毒性作用,可致透明小滴生成和肾矿化、膀胱胞浆变性及肾小管肿瘤,其靶器官为肾。大黄水煎剂长期服用可造成 AST 升高、γ-GT 升高以及结肠黑变病,其主要靶器官为肝与肠。大黄提取物对成年大鼠睾丸的毒性试验显示,大黄水提物组及总蒽醌组,均可致精子数量明显减少,活动率明显降低,间质细胞部分消失,生精小管支持细胞缺失,生精细胞间隙增大、部分缺失,细胞层明显减少、变薄,其作用靶点为睾丸的间质细胞[12-16]。

芦荟的有效成分主要为蒽醌类化合物(包括芦荟苷、芦荟大黄素、芦荟大黄甙等)与芦荟多糖。芦荟大黄甙过量服用可刺激胃肠黏膜,致腹痛腹泻,靶器官为胃、肠;芦荟大黄素作为芦荟中重要的蒽醌成分,其浓度达到 160mol/L 时,显示出明显毒性,与大黄所含有的蒽醌类化合物作用机制相同进而导致结肠黑变病。此外,国外有相关研究显示,在浓度达到 200mol/L 芦荟大黄素急性毒性试验中,可致小鼠肾重量增加,损害大量细胞繁殖,导致急性肾损害,其靶器官为肾[17-19]。

番泻叶主要含蒽类成分,包括大黄酸、芦荟大黄素、大黄酚及番泻苷 A、B、C、D 等。其致泻的有效成分主要是番泻苷,大剂量番泻苷可导致小鼠剧烈腹泻,进一步致低血容量休克,低血容量休克可引起的急性肾衰竭,并可致肠黏膜上皮全部坏死。豚鼠毒性实验结果显示长期应用蒽醌衍生物,降低肠道合成产物或加速肠道神经肽的衰竭,引起肠道神经组织损伤,其靶器官为胃、肠道、肾脏[20-22]。

何首乌主要有效成分为二苯乙烯苷类化合物、蒽醌类成分、磷脂类等。何首乌水提液人体急性毒性实验中,可见患者出现过敏性皮炎、双眼药物性眼部色素沉着等;在人体长期毒性实验中,何首乌水煎液可导致患者糖代谢紊乱,出现低血糖症状,其靶器官为皮肤与内分泌系统。长期毒性试验可致大鼠肺脏肿大、脾脏轻度肿大、黄疸、胆囊壁增厚、胆汁淤积;肝细胞肿胀甚至坏死、血窦充血、少量炎细胞浸润、Kupffer 细胞增生活跃,AST、MDA 升高,其靶器官为肺、肝、脾。其蒽醌类化合物还可刺激胃肠道，出现腹泻、腹痛、肠鸣、恶心、呕吐等，其靶器官为胃肠。生首乌提取物蒽醌类衍生物长期灌服大鼠后出现甲状腺瘤性病变、前胃上皮肥大增生、肝细胞退行性变以及肾小球硬化，可见其靶器官还有甲状腺、肾脏[23, 34]。

决明子化学成分主要为蒽醌类、萘并-吡咯酮类、脂肪酸类、非皂化物质、糖及氨基酸类、无机元素等。决明子中泻下的有效成分大黄酚蒽酮甙，长期毒性实验可导致结肠黏膜固有层色素沉积、直肠黏膜固有层色素沉积，且黑色素染色阳性；肾脏肾盂扩张、肾盂肾炎；结肠浅表性黏膜炎、结肠肿胀、浆膜充血以及肠系膜淋巴增生、肠系膜淋巴结囊样性变。其中羟基蒽醌类化合物可致生殖毒性，导致睾丸萎缩。可见决明子毒性靶器官主要为肾、结肠、肠系膜淋巴结、睾丸等[35-39]。

由此可见，长期使用这些含有蒽醌类成分的泻药均可能导致结肠黑变病（melanosis coli，MC），而且该病变与大肠癌的发病率密切相关，常常合并存在[40, 41]，临床试验设计中应尽量缩短疗程，并且不建议长期应用。关于蒽醌类化合物所致的肝损伤，近年来也屡见报告，除肝功能异常外还可因胶原纤维蓄积而导致肝纤维化[42]。

7. 试验的质量控制

CC 的有效性评价常以 CSBM 每周次数、便秘有效率为主要观察指标，有时也观察排便起效时间。为提高受试者依从性和数据记录的准确性，推荐使用"受试者日志卡"。作为 CC 临床试验诊断及疗效评价的原始数据记录，应该重视其质量控制，制定日志卡使用手册，明确日志卡的注意事项及日志卡问题的完整说明等[43]。

8. 助排措施

若患者出现大便多日不能自行排空且腹胀难忍，常采用灌肠、栓剂、手法等协助排便[44]。手助排变主要包括排便时用手挤压、按摩会阴部，甚至用手或纸卷按压阴道后壁协助粪便排出，此类方法更适用于具有直肠排空障碍的 CC 患者[45]。STC 临床若见腹胀或不适，无自行排空大便史，用泻剂效果优于灌肠、栓剂和手法助排。其中灌肠助排一般只适用于急性便秘及粪便嵌顿[43]。此外，国外关于匹可硫酸钠治疗 CC 的二项临床试验中，对于使用口服刺激性泻药解救剂的时间加以限制，即不可以在治疗的前一天或第一天使用，以免干扰排便次数以及排便起效时间的评价[46, 47]。但关于口服刺激性泻药作为解救药物何时施用、对疗效评价有何干扰，国内外未有明确定论。

三、儿童功能性便秘及其临床试验设计特点

便秘是儿童常见症状，2～4 岁是发病的高峰期（此时，儿童正经历如厕训练）。1 岁以前发病率最低，学龄儿童患病率为 17%～34%。约 95% 的儿童便秘是"功能性"的，多因排便过程受干扰、憋大便等行为而引起粪便嵌塞，甚至大便失禁。其病因多样，影响因素和发生机制错综复杂，多长期持续存在，严重损害了患儿的生活质量，也给患儿家庭带来负担。约 50% 的患儿 6～12 个月内可以痊愈，但仍有约 1/3 的患儿症状仍可间断出现直至成年[1, 3]。

1. 试验设计

FC 可发生于各个时期儿童，罗马Ⅲ诊断标准以 4 岁为界分为婴幼儿与青少年两个标准，因此建议采用以年龄分层随机的方法设计临床试验，以保证各年龄段患儿均衡入组和按照年龄段给予不同的药物剂量[48]，一般可分为小于 4 岁、4～7 岁、7～14 岁三个年龄段进行分层随机。

2. 诊断标准

儿童 FC 诊断,目前国内外多采用罗马Ⅲ诊断标准。较之成人,其对病程的要求短,婴幼儿 1 个月、青少年 2 个月即可诊断。也可以参照儿童便秘巴黎 PACCT 标准[1],其未对儿童年龄进行区别。

成人 FC 与儿童 FC 罗马Ⅲ诊断标准,均要求至少符合下列 2 项条件,其区别:① 排便次数,成人要求每周<3 次,儿童则为≤2 次。② 大便失禁,儿童(4 岁以下可以控制排便者)要求每周有至少 1 次,而成人则无此要求。③ 排便困难,成人至少 25%的排便存在排便费力,儿童要求排便疼痛或排便困难史。④ 粪便性质,成人至少 25%的排便为块状便或硬便,儿童则要求直肠中有巨大的粪块,或排出的粪便粗大以至于堵塞下水道(2 项条件)。⑤ 其他,儿童有大量粪潴留史或有与粪潴留有关的姿势,成人至少 25%的排便有排便不尽感,或至少 25%的排便有肛门直肠的梗堵/阻塞感,或至少 25%的排便需要借助手法辅助(3 项条件)。此外,成人与青少年还应排除肠易激综合征,成人还包括不用通便药几乎没有松散的大便。

3. 受试者的选择

FC 可发生于儿童任何年龄段,但一般儿童临床试验的注册前阶段均不建议纳入青春期受试者。年龄的下限应根据试验目的和主要评价指标的要求予以选择,如在导入期内进行排便功能训练,一般应考虑选择至少 2.5 岁以上患儿,否则下限或可达 0.5~1 岁[49-51]。

4. 导入期与随访期的设置

一般而言,为观察药物的有效性应设置 1~2 周导入期,导入期内仅给予基础治疗(饮食),不得使用可干扰试验药物有效性的药物。但是不给予患儿治疗药物,既操作困难也存在伦理学问题,可将导入期缩短,甚至不设置导入期。

儿童 FC 中药多含有大黄、芦荟等刺激性泻药成分,其停药后的便秘症状反弹是常见的临床现象,因此,有必要设置一定的停药后随访期,观察药物的作用特点。根据疾病远期疗效观察的需要,也应设计相应的随访期。

5. 有效性评价

儿童 FC 病程短,有望短期治愈,因此,既可以采用一般的针对便秘症状的有效性评价方法,也有可能针对疾病而采用痊愈率等终点指标,评价其疾病远期疗效。应明确定义何为"痊愈",一般通过一定时间的停药随访,FC 的各项症状特别是 CSBM 不符合诊断标准。

参 考 文 献

[1] EAMA. Guideline on the evaluation of medicinal ptodicts for thcteatment of chtonic constipation (including opionidinduce dconstipation) and for bowel cleansing [EB/OL] [2015-6-24] http://www.ema.europa.eu/docs/en_GB/document_libtary/Scientific_guideline/2015/09/WC500193391.pdf

[2]中华医学会消化病学分会胃肠动力学组. 中国慢性便秘诊治指南(2013,武汉)[J]. 胃肠病学, 2013, 18(10): 605-612.

[3] Bassotti G, Villanacci V. Can "functional" constipation be considered as a form of enteric neuro-gliopathy?[J]. Glia, 2011, 59(3): 345-350.

[4] Schütze K, Brandstätter G, Dragosics B, et al. Double‑blind study of the effect of cisapride on constipation and abdominal discomfort as components of the irritable bowel syndrome[J]. Alimentary pharmacology & therapeutics, 1997, 11(2): 387-394.

[5] Altabas K, Bilić A, Jurčić D, et al. The efficacy of cisapride vs. placebo and diet in patients with chronic constipation[J]. Collegium antropologicum, 2003, 27(1): 197-204.

[6] 罗马委员会. 功能性胃肠病罗马Ⅲ诊断标准[J]. 胃肠病学, 2006, 11（12）: 761-765.
[7] 中华中医药学会. 中医内科常见病诊疗指南•中医病证部分[M]. 第1版. 北京: 中国中医药出版社, 2008.
[8] 郑筱萸. 中药新药临床研究指导原则（试行）[M]. 第1版. 北京: 中国医药科技出版社, 2002.
[9] 蒋萌, 熊宁宁, 周晓虹, 等. 中药新药治疗慢性功能性便秘的临床试验设计要点[J]. 中国临床药理学与治疗学, 2005, 10（5）: 594-597.
[10] 唐旭东. 功能性胃肠病症状重叠治疗策略与 PRO 量表[C]//全国中西医结合消化系统疾病学术会议. 2011.
[11] 周思远, 刘婷, 覃海知, 等. 临床常用便秘诊断和疗效评价量表的特征[J]. 世界华人消化杂志, 2013, 21（25）: 2611-2616.
[12] 郭鹏, 张铁军, 朱雪瑜, 等. 大黄毒性的现代研究与减毒对策[J]. 中草药, 2009, 40（10）: 1671-1674.
[13] 王清秀, 吴纯启, 廖明阳. 大黄及其主要成分的毒性毒理研究[J]. 毒理学杂志, 2007, 21（40）: 301-302.
[14] 王嫣虹, 彭成, 朱力阳, 等. 大黄素对结肠 Cajal 间质细胞毒-效作用的研究[J]. 中国中西医结合消化杂志, 2010, 18（3）: 141-144.
[15] 胡晓丞, 李亚洲, 佟继铭, 等. 大黄提取物对成年大鼠睾丸的毒性作用[J]. 中国药理学与毒理学杂志, 2012, 26（5）: 658-663.
[16] 雷湘, 陈刚, 陈科力, 等. 大黄素对小鼠的急性毒性研究[J]. 中药药理与临床, 2008, 24（1）: 29.
[17] 张春玲, 厉保秋, 尹洪银, 等. 芦荟制品中芦荟苷含量测定及通便作用研究[J]. 食品与药品 A, 2008, 10（1）: 25-28.
[18] 吴强. 芦荟提取物的毒理实验及对内容物芦荟苷含量与稳定性的分析[D]. 北京工商大学, 2005.
[19] 张洁宏, 姚思宇, 王彦武, 等. 纯芦荟汁毒性试验研究[C]//中国西部实验动物管理与学术研讨会. 2013.
[20] 刘顺良, 周月彩, 李建新, 等. 番泻叶的化学成分毒性及用药安全性研究[J]. 时珍国医国药, 2002, 13（11）: 693-694.
[21] 李荣群, 张跃明, 余道军, 等. 番泻叶提取物的急性毒性实验研究[J]. 现代中西医结合杂志, 2008, 17（6）: 820-822.
[22] 蒋霞, 刘滔滔, 唐双意, 等. 番泻叶致不良反应 116 例文献分析[J]. 中国医院用药评价与分析, 2009, 9（11）: 869-871.
[23] 张力, 杨晓晖, 孙震晓, 等. 何首乌临床不良事件回顾性研究及风险控制措施探讨[J]. 中国中药杂志, 2009, 34（13）: 1724-1729.
[24] 鄢良春, 赵军宁, 邱雄. 何首乌安全性问题研究进展[J]. 中药药理与临床, 2009, 25（3）: 77-81.
[25] 张力, 杨晓晖, 邓媛嫒. 何首乌及其制剂国外安全性信息的评价与思考[J]. 中国中药杂志, 2009, 34（18）: 2414-2418.
[26] 孙震晓, 张力. 何首乌及其制剂相关肝损害国内文献回顾与分析[J]. 药物不良反应杂志, 2010, 12（1）: 26-30.
[27] 胡锡琴, 李娅琳, 王磊. 何首乌中鞣质对大鼠肝脏生化指标的影响[J]. 药物评价研究, 2010, 33（1）: 63-65.
[28] 耿增岩, 陈金铭, 于德红. 制何首乌对大鼠肝损伤的实验研究[J]. 时珍国医国药, 2010, 21（4）: 1006-1007.
[29] 俞捷, 谢洁, 赵荣华, 等. 何首乌肝脏不良反应研究进展[J]. 中草药, 2010, 41（7）: 1206-1210.
[30] 方红玫, 朱延焱. 何首乌有效成分、毒性作用和相关研究进展[J]. 国际药学研究杂志, 2010, 37（4）: 283-286.
[31] 李奇, 赵奎君, 赵艳玲, 等. 大剂量何首乌醇提物致大鼠多脏器损伤研究[J]. 环球中医药, 2013, 6（1）: 1-7.
[32] 吕旸, 王伽伯, 嵇扬, 等. 提取溶剂对何首乌肝细胞毒性的影响[J]. 中国实验方剂学杂志, 2013, 19（20）: 268-272.
[33] 林昶, 杨长福, 王和生, 等. 何首乌游离蒽醌提取物对高脂血症大鼠肝肾功能的影响及急性毒性研究[J]. 时珍国医国药, 2014, 25（6）: 1292-1294.
[34] Dong H, Slain D, Cheng J, et al. Eighteen cases of liver injury following ingestion of Polygonum multiflorum[J]. Complementary therapies in medicine, 2014, 22（1）: 70-74.
[35] 周宇红, 汪会玲, 杨华, 等. 决明子亚慢性毒性病理实验[J]. 毒理学杂志, 2005, 19（S1）: 265-266.
[36] 李丽, 张村, 肖永庆, 等. 炒决明子的苷类成分研究[J]. 中国中药杂志, 2010, 35（12）: 1566-1568.
[37] 高芃, 隋海霞, 刘海波, 等. 决明子乙醇提取物的亚慢性毒性研究[J]. 中国食品卫生杂志, 2004, 16（5）: 410-415.
[38] 李桂柳, 肖永庆, 李丽, 等. 炒决明子化学成分的研究[J]. 中国中药杂志, 2009, 34（1）: 54-56.
[39] 唐力英, 王祝举, 傅梅红, 等. 决明子中游离蒽醌类化学成分研究[J]. 中药材, 2009, 32（5）: 717-719.
[40] 骆元斌, 顾立萍, 黄小玲, 等. 蒽醌类中药致结肠黑变病发病机制探讨[J]. 中国中西医结合消化杂志, 2014, 22（2）: 78-79.
[41] 张彦, 杜永平, 王文勇, 等. 蒽醌类中药导致结肠黑变病的机制研究[J]. 现代生物医学进展, 2013, 13（3）: 408-415.
[42] 李丰衣, 李筠, 肖小河. 中药药物性肝损害的研究现状[J]. 中华中医药杂志, 2009, 024（3）: 265-269.
[43] 刘树民. 中药药物性肝损害[M]. 第1版. 北京: 中国中医药出版社, 2007: 53-59.
[44] 唐旭东, 翁维良, 高蕊. 中药新药临床试验设计与实施[M]. 第1版. 北京: 人民卫生出版社, 2013, 12.
[45] 杨新庆. 慢性便秘的外科治疗[C]//中日大肠肛门病学术交流会暨 2004'中国肛肠外科论坛. 2004: 201-202.
[46] 管仲安. 基于中医理论的便秘诊治[C]//中国中西医结合大肠肛门病学术交流会. 2012.
[47] Lindberg G, Hamid S, Malfertheiner P, et al. World Gastroenterology Organisation Global Guidelines Constipation-A Global Perspective. [J]. Journal of Clinical Gastroenterology, 2011, 45（6）: 483-487.
[48] Savić I, Nikolić G, Marinković V, et al. Monitoring of thermal and oxidation stability of sodium picosulfate by modified RP-HPLC method[J]. Chemical Industry and Chemical Engineering Quarterly, 2010, 16（1）: 103-110.

[49] 胡思源,钟成梁,杨娜.关于儿童中药新药临床试验设计与评价特殊性的几点思考[J].中医杂志,2013,54(9):806-808.
[50] 闫慧敏.小儿功能性便秘的研究进展[C]//第二十九次全国中医儿科学术大会暨"小儿感染性疾病的中医药防治"培训班论文汇编.2012.
[51] 钟成梁,胡思源.中药新药防治儿童功能性便秘的临床研究技术要点[J].中国临床药理学与治疗学,2013,18(9):1025-1030.

第四节 溃疡性结肠炎

溃疡性结肠炎（ulcerative colitis，UC），是一种主要累及直肠、结肠黏膜和黏膜下层的慢性非特异性炎症，属于炎症性肠病（inflammatory bowel disease，IBD）范畴。UC 最常发生于青壮年期，发病高发年龄为 20~49 岁，男女性别差异不明显。中国在亚洲地区发病率最高（344 人/万人）[1]。其临床主要表现为持续或反复发作的腹泻，黏液脓血便伴腹痛、里急后重和不同程度的全身症状，病程多在 6 周以上，可有关节、皮肤、眼、口腔及肝胆等肠道外表现或并发症，且随着病程的增加，有癌变的危险[2-3]。

UC 的诊断，目前缺乏特异性实验室指标，结肠镜检查并活检其诊断的主要依据。其活动期，一般伴有贫血、低蛋白血症及 CRP、ESR 升高[4]；慢性期，可能出现血小板计数增加，伴感染时白细胞计数增加。另外，CRP 与 UC（除直肠炎）疾病活动性和严重程度显著相关，但不足以鉴别 UC 及感染性或其他原因所致的结肠炎。

UC 的自然病程，以反复的发作期与缓解期相间隔为特征，仅 5%表现为不间断的持续发作，约 5%表现为单次急性发作后长期缓解。按发病特点，一般分为初发型、慢性复发型、慢性持续型和暴发型，也可简单地分为初发型和慢性复发型；按病变范围，推荐采用蒙特利尔分型，分为直肠型（E1），左半结肠型（E2，脾曲以远）及广泛结肠型（E3，病变超过脾曲）；按病情，分为活动期和缓解期，活动期按改良 Truelove 和 Witts 疾病严重程度分型标准，又可分为轻、中、重度[5-10]。

UC 的治疗目标，为诱导并维持临床缓解以及黏膜愈合，防治并发症，改善生活质量[10]。临床上，根据疾病活动性的严重程度、病变范围以及药物的分布特点等，选择包括口服、局部、静脉给药等治疗方案，并根据患者对治疗的反应以及对药物的耐受情况，随时调整药物治疗方案，甚至实施结肠切除手术等。药物治疗分为诱导缓解和维持缓解两个阶段。

（1）诱导缓解：① 轻、中型 UC，首选氨基水杨酸制剂，如柳氮磺砒啶（sulfasalazine，SASP）或 5-氨基水杨酸制剂（5-aminosalicylic acid，5-ASA）巴柳氮、奥沙拉嗪、美沙拉嗪等；治疗无效或症状控制不佳，尤其是病变范围较广泛者，应及时改用全身作用的糖皮质激素，如泼尼松等；激素治疗无效或依赖者，改用或加用免疫抑制剂-硫嘌呤类药物，如硫唑嘌呤（azathioprine，AZA）、6-巯基嘌呤（6-mercaptopurine，6-MP）；当激素和上述免疫抑制剂治疗无效或激素依赖或不能耐受时，可以考虑应用英夫利昔单抗（infliximab，IFX）等。② 重症 UC，因其病情重、发展快，可能危及生命，应住院，在一般治疗基础上，首选足量静脉用糖皮质激素，如甲基泼尼松龙、氢化可的松等；治疗 5 天±2 天无效，考虑转换治疗方案（即所谓"拯救治疗"），拯救治疗无效再手术治疗，或直接手术治疗。

（2）维持缓解：除轻度初发病例或很少复发且复发也为轻度易控制病例外，均应接受维持治疗。维持治疗药物的选择，应视诱导缓解时的用药情况决定。由氨基水杨酸制剂或激素诱导缓解者，以氨基水杨酸制剂维持；由硫嘌呤类药物或 IFX 诱导缓解者，继续应用原药物维持。

本病属于中医学的肠澼、痢疾、肠风、脏毒等病证范畴。其多为本虚标实之证，活动期以标实为主,主要为湿热蕴肠,气血不调;缓解期为本虚标实之证,主要为正虚邪恋,运化失健,且本虚多呈脾虚,亦有兼肾亏者。临床常见大肠湿热、脾虚湿蕴、寒热错杂、肝郁脾虚、脾肾阳虚、阴血亏虚等证候[3]。

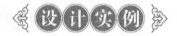

一、题目

××颗粒联合美沙拉秦治疗溃疡性结肠炎轻中型(脾肾阳虚兼瘀滞证)的随机双盲、剂量探索、多中心Ⅱ期临床试验。

二、研究背景

××颗粒由骨碎补等6味中药组成,拟开发为第6类中药新药,临床研究已经国家食品药品监督管理局批准。

药效学研究结果:① 本品2.70g、1.35g、0.68g/kg(5.14g、2.57g、1.28g 生药/kg)灌胃给药多种溃疡性结肠炎模型,能明显减轻冰醋酸、葡聚糖硫酸钠、三硝基苯磺酸所致的溃疡性结肠炎大鼠结肠炎症和溃疡病变程度。② 本品3.90g、1.95g、0.98g/kg(7.41g、3.71g、1.85g 生药/kg)灌胃给药,能够显著提高环磷酰胺所致免疫功能低下小鼠单核巨噬细胞的吞噬功能,增加环磷酰胺所致免疫功能低下小鼠血清中溶血素含量,具有提高免疫力的作用。③ 本品3.90g、1.95g、0.98g/kg(7.41g、3.71g、1.85g 生药/kg)灌胃给药,能显著减少冰醋酸引起的小鼠扭体反应次数;在给药后4小时可明显延长热板致痛的痛阈值。④ 本品3.90g、1.95g、0.98g/kg(7.41g、3.71g、1.85g 生药/kg)灌胃给药小鼠,能够抑制大黄所致脾虚小鼠二甲苯所致的耳肿胀,能明显抑制番泻叶所致的脾虚小鼠腹腔毛细血管通透性的增加。⑤ 本品3.90g、1.95g、0.98g/kg(7.41g、3.71g、1.85g 生药/kg)灌胃给药,给药后2和5分钟时间点上可抑制肾上腺素所致的小鼠动脉收缩,促进小鼠小肠微循环,具有活血化瘀作用。⑥ 本品2.70g、1.35g、0.68g/kg(5.14g、2.57g、1.28g 生药/kg)灌胃给药,能明显增加脾虚大鼠尿液中D-木糖含量和淀粉酶活性,减少血清中胃动素含量,增加胃泌素含量;明显抑制脾虚大鼠大肠的推进功能。

毒性试验结果:① 急性毒性试验,本品155.04g、426.24g 生药/(kg·d)(相当于拟临床剂量的326.4、897.3倍)给小鼠灌胃,观察14日,小鼠无死亡,体重增长,行为外观及各脏器均未见异常,提示本品毒性很低。② 长期毒性试验,本品48g、24g、6g 生药/kg(相当于人临床拟日用量0.475g 生药/kg 的101.0、50.5、12.6倍)灌胃给药大鼠,连续给药26周及停药3周。给药和停药期间,三个剂量组大鼠的一般活动、精神状态、毛发、大小便及体重均无明显影响,实验室检查均在正常范围内活动。

三、试验目的与观察指标

(1)评价××颗粒联合美沙拉秦对轻、中型溃疡性结肠炎(脾肾阳虚兼瘀滞证)的治疗有效性,并进行剂量探索。观察指标:症状缓解时间、临床缓解率、肠镜缓解率、中医证候疗效、血沉/C-反应蛋白(CRP)及随访早期复发率。

（2）观察××颗粒联合美沙拉秦临床应用的安全性。观察指标：临床不良事件/不良反应发生率、生命体征、血常规、尿常规、便常规+培养、肝肾功能、凝血四项、心电图等。

四、试验总体设计

采用随机双盲、剂量探索（高、低、零剂量）、多中心临床研究设计。

（1）随机：采用区组随机的方法。

（2）盲法：采用双盲、单模拟的方法。

（3）多中心：本试验将在×家中心同期进行。

（4）检验类型：采用双侧差异性检验，重点看量效反应趋势。

（5）剂量探索：根据药效学试验结果及本品的载药量（每5g颗粒含生药9.5g，规格为每袋2.5g颗粒），设定本次试验的试验药××颗粒高、低剂量组分别为每次2袋、1袋，每日3次。同时设定安慰剂对照组。

（6）样本量：根据《药品注册管理办法》以及CDE有关中药临床设计的相关要求[11]，结合药效学研究结果，本试验设立高、低剂量组和安慰剂对照组，共240例，每组各80例。

五、诊断标准

（一）溃疡性结肠炎西医诊断标准

参照《炎症性肠病诊断与治疗的共识意见（2012年·广州）》[10]。

UC缺乏诊断的金标准，主要结合临床表现、内镜和病理组织学进行综合分析，在排除感染性和其他非感染性结肠炎的基础上作出诊断。

1. 临床表现

UC最常发生于青壮年期，根据我国统计资料，发病高峰年龄为20～49岁，男女性别差异不大[男：女约为（1.0～1.3）：1]。临床表现为持续或反复发作的腹泻、黏液脓血便伴腹痛、里急后重和不同程度的全身症状，病程多在4～6周以上。可有皮肤、黏膜、关节、眼和肝胆等的肠外表现。黏液血便是UC的最常见症状。超过6周的腹泻病程可与多数感染性肠炎鉴别。

2. 结肠镜检查

结肠镜检查并活检是UC诊断的主要依据。结肠镜下UC病变多从直肠开始，呈连续性、弥漫性分布，表现为：① 黏膜血管纹理模糊、紊乱或消失，黏膜充血、水肿、质脆、自发或接触出血和脓性分泌物附着，亦常见黏膜粗糙、呈细颗粒状；② 病变明显处可见弥漫性、多发性糜烂或溃疡；③ 可见结肠袋变浅、变钝或消失以及假息肉、黏膜桥等。内镜下黏膜染色技术能提高内镜对黏膜病变的识别能力，结合放大内镜技术，通过对黏膜微细结构的观察和病变特征的判别，有助UC诊断，有条件的单位可开展。

3. 黏膜活检组织学检查

建议多段多点活检。组织学可见以下主要改变。

活动期：① 固有膜内弥漫性急慢性炎症细胞浸润，包括中性粒细胞、淋巴细胞、浆细胞和嗜酸性粒细胞等，尤其是上皮细胞间中性粒细胞浸润及隐窝炎，乃至形成隐窝脓肿；② 隐窝结构改变：隐窝大小、形态不规则，排列紊乱，杯状细胞减少等；③ 可见黏膜表面糜烂，浅溃疡形成和肉芽组织增生。

缓解期：① 黏膜糜烂或溃疡愈合；② 固有膜内中性粒细胞浸润减少或消失，慢性炎症细胞浸润减少；③ 隐窝结构改变：隐窝结构改变可加重，如隐窝减少、萎缩，可见潘氏细胞化生（结肠脾曲以远）。

UC 活检标本的病理诊断：活检病变符合上述活动期或缓解期改变，结合临床，可报告符合 UC 病理改变。宜注明为活动期或缓解期。如有隐窝上皮异型增生（上皮内瘤变）或癌变，应予注明。

4. 其他检查

结肠镜检查可以取代钡剂灌肠检查。无条件行结肠镜检查的单位可行钡剂灌肠检查。检查所见的主要改变为：① 黏膜粗乱和/或颗粒样改变；② 肠管边缘呈锯齿状或毛刺样，肠壁有多发性小充盈缺损；③ 肠管短缩，袋囊消失呈铅管样。

结肠镜检查遇到肠腔狭窄镜端无法通过时，可应用钡灌肠剂检查、CT 或 MRI 结肠显像。

5. 手术切除标本病理检查

大体和组织学改变见上述 UC 的特点。

6. 诊断要点

在排除其他疾病（急性感染性肠炎、阿米巴肠病、肠道血吸虫病、肠结核、真菌性肠炎、抗生素相关性肠炎、缺血性结肠炎、放射性肠炎、嗜酸粒细胞性肠炎、过敏性紫癜、胶原性结肠炎、白塞病、结肠息肉病、结肠憩室炎以及人类免疫缺陷病毒感染、合并艰难梭菌或巨细胞病毒感染）基础上，可按下列要点诊断：① 具有上述典型临床表现者为临床疑诊，安排进一步检查；② 同时具备上述结肠镜和/或放射影像特征者，可临床拟诊；③ 如再加上上述黏膜活检和/或手术切除标本组织病理学特征者，可以确诊；④ 初发病例如临床表现、结肠镜及活检组织学改变不典型者，暂不确诊 UC，应予随访。

7. 疾病评估

UC 诊断成立后，需要进行疾病评估，以利于全面估计病情和预后，制定治疗方案。

（1）临床类型：可简单分为初发型和慢性复发型。初发型指无既往病史而首次发作；慢性复发型指临床缓解期再次出现症状。

（2）病变范围：采用蒙特利尔分类。

表 5-4-1 溃疡性结肠炎病变范围的蒙特利尔分类

分类	分布	结肠镜下所见炎症病变累及的最大范围
E1	直肠	局限于直肠，未达乙状结肠
E2	左半结肠	累及左半结肠（脾曲以远）
E3	广泛结肠	广泛病变累及脾曲以近乃至全结肠

（3）疾病活动性的严重程度：UC 病情分为活动期和缓解期，活动期的疾病按严重程度分为轻、中、重度。按照改良的 Truelove 和 Witts 严重程度分型标准。

表 5-4-2 改良的 Truelove 和 Witts 严重程度分型

严重程度分型	排便（次/d）	便血	脉搏（次/min）	体温（℃）	血红蛋白	ESR（mm/1h）
轻度	<4	轻或无	正常	正常	正常	<20
重度	≥6	重	>90	>37.8	<75%正常值	>30

注：中度介于轻、重度之间。

（4）肠外表现和并发症：① 肠外表现：包括皮肤黏膜表现（如口腔溃疡、结节性红斑和坏疽性脓皮病）、关节损害（如外周关节炎、脊柱关节炎等）、眼部病变（如虹膜炎、巩膜炎、葡萄膜炎等）、肝胆疾病（如脂肪肝、原发性硬化性胆管炎、胆石症等）、血栓栓塞性疾病等。② 并发症：包括中毒性巨结肠、肠穿孔、下消化道大出血、上皮内瘤变和癌变。

（二）中医诊断标准：脾肾阳虚兼瘀滞证

参照《中药新药临床研究指导原则（试行）》[11]制订。

主症：腹泻，腹痛（喜暖喜按），脓血便（或色紫暗或黑），腹胀。

次症：形寒肢冷，腰酸，膝软，食少，腹内血块，神疲懒言或肌肤甲错，妇女月经异常，舌质淡胖或有齿痕，苔白润或舌紫或有瘀斑瘀点，脉沉细或迟弱或弦涩。

六、受试者的选择

（一）病例入选标准

（1）符合西医溃疡性结肠炎诊断标准。

（2）临床类型为复发型或初发型；病情分期为活动期，严重程度为轻、中度；病变范围为蒙特利尔分型 E2 或 E3；肠外表现轻中度；结肠镜黏膜病变Ⅰ-Ⅱ级。

（3）符合中医辨证为脾肾阳虚兼瘀滞证者。

（4）年龄在 18～65 岁。

（5）近 1 个月内未接受过任何治疗患者，或硫嘌呤类药物维持治疗期间的复发患者。

（6）自愿参加并签署知情同意书者。

（二）病例排除标准

（1）暴发型、活动期重型、正在应用二线治疗或追加治疗、激素依赖或激素无效的 UC 患者。

（2）有严重的并发症，如局部狭窄、肠梗阻、肠穿孔、大出血、直肠息肉、中毒性结肠扩张、结肠癌、直肠癌及肛门疾病者。

（3）克罗恩氏病、未确定型结肠炎、缺血性结肠炎、放射性结肠炎、憩室病伴随结肠炎、显微镜下结肠炎，以及痢疾等感染性腹泻病患者。

（4）合并肝、肾、造血系统、内分泌系统等严重原发性疾病及精神病患者。

（5）妊娠或正准备妊娠的妇女，哺乳期妇女。

（6）对试验用药物及其成份过敏者。

（7）曾用过 SASP 和 5-氨基水杨酸（5-ASA）无效者。

（三）受试者的退出（脱落）标准

1. 研究者决定退出

（1）出现过敏反应或严重不良事件，根据医生判断应停止试验者；

（2）用药2周后，症状控制不佳而改用全身糖皮质激素治疗者，或合并其他疾病，影响疗效和安全性判断者，退出试验，按治疗无效病例处理；

（3）受试者依从性差（试验用药依从性＜80%，或＞120%），或自动中途换药或加用本方案禁止使用的中西药物者；

（4）各种原因的中途破盲病例；

（5）严重违反纳入或排除标准，本不应随机化者。

2. 受试者自行退出

（1）无论何种原因，患者不愿意或不可能继续进行临床试验，向主管医生提出退出试验要求而中止试验者；

（2）受试者虽未明确提出退出试验，但不再接受用药及检测而失访者。

（四）中止全部试验的条件（参照本章第一节）

（五）结束全部临床试验的规定

完成计划中的最后1例病例随访，即标志一次临床试验的结束。

七、试验用药物及治疗方案

1. 试验用药物规格、包装

（1）试验药：××颗粒，2.5g/袋。
（2）模拟药：××颗粒模拟剂，2.5g/袋。
（3）基础用药：美沙拉秦肠溶片，0.5g/片。
以上药物由申办者提供，并符合质量要求。

2. 试验用药物的包装

本试验疗程12周。将试验用药物（××颗粒/模拟剂和美沙拉秦肠溶片），按照每次服用量（××颗粒2袋/××颗粒1袋+模拟剂1袋/模拟剂2袋）装于1个"小包装"中，按每4周试验所需的最大数量另加2天的富余量装于一个"中包装"中，再将3个"中包装"装于一个"大包装"中。包装上均注明：××颗粒临床研究用药、SFDA临床研究批件号、药物编号（即按"处理编码"编制的试验药物顺序号：001～240）、功能主治、包装量、应用方法、贮存条件、生产厂家等。

3. 药物的随机编盲和应急信件（参照本章第一节）

4. 试验用药物的分发与保存（参照本章第一节）

5. 用法方法

（1）试验用药：高剂量组：××颗粒（2.5g/袋），每次2袋；低剂量组：××颗粒，每次1袋+模拟剂，每次1袋；安慰剂组：××颗粒，模拟剂 每次2袋。每日3次，口服。

（2）基础治疗：美沙拉秦肠溶片，每次1g，每日3次。分别在早、中、晚餐前1小时服用。必须用大量液体整片吞服（不能嚼碎）。

（3）疗程：12周。随访3个月。

6. 试验用药依从性判断（参照本章第一节）

7. 合并治疗规定

（1）除试验用药外，观察期间禁止使用其他对溃疡性结肠炎的中、西药。

（2）合并疾病所必须继续服用的药物或其他治疗，必须记录药名（或其他疗法名）、用量、使用次数和时间等。

八、安全性评价

1. 试验用药物可能的不良反应

动物长期毒性实验结果，未提示毒性靶器官。临床试验中应重点观察非预期不良反应。

2. 安全性评价指标及观测时点

（1）可能发生的临床不良事件/反应，随时观察。

（2）生命体征，如血压、呼吸、体温、心率等，基线、给药后2、4、6、8、10、12周测量记录。

（3）血常规（WBC、RBC、HGB、PLT、N、L）、尿常规、便常规+培养、肝肾功能（ALT、AST、γ-GT、ALP、TBIL、BUN、Cr、尿NAG酶、尿微量白蛋白、eGFR）、凝血四项（PT、APTT、FIB、TT）和心电图，基线、给药后12周检查。

以临床不良事件/反应发生率为主要安全性评价指标。

3~5（参照本章第一节）

九、有效性评价

1. 观察指标

（1）人口学指标、病程、病情、合并疾病及用药等。

（2）有效性观察指标与观测时点：① 临床缓解时间/临床缓解率，基线与用药后2、4、6、8、10、12周记录临床疾病活动指数（CAI）评分，用药12周评价。② 肠镜缓解率，基线与用药后12周记录，用药12周评价。③ 中医证候疗效，基线与用药后12周记录证候积分，用药12周评价。④ 血沉与CRP，基线、用药12周检测。⑤ 随访早期复发率，随访3个月后评价。

2. 指标观测方法

（1）UC临床疾病活动指数（clinical activity index，CAI）[12]。

表5-4-3 临床疾病活动指数（CAI）

项目	计0分	计1分	计2分	计3分	计4分
排便次数/周	<18次	18~35次	36~60次	>60次	
粪便中带血（每周平均）	无	–	少	–	多
症状综合评估	良好	一般	差	很差	
腹痛	无	轻	中	重	
体温	37~38℃	–	–	>38℃	
肠外表现	–	–	–	虹膜炎、结节性红斑、关节炎	
实验室检查	–	血沉>50mm/h	血沉>100mm/h	血红蛋白<100g/L	–

（2）Rachmilewitz肠镜指数量表（EI）[12]。

表 5-4-4 肠镜指数量表（Endoscopic Index，EI）

项目	0分	1分	2分	4分
颗粒感	无	—	有	—
血管型分布	正常	模糊	完全消失	—
黏膜脆性	无	—	接触性出血	自发性出血
黏膜损伤（黏液，纤维蛋白渗出，糜烂，溃疡）	无	—	轻微	明显

（3）中医证候的分级量化。

表 5-4-5 中医证候的分级量化表

分级 症状	正常	轻度	中度	重度	计分
主症	0分	2分	4分	6分	
腹泻	无	每日少于3次	每日3-6次	每日7次以上	
腹痛	无	轻微，隐痛，偶发	隐痛或胀痛，每日发作数次	剧痛或绞痛，反复发作	
脓血便	无	少量脓血	脓血便为主	全部脓血便或便新鲜血	
腹胀	无	偶有腹胀或食后腹胀	腹胀较重，每日达6小时	整日腹胀或腹胀如鼓	
次症	0分	1分	2分	3分	
形寒肢冷	无	体温经常不能达到正常水平	经常怕冷或冬天手足冰冷欠暖	自觉怕冷	
腰酸	无	晨起腰酸，捶打可止	持续腰酸，劳则加重	腰酸如折，休息不止	
膝软	无	微觉膝软无力	膝软不任重物	膝软不欲行走	
食少	无	饮食稍有减少	饮食减少	饮食明显减少	
腹内血块	无	按之微硬，轻微疼痛	按之较硬，疼痛较重	按之坚硬，剧痛拒按	
神疲懒言	无	精神不振，不喜多言，不问不答	精神疲乏，思睡，懒于言语，多问少答	精神极度疲乏，偶语	
肌肤甲错	无	偶尔见于身体局部	身体多处均可见到	全身出现	
妇女月经	无	轻度痛经，经血色黑，偶有血块	痛经，经血色黑，血块较多，或经期紊乱	闭经	
舌脉	0分		1分		
舌象	正常		□淡胖　□齿痕　□舌紫 □瘀点瘀斑　□苔白润		
脉象	正常		□沉细　□迟弱　□弦涩		

3. 终点指标定义与疗效评价标准

（1）临床缓解的定义：临床缓解，指临床疾病活动指数（CAI）量表的分值总和<4分。

（2）肠镜缓解的定义：肠镜缓解，指肠镜指数量表（EI）的总分值<4分。

（3）早期复发的定义：参照《炎症性肠病诊断与治疗的共识意见（2012年·广州）》[10]。经治疗进入缓解期时间<3个月内的UC症状再发，必要时可通过结肠镜检查证实。

（4）中医证候疗效评定标准：① 临床痊愈：中医临床症状、体征消失或基本消失，证候积分减少率≥95%。② 显效：中医临床症状、体征明显改善，证候积分减少率≥70%，<95%。③ 有效：中医临床症状、体征明显改善，证候积分减少率≥30%，<70%。④ 无效：中医临

床症状、体征均无明显改善，甚或加重，证候积分减少率<30%。

注：证候积分减少率=[（治疗前积分-治疗后积分）/治疗前积分]×100%。

十、试验流程

为观察早期复发率，本次试验设置了为期 3 个月的随访期。

表 5-4-6 试验流程表

阶段 访视	筛选期 基线	治疗期 6次访视						随访
时间	-3天~0天	满2周 ±2天	满4周 ±2天	满6周 ±2天	满8周 ±2天	满10周 ±2天	满12周 ±2天	停药3个月
签署知情同意书	×							
确定入选、排除标准	×							
填写人口学资料	×							
既往病史和治疗史	×							
合并用药及疗法		×	×	×	×	×	×	
疾病活动指数（CAI）	×	×	×	×	×	×	×	×
结肠镜检查	×						×	
血沉、CRP	×	临床症状消失后，每 2 周检查一次，至正常						×
中医证候疗效	×	×	×	×	×	×	×	
血常规（血红蛋白）		临床症状消失后，每 2 周检查一次，至正常						
早期复发率								×
大便培养	×							
生命体征检查	×						×	
血尿常规，肝肾功能	×						×	
大便常规与潜血	×						×	
凝血四项	×							
心电图	×						×	
随机分组	×							
分发药物	×		×		×			
回收药物							×	
记录不良反应							×	×

十一、数据管理（参照本章第一节）

十二、统计分析（参照本章第一节）

十三、质量控制与保证

1、2（参照本章第一节）

3. 提高受试者依从性的措施

试验前应进行 mayo 量表、受试者日志卡等的培训。

十四、试验相关的伦理学要求（参照本章第一节）

十五、试验结束后的医疗措施

临床试验期间，如果受试者出现不良事件或不良反应，处理后须及时随访，以保证受试者的安全。在给药周期结束后，其不良反应仍未治愈者，按有关规定，由申办方负责其治疗费用。不良反应治愈后，结束受试者与研究者的合作关系。

在临床试验给药周期结束后，如果受试者完成全部疗程，疾病尚未痊愈需要治疗者，应当采用目前常规治疗药物治疗，费用由患者自负，结束受试者与研究者的合作关系。

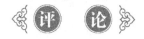

一、研究策略

治疗UC的中药（主要是口服或局部制剂）的临床试验，均多以轻中型、慢性复发型UC为目标适应证，研究中药单用或与西药联合应用的病情控制作用及其优势[13-16]。欧盟《溃疡性结肠炎治疗药物研发的指导原则》建议：Ⅲ期确证性试验应分别进行诱导缓解、维持缓解（防止复发）两项试验[17]，也可以进行诱导缓解-维持缓解复合试验，但必须在未来的药物说明书中加以体现。诱导缓解，一般采用基于UC疾病活动性指数的临床缓解率等为主要有效性评价指标；维持缓解，则以疾病持续缓解率/复发率等为主要评价指标。另外，也可选择激素依赖性UC[10]为适应证，观察在减停激素的维持缓解效果。

二、临床试验设计要点

1. 试验总体设计

治疗UC中药新药的Ⅲ期临床试验，应对诱导缓解、维持缓解目标，分别设计平行、随机、双盲、安慰剂对照和/或活性药对照、非劣效-优效检验试验，或三臂试验。因病情活动的严重程度是决定患者标准治疗的主要因素，一项试验最好限定在某一种严重程度。若纳入疾病的两种严重程度如轻、中度，应对两种严重程度的治疗效应进行分别评估。激素依赖性UC的临床试验，因这类患者的炎症严重度不能充分反映疾病严重度。若试验药物的适应证包括不同病变范围的UC，如蒙特利尔分型E1/E2、E3，最好进行分层设计或设计独立试验，通常将可以采用局部治疗控制的E1/E2单独进行研究。其Ⅱ期临床试验，一般要求设计成平行、双盲、安慰剂对照试验，诱导缓解阶段可能需要进行量-效关系研究。

2. 对照药物的选择

应根据目标适应证（适用于一线治疗或二线/追加治疗的UC），试验目的（诱导缓解或防止复发），以及病变范围和严重程度（影响给药方式）来选择对照药物（安慰剂或阳性药）。安慰剂对照，适用于轻度活动期UC患者的一线、单药的诱导缓解试验，或疾病复发风险较小及复发病情易于控制的一线、单药的维持缓解试验，或类固醇/免疫抑制剂难治患者的二线/追加治疗的诱导缓解和维持缓解试验。

阳性药对照，应遵循公认有效、同类可比的原则。诱导缓解试验：当适应证为轻中度活动性 UC，蒙特利尔分型为 E2、E3 时，可以选择 5-ASA 制剂或 SASP；为 E1、E2 时，可以采用 5-ASA、糖皮质激素局部治疗。重度活动性 UC，应选择全身糖皮质激素为对照。维持缓解试验：一般选择 5-ASA 制剂或 SASP；对于顽固性人群，推荐采用免疫抑制剂 AZA、6-MP。如有公认安全有效的中成药制剂，也可以酌情选用。

3. 受试者的选择

受试者的入选，首先是符合 UC 的疾病诊断和中医证候诊断。应根据试验目的属于诱导缓解或维持缓解的不同，选择相应的活动期或缓解期患者。根据试验药物的特点（如局部或全身治疗），明确规定入选患者的病变范围和疾病活动严重程度。根据试验药物的治疗级别，专门纳入或排除前期治疗无效的患者。如果适应证为激素抵抗、依赖，或免疫抑制剂无应答、不耐受，在纳入标准中应给予明确的定义。维持缓解试验，可以规定在入组前 12 个月内必须有 ≥1 次的复发。此外，通常还对诱导缓解试验的大便次数做出规定，一般要求每周 >18 次[18]。

应排除需要与 UC 鉴别的疾病，如克罗恩氏病、未确定型结肠炎、缺血性结肠炎、放射性结肠炎、憩室病伴随结肠炎、显微镜下结肠炎，以及痢疾等感染性腹泻病；排除具有严重的并发症的 UC 患者，如局部狭窄、肠梗阻、肠穿孔、大出血、直肠息肉、中毒性结肠扩张、结肠癌、直肠癌及肛门疾病者；排除非纳入病变范围和疾病活动严重程度的 UC 患者，如重型 UC，这尤其适用于中药。

4. 试验周期的设计

对于不允许存在伴随治疗的试验，则应设定足够的清洗期。诱导缓解试验，疗程一般为 8～12 周。必须设计一定的随访期，以观察撤药后的病情变化。维持缓解试验的研究周期至少为 1 年，并建议设计最少 12 周的撤药治疗随访或增加随机停药期的观察[17]。

5. 诊前治疗和合并治疗

UC 为慢性复发性疾病，患者通常会接受维持治疗，一般应允许在试验期间将这些治疗作为伴随治疗，如对某种诱导治疗疗效不满意（足够剂量和疗程）、维持治疗期间病情复发等，入选诱导试验后可以继续应用原治疗药物。

以激素依赖性 UC 为适应证，试验期间的激素减停方案应当标准化。诱导缓解试验，应每周按泼尼松 2.5～5mg 的剂量递减；维持缓解的桥接试验，激素的减量周期至少应 3 个月。

除非联合治疗设计，一般不允许合并局部治疗。除非重型病例合并感染，抗生素一般也不能作为合并治疗。因有诱发结肠出血甚至穿孔、中毒性巨结肠的风险，并且可能使复发的病情加重，应禁用（重型病例）或慎用（轻中型病例）非甾体抗炎药、抗胆碱药物、止泻药物（如洛哌丁胺）及吗啡类药物。

6. 有效性评价

UC 的主要疗效终点，推荐采用基于评估 UC 疾病活动性的改良 Mayo 评分系统的临床缓解率、持续缓解率/临床复发率等。"临床缓解"的定义，应基于使用的 UC 疾病活动指数量表，如改良 Mayo 评分系统的"评分 ≤2 分且无单个分项评分 >1 分"，临床疾病活动指数（CAI）的"量表分值总和 <4 分"等。欧盟指导原则建议，应优先选择包括大便次数恢复正常、无里

急后重及便血的量表，内镜检查可以作为或不作为量表的一部分，并且在开始治疗后的 4~8 周内实现，并维持至少 4 周[17]。"持续缓解"，应定义为整个试验期间 UC 病情的持续缓解，并应尽量使用不包含侵入性检查的量表；"临床复发"，应当依据所使用的 UC 疾病活动指数量表予以预先定义，最好包括便血，但不需要通过内镜证实。此外，对于使用糖皮质激素治疗包括激素依赖的患者，其治疗目标应为实现不用激素的缓解；对于使用糖皮质激素患者追加治疗的试验中，必须确定激素剂量递减的时间表，试验周期为其减量设计充足时间，并对其因激素减量带来的影响加以评估。

评估 UC 疾病活动度的方法有多种，分不包含和包含侵入性肠镜检查条目两类。中华医学会消化病学分会炎症性肠病学组推荐的 Mayo 活动指数，包含肠镜检查内容，被 FDA 认为是最可靠、最有效的溃疡性结肠炎的评分标准[19]。临床疾病活动指数（CAI）[12]，包括患者的症状体征（每周腹泻次数、便血程度、腹痛程度、体温升高程度、肠道外表现如虹膜炎、红斑、关节炎），实验室检查（血沉、血红蛋白）以及临床研究者对症状的总体评价等 7 项内容，不含肠镜检查，能够减小 UC 疾病复发的风险，也常作为定义"临床缓解"的基础量表[20]。Truelove 和 Witts 疾病活动指数，因没有具体评分，只能用于病情活动性严重程度的判定[10]。此外，Powell-Tuck 疾病活动指数、Seo.m 疾病活动指数、简易结肠炎疾病活动指数（simple clincal colitis activity index，SCCAI）、小儿科溃疡性结肠炎疾病活动指数（pediatric UC activity index，PUCAI）、内镜-临床疾病活动指数（Endoscopic-clinical correlation index，ECCI）[21]等，临床评价时均可采用。

肠镜指标如肠镜缓解率、组织病理学评分，用于评估 UC 疾病活动性的量表中的单项指标如大便次数改变、肉眼下血便，以及 C 反应蛋白（CRP）/其他急性期反应物、生活质量量表评分（IBDQ 炎症性肠病的评分量表）[22]等，一般作为研究的次要疗效终点。"肠镜缓解"，如选用肠镜指数量表（EI），可以定义总分值<4 分[21]。结肠组织病理学检查，可以采用 Sandborn WJ4 分法[23]。此外，基于 UC 疾病活动指数量表的"有效率"（指评分有进步但未达到临床缓解），只能作为次要疗效指标之一。

7. 安全性评价

治疗 UC 的中药，若其处方中含有可能对肝肾损害的药物，应重视肝肾功能检测，必要时增加观测时点。无论试验药或对照药，若具有免疫调节功能，应对肿瘤、感染和自身免疫性疾病的风险给予特别关注。

参 考 文 献

[1] Ng S C, Tang W, Ching J Y, et al. Incidence and phenotype of inflammatory bowel disease based on results from the Asia-pacific Crohn's and colitis epidemiology study[J]. Gastroenterology, 2013, 145（1）：158-165. e2.

[2] 葛均波，徐永健. 全国高等医药教材建设研究会"十二五"规划教材·内科学[M]. 第 8 版. 北京：人民卫生出版社，2013：386.

[3] 张声生. 溃疡性结肠炎中医诊疗共识意见[J]. 中华中医药杂志，2010，25（6）：891-895.

[4] Travis S, Satsangi J, Lémann M. Predicting the need for colectomy in severe ulcerative colitis: a critical appraisal of clinical parameters and currently available biomarkers[J]. Gut, 2011, 60（1）：3-9.

[5] 陈灏珠，林果为，王吉耀. 实用内科学[M]. 第 14 版. 北京：人民卫生出版社，2013：1969.

[6] Langholz E, Munkholm P I A, Davidsen M, et al. Course of ulcerative colitis: analysis of changes in disease activity over years[J]. Gastroenterology, 1994, 107（1）：3-11.

[7] Satsangi J, Silverberg M S, Vermeire S, et al. The Montreal classification of inflammatory bowel disease: controversies, consensus, and implications[J]. Gut, 2006, 55（6）：749-753.

[8] Sc T, Lj W. Cortisone in ulcerative colitis; final report on a therapeutic trial[J]. British medical journal, 1955, 2(4947): 1041-1048.
[9] Schroeder K W, Tremaine W J, Ilstrup D M. Coated oral 5-aminosalicylic acid therapy for mildly to moderately active ulcerative colitis[J]. New England Journal of Medicine, 1987, 317(26): 1625-1629.
[10] 中华医学会消化病学会炎症性肠病学组. 炎症性肠病诊断与治疗的共识意见 2012[J]. 中华内科杂志, 2012, 51(10): 818-830.
[11] 郑筱萸. 中药新药临床研究指导原则（试行）[M]. 第1版. 北京: 中国医药科技出版社, 2002.
[12] Rachmilewitz D. Coated mesalazine (5-aminosalicylic acid) versus sulphasalazine in the treatment of active ulcerative colitis: a randomised trial[J]. Bmj, 1989, 298(6666): 82-86.
[13] 陈晓杨, 贺玲. 通灌液保留灌肠治疗慢性溃疡性结肠炎随机平行对照研究[J]. 实用中医内科杂志, 2014, 28(7): 36-38.
[14] 仝战旗, 杨波, 童新元, 等. 复方苦参结肠溶胶囊治疗湿热内蕴型溃疡性结肠炎多中心、随机、双盲、对照研究[J]. 中国中西医结合杂志, 2011, 31(2): 172-176.
[15] 窦丹波, 黄艳芳, 李刚, 等. 溃结通治疗轻中度溃疡性结肠炎随机对照临床研究[C]//全国中西医结合消化系统疾病学术会议暨国家级中西医结合消化系统疾病新进展学习班. 2009.
[16] 朱勇, 谢会忠. 美沙拉嗪口服联合锡类散灌肠治疗溃疡性结肠炎的随机对照研究[J]. 新疆医科大学学报, 2009, 32(10): 1459-1461.
[17] EMA. Guideline on the development of new medicinal products for the treatment of ulcerative colitis[EB/OL]. [2013-2-15]. http://www.ema.europa.eu/docs/en_GB/document_library/Scientific_guideline/2012/10/WC500134470.pdf.
[18] 文世梅, 李禄金, 陈君超, 等. 慢性活动期溃疡性结肠炎非劣效临床试验设计及其定量评价[J]. 中国临床药理学杂志, 2010, 26(3): 209-212.
[19] D'Haens G, Sandborn W J, Feagan B G, et al. A review of activity indices and efficacy end points for clinical trials of medical therapy in adults with ulcerative colitis[J]. Gastroenterology, 2007, 132(2): 763-786.
[20] Kruis W, Kiudelis G, Racz I, et al. Once daily versus three times daily mesalazine granules in active ulcerative colitis: a double-blind, double-dummy, randomised, non-inferiority trial[J]. Gut, 2009, 58(2): 233-240.
[21] Azzolini F, Pagnini C, Camellini L, et al. Proposal of a new clinical index predictive of endoscopic severity in ulcerative colitis[J]. Digestive diseases and sciences, 2005, 50(2): 246-251.
[22] 周璐, 陆星华. 炎症性肠病患者的健康相关生存质量[J]. 中华内科杂志, 2004, 43(5): 392-394.
[23] Osada T, Ohkusa T, Okayasu I, et al. Correlations among total colonoscopic findings, clinical symptoms, and laboratory markers in ulcerative colitis[J]. Journal of gastroenterology and hepatology, 2008, 23(s2): S262-S267.

第五节 慢性乙型病毒性肝炎

慢性乙型病毒性肝炎（chronic hepatitis B, CHB），简称"慢性乙型肝炎"，指慢性乙肝病毒（hepatitis B virus, HBV）持续感染伴有活动性肝病，血清 HBV DNA 水平一般在 10^5 拷贝/ml 以上，谷丙转氨酶（alanine aminotransferase, ALT）持续或间断升高，肝活组织检查示慢性中、重度坏死炎症，可分为编码乙肝 e 抗原（hepatitis Be antigen, HBeAg）阳性和 HBeAg 阴性 CHB，后者血清 HBV DNA 水平稍低，一般在 10^4 拷贝/ml 以上[1]。临床表现为乏力、食欲减退、恶心、呕吐、肝脏肿大及肝功能损害等，部分患者可有黄疸和发热，隐性感染亦较常见。

初次感染 HBV 后，免疫耐受和免疫抑制是乙型肝炎慢性化的关键因素，年龄是判断慢性化的最好指标，感染的年龄越小，慢性化的可能性越高。围生期和婴幼儿时期感染者，分别 90% 和 25%~30% 发展为慢性感染；青少年和成人感染者，仅 5%~10% 发展为慢性[2]。轻度 CHB 患者一般预后良好；重度预后较差，约 80% 五年内发展为肝硬化，少部分可转为肝细胞癌（hepatocellular carcinoma, HCC）。而肝纤维化是肝硬化的病例基础和中心环节，故早期诊断和及时治疗可减缓或预防肝硬化的发生。慢性乙型肝炎、代偿期和失代偿期肝硬化的 5 年病死率分别为 0%~2%、14%~20% 和 70%~86%。

为提高对 CHB 的诊疗水平，国内外学术组织先后制定和发表了有关此病的诊疗共识或指南。如亚太地区肝病学会（Asian Pacific Association for the Study of the Liver, APASL）通过的

《慢性乙型肝炎病毒感染治疗指南》[3]；美国肝病学会（American Association for the Study of Liver Diseases，AASLD）出台的《慢性乙型肝炎防治指南》[4]；欧洲肝病学会（European Association for the Study of the Liver，EASL）通过的《慢性乙型肝炎处理的临床实践指南》[5]及我国中华医学会传染病与寄生虫病学分会、肝病学分会、感染病学分会和中华中医药学会内科肝胆病专业委员会制定了《病毒性肝炎防治方案》[6]、《慢性乙型肝炎防治指南》[7]（以下简称《指南》）、《慢性乙型肝炎中医诊疗专家共识》[8]和《慢性乙型肝炎联合抗病毒治疗专家共识》[9]等。

CHB治疗的总体目标是，最大限度地抑制HBV，减轻肝细胞炎症坏死及肝纤维化，延缓和减少肝脏失代偿、肝硬化、HCC及其并发症的发生，从而改善生活质量和延长存活时间。其治疗方案主要包括抗病毒、免疫调节、抗炎和抗氧化、抗纤维化和对症治疗，其中抗病毒治疗是关键[7]。目前，不同机制核苷（酸）类似物（nucleotide analogs，NUC）之间、NUC药物与干扰素α（interferon-α，IFN-α）间联合应用是抗HBV的重要发展方向[10]。现已批准临床应用或正在进行临床试验的NUC药物有拉米夫定（lamivudine，LAM）、阿德福韦酯（adefovirDipivoxil，ADV）、恩替卡韦（entecavir，ETV）和替比夫定（telbivudine，LdT）等。治疗疗程根据患者情况而定。对HBeAg阳性CHB患者HBeAg血清转换后继续服用1年以上；HBeAg阴性CHB患者治疗2年以上。

本病隶属于中医"胁痛"、"黄疸"、"肝瘟"等范畴[11]，多由湿热疫毒之邪内侵，而正气不足以抗邪时，因外感、情志、饮食、劳倦而诱发[8]，临床常见肝胆湿热证、肝郁脾虚证、脾肾阳虚证、肝肾阴虚证和瘀血阻络证[12]，治疗以扶正祛邪，调整阴阳、气血、脏腑功能为主。

设计实例1. 抗病毒作用

一、题目

××颗粒与恩替卡韦胶囊联合应用治疗慢性乙型肝炎肝胆湿热兼肝郁血瘀证有效性和安全性的随机双盲、平行对照、多中心Ⅱ期临床研究。

二、研究背景

××颗粒为老中医临床应用多年的经验方。拟开发为第6类中药新药，临床研究已经国家食品药品监督管理局（CFDA）批准。

药效学研究显示：① 本品39g、19.5g、9.8μg/ml剂量对于体外2215细胞分泌HBsAg均有抑制作用，高剂量对HBeAg有明显抑制作用；78g、39g、19.5μg/ml剂量对于HBV-DNA合成有明显抑制作用。② 本品0.4g、0.8g、1.6g/（kg·d）剂量（分别相当于人临床用量的0.5、1、2倍）的体内抗鸭乙型肝炎病毒试验结果提示，大、中、剂量从第3周、小剂量从第4周开始可使血清DHBV DNA滴度处于平稳状态；三个剂量组均可使血清DHBsAgO.D值处于平稳状态，且大、中剂量可不同程度使其降低。③ 本品大、中剂量在给药第6周开始均可明显降低大鼠四氯化碳（carbon tetrachloride，CCl_4）慢性肝损伤模型的血清ALT含量，中剂量在给药第6周，大、小剂量于给药第8周开始可明显降低血清中谷草转氨酶（aspartate transaminase，AST）含量，大、中剂量组于给药第8周可提高血清中白蛋白（albumin，ALB）

的含量、降低血清中总胆红素（total bilirubin，TBIL）的含量。④ 本品大、中剂量均可降低小鼠 CCl_4 急性肝损伤的 ALT 含量，且可明显提高免疫功能低下小鼠的血清免疫球蛋白 M（Immunoglobulin M，IgM）含量。⑤ 本品高中低剂量对免疫功能低下小鼠 T 淋巴细胞亚群的 CD_4+、CD_8+均有明显抑制作用。

长期毒性实验结果：给药期间，三个剂量组大鼠的一般活动、精神状态、毛发、大小便及体重均无明显影响，实验室检查均在正常范围内活动。急性毒性实验结果表明，在相当于人临床用药量的 224 倍剂量，连续观察 7 天，未发现有动物死亡，且体重明显增长。

三、试验目的与观察指标

（1）探索××颗粒与恩替卡韦胶囊联合应用治疗慢性乙型肝炎肝胆湿热兼肝郁血瘀证的抗病毒作用。观察指标：血清 e 抗原转换率、血清 HBV DNA 载量、血清肝功能等。

（2）探索××颗粒与恩替卡韦胶囊联合应用对于慢性乙型肝炎的证候改善作用。观察指标：中医证候疗效、单项症状疗效。

（3）观察××颗粒临床应用的安全性。观察指标：一般体检项目；血常规、尿常规、便常规检查，心电图、肝功能和肾功能；可能出现的不良事件/反应及发生率。

四、试验总体设计

本试验采用随机双盲、平行对照、多中心临床研究的方法。

（1）随机：采用分层区组随机方法，以中心为分层因素，层内按 1∶1 比例分为试验组和对照组。运用 SAS 统计软件，按×个中心的病例分配数及随机比例，生成随机数字分组表。

（2）盲法：双盲单模拟技术。

（3）对照：××颗粒与恩替卡韦胶囊联合应用与单用恩替卡韦胶囊作平行对照。

（4）多中心：在×家机构同期进行。

（5）样本量：根据《药品注册管理办法》和 CDE 有关要求，决定××颗粒与恩替卡韦胶囊联合应用组与恩替卡韦胶囊组的分配比例为 1∶1，各 120 例，共 240 例。

五、诊断标准

（一）西医诊断标准（慢性乙型肝炎）

1. 诊断标准

参照 2000 年中华医学会传染病与寄生虫病学分会、肝病学会西安会议联合修订的《病毒性肝炎防治方案》[6]和 2010 年中华医学会肝病学分会、感染病学分会联合修订的《慢性乙型肝炎防治指南》[7]制定。

（1）临床急性乙型肝炎病程超过半年，或原乙型肝炎或 HbsAg 携带史。

（2）具有肝炎症状、体征及肝功能异常。

（3）同一病原检测阳性。

发病日期不明或虽无肝炎病史，但肝组织病理学检查符合慢性乙型肝炎，或根据症状、体征、化验及 B 超检查综合分析，亦可作出相应诊断。

乙型肝炎代偿期肝硬化：① 可有轻度乏力、食欲减退或腹胀症状。② ALT 和 AST 可异常，但尚无明显肝功能失代偿表现。③可有门静脉高压征、如脾功能亢进及轻度食管胃底静脉曲张，但无食管胃底静脉曲张劈裂出血、无腹水和肝性脑病等。

2. 病情分度标准

（1）慢性肝炎组织学分级（Grade，G）、分期（Stage，S）。

表 5-5-1　慢性肝炎组织学分级、分期

炎症活动度		纤维化程度	
级（G）	汇管区及周围	小叶内	期（S）	纤维化程度
0	无炎症	无炎症	0	无
1	汇管区炎症	变性及少数点状坏死	1	汇管区纤维化扩大，局限窦周及小叶内纤维化
2	轻度 PN 或嗜酸小体	变性，点、灶状坏死	2	汇管区周围纤维化，纤维间隔形成，小叶结构保留
3	中度 PN	融合坏死或见 BN	3	纤维间隔伴小叶结构紊乱，无肝硬化
4	重度 PN	BN 广泛，累及多个小叶（多小叶坏死）	4	早期肝硬化

注：PN 碎屑坏死（界面肝炎）；BN 桥接坏死。

（2）肝组织学活动指数（histological activity index，HAI）评分系统[13]。

表 5-5-2　肝组织学活动指数评分

汇管周围坏死	评分	肝小叶内变性和灶性坏死	评分	汇管区炎症	评分	肝纤维化	评分
无	0	无	0	无	0	无	0
轻度片状坏死	1	轻度（嗜酸小体、气球样变性和/或＜1/3结节中散在的肝细胞坏死灶）	1	轻度（＜1/3汇管区出现炎症细胞）	1	汇管区纤维性扩大	1
中度片状坏死（累及＜50%汇管周围）	3	中度（累及 1/3～2/3 肝小叶或结节）	3	中度（1/3～2/3汇管区炎症细胞增加）	3	桥状纤维连接（汇管区-汇管区或汇管区-中央静脉连接）	3
明显片状坏死（累及＞50%汇管周围）	4	明显（累及＞2/3 肝小叶或结节）	4	明显（＞2/3汇管区炎症细胞密度增加）	4	肝硬化	4
中度片状坏死+桥状坏死	5						
明显片状坏死+桥状坏死	6						
多小叶坏死	10						

（3）肝功能损害分度标准：① 轻度：临床症状、体征轻微或缺如；肝功能指标仅 1 或 2 项轻度异常；② 中度：症状、体征、实验室检查居于轻度和重度之间；③ 重度：有明显或持续的肝炎症状，如乏力、纳差、腹胀、尿黄、便溏等。伴有肝病面容、肝掌、蜘蛛痣、脾大并排除其他原因，且无门静脉高压象者。实验室检查血清 ALT 和/或 AST 反复或持续升高，白蛋白降低或白蛋白/球蛋白（A/G）比值异常、丙种球蛋白明显升高。除前述条件外，凡白蛋白≤32g/l，胆红素大于 5 倍正常上限，凝血酶原活动度为＜60%、＞40%，胆碱酯酶＜2500U/L，4 项检测

中有 1 项达上述程度者即可诊断为慢性肝炎重度。

（4）B 超检查病情分级标准：① 轻度：肝脾无明显改变；② 中度：可见肝内回声增粗，肝脏和/或脾脏轻度肿大，肝内管道（主要指肝静脉）走行都清晰，门静脉和脾静脉内径无增宽；③ 重度：可见肝内回声明显增粗，分布不均匀；肝表面欠光滑，边缘为钝；肝内管道走行欠清晰或轻度狭窄、扭曲；门静脉和脾静脉内径增宽；脾脏肿大；胆囊有时可见"双层征"。

3. 抗病毒治疗的适应证

（1）HBeAg 阳性患者，HBV DNA$\geq 10^5$ 拷贝/ml（相当于 20000IU/ml）；HBeAg 阴性者，HBV DNA$\geq 10^4$ 拷贝/ml（相当于 2000IU/ml）；

（2）ALT$\geq$倍 ULN；

（3）ALT<2 倍 ULN，但肝组织学显示 Knodell HAI≥ 4，或炎症坏死$\geq G2$，或纤维化$\geq S2$。

（二）中医诊断标准（肝胆湿热兼肝郁血瘀证）

参照《中药新药临床研究指导原则（试行）》（2002）[14]制定。

（1）主症：① 胁肋刺痛或胀痛；② 腹胀纳差厌油腻；③ 口干苦不欲饮；④ 小便黄赤。

（2）次症：① 食欲不振；② 恶心呕吐；③ 困倦乏力；④ 面色晦暗；⑤ 头重；⑥ 大便稀溏。

（3）舌脉：① 舌质紫暗或有瘀斑；② 舌苔黄厚或浊腻；③ 脉弦，或滑，或沉，或数。

具备主症 2 项，或主症 1 项及次症 2 项，参考舌脉即可诊断。

六、受试者的选择

（一）病例入选标准

（1）符合慢性乙型肝炎轻、中度诊断标准。

（2）符合中医肝胆湿热兼肝郁血瘀证辨证标准。

（3）年龄在 18~65 岁之间，性别不限。

（4）既往未用过核苷酸类似物的初治患者及入组前 6 个月未经过抗病毒治疗及免疫调节药物的患者。

（5）HBeAg 阳性患者，HBV DNA$\geq 10^5$ 拷贝/ml（相当于 20000IU/ml）；HBeAg 阴性者，HBV DNA$\geq 10^4$ 拷贝/ml（相当于 2000IU/ml）。

（6）ALT$\geq$2 倍 ULN，$\leq$10 倍 ULN，或 ALT<2 倍 ULN，肝组织学显示 Knodell HAI≥ 4，或炎性坏死$\geq G2$。

（7）凝血酶原活动度（prothrombin time activity，PTA）>60%。

（8）知情同意，签署知情同意书者。

（二）病例排除标准

（1）急性肝炎、慢性重型肝炎患者。

（2）重叠或同时甲肝病毒（hepatitis A virus，HAV）、丙肝病毒（hepatitis C virus，HCV）、丁肝病毒（hepatitis D virus，HDV）、戊肝病毒（hepatitis E virus，HEV）、人类免疫缺陷病毒（human immunodeficiency virus，HIV）感染者。

（3）合并自身免疫性肝炎、HCC 及其他慢性肝病等。

（4）合并严重的原发性心血管病变、肾脏病变（Cr＞ULN）、血液学病变、肺脏疾病或影响其生存的严重疾病者。

（5）怀疑或确有酒精、药物滥用病史，或者根据研究者的判断、具有降低入组可能性或使入组复杂化的其他病变，如工作环境经常变动等易造成失访的情况。

（6）妊娠、哺乳期及准备妊娠妇女。

（7）过敏体质或对多种药物过敏者。

（三）受试者退出（脱落）标准

1. 研究者决定退出

（1）出现过敏反应或严重不良事件，根据医生判断应停止试验者；

（2）治疗12周后，病情加重"符合血清ALT或AST大于10倍ULN，TBIL大于3倍ULN的任意一项"，该患者完成各项实验室检查，退出试验，按治疗无效病例处理；

（3）受试者依从性差（包括试验用药依从性＜80%或＞120%、未按时访视等），或自动中途换药或加用本方案禁止使用的中西药物者；

（4）各种原因的中途破盲者；

（5）严重违反纳入或排除标准，本不应随机化者；

2. 受试者自行退出

（1）无论何种原因，患者不愿意或不可能继续进行临床试验，向主管医生提出退出试验要求而退出试验者；

（2）受试者虽未明确提出退出试验，但中途失访或不再接受试验用药及检测者。

（四）中止全部试验的条件（参照本章第一节）

（五）结束全部临床试验的规定

完成计划中的最后1例病例随访，即标志临床试验的结束。

七、试验用药物及治疗方案

1. 试验用药物规格、包装

（1）××颗粒，4.5g/袋（含生药5.7g/g）。

（2）恩替卡韦胶囊，0.5mg/粒。

（3）××颗粒模拟剂，4.5g/袋。

以上药物由申办者提供，试验药与其模拟剂的包装一致，性状、颜色等相同。

2. 试验用药物的包装

本试验疗程52周。将试验用药物（××颗粒/模拟剂和恩替卡韦胶囊）按每4周试验所需的最大数量另加2天的富余量装于一个"小包装"中，再将13个"小包装"装于一个"大包装"中。包装上均注明：××颗粒临床研究用药、SFDA临床研究批件号、药物编号（即按"处理编码"编制的试验药物顺序号：001~240）、功能主治、包装量、应用方法、贮存条件、生产厂家等。

3. 药物的随机编盲和应急信件（参照本章第一节）

4. 试验用药物的分发与保存（参照本章第一节）

5. 用法方法

（1）用法用量：试验组：××颗粒，每次 2 袋（9g），每日 2 次；恩替卡韦胶囊，每次 1 粒（0.5mg），每日 1 次，温开水送服。对照组：××颗粒模拟剂，每次 2 袋（9g），每日 2 次；恩替卡韦胶囊，每次 1 粒（0.5mg），每日 1 次，温开水送服。试验药与对照药制作模拟剂，按双盲试验的要求服用。

（2）疗程：52 周。随访 12 周。

6. 试验用药依从性判断（参照本章第一节）

7. 合并治疗规定

（1）除试验用药外，观察期间禁止使用其他对慢性乙型肝炎具有抗病毒作用的中、西药。如果肝功能指标（如 ALT）异常达到需要药物干预时，可根据临床具体情况，合并应用甘草酸二铵治疗，必须详细记录异常指标的结果、合并用药的用法用量、使用次数和时间等。

（2）合并疾病所必须继续服用的药物或其他治疗，必须记录药名（或其他疗法名）、用量、使用次数和时间等。

八、安全性评价

1. 试验用药物可能的不良反应

动物长期毒性实验结果，未提示毒性靶器官。临床试验中应重点观察非预期不良反应。

2. 安全性评价指标及观测时点

（1）临床不良事件/不良反应，随时观察；

（2）一般体检项目，如体温、脉搏、心率、呼吸、血压；

（3）血常规、尿常规、便常规检查，心电图，肝功能（AST、ALT、γ-GT、ALP、TP、ALB 和 TBIL、DBIL）、肾功能（BUN、Cr、eGFR、尿微量白蛋白、尿 NAG 酶）。

指标（1），随时观察；指标（2）、（3）于治疗前，治疗后 4 周、8 周、12 周、24 周、36 周、52 周及停药后 12 周检查。对于发生的不良事件应随访至恢复正常或稳定。

以临床不良事件/反应发生率为主要安全性评价指标。

3~5（参照本章第一节）

九、有效性评价

（一）观察指标

（1）人口学指标、病程、病情、合并疾病及用药等。

（2）诊断或排除诊断指标：① 凝血酶原时间（prothrombintime，PT）、凝血酶原活动度（prothrombin time activity，PTA）、甲胎蛋白（alpha fetoprotein，AFP），于筛选期及治疗后 24 周检测；② 甲肝、丙肝、丁肝、戊肝、人类免疫缺陷病毒，于筛选期检测；③ 肝组织学检查，筛选期必要时检查；④ 尿妊娠试验，仅育龄期妇女检测。

（3）有效性观察指标与观测时点：① 乙肝病毒血清标志物（HBeAg 转阴率、HBeAg 血清学转换率和乙肝表面抗原 HBsAg 转阴率、HBsAg 血清学转换率）；② 血清 HBV DNA 载量及病毒学应答率；③ 血清肝功能（ALT、AST、γ-GT、ALP、TP、ALB 和 TBIL、DBIL）；④ 中医证候疗效；⑤ 单项症状疗效。以血清 e 抗原转换率及血清 HBV DNA 载量为主要疗效指标。观测时点：指标①、②、③，治疗前，治疗后 4 周、8 周、12 周、24 周、36 周、52 周与停药后 12 周检测；指标④、⑤，治疗前，治疗后 24 周、36 周、52 周判断。

（二）指标观测方法

（1）血清 HBV DNA 载量采用实时荧光定量 PCR 法检测，乙肝病毒血清标志物采用化学发光法检测。

（2）中医证候分级量化标准参考《中药新药临床研究指导原则（试行）》[14]制定。

表 5-5-3 中医证候分级量化表

症状\分级	正常	轻度	中度	重度	计分
主症	0分	2分	4分	6分	
胁肋刺痛或胀痛	无	隐痛不影响工作	疼痛较重影响生活	疼痛剧烈难以忍受	
腹胀纳差厌油腻	无	不喜油腻饮食，食后腹胀，半小时内自行缓解	不喜油腻饮食，食后腹胀，2小时内自行缓解	整日脘腹闷胀	
口干而苦不欲饮	无	偶觉口干苦不欲饮	晨起口干苦不欲饮	常觉口干苦不欲饮	
小便黄赤	无	尿色稍黄	尿色黄	尿色深黄	
次症	0分	1分	2分	3分	
食欲不振	无	食欲较差，食量减少 1/3 以下	食欲不佳，食量减少 1/3 以上	整日不欲进食，食量减少 1/2	
困倦乏力	无	肢体稍倦可坚持轻体力工作	四肢乏力勉强坚持日常活动	全身无力终日不愿活动	
面色晦暗	无	面色暗黄而少光泽	面色暗黄而无光泽	面色暗黑而无光泽	
头重	无	偶有	常有	严重	
恶心呕吐	无	偶有恶心	时有恶心偶有呕吐	频频恶心有时呕吐	
大便稀溏	无	大便溏	大便溏稀	大便稀水	
舌脉	0分	1分	不计分		
舌质紫暗或有瘀斑、瘀点	无	有	其他：		
舌苔黄厚或浊腻	无	有	其他：		
脉弦、滑、沉、数	无	有	其他：		

（三）终点指标定义和疗效评价标准

参照中华医学会肝病学分会、感染学分会制定的《慢性乙型肝炎防治指南（2010 年版）》[7]。

（1）血清学应答（乙肝病毒血清标志物），指血清 HBeAg 转阴或 HBeAg 血清学转换，或 HBsAg 转阴或 HBsAg 血清学转换。

（2）病毒学应答，指血清 HBV DNA 检测不到或低于检测下限。

（3）生化学应答：指血清 ALT 和 AST 降至正常。

（4）中医证候疗效评价标准：疗效指数=（用药前积分−用药后积分）/用药前积分×100%。① 临床痊愈：中医证候总积分（包括主症、次症及异常舌脉）改善≥95%。② 显效：中医证候总积分改善≥70%，＜95%。③ 有效：中医证候总积分改善≥30%，＜70%。④ 无效：中医证候总积分改善＜30%。

（5）单项症状疗效标准：① 显效：疗程结束后，症状、体征消失。② 有效：疗程结束后，症状、体征分级减少 1 级以上。③ 无效：达不到上述标准者。

十、试验流程

表 5-5-4　试验流程表

阶段　　就诊	筛选期	治疗期						随访期
	基线	访视 1	访视 2	访视 3	访视 4	访视 5	访视 6	访视 7
访视日期及范围	0 天	4 周±2 天	8 周±2 天	12 周±2 天	24 周±2 天	36 周±2 天	52 周±2 天	64 周±2 天
签署知情同意书	×							
确定入选排除标准	×							
填写人口学资料	×							
既往病史和治疗史	×							
合并疾病及用药	×	×	×	×	×	×	×	×
体格检查	×	×	×	×	×	×	×	
PT、PTA、AFP	×				×			
HAV、HCV、HDV、HEV、HIV	×							
尿妊娠试验*	×							
肝组织学检查*	×							
乙肝病毒血清标志物	×	×	×	×	×	×	×	×
血清 HBV DNA 载量	×	×	×	×	×	×	×	×
血清肝功能（ALT、AST、γ-GT、ALP、TP、ALB 和 TBIL、DBIL）	×	×	×	×	×	×	×	×
中医证候疗效	×				×	×	×	
单项症状疗效	×				×	×	×	
生命体征检查	×	×	×	×	×	×	×	×
血、尿、便常规，便潜血	×	×	×	×	×	×	×	×
肾功能	×	×	×	×	×	×	×	×
心电图	×	×	×	×	×	×	×	×
记录不良事件		×	×	×	×	×	×	×
随机分组	×							
分发试验药物	×	×	×	×	×	×	×	
回收药物		×	×	×	×	×	×	

注：尿妊娠试验：育龄期妇女做此项检查。肝组织学检查，必要时做。

十一、数据管理（参照本章第一节）

十二、统计分析（参照本章第一节）

十三、质量控制与保证

（一）、（二）（参照本章第一节）

（三）肝穿刺的 SOP

1. 具体要求

（1）统一使用 16 号一次性组织活检针，要求标本长度≥1.5cm，至少镜下包括 4～6 个汇管区，肝活检标本应做连续切片，常规做 HE、网状纤维和 Masson 染色，并进行 G、S 评价。

（2）首次肝穿刺病例，分中心需要进行读片，以筛选病人用。并统一制备并贮存 4 张未染色 4um 厚肝组织玻片，以备集中做中心化读片。

（3）进行第二次肝穿刺的病例，统一制备并贮存 4 张未染色 4μm 厚肝组织玻片，以备集中做中心化读片。

（4）要求治疗前后 2 次肝穿刺部位一致，以便具有可比性，专家组读片时要求为盲法读片，每个肝穿刺标本应由两名以上病理学专家共同评定。

2. 标本的处理

（1）活检肝组织应及时固定于 10%中性福尔马林液中，固定液的量应该为标本体积的 10 倍以上（切忌用酒精固定），并及时送病理科进行包埋及切片。

（2）经固定的肝组织需在 2 日内包埋，包埋前组织的透明及浸蜡时间可参照胃黏膜处理的程序。各中心病理科需对首次肝穿刺标本进行 G、S 评价。另外，首次肝穿刺标本和末次肝穿刺标本均需另多切 4 张未染色 4μm 厚的肝组织切片，每张玻片上需有 2 条以上的肝组织，以备送中心化读片。

（3）送中心化读片的治疗前后各 4 张切片，在每张切片的毛玻璃左上角用 2B 铅笔注明编号（供识别用），切勿贴标签，各中心送检的标本应认真填写病例切片对应的明细表，在标本明细单上注明与切片相应的切片编号，并将明细表与标本同时送交监查员，由监查员送交中心化统一读片单位。

（4）各中心将治疗前后的切片及对应的资料移交过程中要有相关的交接手续和交接记录。需要交接双方签字，交接记录一式三份，各中心、申办方、中心化读片单位各执一份。

切片编号范例：01-001-Q-1、01-001-Q-2、01-001-Q-3、01-001-Q-4
01-001-H-1、01-001-H-2、01-001-H-3、01-001-H-4

十四、伦理学要求（参照本章第一节）

十五、试验结束后的医疗措施

临床试验期间，如果受试者出现不良事件或不良反应，处理后须及时随访，以保证受试者的安全。在给药周期结束后，其不良反应仍未治愈者，按有关规定，由申办方负责其治疗费用。

不良反应治愈后，结束受试者与研究者的合作关系。

在临床试验结束后，遵循 2010 年《慢性乙型肝炎防治指南》继续进行抗病毒序贯治疗，治疗所需药物由受试者自行购买。

十六、试验总结与资料保存（参照本章第一节）

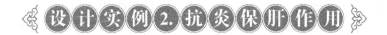

设计实例 2. 抗炎保肝作用

一、题目

××胶囊治疗慢性乙型肝炎湿热脾虚证有效性和安全性的随机双盲、平行对照、加载试验、多中心Ⅱb期临床研究

二、研究背景

××胶囊功能清利湿热，益气健脾，主治慢性乙型肝炎引起的脘闷腹胀、口干而苦、倦怠乏力等。拟开发为第 6 类中药新药，临床研究已经 CFDA 批准。

药效学研究结果，本品能明显降低 D-半乳糖胺所致急性肝损伤小鼠血清中丙氨酸氨基转移酶（ALT）、天门冬氨酸氨基转移酶（AST）的含量；对四氯化碳慢性肝损伤模型大鼠有一定的治疗作用，能降低血清中丙氨酸氨基转移酶（ALT）、天门冬氨酸氨基转移酶（AST）及肝羟脯氨酸含量，提高总蛋白（TP）、白蛋白（ALB）含量，与模型组比较差异有显著性意义；对卡介苗免疫肝损伤模型小鼠血清中丙氨酸氨基转移酶（ALT）有明显降低作用。提示××胶囊有一定的保肝降酶作用。

毒性实验结果，本品未见明显的毒性反应。

Ⅱ期临床试验采用随机双盲、安慰药平行对照、加载试验、多中心研究的方法。共纳入慢性乙型肝炎湿热脾虚证患者（无需合并抗病毒治疗者）240 例。两组在联合应用××胶囊的基础上，分别应用××胶囊及其模拟剂，疗程 12 周。以用药 12 周 ALT 复常率为主要疗效指标。××胶囊与××胶囊联用，较之单用××胶囊，更能有效地提高肝酶（ALT、AST）的复常率，对于 ALP、TP、ALB、TBIL、DBIL 等指标的复常率有提高的趋势，对于以上全部肝功能指标的实测值也有更好的下降趋势，提示××胶囊与××胶囊的联合应用，对于慢性乙型肝炎患者可能具有肝细胞保护作用。以不良反应发生率为主要安全性指标。试验组出现 1 例"感冒"不良事件，经研究者判断，与试验用药物无关。提示××胶囊联用××胶囊，较之单用××胶囊，并未增加临床治疗风险。

三、试验目的与观察指标

（1）探索××胶囊治疗慢性乙型肝炎（湿热脾虚证）的抗炎保肝作用和抗病毒作用。

观察指标：① ALT、AST 应答时间及应答率；② 血清 HBV DNA 载量；③ 乙肝病毒血清标志物（HBeAg 转阴率、HBeAg 血清学转换率、HBsAg 转阴率、HBsAg 血清学转换率）。

（2）探索××胶囊对于慢性乙型肝炎的证候改善作用。

观察指标：① 中医证候疗效；② 单项症状疗效。

（3）观察××胶囊临床应用的安全性。

观察指标：① 一般体检项目，如体温、脉搏、心率、呼吸、血压等；② 血常规、尿常规、便常规检查，心电图、肝功能和肾功能（BUN、Cr、eGFR、尿NAG酶）；③ 临床不良事件及不良反应发生率。

四、试验总体设计

采用随机双盲、平行对照、加载试验、多中心临床研究的方法。

（1）随机：采用分层区组随机，以中心为分层因素，层内按1∶1比例分为试验组和对照组。运用SAS统计软件，按×个中心的病例分配数及随机比例，生成随机数字分组表。

（2）盲法：双盲单模拟技术。

（3）对照：与安慰剂的平行对照研究。

（4）加载试验：应用恩替卡韦片进行抗病毒治疗。

（5）多中心：在×家机构同期进行。

（6）样本量：根据《药品注册管理办法》和药品审评中心（CDE）有关要求，决定试验组与对照组分别为36例，共72例。

五、诊断标准

1. 西医诊断标准（慢性乙型肝炎），参照本节设计实例1。

2. 中医诊断标准（湿热脾虚证）

参照《中药新药临床研究指导原则（试行）》（2002）[14]制定。

（1）主症：① 口干而苦；② 倦怠乏力；③ 脘闷腹胀。

（2）次症：① 胁肋疼痛；② 食欲不振；③ 恶心；④ 便溏；⑤ 身目发黄。

（3）舌脉：① 舌胖或有齿印；② 舌苔黄腻；③ 舌弦缓。

具备主症中至少2项，次症中至少2项，参考舌脉即可诊断。

六、受试者的选择

（一）入选标准

（1）符合慢性乙型肝炎轻、中度诊断标准。

（2）符合中医湿热脾虚证辨证标准。

（3）年龄在18～65岁之间，性别不限。

（4）既往未用过核苷酸类似物的初治患者或入组前6个月未经过抗病毒治疗及应用免疫抑制剂治疗的患者。

（5）HBeAg阳性患者，HBV DNA≥10^5拷贝/ml（相当于20000IU/ml）；HBeAg阴性者，HBV DNA≥10^4拷贝/ml（相当于2000 IU/ml）。

（6）ALT≥2倍ULN，≤10倍ULN。

（7）知情同意，志愿受试。获得知情同意书过程应符合GCP规定。

（二）排除标准

（1）药物性、酒精性、遗传性、免疫性肝炎等，及合并丙肝等其他病毒感染所致者。

（2）TBIL＞5倍ULN，有重症肝炎倾向者或肝硬化失代偿期。

（3）合并严重的原发性心血管病变、肾脏病变（Cr＞ULN）、血液病变、肺脏疾病、或影响其生存的严重疾病者。

（4）怀疑或确有酒精、药物滥用病史，或者根据研究者的判断、具有降低入组可能性或使入组复杂化的其他病变，如工作环境经常变动等易造成失访的情况。

（5）妊娠期、哺乳期妇女及准备妊娠妇女。

（6）过敏体质、或对多种药物过敏者。

（7）正在参加其他药物临床试验的患者。

（三）受试者退出（脱落）标准

1. 研究者决定退出

（1）出现过敏反应或严重不良事件，根据医生判断应停止试验者；

（2）试验过程中病情恶化，查肝功能AST或ALT＞10倍ULN，或TBIL＞5倍ULN，或有重肝倾向者，或出现研究者认为病情加重需合并使用其他治疗措施的者，应及时按临床常规治疗，停止临床试验；

（3）受试者依从性差（包括试验用药依从性＜80%或＞120%、未按时访视等），或自动中途换药或加用本方案禁止使用的中西药物者；

（4）各种原因的中途破盲者；

（5）严重违反纳入或排除标准，本不应随机化者；

2. 受试者自行退出

（1）无论何种原因，患者不愿意或不可能继续进行临床试验，向主管医生提出退出试验要求而退出试验者；

（2）受试者虽未明确提出退出试验，但中途失访或不再接受试验用药及检测者。

（四）中止全部试验的条件（参照本章第一节）

（五）结束全部临床试验的规定

完成计划中的最后1例病例随访，即标志一次临床试验的结束。

七、试验用药物及治疗方案

1. 试验用药物规格

××胶囊及其模拟剂，0.3g/粒。恩替卡韦片，0.5mg/片。以上药物由申办者提供，并符合质量要求。

2. 试验用药物的包装

本试验疗程24周。将试验用药物（××胶囊/模拟剂和恩替卡韦片）按每2周试验所需的最大数量另加2天的富余量装于一个"小包装"中，再将12个"小包装"装于一个"大包装"中。包装上均注明：××颗粒临床研究用药、SFDA临床研究批件号、药物编号（即按"处理编码"编制的试验药物顺序号：01～72）、功能主治、包装量、应用方法、贮存条件、生产厂家等。

3. 药物的随机编盲和应急信件（参照本章第一节）

4. 试验用药物的分发与保存（参照本章第一节）

5. 用法方法

（1）用法用量：① 试验组：××胶囊，每次3粒，每日3次，温开水送服。② 对照组：××胶囊模拟剂，每次3粒，每日3次，温开水送服。抗病毒治疗：恩替卡韦片，口服，每次1片，每日1次，温开水送服。试验药与对照药制作模拟剂，按双盲试验的要求服用。

（2）疗程：24周[15]。

6. 试验用药依从性判断（参照本章第一节）

7. 合并治疗规定

（1）观察期间，除试验用药和合并用药规定的用药外，禁止使用其他治疗慢性乙肝的中、西药，以及与本病治疗相关的其他治疗。

（2）合并疾病所必须继续服用的药物或其他治疗，必须记录药名（或其他疗法名）、用量、使用次数和时间等。

八、安全性评价

1. 试验用药物可能的不良反应

动物长期毒性实验结果，未提示毒性靶器官。临床试验中应重点观察非预期不良反应。

2. 安全性评价指标及观测时点

（1）临床不良事件/不良反应；

（2）一般体检项目，如体温、脉搏、心率、呼吸、血压；

（3）血常规、尿常规、便常规检查，心电图、肝功能（AST、ALT、TBIL和GGT、ALP、TP、ALB、DBIL）、肾功能（BUN、Cr、eGFR、尿NAG酶）、AFP。

观测时点：指标（1），随时观察；指标（2）、（3），治疗前与治疗后4、8、12、16、20、24周检查。对于发生的不良事件应随访至恢复正常或稳定。

以临床不良事件/反应发生率为主要安全性评价指标。

3~5（参照本章第一节）

九、有效性评价

（一）观察指标

1. 人口学指标、病程、病情、合并疾病及用药等。

2. 诊断或排除诊断指标

（1）凝血酶原（PT）、甲胎蛋白（AFP）；

（2）甲肝、丙肝、丁肝、戊肝抗体，人类免疫缺陷病毒；

（3）尿妊娠试验；

（4）肝脾 B 超。

3. 有效性指标与观测时点

（1）血清肝功能（ALT、AST、TBIL 和 ALP、GGT、TP、ALB、DBIL）：① 生化学应答时间（ALT、AST 复常时间），治疗后 2、4、8、12、16、20、24 周检测、评价；② 其他各项指标，治疗后 12、24 周评价。

（2）血清 HBV DNA 载量及病毒学应答时间，治疗后 4、8、12、24 周检测，若治疗后 12 周检测为阳性，则增加 16、20 周访视点检测；治疗后 12、24 周评价。

（3）乙肝病毒血清标志物（HBeAg 转阴率、HBeAg 血清学转换率、HBsAg 转阴率、HBsAg 血清学转换率），治疗后 4、8、12、16、20、24 周检测，治疗后 12、24 周评价。

（4）中医证候疗效，治疗后 12、24 周评价。

（5）单项症状疗效，治疗后 12、24 周评价。

以生化学应答时间为主要疗效评价指标。

（二）指标观测方法

（1）血清肝功能、血清 HBV DNA 载量、乙肝病毒血清标志物，均进行定量检测。受试者应坚持采用同一种检测方法。

（2）中医证候分级量化标准

参考《中药新药临床研究指导原则（试行）》[14]制定。

表 5-5-5　中医证候分级量化表

症状\分级	正常	轻度	中度	重度	计分
主症	计 0 分	计 2 分	计 4 分	计 6 分	
口干而苦	无	偶觉口干苦	晨起口干	整日觉口干	
倦怠乏力	无	肢体稍倦，可坚持轻体力工作	四肢乏力，勉强坚持日常活动	全身无力，终日不愿活动	
脘闷腹胀	无	食后脘闷腹胀，半小时内自行缓解	食后脘闷腹胀，2 小时内自行缓解	整日脘闷腹胀	
次症	计 0 分	计 1 分	计 2 分	计 3 分	
胁肋疼痛	无	隐隐作痛，不影响正常工作	疼痛较重，影响生活	疼痛剧烈，难以忍受	
食欲不振	无	食量减少低于 1/3	食量减少 1/3 以上	终日不欲进食，食量较前减少 1/2	
恶心	无	偶有恶心	时有恶心	频频恶心	
便溏	无	大便不成形，每日 2~3 次	稀便，每日 4~5 次	溏便，每日 5 次以上	
身目发黄	无	目黄而身稍黄	身目色黄	身目色深黄	
舌脉	计 0 分	计 1 分		不计分	
舌胖或有齿印	无	有		其他：	
苔黄腻	无	有		其他：	
脉弦缓	无	有		其他：	

（三）终点指标定义和疗效评价标准

（1）生化学应答，指血清 ALT 和 AST 降至正常。

（2）病毒学应答，指血清 HBV DNA 检测不到或低于检测下限。

（3）血清学应答（乙肝病毒血清标志物），指血清 HBeAg 转阴或 HBeAg 血清学转换，或 HBsAg 转阴或 HBsAg 血清学转换。

（4）中医证候疗效评价标准：疗效指数=（用药前积分-用药后积分）/用药前积分×100% ① 临床痊愈：中医证候总积分（包括主症、次症及异常舌脉）改善≥95%。② 显效：中医证候总积分改善≥70%，<95%。③ 有效：中医证候总积分改善≥30%，<70%。④ 无效：中医证候总积分改善<30%。

（5）单项症状的分级量化标准：① 显效：疗程结束后，症状、体征消失。② 有效：疗程结束后，症状、体征分级减少1级以上。③ 无效：达不到上述标准者。

十、试验流程

表 5-5-6　试验流程表

阶段 就诊	筛选期 基线	治疗期						
		访视1	访视2	访视3	访视4	访视5	访视6	访视7
访视日期及范围	−7～0天	2周±3天	4周±3天	8周±3天	12周±3天	16周±3天	20周±3天	24周±3天
签署知情同意书	×							
确定入选排除标准	×							
填写人口学资料	×							
既往病史和治疗史	×							
合并疾病及用药	×	×	×	×	×	×	×	×
体格检查	×							
PT、AFP	×							
HAV、HCV、HDV、HEV、HIV	×							
尿妊娠试验（育龄期妇女）	×							
肝脾B超	×							
血清肝功能（ALT、AST、TBIL和ALP、GGT、TP、ALB、DBIL）	×	×	×	×	×	×	×	×
血清HBV DNA载量	×		×	×	×	×	×	×
乙肝病毒血清标志物	×			×				×
中医证候	×				×			×
单项症状	×				×			×
一般体检、生命体征检查	×	×	×	×	×	×	×	×
血、尿、便常规	×		×	×	×	×	×	×
肾功能	×		×	×	×	×	×	×
心电图	×		×	×	×	×	×	×
记录不良事件		×	×	×	×	×	×	×
随机分组	×							
分发试验药物	×	×	×	×	×	×	×	
回收药物		×	×	×	×	×	×	×

十一、数据管理（参照本章第一节）

十二、统计分析（参照本章第一节）

十三、质量控制与保证（参照本章第一节）

十四、试验相关的伦理学要求（参照本章第一节）

十五、试验结束后的医疗措施

临床试验期间，如果受试者出现不良事件或不良反应，处理后须及时随访，以保证受试者的安全。在给药周期结束后，其不良反应仍未治愈者，按有关规定，由申办方负责其治疗费用。不良反应治愈后，结束受试者与研究者的合作关系。

疗程结束后，遵循 2010 年《慢性乙型肝炎防治指南》继续进行抗病毒序贯治疗。申办者为受试者提供疗程结束后半年的抗病毒药物，若需继续抗病毒治疗，治疗所需药物由受试者自行购买。

十六、试验总结与资料保存（参照本章第一节）

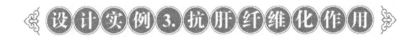

设计实例 3. 抗肝纤维化作用

一、题目

以复方鳖甲软肝片为对照评价××片治疗慢性乙型肝炎肝纤维化热毒瘀结、肝郁脾虚证有效性和安全性的随机双盲、平行对照、多中心Ⅲ期临床试验。

二、研究背景

××片为老中医经验方，拟开发为第 6 类中药新药，临床研究已经国家食品药品监督管理局（SFDA）批准。

药效学研究结果：本品 3g、6g、12g/kg 剂量组对四氯化碳（CCl_4）、二甲基亚硝胺（DMN）所致大鼠慢性肝损伤及纤维化均具有保护作用及抗纤维化作用；中、高剂量对肝组织胶原蛋白、血清 HA、LN 的值及肝功能指标均有不同程度的改善，尤其对 ALT、AST、ALP 的作用明显。病理组织学检查结果显示，高中低剂量组病变程度较模型组明显降低，且存在剂量效应关系。体内外抗病毒、体内外抑菌实验结果均提示有效；12g、24g/kg 剂量组明显促进正常小鼠网状内皮系统的吞噬功能，增加正常小鼠免疫器官的重量，提高正常小鼠的非特异免疫功能；能明显增强免疫低下小鼠的迟发性超敏反应，提高特异性细胞免疫功能；能明显增强免疫低下小鼠的血清溶血素含量，提高特异性体液免疫功能；三个剂量组可不同程度升高血清溶血素含量、脾指数及胸腺指数。

毒性试验结果：① 以最大浓度、最大体积给小鼠灌胃给药，未能测出该药半数致死量（median lethal dose，LD_{50}），最大给药量为 420g 生药/kg，此剂量相当拟临床人用量的 840 倍，未见明显的急性毒性反应。② 以本品 30、15 和平时期 7.5g/kg 的剂量给 SD 大鼠连续灌胃 6 个月，雄性大白鼠 18～26 周体重增长明显受到抑制，高剂量组雌性大白鼠 16、18、22 周体重增长减慢，该药长期服用可减轻大白鼠体重，停药后动物体重恢复正常。给药6个月中剂量组脾脏系数明显减小；给药3、6个月的高、中剂量组Cr，给药6个月GLU水平减低，给药6个月中剂量组T-cho水平增高。病理学检查显示，给药6个月高剂量组部分动物肾小管内有蛋白管型，其他各检查指标未见明显异常改变。提示其对大白鼠肾脏组织具有一定的毒性，其他未见明显的毒性反应。本品大白鼠连续给药的安全剂量为7.5g/kg。

II期临床试验结果：以复方鳖甲软肝片对照的临床试验结果显示，疗后24周的中医证候显效率试验组高于对照组，差异有显著性统计学意义。安全性分析，两组病人用药后不良事件及不良反应情况：不良事件发生率试验组2.70%，对照组0.90%，不良反应发生率试验组1.80%，对照组0.90%，两组间比较差异均无统计学意义。未见严重不良反应发生。发生不良反应症状主要过敏等。

三、试验目的与观察指标

（1）确证评价××片治疗慢性乙型肝炎肝纤维化热毒瘀结、肝郁脾虚证的有效性。观察指标：肝组织病理学检查、肝纤维化血清指标、肝纤维化综合疗效等。

（2）观察××片临床应用的安全性。观察指标：不良反应症状、不良反应发生率；血常规、尿常规、便常规、心电图、肝功能、肾功能。

四、试验总体设计

本试验采用多中心、随机、双盲双模拟、阳性药平行对照的研究的方法。

（1）随机：采用分层区组随机的方法，以中心为分层因素，层内按1:1比例分为试验组和对照组。运用SAS统计软件，按×个中心的病例分配数及随机比例，生成随机数字分组表。

（2）盲法：采用双盲双模拟的技术。

（3）对照：按照公认有效、类同可比的原则，采用已上市的同类有效药物——复方鳖甲软肝片作阳性对照药。理由如下：

复方鳖甲软肝片是目前国内公认安全有效的药物，其功能主治：软坚散结，化瘀解毒、益气养血。用于慢性肝炎肝纤维化，以及早期肝硬化属瘀血阻络、气血亏虚兼热毒未尽证。症见：胁肋隐痛或肋下痞块、面色晦黯、脘腹胀满、纳差便溏、神疲乏力、口干口苦、赤缕红丝等。试验药适应证为慢性乙型肝炎肝纤维化，二药适应证相同。

试验药与对照药组方成份功效相近，均为片剂，便于进行盲法试验。

（4）多中心试验：计划在×家机构同期进行。

（5）样本量：按照《药品注册管理办法》的要求，III期临床试验的试验组病例数最低不少于300例，且遵循试验组与对照组比例为3:1，本次临床试验目标病例数400例，其中试验组300例，对照组100例，考虑可脱落因素，再增加20%病例。决定本次III期临床试验的入组病例数为：试验组360例，对照组120例，共480例。

五、诊断标准

（一）西医诊断标准（慢性乙型肝炎）

1. 诊断标准（参照本节设计实例1）

2. 病情分度标准（参照本节设计实例1）

3. 慢性乙型肝炎肝纤维化

参照 2006 年 8 月中国中西医结合学会肝病专业委员会制定的《肝纤维化中西医结合诊疗指南》[16]制定

（1）慢性肝炎病史：有慢性乙型病毒性肝炎。病原学诊断参考中华医学会肝病学分会与感染病学分会制定的相关标准。

（2）临床表现：临床症状无特异性。除原发疾病临床表现外可有疲倦乏力、肝区不适或胀或痛、食欲不振、大便异常、舌质暗红或暗淡、脉弦细等。

（3）实验室检查：血清肝纤维化标志物（IV-C、HA、PCⅢ、LN），以及 AST/ALT 比值、GGT、ALP 等异常升高。肝纤维化血清学标志物检测 SOP 见十三质量控制与保证。

（4）影像学检查：B 超检查发现肝包膜粗糙、回声增密、增粗、增强且分布不均匀，血管走向不清等，或见门脉内径增宽，脾脏增厚等。

（5）肝组织病理学检查：肝组织苏木精–伊红、Masson 三色染色和/或网状纤维染色，可见纤维组织不同程度的增生（S1～S4）。

（二）中医辨证标准

依据《中药新药临床研究指导原则（2002）》[14]制定。

（1）主症：① 胁痛；② 腹胀；③ 口干渴。

（2）次症：① 乏力倦怠；② 食少纳呆；③ 便溏；④ 尿黄；⑤ 胁下痞块；⑥ 面色暗滞；⑦ 黄疸。

（3）舌暗红、苔黄腻，脉细弦或涩等。

具备主症不少于两项，同时具备次症不少于两项，结合舌、脉象可以诊断为本证。

六、受试者的选择

（一）纳入标准

（1）符合西医慢性乙型肝炎诊断标准者，其中 HBeAg 阳性者，HBV-DNA＜10^5 拷贝/ml；HBeAg 阴性者，HBV-DNA＜10^4 拷贝/ml。

（2）符合中医辨证属热毒瘀结、肝郁脾虚证者，具备主症不少于两项，同时具备次症不少于两项。

（3）肝组织病理学检查（入组前半年内）提示肝纤维化≥S2 和（或）B 超确诊为肝纤维化的患者。

（4）年龄在 18～65 岁之间。

（5）试验前 2 周内未接受同类药品治疗者。

（6）知情同意，志愿受试。获得知情同意书过程应符合 GCP 规定。

（二）排除标准

（1）哺乳、妊娠期妇女或正准备妊娠的妇女。

（2）过敏体质及对本研究药物已知成分或多种药物过敏者。

（3）合并有心血管、脑血管、肾脏和造血系统等严重原发性疾病、精神病患者。

（4）肝硬化失代偿期者及各种原因引起肝功能衰竭的患者。

（5）血小板＜50×10^{9}或门静脉高压有上消化道出血危险者。
（6）慢性乙型肝炎重度者（见西医诊断标准）。
（7）3个月内参加其他药物临床试验的患者。

（三）受试者退出（脱落）标准

1. 研究者决定退出

（1）出现过敏反应或严重不良事件，根据医生判断应停止试验者；
（2）试验过程中，患者发生其他疾病或出现严重并发症者；
（3）受试者试验用药依从性差（＜80%或＞120%）或自动中途换药者；
（4）各种原因的中途破盲者；
（5）严重违反纳入或排除标准，本不应随机化者。

2. 受试者自行退出

（1）无论何种原因，患者不愿意或不可能继续进行临床试验，向主管医生提出退出试验要求而退出试验者；
（2）受试者虽未明确提出退出试验，但中途失访或不再接受试验用药及检测者。

（四）中止全部试验的条件（参照本章第一节）

（五）结束全部临床试验的规定

完成计划中的最后 1 例病例随访，即标志一次临床试验的结束。

七、试验用药物及治疗方案

1. 试验药物的名称和规格

（1）试验药及其模拟剂：××片，规格：0.82g/片。
（2）对照药及其模拟剂：复方鳖甲软肝片，规格：0.5g/片。

2. 试验用药物的包装

本试验疗程 24 周。将试验用药物（××片/模拟剂+复方鳖甲软肝片/模拟剂）按每 4 周试验所需的最大数量另加 2 天的富余量装于一个"小包装"中，再将 6 个"小包装"装于一个"大包装"中。包装上均注明：××颗粒临床研究用药、SFDA 临床研究批件号、药物编号（即按"处理编码"编制的试验药物顺序号：001~480）、功能主治、包装量、应用方法、贮存条件、生产厂家等。

3. 药物的随机编盲和应急信件（参照本章第一节）

4. 试验用药物的分发与保存（参照本章第一节）

5. 用药方法

（1）用法用量：试验组：××片，每次 3 片，每日 3 次，复方鳖甲软肝片模拟药，每次 4 片，每日 3 次，饭后温开水送服。对照组：复方鳖甲软肝片，每次 4 片，每日 3 次，××片模拟药，每次 3 片，每日 3 次，饭后温开水送服。
（2）疗程：24 周。停药后随访 24 周。

6. 试验用药依从性判断（参照本章第一节）

7. 合并用药的规定

（1）试验期间，出现高病毒复制病例（HBeAg 阳性 DNA≥10^5，HBeAg 阴性 DNA≥10^4 拷贝/ml，且 ALT 大于 2 倍 ULN 者）可以合并指定抗病毒药物阿德福韦酯，提供使用至随访结束，并在合并用药记录表中详细记录。不得合并使用除抗病毒药物以外的其他具有抗肝纤维化的中西药物和治疗方法。

（2）合并其他疾病，必须继续使用其他药物和治疗方法者，必须在合并用药表中详细记录。

八、安全性评价

1. 试验用药物可能的不良反应

动物毒性试验及前期临床研究均未发现试验药物的不良反应。

2. 安全性评价指标及观测时点

（1）生命体征如血压、呼吸、心率等，每次访视时检查记录。
（2）血、尿、便常规化验，给药前、用药 12 周末、给药 24 周末。
（3）心电图、肾功能（BUN、Cr），给药前、用药 12 周末、给药 24 周末检测。
（4）临床不良事件/不良反应，随时详细记录。

3～5（参照本章第一节）

九、有效性评价

1. 观察指标

（1）人口学指标、病程、病情、合并疾病及用药等。
（2）筛选及诊断指标：① 肝脾 B 超；② 肝功能、肝纤维化血清学标志物检查；③ 乙肝五项、HBV-DNA；④ 肝组织活检；⑤ 肾功能，PT，血、尿、便常规和心电图。
（3）有效性观察指标与观测时点：① 肝组织病理学检查，给药前、给药 24 周末检查。② 肝纤维化血清指标：包括血清透明质酸 HA、层粘连蛋白 LN、Ⅲ型前胶原 PCⅢ、Ⅳ型胶原Ⅳ-C（均采用放射免疫分析法），给药前、用药 12 周末、给药 24 周末、停药 24 周末检测。③ 肝纤维化综合疗效，包括症状和体征（肝区痛、乏力、纳呆、腹胀、便溏等）、肝纤维化血清指标和肝组织学检查等，于给药前、给药后 24 周评价。其中，症状和体征于、给药前、给药后 4 周、8 周、12 周、16 周、20 周、24 周检查记录。④ 肝功能：包括丙氨酸转氨酶、天门冬氨酸转氨酶、血清胆红素、碱性磷酸酶、谷氨酰转肽酶，白蛋白和球蛋白等，于给药前、给药后 4 周、8 周、12 周、16 周、20 周、24 周检查。⑤ 肝脾 B 超，给药前、给药后 24 周检查。⑥ 病原学指标：包括乙肝五项、HBV-DNA，给药前、给药后 24 周检查。

以治疗后 24 周肝组织病理学检查为主要疗效指标。

2. 指标测量方法及疗效评价标准

（1）肝组织病理学检查：参照 2000 年《病毒性肝炎防治方案》[6]和"慢性肝炎炎症活动

度及纤维化程度记分方案"[17]进行 G、S 分级、分期和 G、S 的半定量记分。标本常规石蜡包埋切片行苏木精-伊红、网状（Gorden Sweet 法）和胶原（VG 法）染色，由 3 位病理专家盲法按照统一标准方案读片，分别对每一病理标本作出分级、分期病理诊断。按两位和两位以上专家一致的分期分级结果作为最后结果。

（2）肝纤维化血清学指标：血清标本由定点的临床检测中心收集后采用统一批号的试剂盒进行检测。操作严格按照试剂盒说明书进行，定人定机操作。

（3）肝纤维化综合疗效，参照 2006 年 8 月中国中西医结合学会肝病专业委员会制定的《肝纤维化中西医结合诊疗指南》[16]制定。显效：① 治疗后中医症状、体征积分值较治疗前下降 60%。② 肝纤维化血清学标志物（IV-C、HA、PCⅢ、LN 含量）两项以上测定值治疗后比较治疗前水平下降≥50%。③ 肝组织病理学检查肝纤维化分期较治疗前改善 2 期以上。凡第①② 项符合者或仅第③ 项符合者即为显效。有效：① 治疗后中医症状、体征积分值较治疗前下降≥30%～59%。② 肝纤维化血清学标志物（IV-C、HA、PCⅢ、LN 含量）有任何两项测定值治疗后比治疗前水平下降≥25%～50%。③ 肝组织病理学检查肝纤维化分期较治疗前改善 1 期。凡第① ② 项符合者或仅第③ 项符合者即为有效。无效：未达到有效标准。有效率定义为：有效率=（显效病例数+有效病例数）/总病例数×100%

（4）肝脾 B 超：比较治疗前后病人的肝脾 B 超检查（按 0-4 分级标准）分级变化情况。

① B 超检查分级标准（肝脾）：0 级：正常；1 级：肝回声浓密，脾正常；2 级：肝回声浓密不均，35mm＜脾厚≤40mm，100mm＜脾长≤110mm；3 级：肝回声浓密不均，光点增粗，40mm＜脾厚≤50mm，110mm＜脾长≤120mm；4 级：光点粗大不均匀，50mm＜脾厚，120mm＜脾长，门静脉宽＞14mm。

② 疗效评定：显效：治疗前比治疗后下降 1 级以上；有效：治疗前比治疗后下降 1 级；无效：未达到有效标准者。

（5）肝功能：比较治疗前后病人的 ALT、AST、TBIL、ALP、GGT、白蛋白、球蛋白的变化情况。

（6）乙型肝炎病原学指标：比较乙肝五项（血清 HBsAg、HBsAb、HBeAg、HBeAb、HBcAg）、HBV-DNA 的变化情况。

（7）中医证候分级量化标准。

表 5-5-7 中医证候分级量化表

分级 症状	正常	轻度	中度	重度
主症	0 分	2 分	4 分	6 分
胁痛	无胁痛	轻微隐痛，不影响休息和工作，半小时内缓解	疼痛持续 0.5 小时～2 小时	疼痛持续 2 小时以上或发作频繁不能忍受
腹胀	无腹胀	轻度脘腹痞胀，滞食不超过半小时不影响休息和工作	中度脘腹痞胀，食后不舒 0.5～1 小时，对休息和工作略有影响	重度脘腹痞胀，食后不舒 1 小时以上，对休息和工作有明显影响
口干渴	无口干渴	口干渴，饮水量多	—	—
次症	0 分	1 分	2 分	3 分
乏力倦怠 食少纳呆	无乏力倦怠 食欲食量正常	易疲劳可胜任工作 食欲差，但饮食正常	乏力倦怠，不耐持久工作 食欲差，食量减少原定量的 1/4～1/3	乏力倦怠，不耐体力工作 食欲差，食量减少原定量的 1/3 以上

续表

症状\分级	正常	轻度	中度	重度
次症	0分	1分	2分	3分
便溏	大便正常	软便，每日1~2次	溏便，每日1~2次	溏便，每日3次以上
尿黄	尿不黄	尿黄	–	–
肋下痞块	肋下无痞块	肋下痞块、按之质软	肋下痞块、按之微硬	肋下痞块、按之较硬
面色暗滞	无	有	–	–
黄疸	无黄疸	巩膜淡黄	巩膜及全身皮肤轻度黄染	巩膜及全身皮肤明显黄染

十、试验流程

表 5-5-8　试验流程表

项目	筛选期	治疗期						停药后
	第1次	第2次	第3次	第4次	第5次	第6次	第7次	第8次
	–7~0天	用药4周末	用药8周末	用药12周末	用药16周末	用药20周末	用药24周末	停药24周末
筛选病例、随机分组	×							
签署知情同意书	×							
填写人口学资料	×							
血型	×							
既往病史与治疗史	×							
合并疾病情况	×	×	×	×	×	×	×	
合并用药情况		×	×	×	×	×	×	
一般性检查	×							×
中医症状、体征积分	×	×	×	×	×	×	×	×
肝功能检查	×	×	×	×	×	×	×	×
肝纤维化血清学指标检查	×			×			×	
肝组织病理学	×						×	
B超	×						×	
病原学指标检查	×						×	
血、尿、便常规	×			×			×	
Cr、BUN	×			×			×	
PT	×						×	
心电图	×						×	
不良事件		×	×	×	×	×	×	×
发放药物	×	×	×	×	×	×		
药物回收		×	×	×	×	×	×	
疗效判定							×	
依从性评定		×	×	×	×	×	×	

十一、数据管理（参照本章第一节）

十二、统计分析（参照本章第一节）

十三、质量控制与保证

（一）、（二）（参照本章第一节）

（三）肝穿刺的 SOP（参照本节设计实例 1）

（四）肝血清学标志物检测 SOP

（1）中心的入组前的血清标本的采集和制备：采集＞5ml 全血后立即离心，分离上层血清，一份血清用于本中心检测筛选患者用，一份≥1ml 的血清存放于 1.5ml 的进口离心管中并在离心管上用标记笔写上标本编号，用于中心化检测用。

（2）各中心的治疗 12 周、治疗 24 周和停药 24 周后采集的血清标本的采集和制备：采集＞3ml 全血后立即离心，分离上层血清，取≥1ml 的血清存放于 1.5ml 的进口离心管中并在离心管上用标记笔写上标本编号，用于中心化检测用。

（3）血清标本的贮存与运输：将用于中心化检测的血清标本存放于-20℃以下的冰箱，待各中心的标本收集完毕后统一交由监查员送交中心化检测单位做中心化检测，运输过程中需要用干冰冷冻保温，尽快运输至中心化检测单位，避免冻融泄漏。各中心送检的标本应认真填写对应的明细表，在标本明细单上注明与标本相应的标本编号，并将明细表与标本同时送交监查员，由监查员送交中心化检测单位。

（4）各中心将治疗前、中、后的标本和相应的标本明细表移交过程中要有相关的交接手续和交接记录。需要交接双方签字，交接记录一式三份，各中心、申办方、中心化检测单位各执一份。

标本编号范例：01-001-Q；01-001-Z；01-001-H1；01-001-H2。

十四、试验相关的伦理学要求（参照本章第一节）

十五、试验结束后的医疗措施欧赔

临床试验期间，如果受试者出现不良事件或不良反应，处理后须及时随访，以保证受试者的安全。在给药周期结束后，其不良反应仍未治愈者，按有关规定，由申办方负责其治疗费用。不良反应治愈后，结束受试者与研究者的合作关系。

疗程结束后，遵循 2010 年《慢性乙型肝炎防治指南》继续进行抗纤维化治疗。治疗所需药物由受试者自行购买。

十六、试验总结与资料保存（参照本章第一节）

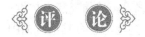

一、研究策略

治疗 CHB 的中药新药,其研发目标主要在联合抗病毒、抗炎保肝(降酶、退黄)和抗纤维化三个方面,分别选择相应的指标,如病毒载量、乙肝病毒血清标志物转换或转阴、血清肝功能、肝组织学病理检查和肝纤维化血清学检查等,进行临床评价。同时,作为中药,还应观察对于中医证候的有效性。

1. 抗病毒中药

鉴于目前化学药品抗病毒效果肯定且品种较多,单独应用中药抗病毒受到伦理学的限制。因此,研究单用中药抗病毒作用者较少,多定位在缩短病毒学应答时间,或化学药品抗病毒应答不全、复发、变异、耐药,或提高 HBeAg 的转换率等[18]。

2. 抗炎保肝中药

中药提取物及其复方制剂为目前保肝治疗的主流药物,其主要作用是降低血清肝酶[19],但存在较高的酶学反跳率、远期疗效不佳及不良反应较多等缺点。此类中药的临床定位,应确定在降低血清肝酶及其停药后的反跳与复发。由于当病毒复制得到有效的抑制时,血清肝酶也随着降低,因此,针对与抗病毒化学药品合并使用的临床实际情况,为避免化学药品对试验药物疗效的影响,应将肝酶复常时间作为其评价指标。

3. 抗纤维化中药

大量资料显示,强效抗病毒药物在抑制病毒复制的同时,均具有较好的抗纤维化作用[20],单纯逆转 CHB 纤维化的药物缺乏。中药的抗纤维化作用已被许多临床与实验研究所证实[21,22],抗肝纤维化可以作为中药新药的主要研发目标。其疗效评估方法包括肝脏组织病理学疗效评估和非创伤性指标(血清肝纤维化标志物、相关肝功能及免疫指标、临床症状和体征及影响学等)的疗效评估,一般不以"总有效率"作为判断疗效标准。评估的时点选在终止时及停药 3 月或更长时间随访的持续效果。

二、临床试验设计要点

(一)试验总体设计

治疗 CHB 的中药的临床试验设计多采用随机双盲、安慰剂和/或阳性药对照、多中心临床研究的方法。根据目标人群、联合或单独用药、试验分期及对照药品的不同,可以选择差异性检验、优效性检验或非劣效检验的方法。鉴于 CHB 病原、临床类型及组织学损害的不同,及其他危险因素和合并疾病的影响[23],也可以考虑疾病相关因素进行分层设计。

1. 抗病毒中药

以抗病毒为主要研发目标的中药,应选择具有抗病毒适应证的患者作为受试人群。因迄今尚无有循证证据的抗 HBV 中药,一般采用与抗 HBV 化药的联合治疗试验设计。这种情况下,选择安慰剂对照是可以接受的。若试验药的前期研究依据充分，可以单独应用与抗 HBV 阳性药进行对照研究。抗 HBV 化药联合试验药与联合其他抗 HBV 药物的试验设计，也是可以接受的。

设计实例 1 即 II 期探索性临床试验设计，其研究目的是探索试验药联合恩替卡韦较单用恩替卡韦的抗病毒作用，以血清 e 抗原转换/转阴率、血清 HBV DNA 载量等为病毒学评价指标。根据流行病学调查[24]，HBeAg 阳性患者可达到 CHB 患者的 60%~70%，因此，不以 HBeAg 阳性与否做分层设计。

2. 抗炎保肝中药与抗纤维化中药

以抗炎保肝和抗纤维化为研发目标的中药临床试验，根据目标人群的不同应分层设计。对于有抗病毒指征者，一般采用抗病毒治疗基础上的加载试验设计；无抗病毒指征者，可以直接采用安慰剂和/或阳性药对照。

设计实例 2 为 II b 期临床研究设计。II a 期试验结果，试验药与易善复胶囊联合应用对无抗病毒指征的 CHB 显示出一定的抗炎保肝疗效。鉴于临床抗病毒治疗人群较多，II b 期临床试验设计，采用了抗病毒基础治疗、安慰剂对照的加载试验设计方法，观察不同时点的肝酶变化情况。

设计实例 3 作为 III 期临床试验设计，选择无抗病毒指征的 CHB 人群，与复方鳖甲软肝片对照，确证评价试验药的抗纤维化作用。

（二）病例选择标准

受试人群应根据试验目的、观察指标、试验用药物特点以及伦理学要求等进行选择。由于重型肝炎或有重型肝炎趋势的患者病情危重、变化快，重叠或同时感染 HAV、HCV、HDV、HEV、HIV 的患者可能对评价产生影响，因此，一般不选择这些患者作为受试者。

1. 抗病毒中药

评价抗病毒中药的临床试验，必须选择有抗病毒指征的 CHB 中轻度诊断患者。为排除试验前用药对有效性评价的影响，一般选择既往未用过核苷酸类似物的初治患者或入组前 6 个月未经过抗病毒治疗的患者。从安全性角度考虑，也排除病情较重的患者，故对肝酶水平、炎症活动度和纤维化程度进行了限制，如 TBIL<2 倍 ULN，ALT≥2 倍 ULN、≤10 倍 ULN，或 ALT<2 倍 ULN，肝组织学显示 KnodellHAI≥4，或炎性坏死≥G2；凝血酶原活动度（PTA）>60%。

2. 抗炎保肝中药

评价抗炎保肝中药的临床试验，一般也选择有抗病毒指征的人群。考虑到因合并使用其他抗炎保肝药物，并影响试验药的有效性评价，一般不选择联合应用同类药物的 ALT≤10 倍 ULN 的 CHB 轻中度患者，并排除 TBIL>5 倍 ULN 的患者。同时，有重症肝炎倾向者或肝硬化失代偿期的患者，与本病症状相混淆的疾病，如药物性、酒精性、遗传性、免疫性肝炎等患者均应排除。

3. 抗纤维化中药

评价抗纤维化中药的临床试验，一般选择无抗病毒指征的人群，并符合肝组织病理学检查（入组前半年内）提示肝纤维化≥S1 和（或）B 超确诊的肝纤维化患者。此外，从安全性考虑，本试验排除肝硬化失代偿期或各种原因引起肝功能衰竭的患者；或血小板<50×10^9 或门静脉

高压有上消化道出血危险者。

（三）有效性评价

治疗 CHB 药物的有效性评价指标体系主要有病毒学、组织学和生化学参数构建[25]。根据不同的试验目的，定夺主次取舍。中药新药特别是复方具有多靶点的作用特点，往往具有抗病毒、抗炎保肝、抗纤维化等一个或几个方面的作用，其有效性指标各有侧重。

评价 CHB 有效性指标，推荐采用终点指标如病毒学、血清学、组织学和生化学应答，或其联合应答。研究方案中应当预先根据《指南》[7]和试验具体情况确定应答的定义，不同时期的患者可有不同的应答标准。

1. 抗病毒中药

评价抗病毒中药有效性，一般以血清 HBV DNA/病毒学应答为主要指标，HBV DNA 可反映 HBV 复制情况或水平。HBeAg 可粗略估计病毒复制水平，HBeAg 抗体为病毒复制停止的标志，也可将血清学应答（HBeAg 转阴/HBeAg 血清学转换，或 HBsAg 转阴/HBsAg 血清学转换）作为抗病毒的疗效评价指标。目前的抗病毒西药的血清学应答率尚有较大的提高空间，评价抗病毒中药联合抗病毒西药的治疗效果时，也可以选择血清学应答作为主要评价指标。

病毒学初始应答一般在治疗开始后 6 个月内出现。为更好的评价初始应答发生时间及药物抗病毒作用的起效时间，最好每 4~8 周设置一个访视点，记录病毒学应答情况。根据指南[7]规定，抗病毒治疗疗程在 48 周及以上。因此，总疗程一般为 48 周、52 周或更长时间。若评价药物的持续应答作用，应随访至治疗后 6~12 个月。

2. 抗炎保肝中药

血清肝酶升高为肝脏损伤的生化标志，评价抗炎保肝中药有效性，一般以血清肝酶（ALT、AST）/生化学应答为主要指标，可选择治疗终点的生化学应答率和生化学应答时间（常用 logrank 检验为各时点内应答率的综合分析方法）。此外，肝组织学炎症程度也可反映该类药物对肝细胞膜和细胞器的保护作用，因此，肝组织学检查也可作为疗效评价指标之一。

2014 年《肝脏炎症及其防治专家共识》[15]建议抗炎保肝治疗的疗程在 6~12 个月或以上，并根据治疗 4~12 周后肝功能监测结果调整疗程。对于抗炎保肝作用的中药研究，一般规定治疗疗程为 6 个月以上，至少在用药 4、8、12 周时监测肝功能。若观察生物学的持续应答，可设置 1~3 个月的随访期。

3. 抗纤维化中药

肝组织病理学是抗纤维化药物的主要评价指标。目前，通常使用国际通用 Knodell 组织学活动指数（histological activity index，HAI）和 Ishak 评分系统对坏死性炎症病变活动度与纤维化分期分别评估[25, 26]，一般组织学应答的标准为 HAI 评分降低 2 分或以上。由于实际操作过程中接受肝穿刺检查的意愿性不强，因此，也可考虑非创伤性检查评价药物疗效，如临床评估、生化学评估、影像学评估等[27]，但只能作为辅助评价。

2006 年《肝纤维化中西医结合诊疗指南》[16]规定疗程为 6 个月以上，可间断或持续用药，并定期监测，长期随访，并根据病情个体化设定疗程。评估时点包括治疗结束及停药后 3 个月或更长时间。

(四)安全性评价

CHB 中药制剂的临床试验，肝功能既是有效性评价指标，也是安全性评价指标。疾病本身或药物均会导致肝功能损害，应注意试验过程中的肝功能异常变化，预先规定病情加重的受试者退出条件，并给予相应处理。

CHB 抗病毒治疗的疗程较长，试验中，若疾病未得到有效控制或进行性加重，应及时检测凝血酶原活动度及甲胎蛋白，以帮助判断疾病进展及预后。

(五)试验质量控制

病毒学和生化学指标一般进行定量检测，为避免因检测方法和试剂盒不同而产生的影响，保证结果的可信，建议进行中心实验室检测。为节约成本、缩短试验周期，探索性试验阶段也可以分中心检测，但需保证检测方法和试剂的统一，并制定 SOP。

肝组织病理学检查，为避免偏倚，建议增加第三方评价。一般由 3 位病理专家盲法按照统一标准方案读片，分别对每一病理标本作出分级、分期病理诊断。按两位和两位以上专家一致的分期分级结果作为最后结果。

所有设计主要评价指标的实验室检测、肝穿刺术标本和病理组织切片染色等，应制定统一标本采集、处理、检测的 SOP，并在开始试验前对所有实施者进行培训。

(六)试验后的医疗措施

CHB 的治疗总体目标是"最大限度地长期抑制 HBV，减轻肝细胞炎症坏死及肝纤维化，延缓和减少肝脏失代偿、肝硬化、肝癌及其并发症的发生，从而改善生活质量和延长存活时间"，并规定 HBeAg 阳性和阴性的患者的总疗程分别为"至少已达 2 年"和"至少已达 2 年半"，方可考虑停药。基于降低复发的考虑，仍建议继续延长疗程。对于肝硬化患者，应坚持长期治疗，不能随意停药[7]。因此，本病的抗病毒治疗，其疗程长，甚至终身服药，而临床试验尤其是注册前临床试验，一般不要求也不可能要求全部受试者完成临床治疗的全部疗程。规定试验结束后的医疗措施，非常必要。设计实例 1、设计实例 2，试验总疗程为抗病毒基础治疗的 48 周和 24 周。设计实例 2 规定试验结束后由申办方继续提供抗病毒治疗基础药物 24 周，并明确告知受试者，后续抗病毒治疗药物费用由受试者自行承担。

参 考 文 献

[1] 陈灏珠，林果为，王吉耀. 实用内科学[M]. 第 14 版. 北京：人民卫生出版社，2013：425-426.

[2] 李兰娟，任红. 传染病学[M]. 第 8 版. 北京：人民卫生出版社，2013：24.

[3] Sarin S K, Kumar M, Lau G K, et al.Asian-Pacific clinical practice guidelines on the management of hepatitis B: a 2015 update[J]. Hepatology international, 2016, 10 (1): 1-98.

[4] Lok ASF, McMahon BJ. Chronic hepatitis B[J]. HEPATOLOGY, 2009, 50 (3): 661-662.

[5] European Association For The Study Of The Liver. EASL Clinical Practice Guidelines: management of chronic hepatitis B[J]. Journal of hepatology, 2009, 50 (2): 227-242.

[6] 中华医学会传染病与寄生虫病学分会，肝病学分会. 病毒性肝炎防治方案[J]. 中华肝脏病杂志，2000, 8 (6): 324-329.

[7] 中华医学会肝病学分会，中华医学会感染病学分会. 慢性乙型肝炎防治指南（2010 年版）[J]. 临床肝胆病杂志，2011, 27 (1): 1-16.

[8] 中华中医药学会内科肝胆病血组，世界中医药联合学会肝病专业委员会，中国中西医结合学会肝病分组.慢性乙型肝炎中医诊疗专家共识（2012 年 1 月）[J]. 临床肝胆病杂志，2012, 28 (3): 164-168.

[9] 慢性乙型肝炎联合抗病毒治疗专家委员会. 慢性乙型肝炎联合抗病毒治疗专家共识[J]. 中华实验和临床感染病杂志（电子版），

2011, 5 (2): 224-233.
[10] 慢性乙型肝炎联合抗病毒治疗专家委员会. 慢性乙型肝炎联合治疗专家共识[J]. 中国肝脏病杂志（电子版）, 2012, 4 (1): 39-46.
[11] 刘绍能, 陶夏平, 吕文良, 等. 慢性乙型肝炎中医病名诊断分析[J]. 中国中医药信息杂志, 2008, 15 (1): 89-90.
[12] 中国中医药学会内科肝病委员会. 病毒性肝炎中医辨证标准（试行）[J]. 中医杂志, 1992, 33 (5): 39-40.
[13] Knodell RG, Ishak KG, Black WC, et al. Formulation and application of a numerical scoring system for assessing histological activity in asymptomatic chronic active hepatitis[J]. Hepatology, 1981, 1 (5): 431-435.
[14] 郑筱萸. 中药新药临床研究指导原则（试行）[M]. 第1版. 北京: 中国医药科技出版社, 2002.
[15] 王宇明, 于乐成. 肝脏炎症及其防治专家共识[J]. 中国实用内科杂志, 2014, 34 (2): 152-162.
[16] 中国中西医结合学会肝病专业委员会. 肝纤维化中西医结合诊疗指南[J]. 中华肝脏病杂志, 2006, 14 (11): 866-870.
[17] 王泰龄. 慢性肝炎炎症活动度及纤维化程度记分方案[J]. 中华肝脏病杂志, 1998, 6 (4): 195.
[18] 聂红明, 董慧琳, 高月求, 等. 治疗慢性乙型肝炎的中药新药临床研究设计要点[J]. 中药新药与临床药理, 2012, 23 (4): 486-489.
[19] 孙建光, 尹常健, 徐玮. 常用保肝降酶药在慢性肝病中的应用及疗效评价[J]. 世界中西医结合杂志, 2010, 5 (8): 729-731.
[20] 王会清, 段毅力. 药物治疗肝纤维化临床研究进展[J]. 医学综述, 2010, 16 (17): 2676-2678.
[21] 冯丽丽, 汪晓军. 慢性乙型病毒性肝炎肝纤维化的治疗进展[J]. 北京医学, 2013, 35 (12): 1036-1037.
[22] 王少丽, 姚乃礼, 吕文良. 中药治疗慢性乙型肝炎疗效优势的研究进展[J]. 中国中药杂志, 2007, 32 (23): 2468-2470.
[23] EMEA. Guideline on the clinical evaluation of medicinal products intended for treatment of hepatitis B[EB/OL]. [2013-07-21]. http://www.ema.europa.eu/docs/en_GB/document_library/Scientific_guideline/2009/09/WC500003462.pdf.
[24] 邓永岳. 慢性乙型肝炎的流行病学、自然史和预防[J]. 国外医学（流行病学传染病学分册）, 2002, 29 (4): 202-205.
[25] 中华肝脏病学会肝纤维化学组. 肝纤维化诊断及疗效评估共识[J]. 中华肝脏病杂志, 2002, 10 (5): 8-9.
[26] 刘平, 胡义扬, 刘成, 等. 扶正化瘀胶囊干预慢性乙型肝炎肝纤维化作用的多中心临床研究[J]. 中西医结合学报, 2003, 1 (2): 89-98+102.
[27] 敖飞健, 何清, 吕德良, 等. 慢性乙型肝炎肝纤维化非创伤性诊断评分表模型的建立[J]. 中国肝脏病杂志（电子版）, 2012, 4 (3): 1-5.

第六节 非酒精性脂肪性肝病

脂肪性肝病（fatty liver disease, FLD）是以肝细胞脂肪过度贮积和脂肪变性为特征的临床病理综合征。作为一种病理学概念，FLD是指肝内脂肪含量超过肝湿重的5%，或肝活检1/3以上肝细胞有脂肪变且弥漫分布于全肝[1, 2]。其临床表现不尽相同，约有25%的轻度脂肪肝无明显的临床症状，在常规体检中偶然发现有肝大，或ALT、AST、γ-GT轻中度增高；中重度脂肪肝有类似慢性肝炎或消化不良的表现，出现两类胀痛或隐痛、食欲不振等症状。临床上，根据有无长期过量饮酒或短期大量饮酒史将其分为酒精性脂肪性肝病（alcohlic liver disease, ALD）和非酒精性脂肪性肝病（nonalcoholic fatty liver disease, NAFLD），其中多见的是NAFLD。

NAFLD的病程进展，包括单纯性脂肪肝（nonalcoholic fatty liver, NAFL）、非酒精性脂肪性肝炎（non-alcoholic steatohepatitis, NASH）、非酒精性脂肪肝性肝纤维化和肝硬化，临床上常见的是NAFL。我国成人FLD患病率为15%～25%，近年有上升趋势[3, 4]。NAFLD主要分为原发性和继发性两大类，通常所指的NAFLD是原发性的、与胰岛素抵抗（insulin resistance, IR）和遗传易感密切相关的代谢应激性肝脏损伤。继发性的NAFLD包括由药物、全胃肠外营养、减肥后体重急剧下降、工业毒物中毒等病因所致者。高脂肪、高热量膳食结构，多坐少动的生活方式，胰岛素抵抗为主的代谢综合征组分（肥胖、高血压、血脂紊乱和2型糖尿病）皆为NAFLD的危险因素。其中，NASH患者中28%～55%患有2型糖尿病，27%～90%有高脂血症。NAFL进展缓慢，预后良好。约有10%的NAFL患者在10年以后将进展为NASH，在NAFL、NASH和肝纤维化阶段，病变是可逆转的，但仍有5%～25%的NASH患者最终发展成肝硬化[2, 5, 6]。

NAFLD的治疗，以控制原发病，对症治疗为主。前者主要是改善IR，防治代谢综合征及其相关终末期器官病变；后者主要为减少肝脏脂肪沉积，保肝抗炎，防治肝纤维化，以及积极处理肝硬化等。常用的原发病治疗药物有胰岛素增敏剂如二甲双胍、吡格列酮、罗格列酮，减肥药物如二甲双胍、西布曲明、奥利司他，调血脂药物如他汀类等；常用的保肝抗炎药物包括多烯磷脂酰胆碱、水飞蓟素、甘草酸制剂、双环醇、维生素 E、熊去氧胆酸、S-腺苷蛋氨酸和还原型谷胱甘肽等[2, 7, 8]。此外，还有针对本病的国药准字号中药如壳脂胶囊、三七脂肝丸。

FLD 属于中医学的胁痛、痰证、积聚等病证范畴。由感受湿热疫毒、过食肥甘厚腻等原因引起。临床常见肝郁气滞、血瘀阻络、湿热蕴结、肝阴亏虚等证候[9]。有文献报道，单味中药（如熊胆粉、西洋参、红参、桃仁、山楂、何首乌等）和天然药物（盐酸小檗碱、乌头原碱、氧化苦参碱、甜菜碱、己酮可可碱等）也可用于治疗 ALD 和 NAFLD[10]。

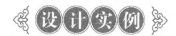

一、题目

以安慰剂为平行对照评价××片治疗非酒精性单纯性脂肪肝（肝气郁滞、湿热内蕴证）有效性及安全性的随机双盲、多中心临床试验。

二、研究背景

××片具有疏肝利胆、清热通下的功能，原用于肝郁气滞、湿热未清所致的右上腹隐隐作痛、食入作胀、胃纳不香、嗳气、便秘，慢性胆囊炎见上述证候者。基于本品具有消炎、利胆、溶解胆固醇性结石以及拮抗肝脂病变和清除自由基等功效，申办者决定增加非酒精性单纯性脂肪肝适应证，并得到了 SFDA 的批准。本研究属于增加适用症的补充申请范畴。

药效学研究结果：① 本品低、中、高剂量（0.5g、1g、3g/kg）预防给药，均可降低 CCl_4 所致大鼠慢性肝损伤的血清 AST、ALT 升高，中、高剂量组可显著升高血清总蛋白和白蛋白含量。② 本品低、中、高剂量治疗给药，能够提高慢性肝损伤大鼠血清白蛋白和总蛋白含量，降低血清 ALT、AST 含量；中剂量能显著提高白蛋白含量；中、高剂量能显著或极显著降低 CCl_4 致大鼠慢性肝损伤血清转氨酶 AST、ALT 水平，肝脏病理组织学检查显示本品可减轻肝细胞脂肪变性程度和纤维化程度。③ 本品低、中、高剂量（0.5g、1.5g、3g/kg）均可显著降低大鼠（高脂饮食 3 周诱导模型）总胆固醇、低密度脂蛋白水平；中、高剂量组能显著降低大鼠血清中 ALT 水平；高剂量组能显著降低大鼠血清 AST 水平；肝脏病理组织学检查显示本品可减轻脂肪变性和点灶状坏死。④ 本品三个剂量均能显著降低脂肪肝家兔总胆固醇、甘油三酯、低密度脂蛋白水平；高剂量能显著降低家兔血清中 ALT 水平，中、高剂量组能显著降低大鼠血清中 AST 水平；肝脏病理组织学检查显示本品可减轻脂肪变性和点灶状坏死。⑤ 本品水溶液（作为唯一的饮用水，相当于 1.5 片/天），可降低脂肪性肝炎大鼠血清 TC、LDL-C 以及肝指数显著；肝组织炎症活动计数显著降低，提示本品对脂肪性肝炎大鼠血脂紊乱和肝组织炎症改变有一定改善作用。⑥ 本品低、中、高剂量（1g、3g、6g/kg）预防给药，可明显抑制 D-氨基半乳糖引起的急性肝损伤小鼠的 ALT、AST。

毒性试验结果：① 本品最大给药量 15.2g/kg（约为人每公斤体重日常用剂量的 169 倍）时，未观察到小鼠明显的毒性反应。② 长期毒性试验未观察到毒性作用剂量（NOAEL）为

1.35g 粉/kg，相当于人每公斤体重临床日常用量的 15 倍；2.7g、5.4g 粉/kg 剂量连续口服 6 个月，均有不同程度的肾小管损伤。

临床研究结果：① 本品与东宝肝泰片的随机、双盲、平行对照多中心临床试验结果表明，本品治疗非酒精性脂肪肝（肝气郁滞、湿热内蕴证）非劣效于对照药，且安全性较好。② 本品与优思弗（熊去氧胆酸片）的随机、盲法、阳性药平行对照、多中心临床研究结果表明，两者均能有效改善非酒精性脂肪性肝病（湿热型）患者体质指数、肝区不适、乏力、食欲减退、肝功能异常、血脂异常、影像学改变等，其中对体质指数、症状积分的改善，优于对照药。③ 一项多中心非随机开放性临床试验结果表明，本品对非酒精性脂肪肝的有效率为 85.8%（169/197），对便秘的有效率为 92.9%。

三、试验目的与观察指标

（1）评价××片对非酒精性单纯性脂肪肝的治疗作用。观察指标：肝/脾 CT 比值、肝功能（ALT、AST、ALP、GGT）、血脂（TC、TG、HDL-C、LDL-C）、体质指数等。

（2）评价××片对非酒精性单纯性脂肪肝肝气郁滞、湿热内蕴证的证候改善作用。观察指标：中医证候疗效。

（3）观察××片临床应用的安全性。观察指标：可能发生的不良反应症状、一般体检项目，血常规、尿常规、大便常规+OB、肝功能（ALT、AST、ALP、GGT、TBIL、DBIL）、肾功能（BUN、SCr）、心电图、空腹血糖（FPG）、血钾（K^+）、尿 $β_2$-微球蛋白（尿 $β_2$-MG）等实验室指标，不良反应发生率。

四、试验总体设计

本试验采用随机、双盲单模拟、安慰剂平行对照、多中心临床研究的方法。

（1）随机：应用 SAS 9.3 软件的 PROC PLAN 语句实现，按×个中心的病例分配数及随机比例，生成随机数字分组表。

（2）盲法：采用双盲单模拟的方法。

（3）对照：安慰剂平行对照。

（4）多中心：计划在×家药物临床试验机构同期进行。

（5）样本量的估算：根据既往临床试验结果，肝/脾 CT 比值，试验组改善值均数为 0.11，安慰剂对照组治疗前后改善值均数为–0.01，同时假定两组治疗前后改善值的标准差为 0.2，检验类型为优效性，设双侧 $α=0.05$，$β=0.1$，两组按 1∶1 比例分配例数，则样本量估算为每组 59 例。根据 SFDA 相关法规及本次补充资料通知要求，同时考虑疗程因素影响的不确定性和 20%预脱落率，决定本次临床试验样本量为每组 120 例，总样本量为 240 例。

五、诊断标准

（一）西医诊断标准（非酒精性脂肪性肝病，NAFLD）

参考《非酒精性脂肪性肝病诊疗指南》2006 年修订版[11]。

1. 临床诊断

（1）明确 NAFLD 的诊断需符合以下 3 项条件：① 无饮酒史或饮酒折含乙醇量小于 140g/周（女性<70g/周）；② 除外病毒性肝炎、药物性肝病、全胃肠外营养、肝豆状核变性、自身免疫

性肝病等可导致脂肪肝的特定疾病；③ 肝活检组织学改变符合脂肪性肝病的病理学诊断标准。

（2）鉴于肝组织学诊断难以获得，NAFLD 工作定义为：肝脏影像学表现符合弥漫性脂肪肝的诊断标准且无其他原因可供解释，和/或有代谢综合征相关组分的患者出现不明原因的血清 ALT 和/或 AST、GGT 持续增高半年以上。减肥和改善 IR 后，异常酶谱和影像学脂肪肝有改善甚至恢复正常者，可明确 NAFLD 的诊断。

2. 病理学诊断

NAFLD 的病理特征为肝腺泡 3 区大泡性或以大泡为主的混合性肝细胞脂肪变，伴或不伴有肝细胞气球样变、小叶内混合性炎症细胞浸润以及窦周纤维化。与成人不同，儿童 NASH 汇管区病变（炎症和纤维化）通常较小叶内严重。推荐参照美国国立卫生研究院 NASH 临床研究网病理工作组指南，做 NAFLD 的病理学诊断和临床疗效评估，常规进行 NAFLD 活动度积分（NAFLD activeity score，NAS）和肝纤维化分期。

（1）NAS 积分（0～8 分）：① 肝细胞脂肪变：0 分（<5%）；1 分（5%～33%）；2 分（34%～66%）；3 分（>66%）。② 小叶内炎症（20 倍镜计数坏死灶）：0 分，无；1 分（<2 个）；2 分（2～4 个）；3 分（>4 个）。③ 肝细胞气球样变：0 分，无；1 分，少见；2 分，多见。

NAS 为半定量评分系统而非诊断程序，NAS<3 分可排除 NASH，NAS>4 分则可诊断 NASH，介于两者之间者为 NASH 可能。规定不伴有小叶内炎症、气球样变和纤维化但肝脂肪变>33%者为 NAFL，脂肪变达不到此程度者仅为肝细胞脂肪变。

（2）肝纤维化分期（0～4）：0，无纤维化；1a，肝腺泡 3 区轻度窦周纤维化；1b，肝腺泡 3 区中度窦周纤维化；1c，仅有门脉周围纤维化；2，腺泡 3 区窦周纤维化合并门脉周围纤维化；3，桥接纤维化；4，高度可疑或确诊肝硬化，包括 NASH 合并肝硬化、脂肪性肝硬化以及隐源性肝硬化（因为肝脂肪变和炎症随着肝纤维化进展而减轻）。不要轻易将没有脂肪性肝炎组织学特征的隐源性肝硬化归因于 NAFLD，必须寻找有无其他可能导致肝硬化的原因。

3. 影像学诊断

规定具备以下 3 项腹部超声表现中的两项者为弥漫性脂肪肝：① 肝脏近场回声弥漫性增强（"明亮肝"），回声强于肾脏；② 肝内管道结构显示不清；③ 肝脏远场回声逐渐衰减。

CT 诊断脂肪肝的依据为肝脏密度普遍降低，肝/脾 CT 值之比小于 1.0。其中，肝/脾 CT 比值小于 1.0 但大于 0.7 者为轻度，≤0.7 但大于 0.5 者为中度，≤0.5 者为重度脂肪肝。

4. 代谢综合征的诊断

代谢综合征组分的诊断，推荐采用改良的 2005 年国际糖尿病联盟标准。符合以下 5 项条件中的 3 项者，诊断为代谢综合征：① 肥胖症：腰围>90cm（男性），>80cm（女性），和/或身体质量指数（body mass index，BMI）>25kg/m^2；② 甘油三酯（TG）增高：血清 TG≥1.7mmol/L，或已诊断为高 TG 血症；③ 高密度脂蛋白胆固醇（HDL-C）降低：HDL-C<1.03mmol/L（男性），<1.29 mmol/L（女性）；④ 血压增高：动脉血压≥130/85mmHg 或已诊断为高血压病；⑤ 空腹血糖（fasting plasma glucose，FPG）增高：FPG≥5.6mmol/L 或已诊断为 2 型糖尿病。

5. 临床分型

（1）非酒精性单纯性脂肪肝（NAFL）：凡具备下列第 1～2 项和第 3 或第 4 项中任何一项者即可诊断：① 具备临床诊断标准；② 肝生物化学检查基本正常；③ 影像学表现符合脂

肪肝诊断标准；④ 肝脏组织学表现符合单纯性脂肪肝诊断标准。

（2）非酒精性脂肪性肝炎（NASH）：凡具备下列第1~3项或第1和第4项者即可诊断：① 具备临床诊断标准；② 存在代谢综合征或不明原因性血清ALT水平升高持续4周以上；③ 影像学表现符合弥漫性脂肪肝诊断标准；④ 肝脏组织学表现符合脂肪性肝炎诊断标准。

（3）NASH相关肝硬化：凡具备下列第1~2项和第3或第4项中任何一项者即可诊断：① 具备临床诊断标准；② 有多元代谢紊乱和/或脂肪肝的病史；③ 影像学表现符合肝硬化诊断标准；④ 肝组织学表现符合肝硬化诊断标准，包括NASH合并肝硬化、脂肪性肝硬化以及隐源性肝硬化。

（二）中医诊断标准（肝气郁滞、湿热内蕴证）

参照中华人民共和国国家标准《中医临床诊疗术语·证候部分》[12]制定。

（1）主症：胸胁胀闷，走窜疼痛，疼痛每因情志而增减，倦怠乏力，口干口苦。

（2）次症：喜太息，肢体困重，食欲不振，小便短黄。

（3）舌脉象：舌红，苔黄腻，脉弦或细。

具备主症3项（胸胁胀闷必备）或以上，或具备主症2项（胸胁胀闷必备）兼有次症2项或以上，结合舌脉即可诊断。

六、受试者的选择

（一）病例入选标准

（1）符合非酒精性单纯性脂肪肝诊断标准；
（2）符合肝气郁滞、湿热内蕴证中医辨证标准；
（3）年龄18~65岁之间，性别不限；
（4）肝/脾CT比值<1.0，>0.5；
（5）自愿参加试验并签署知情同意书。

（二）病例排除标准

（1）急性妊娠脂肪肝、Reye综合征、类脂质沉积病、局灶性脂肪肝、肝脂肪类肿瘤等患者；
（2）病毒性肝炎、药物性肝病、全胃肠外营养、肝豆状核变性、自身免疫性肝病等可导致脂肪肝的特定疾病；
（3）ALT、AST>2倍ULN；
（4）胰岛素依赖性糖尿病及血糖未良好控制的非胰岛素依赖性糖尿病；
（5）入组前2周内服用过保肝药物及降脂、减肥药；
（6）合并心、脑、肾、造血系统等严重原发性疾病、精神病患者；
（7）妊娠或准备妊娠的妇女，哺乳期妇女；
（8）已知对试验用药物成份过敏者；
（9）怀疑确有药物滥用史或确有降低入组可能性的患者；
（10）研究认为不适宜参加试验者。

（三）受试者的退出（脱落）标准

1. 研究者决定退出

（1）试验中，受试者发生了某些合并症、并发症、严重不良事件或特殊生理变化，不适宜继续接受试验者；

（2）试验中，受试者试验用药依从性差，或使用了方案规定的禁用药品或其他疗法者；

（3）破盲或紧急揭盲的病例；

（4）随机化后发现严重违反纳、排标准者。

2. 受试者自行退出

（1）受试者中途主动要求而退出试验者；

（2）受试者虽未明确提出退出试验，但不再接受用药及检测而失访者。

（四）中止全部试验标准（参照本章第一节）

七、试验用药物及治疗方案

（一）试验用药物规格、包装

（1）试验药：××片，0.36g/片。每瓶60片。

（2）对照品：××片模拟剂，0.36g/片。每瓶60片。

以上试验用药物由申办者提供，并符合质量要求。

（二）试验用药物的包装

按照方案要求，对试验药和对照药进行分装。每个小包装内含试验药或其模拟剂为6瓶（360片），为28天+约3天的用量。一个大包装内含6个小包装，为疗程24周的用量。在试验用药物的"标签"中，以××片标签为标准，均注明新药临床研究批准文号、药物编号（即按"处理编码"编制的试验药物顺序号001～240）、药物名称、功能主治、包装量、服法、贮存条件，以及药物提供单位等。

（三）药物随机编码与应急信件（参照本章第一节）

（四）试验用药物的分发与保存（参照本章第一节）

（五）服药方法

1. 用药方法

用法用量为试验药：××片，口服，一次5片，一日3次，饭后服用。对照品：××片模拟剂，口服，一次5片，一日3次，饭后服用。

基础治疗参照饮食运动处方和控制监测方法[13]。

（1）体重判断标准：① 标准体重（kg）=[身高（cm）-100]×0.9。② 肥胖度=[（实际体重－标准体重）/标准体重]×100%。

正常，肥胖度在±10%范围内；超重，肥胖度大于10%；肥胖，肥胖度大于20%。脂肪肝患者恰当的目标体重以肥胖度0%～10%为理想。

（2）饮食处方：① 原则是以"地中海饮食"为原则，以绿色蔬菜为主。② 基本方法：根据体重及活动强度确定每日所需总热量，合理控制每日热量摄入，调整饮食结构。① 根据患者的体重估算每天所需热量：以轻体力劳动或脑力劳动患者为例，标准体重者每天30kcal/kg；超重者每天25kcal/kg，肥胖者每天20kcal/kg。② 蛋白质摄入占总能量15%～20%，应以鱼类、瘦肉、脱脂牛奶、鸡蛋清、鸡、鸭、飞禽等为主。③ 脂肪占 20%~25%，应以富含单不饱和脂肪酸食物如：橄榄油、菜子油、茶油为主，限制豆油、花生油、鱼油等富含多不饱和脂肪酸的食物及猪油、牛油、羊油、奶油、黄油等富含饱和脂肪酸的食物。蛋黄及脑髓、鱼子等动物内脏胆固醇含量最高，必须限制食用。④ 糖类占 50%~60%。糖主要来源于米、面。不吃或少吃精制糖类和各类甜点心。增加膳食纤维，补充维生素、矿物质。

（3）运动处方：① 原则：运动个体化，倡导中强度有氧运动，并遵循有氧运动四原则，即循序渐进、因人而异、全面发展、持之以恒。② 运动方法：根据体检结果选择适合自己的有氧运动。实践证明保持中等强度的运动能有效地消耗脂肪与能量，有利于减重及血糖血脂的调整。所谓中等强度的运动，指每天通过锻炼能消耗 200kcal 热量，符合这种运动的方式有快跑、慢跑、游泳、健美操、太极拳、骑自行车等。

（4）运动步骤：① 运动时间：最佳时间为晚饭后半小时。② 运动强度：通过主观感觉和运动时的有效心率（脉搏）客观判定。a. 主观判定：依运动时轻度的呼吸气促、心悸等症状，并应在休息后 5 分钟内恢复。b. 客观判定：运动后的脉搏是否在最高心率（男性 205−年龄，女性 220−年龄）的 60%~80% 有效心率范围内。低于最高心率 60% 为运动强度过低，锻炼效果不好，高于 80% 为强度过大，容易造成锻炼者不适。c. 持续时间：对于体弱的中老年人，每周运动 4~5 次，每次持续 20~30 分钟；体强者每周 3 次活动隔日 1 次，每次持续 40~60 分钟。d. 推荐方法：在日常运动的基础上，每日增加快步走 5000~10000 步，速度不低于 100 步/分（相当于 50 米/分，每天步行 1~1.5 小时），脉搏达到 120~130 次/分，活动后疲劳感在 10~20 分钟内渐消失。

（5）自我评价方法：以视觉表评分法评价每周评价饮食、运动控制程度，从 0~10 分分别表示控制程度由最差到最好。0 分，表示饮食未控制、除日常活动外未进行任何形式的锻炼；5 分以下，表示饮食、运动控制不佳；5 分或以上，表示饮食、运动控制良好。

调整合理的生活方式。调整膳食及运动，适当高蛋白、低糖、低脂肪饮食、减少或戒除饮酒。坚持合理锻炼，如散步、游泳、慢跑、骑自行车等运动，并记录运动量表。

2. 疗程

24 周。若用药 12 周后肝/脾 CT 比值≥1.0 的受试者，可以提前结束试验。

3. 随访

对肝/脾 CT 比值≥1.0 的受试者，于停药 12 周后进行随访。

4. 合并用药

（1）试验期间不得使用双胍类降糖药和降脂药如他汀类、烟酸类、贝特类、胆酸螯合剂及其他降脂药物包括弹性酶、普罗布考、泛硫乙胺，中药血脂康等。明确具有保肝降酶作用的中西药物如还原型谷胱甘肽、水飞蓟素、甘草酸制剂等，以及其他影响疗效评价的中西药物和疗法，也不得使用。

（2）针对合并疾病或症状（除本病症状外）所必需继续使用的药物或其他治疗，应详细记录药名（或其他疗法）、用法用量和时间等，以便总结时加以分析和报告。

八、安全性评价

1. 试验药物可能的不良反应

本品长期毒性试验的 2.7、5.4g 粉/kg 剂量连续口服 6 个月，均可见不同程度的肾小管损伤。试验中应密切观察。

2. 安全性观察指标

（1）一般体检项目（如体温、静息心率、呼吸、血压等）。基线、治疗满4、8、12、16、20、24周观测记录。

（2）实验室检查：血、尿、大便常规+潜血；肝功能（ALT、AST、ALP、GGT、TBIL、DBIL）、肾功能（BUN、Cr）、血钾（K^+）、尿β_2-MG、空腹血糖（FPG）；心电图。基线、治疗满4、12、24周检查。

（3）临床不良事件（症状体征、疾病/综合征）。用药后随时观察。
以不良事件/反应发生率为主要评价指标。

3～5 不良事件的记录和判断（参照本章第一节）

九、有效性评价

1. 观察指标

（1）生物学指标：① 人口学指标：性别、年龄、身高、体重；② 重要体征：体温、静息心率、呼吸、血压等；

（2）诊断性指标：① 肝脏超声检查；② 尿妊娠试验；③ HBsAg 和丙型肝炎病毒抗体（抗-HCV）、AFP、FPG 检查。

（3）疗效性指标和观测时点：① 肝/脾 CT 比值（肝脾 CT 平扫），基线、用药满12、24周或随访结束各检查1次；② 肝功能（ALT、AST、ALP、GGT），基线、用药满12、24周各检查1次；③ 血脂（TC、TG、HDL-C、LDL-C），基线、用药满12、24周各检查1次；④ 体质指数（BMI），基线、用药满12、24周或随访结束各检查1次；⑤ 肝/脾 CT 比值疗效，试验结束评价；⑥ 中医证候积分/疗效，基线、用药满4、8、12、16、20、24周各观测1次，试验结束评价；以肝/脾 CT 比值为主要评价指标。

2. 指标观测方法和疗效评价标准

（1）BMI=体重（kg）/身高（m）^{2}；

（2）肝/脾 CT 比值疗效判定标准：临床控制：肝/脾 CT 比值≥1.0。显效：肝/脾 CT 比值下降2个等级（重度→轻度）。有效：肝/脾 CT 比值下降1个等级（重度→中度或中度→轻度）。无效：肝/脾 CT 比值无变化甚至呈加重趋势。

（3）中医证候分级量化标准，参考《中药新药临床研究指导原则（试行）》[14]制定。

表 5-6-1 中医证候分级量化表

症状 \ 分级	正常	轻度	中度	重度	计分
主症	0分	2分	4分	6分	
胸胁胀闷	无	胸胁隐隐胀闷	胸胁胀痛时作时止	胸胁憋胀疼痛明显	
走窜疼痛	无	隐隐走窜疼痛	走窜疼痛时作时止	走窜疼痛明显	
倦怠乏力	无	活动后乏力，休息后可缓解	轻度活动即感乏力	乏力明显，不耐体力劳动	
口干口苦	无	偶觉口干苦	晨起口干苦	整日觉口干苦	

续表

分级 症状	正常	轻度	中度	重度	计分
次症	0分	1分	2分	3分	
喜太息	无	偶有太息	精神刺激则太息发作	太息频作	
肢体困重	无	稍觉困重,不影响活动	困重较明显,活动减少	困重明显,不欲活动	
食欲不振	无	食量较平时减少1/3	食量较平时减少2/3	食量较平时减少大于2/3	
小便短黄	无	稍黄	黄而少	黄赤	

（4）中医证候疗效评定标准：临床痊愈：中医证候积分减少≥95%。显效：中医证候积分减少<95%,≥70%。有效：中医证候积分减少<70%,≥30%。无效：中医证候积分减少不足30%。

注：计算公式（尼莫地平法）为=（治疗前总积分-治疗后总积分）/治疗前总积分×100%。

十、试验流程

表 5-6-2　试验流程表

访视周期	筛选期	治疗期						随访期[4]
		1	2	3	4	5	6	
访视时间	-7~0天	第4周末 （±3天）	第8周末 （±3天）	第12周末 （±3天）	第16周末 （±3天）	第20周末 （±3天）	第24周末 （±3天）	治疗结束后第12周末±3天
签署知情同意书	×							
确定入选、排除标准	×							
填写一般资料	×							
既往病史和治疗史	×							
合并疾病和症状及用药	×							
系统体格检查	×						×	
肝、脾CT	×			×			×	×
肝功能（ALT、AST、ALP、GGT）、血脂（TC、TG、HDL-C、LDL-C）	×			×			×	
BMI（身高、体重）	×			×			×	
中医证候评分	×	×	×	×	×	×	×	
重要体征	×	×	×	×	×	×	×	
血、尿、大便常规+OB	×	×		×			×	
肝功能（ALT、AST、ALP、GGT、TBIL、DBIL）、肾功能（BUN、SCr）、FPG、K$^+$、心电图	×			×			×	
尿β$_2$-MG	×	×						
HBsAg,抗-HCV,AFP,妊娠试验（育龄妇女）	×							
肝脏超声检查	×							
记录不良事件[1]		×*	×*	×*	×*	×*	×*	
饮食运动处方和控制监测		×	×	×	×	×	×	
发放试验药物		×	×	×	×	×		
回收剩余药物并计数		×	×	×	×	×	×	
脱落原因分析[2]		×*	×*	×*	×*	×*	×*	

续表

访视周期	筛选期	\multicolumn{6}{c}{治疗期}	随访期[4]
		1	2	3	4	5	6	
合并用药[2]		×*	×*	×*	×*	×*	×*	
临床疗效判定[3]				×			×	×
研究负责人审核病案		试验病例完成观察后将病案交研究负责人审核
监查员审核病案		监查员定期监查,并审核病案记录等
病案数据录入数据库		定期录入数据

备注:[1]如有 AE 发生应及时记录并追踪随访。[2]如有病例脱落、合并用药发生,须及时记录、分析。[3]疗效评价分别于用药后第 12 周末、第 24 周末及随访结束各进行 1 次。[4]随访:用药 24 周后肝/脾 CT 比值≥1.0 的受试者,于 12 周后进行一次随访,并进行肝/脾 CT 比值检查,对其临床疗效再次评价(对于用药 12 周后肝/脾 CT 比值≥1.0 的受试者,视为临床控制提前结束试验并直接进入随访期,于停药后 12 周进行一次随访并再次作疗效评价)。

十一、数据管理(参照本章第一节)

十二、统计分析(参照本章第一节)

十三、质量控制与保证

1、2(参照本章第一节)

3. 非酒精性脂肪性肝病 CT 检查的 SOP

(1)CT 图像质量控制的规定:① 必须是平扫;② 扫描时双手向上放置于头部附近,保证在上腹部 CT 扫描野之外;③ 不存在图像伪影,包括呼吸伪影、异物伪影、手臂伪影等;④ CT 扫描设备必须是螺旋 CT,扫描条件至少电压 120kV,150mAs;⑤ 扫描后建像获得的图像,层厚必须大于 3mm,小于 8mm;⑥ 必须是横断面图像,冠状或其他切面不能作为 CT 值测量的标准图像。

(2)测量方法的规定:① CT 图像观察的窗宽/窗位一般为 200/60 左右,以肝实质显示为中等灰度,脂肪组织中的间隔能够见到为准。② 感兴趣区(region of interest,ROI)面积至少 80mm^2,一般不大于 200mm^2。③ ROI 应放置于肝脏实质区域,避开较大的汇管区、血管、胆管等结构,CT 值应该在肉眼观察肝实质 CT 图像密度最低区域测量,至少测量 2 个 ROI 值,取平均值。④ 脾脏 CT 值测量,其 ROI 必须位于脾脏实质中,ROI 边缘离开脾脏边缘 3mm 以上,ROI 大小至少 150mm,至少测量 2 个 ROI 值,取平均值。⑤ 由独立人员盲态下进行阅片。

(3)定性诊断和定量诊断标准的规定:定性诊断:肝脏 CT 值小于或等于 40HU,并且肝脏 CT 值相对低于脾脏 10HU 或以上。密度减低区或病灶对肝内血管或其他结构无占位效应。

定量诊断:① 轻度脂肪肝:肝脏密度减低,CT 值稍低于脾脏,肝脾 CT 值比值<1.0,且>0.7;② 中度脂肪肝:肝脾 CT 值比值≤0.7 且>0.5,肝内血管影不清;③ 重度脂肪肝:肝脏密度显著减低甚至呈负值,肝脾 CT 值比值≤0.5,肝内血管影清晰可见者,即血管反相。

局限性脂肪肝与弥漫性脂肪肝的界定:以 CT 值测量符合脂肪肝标准为界定有无脂肪肝区域,然后测量发生脂肪肝的区域面积和体积,脂肪肝占肝脏总体积一半以下为局限性脂肪肝。

十四、试验相关的伦理学要求（参照本章第一节）

十五、试验结束后的医疗措施

临床试验期间，如果受试者出现不良事件或不良反应，处理后须及时随访，以保证受试者的安全。在给药周期结束后，其不良反应仍未治愈者，按有关规定，由申办方负责其治疗费用。不良反应治愈后，结束受试者与研究者的合作关系。

在临床试验结束后，遵循2010年《非酒精性脂肪性肝病诊疗指南》继续进行治疗，治疗所需药物由受试者自行购买。

十六、资料保存（参照本章第一节）

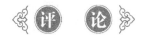

一、研究策略

NAFLD为慢性进展性疾病，其中药（包括新药）的临床研究目标，主要是改善肝内脂肪沉积和减少肝细胞脂肪变性，加速其恢复正常，常以肝脾CT比值为主要评价指标。鉴于肝纤维化/肝硬化是一切慢性肝病共同的病理学基础/终末阶段，一般作为独立的疾病进行研究。由于NAFL可以通过调整饮食、改变不良生活方式、改善IR及防治代谢综合征等得到很好的控制，似宜选择临床意义更加明确的NASH为适应证，但因2010版《指南》[2]中NASH的临床确诊需要以肝脏活体组织检查为金标准，目前临床研究实施难度较大。

二、临床试验设计要点

1. 试验总体设计

治疗NAFLD的药物的临床试验设计，建议在调整饮食、改变不良生活方式基础上，采用随机双盲、平行对照、多中心临床研究的方法。Ⅱ期临床试验一般做量效探索，设计高、中、低和安慰剂四组。NAFL在临床上一般不主张药物治疗，故宜采用安慰剂对照。目前的国内NAFLD临床试验，多采用联合多烯磷脂酰胆碱或将其作为阳性对照药，但因概要迄今缺乏治疗NAFLD高层级的循证证据，建议采用单独或联合治疗的安慰剂对照设计[15-22]。

2. NAFLD的诊断

国内外《指南》均认为，NAFLD的诊断需符合肝脏影像学或病理学诊断，排除其他肝脏损伤，并对饮酒量的界定，但国内外指南对饮酒量的定义不尽相同。中国和亚太地区的标准较严格，规定男性平均饮用乙醇<140g/周（女性<70g/周）[2,23]；意大利、美国和欧洲肝病学会的标准[24-27]较宽松，男性平均<210g/周（女性<140g/周），但对于过量饮酒史的时间未明确规定。中华医学会肝脏病学会脂肪肝和酒精性肝病学组发布的《非酒精性脂肪性肝病诊疗指南》中提出的非酒精性脂肪肝是目前国内公认的诊断标准[2]。肝组织病理学诊断虽为确诊脂肪性肝病首选方法，但因其有创性和并发症风险限制了临床广泛应用。B超检查结果易受各种因素的

影响，不宜作为确诊和疗效评定方法。因此，目前一般采用肝/脾 CT 比值并结合病史、症状体征、血生化学指标，作为 NAFLD 的确诊依据，同时注意排除病毒性肝炎和预后凶险的妊娠急性脂肪肝等。临床方案中，应制定为排除各型病毒性肝炎和妊娠急性脂肪肝的明确的检测方法、检测时点以及判定标准。但鉴别 NAFL 和 NASH，仍需肝组织学检查，考虑到临床实际的困难，本案适应证 NAFL 的诊断标准参照 2006 年版《非酒精性脂肪性肝病诊疗指南》[11]。

3. 受试者的选择

因 NAFLD 轻、中度患者可以实现肝脏组织病理学改变的逆转，中药临床试验一般选择纳入这些患者，另外考虑到肝酶异常较重者或波动较大者有合并其他疾病或进展为肝纤维化的风险，中药临床试验一般选择肝酶轻微异常者。患者的轻重分度，一般选择肝脾 CT 比值，即肝/脾 CT 比值<1.0 至>0.5。本案虽以 NAFL 为适应证，但实际上针对的是肝酶无明显增高的 NAFLD，并不能明确排除 NASH。

应排除酒精、药物、妊娠、全胃肠外营养、减肥后体重急剧下降等所致的脂肪肝，一些特定疾病如肝豆状核变性、自身免疫性肝病、Reye 综合征等表现的脂肪肝，以及病毒性肝炎、脂肪性肝硬化患者。对于入组前 2 周内服用过保肝药物及降脂、减肥药患者，胰岛素依赖性糖尿病及血糖未良好控制的非胰岛素依赖性糖尿病患者，一般也应排除。

4. 有效性指标和评价标准

针对 NAFLD 中药的临床研究目标主要是改善肝内脂肪沉积，而本病大多病情较轻、肝脏组织病理学检查临床难以实施，因此，一般将肝脾 CT 比值或其分级疗效，作为主要评价指标，但应鼓励和提倡应用符合统计学要求的肝组织病理学检测来评价试验药物的疗效[17, 28]，肝转氨酶的复常率、中医证候积分/疗效，肝脏超声等，可作为次要指标。为同时观察具有多靶点作用的中药制剂对于原发病的有效性，还有将血脂、稳态模型胰岛素抵抗指数（homeostatic model assessment for insulin resistance，HOMA2-IR）列为观测指标者[29]。

FLD 为一临床综合征，其原发病和相关危险因素如胰岛素抵抗、血脂紊乱、糖尿病、体重超重、内脏性肥胖、短期内体重增长迅速，应仔细记录。体重急剧下降、滥用药物及其他可能诱发肝病恶化的因素，使用肝素、甲状腺素治疗药等可影响血脂代谢的药物等，疗程中必须应尽可能避免。应制定统一的 SOP，以免干扰有效性评价。

5. 试验流程

一般无需设置导入期，通过 7 天以内的筛选，符合条件者即可随机入组。对于 NAFLD 轻型，可根据试验目的，合理确定疗程，不宜过短，一般疗程应在 4 周以上[17]。对于确诊 NASH，有学者建议疗程应在 4 个月到 2 年之间[16]，国内的临床研究多在 3 个月以上，且有部分试验在 3 个月的治疗后观察到了肝/脾 CT 比值的变化[30]。可以设计一定的随访期，但本病病情进展缓慢，如无特定的试验目的，也可以不设计。

因由冬入春或由春入夏的交替季节，患者摄食量逐渐减少，活动量也逐渐增多，有利于疾病的康复，最好限定受试者入选时间。

6. 临床试验的质量控制

应该重视以下两点。一是基础治疗，如改变高能量摄入及不良的饮食结构、运动量少等不良生活方式和行为等，有可能在不用药物的情况病情有所好转，应制定统一的饮食运动处方和控制监测方法[13]；二是因 CT 检查操作混杂因素多，应制定 SOP，规范操作步骤和方法。

参 考 文 献

[1] 陈灏珠，林果为，王吉耀. 实用内科学[M]. 第 14 版. 北京：人民卫生出版社，2013：2021-2023.
[2] 中华医学会肝脏病学分会脂肪肝和酒精性肝病学组. 非酒精性脂肪性肝病诊疗指南[J]. 中国肝脏病杂志，2010，18（4）：43-48.
[3] 中国中西医结合学会消化系统疾病专业委员会. 非酒精性脂肪肝病的中西医结合诊疗共识意见[J]. 中国中西医结合杂志，2011，31（2）：155-158.
[4] 葛均波，徐永健. 全国高等医药教材建设研究会"十二五"规划教材·内科学[M]. 第 8 版. 北京：人民卫生出版社，2013：408.
[5] Mauss Berg. 临床肝脏病学进展[M]. 王者令译. 第 3 版. 北京：北京科学技术出版社，2013：306-310.
[6] Raszeja Wyszomirska J, Lawniczak M, Marlica W, et al. Nonalcoholic fatty liver disease new view[J]. Pol Merkur Lekarski, 2008, 24（144）：568.
[7] Farrell GC, Chitturi S, Lau GK, et al. Guidelines for theassessment and management of non-alcoholic fatty liverdisease in the Asia-Pacific region：executive summary[J]. JGastroenterol Hepatol，2007，22（6）：775-777.
[8] Zeng MD, Fan JG, Lu LG, et al. Guidelines for the diagnosisand treatment of nonalcoholic fatty liver diseases[J]. J DigDis, 2008, 9（2）：108-112.
[9] 中华中医药学会. 中医内科常见病诊疗指南·中医疾病部分[M]. 第 1 版. 北京：中国中医药出版社. 2008.
[10] 赵昱，刘蜻蜻，徐艳，等. 天然药物防治非酒精性和酒精性脂肪肝的研究进展[J]. 国际药学研究杂志，2010，37（6）：408-425.
[11] 中华医学会肝脏病学分会脂肪肝和酒精性肝病学组. 非酒精性脂肪性肝病诊疗指南[J]. 中华肝脏病杂志，2006，14（3）：161-163.
[12] 国家技术监督局. 中医临床诊疗术语·证候部分[S]. 中华人民共和国国家标准 GB/T16751.2-1997.
[13] 王凤卿，贾宏，陈卓霞，等. 非酒精性脂肪肝患者运动行为与饮食干预效果分析[J]. 中国健康教育，2009，25（2）：106-108，115.
[14] 郑筱萸. 中药新药临床研究指导原则（试行）[M]. 第 1 版. 北京：中国医药科技出版社. 2002.
[15] 张晓东，裴小静，笪红远. 近年治疗脂肪肝中药新药的申报情况及有关问题分析[EB/OL]. [2008-07-29]. http：//ww w. cde. org. cn/dzkw. do?method=largePage&id=2601.
[16] 师冰，孙敏，李东明，等. 中药治疗非酒精性脂肪肝的 II 期临床研究设计初探[J]. 中药新药与临床药理，2010，21（1）：91-94.
[17] 茅益民，曾民德. 非酒精性脂肪性肝病和酒精性肝病的药物治疗研究进展及临床试验设计[J]. 肝脏，2006，11（6）：437-438.
[18] 李朝敏，龚枚，李明权，等. 当飞利肝宁胶囊治疗非酒精性单纯性脂肪肝患者 113 例临床研究[J]. 中医杂志，2012，53（1）：38-41.
[19] 温晋锋，叶国良，张海霞，等. 双歧杆菌三联活菌联合多烯磷脂酰胆碱治疗非酒精性脂肪性肝炎的疗效观察[J]. 中国现代医生，2014，52（11）：13-15.
[20] 郑盛，刘海，尹静，等. 水飞蓟素胶囊联合多烯磷脂酰胆碱治疗非酒精性脂肪性肝炎的疗效观察[J]. 实用肝脏病杂志，2010，13（6）：431-432.
[21] Elisabetta Bugianesi, Elena Gentilcore, Rita Manini, et al. A Randomized Trial of Metformin versus Vitamin E or PreSCriptive Diet in Nonalcoholic Fatty Liver Diseases[J]. Am J Gastroenterol 2005；100：1082-1090.
[22] 韩春生，丁秀芳. 非酒精性脂肪性肝病药物治疗国外研究进展[J]. 中国医药导报，2008，5（10）：19-21.
[23] 范建高，蔡晓波. 亚太地区非酒精性脂肪性肝病诊疗指南[J]. 肝脏，2007，12（1）：51-52.
[24] Ratziu V, Bellentani S, Cortez-Pinto H, et al. A position statement on NAFLD/NASH based on the EASL 2009 special conference[J]. J Hepatol. 2010；53（2）：372-384.
[25] Loria P, Adinolfi LE, Bellentani S, et al. Practice guidelines for the diagnosis and management of nonalcoholic fatty liver disease：Adecalogue from the Italian Association for the Study of the Liver（AISF） Expert Committee［J］. Digestive and Liver Disease，2010，42（4）：272-282.
[26] Chalasani N, Younossi Z, Lavine JE, et al. The diagnosis and management of non-alcoholic fatty liver disease：Practice guideline by the American association for the study of liver diseases, American College of Gastroenterology, and the American Gastroenterological Association[J]. Hepatology, 2012, 55（6）：2005-2023.
[27] 沈峰，范建高. 2012 年美国非酒精性脂肪性肝病诊疗指南解读[J]. 中国实用内科杂志，2012，32（9）：676-679.
[28] 唐红敏，范越，张建，等. 复方玉芩胶囊治疗非酒精性单纯性脂肪肝临床研究[J]. 上海中医药杂志，2006，40（6）：31-32.
[29] 郁强，张声生，周滔，等. 调肝理脾方治疗非酒精性脂肪性肝病肝郁脾虚证的随机对照研究[J]. 中国中西医结合杂志，2015，35（4）：401-405.
[30] 李军祥，王允亮，刘敏，等. 健脾疏肝方治疗非酒精性脂肪性肝炎多中心、随机、对照的临床研究[J]. 中国中西医结合杂志，2014，34（1）：15-19.

第六章

泌尿系统疾病

第一节 泌尿道感染

泌尿道感染（urinary tract infection，UTI），又称尿路感染，是肾脏、输尿管、膀胱和尿道等泌尿系统各个部位感染的总称[1]，是由各种病原体在泌尿系统异常繁殖所致的尿路急性或慢性炎症。其发病机制可分为感染途径（上行感染、血行感染），易感因素（尿路梗阻、泌尿系统畸形或功能异常、留置尿管及器械检查、女性尿路解剖生理特点、机体抵抗力减弱），以及免疫反应。发病与年龄、性别密切相关，女性常见，约50%的妇女在其一生中曾患过本病，性生活活跃期的年轻女性发病率高，膀胱炎年发病率为0.5%。男性发病率较低，50岁以下的健康男性年发病率为0.5‰～0.88‰。老年人群发病率明显上升，长期卧床的老年女性和男性增高至53%和37%，留置尿管相关的UTI是最常见的医院内获得性感染[2]。

UTI的临床表现多种多样，以尿路刺激征多见，典型的尿路刺激征包括尿频、尿急、尿痛和排尿困难，这些症状常常并存。尿频，指排尿次数增加，正常人平均排尿4～6次/昼和0～2次/夜；尿急，指一有尿意即要排尿，常常出现尿失禁；尿痛，指由于排尿时病损部位受刺激而产生疼痛或烧灼感。本病的不同类型临床表现上有所差别，一些患者可以没有典型尿路刺激症状。急性单纯性膀胱炎常见于健康年轻女性，临床主要表现为典型的尿路刺激症状和耻骨上疼痛，一般无明显的全身感染症状。反复发作性膀胱炎，主要源于重新感染，少数为复发。复杂性UTI，可表现为无症状菌尿、膀胱炎、肾盂肾炎，容易出现耐药菌株的感染。无症状UTI，患者无任何尿路感染症状，连续2次清洁中段尿培养的细菌菌落计数均≥10^3CFU/ml 而＜10^5CFU/ml，且为相同菌株，致病菌多为大肠埃希杆菌，主要见于糖尿病、孕妇、老年患者、肾移植患者、留置尿管者[2]。

根据感染部位，本病可分为上尿路感染（肾盂肾炎、输尿管炎）和下尿路感染（膀胱炎、尿道炎）；依据两次感染之间的关系，可以分为孤立或散发感染（isolated or sporadic infection）和反复发作性感染（recurrent urinary tract infection，RUTI），并可以进一步分为再感染（reinfection）和细菌持续存在（bacterial persistence）或称复发（relapse）；根据临床有无症状可分为有症状和无症状UTI。由于泌尿系统和男性生殖系统在解剖上是相通的管道系统，发生感染时临床上常难以明确区分，按感染发生的主要症状分类的方法对临床治疗的指导价值更大。一般分为以下几类：① 单纯性UTI（单纯下尿路感染和单纯上尿路感染）；② 复杂性UTI（包括导管相关的感染等）；③ 尿脓毒血症；④ 男性生殖系统感染：前列腺炎、附睾炎、睾丸炎、精囊炎等（本节不讨论）。单纯性UTI又包括绝经前非妊娠妇女急性单纯性膀胱炎、绝经后女性急性单纯性膀胱炎、绝经前非妊娠妇女急性单纯性肾盂肾炎、无症状菌尿

（asymptomaticbacteriuria，ASB）、复发性单纯性尿路感染[1, 2]。

UTI各分型若诊断、治疗及时，总体预后良好。若患者有肾脏其他病变、糖尿病或应用免疫抑制等情况，血行感染和死亡的发生率升高，但临床上缺乏此类患者的长期随访数据；若患者存在严重的上尿路病变（畸形、狭窄或反流等），患者出现炎症复发和肾功能不全的可能性明显增加[3]。

UTI治疗目的在于缓解症状、清除潜在感染源，预防和治疗全身脓毒血症，以及预防并发症。治疗药物主要为抗生素。单纯性UTI主要针对大肠埃希菌，绝经前非妊娠妇女或绝经后女性急性单纯性膀胱炎多采用短期治疗（单剂量或3日疗法）和对症治疗；绝经前非妊娠妇女急性单纯性肾盂肾炎3日疗法无效时，疗程可延长至14天；复发性单纯性尿路感染一般先采用抑菌疗法作预防性治疗，抗生素治疗的疗程允许使用最大剂量6周。复杂性UTI的经验性治疗，疗程一般推荐7~14天（有上尿路症状或脓毒症患者通常为14天），甚至21天。对于长期留置导尿管或尿路支架管的患者，应尽量缩短治疗时间，以避免细菌耐药；对于复杂性UTI患者不推荐预防性应用抗菌药物防止复发。下尿路感染患者应给予口服治疗，上尿路感染初始治疗多选用静脉用药，病情稳定后可酌情改为口服药物[2, 4]。

UTI隶属于中医学的"淋证"范畴，其病因可归结为外感湿热、饮食不节、情志失调、禀赋不足或劳伤久病等方面。临床辨证可分为实证、虚证，前者主要病机为膀胱湿热、热灼血络、气滞不利，后者为脾肾亏虚，常表现为实证或虚实夹杂[5]。

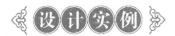

一、题目

评价××片治疗单纯性下尿路感染（肝经气机郁滞、湿热蕴结下焦证）的有效性和安全性的随机双盲、阳性药平行对照、多中心Ⅲ期临床试验。

二、研究背景

××片是临床验方，按中药新药第6类开发，具有疏解肝经郁滞、清化下焦湿热之功效，用于治疗下尿路感染，证属肝经气机郁滞、湿热蕴结下焦证，症见尿频尿急，尿道灼热刺痛，尿色黄赤，口苦心烦，发热，小腹拘急胀痛，腰痛，大便秘结等。

1. 主要药效学试验结果

① 抗菌试验：本品体外对大肠杆菌和变形杆菌的标准菌株和临床分离菌株均有明显的抑制作用。口服给药对腹腔注射最小致死量大肠杆菌和变形杆菌的小鼠具有显著的保护作用。6.17、3.08g生药/kg剂量可使腹腔注射大肠杆菌的小鼠死亡率分别降至30.4%和38.1%，可使腹腔注射变形杆菌的小鼠死亡率分别降至47.6%和57.1%。体内外对泌尿道感染常见的革兰氏阴性细菌（变形杆菌和大肠杆菌）有抗菌作用，其体内抗菌作用较好。② 对实验性泌尿道感染小鼠模型的影响：本品6.17g、3.08g生药/kg剂量可使实验性泌尿道感染的小鼠肾脏和膀胱中定居的大肠杆菌数量明显下降（$p<0.05$ 或 $p<0.01$）。1.54g生药/kg剂量也有降低趋势，但与模型组比较无显著性差异。本品三个剂量显示了一定的量效关系；6.17g、3.08g 生药/kg

剂量均可使实验性泌尿道感染模型小鼠的肾脏炎症反应显著减轻（$p<0.01$）。③ 对大肠杆菌粘附于小鼠膀胱上皮的影响：6.17g、3.08g、1.54g 生药/kg 三个剂量预防给药，均可阻止大肠杆菌粘附到小鼠膀胱上皮（$p<0.01$，$p<0.05$）。④ 抗炎作用：4.65g、2.33g 生药/kg 剂量能显著抑制大鼠注射角叉菜胶所致的足跖肿胀，4.65g 生药/kg 剂量在造模后 3~5 小时、2.33g 生药/kg 剂量在造模后 4~5 小时与对照组比较有显著性差异（$p<0.05$ 或 $p<0.01$）。1.16g 生药/kg 剂量也有一定的抑制趋势；4.65g、2.33g 生药/kg 剂量能显著抑制大鼠棉球肉芽肿的形成（$p<0.05$）。结果表明，本品对一般性炎症有显著的抑制作用。⑤ 解热作用：4.65g 生药/kg 给药 2 小时后，能显著降低干酵母所致的大鼠体温升高（$p<0.01$），并能维持到给药 8 小时后，2.33g 生药/kg 作用与大剂量组相似，阳性对照药对乙酰氨基酚组给药后 2 小时，大鼠体温迅速下降（$p<0.01$），但维持时间较短，4 小时后体温回升（$p>0.05$），至给药后 8 小时体温与模型组无显著性差异。本品解热作用明显较对乙酰氨基酚持久。⑥ 镇痛作用：6.17g、3.08g 生药/kg 给药 30 分钟后，均能显著提高温热引起的小鼠的痛阈（$p<0.01$，$p<0.05$），6.17g 生药/kg 在给药 60 分钟后仍能显著提高小鼠痛阈（$p<0.01$），表明本品对温热性疼痛具有显著的镇痛作用；6.17、3.08g 生药/kg 给药后均能显著减少冰醋酸引起小鼠扭体反应的次数（$p<0.01$），且各组的镇痛率分别为 52.9%和 47%，表明本品对化学因素所致的小鼠腹腔疼痛具有显著的镇痛作用。⑦ 利尿作用：4.65g、2.33g 生药/kg 剂量给药后均能显著增加大鼠水负荷后尿量（$p<0.01$），小剂量组也有显著的增加作用（$p<0.05$）。给药后，在造模的 2 小时内，各剂量组尿量即有显著性增加，2~4 小时 4.65g、2.33g 生药/kg 剂量也有显著性增加，4~6 小时与对照组比较，各剂量组的尿量未见显著性差异。⑧ 对小鼠免疫功能的影响：6.17g、3.08g 生药/kg 能显著增强刀豆素（ConA）诱导的正常小鼠脾 T 淋巴细胞的增殖（$p<0.05$，$p<0.01$），提高正常小鼠血清中凝集素的含量（$p<0.05$），各剂量组对小鼠腹腔吞噬细胞的吞噬功能无明显影响。综上所述，本品具有抗菌消炎、镇痛、解热、利尿、调节免疫等多方面药理作用。

2. 毒性试验结果

① 急性毒性试验：一次灌胃给药测不出 LD_{50}，故测其二次灌胃给药的最大给药量为 173.86g 生药/kg，相当于临床人用量的 564 倍。观察 7 天，未见小鼠体重下降，但给药小鼠出现异常表现、饮食、活动等有明显异常，未见死亡，提示本品短期大量用药安全。② 动物长期毒性试验：选用 3 个剂量，分别为 18.5g、9.25g、4.63g 生药/（kg·d），为临床用量的 60、30、15 倍。连续给药 6 个月，停药 2 周。在给药过程中仅见下述指标有变化：雄性大鼠高剂量组给药第 4、第 7、第 8、第 10、第 11、第 12 周时体重增长下降，雄性中剂量组在给药至第 11、第 12 周时体重增长有所下降，与雄性对照组比较出现显著性差异（$p<0.05$），此可能由于高剂量组进药量过大，影响进食量有关。其余各周各组体重无显著性差异。其他各项观察指标，如进食量、行为活动、精神状态、血常规（红细胞计数、血红蛋白、白细胞计数与分类、血小板计数、凝血时间），血清生化十项指标，尿检测指标等，与对照组相比均未见显著性差异。在给药 3、6 个月和停药 2 周后，各试验组大鼠的脏器系数、病理切片均未发现明显异常。

3. Ⅱ期临床试验结论

本品对于下尿路感染证属疏解肝经郁滞、清化下焦湿热型患者，具有良好的临床疗效和安全性。

三、试验目的与观察指标

（1）确证评价××片治疗单纯性下尿路感染肝经气机郁滞、湿热蕴结下焦证的有效性。观察指标：临床疗效、细菌学疗效、中医证候疗效等。

（2）观察××片临床应用的安全性。观察指标：临床不良事件/不良反应发生率，血、尿常规，肝、肾功能，心电图等。

四、试验总体设计

采用分层区组随机、平行对照、双盲、多中心临床研究的方法。

（1）多中心：由不同地域的×家中心同期实施。

（2）随机：采用分层区组随机的方法。按参加单位的病例分配数及随机比例生成随机数字分组表。

（3）对照：采用清热通淋片做阳性对照药。选择依据：① 功效主治相近，以清热、利湿、通淋为主，症见小便频急、尿道刺痛、尿液混浊、口干苦等，以及单纯性下尿路感染见于上述证候者；② 为老中医积30多年的临床实践总结的经验方，采用现代药学和制剂学的先进工艺研制而成的纯中药制剂。

（4）盲法：采用双盲方法。

（5）样本量确定：根据Ⅱ期临床试验结果，试验组疾病疗效的总有效率为93.1%，对照组为83.3%。采用优效性设计，取单侧 $\alpha=0.025$，$\beta=0.20$，优效界值0，试验组与对照组按3:1分配例数，经过计算，统计学要求的样本量为试验组270例，对照组90例。根据《药品注册管理办法》的有关要求，同时考虑病例脱落不超过20%，决定本次试验的样本量为480例，其中试验组360例、对照组120例。

五、诊断标准

（一）西医诊断标准（尿路感染）

参照1985年第二届全国肾脏病学术会议尿路感染诊断标准制定[6]。

1. 尿路感染的诊断

（1）正规清洁中段尿（要求停留在膀胱中4~6小时以上）细菌定量培养，菌落数$\geq 10^5$/ml。

（2）参考清洁离心中段尿沉渣白细胞数>10个/HP，或有尿路感染症状者。

具备上述（1）、（2）项可以确诊。

2. 上、下尿路感染的鉴别

具备了上述尿路感染标准兼有下列情况者：

（1）尿抗体包囊细菌阳性者，多为肾盂肾炎，阴性者多为膀胱炎。

（2）膀胱灭菌后的尿标本细菌培养结果阳性者为肾盂肾炎，阴性者多为膀胱炎。

（3）参考临床症状，有发热（>38℃）或腰痛，肾区叩压痛或尿中有白细胞管型者，多为肾盂肾炎。

（4）经治疗后症状已消失，但又复发者多为肾盂肾炎（多在停药后6周内）；用单剂量抗菌药治疗无效或复发者多为肾盂肾炎。

（5）经治疗后仍留有肾功能不全表现，能排除其他原因所致者；或X光肾盂造影有异常改变者为肾盂肾炎。

3. 尿路感染的临床表现和定位[7]

（1）膀胱炎：通常有尿痛、尿频、尿急及下腹部疼痛。尿液常混浊、恶臭；30%可见血尿，尿后尿道滴血是较为特征性的症状。体检可能只有耻骨上区压痛。大部分患者的尿液中可检测到白细胞和细菌，然而有些膀胱炎女性患者尿中细菌只有 $10^2 \sim 10^4$/ml。此时应考虑其他致病原，如沙眼衣原体、淋球菌、毛滴虫、念珠菌和单纯疱疹病毒等。一般无38.5℃以上的发热、恶心呕吐及末梢血白细胞增多等全身感染表现。

（2）尿道炎：人群中大约30%女性会出现发作性尿痛、脓尿，中段尿培养阴性或少量细菌生长。一般起病缓慢、无血尿、无耻骨上疼痛。但临床上与膀胱炎不易区分。

符合以上指标之一者，即可诊断下尿路感染。

（3）肾盂肾炎：符合下列指标之一者均提示肾盂肾炎：① 明显的全身感染症状，如发热、寒战、体温升高、恶心、呕吐、肌肉酸痛及末梢血白细胞显著升高等；② 明显腰痛和腰肋角压痛、叩痛；③ 尿中白细胞管型和/或颗粒管型；④ 尿抗体包囊细菌阳性；⑤ 尿液NAG酶升高；⑥ 尿液视黄醇结合蛋白升高；⑦ 尿Tamm-Horsfall蛋白升高和/或血Tamm-Horsfall蛋白抗体阳性；⑧ 肾小管功能损伤，如尿液增多、低渗尿、低比重尿及肾性糖尿等；⑨ 急性肾衰竭、肾周围脓肿、肾乳头坏死等并发症；⑩ 影像学检查提示肾盂病变。

（二）中医辨证标准（肝经气机郁滞、湿热蕴结下焦证）

参照《中医内科常见病诊疗指南》[8]制定。

（1）主症：① 小便频数；② 灼热刺痛；③ 小便黄赤；④ 腹痛拒按。

（2）次症：① 寒热起伏；② 口苦，呕恶；③ 便秘。

（3）舌脉：舌苔黄腻，脉濡数或者滑数。

具备主症中① ② 项，次症2项，参考舌脉，即可做出肝经气机郁滞、湿热蕴结下焦证辨证。

六、受试者的选择

（一）纳入病例标准

（1）符合下尿路感染西医诊断标准。

（2）符合淋证肝经气机郁滞、湿热蕴结下焦证中医辨证标准。

（3）尿培养的菌落数$\geqslant 10^5$/ml；

（4）年龄18~65岁的女性患者。

（5）未接受其他药物治疗，本次发病病程在3天以内者。

（6）患者知情同意，志愿受试并签署知情同意书。

（二）排除病例标准

（1）肾盂肾炎、泌尿系结核、淋病患者；

（2）出现发热（体温>38.0℃），并发全身感染患者；

（3）患者出现尿频、尿急及尿痛症状，多次尿细菌、真菌、厌氧菌培养阴性，并排除肺结核感染，临床诊断为尿道综合征者；

（4）复杂性尿路感染，因尿路解剖畸形、结石等尿路梗阻、留置导尿管、尿毒症、器官移植、免疫功能损害等原因所致者；

（5）细菌药敏试验对试验药物和/或对照药物耐药者；

（6）合并有心血管、肝、肾和造血系统等严重原发性疾病，精神病患者；

（7）妊娠、哺乳期妇女；

（8）有研究者认为不宜参加临床试验的其他情况。

（三）受试者退出试验条件（包括脱落病例标准）

1. 研究者决定退出

（1）出现过敏反应或严重不良事件，根据医生判断应停止试验者；

（2）试验过程中，患者发生或确诊为其他疾病，如 EB 病毒感染、支原体感染等，影响疗效和安全性判断者；

（3）受试者依从性差（试验用药依从性<80%或>120%），或自动中途换药；

（4）各种原因的中途破盲病例；

（5）入组后发现严重违反纳入或排除标准者。

2. 受试者自行退出

（1）无论何种原因，患者不愿意或不可能继续进行临床研究，向主管医生提出退出试验要求而中止试验者；

（2）虽未明确提出退出试验，但不再接受用药及检测而失访者。

（四）中止试验（中途停止全部试验）的条件

（1）试验中发生严重安全性事件，应及时中止试验；

（2）试验中发现临床研究方案有重大失误，或者方案虽好但在实施中发生严重偏差，难以评价药物疗效，应中止试验；

（3）试验中发现药物治疗效果较差，不具备临床价值，应中止试验；

（4）申办者要求中止试验；

（5）行政主管部门撤销试验。

七、试验用药物及治疗方案

1. 试验药物规格

试验药：××片，每片 0.4g。对照药：清热通淋片（国药准字 Z20050637），每片 0.38g。试验药、对照药与其模拟剂在外观、气味、口味上应一致。以上药物均由申办者提供。

2. 试验用药物的包装

将试验药和/或其模拟剂，按受试者所需数量（14 天的用量再加上 2 天的富余量）分装。受试者每次的服用量（××片和/或其模拟剂共 4 片）装于 1 个"小袋"中，各组早、中、晚剂量分别包装，分别为 16 袋，共 48 袋装入一个"大药盒"中一次性发于受试者。包装上均注明："××片临床试验用药"、SFDA临床研究批件号、药物编号（即按"处理编码"编制的试验药物顺序号：001～240）、功能主治、生产批号、有效期、应用方法、贮存条件、生产厂家等。

3. 药物的随机编盲和应急信件

（1）随机编盲：采用分层区组随机设计法。分层因素为中心，并按3：1比例随机分为试验组、对照组。试验组：360例、对照组120例，共480例，由×家中心共同完成。分两级设盲：一级设盲以A组、B组表示，二级设盲再分别指定A组、B组的组别归属。由专业统计人员会同申办单位代表（编盲者），负责用SAS软件产生中心编码分配随机数字、试验病例分配随机数字、处理组分配随机数字及其"中心编码分配情况"（用于指定各中心分配的处理编码范围）、"试验病例随机编码表"（即"处理编码"，一级盲底）、"处理组分配情况"（二级盲底）。申办者指定"与本次临床试验无关人员"按"试验药物包装表"进行试验用药物的分配包装。上述两级盲底，连同随机数字的初始值、区组长度等，一式两份，密封后交由临床研究负责单位和申办单位有关负责部门共同掌握。全部药物编码过程应由编盲者书写成"编盲记录"存档。

（2）应急信件的设立：本试验设立"应急信件"，信封上注明"××片治疗单纯性下尿路感染肝经气机郁滞、湿热蕴结下焦证的有效性临床研究应急信件"字样、药物编号，以及在紧急情况下的破盲规定等内容；"应急信件"内含信纸，纸上印有相应的药物编号和组别，写清可能出现的不良反应的处理措施。"应急信件"应密封，随药物分发至各中心，研究结束后，无论破盲与否均应统一返回申办者。

破盲规定：① 当患者发生严重的不良反应；② 当患者发生严重的并发症；③ 症状恶化、必须采取紧急措施者；④ 由于疗效原因而退出的病例，不得破盲；⑤ 紧急破盲程序：紧急情况是指发生严重不良反应/事件。紧急情况下确需破盲时，由研究者请示主要研究者（或与机构相关负责人），经主要研究者签字同意后可拆阅应急破盲信件，破盲后24小时内通知临床研究负责单位。

4. 试验用药物的分发与保存

（1）试验用药物的保存：按照各中心"试验用药物管理制度与标准操作规程（standard operation procedure，SOP）"，保管试验用药物，并储藏在通风、干燥、温度适宜的场所，由机构或和专业的试验用药物管理员进行统一管理。

（2）试验用药物的分发与回收：按照各中心"试验用药物管理制度与 SOP"，由机构或专业的试验用药物管理员负责药物的接收、保存、发放、回收（返还或追还）、退回/销毁，并及时填写"试验用药物发放与回收记录"等过程文件。药物的首次发放，按入选时间的先后顺序和由小到大的药物编号依次进行。于复诊时，由受试者本人或家属将剩余药物（或空盒）退回试验药物管理员处，并填写"试验用药物回收记录表"。全部试验结束后将剩余药物集中退回申办者，并填写"试验用药退回/销毁证明"及药物发放登记卡等相关资料交由临床试验机构归档。

5. 用法用量与疗程

（1）用法用量：试验组、对照组，均为每次4片，每日3次，温开水送服。

（2）疗程：2周。试验结束后5～9天随访。

6. 试验用药依从性判断

临床试验中,受试者的依从性主要是试验用药依从性,即按方案的规定用药,使受试者充分理解按时按量用药的重要性,避免自行加用其他药物或治疗方法。本试验主要采用药物计数法,必要时结合询问法,判断试验用药依从性。试验用药依从性=(已服用的试验用药量/应该服用的试验用药量)×100%。

7. 合并用药规定

试验期间,禁用与试验药物效用相同的中西药物,或具有清热利湿作用的药物。合并其他疾病而必须继续服用的其他药物和治疗方法的患者可给予相应治疗,但要详细记录于"病例报告表"上,包括药物名称、用量、使用次数、时间等。

八、安全性评价

1. 与试验药物有关的安全性资料

动物毒性试验结果和Ⅱ期临床试验结果,均未提示试验用药的不良反应。

2. 安全性评价指标及观测时点

(1)临床不良事件/不良反应发生率,随时观察;

(2)生命体征,治疗前后测量;

(3)血常规、尿常规、心电图和肝肾功能(ALT、AST、TBIL、ALP、GGT、Cr),治疗前后检测。治疗前正常、治疗后异常者,应定期复查至随访终点。

以不良反应发生率为主要安全性评价指标。

3. 不良事件的记录和判断

在"研究病历"和"病例报告表"(CRF)中,设置"不良事件记录表",研究者应如实填写不良事件的发生时间、严重程度、持续时间、采取的措施和转归,并判断不良事件与试验药物的关系。

(1)不良事件(adverse event,AE)的定义:AE指临床试验过程中受试者接受一种药物后出现的不良医学事件,但并不一定与治疗有因果关系。

(2)不良事件与试验药物因果关系判断标准:采用卫生部药品不良反应监察中心推荐的标准(1994年版)[9]。将肯定、很可能、可能、可疑4项视为药物的不良反应。

表 6-1-1 不良事件因果关系判断标准

指标	肯定	很可能	可能	可疑	不可能
①	+	+	+	+	-
②	+	+	+	-	-
③	-	-	±	±	+
④	+	+	±	±	-
⑤	+	?	?	?	-

注:(1)+表示肯定;-表示否定;±表示难以肯定或否定;?表示情况不明。(2)指标① 开始用药时间与可疑不良反应出现时间有无合理的先后关系;② 可疑的不良反应是否符合该药物已知的不良反应类型;③ 所可疑的不良反应是否可以用相关的病理状况、合并用药、现用疗法、曾用疗法来解释;④ 停药或降低用量,可疑不良反应能否减轻或消失;⑤ 再次接触同样药物后是否再次出现同样反应。

（3）不良事件记录：临床试验期间发现的任何不良事件，不管是否与试验用药有关，均应记录在案。不良事件的记录内容包括：① 不良事件所有相关症状；② 不良事件发生的时间和持续时间；③ 不良事件的严重程度及发作频度；④ 因不良事件所做的检查和治疗；⑤ 研究者判断不良事件是否与试验药物有关的结果与依据等。

（4）不良事件处理：发生不良事件时，研究者可根据病情决定采取的措施，一般采取的方法有：① 观察、不中止试验药物；② 观察、并中止试验药物，不用补救治疗；③ 中止试验药物，给予补救治疗。

所有不良事件都应当追踪调查，详细记录处理经过及结果，直至受试者得到妥善解决或病情稳定，化验出现异常者应追踪至恢复正常或用药前水平。追踪到妥善解决或病情稳定，追踪方式可以根据不良事件的轻重选择住院、门诊、家访、电话、通讯等多种形式。

4. 严重不良事件的处理

（1）严重不良事件（serious adverse event，SAE）的定义：SAE 指试验药物任何剂量下或在观察期间任何时候出现的以下不良事件，包括：需住院治疗、延长住院时间、伤残、影响工作能力、危及生命或死亡、导致先天畸形等事件。

（2）SAE 报告：试验中如出现 SAE，必须立即报告本中心主要研究者和临床试验机构，并填写"严重不良事件报告表"，及时报告给申办者及批准本次临床试验的伦理委员会，并在 24 小时内上报国家食品药物监督管理总局药品注册司和当地省级药品监督管理、卫生行政管理部门。中心主要研究者应在报告表上签名及注明日期，药物临床试验机构盖章确认。申办者应及时向各参研中心通报，并保证满足所有法律法规要求的报告程序。

（3）处理措施：当受试者发生紧急情况、需要立即处理时，试验中心的主要研究者可以决定拆阅该受试者相应编号的应急信件，实施紧急破盲。破盲结果应通知临床研究负责单位、申办者和监查员，并根据药物及所出现的症状对患者做相应的处理。研究者应在 CRF 中记录破盲的理由、注明日期并签字。

5. 未缓解不良事件的随访

所有在疗程结束时尚未完全缓解的不良事件（包括有临床意义的安全性检测指标异常），均应追踪观察至妥善解决或病情稳定。

九、有效性评价

1. 观察指标

（1）基线指标：① 人口学指标：性别，年龄，身高，体重，民族等；② 一般临床指标：病史，病程，病情，治疗史，药敏史，合并疾病及用药等。

（2）有效性观察指标与时点：① 症状疗效，治疗结束后 5～9 天评价；② 细菌学疗效，治疗前、治疗结束后第 5～9 天检测、评价；③ 中医证候疗效，治疗前、治疗 1 周、治疗结束评价；④ 症状体征及舌脉，治疗前、治疗 1 周、治疗结束，治疗结束时评价；⑤ 尿常规及尿沉渣检查，治疗前、治疗 1 周、治疗结束、治疗结束后 5～9 天检测；⑥ 尿细菌培养菌落计数，治疗前及治疗结束后 5～9 天检测（临床痊愈患者）。

以症状疗效、细菌学疗效为主要评价指标。

2. 中医证候的分级量化

参照《中药新药临床研究指导原则（试行）》[10]制定。

表 6-1-2　中医证候分级量化表

主症	正常（0分）	轻（2分）	中（4分）	重（6分）
小便频数	无	小便次数增加，每日不超过10次	小便次数增加，每日10～15次	小便次数增加，每日15次以上
灼热刺痛	无	尿时尿道隐隐痛，不影响排尿，可以忍受	尿时尿道痛较重，排尿不爽	尿时尿道痛剧烈，小便滴沥或尿闭
小便黄赤	无	小便色黄	小便深黄	小便赤
腹痛拒按	无	小腹拘急胀痛，半小时内自行缓解	小腹拘急胀痛，时间少于1小时，可以忍受	小腹拘急胀痛持续发作，难以忍受

次症	正常（0分）	轻（1分）	中（2分）	重（3分）
寒热起伏	无	偶有寒热往来	有时寒热往来	整日寒热往来
口苦呕恶	无	偶有口苦呕恶	有时口苦呕恶，较轻	整日口苦呕恶，较重
便秘	无	大便偏硬，一日一次	大便硬结，二至三日一次	大便干结难行，四日以上一次

舌脉	记录不计分			
舌质	舌质红□	淡□		其他：
舌苔	舌苔白□	黄□	腻□	其他：
脉象	濡数□	滑数□		其他：

3. 终点指标定义和疗效评价标准

（1）症状疗效：① 临床痊愈：治疗结束后5～9天症状体征消失，未采用其他抗菌药物治疗。② 临床失败：治疗后无明显缓解，感染体征和症状持续，或治疗结束后5～9天试验治疗访视中或之前出现体征和症状复发，或因目前的感染采取其他的抗菌药物治疗[11]。

（2）细菌学疗效，按清除、残存、二重感染、新感染4类标准评定，并计算细菌清除率。① 清除：对治疗结束后5～9天尿液样本进行培养显示所有进入研究时发现的$\geq 10^5$CFU/ml的尿路病原体减少至$<10^4$CFU/ml。② 残存：对治疗结束后任何时间的尿液样本进行的培养显示初始的尿路病原体生长，$\geq 10^4$CFU/ml。③ 二重感染：尿培养结果显示在活性药物治疗期间出现基线病原体以外的尿路病原体生长$\geq 10^5$CFU/ml。④ 新感染：基线时发现$\geq 10^5$CFU/ml的初始微生物以外的病原体且在治疗结束后的任何时间$\geq 10^5$CFU/ml[11]。

（3）中医证候疗效评定标准：① 临床控制：中医证候减分率$\geq 95\%$。② 显效：中医证候减分率$\geq 70\%$，$<95\%$。③ 有效：中医证候减分率$\geq 30\%$，$<70\%$。④ 无效：中医证候减分率$<30\%$。

注：减分率=[（治疗前积分—治疗后积分）÷治疗前积分]×100%。

（4）单项症状疗效评定标准：① 消失：症状消失。② 改善：治疗后计分值下降，但未消失。③ 不变：治疗后计分值未改变。④ 加重：治疗后计分值升高。

十、试验流程

表 6-1-3　试验流程表

阶段\项目	导入期	治疗期		
访视点	1	2	3	4
访视时间窗	-1～0 天	治疗 1 周	治疗 2 周	治疗后 5～9 天
签署知情同意书	×			
填写一般资料	×			
既往病史和治疗史	×			
合并疾病和症状	×			
合并用药及治疗手段	×	×	×	×
尿培养菌落计数	×		×	×
尿常规与沉渣检查	×	×	×	×
中医证候	×	×		
微生物疗效	×		×	×
血、尿、便常规+潜血	×		×	
肝肾功能	×			×
心电图	×			
记录不良事件	×	×	×	×
分发药物	×	×		
回收药物		×	×	
试验用药依从性				×
脱落原因分析				×
有效性评价				×

十一、数据管理

1. 数据的采集

本试验设计专用的"研究病历"（医疗源文件），用于记录受试者第一手临床试验数据资料。"研究病历"的记录要求包括：① 研究者必须在诊治受试者同时书写"研究病历"，保证数据记录及时、完整、准确、真实。②"研究病历"做任何有证据的更正时只能画线，旁注改后的数据，由研究者签名并注明日期，不得擦除、覆盖原始记录。③ 门诊受试者的原始化验单粘贴在"研究病历"上。"研究病历"的审核程序：每一位受试者治疗与随访结束后，研究者应将"研究病历"及"患者日志卡"等交本中心主要研究者审核、签字。

2. 数据的报告

CRF 为统计源文件，由研究者填写。完成的 CRF，第一联交统计分析单位，进行数据录入工作。第一联移交后，CRF 的内容不再作修改。

3. 数据的监查

监查员的人数与访视频度必须满足临床试验的质控要求。监查员审核每份"研究病历"和 CRF，并填写"监查员审核页"。

4. 数据的录入、核查和锁定

（1）建立数据库：由数据管理与统计分析单位负责。采用 Epidata 数据库，进行数据录入与管理。为保证数据的准确性，应由两个数据管理员独立进行双份录入并校对。

（2）核查数据：数值范围和逻辑检查，如有疑问填写"疑问解答表（data requery，DRQ）"，并通过监查员向研究者发出询问，研究者应尽快解答并返回，数据管理员根据研究者的回答进行数据修改，确认与录入，必要时可以再次发出 DRQ。

（3）数据的锁定：由主要研究者、机构管理人员、申办者代表、监查员、数据管理与统计人员对受试者签署知情同意书、试验过程盲态保持和紧急破盲情况作出审核，确定病例所进入的分析数据集，且对其他重要问题作出决议后，完成"数据库盲态核查报告"，锁定数据库。

5. 数据可溯源性的规定

应保存质量控制性文件，如数据一致性检查，数值范围和逻辑检查的原始记录，盲态核查时的原始记录、研究者与监查员之间交流的疑问记录等。

6. 揭盲方法

数据库锁定后，做第一次揭盲（如果实施二级揭盲），三方人员在盲底签字。揭盲后，对数据库的任何修改，需由主要研究者、申办者和数据管理与统计分析人员共同达成书面同意方可进行。

十二、统计分析

1. 数据集的定义与选择

（1）全分析数据集（full analysis set，FAS）：包括所有随机入组、至少用药 1 次、并至少有 1 次访视记录的全部受试者，用全分析数据集进行意向性分析（intent-to-treat，ITT）分析。对主要变量缺失值的估计，采用最近一次观测数据结转到试验最终结果的方法（last observation carried forward，LOCF）方法。

（2）符合方案数据集（Per-protocol set，PPS）：包括遵守试验方案、基线变量没有缺失、主要变量可以测定、没有对试验方案有重大违反的全部受试者。

（3）安全性数据集（safety set，SS）：包括随机入组、至少用药 1 次、并至少进行 1 次用药后安全性访视的全部受试者。

（4）数据集的选择：有效性评价，同时采用 FAS 和 PPS；安全性评价，采用 SS。

2. 统计方法

（1）对定量数据，以均数、标准差、例数、最小值和最大值，或加用中位数、上四分位数（Q1）、下四分位数（Q3）、95%可信区间做统计描述。两组组间或组内治疗前后对比分析，先对变量分布进行正态检验。服从正态分布时，用 t 检验或配对 t 检验；非正态分布，用非参数统计方法。若考虑到基线、中心或其他因素的影响，用协方差分析；若考虑中心和时间点的影响，用广义估计方程分析。

（2）对定性数据，以频数表、百分率或构成比做统计描述。两组组间或组内治疗前后对比分析，用卡方检验、Fisher 精确概率法、Wilcoxon 秩和检验或 Wilcoxon 符号秩和检验；两分类指标及有序指标的比较，若考虑到中心或其他因素的影响，采用 CMHX^2 检验。若考虑基线因素的影响，采用 Logistic 回归分析。

（3）对生存数据，以中位、上四分位、下四分位生存时间及 95%可信区间，进行统计描述，并作生存曲线。两组组间比较，采用 log-rank 检验。若考虑基线因素的影响，采用 Cox 回归分析。

采用 SAS V9.3 统计分析软件。除特别标注外，假设检验统一使用双侧检验，取 $\alpha=0.05$。

3. 统计分析计划

试验方案确定后，由主要研究者、统计分析人员（具有参与临床试验经验者）共同制定"统计分析计划"，待试验完成后、数据库锁定前予以细化，数据库锁定后按计划进行统计分析。

主要内容包括：① 描述数据集的定义及划分情况。② 基线可比性分析（人口学资料及其他基线特征）。③ 有效性分析。包括主、次要指标及非处理因素对主要指标影响的比较分析；详细定义亚组，并说明分析的指标、方法以及亚组分析结果与结论的关系；主要指标的多重性问题，应详细说明分析方法、检验水准的调整等。④ 安全性分析。包括用药程度，临床不良事件比较及其清单，SAE 和重要不良事件的个例描述与分析，理化检查指标比较分析，生命体征及其他指标的比较分析。⑤ 对于非事先规定的缺失数据可进行敏感性分析，但不能作为结论的主要依据。

十三、质量控制与保证

1. 质量控制措施

（1）实验室的质控措施：① 各参试单位实验室应按标准操作规程和质量控制程序进行检测。② 各参试单位应提供本单位"实验室检查正常值范围"，试验中如有变动，需及时补充说明。

（2）参加临床研究的研究者的资格审查：必须具有临床研究的专业特长、资格和能力，经过资格审查后确定，人员要求相对固定。

（3）临床研究开始前培训：通过临床研究前培训使研究人员对于临床研究方案及其各指标具体内涵的充分理解和认识。对于自觉症状的描述应当客观，切勿诱导或提示；对于所规定的客观指标，应当按方案规定的时点和方法进行检查。应注意观察不良反应或未预料到的毒副作用，并追踪观察。

（4）采用药物计数法结合询问法监控受试者试验用药的依从性，并对受试者做好解释工作，加强随访，保证受试者依从性良好。

（5）告知受试者试验药物可能出现不良反应，及一旦发生不良反应要采取的处理方法。

2. 质量保证措施

（1）建立多中心试验协调委员会：临床研究负责单位主要研究者为多中心试验协调委员会总负责，各参研单位的主要研究者和申办者为协调委员会成员。协调委员会负责整个试验的实施，研究解决试验有关问题。申办者负责与国家食品药品监督管理总局保持联系。

（2）由申办者任命有经验人员担任监查员，保证临床研究中受试者的权益得到保障，试验记录与报告数据准确、完整无误，保证试验遵循已批准的方案、《药物临床试验质量管理规范》

和有关法规。

3. 尿培养尿液采集的 SOP[12]

（1）采集方法：清洁中段尿标本采集应在未使用治疗药物之前，注意避免消毒剂污染标本，最好留取早晨清洁中段尿标本，嘱咐患者睡前少饮水，清晨起床后用肥皂水清洗会阴部，女性应用手分开大阴唇，男性应翻上包皮，仔细清洗，再用清水冲洗尿道口周围；开始排尿，将前段尿排去，中段尿约 10～20ml 直接排入专用的无菌容器中，立即送检，2小时内接种。该方法很容易受到会阴部细菌污染，应由医护人员采集或在医护人员指导下由患者正确留取。

（2）采集容器：① 应由不与尿液成分发生反应的惰性材料制成；② 洁净、无菌、加盖、封闭、防渗漏；③ 不含防腐剂和抑菌剂；④ 广口，具有较宽的底部，容积应>50ml，盒盖易于开启。

（3）标本运送：标本采集后应及时送检、及时接种，室温下保存时间不得超过 2 小时（夏季保存时间应适当缩短或冷藏保存），4℃冷藏保存时间不得超过 8 小时，但应注意冷藏保存的标本不能用于淋病奈瑟菌培养。

（4）以下因素可使尿液中细菌数量减少，判断结果时应予以注意：① 使用抗生素治疗，细菌生长受到抑制；② 尿液稀释，尿比重<1.003，营养成分减少，细菌生长迟缓；③ 尿 pH<5.0 或>8.5，细菌生长受阻；④ 尿频时，膀胱内细菌停留时间短，菌落数减少；⑤ 尿道口消毒液混入标本中，影响细菌繁殖，菌落数减少；⑥ 不同种类的细菌生长速度不同、营养要求不同，菌落计数有所不同。

（5）尿培养检验中常见的错误：① 将尿液标本接种于增菌液中；② 将中段尿标本离心后取沉渣进行一般细菌培养；③ 标本保存时间超时，细菌大量繁殖；④ 直接用导尿管头画线培养；⑤ 使用中段尿标本做厌氧菌培养。

十四、伦理学要求

（1）临床研究正式开始前，必须将由研究者与申办者共同讨论、修订并签字的试验方案（即本方案），报临床研究负责单位伦理委员会审批后，方可开始实施试验。如本方案在临床研究实际执行过程中出现问题，需要对本方案进行修订，应向申办者提出，经多中心协调委员会协商讨论，由临床研究负责单位对方案作出修订，以书面形式提交申办者和各参研单位签字认可，再次报请伦理委员会批准后实施；如发现涉及试验用药物的重要新资料则必须将知情同意书作书面修改送伦理委员会批准后，再次取得受试者同意。

（2）临床研究开始前，研究者必须向受试者提供有关临床研究的详细情况，包括试验性质、试验目的、可能的受益和风险、可供选用的其他治疗方法以及符合《赫尔辛基宣言》规定的受试者的权利和义务等，使受试者充分了解后表示同意并签署知情同意书后方能开始临床研究。每位受试者都要留下详细的联系地址、电话、身份证号码等资料，同时医生要将自己的联系电话留给受试者，以便受试者在出现病情变化时能够随时找到医生，这也有利于医生随时了解病情变化，提醒受试者及时复诊，避免失访。

（3）风险-受益评估：受试者和社会将可能从本项研究中得到的受益包括：① 患者的病情有可能获得改善。② 试验期间患者所用药物和所进行的理化检查均免费并将获得免费的医疗服务。

受试者参加本试验可能面对的风险包括：① 给予治疗及撤出治疗的风险；② 疾病本身的风险；③ 潜在的侵害与不可逆不良反应等风险，尽管所有治疗药物都有可能产生副作用。临床研究方案由有经验的泌尿外科专业研究者精心设计，并遵循风险和不适、痛苦最小化的原则。

另外，在试验中，研究者有权根据自己的判断中止该病例的临床研究；同时可根据合并用药规定以及中止与退出研究的标准，保护受试者的健康与利益。

（4）受试者招募：通过网站发布、院内广告等方式，向有意向者介绍本项研究，筛选符合标准的受试者，合格者签署知情同意书，入选者随机分组。招募受试者布告和研究简介需提交伦理委员会审查。

（5）受试者的医疗和保护：各中心选择具有丰富的者临床医疗经验，经过相应培训的研究者负责受试者的医疗服务，做出与临床研究相关的医疗决定。者参加临床研究可得到相应的免费医疗（如试验药物、理化检查、门诊挂号、额外或延长的住院、AE 的医疗等）。在受试者自愿退出时，应提供可供选择的治疗措施。根据可能出现的意外情况，制定相应的应急处理预案。申办者应与研究者迅速分析所发生的 SAE，采取必要的措施以保证受试者的安全和权益，并及时向药品监督管理部门报告，同时向涉及同一药品临床研究的其他研究者通报。申办者对试验相关的损害或死亡承担治疗的费用及相应的经济补偿，申办者应向研究者提供法律上和经济上的担保，但由医疗事故导致者除外。

（6）受试者隐私的保护：只有参与临床研究的研究人员和监查员才可能接触到受试者的个人医疗记录，他们在签署的研究者声明或保密承诺中将包括保密内容。伦理委员会与药品监督管理部门有权查阅临床研究记录。数据处理时将采用数据匿名的方式，省略可识别受试者个体身份的信息。受试者的医疗记录保存在有严格安全保密措施的药物临床研究机构的资料档案室。

（7）知情同意和知情同意书的签署：在筛选合格后，研究者需说明有关临床研究的详细情况，包括试验目的、试验流程、可能的受益与风险、受试者的权利与义务等，使其充分理解并有充足的时间考虑，在所提问题均得到满意答复后表示同意，并由受试者自愿签署"知情同意书"。

十五、试验结束后的随访和医疗措施

在临床试验给药周期结束后，如果受试者完成全部疗程，疾病尚未痊愈需要治疗者，应当采用目前常规方法治疗，费用由患者自行承担，结束受试者与研究者的合作关系。

十六、试验总结与资料保存

临床研究负责单位主要研究者负责完成"临床试验多中心总结报告"，各参研单位主要研究者完成"临床试验分中心小结表"。"多中心总结报告"完成并盖章后，分别由申办者、临床研究负责单位、参研单位存档。"分中心小结表"由申办者和各参研单位存档。

"研究病历"作为原始资料由各参研单位存档。CRF 采用无碳复写三联单格式，分别由申办者、参研单位及统计单位存档。保存时间按《药物临床试验质量管理规范》（GCP）规定执行。

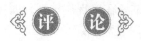

评　　论

一、研究策略

治疗 UTI 药物的临床试验，可以选择单纯性下尿路感染、复杂性 UTI/肾盂肾炎或反复发作性 UTI 为目标适应证。前两者的研究目标均以改善症状、清除细菌为主，以症状（持续）临床痊愈率和微生物（持续）清除率为主要评价终点；后者可以选择 6 个月内感染的复发率、下一次感染的发作时间等为主要评价终点。对于中药，多选择单纯性下尿路感染、非复杂性的反复发作性尿路感染为目标适应证，以复杂性 UTI/肾盂肾炎为适应证的中药临床试验，目前少见。

二、临床试验设计要点

1. 总体设计

治疗 UTI 的中药临床试验，应遵循随机双盲、阳性药对照、多中心研究的一般原则。UTI 主要为细菌感染所致，一般推荐采用阳性药（如抗生素）对照设计。但是，因单纯性下尿路感染病情相对较轻、复发性 UTI 病势稍缓，也可以考虑采用上市同类中成药对照，但建议采用优效性检验（优效界值可设为 0）。对于复杂性 UTI/肾盂肾炎，似可采用抗生素标准治疗基础上安慰剂对照的联合试验设计，以考察中药与抗生素协同作用[13-16]。

2. 诊断标准

中药治疗 UTI 临床试验，迄今仍多采用 1978 年第二届全国肾脏病学术会议通过的尿路感染的诊断标准[5]。2014 版《中国泌尿外科疾病诊断治疗指南》明确指出，治疗前的中段尿标本微生物培养是诊断 UTI 最可靠的指标[1]。2011 年 6 月，美国疾病控制与预防中心（Centers for Disease Control and Prevention，CDC）更新调整了 UTI 的诊断标准。新标准分有症状、无症状和其他三类。其中，有症状 UTI 详细区分了采集标本时留置有尿管或采集标本 48 小时内拔除尿管、采集标本时及之前 48 小时内均未留置尿管以及≤1 岁患者的 3 种情形，明确规定了出现泌尿系感染症状（发热＞38℃、耻骨上压痛、肋脊角疼痛/压痛，或尿频、尿急、排尿困难，婴儿体温过低、呼吸暂停、心跳过缓、小便困难、倦怠或呕吐）后，以尿培养细菌计数为基础、包括尿液生化检查[亚硝酸盐（NIT）和/或白细胞酯酶（LEU）阳性]和沉渣显微镜检（脓尿）指标在内的诊断条件[2]。试验设计中，可以根据药物的目标适应证适当选择使用上述标准。

对于单纯性、复杂性 UTI 的分类诊断，一般认为单纯性 UTI 是泌尿系统解剖结构功能正常而又无糖尿病或免疫功能低下等合并症的患者的尿路感染，通过病史询问、体格检查和实验室检查获得诊断；而复杂性 UTI 是尿路感染伴有增加获得感染或者治疗失败风险的疾病，例如泌尿生殖道的结构或功能异常，或其他潜在疾病。后者的诊断有两条必要条件，即尿培养阳性和诱发因素，如留置导尿管，残余尿＞100ml，梗阻性尿路疾病，结石和肿瘤，尿流改道，化疗或放疗损伤，以及肾功能不全、移植肾、糖尿病、免疫缺陷等[17]。

反复发作性尿路感染（RUTI），既往称"再发性尿路感染"[8]。其诊断，须符合下列两条件之一，即尿路感染 6 个月内发作≥2 次，或 1 年内发作≥3 次；发作时的症状、体征和实验室检查均与一般尿路感染类似。临床分为细菌持续存在（由同一种细菌引起，并且在较短的期间内再次复发，患者在使用敏感性抗菌药物治疗 2 周后，尿中仍可培养出同种细菌）和再感染（患者由不同种类的微生物引起的再次感染）。细菌持续存在多见于复杂性 UTI，而再感染患者，通常尿路解剖和功能是正常的[4]。以 RUTI 为适应证的临床试验，主要针对的是再感染。

3. 受试者的选择

UTI 的临床分类比较困难，如上尿路感染和下尿路感染常并见，以及复杂性 UTI 的诊断需要结合病史、易感因素、临床表现和辅助检查等综合判断等，试验设计中，可以通过限定纳、排标准，提高入组病例的诊断准确性。① 以单纯性下尿路感染为适应证，需定义纳入受试者的发病时间，建议入组前患者症状病程≤72 小时，并且在 48 小时内清洁中段尿培养阳性（细菌计数≥10^5CFU/ml）。因男女 UTI 患者的发病、治疗和预后差异较大，多数试验主张单纯选用成年女性受试者。其排除标准，包括复杂性 UTI/肾盂肾炎或其疑似症状（高热、寒战、胁腹痛），入组前 48 小时内接受抗生素治疗，以及提示上呼吸道感染的其他表现等[18]。RUTI 是否需要排除，应酌情确定。② 以 RUTI 为适应证，应主要选择"再感染"的下尿路感染，且本次感染急性发作经治疗后细菌已经"清除"的患者，排除细菌持续存在、复杂性 UTI/肾盂肾炎等分类诊断患者。③ 以复杂性 UTI/肾盂肾炎为适应证，应根据病因诊断，决定病例入选的范围。设计时，可以参照 2015 年 FDA《复杂性尿路感染临床研究指导原则》中的纳入排除标准[19]。

4. 试验流程

急性单纯性下尿路感染，一般可设置 2 天的导入期，此期间收集临床症状与体征，微生物标本及实验室检查。抗菌药物治疗的持续时间一般为 3～7 天。若为中药，一般疗程至少 14 天。随访期一般在抗菌药物治疗结束后 5～9 天、4～6 周进行两次随访，以判断临床症状的痊愈或持续痊愈，细菌学的清除或持续清除[11, 18]。

RUTI，一般可在抗菌药物治疗结束后的 5～9 天或 4～6 周、明确细菌清除或持续清除后入组。抑菌药物的疗程为 3～6 个月，甚至更长。如以下一次感染的发作时间为主要评价指标，可以决定下次发作发生即结束用药。根据需要，可设置一定的随访期，以满足观测时间的需要，如治疗加随访达到 6 个月或 1 年。

5. 有效性评价

单纯性或复杂性 UTI 的主要评价终点指标，均为临床痊愈和细菌清除，均应在完成治疗后的 5～9 天进行。UTI 的症状评估，应包括所有核心症状，即排尿困难、尿频、尿急、耻骨上疼痛、腰痛等。其评估标准，至少是经过专家组讨论确定的。其他指标，如治疗中或治疗后的二重感染、残存、新感染发生情况，治疗结束后 4～6 周的感染复发情况，治疗结束后中医证候的改善情况等，均可以作为次要评价终点[11, 18]。对于复杂性 UTI，2015 年 FDA 临床研究指导原则更新指出，与其各种致病因素（如留置导尿管）相关的症状，则不需要评价临床痊愈的应答；应在随机分组后约 3～4 周评价症状持续痊愈、细菌持续清除情况，并作为次要评价终点[19, 20]。

反复发作性 UTI 的主要评价终点，可以是治疗与随访期间感染的发生次数/发生率、下一次感染的发作时间等。其他指标，如二重感染、残存、新感染发生情况，中医证候疗效等，可以作为次要评价终点。

6. 安全性评价

UTI 临床试验多选择杀菌/抑菌药物作为活性对照药或基础治疗药，应在方案中明确标示这些药物的不良反应信息。对于儿童而言，一般禁用或慎用喹诺酮类药物[20, 21]。

参 考 文 献

[1] 那彦群，叶章群，孙颖浩，等. 2014 版中国泌尿外科疾病诊断治疗指南[M]. 第 1 版. 北京：人民卫生出版社，2013.
[2] 陈灏珠，林果为，王吉耀. 实用内科学[M]. 第 14 版. 北京：人民卫生出版社，2013.

[3] 那彦群,叶章群,孙光.2007版中国泌尿外科疾病诊断治疗指南[M].第1版.北京:人民卫生出版社,2011.
[4] 尿路感染诊断与治疗中国专家共识编写组.尿路感染诊断与治疗中国专家共识(2015版)——尿路感染抗菌药物选择策略及特殊类型尿路感染的治疗建议[J].中华泌尿外科杂志,2015,36(4):245-248.
[5] 吴勉华,王新月.全国中医药行业高等教育"十二五"规划教材(第九版)·中医内科学[M].第3版.北京:中国中医药出版社,2012.
[6] 尿路感染的诊断、治疗标准(经第二届全国肾脏病学术会议讨论通过,供医疗、教学科研工作中参考)[J].临床荟萃,1986,5:23-24.
[7] 王吉耀.全国高等教育"十一五"国家级规划教材·内科学[M].第2版.北京:人民卫生出版社,2010.
[8] 中华中医药学会.中医内科常见病诊疗指南·中医病证部分[M].第1版.北京:中国中医药出版社,2008.
[9] 高东宸,张丽雅.药物不良反应监察指南[M].第1版.北京:中国医药科技出版社.1996,10.
[10] 郑筱萸.中药新药临床研究指导原则(试行)[M].第1版.北京:中国医药科技出版社.2002.
[11] 国家食品药品监督管理总局药品审评中心译.单纯性尿路感染抗菌药物临床研究指导原则[EB/OL].[2014-11-10].http://www.cde.org.cn/guide.do?method=showGuide&id=265
[12] 中华医学会检验医学分会.临床微生物学尿培养操作规范[J].中华检验医学杂志,2005,28(10):1085-1087.
[13] 吕高荣,占永立.三金片联合左氧氟沙星治疗急性单纯性下尿路感染疗效观察[J].中国医刊,2015,50(3):105-107.
[14] 梅雪峰,张传涛.三金片治疗急性单纯性下尿路感染的临床观察[J].现代中西医结合杂志,2008,17(26):4085-4086.
[15] 余信国,赵鹏,叶静.三金片联合抗生素治疗女性性生活后尿路感染疗效观察[J].中华中医药杂志,2010,25(1):93-95.
[16] 王君武,王晓君.三金片治疗女性复发性尿路感染疗效观察[J].临床合理用药杂志,2009,2(18):51.
[17] 尿路感染诊断与治疗中国专家共识编写组.尿路感染诊断与治疗中国专家共识(2015版)——复杂性尿路感染[J].中华泌尿外科杂志,2015,36(4):241-244.
[18] 国家食品药品监督管理总局药品审评中心译.复杂性尿路感染和肾盂肾炎抗菌药物临床研究指导原则[EB/OL].[2014-11-10].http://www.cde.org.cn/guide.do?method=showGuide&id=266
[19] FDA.Complicated UrinaryTract Infections:Developing Drugs forTreatmentGuidance for Industry.Center for Drug Evaluation and Research(CDER)[EB/OL].[2015-2-1],February 2015.http://www.fda.gov/downloads/drugs/guidancecomplianceregulatoryinformation/guidances/ucm070981.pdf
[20]《抗菌药物临床试验技术指导原则》写作组.抗菌药物临床试验技术指导原则[J].中国临床药理学杂志,2014,30(9):844-856.
[21] 中华医学会儿科学分会肾脏病学组.儿童常见肾脏疾病诊治循证指南(试行)(七):泌尿系感染诊断治疗指南[J].中华儿科杂志,2010,48(11):814-816.

第二节 慢性肾衰竭

慢性肾脏病(chronic kidney Disease,CKD)具有患病率高、预后差和医疗费用高的特点,现已成为危害人类健康的重要疾病。慢性肾衰竭(chronic renal failure,CRF)是CKD发展到后期的一种严重的临床综合征,临床主要表现为毒性代谢产物潴留,水、电解质、酸碱平衡紊乱,以及全身多系统的损害。其并发症多,最终出现严重影响患者的生活质量和寿命[1,2]。CKD患者中有45%~64%发生不同程度的营养不良,而终末期肾脏疾病(end-stage renal disease,ESRD)患者中有9.6%死于严重营养不良。随着本病的发展,最终将需要采用肾脏替代治疗,而死于透析、移植并发症或CKD本身问题的患者比例很高,有资料显示,美国每年透析患者死亡率21%~23%[3]。

CKD的诊断标准及分期,目前按照2012年国际肾脏病组织"改善全球肾脏病预后组织"(Kidney Disease Improving Global Outcomes,KDIGO)调整了CKD的定义,以及考虑病因、肾小球滤过率(glomerular filtration rate,GFR)和尿白蛋白水平的CKD联合分期系统(CauseGFR-Albuminuria,CGA)。关于CKD定义的调整,明确指出了肾脏结构或功能异常持续时间>3个月,必须是这种结构或功能的异常对健康有影响。关于CKD分期,根据病因,可分为肾小球疾病、糖尿病、高血压、肾移植、未知，以及其他原因所致者；根据GFR，CKD可分为5期：G1期、G2期、G3a期、G3b期、G4期、G5期；根据尿白蛋白水平，CKD可分为3期：A1期（ACR<30mg/g）、A2期（ACR30～299mg/g）、A3期（ACR≥300mg/g）。此外，还制定了根据白蛋白尿及GFR水平联合预测全因死亡率、心血管死亡率、终末期肾病（End stage renal disease，ESRD）、急性肾损伤（Acute kidney injury，AKI）、进展性肾病等预后判断模型[4, 5]。

与CRF相近的诊断名词很多，如慢性肾功能不全、氮质血症、尿毒症、ESRD等。关于CRF的国内分期，既往多采用1992年黄山会议纪要建议的4个阶段：肾功能不全代偿期、肾功能不全失代偿期、肾衰竭期（尿毒症前期）和尿毒症期。2015年，《慢性肾衰竭中西医结合诊疗指南》建议分为早期、中期、晚期，分别相当于CKD的G3、G4、G5期[1]，而高等医药院校教材《内科学》认为，其主要相当于CKD的G4、G5期[2]。目前，我国CKD的患病率约为10.8%；CRF的发病率约为万分之一，男女比例分别为55%、45%，高发年龄为40～50岁。与发达国家不同，发展中国家的CRF病因，原发性肾小球肾炎位居首位，而糖尿病肾病、高血压肾小动脉硬化次之[2]。美国国家健康与营养调查（National Health and Nutrition Examination Survey，NHANES）1999年至2004年的数据及Foley等的研究显示，美国CKD G1～G5期的患病率分别为1.8%、3.2%、7.7%、0.35%和0.2%[6-9]。

CRF的治疗原则是CKD的不同阶段选择不同的防治策略，从早期预防、延缓肾衰竭进展，直至后期的肾脏替代治疗。具体治疗应注意两个方面：首先，要重视对原发病和加重因素的治疗，这是控制和阻止CKD进展、保护肾脏功能的关键。对于慢性肾炎、狼疮性肾炎、IgA肾病、糖尿病肾病等原发病，均需要保持长期的治疗。同时，避免和合理纠正肾功能不全加重的各种诱发因素，如血容量不足，使用肾毒性药物（如氨基糖苷类抗生素、关木通等含有马兜铃酸的中药），尿路梗阻，伴发感染，严重高血压，水、电解质、酸碱平衡紊乱，过度蛋白饮食和大量蛋白尿，充血性心力衰竭或心脏压塞，严重的甲状旁腺功能亢进，以及手术、消化道出血、大量激素冲击治疗、发热等发生高分解代谢状态等，尽可能使病情减轻或趋于稳定。其次，要给予CKD患者一体化治疗，以进一步延缓肾功能恶化，减少并发症，提高患者的生活质量。主要包括饮食营养治疗，并发症的治疗（控制高血压、纠正贫血、纠正水电解质及酸碱平衡紊乱、控制感染、防治心血管并发症、改善脂质代谢、纠正矿物质和骨代谢异常等），以及肾脏替代治疗（血液透析、腹膜透析和肾脏移植）[2, 10]。

需要指出，24小时持续有效地控制高血压，对保护肾脏功能具有重要作用。血管紧张素转换酶抑制剂（angiotensin converting enzyme inhibitors，ACEI）或血管紧张素Ⅱ受体抑制剂（angiotensin receptor antagonists，ARB）作用独特，具有良好的降压、减少肾小球高滤过、减轻蛋白尿作用，同时也有抗氧化、减轻肾小球基底膜损害和系膜基质沉积、减少心肌重塑、降低心血管事件发生率等作用。ACEI药物包括巯基类（如卡托普利），羧基类（如贝那普利、雷米普利、依那普利、赖诺普利、西拉普利、培哚普利等），以及膦基类（如福辛普利）；而ARB药物包括缬沙坦、厄贝沙坦、坎地沙坦、替米沙坦、依普沙坦、奥美沙坦等[1, 2, 11, 12]。

本病中医的规范化名称为"慢性肾衰"（古代文献的"肾衰"并非该病），涉及病位广泛包括涉及肾、脾胃、肝、肺、心、三焦等。病因病机错综复杂，以本虚标实为基本病机，本虚有气、血、阴、阳之不同，标实有湿、热、瘀、毒等差异，常表现为正虚邪实、虚实夹杂的证候特点，并且呈现出多虚并存、多实互见和诸多虚证和实证交互错见的证候。其中，虚证主要是气、血、阴、阳之虚证；实证则主要包括水湿证、湿热证、血瘀证、溺毒证等[1, 13]。

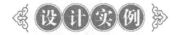

一、题目

探索××胶囊与缬沙坦胶囊合用或单用治疗慢性肾脏病（2期与3期）脾肾气虚、湿浊瘀阻证的随机、双盲、剂量反应/平行对照、多中心Ⅱ期临床试验。

二、研究背景

1. 主要药效学研究结果

（1）本品具有降低腺嘌呤致慢性肾衰竭大鼠的血尿素氮（BUN）和肌酐（Cr）浓度，改善肾功能的作用；纠正肾衰模型大鼠体内电解质紊乱的作用；对血 Ca^{2+}、P^{3+} 水平有明显的调节作用；可显著提高肾衰大鼠的血清白蛋白水平。本品能显著降低 5/6 肾切除术致大鼠慢性肾衰竭大鼠的血 BUN 值，并对血 Cr 有降低趋势；对血清总蛋白有一定的提升作用；对血清电解质紊乱有一定改善作用。

（2）本品能增高甘油所致急性肾损伤大鼠的尿量，改善少尿症状；能显著降低血 Cr 水平，使肾功能得到一定程度的改善；可纠正急性肾衰大鼠的电解质紊乱，使血钠异常得到明显改善。

（3）本品对绵羊红细胞致敏引起的小鼠迟发性超敏反应具有显著的抑制作用，对免疫低下小鼠细胞免疫具有增强作用，对环磷酰胺诱导的免疫低下小鼠体液免疫功能具有促进作用，具有一定的免疫调节作用。本品可增强小鼠的低温游泳耐力，具有明显的抗疲劳作用。

（4）本品对腺嘌呤致慢性肾衰竭大鼠的血小板聚集率异常有一定改善趋势。

2. 毒性研究结果

（1）急性毒性试验：本品提取物对小鼠灌胃给药的最大耐受量为 36g 提取物/kg（198g 生药/kg）以上，相当于临床人（60kg）日用剂量的 440 倍，在此剂量下未见明显毒性反应，提示本品毒性甚小。

（2）长期毒性试验：本品按 12.4g、24.8g、49.5g 生药/kg 剂量给大鼠连续灌胃给药 6 个月，大鼠行为、食量、体重、血象、总蛋白、白蛋白、血糖、肝、肾功能未见不良影响；经病理观察表明，本品对心、肝、脾、肾、肺、脑、睾丸、卵巢、肾上腺、胸腺、淋巴结、胃、结肠、胸骨（含骨髓）等脏器无毒性作用。停药后对动物无迟发性毒性作用。大鼠连续灌胃给予本品 6 个月的无毒剂量为 49.5g 生药/kg 剂量，约相当于人（60kg）日用剂量的 110 倍。上述结果表明，本品毒性甚低，临床拟使用剂量是安全的。

三、试验目的与观察指标

（1）探索××胶囊与缬沙坦胶囊合用的延缓慢性肾衰竭病情进展作用和证候改善作用及其量效关系。

（2）探索××胶囊单用的延缓慢性肾衰竭病情进展作用和证候改善作用。观察指标：CKD-GFR 分期恶化患者的比例，肾小球滤过率（eGFR），血肌酐（Cr），血尿素氮（BUN），

24小时尿蛋白定量、血清总蛋白和白蛋白（TP、ALB），中医证候疗效，CKD相关住院次数等。

（3）观察××胶囊临床应用的安全性。观察指标：可能出现的不良反应及不良反应发生率，血常规、尿常规、便常规、心电图、肝肾功能和血清电解质等。

四、试验总体设计

采用分层区组随机、安慰剂对照、双盲、多中心临床研究的方法。

（1）多中心：在×家医院同期进行。

（2）随机：采用分层区组随机的方法，以中心为分层因素。

（3）对照：××胶囊与缬沙坦胶囊合用，采用高、低、零剂量（安慰剂）的剂量反应对照；单用××胶囊，探索本品高剂量的延缓慢性肾衰竭病情进展的作用效果。

选择依据：应用ARB类降压药延缓肾衰竭进展已有高等级循证证据，与之联合用药，配合必要的综合治疗方法，设试验药零剂量组，符合伦理要求。

（4）盲法：采用双盲法，分两级设盲。

（5）样本量：根据《药品注册管理办法》（2007）的有关要求，Ⅱ期临床试验试验组病例数不少于100例，同时考虑病例脱落不超过20%，设计本项试验适应证的样本量为320例，其中，试验药高、低剂量加缬沙坦胶囊组及缬沙坦胶囊组各64例，单用试验药高剂量组128例。

五、诊断标准

参照2012年国际肾脏病组织"改善全球肾脏病预后组织"（KDIGO）的CKD定义和诊断、分期标准[4]和2002年《中药新药临床研究指导原则（试行）》制定[14]。

1. 西医诊断标准（CKD）

对健康产生影响的肾脏结构或功能异常>3个月。包括：

（1）肾脏损伤（肾脏结构或功能异常），可表现为以下任何一条：① 白蛋白尿（尿白蛋白排泄率>30mg/24h，或尿白蛋白/肌酐比值>3mg/mmol；② 尿沉渣检查异常（如血尿、红细胞管型等）；③ 肾小管功能异常导致的电解质异常等；④ 肾脏病理检查异常；⑤ 影像学检查发现肾结构异常；⑥ 有肾移植病史。

（2）肾小球滤过率（eGFR）下降，eGFR<60ml/(min·1.73m^2)>3个月。

2. 慢性肾脏病GFR分期标准

G1期：eGFR≥90ml/(min·1.73m^2)；
G2期：eGFR60~89ml/(min·1.73m^2)；
G3a期：eGFR45~59ml/(min·1.73m^2)；
G3b期：eGFR30~44ml/(min·1.73m^2)；
G4期：eGFR15~29ml/(min·1.73m^2)；
G5期：eGFR<15ml/(min·1.73m^2)。

3. 中医辨证标准（脾肾气虚、湿浊瘀阻证）

（1）脾肾气虚证：① 倦怠乏力；② 气短懒言；③ 腰膝酸软；④ 大便不实；⑤ 舌淡有齿痕；⑥ 脉沉细。

（2）湿浊证：① 脘腹胀满；② 食少纳呆；③ 恶心呕吐；，④ 肢体困重；⑤ 口中黏腻；⑥ 舌苔厚腻。

（3）瘀阻证：① 肢体麻木；② 面色晦暗；③ 舌质紫暗或瘀点；④ 脉涩。

具备（1）中至少3项，（2）中至少2项，（3）中至少1项即可确立脾肾气虚、湿浊瘀阻证。

六、受试者的选择

（一）纳入病例标准

（1）各型原发性肾小球肾炎、高血压引起肾小动脉硬化所致的慢性肾脏病（CKD）的G2、G3a、G3b期患者；

（2）年龄18~70岁，性别不限；

（3）血清白蛋白（ALB）$\geq$25g/L，血红蛋白（HGB）$\geq$80g/L，血肌酐（SCr）$\leq$442μmol/L，eGFR$\geq$30ml/（min·1.73m^2）；

（4）符合中医脾肾气虚、湿浊瘀阻证辨证标准；

（5）药后血压收缩压（systolic blood pressure，SBP）$\geq$90、$\leq$140mmHg，舒张压（diastolic blood pressure，DBP）$\geq$60mmHg、$\leq$90mmHg；

（6）理解并签署了知情同意书的自愿受试者。

（二）排除病例标准

（1）糖尿病、系统性红斑狼疮、系统性血管炎、多囊肾、肾动脉狭窄或阻塞，以及恶性肿瘤所致者；

（2）CKD分期为G4、G5期者；

（3）合并感染、代谢性酸中毒、水电解质平衡紊乱、高血压等未得到有效控制者；

（4）曾接受透析治疗者；

（5）合并有心脑血管、肝脏和造血系统等严重原发性疾病，精神病患者；

（6）妊娠或哺乳期妇女；

（7）对试验用药物过敏者；

（8）研究者认为不宜进行临床试验者。

（三）受试者中途退出试验的条件

1. 研究者决定退出

（1）出现过敏反应或严重不良事件，根据医生判断应停止试验者；

（2）试验过程中，连续两次化验比较，患者血肌酐水平翻倍，或因任何引起肾功能急性恶化需要替代治疗者；

（3）试验过程中，出现需要住院治疗的并发症，住院至出院后2周经病情评估稳定、重新恢复试验超过4周者；

（4）试验过程中，发生其他疾病，影响疗效和安全性判断者；

（5）受试者依从性差（试验用药依从性<80%或>120%），或自动中途换药或加用本方案禁止使用的中西药物者；

（6）各种原因的中途破盲病例；

（7）随机化后，发现严重违反纳、排标准者。

2. 受试者自行退出

（1）无论何种原因，患者不愿意或不可能继续进行临床试验，向主管医生提出退出试验要求而中止试验者；

（2）受试者虽未明确提出退出试验，但不再接受用药及检测而失访者。

（四）中止全部试验的条件

（1）试验中发生严重安全性问题，应及时中止试验。

（2）试验中发现药物治疗效果太差，甚至无效，不具有临床价值，应中止试验，一方面避免延误受试者的有效治疗，同时避免不必要的经济损失。

（3）在试验中发现临床试验方案有重大失误，难以评价药物效应；或者一项设计较好的方案，在实施中发生了重要偏差，再继续下去，难以评价药物效应。

（4）申办者要求中止（如经费原因、管理原因等）。

（5）行政主管部门撤销试验等。

七、试验用药物及治疗方案

（一）试验用药物的名称与规格

××胶囊及其模拟剂：0.5g/粒。

缬沙坦胶囊及其模拟剂：80mg/粒。

（二）试验用药物的包装

将试验用药物按试验所需数量外加一定的富余量分装。每日早中晚分次，按照每次口服剂量包装。每次口服剂量的包装内，根据组别的不同，试验药高剂量加缬沙坦胶囊组包括××胶囊5粒+缬沙坦胶囊1粒，试验药低剂量加缬沙坦胶囊组包括××胶囊3粒+××胶囊模拟剂2粒+缬沙坦胶囊1粒，缬沙坦胶囊组包括××胶囊模拟剂5粒+缬沙坦胶囊1粒，试验药高剂量组包括××胶囊5粒+缬沙坦胶囊模拟剂1粒。各级包装上均粘贴相同内容的标签，包括：××胶囊临床试验用药、新药临床研究批准文号、药物编号（按处理编码编制的试验药物顺序号）、功能主治、规格、用法用量、贮藏、批号、有效期、生产厂家等。

（三）药物的随机编盲和应急信件

1. 随机编盲

采取分层区组随机设计法，分层因素为×家中心，并按2∶1∶1∶1比例随机分为试验药高剂量组、试验药低剂量加缬沙坦胶囊组、试验药高剂量加缬沙坦胶囊组及缬沙坦胶囊组。试验药高剂量组128例，试验药低剂量加缬沙坦胶囊组、试验药高剂量加缬沙坦胶囊组及缬沙坦胶囊组各64例，共320例。使随机编码与病例入选顺序号相同，以便于操作。分二级设盲，一级设盲以A、B、C、D组表示；二级设盲再分别指定A、B、C、D组的试验药高剂量组、试验药低剂量加缬沙坦胶囊组、试验药高剂量加缬沙坦胶囊及缬沙坦胶囊组的归属。临床研究负责单位生物统计人员会同申办者委派人员用SAS软件产生中心编码分配随机数字、试验病例分配随机数字、处理组分配随机数字以及"中心编码分配情况"(用于指定各中心分配的处理编码范围)、"试验病例随机编码表"(即处理编码,一级盲底)、"处理组分配情况"(二级盲底)。

申办者指定与本次临床试验无关人员按"试验用药物包装表"进行药物(试验用药物和对照药物)的分配包装。上述两级盲底连同随机数字的种子值、区组长度等,一式两份,密封后交由临床研究负责单位和申办单位共同保存。全部药物编码过程应由编盲者书写成"编盲记录"存档。

2. 应急信件的设立

本试验设立"应急信件",信封上注明"××胶囊Ⅱ期临床研究应急信件"字样、药物编号,以及在紧急情况下的破盲规定等内容;"应急信件"内含信纸,纸上印有相应的药物编号和组别,写清可能出现的不良反应的处理措施。"应急信件"应密封,随药物分发至各中心,研究结束后,无论破盲与否均应统一返回申办者。

紧急破盲信封封皮上应注明"××胶囊Ⅱ期临床试验紧急破盲信封"字样、药物编号,以及在紧急情况下破盲规定等内容。紧急破盲信封内装信纸,纸上印有相应药物编号和组别,写清可能出现的不良反应的处理措施。此信封应密封并加盖厂家公章。每个受试者备有一份,共320份。随试验用药物分发至各中心,待试验结束后全部收回。

(四)试验用药物的分发与保存(参照本章第一节)

(五)给药方案

1. 用法用量

(1)基础治疗:① 导入期和治疗观察期内,均给予饮食营养治疗。每日蛋白质摄入量控制在 0.8g/Kg 体重,其中高生物价蛋白>50%;食盐摄入量控制在 3g/d。在低蛋白饮食的同时,热量的摄入应维持在 30~35kcal/(kg·d)。② 导入期内,选用非 ACEI、非 ARB 降压药,使血压稳定在符合纳入标准(收缩压≥90、≤140mmHg,舒张压≥60mmHg、≤90mmHg)的要求。治疗观察期内,联合给药、剂量探索的三组,加用缬沙坦胶囊。血压波动时,应调整使用非 ACEI、非 ARB 类药物。③ 导入期和治疗观察期内,存在感染、严重酸中毒、严重水电解质紊乱等加重肾脏损害因素者,进行及时、良好的控制;存在贫血、肾性骨病等慢性合并症的患者,采用《慢性肾衰竭中西医结合诊疗指南》[1]推荐的方法及剂量用药治疗。

(2)用药方法:① 试验药高剂量加缬沙坦组:××胶囊,每次5粒,每日3次;缬沙坦胶囊 80mg,每日1粒,温开水送服。② 试验药低剂量加缬沙坦组:××胶囊,每次3粒和模拟××胶囊,每次2粒,每日3次;缬沙坦胶囊 80mg,每日1粒,温开水送服。③ 缬沙坦组:模拟××胶囊,每次5粒,每日3次;缬沙坦胶囊 80mg,每日1粒,温开水送服。④ 试验药高剂量组:××胶囊,每次5粒,每日3次;模拟缬沙坦胶囊,每日1粒,温开水送服。

(3)疗程:48周。

(4)药物清点

每次随访时,观察医生详实记录患者接受、服用和归还的药物数量,用以判断受试者服药的依从性,并在病例报告表上及时记录。根据受试者的依从性,决定该患者是否继续参加试验。

（六）合并治疗的规定

试验期间，禁用一切与试验药物效用相同的中、西药物。降压治疗，使用非ACEI、非ARB类药物，避免使用除缬沙坦胶囊以外的其他ARB、ACEI制剂。不能服用虫草制剂、包醛氧化淀粉、尿毒清颗粒以及其他对肾功能有影响的药物。

（七）试验用药依从性判断

临床试验中，受试者的依从性主要是试验用药依从性，即按方案的规定用药，使受试者充分理解按时按量用药的重要性，避免自行加用其他药物或治疗方法。本试验主要采用药物计数法，必要时结合询问法，判断试验用药依从性。试验用药依从性＝（已服用的试验用药量/应该服用的试验用药量）×100%。

八、安全性评价

1. 与试验用药物有关的安全性资料

根据临床前研究资料及药物组成，在临床研究中需注意观察试验期间患者的消化系统变化情况，如胃部不适等。

2. 安全性评价指标及观测时点

（1）一般体检项目，如脉搏、心率、呼吸、血压、体温、体重等。用药前后检查、记录。

（2）血、尿、大便常规，心电图。基线与用药12、24、36、48周检测、记录。

（3）肝功能（ALT、AST、TBIL、ALP、γ-GT），肾功能（Cr、BUN），肾小球滤过率（eGFR，简化MDRD公式计算）和血清电解质（K^+、Na^+、Cl^-、Ca^{2+}、P^{3+}）。基线与用药后48周内每4周检测、记录1次。

（4）可能出现的临床不良事件/不良反应。用药后随时观察、记录。

以临床不良事件/不良反应发生率为主要观察指标。

3. 不良事件的记录（参照本章第一节）

4. 严重不良事件的处理（参照本章第一节）

5. 未缓解的不良事件的处理（参照本章第一节）

九、有效性评价

1. 观察指标

（1）基线资料：① 人口学资料：性别、年龄、身高、体重、腰围等。② 一般临床资料：合并疾病及用药等。

（2）有效性指标及观测时点：① CKD分期恶化的比例。治疗24、48周评价。② 肾小球滤过率、血肌酐和尿素氮（eGFR、SCr、BUN）。基线与治疗48周内每4周检测一次，治疗结束时评价。③ 中医证候疗效。基线与治疗12、24、36、48周记录并评价。④ 单项中医证候消失率。基线与治疗12、24、36、48记录并评价。⑤ 24h尿蛋白定量。基线与治疗48周内每4周检测1次，治疗结束时评价。⑥ 血浆蛋白（TP、ALB）。基线与治疗48周内每4周检测1次，治疗结束时评价。⑦ 与CKD相关住院的发生次数。治疗48周评价。⑧ 全因死亡率。随时记录，治疗48周评价。

以CKD分期进展的比例为主要评价指标。

应用简化的MDRD方程，计算肾小球滤过率。

eGFR[男性，ml/（min·1.73m^2）]=186×（SCr）（mg/dL）$^{-1.154}$×年龄$^{-0.203}$

eGFR[女性，ml/（min·1.73m^2）]=186×（SCr）（mg/dL）$^{-1.154}$×年龄$^{-0.203}$×0.742

注：血SCr单位为mg/dL，1mg/dL=88.4μmol/L。

2. 中医证候分级量化标准

表6-2-1 中医证候分级量化表

单项证候	0分	轻度（1分）	中度（2分）	重度（3分）
倦怠乏力	无	不耐久劳，而较易恢复	稍劳即见，恢复较慢	不劳即见
气短懒言	无	小劳气短易恢复，言语短少	活动气短恢复较慢，有问少答	不劳气短声低微；有问不答
腰膝酸软	无	小劳可见，症状轻	稍经坐立即见，症状略重	不经坐立即见，症状重
大便不实	无	大便不成形，日1次	大便不成形，日2次	大便不成形，日3次
食少纳呆	无	食欲欠佳，食量减少<1/4	食欲不振，食量减少1/4～1/2	无食欲，食量减少>1/2
脘腹胀满	无	食后腹胀而轻	每日腹胀6小时以上	整日腹胀
恶心呕吐	无	每日1～2次	每日3～4次	每日4次以上
肢体困重	无	有困重感，尚未碍及活动	肢体沉重，活动费力	肢体沉重如裹，活动困难
口中黏腻	无	微感口中黏腻，不影响食欲	口中黏腻，影响食欲下降	口中黏腻难受，不欲饮食
肢体麻木	无	手足麻木	四肢麻木	全身麻木
面色晦暗	无	面色暗黄少泽	面色暗黄无光泽	面色暗黑无光泽
舌质舌体	正常	舌淡有齿痕，或紫暗或瘀斑		
舌苔	正常	舌苔厚腻		
脉象	正常	脉沉细，或涩或细涩		

3. 终点指标的定义

（1）"CKD分期恶化"的定义：eGFR下降≥25%，且分期恶化（如G2恶化至G3a及以下，或G3a恶化至G3b及以下，或G3b恶化至G4及以下）。

（2）中医证候"有效"的定义：证候积分和减少≥50%。

十、试验流程

表6-2-2 试验流程表

项目	导入期		治疗观察期			
	第1次	第2次	第3～7次	第8次	第9～13次	第14次
	-30天	-7～0天	4、8、12、16、20周±2天	24周±2天	28、32、36、40、44周±2天	48周±2天
基础治疗	×	×	×	×	×	×
饮食控制	×	×	×	×	×	×
签署知情同意书		×				
确定入选排除标准		×				
填写一般资料		×				
填写病史、治疗史		×				
体格检查		×				×
合并疾病及用药		×	×	×	×	×

续表

项目	导入期		治疗观察期			
	第1次	第2次	第3~7次	第8次	第9~13次	第14次
	-30天	-7~0天	4、8、12、16、20周±2天	24周±2天	28、32、36、40、44周±2天	48周±2天
中医证候	×			×		×
肾功能(eGFR、BUN、SCr)	×	×	×	×	×	×
24h 尿蛋白定量	×	×	×	×	×	×
血浆蛋白	×	×	×	×	×	×
肾脏B超	×					
肝功能	×	×	×	×	×	×
血清电解质	×	×	×	×	×	×
血、尿、便常规	×			×		×
心电图	×					
不良事件			×	×	×	×
药物分发、回收记录		×	×	×	×	×
脱落剔除原因分析						×
有效性评价						×
安全性评价			及时记录、评价			×
依从性评价			×	×	×	×

十一、数据管理（参照本章第一节）

十二、统计分析（参照本章第一节）

十三、试验质量控制与保证（参照本章第一节）

十四、试验相关的伦理学要求（参照本章第一节）

十五、方案的修改（参照本章第一节）

十六、试验结束后的医疗措施

临床试验期间，如果受试者出现不良事件或不良反应，处理后须及时随访，以保证受试者的安全。在给药周期结束后，其不良反应仍未治愈者，按有关规定，由申办方负责其治疗费用。不良反应治愈后，结束受试者与研究者的合作关系。

在临床试验给药周期结束后，受试者应采用目前常规治疗药物治疗，费用由患者自负，结束受试者与研究者的合作关系。

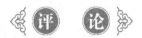

一、研究策略

治疗 CKD/CRF 的中药，以保护肾功能、延缓疾病进展为研究目标者，多以 G2、G3 和/或 G4 期为适应证，一般采用在常规治疗基础上的加载或联合试验，以终点（临床终点或替代终点）事件发生率，如 SCr 较基线倍增的比例，进入 G3 期、G4 期或 G5 期/透析治疗患者的比例或 GFR 实测值，全因死亡率等，单独或联合作为主要评价指标[15-18]。以防治并发症（如营养不良、贫血、急性感染、心衰、心绞痛）或改善生存质量/中医证候/症状等为研究目标者，多以 G5 期/ESRD（多采用替代治疗）、G4 期、G3 期为适应证，可选择相应的指标予以评价[19-29]。另外，以延长生存期或清除肠道毒物为目标者，因操作困难或临床意义有限，目前临床研究少见。

二、临床试验设计要点

1. 试验总体设计

考虑到本病肾单位的损失是不可逆的，且常规治疗（控制血压、血糖，给予 ACEI 或 ARB）已被证实有效[8]。因此，中药治疗 CKD 的临床研究，多采用常规治疗基础上的安慰剂对照设计，或中、西药联合治疗设计，也有采用阳性药对照设计者。阳性药一般选择 ACEI 或 ARB 类药物，也可以选择中药制剂，如冬虫夏草粉及其制剂、雷公藤制剂、丹参多酚酸盐等，但选择中药，建议采用优效性设计。

分层设计很可能是必要的。分层因素主要有肾功能的 GFR 分期，年龄（主要是区分老年受试群体，60～74 岁为准老年人，75 岁以上称老年人），以及其他的独立危险因素如肥胖、吸烟、血尿酸水平等。也可以根据研究目的、适应人群等，选择 2012 版 KDIGO《指南》的 CGA 分期系统作为分层因素[5]。

2. 诊断标准

关于 CKD/CRF 的西医诊断，建议采用 2012 版 KDIGO《指南》的 CKD 诊断标准（CKD 的范围涵盖了 CRF）[5]。1993 年我国中华内科杂志委员会肾病专业组的"慢性肾功能不全的诊断标准及分期标准"、2002 年《中药新药临床研究指导原则（试行）》则均提出过基于内生肌酐清除率（CCr）和 SCr 的西医诊断标准[14]，目前已很少选用。

结合国内外的研究进展、考虑药物临床研究实际情况，建议采用 2015 年《慢性肾衰竭中西医结合诊疗指南》的 CRF 分期标准，即分为早期、中期、晚期，并与 2012 版 KDIGO《指南》的 CKD-G3、G4、G5 期（非透析受试者）分别对应[1]。

eGFR 的计算公式（及其改进型），如 MDRD 公式、Cockcroft-Gault 公式、CKD-EPI 公式等，可以考虑（除 SCr 外的）多个指标、适应不同国别/地域、人种、性别等条件。可以采用 2015 年《中药新药临床研究一般原则》推荐的简化 MDRD 公式或 CKD-EPI 公式。除 SCr 外，还可用血清胱抑素 C 估计 GFR，当 SCr 估计 GFR 准确性欠佳时，用以提高 CRF 诊断效率[4, 5, 30-35]。如成人 eGFRcreat 为 45～59ml/（min·1.73m^2），但缺乏肾损伤标志时，若根据胱抑素 C（eGFRcys）及肌酐-胱抑素 C（GFRcreat-cys）公式估算 eGFR 均＜60ml/（min·1.73m^2），则CKD诊断确立[5]。

建议采用2015年中国中西医结合学会《慢性肾衰竭中西医结合诊疗指南》标准，分本虚证（基本证型为气虚证、血虚证、阴虚证、阳虚证）和标实证（基本证型为水湿证、湿热证、血瘀证、溺毒证）[1]。也可以参考2002年版《中药新药治疗慢性肾衰竭的临床研究指导原则》、2006年中华中医药学会肾病分会的《慢性肾衰竭的诊断、辨证分型及疗效评定（试行方案）》、2011年国家中医药管理局医政司的"慢性肾衰（慢性肾衰竭）诊疗方案"等[14,36,37]。

3. 受试者的选择

考虑到不同病因（原发病）得CRF治疗和预后的差异等因素，一般应限定选择一种或几种明确病因的CKD受试者，如原发性肾小球肾炎、高血压肾小动脉硬化，或糖尿病肾病等。在此基础上，还应明确适应的GFR分期，如延缓肾功能分期进展，可选择G2、G3和/或G4期患者（选择G3b期应考虑G3和G4期的患病率相差悬殊的情况）。定位于防治并发症，一般应以纳入并发症发病率较高的G4、G5期患者。

纳入的受试者，经过导入/洗脱，血压、血糖、水电解质及酸碱平衡紊乱、贫血、严重的感染、心力衰竭等，应达到一定的标准。例如，糖化血红蛋白HbA1c<7%（老年人、情绪抑郁或有低血糖倾向者可放宽至7%~8%）；血压≤140/90mmHg（尿白蛋白<30mg/24h），或血压<130/80mmHg（尿白蛋白≥30mg/24h）；血红蛋白≥80~100g/L等。肾功能指标要求相对稳定，可规定入组前2个月内血Cr水平变化<50%，或入组前3个月内GFR波动范围<30%等。根据研究目的和主要评价指标，24小时尿蛋白定量可以规定≤2.0g甚至3.5g，也可以规定必须>1g（有荟萃分析显示24小时尿蛋白>1g的肾脏病进展的风险性明显增加）；血清白蛋白（Alb）一般要求≥30g/L[15,38-41]。

应除外肾囊肿、肾前性氮质血症、急性肾衰、慢性肾衰伴发急性肾衰等需要鉴别诊断的疾病，以及慢性肾衰急性加重等本病的特殊状态。除非针对肾脏替代治疗的药物，一般应排除透析、肾移植受试者。非适应证的CKD病因患者也应排除。如果研究目的不是以改善/控制并发症，应排除导入期后依然存在急性并发症患者，如代谢性酸中毒，严重高血钾症等。血糖或血压控制未达标，合并严重心血管系统表现（心力衰竭NYHA分级IV级者、尿毒症性心肌病、心包积液、心包炎等），胃肠道症状（如消化道出血），中枢神经系统障碍，呼吸系统症状（肺水肿、胸腔积液等），血液系统（中重度的肾性贫血、出血倾向等）等，均应排除。此外，如以ACEI和ARB为基础治疗，还需要排除不能耐受ACEI和ARB治疗者，或无法接受的ACEI和ARB治疗者（双侧肾动脉狭窄，临床存在明显的血容量不足情况，使用非类固醇类消炎药时，血肌酐>266μmol/L）。

考虑本病可能急性进展以及治疗方案复杂性等因素，出于对受试者的保护，应制定研究者决定退出试验标准。一般而言，该标准多为发生联合不良事件，如包括GFR快速下降（如降低40%或50%）、Cr水平上升（如翻倍等）、进入ERSD或需要透析治疗（或因AKI）、发生全因死亡事件等，以及重大心脑血管事件（如有典型的临床表现和心电图改变或者实验室检查确诊的急性心肌梗死、心力衰竭、脑血管疾病），严重感染，需应用激素或免疫抑制剂者控制的大量蛋白尿，高血钾症（2周内连续3次测得血钾>6mmol/L），严重的无法通过内科保守治疗纠正的酸中毒，消化道大出血（以呕血为主要表现），严重的心律失常等[38]。

4. 基础治疗与合并用药

CKD临床试验的基础治疗，包括试验期间（导入期和治疗观察期）保持对于原发病的规范治疗，避免和及时纠正肾功能急剧恶化的危险因素，阻断或抑制肾单位渐进性发展的各种途径，保护健存肾单位。通常采取的措施包括：① 及时有效地控制血压，CKD-G1～G4 期血压的控制目标在<130/80mmHg（G5 期<140/90mmHg）。应用 ACEI 或 ARB 类药物，发挥在独特的减少肾小球高滤过、减轻蛋白尿作用。② 饮食营养治疗是 CKD 基础治疗的重要组成部分，限制蛋白饮食是治疗的重要环节。非糖尿病所致的 CKD，G1～2 期患者的蛋白质摄入量，应控制在 0.8g/（kg·d），进入 G3 期后需要减少至 0.6g/（kg·d），其中高生物价蛋白（瘦肉、蛋、鱼、奶）>50%。可以同时补充适量的（0.1～0.2）g/（kg·d）必需氨基酸。在低蛋白饮食的同时，热量的摄入应维持在（30～35）kcal/（kg·d）。还需要补充维生素和叶酸等营养素，控制钾、磷等的摄入。磷的摄入量应<（600～800）mg/d[2]。

试验期间，应禁止使用可能具有肾脏保护作用的药物，如阿魏酸钠，骨化三醇，复方α酮酸片（除非入组前已使用），包醛氧淀粉、药用炭片，甾体类抗炎药、免疫抑制剂及类似免疫抑制剂的中药如冬虫夏草制剂、雷公藤制剂、青藤碱制剂等[42-49]。对于以 ACEI 或 ARB 药物为试验用药者，避免使用其他任何的 ACEI 或 ARB 药物。

试验前一直使用的降糖、抗血小板、调脂等合并症治疗用药，试验期间可以继续使用，但糖尿病肾病使用二甲双胍者，G4～G5 期适应证禁用，G3b 期则要慎用。试验期间出现的 CKD 并发症，如代谢性酸中毒及水、电解质紊乱，高血压，肾性贫血，低钙血症、高磷血症和骨性营养不良，继发的各种病原微生物感染，高脂血症，高尿酸血症等，允许给予药物，及时纠正。所有合并用药，均应及时准确记录于"病例报告表"中。

5. 试验流程

应设置导入期，至少需要 2 周，以完成 CKD 防治宣教、可能的药物洗脱、低蛋白饮食治疗等，并在整个试验中维持不变[15]。如需要控制并发症，或洗脱半衰期长的药物，可能需要更长的时间，甚至 1～3 个月。但临床上，大多患者在并发症控制后再进入导入期。

疗程的设置，与分期定位、研究目的和评价指标关系密切。若定位于 G2～G4，以延缓肾衰竭进展为目的，以 SCr 较基线翻倍、分期恶化患者的比例或临床终点事件（如全因死亡率）的主要评价指标，则疗程最好设置 6 个月～1 年（48 周），甚至数年[50, 51]；以 SCr 或 GFR 较基线的变化率为主要评价指标，疗程至少则不应短于 4 个月。因为 GFR 或 SCr 水平若 4 个月保持不变，则提示肾功能下降速度减慢[10, 30]。一般每 4 周设置一个观测时点，但如果以 ACEI、ARB 作为基础治疗，初始时应设置治疗 1 周、2 周、4 周访视点，以监测 GFR、血钾和 SCr[44, 52]。若定位于 G5、G4 期，以防治并发症（如肾性贫血、营养不良）为目的，疗程和观测时点的设置，应结合 CRF 和具体的并发症而确定。

根据研究目标的需要，允许设置一定期限的常规治疗随访期。

6. 有效性评价

以延缓肾衰竭进展为试验目的，多选择 SCr 较基线倍增、分期恶化或需要肾脏替代治疗患者的比例或 GFR 实测值，临床远期终点事件发生率（如全因死亡率）等，一个指标或几个指标联合，作为主要评价指标。为避免 GFR 实测值临近 GFR 分期界限时对评价产生影响，KDIGO《指南》将"GFR 分期改变且 eGFR 较基线值下降≥25%"[4, 5, 52]，作为 CKD 分期病情"恶化"或"进展"的定义。上述非主要指标以及其他指标，如 SCr、BUN 及 GFR 较基线的变化情况，24 小时尿蛋白定量/尿微量白蛋白与肌酐比值（ACER）、血浆白蛋白，中医证候积分/疗效、单项证候消失率,与CKD相关住院的发生次数[14]等,均宜作为次要指标。

以防治并发症(如营养不良、肾性贫血)为研究目的,应选用相应的指标予以评价。如营养不良,可采用包括营养状况评估主观综合营养评估(SGA)、蛋白质分解代谢率(PCR)、血清白蛋白(ALB)、血清总蛋白(TP)、前白蛋白(PA)、转铁蛋白(TF)以及胰岛素样生长因子(IGF-I),以及体重、肱三头肌皮褶厚度(TSF)、上臂中段肌肉周径(MAMC)等体格营养状况检查指标;如肾性贫血,则应检测血红蛋白(HGB)、红细胞(RBC)计数以及网织红细胞绝对值等[23-25, 53, 54]。以改善CRF(肾脏替代治疗)患者生活质量为研究目的,可以选择使用CKD专用量表,如肾脏病生存质量量表(Kidney Disease Quality of Life Short For,KDQOL-SF)[40]等。

7. 安全性评价

ACEI或ARB类经常作为CKD临床研究的基础用药或活性对照药,但两类药物在临床应用初期,可以出现肾小球滤过率下降以致血肌酐上升,少数甚至出现急性肾功能不全;因降低Ang Ⅱ及醛固酮的水平,可能引起高钾血症[52],临床试验设计和实施中应给予充分重视。

此外,2012的KDIGO指南不推荐CKD患者接受中草药治疗[5],主要是考虑很多中药含有马兜铃酸等肾毒性成分。就国内临床实际而言,尚有一部分CKD患者采取中药为主的方案治疗,并显示出一定效果,且已有Meta分析显示中药黄芪的肾脏保护作用[4, 52, 55],值得进一步深入研究。

参 考 文 献

[1] 倪兆慧,刘玉宁,谢院生,等. 慢性肾衰竭中西医结合诊疗指南[J]. 中国中西医结合杂志,2015,35(9):1029-1033.

[2] 葛均波,徐永健. 全国高等医药教材建设研究会"十二五"规划教材·内科学[M]. 第8版. 北京:人民卫生出版社,2013:524.

[3] 王海燕. 肾脏病学[M]. 第3版. 北京:人民卫生出版社,2008:1827.

[4] 王晓菁,陈海平. 慢性肾脏病定义及分期系统修订的进展——2012-KDIGO慢性肾脏病临床管理实践指南解读[J]. 中华老年多器官疾病杂志. 2014,13(5):396-400.

[5] Eknoyan G, Lameire N, Eckardt K U, et al. KDIGO 2012 clinical practice guide-line for the evaluation and management of chronic kidney disease[J]. Kidney Int, 2013, 3: 5-14.

[6] Coresh J, Selvin E, Stevens LA, et al. Prevalence ofchronic kidney disease in the United States[J]. JAMA, 2007, 298(17): 2038-2047.

[7] Snyder JJ, Foley RN, Collins AJ. Prevalence of CKD inthe United States: a se-nsitivity analysis using the NationalHealth and Nutrition Examination Survey (NHANES) 1999-2004[J]. Am J Kidney Dis, 2009, 53(2): 218-228.

[8] Whaley-Connell AT, Sowers JR, Stevens LA, et al. CKDin the United States: Kid-ney Early Evaluation Program(KEEP) and National Health and Nutrition Examinat-ion Survey (NHANES) 1999-2004[J]. Am J Kidney Dis, 2008, 51(2): S13-S20.

[9] Foley RN, Collins AJ. End-stage renal disease in theUnited States: an update from the United States RenalData System[J]. J Am Soc Nephrol, 2007, 18(10): 2644-2648.

[10] 陈灏珠,林果为,王吉耀. 实用内科学[M]. 第14版. 北京:人民卫生出版社,2013:2098-2112.

[11] 朱婧,陈洪宇. 中医治疗慢性肾衰竭研究进展[J]. 甘肃中医学院学报,2014(31)2:90-94.

[12] 黎磊石,刘志红. 中国肾脏病学[M]. 第1版. 北京:人民军医出版社,2008:1280.

[13] 国家技术监督局. 中医临床诊疗术语·证候部分[S]. 中华人民共和国国家标准 GB/T16751.2-1997.

[14] 郑筱萸. 中药新药临床研究指导原则(试行)[M]. 第1版. 北京:中国医药科技出版社,2002:163-168.

[15] 裴昆,李深,饶向荣,等. 扶正祛浊口服液治疗慢性肾脏病3期患者的随机对照试验[J]. 中国中西医结合肾病杂志,2013,14(8):677-681.

[16] 王永钧,何立群,孙伟,等. 慢性肾小球肾炎CKD3期优化证治方案的临床研究(附475例多中心、前瞻性、双盲、随机、对照试验)[C]//庆祝浙江省中西医结合学会成立三十周年论文集粹 2011. 2011.

[17] 周圆,王琛,庞欣,等. 肾衰Ⅱ号方治疗CKD 3-4期患者的临床疗效观察[J]. 上海中医药大学学报,2011,25(4):37-40.

[18] 朱祎,何立群,袁敏,等. 中医辨证治疗慢性肾脏病(CKD1—2期)前瞻性多中心临床研究[J]. 辽宁中医杂志,2015,42(6):1175-1177.

[19] 吕金秀,侯小静. 参麦注射液联合腹膜透析治疗终末期肾病合并心衰临床观察[J]. 中国中医急症,2014,23(2):329-330.

[20] 邬章林,张魁正. 肾衰宁胶囊治疗非透析终末期肾病[J]. 中国中西医结合肾病杂志,2014,15(6):542-543.

[21] 冯辉,藏莉.桑葶泻肺方加减辨治尿毒症患者合并肺部感染的临床研究[J].中国中医基础医学杂志,2015,21(4):434-435.
[22] 徐政全,陶建萍,何小苗.麝香保心丸治疗终末期肾病心绞痛的临床观察[J].新医学,2011,42(1):41-43.
[23] 王朔,周继刚,龙红琼,等.中药洗浴治疗尿毒症血液透析患者皮肤瘙痒的临床观察[J].湖北中医杂志,2011,33(12):30-31.
[24] 杨波,任桐,李洁,等.扶肾颗粒改善腹膜透析患者营养不良的临床研究[J].中国中西医结合肾病杂志,2014,15(3):234-236.
[25] 何玉华,赵良斌,林小凤,等.肾康注射液联合血液透析治疗慢性肾衰竭临床观察[J].辽宁中医药大学学报,2013,15(9):135-140.
[26] 张颖.肾衰养真颗粒改善CKD4、5期营养不良的临床研究[D].南方医科大学,2009.
[27] 张宁,刘世巍,李同侠,等.补肾活血法改善165例长期维持性血液透析肾性骨病患者生存质量的临床疗效评价[J].北京中医药,2012,31(3):169-171.
[28] 苗海东,李永新,李文艳,等.清宁胶囊对维持性血液透析患者生存质量影响的临床观察[J].甘肃中医学院学报,2014,31(5):35-36.
[29] 刘小玲,梁钰瑶,杨爱成,等.健脾益肾排毒方对CKD4期患者临床疗效及生存质量的影响[J].湖南中医大学学报,2015,35(6):51-53.
[30] 国家食品药品监督管理局药品审评中心.中药新药临床研究一般原则[EB/OL].[2015-11-3].http://www.sda.gov.cn/WS01/CL1036/134581.html
[31] 任颖,巴雅,李素华,等.CKD-EPI与MDRD肾小球滤过率评估公式在慢性肾脏病患者中的适用性研究[J].中国全科医学,2012,15(14):1586-1589.
[32] Levey AS, Stevens LA, Schmid CH, etal. A new equation to estimate glomerular filtration rate[J]. Amn Intern Med, 2009, 150(9): 604-612.
[33] Hoy WE, Wang ZQ, Baker PR, et al. Reduction in natural death and renal failure from a susternatic SCreening and treatment program in an Australian Aboriginal community[J]. Kindey Int, 2003, 83: S66-S73.
[34] 韦琪,孔宙,黄育强,等.血清胱抑素C与血清肌酐在急性肾损伤早期诊断与预后评估价值的临床研究[J].海南医学院学报,2013,19(11):1530-1532,1535.
[35] 曹献芹.血清胱抑素C与血清肌酐在早期慢性肾衰竭诊断中的应用价值[J].中国实用医刊.2015,42(21):68-71.
[36] 中华中医药学会肾病分会.慢性肾衰竭的诊断、辨证分型及疗效评定(试行方案)[J].上海中医药杂志,2006,40(8):8-9.
[37] 国家中医药管理局医政司.24个专业105个病种中医诊疗方案(试行本)[M].第1版.北京:国家中医药管理局医政司出版,2012:241.
[38] 张周俊.补脾益肾方及氯沙坦治疗慢性肾脏病4期脾肾气虚湿浊瘀阻型的临床研究[D].湖北中医大学,2015.
[39] 方一卿,鲁盈,王永钧,等.苯那普利联合祛风除湿中药治疗慢性肾脏病3期风湿内扰证的前瞻性研究[J].中国中西医结合杂志,2012,32(3):311-317.
[40] 张长明,王怡,周家俊,等.抗纤灵方治疗慢性肾脏病3期患者110例临床研究[J].中医杂志,2013,54(3):214-217.
[41] 涂晓文(综述),陈香美(审校).阻断肾素血管紧张素系统对慢性肾脏疾病的治疗作用[J].中华肾脏病杂志,2006,22(1):54-56.
[42] 方一卿,鲁盈,王永钧,等.苯那普利联合祛风除湿中药治疗慢性肾脏病3期风湿内扰证的前瞻性研究[J].中国中西医结合杂志,2012,32(3):311-316.
[43] 曾春艳,周晓明.缬沙坦联合阿魏酸钠治疗慢性肾衰竭疗效观察[J].中国医药导报,2007,4(11X):27-28.
[44] 殷勋,水光兴,桑栋,等.1,25(OH)$_2$D$_3$延缓慢性肾衰竭进展的临床随机对照研究[J].中国中西医结合肾病杂志,2014,15(1):54-56.
[45] 龚德华,徐斌,朱冬冬,等.复方α酮酸片联合低蛋白饮食延缓慢性肾衰竭进展的临床随机对照研究[J].肾脏病与透析肾移植杂志,2012,21(5):421-428.
[46] 郑海生,王荣,刘凯.中医益气泄浊法与包醛氧淀粉治疗慢性肾衰竭的Meta分析[J].临床合理用药杂志,2012,5(35):100-102.
[47] 王英海.慢性肾衰患者高尿酸血症临床治疗[J].中国保健营养,2014,(2):891.
[48] 曾又佳,孔慧霞,李顺民.昆仙胶囊治疗慢性肾脏病蛋白尿的临床疗效及其安全性观察[J].新中医,2014,46(7):74-76.
[49] 孔惠霞.免疫抑制剂类中成药治疗慢性肾脏病的临床疗效及安全性观察[D].广州中医药大学,2014.
[50] 崔艳和,李曼,杜威.别嘌呤醇联合氯沙坦钾降低高尿酸血症以治疗慢性肾衰竭的临床观察[J].中国医药指南,2015,13(1):96-97.
[51] 傅鹏,黄雪强,原爱红,等.丹参多酚酸盐联合前列地尔、谷胱甘肽延缓慢性肾病患者肾功能减退的小样本随机对照研究[J].中西医结合学报,2012,10(6):641-646.
[52] 赖玮婧,刘芳,付平.慢性肾脏病评估及管理临床实践指南解读——从K/DOQI到KDIGO[J].中国实用内科杂志,2013,33(6):448-454.
[53] Kidney Disease Improving Global Outcomes (KDIGO) Anemia Work Group. KDIGO Clinical practice guideline for anemia in chronic kidney disease[J]. Kidney Inter Suppl. 2012, 2: 279-335.
[54] 改善全球肾脏病预后组织.改善全球肾脏病预后组织慢性肾脏病贫血指南(概要)[J].中华内科杂志,2013,52(6):521-523.
[55] Zhang J, Xie X, Li C, Fu P. Systematic review of the renal protective effect of Astragalusmembranaceus (root) on diabetic nephropathy in animal models[J]. JEthnopharmacol, 2009, 126(2): 189-196.

第七章

内分泌代谢系统疾病

第一节 糖 尿 病

糖尿病（diabetes mellitus，DM）是以胰岛素分泌缺陷、胰岛素抵抗或两者并存所致的高血糖为特征的慢性代谢性疾病[1]。脂质和蛋白质代谢的改变也是胰岛素分泌和反应缺陷的重要表现。

根据WHO1999年的DM病因学分型体系，DM可分4大类，即1型、2型、妊娠和特殊类型DM。其中，1型DM、2型DM的病因和发病机制均尚不清楚；而特殊类型DM则属于病因学相对明确的高血糖状态。

DM是当前威胁全球人类健康的最重要的非传染性疾病之一。国际糖尿病联盟（International Diabetes Federation，IDF）估计到2030年全球将有近5.5亿DM患者。我国DM患者的主要特点包括[2]：① 2型DM患者占90.0%以上，1型DM约占5.0%，其他类型仅占0.7%；城市的妊娠DM患病率接近5.0%。② 经济发达程度与患病率相关。③ 未诊断的DM比例高于发达国家。④ 男性、低教育水平是其易患因素。⑤ 表型特点：我国2型DM患者的平均体质指数（body mass index，BMI）约为25kg/m^2，而高加索人DM患者的平均BMI多超过30kg/m^2，餐后高血糖比例高，在新诊断的DM患者中，单纯餐后血糖升高者占近50%。⑥ 国内缺乏儿童DM的流行病学资料，临床上发现近年来20岁以下的人群中2型DM患病率显著增加。⑦ DM合并心脑血管疾病常见，特异性并发症如DM视网膜病变和DM肾病等各种慢性致残致死性并发症是未来巨大的挑战。

DM治疗的近期目标是通过控制高血糖和相关代谢紊乱来消除DM症状和防止出现急性代谢并发症。其远期目标是通过良好的代谢控制达到预防慢性并发症、提高患者生活质量和延长寿命的目的[2]。

高血糖的药物治疗多基于纠正导致人类血糖升高的两个主要病理生理改变-胰岛素抵抗和胰岛素分泌受损。1型DM患者在发病时就需要终身胰岛素替代治疗，而2型DM则不尽然。DM的医学营养治疗和运动治疗是控制2型DM高血糖的基本措施。在饮食和运动不能使血糖控制达标时，应及时采用包括口服药治疗在内的药物治疗。2型DM是一种进展性的疾病。在2型DM的自然病程中，胰岛β细胞功能随着病程的延长而逐渐下降，胰岛素抵抗的程度逐步增加或处于持续状态。因此，随着2型DM病程的进展，对外源性的血糖控制手段的依赖逐渐增大。临床上常需要口服药物及口服药和注射降糖药的联合治疗。

根据作用效果的不同，口服降糖药可分为以促进胰岛素分泌为主要作用的药物（磺脲类、格列奈类直接刺激胰岛β细胞分泌胰岛素,而二肽基肽酶4(DPP-4)抑制剂则通过减少体内胰高血糖素样肽-1(GLP-1)的分解而增加GLP-1浓度进而促进胰岛β细胞分泌胰岛素),以及通过其他机制降低血糖的药物(双胍类主要药理作用是减少肝脏葡萄糖的输出,而噻唑烷二酮类(thiazolidinediones,TZDs)主要药理作用为改善胰岛素抵抗,α-糖苷酶抑制剂主要药理作用为延缓碳水化合物在肠道内的消化吸收)[2]。其中,二甲双胍作为2型DM患者控制高血糖的一线用药和药物联合中的基本用药,受到许多国家和国际组织制定的DM诊治指南推荐。

中医学认为,DM属中医"消渴"范畴,临床常见阴虚热盛证、湿热困脾证、气阴两虚证、阴阳两虚血瘀水停证、血瘀脉络证。其病位在肺、胃、肾,尤以肾为关键,三者往往相互影响。病机主要在于阴津亏损、燥热偏盛,阴虚为本,燥热为标,两者互为因果。但中医的"消渴"包括西医的DM、尿崩症[3-5]。

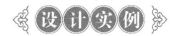

一、题目

初步评价××片对初治和经治(二甲双胍单药)未达标的2型糖尿病痰浊瘀阻证人群治疗有效性和安全性的随机双盲、剂量探索、多中心Ⅱb期临床研究。

二、研究背景

(1)主要药效学试验结果:本品可以改善链脲佐菌素(streptozotocin,STZ)加高热量饮食致DM大鼠生长状况,降低进食量、饮水量;显著降低STZ加高热量饮食致DM大鼠灌胃葡萄糖后各时间点血糖,降低血糖曲线下面积。提示本品可以抑制葡萄糖负荷所致STZ加高热量饮食致DM大鼠血糖升高。本品能够降低模型大鼠空腹血糖,降低血清胰岛素水平、血浆糖化血红蛋白含量、血浆胰高血糖素含量、血清C-肽含量,升高胰岛素敏感指数;降低血清胆固醇(TC)、甘油三酯(TG)、低密度脂蛋白(LDL-C)含量;降低血清肌酐(Cr);减轻模型大鼠光镜下胰腺变性、坏死程度。本品6g、3g生药/kg组均能够减轻肝脏脂肪变性程度。

(2)急性毒性试验结果:小鼠一次灌胃给药,本品最大耐受量为171g生药/kg,主要反应症状为活动减少,静卧不动,部分动物出现软便、稀便,其他未见明显差异,两周内无一例死亡。大鼠一次灌胃给药,本品最大耐受量为85.5g生药/kg,给药后主要症状为活动减少,其他未见明显中毒症状,两周内无一例死亡。

(3)长期毒性试验结果:大鼠连续灌胃给药6个月,高剂量组大鼠体重与对照组比较,增长缓慢;停药4周,未见明显差异。血液生化学检测,高剂量组雄性大鼠ALT升高;停药4周,与对照组比较无明显差异。脏器湿重和脏器系数测定,连续灌胃给药组大大鼠脏器湿重与对照组比较未见明显差异,高剂量组雄性大鼠肝脏系数及高剂量组雄性、雌性大鼠脾脏系数明显升高,但是病理组织学检查未见明显异常;停药4周,肝脏系数和脾脏系数恢复正常。本品大鼠长期毒性试验安全剂量定为12g生药/kg。

(4)Ⅱa期临床试验结果:本品治疗12周,FAS初治人群降低糖化血红蛋白(HbA1c)0.35%,HbA1c有效率(较之基线下降≥0.5%)为40%;FAS经治人群降低HbA1c0.7%,HbA1c

有效率（较之基线下降≥0.5%）为58.3%。PPS初治人群降低HbA1c0.36%，HbA1c有效率（较之基线下降≥0.5%）为41.2%；PPS经治人群降低HbA1c0.73%，HbA1c有效率（较之基线下降≥0.5%）为60.6%。本品能够明显改善2型DM（痰浊瘀阻证）患者症状，其中医证候疗效比较，两组差异均具有统计学意义。上述结果提示，本品在初治和二甲双胍单药治疗未达标2型DM（痰浊瘀阻证）人群中，具有降低血糖和症状改善作用。

三、试验目的与观察指标

（1）初步评价××片对初治和经治（二甲双胍单药）未达标的2型糖尿病痰浊瘀阻证人群的治疗有效性，并进行剂量探索。观察指标：HbA1c下降值和达标率，空腹血糖（fasting plasma glucose，FPG）和口服葡萄糖耐量试验（oral glucose tolerance test，OGTT）2小时血糖（OGTT 2hPG），血脂全项，空腹胰岛素和OGTT 2h胰岛素，中医证候疗效，体质指数（BMI）、腰围。

（2）观察××片临床应用的安全性。观察指标：生命体征，血常规、尿常规、心电图、肝肾功能，临床不良事件/不良反应。

四、试验总体设计

按初治和经治未达标（二甲双胍，每日1500mg口服，疗程≥6周）两类人群，分别采用中央区组随机、双盲、剂量探索、多中心临床试验方法。

（1）随机：中央区组随机。

（2）盲法：双盲单模拟。

（3）剂量探索：每人群内，按1∶1∶1比例，随机分为高（15片/日）、低（9片/日）、零（安慰剂）三剂量组。

（4）多中心：×个中心同期进行临床试验。

（5）样本量：两类人群分别设3个剂量组，每组48例，共计288例。

五、诊断标准

1. 西医诊断标准（2型糖尿病）

采用1999年WHO专家咨询报告中建议的DM诊断及分型（世界卫生组织非传染性疾病监测部，日内瓦会议）[5]，凡符合下述条件之一者可诊断为2型DM。

主要由于胰岛素抵抗伴随相对胰岛素不足，或胰岛素分泌缺陷伴有或不伴有胰岛素抵抗。静脉空腹血糖≥7.0mmol/L或餐后2小时血糖≥11.1mmol/L。

2. 中医辨证依据（痰浊瘀阻证）

参照《糖尿病中医防治指南》（2007）[6]和《中药新药临床研究指导原则（试行）》（2002）[3]制定。

症状：头身困重，倦怠乏力，脘腹胀满，口干，口苦，心烦，大便不爽。舌脉：舌质暗，或见瘀点瘀斑，苔腻，脉弦滑。

具备典型舌质和其他（症状和舌苔）至少4项，参考脉象，即可确立辨证。

六、受试者的选择

（一）纳入病例标准

（1）符合 2 型 DM 诊断标准。

（2）未经化学降糖药物治疗的 2 型 DM（初治人群）；口服二甲双胍单药治疗，且剂量稳定（1500mg/日）不少于 6 周的 2 型 DM 患者（经治人群）。

（3）中医辨证为痰浊瘀阻证。

（4）年龄 18~75 岁。

（5）经过"饮食控制+运动疗法"6 周导入期后，HbA1c7%~9%，FPG7.0~10.0mmol/L，OGTT 2hPG＞11.1mmol/L。

（6）自愿签署知情同意书。

（二）排除病例标准

（1）经化学降糖药物治疗的患者（初治人群）；同时合并二甲双胍以外其他降糖药物的经治患者（经治人群）。

（2）近一个月内有糖尿病酮症、酮症酸中毒、严重感染及外伤、重大手术者。

（3）合并严重慢性糖尿病并发症（如糖尿病肾病、糖尿病眼底病变）。

（4）伴有肝肾功能不全[谷草转氨酶（AST）、谷丙转氨酶（ALT）＞2 倍参考值上限（ULN），血肌酐＞ULN]、肺功能不全、心力衰竭、急性心肌梗死等严重原发性疾病者。

（5）妊娠、准备妊娠或哺乳期妇女。

（6）对试验用药物组成成分过敏者。

（7）精神病患者。

（8）近 3 个月内参加其他临床试验的患者。

（三）受试者中途退出试验的条件

1. 研究者决定退出

（1）试验中，FPG 连续 2 次（第 1 次测量后 3 天重复）测定值＞13.3mmol/L，为了保护受试者，可让该受试者退出试验，接受其他有效治疗。

（2）试验中，出现重度的或频繁的低血糖（即不明原因的低血糖事件需要他人帮助治疗或 1 周内发生低血糖事件超过 3 次）。

（3）试验中，受试者发生了某些合并症、并发症或特殊生理变化，不适宜继续接受试验。

（4）试验中，受试者依从性差，使用药物达不到规定量的 80%或超过规定量的 120%，或使用了方案规定的禁用药物。

（5）试验中，出现了其他严重不良事件/不良反应。

（6）治疗 12 周后，未达到预定指标（即糖化血红蛋白下降＜0.5%且糖化血红蛋白＞7%），研究者可以征求受试者意见，决定其退出试验。

（7）随机化后，发现严重违反纳、排标准者。

2. 受试者自行退出试验

（1）无论何种理由，受试者主动提出退出试验者。

（2）受试者虽未明确提出退出试验，但不再接受用药及检测而失访，也属于"退出"（或称"脱落")。

（四）中止全部试验的条件

（1）试验中发生严重安全性问题，应及时中止试验。

（2）试验中发现药物治疗效果太差，甚至无效，不具有临床价值，应中止试验，一方面避免延误受试者的有效治疗，同时避免不必要的经济损失。

（3）在试验中发现临床试验方案有重大失误，难以评价药物效应；或者一项设计较好的方案，在实施中发生了重要偏差，再继续下去，难以评价药物效应。

（4）申办者要求中止（如经费原因、管理原因等）。

（5）行政主管部门撤销试验等。

七、试验用药物与治疗方案

1. 试验用药物名称及规格

××片及其模拟片，每片 0.64g。均由申办方生产并提供。盐酸二甲双胍片，每片 0.5g。由申办方采购并提供。所有试验用药物均检验合格。

2. 试验用药物的包装

按初治和二甲双胍经治两类人群分层，将试验药物按一个访视期，即每 4 周+2 天的用量（试验药 450 片，或试验药 270 片+试验药模拟药 180 片，或试验药模拟药 450 片），装入一个小包装中，然后将 6 个小包装再装入一个大包装中。其中，二甲双胍经治人群，每个小包装内，再装入二甲双胍 100 片。包装统一标签格式。内容包括：临床研究批件号、临床试验药物名称（仅供临床研究用）、药物包装号、验证码、功能主治、服法、规格、贮藏条件、批号、有效期限、药物供应单位等。

3. 药物的随机编盲和应急信件

本研究采用中央区组随机方法，应用中央随机化系统分配随机号，各中心竞争入组。

（1）盲底的制作与保存：由与本研究数据管理、统计分析无关的生物统计学家，针对两类人群，分别按 1:1:1（高剂量组:低剂量组:零剂量组）比例，用中央区组随机化的方法产生随机编码，所选择的区组（block）长度和随机初值种子参数等作为保密数据一起密封在盲底中。编盲后，由统计单位的编盲人员向申办单位移交密封盲底，包括根据随机号制作的一级盲底和二级盲底，盲底一式两份分别封存在申办者和临床研究负责单位。

（2）随机编盲：由统计单位的编盲人员和申办单位的与本研究无关人员执行。根据软件产生的药物包装号所对应的治疗组别包装药物，将试验药高、低剂量和零剂量的药物包装号和药物验证码填写（或粘贴）在标签上。本研究采用中央随机化系统，按照访视期配发药物。因此，试验用药物按访视期包装，每个受试者随机号是唯一的，随机号与药物包装号不同，但对应的治疗方案是一致的。药物的编盲过程，由编盲者书写成文件形式，即"编盲记录"，设盲所有人员在"编盲记录"上签字，作为该临床试验的文件之一保存。药物包装号和验证码信息，在编盲结束后导入中央随机化系统，供申请随机号和发放药物用。

（3）应急信件：每个随机号会设置一份应急信件（电子）。电子应急信件会记录受试者领取的药物包装号所对应的所属治疗组别。应急信件供紧急破盲用，严格授权操作，仅向各中心研究负责人授权，只有各中心研究负责人可打开电子应急信件，操作轨迹会保留拆阅者的电子签名及日期和拆阅原因等信息。

（4）紧急揭盲：紧急情况下，研究者认为知晓受试者所服用药物有利于不良事件的处理时，可破盲。应由研究者操作，并详细记录破盲原因、时间、地点，并输入电子签字。破盲后24小时内通知临床研究负责（牵头）单位和监查员以及统计相关人员并解释破盲原因。破盲后的病例作为脱落病例，病例资料应保存完整。

4. 试验用药物的分发与保存

（1）药物的配送：首先根据试验预计进度向各中心运送适量药物，试验过程中再根据实际进度适时配送药物。为保证试验用药物的供应及时，中央随机系统预先设置存药警戒量，一旦存量不足，申办者及其委派的监查员应根据系统提示的药物包装号及时配送药物。确认所配送药物到达研究单位后，系统才会向申请者发放相应包装号的药物。

（2）药物的分发与回收：按照各中心得"试验用药物管理制度与标准化操作规程（stan-dard operation procedure，SOP）"，由机构和/或专业的试验用药物管理员负责药物的接收、保存、发放、回收（返还或追还）、退回/销毁，并及时填写"试验用药物发放与回收记录"等过程文件。试验用药物应储藏在通风、干燥、温度适宜的场所。受试者筛选合格后，由研究者登录中央随机系统，输入受试者姓名缩写、性别、年龄等一般资料申请随机号，并将该受试者的随机号填写在研究病历的"随机号"一栏。随后由药物管理员根据随机号为受试者申请该访视期的药物号，系统会显示该受试者在本访视期应发放的药物包装号。发药者需将药物外包装上的验证码输入系统，当系统显示的药物包装号与药物外包装的号码一致时方可发放。每次复诊时，由受试者本人或家属将剩余药物（或空盒）退回药物管理员处。全部试验结束后，将剩余药物集中退回申办者或按程序销毁，填写"试验用药物退回/销毁证明"，连同"试验用药物发放与回收记录"等文件，交由临床试验机构存档。

5. 给药方案

全部受试者在导入期（6周）和治疗观察期（12周或至24周）内均采用普通饮食、运动方法，经治组同时服用二甲双胍片（每日1500mg）。治疗观察期内，口服试验药和/或模拟剂。

（1）普通饮食、运动方法[7]：饮食控制方法：进行均衡、合理的膳食指导，根据病人的身高、体重、活动量计算病人需要的总热量，根据摄入的总热量、实际消耗热量，得出理想热量，由糖尿病医生调配饮食谱，并采用低脂肪饮食。再由糖尿病医生制订食谱和食物的花色品种，让患者按照食谱执行。一般脂肪提供的热量不超过饮食总热量的30%，饱和脂肪酸的摄入量不超过饮食总热量的10%，避免油炸食品或全脂食品；碳水化合物所提供的热量应占总热量的55%～60%，主要为复合碳水化合物，每日三餐分配均衡；蛋白质提供总热量的15%～20%，以优质蛋白为主，戒烟限酒，高血压患者食盐限量在6g以内。以每日1600kcal的热量为例，三大营养素分配比为蛋白质15%可提供240kcal的热量，合60g蛋白；碳水化合物60%可提供960kcal热量，合240g碳水化合物；脂肪25%可提供400kcal的热量，合100g脂肪。依《中国食物成分表》或"食物交换份法"方可分别完成临床营养学的计算，将其换算为可使用的每日食物具体用量，糖尿病患者三餐的热量分配比，早中晚餐按1/5、2/5、2/5比例分配。

表 7-1-1　不同体型成人糖尿病日需总热量（kJ/kg）

体型	重体力劳动	中等体力劳动	轻体力劳动	休息
消瘦（少于正常体重≥20%）	188～209	147～167	105～146	83.6～104.5
正常体重	147～167	126～146	84～126	62.7～83.6
肥胖（超标准体重≥20%）	126～146	105～126	104.5～83.6	62.7～83.6

（2）运动疗法：运动项目选用以大肌群节律性运动为特征的有氧代谢运动如散步、体操、慢跑、乒乓球、自行车、上下楼梯、羽毛球、游泳、健身操等，依照以下的运动交换表，每日3～6个运动单位，采用中等运动强度，即运动后心率+170–年龄（岁），每周至少3～5天。

表 7-1-2　每消耗 1 单位热量所需运动时间

运动强度	运动项目	每消耗1单位热量所需运动时间
轻	散步、乘车站立、购物、清扫房间、拔草	30min
中强	步行、洗澡、下楼梯、骑自行车、洗衣、跳舞	20min
强	慢跑、上楼梯、老年迪斯科、排球、乒乓球	10min
极强	爬坡、踢足球、游泳、打篮球、跳绳	5min

注：1个运动单位相当于消耗80kcal热量。

（3）服药方法：① 导入期（–6周～0天）：经治人群口服二甲双胍片，每日1500mg。② 治疗观察期（0～12周）：经治人群继续口服二甲双胍片，每日1500mg。试验高剂量组：试验药每次5片，每日3次，口服。试验低剂量组：试验药每次3片+试验药模拟片每次2片，每日3次，口服。安慰剂组：试验药模拟片每次5片，每日3次，口服。③ 治疗观察期（13～24周）：治疗12周，如达到预定指标（糖化血红蛋白下降≥0.5%或糖化血红蛋白≤7%）患者继续治疗观察；如未达到预定指标（即化血红蛋白下降<0.5%且糖化血红蛋白>7%），研究者可以决定该受试者退出试验，也可以根据受试者的意愿，继续治疗观察。

6. 试验用药依从性判断

临床试验中，受试者的依从性主要是试验用药依从性，即按方案的规定用药，使受试者充分理解按时按量用药的重要性，避免自行加用其他药物或治疗方法。本试验主要采用药物计数法，必要时结合询问法，判断试验用药依从性。试验用药依从性=（已服用的试验用药量／应该服用的试验用药量）×100%。

7. 合并治疗的规定

（1）试验期间，禁止使用如胰岛素、磺脲类等其他除二甲双胍以外治疗2型糖尿病的中西药物、治疗方法（包括物理疗法、心理疗法等）和保健食品。

（2）试验期间禁止使用降脂药物。

（3）合并其他疾病必须继续服用的其他药物和治疗方法，须在合并用药表中详细记录。

（4）不得服用对体重有影响的药物或保健食品。

八、安全性评价

1. 与试验用药物有关的前期安全性资料

根据临床前研究资料及药物组成，在临床研究中需注意观察试验期间患者的消化系统的变化情况，如胃部不适等。

2. 安全性观测指标与时点

（1）生命体征，如体温、血压、呼吸、心率等。每次访视检查、记录。

（2）血、尿常规、心电图。基线、12周、24周检测。

（3）肝功能[血清谷丙转氨酶（ALT）、谷草转氨酶（AST）、碱性磷酸酶（ALP）、总胆红素（TBIL）、γ-谷氨酰转肽酶（γ-GT）]，肾功能[血尿素氮（BUN）、肌酐（Cr）]。基线、12周、24周检测。

（4）临床不良事件/不良反应。随时记录。

以临床不良事件/不良反应发生率为主要评价指标。

3. 不良事件的记录和判断

在"研究病历"和"病例报告表"（case report form，CRF）中，设置"不良事件记录表"，研究者应如实填写不良事件的发生时间、严重程度、持续时间、采取的措施和转归，并判断不良事件与试验药物的关系。

（1）不良事件（adverse event，AE）的定义：AE指临床试验过程中受试者接受一种药物后出现的不良医学事件，但并不一定与治疗有因果关系。

（2）不良事件与试验药物因果关系判断标准：采用卫生部药品不良反应监察中心推荐的标准（1994年版）[8]。将肯定、很可能、可能、可疑4项视为药物的不良反应。

表 7-1-3 不良事件因果关系判断标准

指标	肯定	很可能	可能	可疑	不可能
①	+	+	+	+	—
②	+	+	+	—	—
③	—	—	±	±	+
④	+	+	±	±	—
⑤	+	?	?	?	—

注：（1）+表示肯定；–表示否定；±表示难以肯定或否定；? 表示情况不明。（2）指标① 开始用药时间与可疑不良反应出现时间有无合理的先后关系；② 可疑的不良反应是否符合该药物已知的不良反应类型；③ 所可疑的不良反应是否可以用相关的病理状况、合并用药、现用疗法、曾用疗法来解释；④ 停药或降低用量，可疑不良反应能否减轻或消失；⑤ 再次接触同样药物后是否再次出现同样反应。

（3）不良事件记录：临床试验期间发现的任何不良事件，不管是否与试验用药有关，均应记录在案。不良事件的记录内容包括：① 不良事件所有相关症状；② 不良事件发生的时间和持续时间；③ 不良事件的严重程度及发作频度；④ 因不良事件所做的检查和治疗；⑤ 研究者判断不良事件是否与试验药物有关的结果与依据等。

（4）不良事件处理：发生不良事件时，研究者可根据病情决定采取的措施，一般采取的方法有：① 观察、不中止试验药物；② 观察、并中止试验药物，不用补救治疗；③ 中止试验药物，给予补救治疗。

所有不良事件都应当追踪调查，详细记录处理经过及结果，直至受试者得到妥善解决或病情稳定，化验出现异常者应追踪至恢复正常或用药前水平。追踪到妥善解决或病情稳定，追踪方式可以根据不良事件的轻重选择住院、门诊、家访、电话、通讯等多种形式。

4. 严重不良事件的处理

（1）严重不良事件（serious adverse event，SAE）的定义：SAE 指试验药物任何剂量下或在观察期间任何时候出现的以下不良事件，包括：需住院治疗、延长住院时间、伤残、影响工作能力、危及生命或死亡、导致先天畸形等事件。

（2）SAE 报告：试验中如出现 SAE，必须立即报告本中心主要研究者和临床试验机构，并填写"严重不良事件报告表"，及时报告给申办者及批准本次临床试验的伦理委员会，并在 24 小时内上报国家食品药物监督管理总局药品注册司和当地省级药品监督管理、卫生行政管理部门。中心主要研究者应在报告表上签名及注明日期，药物临床试验机构盖章确认。申办者应及时向各参研中心通报，并保证满足所有法律法规要求的报告程序。

（3）处理措施：当受试者发生紧急情况、需要立即处理时，试验中心的主要研究者可以决定拆阅该受试者相应编号的应急信件，实施紧急破盲。破盲结果应通知临床研究负责单位、申办者和监查员，并根据药物及所出现的症状对患者做相应的处理。研究者应在 CRF 中记录破盲的理由、注明日期并签字。

5. 未缓解不良事件的随访

所有在疗程结束时尚未完全缓解的不良事件（包括有临床意义的安全性检测指标异常），均应追踪观察至妥善解决或病情稳定。

九、有效性评价

（一）观测指标

（1）基线指标：① 人口学资料：性别、年龄、身高、体重、腰围等。② 一般临床资料：合并疾病及用药等。

（2）筛选性指标：筛选期育龄期女性需做妊娠试验。

（3）有效性指标及观测时点[9-11]：① 糖化血红蛋白（HbA1c）的下降值和达标率。基线与治疗后 12 周、24 周检测、评价。基线在参加单位实验室及中心实验室进行，治疗后 12、24 周在中心实验室进行检测）。② 治疗 12 周脱落率。治疗 12 周评价。③ 空腹血糖（FPG）。基线与治疗后 4、8、12、16、20、24 周检测。基线与治疗后 12、24 周为静脉血，其余为指尖血。④ 口服葡萄糖耐量试验，2 小时血糖。基线与治疗后 4、8、12、16、20、24 周检测。基线与治疗后 12、24 周为静脉血，其余为指尖血。⑤ 血脂全项，即血清胆固醇（TC）、甘油三酯（TG）、低密度脂蛋白（LDL-C）、高密度脂蛋白（HDL-C）。基线与治疗后 12 周、24 周检测。⑥ 空腹胰岛素和 OGTT 2 小时胰岛素。基线与治疗后 12、24 周检测。⑦ 中医证候疗效和单项证候消失率。基线与治疗后 12、24 周记录证候积分，12、24 周评价。⑧ 体质指数、腰围。基线与治疗后 12、24 周检查、记录。

以治疗 12 周 HbA1c 下降值和达标率为主要评价指标。

（二）指标观测方法

1. 中医证候分级量化标准

表 7-1-4　中医证候分级量化表

症状与舌脉	正常（−）	轻（+）	中（++）	重（+++）
计分	0分	1分	2分	3分
头身困重	无	头身欠清爽	头身沉重，懒活动	头身沉重、嗜卧
倦怠乏力	无	不耐劳力	可坚持轻体力劳动	勉强支持日常活动
脘腹胀满	无	进食后脘胀	进食后脘胀、腹胀	持续脘胀、腹胀，或见胸闷
口干	无	口微干	口干少津	口干，时饮水
口苦	无	晨起口苦	口苦，食不知味	口苦而涩
心烦	无	偶尔发生	烦躁不宁	烦躁不宁、难以入睡
大便不爽	无	大便黏滞	大便黏滞，排之不净	大便黏滞，需连续 2 次排便
舌质暗	无	舌质偏暗	舌紫暗	舌紫暗，瘀斑瘀点明显
苔腻	无	苔薄腻	苔腻	苔厚腻

2. BMI 的计算

BMI=体质量（kg）/身高（m）^{2}，参考值为（18.5～23.9）kg/m^2。

（三）疗效评价标准与定义

（1）HbA1c 达标：指治疗 12 周，HbA1c≤7%，或下降值≥0.5%。

（2）中医证候疗效评价标准：① 临床痊愈：中医临床症状、体征消失或基本消失，证候积分减少≥90%。② 显效：中医临床症状、体征明显改善，证候积分减少≥70%，<90%。③ 有效：中医临床症状、体征均有好转，证候积分减少≥30%，<70%。④ 无效：中医临床症状、体征均无明显改善，甚或加重，证候积分减少<30%。

十、试验流程

表 7-1-5　试验流程表

阶段　　项目	就诊		治疗观察期					
	导入期	入组	第 4 周	第 8 周	第 12 周	第 16 周	第 20 周	第 24 周
随访	1	2	3	4	5	6	7	8
访视时间	−42 天～0 天	0 天	28 天±4 天	56 天±4 天	84 天±4 天	112 天±4 天	140 天±4 天	168 天±4 天
签署知情同意书	×							
确定入选排除标准	×	×						
填写一般资料	×							
既往病史和治疗史	×							
合并疾病和症状	×							
生命体征	×	×	×	×	×	×	×	×

续表

阶段 项目	就诊		治疗观察期					
	导入期	入组	第4周	第8周	第12周	第16周	第20周	第24周
合并用药	×	×	×	×	×	×	×	×
妊娠检查	×							×
HbA1c[1]		×			×			×
空腹胰岛素		×			×			×
OGTT 2h 胰岛素[3]		×			×			×
FPG[2]	×	×	×	×	×	×	×	×
OGTT 2hPG[3]		×			×			×
血脂全项		×			×			×
中医证候	×	×			×			×
BMI、腰围	×	×			×			×
血常规		×			×			×
尿常规		×			×			×
肝功能（ALT、AST、TBIL、ALP、γ-GT）[4]		×			×			×
肾功能（BUN、Cr）[4]		×			×			×
心电图		×						×
记录不良事件		×	×	×	×	×	×	×
分发药物	×[5]	×	×	×	×	×	×	
回收药物		×	×	×	×	×	×	×
药物数量统计		×[5]	×	×	×	×	×	×

注：① HbA1c 检测基线时在参加单位实验室及中心实验室进行，12、24 周在中心实验室进行检测。② 访视 1、3、4、6、7 血糖为指尖血，访视 2、5、8 为静脉血。③ OGTT 2h 血糖和 OGTT 2h 胰岛素规定为服用"75g 葡萄糖"后 2 小时的测量值。④ 肝肾功异常者一周后复查。⑤ 初治组无。

十一、数据管理

（1）数据的采集：本试验设计专用的"研究病历"（医疗源文件），用于记录受试者第一手临床试验数据资料。"研究病历"的记录要求包括：① 研究者必须在诊治受试者同时书写"研究病历"，保证数据记录及时、完整、准确、真实。② "研究病历"做任何有证据的更正时只能画线，旁注改后的数据，由研究者签名并注明日期，不得擦除、覆盖原始记录。③ 门诊受试者的原始化验单粘贴在"研究病历"上。"研究病历"的审核程序：每一位受试者治疗与随访结束后，研究者应将"研究病历"及"患者日志卡"等交本中心主要研究者审核、签字。

（2）数据的报告：CRF 为统计源文件，由研究者填写。完成的 CRF，第一联交统计分析单位，进行数据录入工作。第一联交后，CRF 的内容不再作修改。

（3）数据的监查：监查员的人数与访视频度必须满足临床试验的质控要求。监查员审核每份"研究病历"和 CRF，并填写"监查员审核页"。

（4）数据的录入、核查和锁定：① 建立数据库：由数据管理单位负责。采用基于 EDC 系统的在线数据库，进行数据录入与管理。为保证数据的准确性，应由两个数据管理员独立进行双份录入并校对。② 核查数据：数值范围和逻辑检查，如有疑问填写"疑问解答表（data requery，DRQ）"，并通过监查员向研究者发出询问，研究者应尽快解答并返回，数据管理员根据研究者的回答进行数据修改，确认与录入，必要时可以再次发出DRQ。③数据的锁定：由主要研究者、机构管理人员、申办者代表、监查员、数据管理与统计人员对受试者签署知情同意书、试验过程盲态保持和紧急破盲情况作出审核，确定病例所进入的分析数据集，且对其他重要问题作出决议后，完成"数据盲态核查报告"，锁定数据库。

（5）数据可溯源性的规定：应保存质量控制性文件，如数据一致性检查，数值范围和逻辑检查的原始记录，盲态核查时的原始记录、研究者与监查员之间交流的疑问记录等。

（6）揭盲方法：数据库锁定后，做第一次揭盲（如果实施二级揭盲），三方人员在盲底签字。揭盲后，对数据库的任何修改，需由主要研究者、申办者和数据管理与统计分析人员共同达成书面同意方可进行。

十二、统计分析

1. 数据集的定义与选择

（1）全分析数据集（full analysis set，FAS）：包括所有随机入组、至少用药1次、并至少有1次访视记录的全部受试者，用全分析数据集进行意向性分析（intent-to-treat，ITT）分析。对主要变量缺失值的估计，采用最近一次观测数据结转到试验最终结果的方法（last observation carried forward，LOCF）方法。

（2）符合方案数据集（Per-protocol set，PPS）：包括遵守试验方案、基线变量没有缺失、主要变量可以测定、没有对试验方案有重大违反的全部受试者。

（3）安全性数据集（safety set，SS）：包括随机入组、至少用药1次、并至少进行1次用药后安全性访视的全部受试者。

（4）数据集的选择：有效性评价，同时采用FAS和PPS；安全性评价，采用SS。

2. 统计方法

（1）对定量数据，以均数、标准差、例数、最小值和最大值，或加用中位数、上四分位数（Q1）、下四分位数（Q3）、95%可信区间做统计描述。两组组间或组内治疗前后对比分析，先对变量分布进行正态检验。服从正态分布时，用t检验或配对t检验；非正态分布，用非参数统计方法。若考虑到基线、中心或其他因素的影响，用协方差分析；若考虑中心和时间点的影响，用广义估计方程分析。

（2）对定性数据，以频数表、百分率或构成比做统计描述。两组组间或组内治疗前后对比分析，用卡方检验、Fisher精确概率法、Wilcoxon秩和检验或Wilcoxon符号秩和检验；两分类指标及有序指标的比较，若考虑到中心或其他因素的影响，采用$CMHX^2$检验。若考虑基线因素的影响，采用Logistic回归分析。

（3）对生存数据，以中位、上四分位、下四分位生存时间及95%可信区间，进行统计描述，并作生存曲线。两组组间比较，采用log-rank检验。若考虑基线因素的影响，采用Cox回归分析。

采用SAS V9.3做统计分析。除特别标注外，假设检验统一使用双侧检验，取$\alpha=0.05$。

3. 统计分析计划

试验方案确定后，由主要研究者、统计分析人员（具有参与临床试验经验者）共同制定"统计分析计划",待试验完成后、数据库锁定前予以细化,数据库锁定后按计划进行统计分析。

主要内容包括:① 描述数据集的定义及划分情况。② 基线可比性分析(人口学资料及其他基线特征)。③ 有效性分析。包括主、次要指标及非处理因素对主要指标影响的比较分析;详细定义亚组,并说明分析的指标、方法以及亚组分析结果与结论的关系;主要指标的多重性问题,应详细说明分析方法、检验水准的调整等。④ 安全性分析。包括用药程度,临床不良事件比较及其清单,SAE 和重要不良事件的个例描述与分析,理化检查指标比较分析,生命体征及其他指标的比较分析。⑤ 对于非事先规定的缺失数据可进行敏感性分析,但不能作为结论的主要依据。

十三、质量控制与保证

1. 质量控制措施

(1)实验室的质控措施:① 各参试单位实验室应按标准操作规程和质量控制程序进行检测。② 各参试单位应提供本单位"实验室检查正常值范围",试验中如有变动,需及时补充说明。

(2)参加临床试验的研究者的资格审查:必须具有临床试验的专业特长、资格和能力,经过资格审查后确定,人员要求相对固定。

(3)临床试验开始前培训:通过临床试验前培训使研究人员对于临床试验方案及其各指标具体内涵的充分理解和认识。对于自觉症状的描述应当客观,切勿诱导或提示;对于所规定的客观指标,应当按方案规定的时点和方法进行检查。应注意观察不良反应或未预料到的毒副作用,并追踪观察。

(4)采用药物计数法结合询问法监控受试者试验用药的依从性,并对受试者做好解释工作,加强随访,保证受试者依从性良好。

(5)告知受试者试验用药物可能出现不良反应,及一旦发生不良反应要采取的处理方法。

(6)对主要评价指标 HbA1c,采用中心实验室检测。对 OGTT 2hPG 和胰岛素的检测,统一规定为服用"75g 葡萄糖"后 2 小时的检测值。

2. 质量保证措施

(1)建立多中心试验协调委员会:临床研究负责单位主要研究者为多中心试验协调委员会总负责,各参研单位的主要研究者和申办者为协调委员会成员。协调委员会负责整个试验的实施,研究解决试验有关问题。申办者负责与国家食品药品监督管理局保持联系。

(2)由申办者任命合格的监查员,保证临床试验中受试者的权益得到保障,试验记录与报告的数据准确、完整无误,保证试验遵循已批准的方案、《药品临床试验质量管理规范》(Good Clinical Practice,GCP)和有关法规。

十四、伦理学要求

1. 伦理审查

(1)由研究者与申办者共同制定的"临床试验方案",必须报伦理委员会审批后方可实施。若试验方案在实施中进行修订,必须再次报请批准该试验项目的伦理委员会审批后实施。试验中,如发现涉及本试验的重要信息,而必须对"知情同意书"作书面修改,需要重新得到伦理委员会的批准,并再次取得受试者的知情同意。

(2)各试验中心约定,本试验方案及其执行文件,在试验开始前由临床研究负责单位伦理委员会负责审查方案的科学性和伦理合理性。各分中心负责审查方案在该中心实施的可行性,包括研究者的资格和经验、设备与条件等。全部参研中心必须执行统一的"试验方案",各分中心可根据实际需要自行修改"知情同意书",在得到本中心伦理委员会的批准后,方可实施。

(3)若发生新的、严重的药品不良反应,各中心伦理委员会应及时审查,必要时临床研究负责单位伦理委员会也应及时审查,审查结论均应通报各分中心伦理委员会和临床试验机构。

2. 风险-受益评估

通过本试验,受试者和社会将可能得到的受益包括受试者的病情有可能获得改善,及本研究可能开发出一种新的防治功能性消化不良的治疗药物,使患有相似病情的其他病人受益。同时,参加本试验也可能面对服用试验药物的风险,以及试验药物对功能性消化不良无治疗作用而病情加重的风险。应对这些风险,将通过受试者的合理选择尽量避免。

3. 受试者招募

通过网上发布信息、院内发布广告等方式,向有意向者介绍本项研究。"受试者招募布告"和研究简介需提交伦理委员会审查。

4. 受试者的医疗和保护

(1)各中心应选择具有丰富的内分泌科临床医疗经验,经过相应培训的研究者负责受试者的医疗服务,做出与临床试验相关的医疗决定。受试者参加临床试验可得到相应的免费医疗(如试验药物、理化检查、门诊挂号、不良反应的医疗等)。

(2)在受试者自愿退出时,提供可供选择的其他治疗措施。根据可能出现的意外情况,制定相应的应急处理预案。

(3)申办者应与研究者迅速分析所发生的新的、严重的药品不良反应,采取必要的措施以保证受试者的安全和权益,并及时向国家药品不良反应监督管理部门报告,同时向涉及同一药物临床试验的其他研究者通报。

(4)申办者对试验相关的损害或死亡承担治疗的费用及相应的经济补偿,申办者应向研究者提供法律上和经济上的担保。由医疗事故导致者,由医疗机构承担赔偿责任。

5. 受试者隐私的保护

只有参与临床试验的研究人员和监查员才可能接触到受试者的个人医疗记录,他们在签署的"研究者声明"或"保密承诺"中将包括保密内容。伦理委员会与药品监督管理部门有权查阅临床试验记录。数据处理时将采用数据匿名的方式,省略可识别受试者个体身份的信息。受试者的医疗记录保存在有严格安全保密措施的药物临床试验机构的资料档案室。

6. 知情同意和知情同意书的签署

在筛选合格后,研究者需说明有关临床试验的详细情况,包括试验目的、试验流程、可能的受益与风险、受试者的权利与义务等,使其充分理解并有充足的时间考虑,在所提问题均得到满意答复后表示同意,并自愿签署"知情同意书"。

十五、方案的修改

本方案经伦理委员会批准后,若在实施过程中有重大修改,由临床研究负责单位主要研究者撰写"方案修改说明书",签字后,报请伦理委员会批准后方可实施。无原则性修改,由临床研究负责单位主要研究者、统计学家、申办者共同讨论决定,并通知其他参加单位。

十六、试验结束后的随访和医疗措施

在临床试验给药周期结束后,如果受试者完成全部疗程,疾病尚未痊愈需要治疗者,应当采用目前常规方法治疗,费用由患者自行承担,结束受试者与研究者的合作关系。

十七、试验总结与资料保存

临床研究负责单位主要研究者负责完成"临床试验多中心总结报告",各参研单位主要研究者完成"临床试验分中心小结表"。"多中心总结报告"完成并盖章后,分别由申办者、临床研究负责单位、参研单位存档。"分中心小结表"由申办者和各参研单位存档。

"研究病历"作为原始资料由各参研单位存档。CRF 采用无碳复写三联单格式,分别由申办者、参研单位及统计单位存档。保存时间按《药物临床试验质量管理规范》(GCP)规定执行。

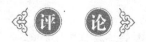

评　论

一、研究策略

糖尿病(DM)药物临床试验,多以 2 型 DM(约占糖尿病患者 90%以上)为病种载体。无论 DM 药物针对的是短期高血糖的控制,抑或是降低糖尿病患者的长期风险,治疗目标均是控制高血糖,几乎均以通常可以反映患者近 8～12 周的血糖控制情况的 HbA1c 的下降值和/或达标率,作为主要评价指标。FDA 认为,首先立足于控制高血糖,在试验药物批准注册上市后规定时间内再对 DM 大血管并发症进行研究可能是合理的[12]。

就目前而言,DM 中药临床研究(除非有明确的证据支持其单药治疗)较为实际的策略,似宜定位于联合治疗药物之一,评价其在控制血糖、改善糖尿病临床症状/中医证候等方面的有效性。此外,定位于 DM 前期的药物,或需斟酌。虽糖尿病前期(IFG 和 IGT 的统称,也称为糖调节受损)作为 2 型 DM 最重要的危险因素、且包括二甲双胍在内的部分药物临床研究提示可降低此类病人发生糖尿病的风险[9,10],但我国仍推荐 DM 前期人群采用非药物的饮食运动疗法[2]。

二、临床试验设计要点

1. 试验总体设计

DM 药物的临床研究,目前已有许多公认有效的化学药物/生物制剂(如双胍类、磺脲类、α-糖苷酶抑制剂等),一般应采用活性药对照[1]。鉴于初步评价 DM 药物有效性需要的 2～3 个月疗程的不予药物干预,不至于产生严重后果,对于 DM 初治人群和经治不达标人群,可以采用安慰剂对照或包括安慰剂在内的三臂试验或剂量反应对照设计。此外，针对 1 型 DM 药物、2 型 DM 中药的临床研究，前者必须以胰岛素为基础治疗，后者则可以采用与 DM 药物的联合试验设计。

DM 患者的流行病学特点及其治疗方案的复杂性，应在试验设计时予以充分考虑。针对性别、年龄、种族、疾病病程和严重程度（按照基线 HbA1c 水平分类）、可能联合使用的药物及其相互作用、伴随药物之间的以及其他与产品和适应证有关的主要因素，可择其一二，进行分层随机设计，或适当扩大Ⅲ期临床试验的规模，以便更好地评价各亚组疗效的一致性[1]。

2. 关于诊断与辨证

糖尿病的西医诊断，可以参照中华医学会糖尿病分会《中国 2 型糖尿病防治指南》（2013版）[2]，采用 1999 年 WHO 的糖尿病诊断标准。该标准依据静脉血糖诊断，并认为"理想的调查是同时检查 FPG 及 OGTT 2hPG 值"[5]。美国糖尿病学会（ADA）指南，将 HbA1c≥6.5%作为诊断依据之一。虽然该方法具有结果稳定、变异性小、检查不受时间限制等优势，但 HbA1c<6.5%也不能除外糖尿病，加之我国 HbA1c 检测方法的标准化、HbA1c 测定的仪器和质量控制等，也阻碍了该诊断标准的使用[13]。

中医辨证分型及其单项症状评分，可参考《中药新药临床研究指导原则（试行）》（2002）[3]，亦可借鉴《中医内科常见病诊疗指南》、《糖尿病中医防治指南》（2007）[4, 6]等。

3. 受试者的选择

应根据药物的作用特点和药理活性强弱等确定受试人群，如选择初治患者，或双胍类、磺脲类、α-糖苷酶抑制剂等单药经治患者，作为受试对象。为尽可能减少混杂因素的影响，一般不选择已经采用两种或两种以上化学药物/生物制品治疗的患者。应用"饮食控制+运动疗法"（6～8 周）的导入期内，应使受试者满足 HbA1c 和 FPG、OGTT 2hPG 的入选条件，如 HbA1c≥7%或 7.5%，FPG>7.0～<13.9mmol/L 或 7.5～12.9mmol/L，或 OGTT 2hPG>11.1mmol/L[9, 10]。经治人群的原治疗药物的剂量恒定应至少 6 周。此外，如选择肥胖病人，则需要规定 BMI>24Kg/m^2 等。

以二甲双胍（2 型糖尿病治疗的首选药物）为试验用药物的临床试验，因肾脏安全性问题，早期试验可不入选>65 岁的老年人群。鉴于肝功能不全患者使用此药的临床资料较少，建议不纳入血清 ALT 或 AST>3 倍 ULN 的患者；同时，也不建议纳入血清 Cr 水平>ULN 的患者，特别是老年患者等[14, 15]。

应根据不同入选人群（初治或经治），排除不适宜入组的 2 型 DM 患者，如初治人排除经化学降糖药物治疗的患者。其他疾病相关性排除标准一般包括：1 型 DM、妊娠期 DM 及其他特殊类型的 DM 患者；近一个月内有糖尿病酮症、酮症酸中毒、严重感染及外伤、重大手术者；以慢性糖尿病并发症（如糖尿病肾病、糖尿病眼底病变）为主要表现者；高血压控制不佳者，如收缩压>160mmHg 或舒张压>100mmHg。

DM 药物临床试验中，受试者可能出现无法控制的高血糖、低血糖（血糖控制达标的主要障碍），从保护受试者角度考虑，应制定研究者决定受试者退出试验的标准，如试验期间出现低血糖反应（低血糖诊断标准为血糖<2.8mmol/L）1 周内>3 次，治疗 4 周后空腹血糖连续 2 次（2～7 天内）>13.9mmol/L 或出现严重并发症，完成规定的 8～12 周疗程未达到预定目标等。

4. 试验流程

DM临床试验，导入期的设置是必需的。推荐采用12周的导入期（尤其是在确证性研究阶段）。若设置6~8周导入期，建议同时回溯4~6周的既往情况。导入期内应稳定HbA1c水平，也可进行糖尿病患者教育、优化饮食和运动的依从性。有文献指出，规律运动8周以上可将2型糖尿病患者HbA1c降低0.66%[2]。此外，Ⅲ期确证性试验可设置安慰剂导入期，将有利于筛除依从性差的受试者。

以HbA1c为主要指标的DM控制血糖的临床试验，因血糖和血红蛋白的结合生成HbA1c是不可逆反应，与血糖浓度成正比且保持120天左右，故有效性评价所需要的疗程一般为3~4个月/12~16周，最少不能<2个月/8周。DM为一慢性、进展性、终生性疾病，需要长期服药，为评价长期持续治疗的有效性和安全性，药品审评中心（CDE）发布的《治疗糖尿病药物及生物制品临床试验指导原则》[1]，明确"鼓励进行6~12个月长期对照试验"，且认为CDE近年批准的药品的持续时间超过1年的临床试验所采用的典型设计是"先进行至少6个月的随机对照试验，随后再进行持续6个月或更长时间的延伸试验"。在现有条件下，一般认为，注册前临床试验的疗程不应短于6个月，其间可以考虑剂量调整，并在剂量调整结束后（例如，3个月）进行有效性评价。治疗调整与否，可以HbA1c≥7%（2型DM）为重要依据[2]。

DM临床试验，一般不设计停药随访。如有特定的研究目的，可以设计治疗性观察随访期。对于不良事件，应随访至症状和理化指标指标异常消失或稳定。

5. 合并用药

DM通常合并高血压、高脂血症、痛风等心血管、代谢性疾病，合并用药在所难免，但原则是不应干扰试验药物的评价。对于一些合并疾病较轻、控制满意或病情稳定，应允许继续使用，但应保持原来应用的品种和剂量不变[16]。

6. 有效性评价

2型DM的临床试验，HbA1c是目前公认的主要评价指标。HbA1c较基线的下降值或达标率被认为是反映血糖控制的良好的替代指标，一般认为至少平均下降0.4%~0.5%才有临床价值。在阳性对照的非劣效性试验设计中，可接受的HbA1c非劣效界值是0.3%或0.4%。该值不应大于阳性对照药在之前进行的安慰剂对照试验中的疗效的保守估计值[1]。

其他指标，如治疗2~3个月时点的病例脱落率（包括研究者决定退出），FPG和OGTT 2hPG、中医证候疗效，以及血脂、OGTT 2h胰岛素和空腹胰岛素、BMI和腰围等，可以作为次要指标在不同作用机制的药物临床试验中选用。CDE指南明确指出，与治疗相关的内源性高胰岛素血症的下降或胰岛素敏感性的改善被一致认为是有益的，但这不能单独作为新药注册上市的充足证据[1]。

降糖药对血压和血脂影响的重要性是显而易见的，并可在说明书中描述，且应说明由于试验的局限性，不能外推药物最终疗效的结论（如对致死率或不可逆的致残率的影响）。

对于1型DM中药而言，在给予胰岛素治疗的基础上，其有效性评价应考虑到，能够在保持或改善血糖水平的同时，完全消除1型DM病患者对胰岛素的需要或简化胰岛素治疗才被认为是有临床意义的。

7. 安全性评价

DM药物进入Ⅲ期临床试验时，则应考虑对于无生命威胁的疾病在需要长期服用药物的情况下，如何评价药物长期治疗的安全性。针对 2 型 DM 新药，推荐其在Ⅲ期临床试验至少有 2500 名受试者参加，其中至少 1300～1500 名受试者使用试验药物治疗 1 年或更长时间，至少 300～500 名受试者使用试验药物治疗 18 个月或更长的时间[1]。

二甲双胍具有作为高血糖控制的核心药物，多作为联合试验或加载试验设计中的基本药物，其可能的安全性风险尤其是在特殊人群（如老年）中的应用，可参考《二甲双胍临床应用专家共识》[15]。

8. 实验室指标的质量控制

HbA1c 作为主要有效性评价指标，应进行中心实验室检测。为增强流程和可操作性，对于某些时点属于监测性质的 FPG 和 OGTT 2hPG 检测，可采用末梢指血。

参 考 文 献

[1] CFDA. 治疗糖尿病药物及生物制品临床试验指导原则[EB/OL]. [2012-5-15]. http：//www.cde.org.cn/zdyz.do?method=largePage&id=140
[2] 中华医学会糖尿病学分会. 中国 2 型糖尿病防治指南（2013 年版）[J]. 中华内分泌代谢杂志，30（10）：893-942.
[3] 郑筱萸. 中药新药临床研究指导原则（试行）[M]. 第 1 版. 北京：中国医药科技出版社，2002：233-237.
[4] 中华中医药学会. 中医内科常见病诊疗指南[M]. 第 1 版. 北京：中国中医药出版社. 2008.
[5] WHO. Definition, diagnosis and classification of diabetes mellitus and its complications：report of a WHO consultation[J]. Journal of Medical Genetics，2000，37（12）：927-932.
[6] 中华中医药学会. 糖尿病中医防治指南[M]. 第 1 版. 北京：中国中医药出版社，2007：9.
[7] 仝小林. 代谢综合征的中医诊疗方案[C]//第八次全国中医糖尿病学术大会论文汇编. 2005.
[8] 高东宸，张丽雅. 药物不良反应监察指南[M]. 第 1 版. 北京：中国医药科技出版社，1996.10.
[9] 朱禧星，潘长玉，李光伟，等. 磺酰脲类药物合用马来酸罗格列酮治疗 2 型糖尿病的有效性和安全性观察——随机、双盲、对照、平行、多中心临床试验[J]. 中华内分泌代谢杂志，2003，19（3）：97-102.
[10] 仝小林，倪青，连凤梅，等. 糖敏灵丸治疗 2 型糖尿病随机双盲平行对照多中心临床试验[J]. 中国临床药理学杂志，2009，25（2）：104-108.
[11] Tong X L, Wu S T, Lian F M, et al. The safety and effectiveness of TM81, a Chinese herbal medicine, in the treatment of type 2 diabetes：a randomized double - blind placebo - controlled trial[J]. Diabetes, Obesity and Metabolism, 2013, 15（5）：448-454.
[12] CDE 组织翻译. 预防和治疗糖尿病药物研究技术指导原则[EB/OL]. [2009-6-13]. http：//www.cde.org.cn/guide.do?method=showGuide&id=241
[13] 梁峰，胡大一，沈珠军. 2014 美国糖尿病指南：糖尿病诊疗标准[J]. 中华临床医师杂志：电子版，2014，8（6）：151-159.
[14] Inzucchi S E, Bergenstal R M, Buse J B, et al. Management of hyperglycemia in type 2 diabetes, 2015：a patient-centered approach：update to a position statement of the American Diabetes Association and the European Association for the Study of Diabetes [J]. Diabetes care, 2015, 38（1）：140-149.
[15] 母义明，纪立农，宁光，等. 二甲双胍临床应用专家共识[J]. 中国糖尿病杂志，2014，22（8）：673-683.
[16] 魏子孝. 糖尿病中药临床试验方案设计的几个问题[J]. 中华中医药杂志，2009，24（8）：985-987.

第二节　糖尿病肾病

糖尿病肾病（diabetic nephropathy，DN），又称糖尿病性肾小球硬化症，即与糖尿病有直接关系的肾脏损害。本病是糖尿病最常见、最严重的并发症之一。临床分为Ⅰ期（肾小球高滤过期）、Ⅱ期（间断微量白蛋白尿）、Ⅲ期（早期 DN 期）、Ⅳ期（临床 DN 期）和Ⅴ期（肾衰竭期）。据文献报告，2010 年我国糖尿病发病率即高达 9.7%，而糖尿病患者慢性肾脏疾病（CKD）发病率约为 40%。该病的危险因素包括糖尿病控制不佳、高血糖、高血压、饮食高蛋白、吸烟等[1-3]。

DN 预后不良。在该病的早期，虽然肾小球已有病变但无任何临床表现（仅尿白蛋白排出率 UAER 增加），而临床症状出现则较晚，一般出现尿蛋白时，病程多在 10 年以上。临床糖尿病一旦出现持续蛋白尿，则病情不可逆转，其肾功能将不可遏制地进行性下降，往往进行性发展（约 25%病人在 6 年内，50%病人在 10 年内，75%病人在 15 年内）直至终末期肾衰竭。本病是终末期肾衰竭的首位或主要病因[4]。

目前，DN 的临床治疗主要针对诱发因素的控制和疾病发展中关键环节的阻断，包括改变生活方式，低蛋白饮食，控制血糖，控制血压，纠正血脂紊乱，控制蛋白尿，甚至透析治疗和移植[5]。一线的治疗药物为血管紧张素转化酶抑制剂（ACEI）和血管紧张素受体抑制剂（ARB），其中 ARB 的代表药物包括氯沙坦、缬沙坦、伊贝沙坦、康得沙坦、替米沙坦、依普沙坦、厄贝沙坦等；ACEI 类包括卡托普利、依那普利等[6]。

中医学认为，DN 属"消渴肾病"、"水肿"、"虚劳"、"关格"等范畴，其病机是一个动态发展的过程。临床常见阴虚燥热证、脾肾气虚证、气阴两虚证、阴阳两虚证以及瘀证、湿证和痰瘀证。本病病位在脾、胃、肾，治疗上总以健脾益肾、活血化瘀法贯穿始终，常配合滋阴清热、利湿化浊之法。有报道，部分中成药可以缓解早期 DN 的症状、降低蛋白尿及改善肾功能[7, 8]。

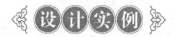

一、题目

××胶囊治疗糖尿病肾病气阴两虚、瘀浊内阻证评价其有效性和安全性的分层区组随机、双盲（双模拟）、阳性药及安慰剂平行对照、多中心Ⅱ期临床试验。

二、研究背景

（1）主要药效学研究：① 本品高、中、低剂量均可以降低 DN 大鼠血糖，其中以高剂量效果最佳，其效果与西药（格列喹酮加苯那普利）相当。② 本品高、中、低剂量均可以降低 DN 大鼠血甘油三酯（TG）、胆固醇（TC），其中以高剂量效果最佳，且明显优于西药（格列喹酮加苯那普利）。③ 本品高、中、低剂量均可以明显降低 DN 大鼠 24 小时尿蛋白、UAE 及尿 β_2-MG，降低血尿素氮（BUN）及血肌酐（SCr），对肾脏功能具有明显的保护作用，其中以高剂量效果最佳，且优于西药（格列喹酮加苯那普利）。④ 本品高、中、低剂量均可以明显降低 DN 大鼠肾重/体重比值，其中以高剂量作用最为显著，且优于西药（格列喹酮加苯那普利）。⑤ 本品高、中、低剂量可不同程度抑制 DN 大鼠的肾小球基膜（GBM）增厚、系膜基质增生，减轻肾脏的病理损害，依次为高剂量、中剂量、低剂量。

（2）毒性试验：① 以本品 12%浓度、最大体积灌胃给药，观察 14 天，20 只小鼠均状态良好，未出现任何不适现象，皮毛光亮、活动正常、摄食正常、无腹泻发生，结果可以表明该药毒性低微。② 对试验中期（13 周）处死的大鼠，末次给药（26 周）后 24 小时处死的大鼠以及恢复期处死的大鼠的组织病理学检查结果，除盐水对照组及用药各组少数例见有轻度的心、肺、肾间质充血和肝脂变性，及少数例脾淤血性肿大，淋巴结慢性炎，均未发现与药物毒性有关的病变，且有改变的动物各脏器散在各组，没有统计学意义。

三、试验目的与观察指标

（1）探索本品治疗糖尿病肾病气阴两虚、瘀浊内阻证的有效性。观察指标：尿白蛋白/肌酐比值（urine albumin：creatinine ratio，UACR）、24小时尿蛋白定量，肾小球滤过率（eGFR）、SCr、BUN、中医证候疗效、单项中医证候疗效等。

（2）观察本品临床应用的安全性。观察指标：① 一般体检项目，如脉搏、心率、呼吸、血压、体温、体重等；② 血常规、尿常规、便常规、心电图；③ 肝肾功能；④ 临床不良事件/不良反应发生率。

四、试验总体设计

采用分层区组随机、阳性药对照、双盲双模拟、多中心临床试验方法。

（1）多中心：在×家医院同期试验。

（2）随机：采用分层区组随机的方法。以病期为分层因素。每层内，按 1∶1∶1 比例（Ⅲ期 DN）或 1∶1 比例（Ⅳ期 DN）随机分组。

（3）对照：Ⅲ期 DN 层，采用阳性药（厄贝沙坦片）及安慰剂对照；Ⅳ期 DN 层，采用阳性药（厄贝沙坦片）对照。

选择依据：阳性对照药-厄贝沙坦片是目前公认的防治糖尿病肾病的有效药物，每次 300mg，每日 1 次，为治疗 DN 较好的维持剂量。安慰剂对照则是为了更客观的评价本品治疗 DN 的绝对疗效。

（4）盲法：双盲双模拟。分两级设盲。

（5）样本量：根据《药品注册管理办法》要求，同时考虑病例脱落不超过 20%，设计本项试验适应证的样本量为 300 例。其中，Ⅲ期 DN 层 180 例，试验组、阳性药组与安慰剂对照组各 60 例；Ⅳ期 DN 层 120 例，试验组与阳性药组各 60 例。

五、诊断标准

（一）西医诊断标准

参照王海燕主编《肾脏病学》[4]。

1. 西医诊断标准（糖尿病肾病）

（1）确切的糖尿病史；

（2）尿白蛋白/肌酐比值（UACR）≥30mg/g；

（3）排除其他肾脏疾病。

2. 分期（Mogensen 标准）

Ⅰ期：肾小球高滤过期。以肾小球滤过率（eGFR）增高和肾体积增大为特征，GFR 可高达 150ml/（min·1.73m^2）；尿白蛋白排出率（UAER）正常[<20μg/（min·1.73m^2），或<30mg/24h]；血压正常。病理：肾小球肥大，肾小球基底膜（GBM）和系膜正常。这种糖尿病肾脏受累的初期改变与高血糖水平一致，是可逆的，经过治疗可以恢复，但不一定能完全恢复正常。此期没有病理组织学的损害。

Ⅱ期：正常白蛋白尿期。GFR 增高或正常；UAER 正常[<20μg/（min·1.73m²），或<30mg/24h]，应激后可升高，休息后可恢复；血压可正常或轻度升高。病理：GBM 增厚和系膜基质增加。

Ⅲ期：早期 DN 期。GFR 大致正常；UAER 持续[20～200μg/（min·1.73m²）或 30～300mg/24h]，初期 UAER20～70μg/（min·1.73m²）时，GFR 开始下降至接近正常 130ml/（min·1.73m²）；血压轻度升高，降低血压可部分减少尿微量白蛋白的排出。病理：GBM 增厚和系膜基质增加更明显，已有肾小球结带型和弥漫型病变以及小动脉玻璃样变，并已开始出现肾小球荒废。此期多发生在病程>5 年的糖尿病患者。

Ⅳ期：临床 DN 期或显性 DN 期（DN）。GFR 下降[早期 130～70ml/（min·1.73m²），后期 70～30ml/（min·1.73m²）]，平均每月下降 1ml/（min·1.73m²）；大量白蛋白尿，UAER>200μg/（min·1.73m²），或持续尿蛋白>0.5g/24h，为非选择性蛋白尿，约 30%的患者可出现典型的 DN"三联征"——大量尿蛋白（>3.0g/24h）、水肿和高血压的肾病综合征特点；血压增高。病理：GBM 明显增厚，系膜基质增宽，荒废的肾小球增加（平均占 36%），残余肾小球代偿性肥大。

Ⅴ期：肾衰竭期。GFR 进行性下降，多<10ml/（min·1.73m²）；尿蛋白量增多或可因肾小球荒废而减少，BUN 和 BCr 增高；伴严重高血压、低蛋白血症、水肿以及尿毒症症状。病理：肾小球广泛硬化、荒废，肾小管萎缩及肾间质纤维化。

（二）中医辨证标准（气阴两虚、瘀浊内阻证）

参照中华中医药学会肾病分会《糖尿病肾病诊断、辨证分型及疗效评定标准（试行方案）》[8]。

主症：倦怠乏力、心悸气短、五心烦热、头晕、耳鸣；次症：少气懒言、口干欲饮、视物模糊、面色少华、肢体水肿、肢体麻木；舌象：舌质暗红、少苔或舌质淡、苔薄。脉象：脉细数或细涩。

具备主症 2 项或 2 项以上，次症 3 项或 3 项以上，结合舌脉象即可诊断。

六、受试者的选择

（一）纳入病例标准

（1）符合糖尿病肾病诊断标准和Ⅲ期随机晨尿的 UACR30～300mg/g、Ⅳ期随机晨尿的 UACR>300mg/g。

（2）符合中医气阴两虚、瘀浊内阻证诊断标准。

（3）导入期起始糖化血红蛋白（HbA1c）≤7.0%。

（4）导入期起始及导入期末，两次检测均符合以下标准：空腹血糖（FPG）≤7.0mmol/L，口服葡萄糖耐量试验（oral glucose tolerance test, OGTT）2 小时血糖（OGTT 2hPG）≤10.0mmol/L者，血压≥90/60mmHg 和≤130/80mmHg，GFR≥30ml/（min·1.73m²）。

（5）年龄为 18～70 岁，性别不限。

（6）能接受糖尿病肾病饮食。

（7）自愿参加本研究并已签署知情同意书者。

（二）排除病例标准

（1）经检查证实由原发性高血压等其他全身性疾病所致肾病。

（2）合并有肾小球肾炎、原发性肾病综合征、尿路感染、梗阻等泌尿系疾病。

（3）1型糖尿病患者；尿蛋白定量＞3.5g/24h。

（4）合并有严重心脏疾病如慢性心衰纽约分级标准在心功能Ⅲ级以上、严重心律失常，肝功能异常[谷草转氨酶（AST）、谷丙转氨酶（ALT）]≥1.5倍参考值上限（ULN）和造血系统中度以上贫血等严重疾病，以及精神病患者。

（5）合并有严重感染、糖尿病酮症酸中毒、高钾血症患者。

（6）妊娠、哺乳期妇女。

（7）需要长期接受激素治疗的患者。

（8）对试验药已知成分过敏或过敏体质者。

（9）研究者认为不宜参加临床试验。

（三）受试者中途退出试验的条件

1. 研究者决定退出

（1）现过敏反应或严重不良事件，根据医生判断应停止试验者。

（2）试验过程中，病情加重或恶化，必须采取紧急措施者，如连续两天患者血Cr水平上升1倍，血压1周内连续3次≥160/100mmHg，血糖1周内连续3次超过1.1倍ULN。

（3）继发感染或发生其他疾病，影响疗效和安全性判断者。

（4）受试者依从性差（试验用药依从性＜80%），或自动中途换药或加用本方案禁止使用的中西药物者。

（5）各种原因的中途破盲病例。

（6）随机化后，发现严重违反纳、排标准者。

2. 受试者自行退出

（1）无论何种原因，患者不愿意或不可能继续进行临床试验，向主管医生提出退出试验要求而中止试验者。

（2）受试者虽未明确提出退出试验，但不再接受用药及检测而失访者。

（四）中止全部试验的条件（参照本章第一节）

七、试验用药物及治疗方案

（一）试验药物名称及规格

××胶囊及其模拟药：规格为每粒0.5g。厄贝沙坦片及其模拟药：规格为每片150mg。试验药与其模拟药外观、气味一致。全部试验用药物由申办者提供。

（二）试验药物的包装

将试验药物按DN Ⅲ期和Ⅳ期两层、一个访视期（即每4周+2天）用量、双盲双模拟要求，分试验组（试验药胶囊360粒，厄贝沙坦模拟片60片）、阳性药组（试验药模拟胶囊360片，厄贝沙坦片60片）、安慰剂组（试验药模拟胶囊360片，厄贝沙坦模拟片60片），分别装入一个小包装中。然后，将3个小包装再装入一个大包装中。包装统一标签格式。内容包括：临床研究批件号、临床试验药物名称（仅供临床研究用）、药物包装号、验证码、功能主治、服法、规格、贮藏条件、批号、有效期限、药物供应单位等。

（三）药物的随机编盲和应急信件

1. 随机编盲

采取分层区组随机设计法，分层因素为病情分期（Ⅲ、Ⅳ期）。Ⅲ期按 1∶1∶1 比例随机分为试验组、阳性药组和安慰剂组，每组 60 例，共 180 例；Ⅳ期按 1∶1 比例随机分为试验组和阳性药组每组 60 例，共 120 例。随机编码与病例入选顺序号相同，以便于操作。分二级设盲，一级设盲以 A、B 或/和 C 组表示；二级设盲再分别指定 A、B 或/和 C 组的试验组、阳性药组和安慰剂组的组别归属。有生物统计人员会同申办者委派人员用 SAS 软件产生中心编码分配随机数字、试验病例分配随机数字、处理组分配随机数字以及"中心编码分配情况"（用于指定各中心分配的处理编码范围）、"试验病例随机编码表"（即处理编码，一级盲底）、"处理组分配情况"（二级盲底）。

申办者指定与本研究无关人员按"试验用药物包装表"进行药物（试验用药物和对照药物）的分配包装。上述两级盲底，连同随机数字的种子值、区组长度等，一式两份，密封后交由临床研究负责单位和申办单位分别保存。全部药物编码过程应由编盲者书写成"编盲记录"存档。

2. 应急信件的设立

本研究为每一个编盲号设置一份应急信件，信封上印有"××颗粒Ⅱ期临床试验应急信件"字样、药物编号，以及在紧急情况下的破盲规定等内容。信件内容为该编号的受试者所分入的组别及用药情况，可能出现的不良反应处理方法及应立即汇报的单位和地址。"应急信件"应密封，随药物分发至各中心，由该中心负责保存，非必要时不得拆阅。如果拆阅，需注明拆阅者、主要研究者、药物临床试验机构有关负责人员、拆阅日期、原因等，并在《病例报告表(CRF)》中记录。

紧急破盲规定：① 当患者发生严重的不良反应；② 当患者发生严重的并发症；③ 症状恶化、必须采取紧急措施者；④ 由于疗效原因而退出的病例，不得破盲；⑤ 紧急破盲程序：紧急情况是指发生严重不良反应/事件。紧急情况下确需破盲时，由研究者请示主要研究者（或与机构相关负责人），经主要研究者签字同意后可拆阅应急破盲信件，破盲后 24 小时内通知临床研究负责单位。

双盲试验失效规定：盲底泄露或应急信件拆阅率超过 20%。

（四）试验用药物的分发与保存

（1）试验用药物的保存：按各中心"试验用药物管理制度与 SOP"，保管试验用药物，并储藏在通风、干燥、温度适宜的场所。

（2）试验用药物的分发与回收：根据各中心"试验用药物管理制度与 SOP"，由机构或专业的试验用药物管理员负责试验药物的接收、保存、发放、回收（返还或追还）、退回/销毁，并及时填写"试验用药物发放与回收记录"等过程文件。药物的首次发放，按入选时间的先后顺序和由小到大的药物编号依次进行。复诊时，由受试者本人或家属将剩余药物（或空盒）退回试验药物管理员处。全部试验结束后将剩余药物集中退回申办者，并填写"试验用药退回/销毁证明"，连同"试验用药物发放与回收记录"，交由临床试验机构归档。

（五）给药方案

1. 用法用量

试验组：××胶囊，每次4粒，一日3次；厄贝沙坦模拟片，每次2片，一日1次。口服。阳性药组：厄贝沙坦片，每次2片，一日1次，可根据血压调整到每次1片，一日1次；××胶囊模拟剂，每次4粒，一日3次。口服。安慰剂组：××胶囊模拟剂，每次4粒，一日3次；厄贝沙坦模拟片，每次2片，一日1次。口服。

2. 疗程

12周。

3. 基础治疗

本研究将同时给予常规降血糖、控制血压治疗及DN饮食。

（1）导入期：① 控制血糖：过往3个月内，经常规降糖治疗（首选胰岛素治疗，口服降糖药选用格列喹酮合并阿卡波糖治疗，如血糖控制不佳者改用胰岛素治疗），血糖稳定控制至入选标准（FPG≤7.0mmol/L，OGTT 2hPG≤10.0mmol/L）的患者，在导入期内维持原降糖治疗方案以及运动、饮食方式不变；初步筛选时血糖高于入选标准的患者，应调整原降糖治疗方案以及运动、饮食方式，使血糖在导入期前，控制至入选标准。② 控制血压：初步筛选时，血压≤130/80mmHg的患者，可直接进入导入期；正在使用ACEI或ARB类药物降压的患者，在筛选期内要停服原ACEI或ARB类药物降压，改用钙拮抗剂等其他降压药物，使血压在导入期前，控制在130/80mmHg以下；正在使用非ACEI或ARB类降压药且血压＞130/80mmHg的患者，需调整药物剂量，使血压在导入期前，控制至入选标准。

糖尿病肾病饮食：参照《中国2型糖尿病防治指南（2013年版）》执行[2]。

（2）治疗观察期，在整个试验治疗期，使患者的血糖、血压水平基本控制在入选标准以下。血糖控制：维持导入期降糖方案，并根据血糖情况随时调整用量。血压控制：维持导入期降压方案，并根据血压情况随时调整用量。血脂：血脂异常正在服用降脂药物的受试者维持原降脂方案；血脂异常未进行降脂治疗的受试者在治疗期由研究者根据血脂情况进行降脂治疗，并详细记录在CRF中。

注：试验期间，血压和/或血糖高于入选标准，研究者应根据临床情况及时调整降压药和/或降糖药的剂量并复查，使血压和/或血糖在2周内恢复至入选标准，否则该病例退出试验，按脱落病例处理。

（六）合并用药

试验期间禁用一切与试验药物功效主治相同的中西药物。合并感染时可加用抗感染治疗。合并其他疾病必须继续服用的其他药物和治疗方法，必须在合并用药表中详细记录。

试验期间所有的合并用药（即其他的治疗药物/治疗措施）均应详细记录。包括药物名称、每日总剂量、使用原因、开始日期、中止日期或末次就诊时仍在使用等。试验开始前已存在的合并疾病或症状（指本病以外病症）亦应详细记录。

（七）试验用药依从性判定

临床试验中，受试者的依从性主要是试验用药依从性，即按方案的规定用药，使受试者充分理解按时按量用药的重要性，避免自行加用其他药物或治疗方法。本研究主要采用药物计数法，必要时结合询问法，判断试验用药依从性。试验用药依从性=（已服用的试验用药量/应该服用的试验用药量）×100%。

八、安全性评价

1. 与试验用药物有关的安全性背景资料

根据临床前研究资料及药物组成，未提示特殊的安全性风险。

2. 安全性评价指标及观测时点

（1）可能出现的临床不良事件/不良反应。随时记录。

（2）一般体检项目，如脉搏、心率、呼吸、血压、体温、体重等。每次访视检查、记录。

（3）血、尿、大便常规，心电图。基线与治疗12周检测。

（4）肝功能[ALT、AST、碱性磷酸酶（ALP）、总胆红素（TBIL）、γ谷氨酰转肽酶（γ-GT）]、肾功能（SCr、BUN）。基线与治疗12周检测。

以临床不良事件/不良反应发生率为主要指标。

3. 不良事件的记录（参照本章第一节）

4. 严重不良事件的处理（参照本章第一节）

5. 未缓解不良事件的处理（参照本章第一节）

九、有效性评价

1. 观测指标

（1）人口学指标，包括性别、年龄、身高、体重、民族、职业等。

（2）有效性指标及观测时点：① 尿白蛋白/肌酐比值（UACR）。基线与治疗4、8、12周检测。② 24h尿蛋白定量。基线与治疗4、8、12周检测。③ 肾功能（eGFR、SCr、BUN）。基线与治疗4、8、12周检测。④ 中医证候和单项中医证候疗效。基线与治疗12周检测，治疗12周评价。⑤ 病疗效。治疗12周评价。

以UACR为主要评价指标。

（3）监测指标（导入或基础观察用）：① 血压。每个观测时点检查。② 指血空腹血糖（FPG）与口服葡萄糖耐量试验2小时血糖（OGTT 2hPG）。每个观测时点监测。③ 血脂（TC、TG、HDL-C、LDL-C）。基线和治疗12周检测。④ 糖化血红蛋白（HbA1c）。基线和治疗12周检测。

2. 中医证候分级量化标准

表 7-2-1　中医证候分级量化标准

分级	正常（−）	轻（+）	中（++）	重（+++）
主症	计0分	计2分	计4分	计6分
倦怠乏力	无	不耐劳力	可坚持轻体力劳动	勉强支持轻体力劳动
心悸气短	无	偶尔发生	常发生、持续时间短	常发生、持续时间长
五心烦热	无	手足心发热，偶有心烦	手足心发热，欲露衣被外，时有心烦	手足心发烫，欲持冷物，终日心烦不宁
头晕	无	头晕轻微，偶尔发生，不影响活动及工作	头晕较重，活动时出现，休息可缓解	头晕重，行走欲仆，终日不缓解，影响活动及工作

续表

分级	正常（-）	轻（+）	中（++）	重（+++）
耳鸣	无	耳鸣轻微，偶尔出现，数秒即逝，不影响听力	耳鸣较重，经常出现，持续数分钟，轻度影响听力	耳鸣如蝉，如火车声，持续不已，明显影响工作和睡眠
次症	计0分	计1分	计2分	计3分
少气懒言	无	气力不足，多语则觉疲乏	体虚气短，懒于言语	语声低微、断续，或无力言语
口干欲饮	无	饮水量较以往稍有增加	饮水量较以往增加半倍以上	饮水量较以往增加1倍以上
肢体麻木	无	四肢轻微麻木	四肢麻木	全身麻木
肢体水肿	无	晨起眼睑浮肿或午后足肿，肿势隐约可见	眼睑及双下肢水肿	全身水肿
视物模糊	无	视物稍模糊	视物模糊，辨物费劲	视物模糊不清，难辨物体
面色少华	无	面色欠润泽	面色淡红，无血色	面色苍白无血色

3. 疗效评价标准

（1）中医证候疗效评价标准，参见本章第一节。

（2）疾病疗效评价标准。显效：UACR 或 24 小时尿蛋白定量下降＞30%，GFR 改善＞10% 或 SCr 恢复正常。有效：UACR 或 24 小时尿蛋白定量下降 15%～30%，GFR 改善 5%～10% 或 SCr 下降 5%～10%。无效：UACR 或 24 小时尿蛋白定量下降＜15%，GFR 改善＜5%或 SCr 下降＜5%。

十、试验流程

表 7-2-2　试验流程表

项目	筛选期	治疗观察期			安全性随访
	第1次	第2次	第3次	第4次	
	-14-0 天	4 周±2 天	8 周±2 天	12 周±2 天	
基础治疗	×	×	×	×	
饮食控制	×	×	×	×	
签署知情同意书	×				
确定入选排除标准	×				
填写一般资料	×				
填写病史、治疗史	×				
合并疾病及用药	×	×	×	×	
体格检查（血压）	×	×	×	×	
指血 FPG、OGTT 2hPG	×	×	×	×	
HbA1c	×			×	
血脂全项	×			×	
UACR	×	×	×	×	
24h 尿蛋白定量	×	×	×	×	

续表

项目	筛选期 第1次 −14-0天	治疗观察期 第2次 4周±2天	治疗观察期 第3次 8周±2天	治疗观察期 第4次 12周±2天	安全性随访
中医证候	×	×	×	×	
肾功能（GFR、BUN、SCr）	×	×	×	×	×*
肝功能（ALT、AST、TBIL、ALP、γ-GT）	×	×	×	×	×*
血、尿、便常规	×			×	×*
心电图	×			×	×*
不良事件		×	×	×	×*
药物分发、回收记录	×	×	×	×	
退出试验原因分析				×	
安全性评价		×	×	×	
依从性评价		×	×	×	

注：×*可能检查。

十一、数据管理

1. 数据的采集

本研究设计专用的"研究病历"（医疗源文件），用于记录受试者第一手临床试验数据资料。"研究病历"的记录要求包括：① 研究者必须在诊治受试者同时书写"研究病历"，保证数据记录及时、完整、准确、真实。② "研究病历"做任何有证据的更正时只能画线，旁注改后的数据，由研究者签名并注明日期，不得擦除、覆盖原始记录。③ 门诊受试者的原始化验单粘贴在"研究病历"上。

"研究病历"的审核程序：每一位受试者治疗与随访结束后，研究者应将"研究病历"及"患者日志卡"等交本中心主要研究者审核、签字。

2. 数据的报告

CRF为统计源文件，由研究者填写。完成的CRF，第一联交统计分析单位，进行数据录入工作。第一联移交后，CRF的内容不再作修改。

3. 数据的监查

监查员的人数与访视频度必须满足临床试验的质量控制要求。监查员审核每份"研究病历"和CRF，并填写"监查员审核页"。

4. 数据的录入、核查和锁定

（1）建立数据库：由数据管理与统计分析单位负责。采用Access数据库，进行数据录入与管理。为保证数据的准确性，应由两个数据管理员独立进行双份录入并校对。

（2）核查数据：针对专业和逻辑性错误的核查，对变量的取值范围及其之间的逻辑进行核查，如有疑问填写"疑问解答表（data requery，DRQ）"，并通过监查员向研究者发出询问，研究者应尽快解答并返回，数据管理员根据研究者的回答进行数据修改，确认与录入，必要时可以再次发出 DRQ。

（3）数据的锁定：由主要研究者、机构管理人员、申办者代表、监查员、数据管理与统计人员对受试者签署知情同意书、试验过程盲态的保持和紧急破盲情况作出审核，确定病例所进入的分析数据集，且对其他重要问题作出决议后，完成"数据库盲态核查报告"，锁定数据库。

5. 数据可溯源性的规定

应保存质量控制性文件，如数据一致性检查，数值范围和逻辑检查的原始记录，盲态核查时的原始记录、研究者与监查员之间交流的疑问记录等。

6. 揭盲方法

数据库锁定后，做第一次揭盲（如果实施二级揭盲），三方人员在盲底签字。揭盲后，对数据库的任何修改，需由主要研究者、申办者和数据管理与统计分析人员共同达成书面同意方可进行。

十二、统计分析

1. 统计分析数据集的定义（参照本章第一节）

2. 统计分析方法

（1）病例入组分析：按照Ⅲ期和Ⅳ期两层，分别列出总体和各中心入选及完成病例数，确定三个分析数据集（FAS、PPS、SS）。列出未入 PPS 病例及其原因。

（2）人口学资料及基线分析（参照本章第一节）

（3）有效性分析：① 主要指标分析：UACR 下降值，治疗 4 周、8 周、12 周的 UACR 与基线值之差，采用协方差分析（ANCOVA），以组别作为固定效应，基线值作为协变量。计算组间差值的 95%可信区间。同时进行 PPS 和 FAS 分析。② 次要指标分析：24h 尿蛋白定量，肾功能指标 GFR、SCr、BUN 实测值，采用 ANCOVA，以组别作为固定效应，基线值作为协变量。计算组间差值的 95%可信区间。采用方差分析比较组间差异。中医证候积分实测值、变化值，采用方差分析比较组间差异。中医证候有效率，疾病疗效有效率，采用卡方检验比较组间差异。中医症状单项指标消失率，采用卡方检验比较组间差异。以上方差分析 $P \leqslant 0.05$，采用 LSD-t 检验进行组间两两比较。

（4）安全性分析，参照本章第一节。

3. 统计软件与一般要求（参照本章第一节）

4. 期中分析，本研究不进行期中分析。

十三、临床试验的质量控制与保证（参照本章第一节）

十四、试验相关的伦理学要求（参照本章第一节）

十五、方案的修改（参照本章第一节）

十六、试验结束后的医疗措施（参照本章第一节）

十七、试验总结与资料保存（参照本章第一节）

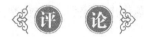

一、研究策略

糖尿病肾病（DN）无论早期还是临床期，蛋白尿均是评价病情严重程度的重要和敏感指标。一般而言，临床研究的主要目的在于有效地控制尿蛋白，延缓 DN 病情/肾功能减退的进展，而以随机尿样白蛋白含量（UACR、UAER 或 24 小时尿蛋白定量）及其下降百分率，DN 病情进展至某一分期（如 ESRD）的比例，为主要评价指标[9-12]。

近年有报道，除 ARB 或 ACEI 外，具有抗氧化应激、抗炎症反应或抗纤维化一个或几个作用，以及针对本病发生通路其他因素的药物，均有可能成为 DN 的有效治疗药物[6]。

二、临床试验设计要点

1. 临床定位与试验总体设计

DN 分期复杂，病程长，每一分期的临床特征、诊断标准均有差别，并非一项或几项指标自始至终的变化[8, 13]，因此，DN 药物的临床研究，应定位于一个或几个临床分期。如果是适应证时两个及以上 DN 分期（如Ⅲ期和Ⅳ期），则应分别设计临床试验（也可以称之为"分层"）。

作为本病的一线用药，ACEI 与 ARB 已经公认有效。以此两药为基础治疗时，应采用加载试验设计。也可以之为阳性对照药。

2. 西医诊断与中医辨证标准

糖尿病的西医诊断，可采用中华医学会糖尿病分会推荐的 1999 年 WHO 标准，而当 HbA1c 检测条件具备时，或当采用美国糖尿病学会 ADA 标准[5, 14]。

DN 的西医诊断和分期标准，目前推荐采用《中国 2 型糖尿病防治指南》（2013 版）[5]。其分期标准，突出了随机尿样检测白蛋白与肌酐的比值（UACR）的诊断价值。具体分期内容如下（适用于 1 型糖尿病、2 型糖尿病）：① Ⅰ期：肾小球高滤过，肾脏体积增大。② Ⅱ期：间断微量白蛋白尿，患者休息时晨尿或随机尿白蛋白与肌酐比值（UACR）正常（男<2.5mg/mmol，女<3.5mg/mmol），病理检查可发现肾小球基底膜（GBM）轻度增厚及系膜基质轻度增宽。③ Ⅲ期：早期 DN 期，以持续性微量白蛋白尿为标志，UACR 为 2.5~30mg/mmol（男）、3.5~30mg/mmol（女），病理检查 GBM 增厚及系膜基质增宽明显，小动脉壁出现玻璃样变。④ Ⅳ期：临床 DN 期，显性白蛋白尿，UACR>30mg/mmol，部分可表现为肾病综合征，病理检查肾小球病变更重，部分肾小球硬化，灶状肾小管萎缩及间质纤维化。⑤ Ⅴ期：肾衰竭期。

一般仍采用中华中医药学会肾病分会颁布的《糖尿病肾病诊断、辨证分型及疗效评定标准（试行方案）》（2007）。其中，本证分为阴虚燥热证、气阴两虚证、脾肾气虚证、阴阳两虚证，标证包括湿证、瘀证和痰瘀证，但也有相互兼夹[8]。中医证候各单项症状的分级量化，可借鉴《中药新药临床研究指导原则（试行）》[15]。

3. 受试者的选择

在符合伦理学要求的前提下，纳入的受试者应明确符合 DN 的诊断标准以及与研究相对应的临床分期标准和中医证候标准。受试者应限定其年龄在 18~70 周岁，血糖、糖化血红蛋白、血脂、血压在整个临床试验期间，均应控制在某一适当的范围内[16]。

应排除不宜入组的 DN 病情分期，如Ⅰ、Ⅱ、Ⅴ期患者。1 型糖尿病肾病，合并有严重感染、糖尿病酮症酸中毒、高钾血症的 2 型糖尿病肾病，慢性肾小球肾炎、原发性高血压等非糖尿病原因所致的慢性肾脏病（CKD），以及合并原发性肾病综合征、尿路感染、梗阻等泌尿系疾病患者，也应排除。其他宜排除的情况还包括需要长期接受激素治疗，以及根据适应证的轻重、终点指标选择而限定的尿蛋白含量（如尿蛋白定量＞3.5g/24h，或＜2.5g/24h[10]）的患者。此外，一般还应排除 eGFR＜30ml/（min·1.73m²）的 CKD4、5 期患者。

关于 GFR 的估算，有肾脏病膳食改良试验（MDRD）、Cockcroft-Gault（C-G）等多种公式[4,17-22]。推荐采用《中药新药临床研究一般原则》推荐的简化 MDRD 公式或 CKD-EPI 公式[19-22]。其中，MDRD 简化公式：GFR=186×SCr$^{-1.154}$×年龄$^{-0.203}$×（0.742 女性）；CKD-EPI 公式：女性① SCr≤0.7mg/dl，EPI-GFR[ml/（min·1.73m²）]=144×（SCr/0.7）$^{-0.329}$×0.993^{年龄} ② SCr＞0.7mg/dl，EPI-GFR[ml/（min·1.73m²）]=144×（SCr/0.7）$^{-1.209}$×0.993^{年龄}；男性① SCr≤0.9mg/dl，EPI-GFR[ml/（min·1.73m²）]=141×（SCr/0.9）$^{-0.411}$×0.993^{年龄} ② SCr＞0.9mg/dl，EPI-GFR[ml/（min·1.73m²）]=141×（SCr/0.9）$^{-1.209}$×0.993^{年龄}

基础治疗的给予，并不能完全规避治疗措施无效的风险，故应设定了在病情加重或恶化情况下的、研究者要求受试者退出研究的标准。如关注受试者血糖过低（即接受药物治疗的糖尿病受试者血糖水平≤3.9mmol/L[4]）或出现"无法控制的高血糖"的风险。

4. 基础治疗与合并用药

2 型 DN 及其可能合并高血压、高脂血症、痛风等多种疾病，在导入期和治疗观察期、随访期，均应合并使用一些药物，以保证受试者的血糖、血压、血脂等控制满意或保持在一个稳定的状态。

降糖最重要的基础治疗，措施不限。根据适应病情，可以采用包括口服降糖药或注射胰岛素在内的各种措施，同时监测 FPG、PBG$_2$、HbA1c，及时调整治疗方案，使血糖控制在 FPG＜7mmol/L、PBG$_2$＜10mmol/L 和 HbA1c＜7%水平（一般情况下）。

选择降压药物时应充分考虑对于试验结果的干扰。ACEI 与 ARB 药物已证实能够控制蛋白尿及保护肾功能（但对 DN 损伤的直接保护作用不明确）[5]，在临床研究中常作为对照药或基础治疗药，可以考虑在一定研究阶段（如洗脱期），选择钙离子拮抗剂（CCB）控制血压。应监测血压，其控制目标可参考欧洲高血压学会/欧洲心脏病学会《高血压管理指南》（2013），即"SBP 应降低至＜140mmHg，且当出现明显蛋白尿时，目标值应＜130mmHg，同时应监测估计的肾小球滤过率（eGFR）的变化"[23]。

对于高脂血症、痛风病等，应允许常规使用降脂、降尿酸药物。还可根据病情需要给予其他治疗（如利尿消肿等），但观察期间禁止输注白蛋白。

5. 有效性评价

对应"有效控制尿蛋白、延缓 DN 病情进展"的主要目的，针对 DN 药物的临床研究，目前几乎均以随机尿样检测的白蛋白与肌酐的比值（UACR）较基线的下降值/下降率，或定义一个"有效"标准（如 UACR 较基线改善 50%以上），为主要评价指标（既往常用 UAER 或

24h 尿蛋白定量[10, 11]）。也有以 DN 病情分期/肾功能减退进展到某一程度（如 ESRD）的比例作为主要评价指标者。

其他指标，如 24h 尿蛋白定量、肾功能指标（GFR、SCr、BUN）、中医证候和单项中医证候疗效，以及根据 UACR/24h 尿蛋白定量和 GFR/SCr 定义的"疾病疗效"等，一般仅作为次要指标。

作为监测指标的血压、FPG/OGTT 2hPG 和 HbA1c、血脂全项的基线情况及其试验期间的变化情况等，可以作为重要的影响因素，必要时对主要指标进行校正。

6. 安全性评价

ACEI 和 ARB 类药物作为 DN 的基础治疗或活性对照是必然的选择，因此，应此类药物的长期应用可能出现程度不等的血肌酐升高现象，有引起肾功能不全的风险[5]。

7. 试验流程

DN 临床试验的导入期，多设定为 2～4 周，以洗脱受试者既往服用药物的效应，同时达到血糖、血压的控制标准。

疗程/研究周期，应根据研究目的和主要终点指标的生物学特性，合理设置。对于 DN Ⅲ 期适应证，建议疗程设为 2～3 个月，而Ⅳ期，疗程一般设为 3～6 个月。类似的、以降低 UACR 为主要目标的化学药临床研究中，亦有疗程设置 24 周甚至达到 1 年[24, 25]，每 3 月设一观测时点。考虑到本病治疗药物需要长期应用，部分受试者（至少 100 例）应在Ⅲ期确证性临床试验中至少观察 1 年，重点观察长期应用的安全性。

DN Ⅳ期可设 1～6 个月甚至更长的随访期，研究药物对 DN 的远期疗效（对肾功能的可能保护作用），但随访时应注意记录患者用药及生活方式等情况[8]。

8. 研究质量的控制

实验室指标如尿微量白蛋白（及根据其计算的 UACR）、24 小时尿蛋白定量、肾功能检测等，对于 DN 的分期诊断和疗效评价意义重大。因此，在 DN 药物的临床试验过程中，应十分重视其标本的留取和保存，加强培训和质量控制。对于主要评价指标，多中心临床试验如无法采用中心实验室检测，至少必须统一检测仪器、方法与条件。

参 考 文 献

[1] Gaballa M R, Farag Y M K. Predictors of diabetic nephropathy[J]. Central European Journal of Medicine, 2013, 8（3）：287-296.

[2] Yang W, Lu J, Weng J, et al. Prevalence of diabetes among men and women in China[J]. New England Journal of Medicine, 2010, 362（12）：1090-1101.

[3] Collins A J, Foley R N, Chavers B, et al. US Renal Data System 2011 Annual Data Report[J]. American Journal of Kidney Diseases, 2012, 59（1suppl 1）：A7.

[4] 王海燕. 肾脏病学[M]. 第 3 版. 北京：人民卫生出版社. 2008.

[5] 中华医学会糖尿病学分会. 中国 2 型糖尿病防治指南（2013 年版）[J]. 中华内分泌代谢杂志, 2013. 30（10）：893-942.

[6] 刘良裕, 虞林玉, 刘枫, 等. 临床研究中的新型糖尿病肾病药物[J]. 中南药学, 2014, 12（1）：53-57.

[7] 石莹, 魏连波. 中成药治疗糖尿病肾病的系统评价及荟萃分析[J]. 中华肾病研究电子杂志, 2013, 2（4）：24-27.

[8] 杨霓芝, 刘旭生. 糖尿病肾病诊断、辨证分型及疗效评定标准（试行方案）[J]. 上海中医药杂志, 2007, 41（7）：7-8.

[9] 马松涛, 刘冬恋, 牛锐, 等. 牛蒡子苷治疗糖尿病肾病的随机双盲安慰剂多中心Ⅲ期临床试验[J]. 中国临床药理学杂志, 2011, 27（1）：15-18.

[10] 葛永纯, 谢红浪, 李世军, 等. 雷公藤多苷治疗糖尿病肾病的前瞻性随机对照临床试验[J]. 肾脏病与透析肾移植杂志, 2010, 19（6）：501-507.

[11] 水光兴, 殷勋, 桑栋, 等. 25 (OH) 2D3 治疗糖尿病肾病蛋白尿的随机对照研究[J]. 中国中西医结合肾病杂志, 2012, 13 (5): 429-431.

[12] 马丽, 武霞, 李凯利. 金氏肾炎丸治疗糖尿病肾病的随机, 对照临床研究[J]. 中药药理与临床, 2014, 30 (3): 138-142.

[13] 魏子孝. 糖尿病中药临床试验方案设计的几个问题[J]. 中华中医药杂志, 2009, 24 (8): 985-987.

[14] 梁峰, 胡大一, 沈珠军. 美国糖尿病指南: 糖尿病诊疗标准[J]. 中华临床医师杂志 (电子版), 2014, 8 (6): 1182-1189.

[15] 郑筱萸. 中药新药临床研究指导原则 (试行) [M]. 第 1 版. 北京: 中国医药科技出版社, 2002: 233-237

[16] 陈莉明. 从中国糖尿病防治指南看糖尿病肾病的诊断和治疗[J]. 中国实用内科杂志, 2009, 29 (6): 513-516.

[17] 唐健元, 马莉. 浅析抗糖尿病中药临床试验设计中的几个误区[J]. 中药新药与临床药理, 2007, 18 (3): 246-247.

[18] 周长郜, 韩雪霞, 周慧丽, 等. 肌酐清除率、Cockcroft-Gault 公式及 MDRD 方程评估肾小球滤过率的差异性研究[J]. 检验医学, 2008, 23 (6): 677-678.

[19] 国家食品药品监督管理局药品审评中心. 中药新药临床研究一般原则[EB/OL]. [2015-11-3]. http://www.sda.qov.cn/wso//CL/036/134581.html

[20] 任颖, 巴雅, 李素华, 等. CKD-EPI 与 MDRD 肾小球滤过率评估公式在慢性肾脏病患者中的适用性研究[J]. 中国全科医学, 2012, 15 (14): 1586-1589.

[21] Levey A S, Stevens L A, Schmid C H, et al. A new equation to estimate glomerular filtration rate[J]. Annals of internal medicine, 2009, 150 (9): 604-612.

[22] Hoy W E, Wang Z, Baker P R A, et al. Reduction in natural death and renal failure from a systematic Screening and treatment program in an Australian Aboriginal community[J]. Kidney International, 2003, 63: S66-S73.

[23] 姚婧瑶, 杨骏, 贾娇坤, 等. 欧洲高血压学会/欧洲心脏病学会: 高血压管理指南 (第二部分) [J]. 中国卒中杂志, 2014, 9 (2): 328-344.

[24] Ble A, Mosca M, Di Loreto G, et al. Antiproteinuric effect of chemokine CC motif ligand 2 inhibition in subjects with acute proliferative lupus nephritis[J]. American journal of nephrology, 2011, 34 (4): 367-372.

[25] Tuttle K R, Bakris G L, Toto R D, et al. The effect of ruboxistaurin on nephropathy in type 2 diabetes[J]. Diabetes care, 2005, 28 (11): 2686-2690.

第八章

血液系统疾病

第一节 白细胞减少症

正常白细胞总数（4.0～10.0）×10^9/L，由于各种原因导致外周白细胞计数成人低于 4.0×10^9/L；10～12 岁低于 4.5×10^9/L，<10 岁低于 5.0×10^9/L 时称为白细胞减少症（leukopenia）。白细胞中的主要成分是中性粒细胞及淋巴细胞，尤以中性粒细胞为主（50%～70%），故在大多数情况下，白细胞减少是由中性粒细胞减少所致。当外周血中性粒细胞计数，成人低于 2.0×10^9/L 时，儿童≥10 岁低于 1.8×10^9/L 或<10 岁低于 1.5×10^9/L 时，称为中性粒细胞减少症（neutropenia）；严重者低于 0.5×10^9/L 时，称为粒细胞缺乏症（agranulocytosis）[1, 2]。

白细胞减少症患者自觉症状不多，除乏力外并无特殊临床表现，其临床表现主要与原发病和中性粒细胞减少引起的各种感染有关。其中，肺、泌尿系、口咽部、肛周和皮肤是最常见的感染部位，黏膜可有坏死性溃疡[2]。近年来，对健康人群体检的血常规结果显示，白细胞减少的发生率为 0.87%；职业性苯暴露工人对白细胞影响的 Meta 分析表明，暴露组患病率是对照组的 3.44 倍[3, 4]。本病的预后，常与粒细胞减少的病因及程度、持续时间、进展情况、能否及时去除以及控制感染，恢复中性粒细胞数量的治疗措施有关。根据中性粒细胞减少的程度可分为轻度≥1.0×10^9/L、中度（0.5～1.0）×10^9/L 和重度<0.5×10^9/L，其中，轻、中度患者若不进展则预后较好。粒细胞缺乏症者病死率较高[5]。

中性粒细胞减少症的病因，可分为先天性与获得性两种，多以后者为主。获得性粒细胞减少症的常见病因，一般有药物诱发、骨髓损伤、感染相关及免疫性等。按细胞动力学又可分为：① 生成缺陷：包括生成减少和成熟障碍，即电离辐射、化学毒物等损伤或抑制造血干/祖细胞分裂增殖或骨髓抑制，维生素 B_{12}、叶酸缺乏等引起造血细胞分化成熟障碍。② 破坏或消耗过多：可分为免疫性和非免疫性两类。前者包括新生儿同种免疫性、原发性以及继发于各种自身免疫性疾病如系统性红斑狼疮、类风湿性关节炎等；后者多见于病毒感染或败血症、某些肝炎及脾功能亢进等。③ 粒细胞分布异常：多种原因使中性粒细胞转移至边缘池，导致循环池中相对减少，此种现象称为假性中性粒细胞减少症[2, 5-7]。

中性粒细胞减少症的治疗原则和方法，取决于病因、减少的严重程度和是否合并感染性发热。中性粒细胞减少症，除积极寻找粒细胞减少的原因外，需防治感染，同时可选用一般口服促进粒细胞增生药如维生素 B_4、维生素 B_6、鲨肝醇、利血生、肌苷等 1～2 种，每 4～6 周更换一组，但均缺乏肯定疗效。病情严重的粒细胞缺乏症，可以立即选用重组人粒细胞（粒-单核细胞）集落刺激因子（rhG-CSF 和 rhGM-CSF），治疗无效者应选用粒细胞输注。

根据头晕乏力、心悸失眠、五心烦热、午后低热及腰膝酸软等临床表现，中医学将本病归属于"虚劳"、"虚损"、"气血虚"等范畴，临床常分为心脾两虚型、气阴两虚型、脾肾阳虚型、肝肾阴虚型与温热型等[6]。

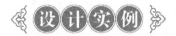

一、题目

××胶囊与安多霖胶囊对照防治非小细胞肺癌化疗所致骨髓抑制（心脾两虚证）评价其有效性和安全性的随机双盲、平行对照、多中心中药品种保护临床研究。

二、研究背景

肺癌的发病率在世界范围内逐年上升，死亡率高，占癌症死因的第一位。在中国，北京、上海、天津等大城市的肺癌发病率已占恶性肿瘤首位。其严重威胁人类健康，确诊时70%～80%病例已属晚期，丧失手术根治机会，5年生存率低。化疗是手术或非手术肺癌患者最重要的治疗手段之一，在消除肺癌手术后残留、缓解病情、减轻肿瘤负荷以及控制肿瘤并发症等方面确使患者临床受益。但化疗也有诸多负面影响，如骨髓抑制、肝肾损害、胃肠道不良反应等。其中，化疗引起外周血象下降或骨髓抑制在临床最为常见，也是影响化疗顺利实施的常见并发症。随着对抗肿瘤药物研究的不断深入，发现各种抗肿瘤药物大多具有骨髓抑制作用。有研究表明[8]，烷化剂（如环磷酰胺）、抗代谢抗肿瘤药物（如吉西他滨）和铂类药物（如顺铂）的骨髓抑制作用，明显大于植物抗微管药物（如紫杉醇）和抗肿瘤抗生素化疗药物（如蒽环类）。白细胞减少最低值通常发生在化疗后1～2周，较晚者约3～8周不等，常于2～3周或1～2月恢复到正常[9, 10]。

当骨髓抑制属于Ⅰ、Ⅱ度者需改变化疗方案减少剂量，或同时应用升白药物，但早期的升白药物（如利血生、鲨肝醇等）作用较差，尤其对严重白细胞减少者多无明显效果。当患者出现Ⅲ度及以上骨髓抑制者，发生感染的可能性较大，可考虑适当应用抗菌药物预防感染，同时酌情给予粒细胞集落刺激因子（G-CSF）或粒细胞输注。对于骨髓抑制为Ⅰ、Ⅱ度的患者常需调整化疗方案或剂量，并无具体治疗方法[9, 10]。中医药治疗可经过辨证施治贯穿始终，起到减毒增效作用，根据患者的临床表现，常使用清热解毒、化痰除湿、扶正固本、活血化瘀等方法，可明显减轻化疗的不良反应。因此，中医药在防治白细胞/粒细胞减少，保证化疗如期进行，防治感染等方面具有良好的发展前景[6]。

××胶囊属于中药保护品种，具有解毒散结、补气养血的功效，与化疗联合应用可保护骨髓，防止血象降低。本案拟探讨该药对非小细胞肺癌常规化疗方案所致骨髓抑制的防治作用。

三、试验目的与指标

（1）评价××胶囊防治非小细胞肺癌化疗所致骨髓抑制的有效性。评价指标：随访结束的周围血白细胞≥$4.0×10^9$/L的比例、疗程中骨髓抑制的发生率等。

（2）评价××胶囊对非小细胞肺癌化疗所致骨髓抑制患者心脾两虚证的改善作用。评价指标：中医症状积分/疗效等。

(3)观察××胶囊临床应用的安全性。观察指标：主要采用不良反应发生率，以及一般体检项目，血、尿、便常规，心电图和肝肾功能等。

四、试验总体设计

采用中央随机、双盲、平行对照、多中心研究的方法。

(1)随机：本研究运用 SAS V9.3 统计软件生成"随机分配表"，采用中央随机系统执行中央随机。每个受试者入组时获取的随机号、及其分配使用的药物编号均由中央随机系统提供。

(2)盲法：采用双盲、单模拟技术。

(3)对照：安多霖胶囊平行对照。主要功效为益气补血，扶正解毒，主治气血两虚症。适用于放/化疗所致的白细胞减少、免疫功能下降、食欲不振、神疲乏力、头晕气短等症。功效主治与××胶囊相似。

(4)多中心：×家医院同期进行试验。

(5)样本量：根据《中药品种保护指导原则》[11]关于临床试验样本量的规定（试验组最低例数不少于 300 例、每个主要病证不少于 60 例），考虑剔除脱落因素，决定本试验 3 个适应证的试验例数均为 180 例，其中试验组 120 例，对照组 60 例。

五、诊断标准

1. 西医诊断

(1)非小细胞肺癌的诊断：参照《内科肿瘤学》或《实用肿瘤内科学》中非小细胞肺癌的诊断标准，经影像学和/或病理组织学或细胞学确诊[9, 10]。

(2)骨髓抑制分级：参照《实用肿瘤内科学》[10]所载的 WHO 抗癌药物常见毒副反应分级标准。

表 8-1-1 抗癌药物常见毒副反应分级标准（WHO）

毒副反应指标	分度				
	0	I	II	III	IV
白细胞（×10^9/L）	≥4.0	3.0～3.9	2.0～2.9	1.0～1.9	<1.0
血小板（×10^9/L）	≥100	75～99	50～74	25～49	<25
粒细胞（×10^9/L）	≥2.0	1.5～1.9	1.0～1.4	0.5～0.9	<0.5
血红蛋白（g/L）	≥110	95～109	80～94	65～79	<65

2. 中医辨证标准

参照 2002 年《中药新药临床研究指导原则（试行）》[12]白细胞减少症（心脾两虚证）制定。

(1)主症：神疲乏力，心悸，气短，失眠，自汗，纳呆食少。

(2)次症：头晕目眩，面色少华。

(3)舌脉：舌淡苔白，脉虚细。

凡具备主症两项及次症 1 项，参考舌脉即可诊断。

六、受试者的选择

（一）纳入病例标准

（1）经影像学和/或病理组织学或细胞学确诊的非小细胞肺癌；
（2）生活质量卡氏评分（Karnofsky，KPS）大于60分；
（3）预计生存期≥3个月；
（4）有至少1个疗程的化疗史，均采用国际通用标准的方案和剂量并出现Ⅰ、Ⅱ度骨髓抑制；
（5）符合中医心脾两虚证辨证标准；
（6）年龄18~80岁之间，性别不限；
（7）自愿参加，并签署知情同意书。

（二）排除病例标准

（1）同时患有脾功能亢进、甲亢、肾上腺皮质功能减退、结缔组织病、感染性疾病如病毒性肝炎、结核感染等其他疾病可导致白细胞减少者；
（2）无血液病及骨髓转移瘤侵犯者；
（3）骨髓抑制属Ⅲ、Ⅳ级者；
（4）合并心、脑、肝、肾，或造血系统等严重原发性疾病、精神病者；
（5）妊娠或哺乳期妇女；
（6）过敏体质或对本药成分过敏者；
（7）研究者认为不宜参加临床研究者。

（三）受试者的退出（脱落）标准

1. 研究者决定退出

（1）随机化后，发现严重违反纳排标准者；
（2）试验过程中发生严重不良事件，根据医生判断应停止试验者；
（3）试验过程中出现骨髓抑制Ⅲ、Ⅳ度，根据医生判断应停止试验者；
（4）试验过程中，使用了方案规定的禁用药物以致影响有效性和安全性评价；
（5）受试者依从性差（试验用药依从性<80%或>120%），或自动中途换药；
（6）各种原因的中途破盲病例；

2. 受试者自行退出

（1）无论何种原因，患者不愿意或不可能继续进行临床试验，向主管医生提出退出试验要求而中止试验者；
（2）受试者虽未明确提出退出试验，但不再接受用药及检测而失访者。

（四）中止试验（中途停止全部试验）的条件

（1）试验中发生严重安全性事件，应及时中止试验；
（2）试验中发现临床试验方案有重大失误，或者方案虽好但在实施中发生严重偏差，难以评价药物疗效，应中止试验；

（3）试验中发现药物治疗效果较差，不具备临床价值，应中止试验；
（4）申办者要求中止试验；
（5）行政主管部门撤销试验。

（五）结束全部临床试验的规定

完成计划中的最后1例病例随访，即标志一次临床试验的结束。

七、试验用药物及治疗方案

（一）试验用药物的名称与规格

试验药：××胶囊及安慰剂，0.35g/粒。对照药：安多霖胶囊，0.32g/粒。试验药/安慰剂与对照药均统一包装为外观一致的胶囊。全部试验用药物均由申办者提供。

（二）试验用药物的包装

由申办单位指派专人负责试验用药物制备和准备。将每次的服用量（安多霖胶囊4粒，或××胶囊3粒+安慰剂胶囊1粒）做成一小包装（袋），45袋为一个大包装（盒）。统一标签格式，内容包括："××胶囊仅供临床研究使用"、SFDA临床研究批准文号、药物编号（即按"处理编码"编制的试验药物顺序号：001~180）、功能主治、用法、规格、贮藏条件、有效期限、注意事项、药物供应单位等。按中央随机的有关要求，将分装好的试验用药物一起送往各个临床试验中心。

（三）药物的随机编盲和应急信件

1. 随机分配表的产生与导入

生物统计师采用基于SAS软件的Proc Paln过程，根据预先设定的随机种子数，按照试验组：对照组=2:1的比例，产生随机分配表。生成的随机分配表，由生物统计师协调中央随机系统管理员导入中央随机系统。

本试验采用一次揭盲。随机分配表构成一级盲底，直接标注随机号所对应组别的实际归属（试验组/对照组）。一级盲底连同随机数字的初始值、区组长度等，一式两份，密封后分别交由临床研究负责单位药物临床试验机构办公室和申办单位有关负责部门各自妥善保存。

为了保障采用中央随机研究的整体进度，生物统计师应根据随机分配表，并考虑一定的富余药物编码号段，制作"试验药物包装表"，供试验药物现场编码使用。

2. 试验药物现场编盲

生物统计师会同申办单位代表（与本研究无关人员），对本项目临床试验药物进行现场编码。为保障研究进度，按照各中心预期完成情况并考虑一定的富余药物号段，根据"试验药物包装表"，进行各组（试验组/对照组）试验药物现场编盲。

完成试验药物现场编盲后，生物统计师需妥善销毁"试验药物包装表"，并现场填写"编盲记录"记录整个试验药物现场编盲过程。

各中心最终配送的试验药物号段，由生物统计师协调中央随机系统管理员导入中央随机系统，在申请随机号的同时，根据各中心配送试验药物情况，分配相应的试验药物。

采用多次药物配送模式时，申办者应及时通知生物统计师，由其协调中央随机系统管理员更新中央随机系统内的各中心药物配置-库存信息。

3. 紧急破盲的要求

破盲规定：① 当患者发生严重的不良反应；② 当患者发生严重的并发症；③ 症状恶化、必须采取紧急措施者；④ 由于疗效原因而退出的病例，不得破盲。

本试验设立纸质"应急信件"，信封上注明"××临床试验应急信件"字样、药物编号，以及在紧急情况下的破盲规定等；"应急信件"内含信纸，纸上印有相应的药物编号和组别及所放置的具体药物名称，不良事件发生后拆阅时，应记录处理措施、采用的药品名称、抢救科室、主要负责人及应立即报告的单位、地址和联系电话等；"应急信件"应密封且有一次性易毁标签，随药物分发至各中心，研究结束后，无论破盲与否均应统一返回申办者，并最终移交生物统计单位，以确定研究盲态保持情况。

紧急情况下（发生严重不良反应/事件）确需破盲时，由研究者请示主要研究者（或与机构相关负责人），经主要研究者签字同意后可拆阅应急破盲信件，破盲后 24 小时内通知临床研究负责单位、生物统计单位并详细记录、解释紧急破盲原因。

盲法试验失败的规定：盲底泄露，或应急信件拆阅/未回收率≥20%。

（四）试验用药物的管理

1. 药物的配送

为保证研究进度、平衡药物库存，本研究采用多次药物配送方式，初次根据预计进度向各中心运送适量药物，试验过程中根据实际进度、参照中央随机系统的"药物管理模块"库存预警信息适时配送药物。

保证试验用药物的供应及时，中央随机系统的"药物管理模块"预先设置库存预警信息。该信息包括但不仅限于药物库存量、最早药物过期信息（提前 3 个月）等，一旦触发某中心库存预警信息，申办者委派的监察员应及时通知申办者协调配送药品。确认所配送药品到达研究单位后，监察员还应及时通知生物统计师，由其协调中央随机系统管理员更新中央随机系统的"药物管理模块"该中心药物配送信息。

2. 药物编码分配

受试者筛选合格后，由研究者根据其专属的电子签名登录中央随机系统"随机号申请"模块，输入受试者姓名缩写、性别、年龄等一般资料并二次确认后，即可在线实时申请随机号。随机号申请完毕后，中央随机系统自动根据该研究者所属中心当前配置药物信息，自动分配并实时在线显示该名获得随机号的受试者应发放的药物编码。研究者还可通过"随机号码申请邮件"，确认受试者的随机号、药物编码。

研究者应及时将该受试者的随机号、药物编码分别填写在研究病历的"随机号"、"药物号"一栏。

3. 药物的分发与回收

按照各中心的"试验用药物管理制度与标准化操作规程（standard operation procedure，SOP）"，由专人负责药物的接收、保存、发放、回收（返还或追还）、退回/销毁，并及时填写"试验用药物发放与回收记录"等过程文件。试验用药物应储藏在通风、干燥、温度适宜的场所。

每次复诊时,由受试者本人或家属将剩余药物(或空盒)退回药物管理员处。全部试验结束后,将剩余药物集中退回申办者或按程序销毁,填写"试验用药物退回/销毁证明",连同"试验用药物发放与回收记录"等文件,交由临床试验机构存档。

(五)治疗方案

(1)用法用量:① 试验组:××胶囊每次3粒+安慰剂每次1粒,每日3次,口服。② 对照组:安多霖胶囊,每次4粒,每日3次,口服。

(2)疗程:14 天。前一化疗周期出现Ⅰ、Ⅱ度骨髓抑制患者,于下一个化疗周期开始时使用。

(3)化疗方案,采用国际通用标准的化疗方案和剂量[9]。

表 8-1-2 非小细胞肺癌(non-small cell lung cancer,NSCLC)3 周 21 天化疗方案

	N、T、G	P
NP 方案	长春瑞滨 30mg/m^2(d1、8)	顺铂 75mg/m^2(d1,或总量分三天给予)
TP 方案	紫杉醇 135mg/m^2(d1)	顺铂 75mg/m^2(d1)
GP 方案	吉西他滨 1250mg/m^2(d1、8)	顺铂 75mg/m^2(d1)

(4)合并治疗规定:试验中不能给予输血,以及使用集落细胞刺激因子、重组人促红细胞生成素、重组人促血小板生成素及其他任何对血细胞有影响的中西药物。因合并感染而必须继续服用的药物或其他治疗,必须记录药名(或其他疗法名)、用量、使用次数和时间等。

(六)试验用药依从性判断

临床试验中,受试者的依从性主要是试验用药依从性,即按方案的规定用药,使受试者充分理解按时按量用药的重要性,避免自行加用其他药物或治疗方法。本试验主要采用药物计数法,必要时结合询问法,判断试验用药依从性。试验用药依从性=(已服用的试验用药量/应该服用的试验用药量)×100%。

八、安全性评价

1. 试验用药物可能的不良反应

检索 CNKI 文献数据库,发现本品致 1 例肝损伤不良反应报道,临床研究中应予以关注。

2. 安全性评价指标及观测时点

(1)一般体检项目,如体温、心率、呼吸、血压等,用药前后检查。

(2)以下理化检查,用药前后检查。① 血常规,包括细胞计数(RBC)、血红蛋白浓度(HGB)、血小板计数(PLT);② 尿常规;③ 便常规+潜血;④ 肝肾功能,包括谷丙转氨酶(ALT)、谷草转氨酶(AST)、γ-谷氨酰转肽酶(GGT)、碱性磷酸酶(ALP)、总胆红素(TBIL),血尿素氮(BUN)、血肌酐(Cr);⑤ 心电图(ECG)。

(3)临床不良事件/不良反应(症状体征、疾病/综合征),用药后随时观察。以临床不良事件/不良反应发生率为主要安全性评价指标。

3. 不良事件的记录和观察

在"研究病历"和"病例报告表"（case report form，CRF）中，设置"不良事件记录表"，研究者应如实填写不良事件的发生时间、严重程度、持续时间、采取的措施和转归，并判断不良事件与试验药物的关系。

（1）不良事件（adverse event，AE）的定义：AE指临床试验过程中受试者接受一种药物后出现的不良医学事件，但并不一定与治疗有因果关系。

（2）不良事件与试验药物因果关系判断：采用卫生部药品不良反应监察中心推荐的标准（1994年版）[13]。将肯定、很可能、可能、可疑4项视为药物的不良反应。

表8-1-3 不良事件因果关系判断标准

指标	肯定	很可能	可能	可疑	不可能
①	+	+	+	+	−
②	+	+	+	−	−
③	−	−	±	±	+
④	+	+	±	±	−
⑤	+	?	?	?	−

注：（1）+表示肯定；-表示否定；±表示难以肯定或否定；？表示情况不明。（2）指标① 开始用药时间与可疑不良反应出现时间有无合理的先后关系；② 可疑的不良反应是否符合该药物已知的不良反应类型；③ 所可疑的不良反应是否可以用相关的病理状况、合并用药、现用疗法、曾用疗法来解释；④ 停药或降低用量，可疑不良反应能否减轻或消失；⑤ 再次接触同样药物后是否再次出现同样反应。

（3）不良事件记录：临床试验期间发现的任何不良事件，不管是否与试验用药有关，均应记录在案。不良事件的记录内容包括：① 不良事件所有相关症状；② 不良事件发生的时间和持续时间；③ 不良事件的严重程度及发作频度；④ 因不良事件所做的检查和治疗；⑤ 研究者判断不良事件是否与试验药物有关的结果与依据等。

（4）不良事件处理：发生不良事件时，研究者可根据病情决定采取的措施，一般采取的方法有：① 观察、不中止试验药物；② 观察、并中止试验药物，不用补救治疗；③ 中止试验药物，给予补救治疗。

所有不良事件都应当追踪调查，详细记录处理经过及结果，直至受试者得到妥善解决或病情稳定，化验出现异常者应追踪至恢复正常或用药前水平。追踪到妥善解决或病情稳定，追踪方式可以根据不良事件的轻重选择住院、门诊、家访、电话、通讯等多种形式。

4. 药品新的、严重不良反应的处理

（1）定义：严重的药品不良反应，是指因使用药品引起以下损害情形之一的反应：① 导致死亡；② 危及生命；③ 致癌、致畸、致出生缺陷；④ 导致显著的或者永久的人体伤残或者器官功能的损伤；⑤ 导致住院或者住院时间延长；⑥ 导致其他重要医学事件，如不进行治疗可能出现上述所列情况的。新的药品不良反应，是指药品说明书中未载明的不良反应。说明书中已有描述，但不良反应发生的性质、程度、后果或者频率与说明书描述不一致或者更严重的，按照新的药品不良反应处理。

（2）报告：试验中如出现新的、严重不良反应，必须立即报告本中心主要研究者和临床试验机构，填写"药品不良反应/事件报告表"，及时报告给申办者及批准本次临床试验的伦理委员会。并根据《药品不良反应报告和监测管理办法》[14]的规定,通过国家药品不良反应监测信息网络,在15日内报告。其中,死亡病例须立即报告,且申办者应当对获知的死亡病例进行调查,并在15日内完成调查报告,报申办者所在地的省级药品不良反应监测机构。对于群体不良事件(指同一药品在使用过程中,在相对集中的时间、区域内,对一定数量人群的身体健康或者生命安全造成损害或者威胁,需要予以紧急处置的事件),按《药品不良反应报告和监测管理办法》的有关规定上报。此外,申办者还应及时向各参研中心通报。

(3)处理措施:当受试者发生紧急情况、需要立即处理时,试验中心的主要研究者可以决定拆阅该受试者相应编号的应急信件,实施紧急破盲。破盲结果应通知临床研究负责单位、申办者和监查员,并根据药物及所出现的症状对患者做相应的处理。研究者应在CRF中记录破盲的理由、注明日期并签字。

5. 未缓解的不良事件的随访

所有在疗程结束时尚未完全缓解的不良事件(包括有临床意义的安全性检测指标异常),均应追踪观察至妥善解决或病情稳定。

九、有效性评价

(一)评价指标

1. 基线指标

(1)人口学资料:性别、年龄、身高、体重、民族。
(2)病史资料:已进行的化疗次数及发生骨髓抑制的次数与程度、化疗方案与剂量。
(3)疗前合并疾病与治疗药物。

2. 有效性指标和观测时点

(1)白细胞总数≥4.0×10^9/L的比例,治疗结束、随访结束评价。
(2)骨髓抑制发生率,随访结束评价。
(3)生活质量卡氏评定(KPS评分),基线、治疗结束评定。
(4)细胞免疫功能(CD_3、CD_4、CD_8、CD_4/CD_8),基线、治疗结束检测。
(5)中医症状积分/疗效,随访结束评价。
以随访结束白细胞总数≥4.0×10^9/L的比例为主要指标。

(二)指标观测方法

1. 中医症状分级量化标准[12]

表 8-1-4 中医症状分级量化标准

分级 症状	无(-)	轻(+)	中(++)	重(+++)
计分	计0分	计2分	计4分	计6分
神疲乏力	无	可坚持体力劳动	勉强坚持日常工作	不能坚持日常工作
心悸	无	偶尔发生	经常发生	反复发生,不易缓解
气短	无	活动后气短	稍动即气短	不动时亦气短

续表

分级 症状	无（-）	轻（+）	中（++）	重（+++）
失眠	无	睡眠易醒，或醒而不实，晨醒过早，不影响工作	每天睡眠少于4小时，但尚能坚持工作	彻夜不眠，难以坚持工作
自汗	无	不动则皮肤微潮，稍动则更甚	不动即皮肤潮湿，稍动则汗出	平素即汗出，动则汗出如水渍状
纳呆食少	无	食欲差，饭量减少1/3～2/3	无食欲，饭量减少2/3以上	厌食，食量减少，或不食
头晕目眩	无	偶尔发生	经常发生	经常发作，不易缓解
面色少华	无	淡白	淡白无华	苍白

注：舌脉象具体描述，不计分。

2. 生活质量卡氏评定（KPS评分）

表 8-1-5　KPS 评分表[10]

计分	体力状况
100	一切正常，无不适病症
90	能进行正常活动，有轻微病症
80	勉强可以进行正常活动，有一些症状或体征
70	生活可自理，但不能维持正常或重的工作
60	生活能大部分自理，但偶尔需要别人帮助
50	需要别人更多的帮助，并经常需要医疗护理
40	失去生活能力，需要特别照顾和帮助
30	严重失去生活能力，需住院，但暂无死亡威胁
20	病重，需要住院和积极的支持治疗
10	垂危
0	死亡

（三）疗效评定标准和指标定义

1. 骨髓抑制的定义

按WHO抗癌药物常见毒副反应分级标准，属于Ⅰ～Ⅳ级者。

2. 中医证候疗效评定标准

参照《中药新药临床研究指导原则（试行）》[12]制定。

临床痊愈：中医症状积分减少率≥95%。显效：中医症状积分减少率≥70%，且<95%。有效：中医症状积分减少率≥30%，且<70%。无效：中医症状无明显改善，甚或加重，症状积分减少率不足30%。

注：改善率=（治疗前总积分-治疗后总积分）/治疗前总积分×100%。

十、试验流程

表 8-1-6 试验流程表

阶段	基线	治疗期	治疗期	随访期
访视时间点	入组	用药后 1 周	用药后 2 周+1 天	停药后 1 周
前一化疗周期出现Ⅰ、Ⅱ度骨髓抑制	×			
签署知情同意书	×			
审核入组、排除标准	×			
基线资料	×			
血常规（RBC、HGB、PLT）	×	×*	×	×
骨髓抑制程度	×	×	×	×
中医证候评分	×			×
卡氏评分（KPS）	×		×	
细胞免疫功能	×			
临床不良事件		×	×	×
生命体征	×	×	×	×
尿常规	×	×	×	×
便常规+潜血	×	×	×	×
肝功能	×		×	×
肾功能	×		×	×
心电图	×		×	×
记录合并用药	×	×	×	×
依从性判断		×	×	
药物发放与回收记录	×	×	×	×

注：×*，化疗后第 3 天加测 1 次。

十一、数据管理

1. 数据的采集

本试验设计专用的"研究病历"（医疗源文件），用于记录受试者第一手临床试验数据资料。"研究病历"的记录要求包括：① 研究者必须在诊治受试者同时书写"研究病历"，保证数据记录及时、完整、准确、真实。② "研究病历"做任何有证据的更正时只能画线，旁注改后的数据，由研究者签名并注明日期，不得擦除、覆盖原始记录。③ 门诊受试者的原始化验单粘贴在"研究病历"上。"研究病历"的审核程序：每一位受试者治疗与随访结束后，研究者应将"研究病历"及"患者日志卡"等交本中心主要研究者审核、签字。

2. 数据的报告

CRF 为统计源文件，由研究者填写。完成的 CRF，第一联交统计分析单位，进行数据录入工作。第一联移交后，CRF 的内容不再作修改。

3. 数据的监查

监查员的人数与访视频度必须满足临床试验的质控要求。监查员审核每份"研究病历"和

CRF，并填写"监查员审核页"。

4. 数据的录入、核查和锁定

（1）建立数据库：由数据管理与统计分析单位负责。采用 Access 数据库，进行数据录入与管理。为保证数据的准确性，应由两个数据管理员独立进行双份录入并校对。

（2）核查数据：针对专业和逻辑性错误的核查，对变量的取值范围及其之间的逻辑进行核查，如有疑问填写"疑问解答表（doubt requery，DRQ）"，并通过监查员向研究者发出询问，研究者应尽快解答并返回，数据管理员根据研究者的回答进行数据修改，确认与录入，必要时可以再次发出 DRQ。

（3）数据的锁定：由主要研究者、机构管理人员、申办者代表、监查员、数据管理与统计人员对受试者签署知情同意书、试验过程盲态的保持和紧急破盲情况作出审核，确定病例所进入的分析数据集，且对其他重要问题作出决议后，完成"数据库盲态核查报告"，锁定数据库。

5. 数据可溯源性的规定

应保存质量控制性文件，如数据一致性检查，数值范围和逻辑检查的原始记录，盲态核查时的原始记录、研究者与监查员之间交流的疑问记录等。

6. 揭盲方法

数据库锁定后，做第一次揭盲（如果实施二级揭盲），三方人员在盲底签字。揭盲后，对数据库的任何修改，需由主要研究者、申办者和数据管理与统计分析人员共同达成书面同意方可进行。

十二、统计分析

1. 数据集的定义与选择

（1）全分析数据集（full analysis set，FAS）：包括所有随机入组、至少用药1次、并至少有1次访视记录的全部受试者，用全分析数据集进行意向性（intent-to-treat，ITT）分析。对主要变量缺失值的估计，采用末次观测结转（last observation carried forward，LOCF）方法。

（2）符合方案数据集（Per-protocol set，PPS）：包括遵守试验方案、基线变量没有缺失、主要变量可以测定、没有对试验方案有重大违反的全部受试者。

（3）安全性数据集（safety set，SS）：包括随机入组、至少用药1次、并至少进行1次用药后安全性访视的全部受试者。

（4）数据集的选择：有效性评价，同时采用 FAS 和 PPS；安全性评价，采用 SS。

2. 统计方法

（1）对定量数据，以均数、标准差、例数、最小值和最大值，或加用中位数、上四分位数（Q1）、下四分位数（Q3）、95%可信区间（confidence interval，CI）做统计描述。两组组间或组内治疗前后对比分析，先对变量分布进行正态检验。服从正态分布时，用 t 检验或配对 t 检验；非正态分布，用非参数统计方法。若考虑到基线、中心或其他因素的影响，用协方差分析；若考虑中心和时间点的影响，用广义估计方程分析。

（2）对定性数据，以频数表、百分率或构成比做统计描述。两组组间或组内治疗前后对比分析，用卡方检验、Fisher 精确概率法、Wilcoxon 秩和检验或 Wilcoxon 符号秩和检验；两分类指标及有序指标的比较,若考虑到中心或其他因素的影响,采用 $CMHX^2$ 检验。若考虑基线因素的影响,采用 Logistic 回归分析。

(3)对生存数据,以中位、上四分位、下四分位生存时间及 95%可信区间,进行统计描述,并作生存曲线。两组组间比较,采用 log-rank 检验。若考虑基线因素的影响,采用 Cox 回归分析。

采用 SAS V9.1 做统计分析。除特别标注外,假设检验统一使用双侧检验,取 $\alpha=0.05$。

3. 统计分析计划

试验方案确定后,由主要研究者、统计分析人员(具有参与临床试验经验者)共同制定"统计分析计划",待试验完成后、数据库锁定前予以细化,数据库锁定后按计划进行统计分析。

主要内容包括:① 描述数据集的定义及划分情况。② 基线可比性分析(人口学资料及其他基线特征)。③ 有效性分析。包括主、次要指标及非处理因素对主要指标影响的比较分析;化疗次数及发生骨髓抑制的次数与程度直接影响白细胞总数,因此在统计分析时将其作为协变量对主要指标进行校正。④ 安全性分析。包括用药程度,临床不良事件比较及其清单,SAE 和重要不良事件的个例描述与分析,理化检查指标比较分析,生命体征及其他指标的比较分析。⑤ 对于非事先规定的缺失数据可进行敏感性分析,但不能作为结论的主要依据。

十三、质量控制与保证

1. 质量控制措施

(1)实验室的质控措施:各参试单位实验室应按标准操作规程和质量控制程序进行检测,并应提供本单位"实验室检查参考值范围",试验中如有变动,需及时补充说明。

(2)参加临床试验的研究者的资格审查:必须具有临床试验的专业特长、资格和能力,经过资格审查后确定,人员要求相对固定。

(3)临床试验开始前培训:通过临床试验前培训使研究人员对于临床试验方案及其各指标具体内涵的充分理解和认识。对于自觉症状的描述应当客观,切勿诱导或提示;对于所规定的客观指标,应当按方案规定的时点和方法进行检查。应注意观察不良反应或未预料到的毒副作用,并追踪观察。

2. 质量保证措施

(1)建立多中心试验协调委员会:由申办者组织成立,临床研究负责单位主要研究者为负责人,各参研中心主要研究者为成员。协调委员会负责整个试验的实施,研究解决试验设计与实施中发现的问题。申办者负责与国家药监管理部门保持沟通与联系。

(2)由申办者任命有经验人员担任监查员,保证临床试验中受试者的权益得到保障,试验记录与报告的数据准确、完整无误,保证试验遵循已批准的方案、《药物临床试验质量管理规范》(Good Clinical Practice,GCP)和相关法规。

十四、试验相关的伦理学要求

1. 伦理审查

(1)由研究者与申办者共同制定的"临床试验方案",必须报伦理委员会审批后方可实施。

若试验方案在实施中进行修订，必须再次报请批准该试验项目的伦理委员会审批后实施。试验中，如发现涉及本试验的重要信息，而必须对"知情同意书"作书面修改，需要重新得到伦理委员会的批准，并再次取得受试者的知情同意。

（2）各试验中心约定，本试验方案及其执行文件，在试验开始前由临床研究负责单位伦理委员会负责审查方案的科学性和伦理合理性。各分中心负责审查方案在该中心实施的可行性，包括研究者的资格和经验、设备与条件等。全部参研中心必须执行统一的"试验方案"，各分中心可根据实际需要自行修改"知情同意书"，在得到本中心伦理委员会的批准后，方可实施。

（3）若发生新的、严重的药品不良反应，各中心伦理委员会应及时审查，必要时临床研究负责单位伦理委员会也应及时审查，审查结论均应通报各分中心伦理委员会和临床试验机构。

2. 风险-受益评估

通过本试验，受试者和社会将可能得到的受益包括受试者的病情有可能获得改善，及本研究可能开发出一种新的防治化疗所致白细胞减少症的治疗药物，使患有相似病情的其他病人受益。同时，参加本试验也可能面对服用试验药物的风险，以及试验药物对白细胞减少症无治疗作用而病情加重的风险。应对这些风险，将通过受试者的合理选择尽量避免。

3. 受试者招募

通过网上发布信息、院内发布广告等方式，向有意向者介绍本项研究。"受试者招募布告"和研究简介需提交伦理委员会审查。

4. 受试者的医疗和保护

（1）各中心应选择具有丰富的肿瘤科临床医疗经验，经过相应培训的研究者负责受试者的医疗服务，做出与临床试验相关的医疗决定。受试者参加临床试验可得到相应的免费医疗（如试验药物、理化检查、门诊挂号、不良反应的医疗等）。

（2）在受试者自愿退出时，提供可供选择的其他治疗措施。根据可能出现的意外情况，制定相应的应急处理预案。

（3）申办者应与研究者迅速分析所发生的新的、严重的药品不良反应，采取必要的措施以保证受试者的安全和权益，并及时向国家药品不良反应监督管理部门报告，同时向涉及同一药物临床试验的其他研究者通报。

（4）申办者对试验相关的损害或死亡承担治疗的费用及相应的经济补偿，申办者应向研究者提供法律上和经济上的担保。由医疗事故导致者，由医疗机构承担赔偿责任。

5. 受试者隐私的保护

只有参与临床试验的研究人员和监查员才可能接触到受试者的个人医疗记录，他们在签署的"研究者声明"或"保密承诺"中将包括保密内容。伦理委员会与药品监督管理部门有权查阅临床试验记录。数据处理时将采用数据匿名的方式，省略可识别受试者个体身份的信息。受试者的医疗记录保存在有严格安全保密措施的药物临床试验机构的资料档案室。

6. 知情同意和知情同意书的签署

在筛选合格后，研究者需说明有关临床试验的详细情况，包括试验目的、试验流程、可能的受益与风险、受试者的权利与义务等，使其充分理解并有充足的时间考虑，在所提问题均得到满意答复后表示同意，并自愿签署"知情同意书"。

十五、试验结束后的医疗措施

在临床试验给药周期结束后，或研究者决定提前退出临床试验，应当采用目前常规方法治疗，费用由患者自行承担，结束受试者与研究者的合作关系。

十六、试验资料保存

临床研究负责单位主要研究者负责完成"临床试验多中心总结报告"，各参研单位主要研究者完成"临床试验分中心小结表"。"多中心总结报告"完成并盖章后，分别由申办者、临床研究负责单位、参研单位存档。"分中心小结表"由申办者和各参研单位存档。

"研究病历"作为原始资料由各参研单位存档。CRF采用无碳复写三联单格式，分别由申办者、参研单位及统计单位存档。保存时间按GCP规定执行。

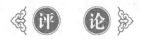

评 论

一、研究策略

白细胞/粒细胞减少症的病因，可分为先天性和获得性两种。其中，药物诱发、骨髓损伤、感染相关、免疫性等为最常见的获得性因素。因感染相关和免疫因素引起者，病情各不相同，且部分呈自限性病程，干扰因素多、病情轻而临床意义小，一般不作为临床试验的适应证。因此，所谓"升白药物"的临床研究，常选择放/化疗导致的骨髓抑制为目标适应证[1, 2]。

放/化疗导致的白细胞/粒细胞减少症，其中药临床研究主要分为防治性和治疗性两类。防治性中药，一般与放/化疗同时应用，观察其对骨髓抑制的保护作用；治疗性中药，一般在放/化疗后出现骨髓抑制时应用，观察其对白细胞/粒细胞减少的治疗作用。两者均需要采用标准化的放/化疗方案（最好是单一方案），以白细胞/中性粒细胞复常比例、保证下一周期放/化疗的顺利进行为主要评价终点[15-17]。

二、临床试验设计要点

1. 总体设计

放/化疗所致骨髓抑制的防治研究，一般采用随机双盲、安慰剂和/或活性药平行对照、多中心、优效性检验的设计方法。如选择不同的放/化疗方案，应以之为因素做分层随机设计。活性药的选择，应为经大样本、多中心、随机双盲试验证明安全有效的中、西药制剂[18]，如所选活性药没有高等级的循证证据，建议仍以安慰剂对照、优效性检验为主。

2. 适应证及其诊断标准

目标适应证，应尽可能确定为单一部位肿瘤、标准放疗或化疗方案治疗后所致的白细胞减少症。肿瘤和白细胞减少症的诊断不难，应遵循国内统一的诊断标准，如参照《实用肿瘤内科学》、《内科肿瘤学》、《血液病诊断及疗效标准（第三版）》等[1, 9, 10]。

3. 受试病例选择

受试者应符合治疗目标的肿瘤和白细胞减少症的诊断标准、中医辨证标准。预期生存期至少3个月以上、KPS评分＞60分而有治疗价值者。受试者年龄段的确定，应根据所选肿瘤患者的流行病学调查具体确定[16, 19, 20]。对于多个周期反复使用一种化疗方案且骨髓抑制不甚严重的肿瘤如非小细胞肺癌，应首先观察至少一个化疗周期，出现骨髓抑制Ⅰ、Ⅱ度患者入选；对于在整个化疗周期内使用不同方案，如急性淋巴细胞性白血病，则可以直接选择骨髓抑制严重的CAM方案早期强化治疗患者。

应排除其他病因引起的白细胞减少症。血液病及肿瘤转移瘤犯骨髓者，因其干扰评价，也应排除。粒细胞减少与感染程度呈正相关，合并急性感染者，一般也应排除[19, 21]。

4. 基础治疗与合并治疗

基础治疗应采用国内或国际标准的放/化疗方案。不同的放/化疗方案对骨髓抑制有不同程度的影响，为减少对有效性评价的干扰，推荐使用同一种化疗方案。同时，根据化疗方案的时间确定疗程与观测时点。

在试验期间，应尽量避免使用升高白细胞或粒细胞的中、西药物或治法，如集落刺激因子、重组人促红细胞生成素、重组人促血小板生成素、输血等。若出现感染现象，应按医疗常规处理，积极抗感染治疗，并记录感染的程度与治疗药物或措施。

5. 有效性评价

预防和治疗放/化疗后所致白细胞减少症的临床研究，一般均以白细胞复常率、白细胞复常时间、G-CSF使用天数、中医证候积分/疗效、KPS评分等为评价指标[16, 18, 20-22]。主要评价终点，应具有明确的临床意义，一般要求能保证下一周期放/化疗的顺利进行，如非小细胞型肺癌，可为随访结束白细胞总数$\geqslant 4.0\times 10^9/L$的比例（即复常率），而急性淋巴细胞白血病，则为随访结束白细胞总数$\geqslant 1.0\times 10^9/L$的比例。

6. 试验流程

放/化疗所致白细胞减少症的临床研究，可以不设计导入期。防治类药物，一般与放/化疗同时（也可于化疗前2~7天）开始应用，而治疗类药物则应在放/化疗出现白细胞减少症才开始应用[15, 17, 23-25]。因白细胞的平均寿命很短，约7~14天，其疗程设计，前者可3~4周，后者一般1~2周。一般无需设计有效性随访。

参 考 文 献

[1] 张之南, 沈悌. 血液病诊断及疗效标准[M]. 第3版. 北京：科学出版社, 2007：99-102.
[2] 陈灏珠, 林果为, 王吉耀. 实用内科学[M]. 第14版. 北京：人民卫生出版社, 2013：2458-2460.
[3] 杜军. 1962例健康成人体检血常规检查结果分析[J]. 中国医药指南：学术版, 2009, 7（16）：122-123.
[4] 谭强, 顾春晖, 郭垚, 等. 职业性苯暴露对工人外周血白细胞减少影响的Meta分析[J]. 中国工业医学杂志, 2015, 28（3）：229-231.
[5] 葛均波, 徐永健. 全国高等医药教材建设研究会"十二五"规划教材·内科学[M]. 第8版. 北京：人民卫生出版社, 2013：571-573.
[6] 焦也华, 张天芳. 实用中医血液病学[M]. 第1版. 青岛：青岛出版社, 1989：234-249.
[7] 张之南, 李家增. 血液病治疗学[M]. 第1版. 北京：科学技术文献出版社, 2005：146-152.
[8] 李德爱, 王大志, 张书瑜, 等. 抗肿瘤药物与化疗患者发生骨髓抑制情况的药物流行病学研究[J]中国药学杂志, 2010, 45（24）：1968-1970.
[9] 孙燕. 内科肿瘤学[M]. 第1版. 北京：人民卫生出版社, 2001：264-266, 640-673.
[10] 周际昌. 实用肿瘤内科学[M]. 第2版. 北京：人民卫生出版社出版, 1999：（22-29）（33-35）（438-447）.

[11] 国家食品药品监督管理局. 中药品种保护指导原则[EB/OL]. [2009-2-3]. http：//www.sda.gov.cn/WS01/CL0055/35759_2.html

[12] 郑筱萸. 中药新药临床研究指导原则（试行）[M]. 第1版. 北京：中国医药科技出版社，2002：173-177.

[13] 高东宸，张丽雅. 药物不良反应监察指南[M]. 第1版. 北京：中国医药科技出版社，1996.10.

[14] 国家食品药品监督管理局. 药品不良反应报告和监测管理办法[EB/OL]. [2011-5-4]. http：//www.sfda.gov.cn/WS01/CL0053/62621.html

[15] 冯春，张萍，黄志. 地榆升白片治疗多发性骨髓瘤化疗后白细胞减少临床研究[J]. 中医学报，2013，28（12）：1794-1795.

[16] 李华，马箐，艾萍，等. 中药预防肿瘤化疗后白细胞减少症随机对照试验的系统评价及Meta分析[J]. 中国中西医结合杂志，2015，35（2）：157-166.

[17] 赵维勇，张丽珍，田继红. 地榆升白片对放疗后骨髓抑制疗效观察[J]. 现代肿瘤医学，2007，15（2）：264-266.

[18] 欧明洪，吴德胜，聂茂. 肿瘤放化疗所致白细胞减少症的中医药治疗的研究进展[J]. 中国药房，2011，22（7）：668-670.

[19] 周世勇，王华庆，张会来，等. 聚乙二醇化重组人粒细胞集落刺激因子预防化疗后中性粒细胞减少症临床疗效观察[J]. 中国肿瘤临床，2011，38（18）：1154-1158.

[20] 祝敬燕. 参芪扶正注射液联合穴位注射治疗紫杉类化疗后白细胞减少症的临床研究[J]. 新中医，2014，46（12）：158-161.

[21] 陈珑. 生血康口服液治疗非小细胞肺癌化疗后骨髓抑制临床研究[J]. 河北医药，2015，37（2）：211-214.

[22] 蔡光先，潘小平，朱莹，等. 超微玉屏风丸对肿瘤患者化疗后气虚型白细胞减少症及细胞免疫功能的影响[J]. 中华中医药学刊，2010，28（10）：2021-2023.

[23] 张宇航，李要轩，李雁. 复方阿胶浆对恶性肿瘤化疗后白细胞减少症的临床观察[J]. 中医中药，2010，17（12）：77-78.

[24] 张湘茹，冯奉仪. rhG-CSF预防恶性肿瘤化疗后粒细胞减少的Ⅱ期临床研究[J]. 中国肿瘤生物治疗杂志，2000，7（2）：143-145.

[25] 陶毅强. 健脾益肾汤治疗化疗后白细胞减少症33例[J]. 福建中医药，2009，40（5）：41+48.

第二节 缺铁性贫血

缺铁性贫血（iron deficiency anemia，IDA）是铁缺乏症的最终阶段，表现为缺铁引起的小细胞低色素性贫血及其他异常。有学者称其为血红素合成异常性贫血[1]。临床上将IDA分为三期，即铁减少期（iron deficiency，ID）、红细胞生成缺铁期（iron-deficient erythropoiesis，IDE）和缺铁性贫血期。本症是最常见的营养素缺乏性疾病，至今仍是世界各国普遍而重要的健康问题，其高危人群为妇女、婴幼儿和儿童。有研究显示，ID及IDA可导致婴幼儿（0~3岁）智能发育落后和行为异常改变，并可能对儿童脑发育造成永久性影响[2, 3]。妊娠期ID和IDA对母体、胎儿和新生儿均会造成近期和远期的不良影响，会显著增加妊娠期高血压、胎儿生长受限、早产、低出生体重儿及胎儿死亡等发病风险。近年来，我国儿童IDA的情况，局部呈现逐步下降的趋势，但总体上仍然没有显著改善。2000~2001年，中国儿童铁缺乏症流行病学调查协作组在全国进行了对7个月~7岁儿童ID流行病学调查显示，ID患病率为32.5%，IDA患病率为7.8%，其中7~12个月婴儿的IDA患病率为20.8%。2010年，对长春市育龄妇女调查显示贫血发病率为6.3%[1-8]。

IDA发生的主要病因有营养因素、慢性失血、吸收障碍等。不同人群的主要病因有所区别。高危人群（妇女、婴幼儿和儿童）主要由于生理性铁需要量增加，单纯从饮食中难以满足所需铁，因此其容易发生营养性IDA。各种胃肠道出血、妇女月经量过多等慢性失血，是引起成人IDA最常见的原因。吸收障碍常见于胃全切除和胃次全切除后的数年，以或见于慢性腹泻或小肠吸收不良综合征。此外，其他因素（如幽门螺旋杆菌HP感染），造成的铁利用障碍，引起铁吸收和再循环障碍则可以导致铁剂治疗无效的IDA[4]。

IDA的临床表现，除贫血引起的组织器官（呼吸系统、循环系统、消化系统和泌尿系统）缺氧的一般表现外，还有因组织缺铁导致的各种临床表现。皮肤黏膜苍白是贫血最常见的客观体征。早期和常见的症状包括疲倦、乏力、头晕、耳鸣、记忆力衰退、思维不集中等。严重者，可致黏膜组织变化和外胚叶营养障碍,出现口炎和舌炎、皮肤干燥、指甲扁平、脆薄易裂和反甲,甚至出现吞咽困难及异食癖等[4]。

IDA是一种综合征,其治疗原则是补充足够的铁直到恢复正常铁贮存量,以及祛除引起缺铁的病因。口服铁剂是治疗本病的首选方法,一般采用亚铁制剂,以利于铁的吸收,迄今认为,硫酸亚铁仍是口服铁剂中的标准制剂,但其属于无机铁剂,胃肠反应较大。近年来,有机态型铁剂,因其不良反应小而更多地运用到临床,包括葡萄糖亚铁、枸橼酸亚铁等。此外,铁肝粉、血红素铁(卟啉铁)等生物态型铁剂,因其吸收率高、副作用小及吸收无障碍等优点,已成为迄今所知的最理想药物[4, 9]。一般情况下,口服铁剂的1～3周,每天约能升高血红蛋白1～3g/L。待血红蛋白复常后,应继续补铁2～3个月或使血清铁蛋白(serum ferritsn,SF)恢复到50μg/L,恢复机体贮存铁,否则易复发[4, 10]。注射铁剂,因易出现不良反应(发生率13%～26%),目前仅在特殊情况下使用。

中医学认为,IDA属于"血虚"、"虚劳"、"萎黄"、"黄肿"、"黄病"等病证范畴,其病因病机,主要包括脾胃虚弱,失血过多,以及肾虚、精不化血,临床常见气血双亏、脾肾阳虚等证候[11]。

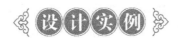

一、题目

××丸与阿胶当归颗粒对照治疗缺铁性贫血(气血两虚证)评价其有效性和安全性的随机双盲、平行对照、多中心临床试验。

二、研究背景

××丸的主要功能是补气养血,用于治疗气虚血亏引起的少气懒言,语言低微,面色萎黄,四肢无力,形体消瘦和经血不调。是临床治疗气血两虚证的常用药物。

三、试验目的与指标

(1)评价××丸治疗缺铁性贫血的有效性。评价指标:IDA疾病疗效、血清铁蛋白(SF)等。
(2)评价××丸对缺铁性贫血气血两虚证的改善作用。评价指标:中医证候积分/疗效、单项症状疗效等。
(3)观察××丸临床应用的安全性。观察指标:不良反应发生率,以及一般体检项目,血、尿、便常规,心电图和肝肾功能等。

四、试验总体设计

采用随机、双盲、平行对照、多中心研究的方法。
(1)随机:采用分层区组随机化方法,以中心为分层因素,层内按3:1比例分为试验组和对照组。
(2)盲法:采用双盲、双模拟技术。
(3)对照:阿胶当归颗粒平行对照。由阿胶等药物组成,主要功效为补气养血;用于气血亏虚所致贫血，产后血虚、体弱、月经不调、闭经等。

（4）多中心：×家医院同期进行。

（5）样本量：根据《中药品种保护指导原则》[12]关于临床试验样本量的规定（试验组最低例数不少于300例、每个主要病证不少于60例），本品的前期研究结果，以及缺铁性贫血、白细胞减少症和子宫异常出血3个适应证的样本量分配，考虑剔除脱落因素，决定本适应证的样本量为220例，其中试验组165例，对照组55例。

五、诊断标准

1. 西医诊断标准（缺铁性贫血）

参照《内科学》第8版、中华医学会《临床诊疗指南·血液学分册》、《血液病诊断及疗效标准》第三版[1, 13, 14]制定。

（1）有明确的缺铁病因及临床表现。

（2）实验室检查：① 血红蛋白（hemoglobin，HB）男性＜120g/L，女性＜110g/L；红细胞平均体积（erythrocyte mean corpuscular volume，MCV）＜80fl，红细胞平均血红蛋白含量（mean corpuscular hemoglobin，MCH）＜27pg，红细胞平均血红蛋白浓度（mean corpuscular hemoglobin concentration，MCHC）＜0.32。② SF＜12μg/L。

凡具备上述条件即可诊断。

（3）贫血严重程度分级标准：HB≤30g/L为极重度；HB在31～60g/L为重度；HB在61～90g/L为中度；HB＞90g/L与低于正常参考值下限之间为轻度。

2. 中医辨证标准

参照《中医内科学》第九版、《中药新药临床研究指导原则（试行）》制定[15, 16]。

（1）主症：① 气虚证：气短，神疲乏力。② 血虚证：面色淡白或萎黄，头晕眼花，心悸。

（2）次症：自汗，懒言，言语低微，月经不调，失眠，手足麻木。

（3）舌脉：舌淡，脉细弱。

凡具备气虚证和血虚证主症，次症2项及以上，参考舌脉即可诊断。

六、受试者的选择

（一）纳入病例标准

（1）符合缺铁性贫血西医诊断标准，且贫血严重程度属于轻、中度患者，即HB，男性≥61g/L和＜120g/L，或女性≥61g/L和＜110g/L，SF＜12μg/L；

（2）有慢性失血病因者，如子宫异常出血过多、痔疮出血等；

（3）符合中医气血两虚证辨证标准；

（4）年龄在18～65岁，性别不限；

（5）自愿参加，并签署知情同意书。

（二）排除病例标准

（1）长期不明原因的腹泻、慢性肠炎、胃肠道肿瘤、胃十二指肠溃疡、无转铁蛋白症、胃肠切除术等引起铁的吸收和转运障碍的缺铁性贫血；

（2）非缺铁性贫血患者，如巨幼红细胞贫血、再生障碍性贫血、各种溶血性贫血、各种血红蛋白病、急性失血性贫血，以及慢性疾病所致的贫血等，或缺铁性贫血程度属重度或极重度者；
（3）合并心、脑、肝、肾，或造血系统等严重原发性疾病、精神病者；
（4）进入本试验前4周内曾用过铁剂或其他含有补铁成分的保健品或输血治疗者；
（5）哺乳期妇女；
（6）过敏体质或对本药成分过敏者；
（7）研究者认为不宜参加临床研究者。

（三）受试者退出（脱落）标准

1. 研究者决定退出

（1）随机化后，发现严重违反纳排标准者；
（2）试验过程中发生严重不良事件，根据医生判断应停止试验者；
（3）试验过程中，使用了方案规定的禁用药物以致影响有效性和安全性评价；
（4）受试者依从性差（试验用药依从性<80%或>120%），或自动中途换药；
（5）各种原因的中途破盲病例；

2. 受试者自行退出

（1）无论何种原因，患者不愿意或不可能继续进行临床试验，向主管医生提出退出试验要求而中止试验者；
（2）受试者虽未明确提出退出试验，但不在接受用药及检测而失访。

（四）中止试验（中途停止全部试验）的条件（参照本章第一节）

（五）结束全部临床试验的规定（参照本章第一节）

七、试验用药物及治疗方案

（一）试验用药物的名称与规格

试验药及其模拟剂：××丸，9g/袋。对照药及其模拟剂：阿胶当归颗粒，5g/袋。××丸及其模拟剂、阿胶当归颗粒及其模拟剂的包装一致，性状、颜色等相同。

（二）试验用药物的包装

由申办单位指派专人负责试验用药物制备和准备。每位受试者每次访视一个大包装药盒，大包装药盒内装4个中包装药盒另加一个小药袋，一个中包装内包含7个药袋，每个药袋里装有一天的药量（××丸2袋+阿胶当归颗粒模拟剂3袋或××丸模拟剂2袋+阿胶当归颗粒3袋）。统一标签格式，内容包括："××丸仅供临床研究使用"、SFDA临床研究批准文号、药物编号（即按"处理编码"编制的试验药物顺序号：001~220）、功能主治、用法、规格、贮藏条件、有效期限、注意事项、药物供应单位等。将分装好的试验用药物一起送往各个临床试验中心。

（三）药物的随机编盲和应急信件

1. 随机编盲

采用分层区组随机设计法。分层因素为中心，并按3:1比例随机分为试验组和对照组。

试验组165例，对照组55例，共220例，由×家中心同期完成。分两级设盲：一级设盲以A组、B组表示，二级设盲再分别指定A组、B组的组别归属。由专业统计人员会同申办单位代表（编盲者），负责用SAS软件产生中心编码分配随机数字、试验病例分配随机数字、处理组分配随机数字及其"中心编码分配情况"（用于指定各中心分配的处理编码范围）、"试验病例随机编码表"（即"处理编码"，一级盲底）、"处理组分配情况"（二级盲底）。申办者指定"与本次临床试验无关人员"按"试验药物包装表"进行试验用药物的分配包装。上述两级盲底，连同随机数字的初始值、区组长度等，一式两份，密封后交由临床研究负责单位和申办单位有关负责部门共同掌握。全部药物编码过程应由编盲者书写成"编盲记录"存档。

2. 应急信件的设立

本试验设立"应急信件"，信封上注明"××丸临床试验应急信件"字样、药物编号，以及在紧急情况下的破盲规定等内容；"应急信件"内含信纸，纸上印有相应的药物编号和组别及所放置的具体药物名称，不良事件发生后拆阅时，应记录处理措施、采用的药物名称、抢救科室、主要负责人及应立即报告的单位、地址和联系电话等；"应急信件"应密封且有一次性易毁标签，随药物分发至各中心，研究结束后，无论破盲与否均应统一返回申办者。

破盲规定：① 当患者发生严重的不良反应；② 当患者发生严重的并发症；③ 症状恶化、必须采取紧急措施者；④ 由于疗效原因而退出的病例，不得破盲；⑤ 紧急破盲程序：紧急情况是指发生严重不良反应/事件。紧急情况下确需破盲时，由研究者请示主要研究者（或与机构相关负责人），经主要研究者签字同意后可拆阅应急破盲信件，破盲后24小时内通知临床研究负责单位。

（四）试验用药物的管理（参照本章第一节）

（五）治疗方案

（1）一般治疗应避免感染；适当增加含铁丰富的食物；注意饮食的合理搭配，促进铁的吸收。
（2）对因治疗，积极治疗原发病。
（3）试验用药物用法用量：① 试验组：××丸，口服，一次1袋（9g），每日2次。阿胶当归颗粒模拟剂，口服，一次1袋（5g），一日3次。② 对照组：阿胶当归颗粒，口服，一次1袋（5g），每日3次。××丸模拟剂，口服，一次1袋（9g），一日2次。
（4）疗程：治疗12周。
（5）合并治疗规定：试验中不能给予输血，以及使用其他治疗贫血或具有补气养血功效的药物。合并其他疾病必须继续服用的其他药物和治疗方法，必须在合并用药表中详细记录。

（六）试验用药依从性判断（参照本章第一节）

八、安全性评价

1. 试验药物可能的不良反应

检索CNKI文献数据库，发现本品致1例肝损伤不良反应报道，临床研究中应予以关注。

2. 安全性指标及观测时点

（1）一般体检项目，如体温、心率、呼吸、血压等，用药前后检查。

(2）血常规（WBC、N、PLT）、尿常规+尿沉渣镜检、便常规+潜血、肝功能（ALT、AST、ALP、GGT、TBIL）、肾功能（Cr、BUN）、心电图，用药前后观察。

（3）可能出现的不良反应症状体征、疾病/综合征，用药后随时观察。

以不良事件/不良反应发生率为主要安全性评价指标。

3~5 参照本章第一节。

九、有效性评价

1. 观察指标

（1）人口学资料：年龄、性别、民族、身高、体重等。

（2）一般临床资料：生命体征、病程、病史、过敏史、合并疾病及用药情况。

（3）筛选指标：尿妊娠试验。

（4）有效性指标和观测时点：① IDA 疾病疗效，基线、治疗 4 周、8 周、12 周检测并评价。② 中医证候积分/疗效，基线、治疗 4 周、8 周、12 周记录并评价。③ 单项症状疗效，治疗 12 周评价。④ SF，基线、治疗 12 周检测并评价。⑤ 慢性失血病因的去除情况（混杂因素），治疗 12 周记录。

以①、②为主要评价指标。

2. 中医证候分级量化标准

表 8-2-1 中医证候分级量化标准

分级 症状	无（-）	轻（+）	中（++）	重（+++）
主症	0分	2分	4分	6分
气短	无	活动后气短	稍动即气短	不动即气短
神疲乏力	无	精神不振，劳则即乏	精神疲倦，动则即乏，勉强坚持日常工作	精神萎靡不振，不动即乏，不能坚持日常工作
面色淡白，萎黄	无	面色淡白	淡白无华	苍白或萎黄
头晕眼花	无	偶尔发生	时有发生	反复发作，不易缓解
心悸	无	偶尔发生	时有发生	经常发生
次症	0分	1分	2分	3分
自汗	无	皮肤微潮	皮肤潮湿	汗出
懒言	无	不喜多言	懒于言语	不欲言语
言语低微	无	言语较低	言语低微	言语微弱
月经不调	无	可月经延期、量略少、色淡	月经延期，量少色淡	可出现闭经
失眠	无	睡眠易醒、或睡而不实、晨醒过早，不影响工作	每日睡眠少于 4 小时，但能坚持正常工作	彻夜不眠，难以坚持正常工作
手足麻木	无	偶尔发生	经常发生，可以缓解	经常发生，不易缓解
舌脉	0分	1分	不计分	
舌象	淡红、苔薄白	淡	其他：	-
脉象	平	细弱	其他：	-

3. 疗效评定标准与相关定义

（1）IDA 疾病疗效，参照《血液病诊断及疗效标准》第三版制定[14]。临床痊愈：贫血症状体征明显改善和HB恢复至正常水平（男性120g/L，女性110g/L）；诊断铁缺乏（主要是反映储存铁和红细胞内铁）的指标恢复至正常水平，如SF＞50μg/L，血清铁（serun iron，SI）＞50μg/dl，总铁结合力（total iron binding capacity，TIBC）≤360μg/dl，运铁蛋白饱和度（transferrin saturation，TS）≥0.15，红细胞游离原卟啉（free erythrocyte protoporphyrin，FEP）＜0.9μmol/L等。有效：贫血症状体征有所改善，HB至少上升15g/L，上升20g/L更为可靠。无效：贫血症状体征及HB无改善。

（2）中医证候疗效，参照2002年《中药新药临床研究指导原则（试行）》[16]。临床痊愈：中医症状消失或基本消失，症状积分减少≥95%。显效：中医症状明显改善，症状积分减少≥70%，且＜95%。有效：中医症状有好转，症状积分减少≥30%，且＜70%。无效：中医症状无明显改善，甚或加重，症状积分减少＜30%。

注：改善百分率=（治疗前总积分–治疗后总积分）/治疗前总积分×100%，计算症状总体改善百分率。

（3）单项症状疗效，临床痊愈：症状或体征消失。显效：症状或体征明显好转（由+++→+）。有效：症状或体征好转（由+++→++，或++→+）。无效：症状或体征不改变或减轻不明显，或加重。

十、试验流程

表8-2-2 试验流程表

阶段	基线	治疗期		
访视时间点	入组	用药后4周±5天	用药后8周±5天	用药后12周±5天
签署知情同意书	×			
采集病史	×			
尿妊娠试验	×			
血常规（RBC、HB、MVC、MCH、MCHC）	×	×	×	×
血清铁蛋白（SF）	×			×
红细胞内游离原卟啉（FEP）	×			×
血清铁（SI）、总铁结合力（TIBC）、运铁蛋白饱和度（TS）	×			×
中医证候评分	×	×	×	×
临床不良事件		×	×	×
生命体征	×			×
血常规（WBC、N、PLT）	×	×	×	×
尿常规+尿沉渣镜检	×			×
便常规+潜血	×			×
肝肾功能（ALT、AST、TBIL、ALP、GGT、Cr、BUN）	×			×
心电图	×			×
记录合并用药		×	×	×
依从性判断				×
药物发放与回收记录	×	×	×	×

十一、数据管理（参照本章第一节）

十二、统计分析

1、2（参照本章第一节）

3. 统计分析计划

试验方案确定后，由主要研究者、统计分析人员（具有参与临床试验经验者）共同制定"统计分析计划"，待试验完成后、数据库锁定前予以细化，数据库锁定后按计划进行统计分析。

主要内容包括：① 描述数据集的定义及划分情况。② 基线可比性分析（人口学资料及其他基线特征）。③ 有效性分析。包括主、次要指标及非处理因素对主要指标影响的比较分析；将慢性失血病因的去除情况作为亚组进行分析；主要指标的多重性问题，应详细说明分析方法、检验水准的调整等。④ 安全性分析。包括用药程度，临床不良事件比较及其清单，SAE 和重要不良事件的个例描述与分析，理化检查指标比较分析，生命体征及其他指标的比较分析。⑤ 对于非事先规定的缺失数据可进行敏感性分析，但不能作为结论的主要依据。

十三、质量控制与保证（参照本章第一节）

十四、试验相关的伦理学要求（参照本章第一节）

十五、试验结束后的医疗措施

在临床试验给药周期结束后，如果受试者完成全部疗程，疾病尚未痊愈需要治疗者，应当采用目前常规方法治疗，费用由患者自行承担，结束受试者与研究者的合作关系。

十六、试验总结与资料保存（参照本章第一节）

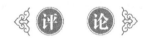

评 论

一、研究策略

缺铁性贫血为一临床综合征，可由营养因素、慢性失血、吸收障碍等多种原因引起[4]。其治疗中药，主要是通过促进食物和药物中的铁的吸收，达到提高改善贫血、恢复正常铁储存的目的[17, 18]。

根据本病的流行病学特点，多选择营养失衡引起的婴幼儿、儿童 IDA 患者，以及胃肠道出血和妇女月经量过多所致的慢性失血的成人作为研究对象[19]。

二、临床试验设计要点

1. 总体设计

应遵循临床科研的基本原则，主要采用随机、双盲、阳性药/安慰剂平行对照、多中心、非劣效性/优效性检验的方法[17-21]。鉴于目前有疗效确切、胃肠反应相对较小的有机铁剂，如作用特点近似，可以采用阳性药对照、非劣效检验设计。中药多以促进铁的吸收为主，大多选择轻、中度贫血为适应证，因其延迟治疗不至于产生严重后果，可以考虑在调整饮食结构的基础上的安慰剂或/和上市同类中药对照、优效性检验设计。此外，也可以考虑在铁剂基础上的中药联合治疗试验设计[18, 22]。

例案为中药品种保护临床试验。参考证候类中药临床试验的专家意见，选择了血液和妇科两个系统的缺铁性贫血、白细胞减少症和异常子宫出血三个病种为适应证，分别进行临床试验，并根据既往研究结果，确定本适应证为研究重点。根据《中药品种保护指导原则》[12]，选择了同类中药品种做对照，采用优效性设计，以期体现试验药整体或局部的疗效优势。

2. 诊断

临床上，IDA 的诊断并不难。首先，血常规检查可发现红细胞和 HB 均降低，以 HB 降低为甚，MCV、MCH、MCHC 呈小细胞低色素性特点。同时，红细胞分布宽度（red blood cell distribution width，RDW）增加提示有铁缺乏可能[23]。其次，骨髓铁染色、SF、血清可溶性转铁蛋白受体（sTfR）对于早期诊断 IDA 的价值较大。骨髓铁染色是诊断体内贮存铁缺乏的金标准，但因其为侵入性检查，临床应用受到一定的限制；SF 可作为贮存铁缺乏的指标，但对于妊娠期缺铁的诊断，其灵敏度和特异度均逊于 sTfR，后者被认为是迄今反映妊娠期 IDE 的最佳指标。有研究认为，外周血常规不利于早期诊断，且单纯用红细胞相关指数，至少 30% 的 IDA 会被误诊[3, 24]。因此，同时采用 FEP、SI、TIBC 和 TS 等指标，有利于 IDA 的确诊和鉴别诊断。IDA 的诊断标准，可以参照《临床诊疗指南·血液学分册》[13]及《血液病诊断及疗效标准》第三版[14]。

3. 受试病例的选择

应符合 IDA 的西医诊断标准和中医辨证标准。若以成人为研究对象，可以考虑选择一种或几种病因的 IDA 患者。评价时可将病因作为混杂因素作分层或亚组分析。若选择儿童为受试者，可考虑包含婴幼儿的高发年龄段在内，其病因较单一，主要是营养因素。

中药临床试验，应排除重度或极重度的 IDA 患者，长期不明原因的腹泻、慢性肠炎、胃肠道肿瘤、胃十二指肠溃疡、无转铁蛋白症、胃肠切除术等引起铁的吸收和转运障碍的 IDA，以及其他类型的营养性贫血（如巨幼红细胞贫血），各种溶血性贫血，再生障碍性贫血，各种血红蛋白病，急性失血性贫血，以及慢性疾病所致的贫血等[4, 25, 26]。此外，可以考虑将近期曾用过铁剂或其他含有补铁成分的保健品或输血治疗可能对评价产生影响的患者排除。

4. 有效性评价

根据 IDA 中药的治疗目标，一般选用 IDA 疾病的临床痊愈率（缓解率）/有效率作为主要评价终点[20, 21, 25-27]。其他指标，如贫血症状体征，中医证候积分，以及 FEP 及 SI、TIBC、TS、sTfR 等，可以作为次要终点。

"临床痊愈"、"有效"的定义，一般推荐采用《血液病诊断及疗效标准》第三版[14]的标准。"临床痊愈"，定义为贫血症状体征和血红蛋白恢复至正常水平（男性 120g/L、女性 110g/L），诊断铁缺乏（特别是反映储存铁和红细胞内铁）的指标恢复至正常水平，如 SF（>50μg/L）或与 SI/TIBC/TS、FEP（<0.9μmol/L）/全血锌原卟啉（zinc protoporphyrin，ZPP）、sTfR 等，以及病因的消除（可酌情删减）。若加上骨髓可染铁（+）及以上，以及铁粒幼红细胞≥0.15。"有效"指 HB 至少上升 15g/L，上升 20g/L 更为可靠。

对于主要评价指标，多中心临床试验应制定和采用统一的 SOP，必要时可以考虑做中心实验室检测。症状体征/中医证候的有效性评价，在没有公认的评价量表的情况下，可以采用专家组制定的分级量化标准。

由于病因的消除和存在（如痔疮、月经量过多等），可能会成为有效性评价的严重干扰因素，统计分析时应对主要指标进行校正。

5. 安全性评价

铁剂，特别是无机铁剂，常见恶心、呕吐、便秘、腹痛、腹泻等胃肠道副作用[5, 6]。若作为阳性对照药，应予以充分关注。

6. 试验流程与联合治疗

本病可以设置导入期，以明确诊断与鉴别。中药改善贫血症状，疗程一般为2~3个月[19-22,25-27]；恢复铁储备可能需要更长时间。如以改善贫血症状为目的，可以根据治疗结束时SF的情况，规定试验结束后的医疗措施。

IDA治疗中药多以促进铁的吸收和利用为主，应重视一般治疗吗，适当增加含铁丰富的食物，如牛肝、牛肉、鸡胸肉、三文鱼、糙米、南瓜籽等；注意饮食的合理搭配，多吃促进铁吸收的瓜果蔬菜，如猕猴桃、蜜枣、青椒、黄瓜、西红柿等，避免或减少摄入牛奶、茶叶、咖啡等影响铁吸收的食品[28, 29]。

应禁用对铁的吸收有影响的药物，如维生素C、抗酸药等[30]。

参 考 文 献

[1] 葛均波，徐永健. 全国高等医药教材建设研究会"十二五"规划教材·内科学[M]. 第8版. 北京：人民卫生出版社，2013：543-552.
[2] 邹尧，竺晓凡. 缺铁性贫血[J]. 中国实用儿科杂志，2010，25（2）：158-160.
[3] 梁颖，赵亚茹. 轻度缺铁性贫血对婴幼儿智能及行为发育影响的研究[J]. 中国实用儿科杂志，2002，17（12）：738-740.
[4] 陈灏珠，林果为，王吉耀. 实用内科学[M]. 第14版. 北京：人民卫生出版社，2013：2323-2328.
[5] 齐薇薇，邵宗鸿.《妊娠期铁缺乏和缺铁性贫血诊治指南》解读[J]. 中国实用内科杂志，2015，35（2）：136-138.
[6] 黄才千. 儿童缺铁性贫血预防策略研究[J]. 中华疾病控制杂志，2008，12（4）：391-394.
[7] 中国儿童铁缺乏症流行病学调查协作组. 中国7个月~7岁儿童铁缺乏症流行病学的调查研究[J]. 中华儿科杂志，2004，42(12)：886-891.
[8] 邵梦楠，陈巾宇，杨青，等. 长春市朝阳区育龄妇女缺铁性贫血现况调查及相关影响因素研究[J]. 中国妇幼保健，2015，30(6)：932-935.
[9] 李国华. 儿童缺铁性贫血对神经系统的影响及其防治进展[J]. 实用儿科临床杂志，2003，18（5）：391-392.
[10] 《中华儿科杂志》编辑委员会. 儿童缺铁和缺铁性贫血防治建议[J]. 中国儿童保健杂志，2010，18（8）：724-726.
[11] 焦忠华，张天芳. 实用中医血液病学[M]. 第1版. 青岛：青岛出版社，1989：133-145.
[12] 国家食品药品监督管理局. 中药品种保护指导原则[EB/OL]. [2009-2-3]. http://www.sda.gov.cn/WS01/CL0055/35759_2.html
[13] 中华医学会. 临床诊疗指南·血液学分册[M]. 第1版. 北京：人民卫生出版社，2006：1-3.
[14] 张之南，沈悌. 血液病诊断及疗效标准[M]. 第3版. 北京：科学出版社，2007：1-12.
[15] 吴勉华，王新月. 全国高等中医药院校规划教材（第九版）·中医内科学[M]. 第3版. 北京：中国中医药出版社，2012.
[16] 郑筱萸. 中药新药临床研究指导原则（试行）[M]. 第1版. 北京：中国医药科技出版社，2002.4：378-383
[17] 乐芹，刘丹，陈刚，等. 生血宁片治疗儿童缺铁性贫血气血两虚证的临床研究[J]. 中国中医药科技，2001，8（3）：145-146.
[18] 陈艳红，赫莉，李慧英，等. 中西医结合配合食疗治疗老年缺铁性贫血的临床研究[J]. 世界中西医结合杂志，2012，7(3)：237-238.
[19] 李湘新，陈学良，张茂宏，等. L-苏糖酸亚铁治疗缺铁性贫血的多中心随机对照研究[J]. 中华内科杂志，2005，44（11）：844-847.
[20] 陈波斌，林果为，吴炜，等. 铁制剂治疗缺铁性贫血的随机对照临床研究[J]. 上海医学，2002，25（3）：154-157.
[21] 占伟强，王根才，杨明均，等. 生血宁片治疗缺铁性贫血982例[J]. 药学进展，2005，29（4）：176-179.
[22] 张春营，潘华林. 补血丸联合小剂量铁剂治疗缺铁性贫血的疗效[J]. 中国全科医学，2008，11（12）：1094-1095.
[23] 赵新民. 小儿缺铁性贫血的预防和治疗[J]. 中国全科医学，2006，9（19）：1584-1585.
[24] 万理萍，王椿. 缺铁性贫血实验室检测指标及其评价[J]. 临床内科杂志，2002，19（6）：480.
[25] 李冬云，左明焕，麻柔，等. 益中生血片治疗缺铁性贫血318例临床研究[J]. 中国医药学报，1999，14（4）：17-21+80.
[26] 魏克民，裘维焰，梁卫青，等. 铁叶绿酸钠片治疗缺铁性贫血临床研究[J]. 医学研究杂志，2007，36（3）：23-26.
[27] 陈劲松，吴华新，冯贵平，等. 新剂乳酸亚铁片治疗缺铁性贫血的临床研究[J]. 重庆医学，2005，34（9）：1413-1415.
[28] 顾景范，杜寿玢，查良锭，等. 现代临床营养学[M]. 第1版. 北京：科学出版社，2003.
[29] 万里. 饮食疗法治疗小儿营养性缺铁性贫血的效果研究[J]. 中国学校卫生，1998，19（5）：411-412.
[30] 黄振荣，王淑敏，王柏勋，等.《小儿营养性缺铁性贫血防治方案》解读[J]. 中国实用乡村医生杂志，2007，14（4）：48-49.

第九章 妇科疾病

第一节 原发性痛经

原发性痛经（primary dysmenorrhea，PD）是指不伴有盆腔器质性疾病的痛经，即功能性痛经[1]。在年轻女性中发病率高，常于初潮后数月（6～12个月）开始，30岁以后发病率下降。PD的发病主要与前列腺素（prostaglandins，PGs）、白三烯（leukotrienes，LTs）、血管加压素（arginine vasopressin，AVP）、催产素（oxytocin，OT）等引起的子宫收缩异常有关，精神神经因素也是其影响因素之一。痛经的疼痛呈痉挛性，集中在下腹，常伴腰痛或头痛、乏力、头晕、恶心、呕吐、腹泻、腹胀等，在月经即将来潮前或来潮后开始出现，持续48～72小时[2]。通常可根据疼痛对日常活动的影响、全身症状表现、止痛药应用情况将痛经严重程度划分为轻、中、重度。研究显示，49.7%为的患者疼痛程度为中度，17.4%为重度，轻度患者占32.9%[3, 4]。

加拿大妇产科医师协会（Society of Obstetricians and Gynaecologists of Canada，SOGC）关于原发性痛经诊疗共识指南（2005版），推荐非甾体抗炎药（nonsteroidal antiinflammatory drugs，NSAIDs）为治疗本病的一线药物[2, 5]，对于有节育需求的患者，推荐使用口服避孕药（oral contraceptives pills，OCPs）[5]。NSAIDs如布洛芬等，治疗有效率高达30%～80%；OCPs长期服用（连服21天，或全周期使用），能明显降低痛经的发生率，同时也能减少经血流量[2, 6, 7]。

本病中医学亦称"痛经"或"经期腹痛"，以"不通则痛"或"不荣则痛"为主要病机。常见中医证候有气滞血瘀、寒凝血瘀、湿热瘀阻、气血虚弱、肾气亏损等[8-10]。

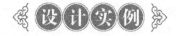

一、题目

随机双盲、安慰剂平行对照评价××胶囊治疗痛经寒凝血瘀证有效性和安全性的多中心Ⅲ期临床研究。

二、研究背景

××胶囊具有温经止痛、活血化瘀的功效，主治痛经寒凝血瘀证，按照第6类中药新药要求研发，现已完成Ⅱ期临床试验，计划开展Ⅲ期确证性临床研究。

主要药效学研究结果显示，本品12g、6g/（kg·d）两个剂量组对催产素所致小鼠痛经、

PGE2a 所致小鼠痛经均有明显的抑制作用，并能抑制二甲苯引起的小鼠腹腔毛细血管高通透性；对醋酸所致小鼠疼痛有明显的抑制作用。

急性毒性试验结果显示，最大浓度、最大体积的药量（总给药量为 300g 生药/kg，相当于临床用量的 536 倍）一日内连续 3 次灌胃小鼠后，连续观察 14 天，未见有动物死亡。长期毒性实验结果显示，大鼠 28g、14g、7g 生药/（kg·d），连续灌胃 6 个月，停药后观察 2 周，动物的一般情况、体重、进食量、外周血象、心电无明显影响；各项生化指标均在正常范围内波动；重要脏器的指数、肉眼检查均未见明显变化，经组织病理学观察未见由于药物所引起的明显病理改变。

Ⅱ期临床试验结果显示，FAS（PPS）分析，试验组痛经综合疗效总有效率分为 85.83%（89.29%），安慰剂组 47.06%（50.48%），组间比较差异均有显著性统计学意义，且优效性检验成立，即试验组的痛经综合疗效总有效率高于对照组 20% 及以上，FAS、PPS 分析结论一致。试验中，仅对照组出现不良反应 1 例（0.83%），表现为"胃脘痛"。两组临床不良事件/不良反应发生率的组间比较，差异无统计学意义。

三、试验目的与观察指标

（1）确证评价××胶囊对痛经症状的缓解作用。观察指标：痛经综合疗效、疼痛程度、疼痛持续时间等。

（2）确证评价××胶囊对痛经寒凝血瘀证的证候改善作用。观察指标：证候疗效、单项症状疗效。

（3）进一步观察××胶囊临床应用的安全性。观察指标：一般体检项目，血、尿、便常规+潜血、心电图、肝肾功能等实验室指标、不良反应发生率。

四、试验总体设计

采用按中心分层的区组随机、双盲、安慰剂平行对照、多中心临床研究、优效性检验的方法。

（1）随机：采用分层区组随机化方法，以中心为分层因素，层内按 3：1 比例分为试验组和对照组。运用 SAS 统计软件，按多个中心的病例分配数及随机比例，生成随机数字分组表。

（2）盲法：采用双盲的方法。

（3）对照：采用安慰剂平行对照。

（4）多中心：在×家药物临床试验机构同期进行。

（5）样本量估算：根据Ⅱ期临床试验结果，试验组痛经综合疗效总有效率分为 89.29%，安慰剂组 50.48%，设单侧 $\alpha = 0.025$，$\beta = 0.2$，优效界值 $\delta = 0.20$，两组比例为 3：1，按照优效性检验计算公式，则试验组约需 189 例，对照组 63 例。根据《药物注册管理办法》中有关Ⅲ期临床试验，试验组不低于 300 例的规定，考虑脱落剔除因素，计划本试验的样本量为试验组 360 例，对照组 120 例。

五、诊断标准

1. 西医诊断标准（原发性痛经）

参照《中华妇产科学》[1]和《妇产科学》（第 7 版）[8]制定。

（1）症状：在经期或其前后出现周期性下腹疼痛、坠胀，伴腰酸或其他不适，程度严重者影响生活或工作质量。

（2）妇科检查：生殖器官无器质性病变。

2. 中医辨证标准（痛经·寒凝血瘀证）

参照《中医妇科学》[9]制定。主症：经前或经期小腹冷痛，得热痛减；次症：① 经血量少；② 经血黯而有瘀块或如黑豆汁样；③ 畏寒；④ 手足欠温；⑤ 带下量多。舌脉：舌质紫暗，苔白或腻；脉弦或沉紧。主症必备，具备次症至少2项，结合舌脉即可诊断。

六、受试者的选择

（一）纳入标准

（1）符合原发性痛经西医诊断标准；
（2）中医辨证为寒凝血瘀证；
（3）月经周期规律；
（4）年龄在18～35岁；
（5）自愿签署知情同意书。

（二）排除标准

（1）经检查证实由盆腔炎、子宫内膜异位症、子宫肿瘤等所致的继发性痛经患者；
（2）正在服用避孕药物，使用药物宫内节育器，或1年内准备妊娠的患者；
（3）合并心血管、脑血管、肝、肾和造血系统等严重原发性疾病患者和精神病患者；
（4）过敏体质（对两种以上物质过敏）或对本药过敏者；
（5）妊娠或哺乳期患者；
（6）最近4周内参加过其他药物临床试验的患者；
（7）怀疑或确有酒精、药物滥用病史者，或根据研究者的判断，不适宜入组者。

（三）受试者退出（脱落）标准

1. 研究者决定退出

（1）试验过程中，患者疾病加重、出现严重并发症者，不适宜继续接受试验的受试者；
（2）试验过程中，患者罹患其他疾病、出现过敏反应或严重不良事件等，根据医生判断应该停止试验者；
（3）受试者依从性差（试验用药依从性<80%或>120%），自动中途换药或加用方案禁止使用的其他药物者；
（4）严重违反纳入或排除标准，本不应随机化者；
（5）各种原因的中途破盲病例；

2. 受试者自行退出

（1）无论何种原因，患者不愿意或不可能继续进行临床试验，向主管医生提出退出试验要求而中止试验者；

(2）受试者虽未明确提出退出试验，但中途失访或不再接受试验用药及检测者。

（四）中止全部试验的条件

(1) 试验中发生严重安全性事件，应及时中止试验；

(2) 试验中发现临床试验方案有重大失误，或者方案虽好但在实施中发生严重偏差，难以评价药物疗效，应中止试验；

(3) 试验中发现药物治疗效果较差，不具备临床价值，应中止试验；

(4) 申办者要求中止试验；

(5) 行政主管部门撤销试验。

（五）结束全部临床试验的规定

完成计划中的最后1例病例随访，即标志1次临床试验的结束。

七、试验用药物及给药方案

1. 试验用药物名称与规格

试验药及其模拟剂：××胶囊，规格：0.35g/粒。试验药与其模拟剂的包装一致，性状、颜色、口感等相同，均由申办者提供，并符合质量要求。

2. 试验用药物的包装

试验药或其模拟剂均装于1个"大包装"药盒，每个大包装药盒内含3个小包装，每个小包装内含每次访视所需药物（另加2天富余量）。包装内外分别贴统一标签，均注明临床研究批件号、临床试验药物名称（仅供临床研究用）、功能主治、服法、规格、贮藏条件、批号、有效期限、药物供应单位等。

3. 随机编盲和应急信件

(1) 随机编盲：设盲工作由与试验无关统计人员完成，利用SAS软件根据随机种子数生成盲底，本次试验各组与安慰剂对照组，按3∶1的比例安排例数，采用二级设盲。一级设盲以A组、B组表示，二级设盲分别指定A组、B组的组别归属。由专业统计人员会同申办单位代表（编盲者），负责用SAS软件产生中心编码分配随机数字、试验病例分配随机数字、处理组分配随机数字及其"中心编码分配情况"（用于指定各中心分配的处理编码范围）、《试验病例随机编码表》（即"处理编码"，一级盲底）、《处理组分配情况》（二级盲底）。申办者指定"与本次临床试验无关人员"按《试验药物包装表》进行试验用药物的分配包装。上述两级盲底，连同随机数字的初始值、区组长度等，一式两份，密封后交由临床研究负责单位和申办单位有关负责部门共同掌握。全部药物编码过程应由编盲者书写成《编盲记录》存档。

(2) 应急信件的设立。本试验设立"应急信件"，信封上注明"××胶囊Ⅲ期临床试验应急信件"字样、药物编号，以及在紧急情况下的破盲规定等内容；"应急信件"内含信纸，纸上印有相应的药物编号和组别，写清可能出现的不良反应的处理措施。"应急信件"应密封，随药物分发至各中心，研究结束后，无论破盲与否均应统一返回申办者。

破盲规定：① 当患者发生严重的不良反应；② 当患者发生严重的并发症；③ 症状恶化、必须采取紧急措施者；④ 由于疗效原因而退出的病例，不得破盲；⑤ 紧急破盲程序：紧急情况是指发生严重不良反应/事件。紧急情况下确需破盲时，由研究者请示主要研究者（或与机构相关负责人），经主要研究者签字同意后可拆阅应急破盲信件，破盲后 24 小时内通知临床研究负责单位。

4. 试验用药物的分发与保存

（1）试验用药物的分发与回收：按照各中心"试验用药物管理制度与标准操作规程（standard operation procedure，SOP）"，由机构或专业的试验用药物管理员负责药物的接收、保存、发放、回收（返还或追还）、退回/销毁，并及时填写"试验用药物发放与回收记录"等过程文件。药物的首次发放，按入选时间的先后顺序和由小到大的药物编号依次进行。于复诊时回收剩余药物（或空盒），全部试验结束后将剩余药物集中退回申办者，并填写"试验用药退回/销毁证明"。

（2）试验用药物的保存：按照各中心"试验用药物管理制度"，保管试验用药物，并储藏在通风、干燥、温度适宜的场所，由机构或和专业的试验用药物管理员进行统一管理。

5. 给药方案

（1）用法用量。试验组：××颗粒，每次 3 粒，每日 3 次，温开水送服；对照组：××颗粒模拟剂，每次 3 粒，每日 3 次，温开水送服。

（2）疗程：3 个月经周期。每次月经来潮前 6 天 ± 1 天开始服药，连续服用至此次月经经期结束（每个月经周期最多服 10 天）。

（3）随访：痊愈病例停药后随访 3 个月经周期。

（4）合并治疗规定：试验过程中，不得使用其他具有活血化瘀、温经止痛作用的中药，疼痛严重者（NRS-11 评分为 10 分），可临时合并应用对乙酰氨基酚片 0.5g/次，并详细记录使用止痛药的日期和用量。

6. 试验用药依从性判断

临床试验中，受试者的依从性主要是试验用药依从性，即按方案的规定用药，使受试者充分理解按时按量用药的重要性，避免自行加用其他药物或治疗方法。本试验主要采用药物计数法，必要时结合询问法，判断试验用药依从性。试验用药依从性 = （已服用的试验用药量/应该服用的试验用药量）×100%。

八、安全性评价

1. 试验用药物可能的不良反应

动物毒性试验结果未见明显毒性反应，也未提示毒性靶器官。Ⅱ期临床试验中，试验组未见不良反应，对照组出现不良反应 1 例，表现为"胃脘痛"。

2. 安全性评价指标及观测时点

（1）可能出现的临床不良事件（症状体征、疾病/综合征），用药后随时观察。

（2）一般体检项目，如体温、脉搏、呼吸、血压等，用药前后检查。

（3）以下理化检查指标，用药前后检查。① 血常规，包括细胞计数（RBC）、白细胞计数（WBC）、血红蛋白浓度（HGB）、血小板计数（PLT）、中性粒细胞比例（NEUT%）、淋巴细胞比值（LY%）；② 尿常规；③ 肝肾功能，包括谷丙转氨酶（ALT）、谷草转氨酶（AST）、γ-谷氨酰转肽酶（γ-GT）、碱性磷酸酶（ALP）、总胆红素（TBIL）、血尿素氮（BUN）、血肌酐（Cr）、N-乙酰-β-D-葡萄糖苷酶（尿 NAG 酶）、肾小球滤过率（eGFR）；④ 心电图（ECG）。

以临床不良事件/不良反应发生率为主要安全性评价指标。

3. 不良事件的记录和判断

在"研究病历"和"病例报告表"（case report form，CRF）中，设置"不良事件记录表"，研究者应如实填写不良事件的发生时间、严重程度、持续时间、采取的措施和转归，并判断不良事件与试验药物的关系。

（1）不良事件（adverse event，AE）的定义：AE 指临床试验过程中受试者接受一种药物后出现的不良医学事件，但并不一定与治疗有因果关系。

（2）不良事件与试验药物因果关系判断标准：采用卫生部药品不良反应监察中心推荐的标准（1994 年版）[11]。将肯定、很可能、可能、可疑 4 项视为药物的不良反应。

表 9-1-1　不良反应判断标准

指标	肯定	很可能	可能	可疑	不可能
①	+	+	+	+	−
②	+	+	+	−	−
③	−	−	±	±	+
④	+	+	±	±	
⑤	+	?	?	?	

注：（1）+表示肯定；−表示否定；±表示难以肯定或否定；? 表示情况不明。（2）指标① 开始用药时间与可疑不良反应出现时间有无合理的先后关系；② 可疑的不良反应是否符合该药物已知的不良反应类型；③ 所可疑的不良反应是否可以用相关的病理状况、合并用药、现用疗法、曾用疗法来解释；④ 停药或降低用量，可疑不良反应能否减轻或消失；⑤ 再次接触同样药物后是否再次出现同样反应。

不良事件与药物相关性的判定为研究者个体判断的结果。当主要研究者在进行临床试验总结，汇总安全性数据时，还需根据处方组成、临床前安全性研究结果、不良事件发生的频次、严重程度、趋势，对照组的不良事件发生情况等进行整体判定。

（3）不良事件的记录：临床试验期间发现的任何不良事件，不管是否与试验用药有关，均应记录在案。不良事件的记录内容包括：① 不良事件所有相关症状；② 不良事件发生的时间和持续时间；③ 不良事件的严重程度及发作频度；④ 因不良事件所做的检查和治疗；⑤ 研究者判断不良事件是否与试验药物有关的结果与依据等。

（4）不良事件的处理措施：发生不良事件时，研究者可根据病情决定采取的措施。一般包括：① 观察、不中止试验药物；② 观察、并中止试验药物，不用补救治疗；③ 中止试验药物，给予补救治疗。

所有不良事件都应当追踪调查，详细记录处理经过及结果，直至受试者得到妥善解决或病情稳定，化验出现异常者应追踪至恢复正常或用药前水平。追踪到妥善解决或病情稳定，追踪方式可以根据不良事件的轻重选择住院、门诊、家访、电话、通讯等多种形式。

4. 严重不良事件的处理

（1）严重不良事件（serious adverse event，SAE）的定义：SAE 指观察期间出现的以下不良事件,包括:需住院治疗、延长住院时间、伤残、影响工作能力、危及生命或死亡、导致先天畸形等事件。

(2)SAE报告:试验中如出现SAE,必须立即报告本中心主要研究者和临床试验机构,并填写"严重不良事件报告表",及时报告给申办者及批准本次临床试验的伦理委员会,并在24小时内上报国家食品药物监督管理总局药品注册司和当地省级药品监督管理、卫生行政管理部门。中心主要研究者应在报告表上签名及注明日期,药物临床试验机构盖章确认。申办者应及时向各参研中心通报,并保证满足所有法律法规要求的报告程序。

(3)SAE的处理措施:当受试者发生紧急情况、需要立即处理时,试验中心的主要研究者可以决定拆阅该受试者相应编号的应急信件,实施紧急破盲。破盲结果应通知临床研究负责单位、申办者和监查员,并根据药物及所出现的症状对患者做相应的处理。研究者应在CRF中记录破盲的理由、注明日期并签字。

5. 未缓解不良事件的随访

所有在疗程结束时尚未完全缓解的不良事件(包括有临床意义的安全性检测指标异常),均应追踪观察至妥善解决或病情稳定。

九、有效性评价

(一)观察指标

(1)人口学资料(婚况、年龄、身高、体重、职业等)、一般临床资料(月经史、孕产史、流产史、合并疾病及用药)等。

(2)筛选及诊断指标:盆腔B超、妇科检查(未婚妇女只做肛诊检查)。

(3)有效性观察指标:① 痛经综合疗效;② 痛经疼痛程度;③ 痛经持续时间(小时);④ Cox痛经评价量表(Cox menstrual symptom scale,CMSS)评分;⑤ 中医证候疗效;⑥ 单项症状与异常舌脉消失率;⑦ 月经量、色、质变化。

注:① 以痛经综合疗效为主要疗效指标。② 有效性指标观测时点:指标(1)于基线、治疗结束评价,其他指标均于基线、服药后第1、2个月经经期末和治疗结束评价。

(二)指标观测方法

1. 痛经疼痛程度的观测方法

(1)采用11点数字患者自我评分法(numerical rating scale,NRS-11)。

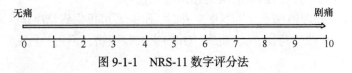

图9-1-1 NRS-11数字评分法

(2)痛经严重程度分级标准(多数情况下的疼痛评分等级):轻度:NRS-11评分1~3分;中度:NRS-11评分4~6分;重度:NRS-11评分7~10分。

(3)分别记录受试者上一个月经周期中最痛时NRS-11评分、多数情况下的疼痛评分等级。

2. Cox 痛经症状量表（CMSS）[12, 13]

表 9-1-2 CMSS（中文版）

症状	总发作时间	平均强度
小腹部疼痛	0☐ 1☐ 2☐ 3☐ 4☐	0☐ 1☐ 2☐ 3☐ 4☐
恶心	0☐ 1☐ 2☐ 3☐ 4☐	0☐ 1☐ 2☐ 3☐ 4☐
呕吐	0☐ 1☐ 2☐ 3☐ 4☐	0☐ 1☐ 2☐ 3☐ 4☐
食欲不振	0☐ 1☐ 2☐ 3☐ 4☐	0☐ 1☐ 2☐ 3☐ 4☐
背（腰骶部）痛	0☐ 1☐ 2☐ 3☐ 4☐	0☐ 1☐ 2☐ 3☐ 4☐
腿痛	0☐ 1☐ 2☐ 3☐ 4☐	0☐ 1☐ 2☐ 3☐ 4☐
乏力	0☐ 1☐ 2☐ 3☐ 4☐	0☐ 1☐ 2☐ 3☐ 4☐
眩晕	0☐ 1☐ 2☐ 3☐ 4☐	0☐ 1☐ 2☐ 3☐ 4☐
腹泻	0☐ 1☐ 2☐ 3☐ 4☐	0☐ 1☐ 2☐ 3☐ 4☐
面色变化	0☐ 1☐ 2☐ 3☐ 4☐	0☐ 1☐ 2☐ 3☐ 4☐
胃痛	0☐ 1☐ 2☐ 3☐ 4☐	0☐ 1☐ 2☐ 3☐ 4☐
面红	0☐ 1☐ 2☐ 3☐ 4☐	0☐ 1☐ 2☐ 3☐ 4☐
失眠	0☐ 1☐ 2☐ 3☐ 4☐	0☐ 1☐ 2☐ 3☐ 4☐
全身疼痛	0☐ 1☐ 2☐ 3☐ 4☐	0☐ 1☐ 2☐ 3☐ 4☐
抑郁	0☐ 1☐ 2☐ 3☐ 4☐	0☐ 1☐ 2☐ 3☐ 4☐
易激惹（烦恼、急躁或愤怒）	0☐ 1☐ 2☐ 3☐ 4☐	0☐ 1☐ 2☐ 3☐ 4☐
神经质（易紧张、好激动、多愁善感、敏感多疑、容易沮丧）	0☐ 1☐ 2☐ 3☐ 4☐	0☐ 1☐ 2☐ 3☐ 4☐

注：发作时间等级，0分，无；1分，持续<3小时；2，持续3～7小时；3分，持续24小时；4分，持续几天。严重程度分级，0分，无；1分，轻度（可感受到）；2分，中度（有症状但不影响日常生活）；3分，较显著（症状已影响日常生活）；4分，剧烈（症状严重影响日常生活）。

3. 痛经寒凝血瘀中医证候分级量化标准

参照《中药新药临床研究指导原则（试行）》[14]制定。

表 9-1-3 中医证候分级量化标准

分级	无（−）	轻（+）	中（++）	重（+++）
主症	0分	2分	4分	6分
痛经严重程度	无	轻	中	重
痛经持续时间	无	<12小时	12～24小时	>24小时
次症与舌脉	0分	1分	−	−
经血量少	无	有	−	−
经血黯而有瘀块或如黑豆汁样	无	有	−	−
畏寒	无	有	−	−
手足欠温	无	有	−	−
带下量多	无	有	−	−
舌质紫暗	无	有	−	−
舌苔白或腻	无	有	−	−
脉弦或沉紧	无	有	−	−

（三）疗效评价标准

1. 痛经综合疗效

（1）临床痊愈：腹痛消失，痛经程度与疼痛时间评分均为0，治疗结束后观察3个月经周期无复发。

（2）显效：痛经程度与疼痛时间评分和减少＞50%。

（3）有效：痛经程度与疼痛时间评分和减少≥25%，≤50%。

（4）无效：痛经程度与疼痛时间评分和减少＜25%。

2. 中医证候疗效

参照《中药新药临床研究指导原则》[14]制定。

证候积分值减少率 = [（疗前总积分和—疗后总积分和）/疗前总积分和]×100%。

（1）临床痊愈：证候计分值减少率≥90%；

（2）显效：证候计分值减少率≥70%，＜90%；

（3）有效：证候计分值减少率≥30%，＜70%；

（4）无效：证候计分值减少率＜30%。

注：中医证候积分计算包括全部症状与舌脉评分。

十、试验流程

表 9-1-4　试验流程表

时点 项目	筛选期 初次就诊 −10天～0天	治疗期 第2次 第1个周期经期结束3天内	治疗期 第3次 第2个周期经期结束3天内	治疗期 第4次 第3个周期经期结束3天内	随访期 第5次 停药后第3个月经周期
筛选病例	×				
签署知情同意书	×				
人口学资料及临床资料记录	×				
NRS-11评分	×	×	×	×	×
痛经疼痛持续时间	×	×	×	×	×
CMSS	×	×	×	×	
月经量、色、质	×	×	×	×	
中医证候	×	×	×	×	
一般体检项目	×	×	×	×	
妇科检查、B超	×				
血常规	×			×	×*
尿常规	×			×	×*
ECG	×			×	×*
肝肾功能	×			×	×*
随机入组	×				
发放试验用药	×	×	×		
药物回收		×	×	×	
不良事件记录	×	×	×	×	
试验中合并用药记录	×	×	×	×	
脱落原因分析				×	
有效性评价				×	
安全性评价				×	

注：①×*，可能做；②肝肾功能（AST、ALT、TBIL、γ-GT、ALP、BUN、Cr、尿NAG酶、eGFR）。

十一、数据管理

1. 数据的采集

本试验设计专用的"研究病历"(医疗源文件),用于记录受试者第一手临床试验数据资料。"研究病历"的记录要求包括:① 研究者必须在诊治受试者同时书写"研究病历",保证数据记录及时、完整、准确、真实。② "研究病历"做任何有证据的更正时只能画线,旁注改后的数据,由研究者签名并注明日期,不得擦除、覆盖原始记录。③ 门诊受试者的原始化验单粘贴在"研究病历"上。"研究病历"的审核程序:每一位受试者治疗与随访结束后,研究者应将"研究病历"及"患者日志卡"等交本中心主要研究者审核、签字。

2. 数据的报告

CRF 为统计源文件,由研究者填写。完成的 CRF,第一联交统计分析单位,进行数据录入工作。第一联移交后,CRF 的内容不再作修改。

3. 数据的监查

监查员的人数与访视频度必须满足临床试验的质控要求。监查员审核每份"研究病历"和 CRF,并填写"监查员审核页"。

4. 数据的录入、核查和锁定

(1)建立数据库:由数据管理与统计分析单位负责。采用 Epidata 数据库,进行数据录入与管理。为保证数据的准确性,应由两个数据管理员独立进行双份录入并校对。

(2)核查数据:数值范围和逻辑检查,如有疑问填写"疑问解答表(Data ReQuery,DRQ)",并通过监查员向研究者发出询问,研究者应尽快解答并返回,数据管理员根据研究者的回答进行数据修改,确认与录入,必要时可以再次发出 DRQ。

(3)数据的锁定:由主要研究者、机构管理人员、申办者代表、监查员、数据管理与统计人员对受试者签署知情同意书、试验过程盲态保持和紧急破盲情况作出审核,确定病例所进入的分析数据集,且对其他重要问题作出决议后,完成"数据库盲态核查报告",锁定数据库。

5. 数据可溯源性的规定

应保存质量控制性文件,如数据一致性检查,数值范围和逻辑检查的原始记录,盲态核查时的原始记录、研究者与监查员之间交流的疑问记录等。

6. 揭盲方法

数据库锁定后,做第一次揭盲(如果实施二级揭盲),三方人员在盲底签字。揭盲后,对数据库的任何修改,需由主要研究者、申办者和数据管理与统计分析人员共同达成书面同意方可进行。

十二、统计分析

1. 数据集的定义与选择

全分析数据集(full analysis set,FAS):包括随机入组、至少用药1次、并至少有1次访视记录的全部受试者,用全分析数据集进行意向性分析(intent-to-treat, ITT)。对主要疗效评价指标的缺失值,采用最近一次观测数据结转到试验最终结果的方法(last observation carried forward, LOCF)。

符合方案数据集(Per-protocol set, PPS):包括遵守试验方案、基线变量没有缺失、主要变量可以测定、没有对试验方案有重大违反的全部受试者。服药超过两个月经周期,痛经症状无任何改善而退出试验的病例也进入PPS。

安全数据集(safety set, SS):至少接受1次治疗,且有安全性指标记录的实际数据,退出病例不作数据结转。

数据集的选择:有效性评价,同时采用FAS和PPS;安全性评价,采用SS。

2. 统计分析方法

对定量数据,以均数、标准差、例数、最小值和最大值、中位数、上四分位数(Q1)、下四分位数(Q3)、95%可信区间做统计描述。两组组间或组内比较用t检验或配对t检验。若考虑到基线、中心或其他因素的影响,用协方差分析;若考虑中心和时间点的影响,用广义估计方程分析。

对定性数据,以频数表、百分率或构成比做统计描述。两组组间或组内治疗前后对比分析,用卡方检验、Fisher精确概率法、Wilcoxon秩和检验或Wilcoxon符号秩和检验;两分类指标及有序指标的比较,若考虑到中心或其他因素的影响,采用$CMHX^2$检验。若考虑基线因素的影响,采用Logistic回归分析。

对生存数据,以中位、上四分位、下四分位生存时间及95%可信区间,进行统计描述,并作KM曲线。两组组间比较,采用log-rank检验。若考虑基线因素的影响,采用Cox回归分析。

采用SASV9.1做统计分析。除特别标注外,假设检验统一使用双侧检验,取$\alpha = 0.05$。

3. 统计分析计划

试验方案确定后,由主要研究者、统计分析人员共同制定"统计分析计划",待试验完成后、数据库锁定后,再予以细化。

内容包括:① 数据集划分情况;② 基线可比性分析(人口学资料及其他基线特征);③ 有效性分析(主要指标及其非处理因素比较分析,次要指标比较分析);④ 安全性分析(用药程度,临床不良事件比较及其清单,SAE和重要不良事件的个例描述与分析,理化检查指标比较分析,生命体征及其他体格检查比较分析)。

十三、质量控制与保证

1. 质量控制措施

(1)参加临床试验的研究者的资格审查:必须具有临床试验的专业特长、资格和能力,经过资格审查后确定,人员要求相对固定。

(2)临床试验开始前培训:通过临床试验前培训使研究人员对于临床试验方案及其各指标具体内涵的充分理解和认识。对症状体征量化标准、CMSS评分等进行一致性培训。签署研究者声明,对于自觉症状的描述应当客观,切勿诱导或提示;对于所规定的客观指标,应当按方案规定的时点和方法进行检查。应注意观察不良反应或未预料到的毒副作用,并追踪观察。

（3）实验室的质控措施：① 各参试单位应提供本单位"实验室检查参考值范围"，试验中如有变动，需及时补充说明。② 各参试单位实验室应按标准操作规程和质量控制程序进行检测，并配备质量控制（quality control，QC）或质量保证（quality assurance，QA）人员对试验过程或试验数据进行质量控制，保证所有试验过程均按照本中心相关 SOP 进行，保证实验数据科学、可靠、可溯源。

2. 质量保证措施

（1）建立多中心试验协调委员会：临床研究负责单位主要研究者为多中心试验协调委员会负责人，各参研中心的主要研究者和申办者为协调委员会成员。协调委员会负责整个试验的实施，研究解决试验设计与实施中发现的问题。申办者负责与国家药监部门保持沟通与联系。

（2）由申办者任命有经验人员担任监查员，保证临床试验中受试者的权益得到保障，试验记录与报告的数据准确、完整无误，保证试验遵循已批准的方案、《药物临床试验质量管理规范》（Good Clinical Practice，GCP）和相关法规。

十四、试验相关的伦理学要求

1. 伦理审查

（1）由研究者与申办者共同制定的"临床试验方案"，必须报伦理委员会审批后方可实施。若试验方案在实施中进行修订，必须再次报请批准该试验项目的伦理委员会审批后实施。试验中，如发现涉及本试验的重要信息，而必须对"知情同意书"作书面修改，需要重新得到伦理委员会的批准，并再次取得受试者的知情同意。

（2）各试验中心约定，本试验方案及其执行文件，在试验开始前由临床研究负责单位伦理委员会负责审查方案的科学性和伦理合理性。各分中心负责审查方案在该中心实施的可行性，包括研究者的资格和经验、设备与条件等。全部参研中心必须执行统一的"试验方案"，各分中心可根据实际需要自行修改"知情同意书"，在得到本中心伦理委员会的批准后，方可实施。

（3）若发生严重不良事件，各中心伦理委员会应及时审查，必要时临床研究负责单位伦理委员会也应及时审查，审查结论均应通报各分中心伦理委员会和临床试验机构。

2. 风险-受益评估

（1）风险：根据前期研究结果分析认为，本试验的风险包括服用试验药物的风险和安慰剂对疾病本身无治疗作用而使病情加重的风险。

（2）受益：通过本试验，受试者和社会将可能得到的受益包括受试者的病情有可能获得改善，及本研究可能开发出一种治疗本病新的药物，使患有相似病情的其他病人受益。

（3）风险控制措施：方案入选和排除标准、用药方案、合并用药的规定、研究期间的安全性评价（包括体格检查、生命体征监测、ECG 及实验室检查等）均以风险最小化为目标而设计。本试验采取以下措施进行风险控制：① 临床研究纳入育龄期妇女，明确排除了试验开始前妊娠及哺乳期患者，1 年内准备妊娠的患者，并建议其在研究期间甚至在研究结束后的一段时间内避孕，一旦怀孕，要立即通知研究者。② 知情同意书中明确告知"如果受试者可能怀孕，特定治疗或研究程序可能会对胚胎或胎儿具有当前不可预测的风险"。③ 研究允许疼痛严重者合并使用止痛药（对乙酰氨基酚片）。

3. 受试者招募

通过网上发布信息、院内发布广告等方式，向有意向者介绍本项研究。"受试者招募布告"和研究简介需提交伦理委员会审查。

4. 受试者的医疗和保护

（1）各中心选择具有丰富的妇科临床医疗经验，经过相应培训的研究者负责受试者的医疗服务，做出与临床试验相关的医疗决定。患者参加临床试验可得到相应的免费医疗（如试验药物、理化检查、门诊挂号、额外或延长的住院、不良事件的医疗等）。

（2）在受试者自愿退出时，应提供可供选择的治疗措施。根据可能出现的意外情况，制定相应的应急处理预案。

（3）申办者应与研究者迅速分析所发生的 SAE，采取必要的措施以保证受试者的安全和权益，并及时向药品监督管理部门报告，同时向涉及同一药物临床试验的其他研究者通报。

（4）申办者对试验相关的损害或死亡承担治疗的费用及相应的经济补偿，申办者应向研究者提供法律上和经济上的担保。由医疗事故导致者，由医疗机构承担赔偿责任。

5. 受试者隐私的保护

只有参与临床试验的研究人员和监查员才可能接触到受试者的个人医疗记录，他们在签署的"研究者声明"或"保密承诺"中将包括保密内容。伦理委员会与药品监督管理部门有权查阅临床试验记录。数据处理时将采用数据匿名的方式，省略可识别受试者个体身份的信息。受试者的医疗记录保存在有严格安全保密措施的药物临床试验机构的资料档案室。

6. 知情同意和知情同意书的签署

在筛选合格后，研究者需说明有关临床试验的详细情况，包括试验目的、试验流程、可能的受益与风险、受试者的权利与义务等，使其充分理解并有充足的时间考虑，在所提问题均得到满意答复后表示同意，并自愿签署"知情同意书"。

十五、试验结束后的医疗措施

临床试验期间，如果受试者出现不良事件或不良反应，处理后须及时随访，以保证受试者的安全。在给药周期结束后，其不良反应仍未治愈者，按有关规定，由申办方负责其治疗费用。不良反应治愈后，结束受试者与研究者的合作关系。

在临床试验给药周期结束后，如果受试者完成全部疗程，疾病尚未痊愈需要治疗者，应当采用目前常规治疗药物治疗，费用由患者自负，结束受试者与研究者的合作关系。

十六、试验总结与资料保存

临床研究负责单位主要研究者负责完成"临床试验多中心总结报告"，各参研单位主要研究者完成"临床试验分中心小结表"。"多中心总结报告"完成并盖章后，分别由申办者、临床研究负责单位、参研单位存档。"分中心小结表"由申办者和各参研单位存档。

"研究病历"作为原始资料由各参研单位存档。CRF 采用无碳复写三联单格式，分别由申办者、参研单位及统计单位存档。保存时间按 GCP 规定执行。

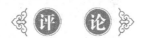

一、研究策略

PD 为发作性疾病，其药物研究目的既可以是改善痛经症状，又可以是治疗痛经疾病，分别以痛经的程度和时间、痛经的消失率为主要观察指标。对于中药而言，还可以观察药物对中医证候的改善作用。

二、临床试验设计要点

1. 总体设计

临床试验可采用安慰剂平行对照，以确证评价药物的绝对疗效；也可以选择同类可比、公认安全有效的阳性药平行对照，或采用同时与安慰剂、阳性药对照的三臂试验设计，评价药物与上市产品的相对疗效。交叉设计（cross-over study）的试验方法，具有节约病源和排除安慰剂效应与个体差异等优点，也可以选用[15, 16]。

2. 受试者选择

PD 属于排除性诊断，需要与其他疾病，尤其是继发性痛经相鉴别。必要时，可行腹腔镜检查以发现早期子宫内膜异位症。

PD 易受精神神经等多种因素的影响，部分患者不一定每个月经周期均有疼痛。为便于临床评价，纳入时一般选择连续 3 个月经周期均有疼痛的患者。考虑到临床价值，对疼痛的严重程度也应予以限定，一般规定 NRS 评分至少 4 分。

3. 试验流程

为准确搜集的痛经的基线资料，临床试验可设置至少 1 个月经周期的导入期。

根据试验目的设置合适的观测时点、疗程，以及随访。以观察即时止痛效果为主，观测时点通常为用药后 2、4、8、12、24、48、96 小时，疗程 3 天左右，连续观察 1～2 个月经周期，可不设随访[5-7]；以评价疾病缓解情况为主，观测时点为每次月经经期结束后，并至少应观察 2 个月经周期，甚至长达 1 年，常设 1～6 个月经周期的随访[6, 7]。

4. 有效性评价

（1）对疼痛症状的评价。疼痛是临床最常见的一种主观症状，其有效性评价工具包括视觉模拟评分（visual analog scale/score，VAS）法、语言评分（verbal rating scales，VRS）法、NRS 评分法、McGill 问卷（McGill pain questionnaire，MPQ）、简明 McGill 问卷、Cox 痛经症状量表（CMSS）、MMDQ 痛经程度量表（Moos menstrual distress questionnaire，MMDQ）[12, 17-19]等。

在痛经症状的评价中，常采用 VAS/NRS、CMSS 作为观察指标。鉴于 VAS/NRS 仅适用于疼痛程度的评价，一般将痛经的持续时间同时评价予以补充。CMSS 包含了包含了 18 项常见的痛经症状，如小腹部疼痛、恶心、呕吐、食欲不振等，基本囊括了大多数 PD 的主要症状和伴发症状，并同时评估症状的发作时间和严重程度，临床试验中可以采用，且该量表已有中文版本[12, 13]，见附件。

基于VAS/NRS，可以衍生出痛经总有效率、疼痛起效时间等，与痛经严重程度评分、痛经持续时间一道，作为评价痛经症状改善的观察指标。疼痛症状的评价一般规定改善至少25%为"有效"。此外，止痛药的使用情况也可以作为评价痛经症状的参考指标。

（2）对痛经疾病的评价。对于痛经疾病，一般以痛经的痊愈率为评价指标。"临床痊愈"可定义为"腹痛消失，痛经程度与疼痛时间评分均为0，治疗结束后观察3个月经周期无复发"。

（3）相关实验室指标。目前，尚缺乏特异性的PD的实验室评价指标[18-20]。根据药物的作用机制，可以酌情选择经血及血清前列腺素$PGF_{2\alpha}$、PGE_2、血清一氧化氮（NO）、血浆内皮素（ET-1）、内啡肽（P-EP）、AVP、OT、雌二醇（E2）、孕酮（P）等。其中，$PGF_{2\alpha}$、PGE_2及OT是业内较为公认的衡量痛经症状改变的、重要的客观指标[21,22]。此外，还可以选择彩色多普勒超声、核磁共振成像（MRI）等观察患者子宫的血流参数、内膜厚度等变化[23,24]。

参 考 文 献

[1] 曹泽毅.中华妇产科学（临床版）[M].第3版.北京：人民卫生出版社，2014：1330.

[2] Lefebvre G，Pinsonneault O，Antao V，et al.Primary dysmenorrhea consensus guideline[J].J Obstet Gynaecol Can，2005，27（12）：1117-46.

[3] Ortiz M I，Rangel-Flores E，Carrillo-Alarcón L C，et al.Prevalence and impact of primary dysmenorrhea among Mexican high school students[J].International Journal of Gynecology & Obstetrics，2009，107（3）：240-243.

[4] Dawood M Y.Primary dysmenorrhea: advances in pathogenesis and management[J].Obstetrics & Gynecology，2006，108（2）：428-441.

[5] Marjoribanks J，Proctor M，Farquhar C，et al.Nonsteroidal anti-inflammatory drugs for dysmenorrhoea[J].Cochrane Database Syst Rev，2010，1.

[6] Gauthier A，Upmalis D，Dain M P.Clinical evaluation of a new triphasic oral contraceptive: norgestimate and ethinyl estradiol[J].Acta Obstetricia et Gyneco logica Scandinavica，1992，71（S156）：27-32.

[7] Wong C L，Farquhar C，Roberts H，et al.Oral contraceptive pill as treatment for primary dysmenorrhoea[J].Cochrane Database Syst Rev，2009，2.

[8] 乐杰.全国高等医药教材建设研究会"十一五"规划教材·妇产科学[M].第7版.北京：人民卫生出版社，2008.

[9] 张玉珍.全国高等教育"十一五"国家级规划教材·中医妇科学[M].第2版.北京：中国中医药出版社，2007.

[10] 国家中医药管理局.中华人民共和国国家标准·中医病证诊断疗效标准[M].南京：南京大学出版社，1994.

[11] 高东宸，张丽雅.药物不良反应监察指南[M].北京：中国医药科技出版社，1996.

[12] Cox D J，Meyer R G.Behavioral treatment parameters with primary dysmenorrhea[J].Journal of behavioral medicine，1978，1（3）：297-310.

[13] 文欣如.艾灸治疗原发性痛经的临床研究[D].成都中医药大学，2013.

[14] 郑筱萸.中药新药临床研究指导原则（试行）[M].北京：中国医药科技出版社，2002.

[15] 李绍忱.临床医学研究常用设计方案实施方法第2讲交叉试验[J].中国实用儿科杂志，2008，23（2）：157-160.

[16] Friedman L M，Furberg C，DeMets D L，et al.Fundamentals of clinical trials[M].New York：Springer，2010.

[17] 马玉侠，衣华强，孙玉国，等.痛经相关测评量表与评估方法研究进展[J].山东中医药大学学报，2009，33（4）：347-348.

[18] Markum R A.Assessment of the reliability of and the effect of neutral instructions on the symptom ratings on the Moos Menstrual Distress Questionnaire[J].Psychosomatic Medicine，1976，38（3）：163-172.

[19] 孙玉国.疼痛时针刺单穴与组穴治疗原发性痛经的临床研究[D].山东中医药大学，2009.

[20] 柏琳娜.灸法治疗原发性痛经的文献挖掘及临床随机对照研究[D].成都中医药大学，2013.

[21] Liedman R，Hansson S R，Howe D，et al.Reproductive hormones in plasma over the menstrual cycle in primary dysmenorrhea compared with healthy subjects[J].Gynecological Endocrinology，2008，24（9）：508-513.

[22] 嵇波，任晓暄，赵雅芳，等.原发性痛经发病机制与防治研究述评[J].中国现代医学杂志，2008，18（13）：（1856-1858），1862.

[23] Royo P，Alcázar J L.Three-dimensional power Doppler assessment of uterine vascularization in women with primary

dysmenorrhea[J].Journal of Ultrasound in Medicine, 2008, 27(7): 1003-1010.
[24] Kataoka M, Togashi K, Kido A, et al.Dysmenorrhea: Evaluation with Cine-Mode-Display MR Imaging-Initial Experience 1[J].Radiology, 2005, 235(1): 124-131.

第二节 异常子宫出血

异常子宫出血（abnormal uterine bleeding, AUB）是指与正常月经周期的频率、规律性、经期长度、经期出血量任何一项不符的，源自子宫腔的异常出血[1]。国际妇产科联盟（International Federation of Gynecology and Obstetrics, FIGO）将育龄期非妊娠妇女 AUB 病因分为两大类 9 个类型，按英语首字母缩写为"PALM-COEIN"，"PALM"指存在结构性改变、可采用影像学技术和/或组织病理学方法明确诊断，而"COEIN"为无子宫结构性改变者[2,3]。过去，无子宫器质性病变的 AUB，又称为功能失调性子宫出血（dysfunctional uterine bleeding, DUB），简称"功血"，2014 年 FIGO 指南中此术语已被废弃，常分为无排卵型 DUB 和排卵型 DUB 两大类[2-4]。前者占 70%~80%，多见于青春期和绝经前期，少数发生于生育期；后者占 20%~30%，多见于育龄妇女[5]。目前，无排卵型 DUB 基本属于 FIGO 分型中的排卵障碍型 AUB（abnormal uterine bleeding associated with ovulatory dysfunction, AUB-O），排卵型功血则涉及 AUB-O 和子宫内膜局部异常型 AUB（abnormal uterine bleeding associated with endometrial, AUB-E）[3]。AUB-O 包括稀发排卵、无排卵及黄体功能不足，常表现为不规律的月经、经量、经期长度、周期频率、规律性均可异常，有时会引起大出血和重度贫血；AUB-E 多发生在有规律且有排卵的周期，多仅表现为月经过多、经间期出血（intermenstrual bleeding, IMB）或经期延长。

AUB 可分为急性 AUB 和慢性 AUB。前者指发生了严重的大出血，需紧急处理以防进一步失血者；后者指近 6 个月内至少出现 3 次 AUB，医师认为不需要紧急处理但需规范治疗者。AUB 的治疗原则是出血期止血并纠正贫血，血止后调整周期，预防复发，有生育要求者可促排卵治疗。常用止血药物有性激素、抗纤溶药物（氨甲环酸）、非甾体类抗炎药（nonsteroidal antiinflammatory drugs, NSAIDs）等；常用调整周期的药物包括孕激素治疗、短效口服避孕药等；常用促排卵药物克罗米芬或溴隐婷[5]。有研究显示，对 AUB-E 而言，左炔诺孕酮宫内缓释系统（Levonorgestreld-releasing intrauterine system, INS-IUD）减少月经量的有效率为 71%~95%，复方口服避孕药（combined oral contraceptives, COC）为 35%~69%，高效合成孕激素为 87%，凝血酸为 26%~54%，NSAIDs 为 10%~52%[6]。目前，有关 AUB-O 的随机对照的临床试验数据较少，治疗以性激素为主[6-8]，COC 比单纯雌激素或单纯孕激素的止血率、止血所需时间更短；对青少年 AUB-O 月经周期的恢复有促进作用[9]。

本病属于中医月经病范畴，其临床表现与中医"崩漏"、"月经先期"、"月经后期"、"月经先后无定期"、"月经过多"、"月经过少"、"经期延长"、"经间期出血"、"闭经"等病证类似。可参照《中医妇科病证诊断疗效标准》、《中医妇科学》、《中药新药临床研究指导原则》、《中医妇科常见病诊疗指南》等[9-13]，选用针对具体病证的中医证候分型。

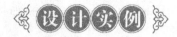

设计实例

一、题目

以宫宁颗粒为对照评价××颗粒治疗排卵型功血月经过多（血热夹瘀证）有效性和安全性的分层区组随机、双盲双模拟、阳性药平行对照、多中心Ⅱ期临床研究。

二、研究背景

××颗粒具有凉血化瘀、固冲止血之功效，用于血热夹瘀所致的月经过多，色深红，质黏稠，或夹有血块，或经血淋漓不尽，经期延长，舌红，或见瘀斑、瘀点，脉弦或细数。排卵型功血月经过多见上述证候者。

主要药效学实验结果：本品高、中、低剂量对前列腺素所致的早孕期小鼠出血量均有明显的减少作用；高、中剂量均可明显缩短小鼠出血时间；高、中剂量能明显减少小鼠扭体反应和次数，提示其有一定的镇痛效应；对二甲苯所致小鼠耳郭炎症有明显的抑制作用，高、中剂量组对小鼠棉球肉芽肿湿、干重均有明显减轻作用，对炎症有明显的抑制作用；高、低剂量组能升高雌性大鼠血液中孕酮水平，对雌二醇均无明显影响；对小鼠子宫系数和卵巢系数无明显影响。提示其对前列腺素所致孕期小鼠子宫出血有明显的止血作用，对肝素所致的有出血倾向小鼠有明显的促凝血作用。

长期毒性实验结果：给药3个月，高剂量组（含32.60g生药/kg，为临床人用剂量的65.20倍），可见血清总胆红素（TBIL）、血氯（Cl^-）一过性升高，碱性磷酸酶（ALP）及血钠（Na^+）明显下降；中、低剂量组（含16.30g、8.15g生药/kg），均可见ALP及血钠明显下降，停药后各项检测仍在正常范围内。

三、试验目的与观察指标

（1）初步评价××颗粒对排卵型功血月经过多（血热夹瘀证）的治疗作用。
观察指标：月经失血图评分表总分（pictorial blood loss assessment chart，PBAC）、血红蛋白含量、中医证候疗效等。

（2）观察××颗粒临床应用的安全性。观察指标：临床不良事件/不良反应发生率；一般体检项目，血常规、尿常规、便常规、凝血四项、心电图、肝肾功能等实验室指标。

四、试验总体设计

本项试验采用区组随机、双盲双模拟、阳性药平行对照、多中心临床研究、双侧差异性检验的方法。

（1）随机：采用分层区组随机化方法，以中心为分层因素，层内按1∶1比例分为试验组和对照组。运用SAS统计软件，按多个中心的病例分配数及随机比例，生成随机数字分组表。

（2）盲法：采用双盲的方法，分两级设盲。

（3）对照：与市售中成药宫宁颗粒对照。宫宁颗粒由茜草、蒲黄、三七、地榆、黄芩等组成，具有化瘀清热、凉血固经的功效，适用于宫内节育器所致月经过多，经期延长，中医辨证属瘀热证者。

（4）多中心：在×家药物临床试验机构同期进行。

（5）样本量：按照《药物注册管理办法》中有关Ⅱ期临床试验，试验组不低于100例的规定，考虑脱落剔除因素，计划本试验的样本量为试验组120例，对照组120例。

五、诊断标准

1. 西医诊断标准（排卵型功能失调性子宫出血·月经过多）

参照功能失调性子宫出血临床诊断治疗指南（草案）[5]和《中华妇产科学》[14]制定。

（1）符合功能失调性子宫出血标准，即由于调节生殖的神经内分泌功能失常，引起子宫异常失血，而全身内、外生殖器官无器质性病变存在。

（2）有排卵标准：经前5～9日血清孕酮水平（Progesterone，P）＞15.9nmol/L（5.0ng/ml）；

（3）月经过多指月经周期、经期正常，连续数个周期经期失血量（menstrual blood loss，MBL）＞80ml。

2. 中医辨证标准（血热夹瘀证）

参照张玉珍主编《中医妇科学》、《中药新药临床研究指导原则》和《中医妇科常见病诊疗指南》[11-13]制定。症状：① 月经过多；② 经色鲜红或深红或紫暗；③ 质黏稠，有血块；④ 口渴；⑤ 心烦；⑥ 经行腹痛；⑦ 小便黄赤；⑧ 大便秘结；⑨ 舌红或见瘀斑、瘀点；⑩ 脉滑数或弦滑。诊断标准：①～③ 必备，同时具备其余7项中的至少3项。

六、受试者的选择

（一）纳入标准

（1）符合排卵型功能失调性子宫出血·月经过多西医诊断标准和血热夹瘀证中医辨证标准；

（2）年龄18～40岁；

（3）月经周期规律（21～35日），经期正常（3～7日）者；

（4）经前5～9日血清孕酮水平＞15.9nmol/L（约5.0ng/ml）；

（5）PBAC总分≥130分[13]；

（6）盆腔检查正常，或存在子宫小肌瘤（直径＜3cm）；

（7）自愿签署知情同意书。

（二）排除标准

（1）由盆腔炎、子宫肌瘤（黏膜下肌瘤或直径≥3cm肌壁间肌瘤）、子宫腺肌病、垂体肿瘤、卵巢病变、异位妊娠、宫颈妊娠、宫内节育器、流产术后、外伤等所致的子宫出血者；

（2）用药前一周服用止血药及近三个月内使用过激素类药物者；

（3）合并严重心血管、肝、肾和造血系统原发性疾病，精神病患者，或既往有血栓栓塞性疾病、血液病史者；

（4）妊娠或半年内准备妊娠的患者、哺乳期妇女；

（5）生命体征不稳定，收缩压＜90mmHg，或心率＞110次/分；

（6）HGB＜80g/L者；

（7）过敏体质（对两种以上物质过敏）或对本药组成成分过敏者；

（8）试验期间和试验结束后一个月内不能采取有效的避孕措施者；

（9）最近4周内参加过其他药物临床试验的患者；

（10）怀疑或确有酒精、药物滥用病史，或者根据研究者的判断，具有降低入组可能性或使入组复杂化的其他病变或情况，如工作环境经常变动、生活环境不稳定等。

（三）受试者退出（脱落）标准

1. 研究者决定退出

（1）研究者在发现受试者出血量突然增加超过平常出血量1倍以上，或血红蛋白量下降至80g/L以下，以及出现其他并发症时，根据医生判断应停止试验。

（2）~（5），参照本章第一节。

2. 受试者自行退出

（1）~（2），参照本章第一节。

（四）中止全部试验的条件（参照本章第一节）

（五）结束全部临床试验的规定（参照本章第一节）

七、试验用药物及给药方案

1. 试验用药物的名称与规格

试验药：××颗粒及其模拟剂。规格：15g/袋，10袋/盒。对照药：宫宁颗粒及其模拟剂。规格：10g/袋，10袋/盒。试验药与其模拟剂的包装一致，性状、颜色、口感等相同，均由申办者提供，并符合质量要求。

2. 试验用药物的包装（参照本章第一节）

3. 试验用药物的随机编盲和应急信件

（1）随机编盲：采用分层区组随机设计法。分层因素为中心，并按1:1比例随机分为试验组和对照组。试验组、对照组各120例，共240例，由×家中心共同完成，每家中心分别为30例。分两级设盲：一级设盲以A组、B组表示，二级设盲再分别指定A组、B组的组别归属。由专业统计人员会同申办单位代表（编盲者），负责用SAS软件产生中心编码分配随机数字、试验病例分配随机数字、处理组分配随机数字及其"中心编码分配情况"（用于指定各中心分配的处理编码范围）、《试验病例随机编码表》（即"处理编码"，一级盲底）、《处理组分配情况》（二级盲底）。申办者指定"与本次临床试验无关人员"按《试验药物包装表》进行试验用药物的分配包装。上述两级盲底，连同随机数字的初始值、区组长度等，一式两份，密封后交由临床研究负责单位和申办单位有关负责部门共同掌握。全部药物编码过程应由编盲者书写成《编盲记录》存档。

（2）应急信件的设立，参照本章第一节。

4. 试验用药物的分发、回收与保存（参照本章第一节）

5. 给药方案

（1）用法用量：试验组，××颗粒+宫宁颗粒模拟剂；对照组，宫宁颗粒+××颗粒模拟剂。

（2）用量：每次口服××颗粒或其模拟剂 1 袋，每日 2 次，温开水冲服；每次口服宫宁颗粒或其模拟剂 1 袋，每日 3 次，温开水冲服。

（3）疗程：3 个月经周期。于每次月经来潮第 1 天开始服药，连续服用 7 天。

（4）合并治疗的规定：试验期间，不得合并使用激素类、止血类、中西药物及其他可能影响本病疗效及安全性观察的治疗措施；合并其他疾病必须继续使用药物或其他治疗方法，需将其药名（或其他疗法名）、用量、使用次数、使用原因和开始日期、中止日期或末次就诊时仍在使用等详细记录在"合并用药表"中。

6. 试验用药依从性判断（参照本章第一节）

八、安全性评价

1. 试验用药物可能的不良反应

小鼠 3 个月长期毒性试验结果，试验药高剂量组（32.6g 生药/kg，相当于临床人用剂量的 65.2 倍），可见血清 TBIL，血氯一过性升高，ALP 及血钠明显下降；试验药中、低剂量组（16.3g、8.15g 生药/kg），可见 ALP 及血钠明显下降，停药后恢复正常。

2. 安全性评价指标及观测时点

（1）可能出现的临床不良事件（症状体征、疾病/综合征），用药后随时观察；

（2）一般体检项目，如体温、脉搏、呼吸、血压等，用药前后检查；

（3）血、尿、便常规，心电图，肝功能（ALT、AST、ALP、γ-GT、TBIL），肾功能（BUN、Cr），用药前后检查。

以临床不良事件/不良反应发生率为主要安全性评价指标。

3. 不良事件的记录和处理（参照本章第一节）

4. 严重不良事件的报告和处理（参照本章第一节）

5. 未缓解不良事件的随访（参照本章第一节）

九、有效性评价

1. 观察指标

（1）人口学资料（婚况、年龄、身高、体重、民族）、一般临床资料（月经史、孕产史、流产史、合并疾病及用药）及生命体征等。

（2）诊断性指标：妇科检查（未婚者行肛诊检查）、妇科彩超孕酮测定。

（3）有效性指标和观测时点：① PBAC 总分，于基线、各访视点、治疗结束及随访时评价；② 血红蛋白含量，于基线、治疗结束时评价；③ 中医证候疗效，于基线、各访视点、治疗结束评价;④ 月经色、质,于基线、各访视点、治疗结束及随访时评价;⑤ 其他单项症状消失率,于基线、各访视点、治疗结束。

2. 指标观测方法

(1) 月经失血图及其记录方法[15]。

表 9-2-1 月经失血图

月经失血图 \ 时间(天)	1	2	3	4	5	6	7	8
轻度(计1分)								
中度(计5分)								
重度(计20分)								
遗失血块数 \ 时间(天)	1	2	3	4	5	6	7	8
<1元硬币(计1分)								
≥1元硬币(计5分)								

记录方法:根据月经失血图,每片卫生巾的血染程度分为,轻度,血染面积≤整个卫生巾面积的 1/3;中度,血染面积占整个卫生巾面积的 1/3~3/5;重度,血染面积基本为整个卫生巾,评分分别为 1、5、20 分;遗失的血块大小,<1 元硬币为小血块、计 1 分;≥1 元硬币为大血块、计 5 分;遗失血量无法用血块表示,则估计其为记录量的几分之几进行记录。发放统一规格的瞬吸蓝卫生巾(10 片/包,6 包/月经周期)。嘱受试者将使用后将每张卫生巾的评分、数量及天数填于卫生巾记数及评分表中。

(2) 中医证候分级量化,根据《中药新药的临床研究指导原则》[12]症状分级量化表制定。

表 9-2-2 中医证候分级量化标准

分级	无(-)	轻(+)	中(++)	重(+++)
主症	0分	2分	4分	6分
月经过多	月经失血图评分<130分	月经失血图评分≥130分,<150分	月经失血图评分≥150分,<170分	月经失血图评分≥170分
次症	0分	1分	2分	—
经色(以月经2~3天为准)	正常	鲜红或深红	紫暗	—
经质(以月经2~3天为准)	正常	质黏稠	有血块	—
口渴	无	有	—	—
心烦	无	有	—	—
经行腹痛	无	有	—	—
小便黄赤	无	有	—	—
大便秘结	无	有	—	—
舌脉	0分	1分		
舌红或见瘀斑、瘀点	无	有	其他:	
脉滑数或弦涩	无	有	其他:	

3. 疗效评价标准

（1）止血疗效评价标准：① 有效：PBAC 总分下降且≤130 分者；② 无效：PBAC 总分未下降，或下降但＞130 分者。

（2）中医证候疗效标准。痊愈："证候计分和"减少≥95%。显效："证候计分和"减少≥70%，＜95%。有效："证候计分和"减少≥30%，＜70%。 无效："证候计分和"减少＜30%。注：证候计分和 = 主症+次症+舌脉计分。计分减少率 =［（疗前积分和－疗后积分和）/疗前积分和］×100%。

十、试验流程

表 9-2-3　试验流程表

项目 \ 时点	筛选导入期		治疗观察期				随访期
	筛选	访视 V0	访视 V1	访视 V2	访视 V3		随访 F1
	−28 天～−10 天	第 1 个周期经期结束 3 天内	第 2 个周期经期结束 3 天内	第 3 个周期经期结束 3 天内	第 4 个周期经期结束 3 天内		停药后 1 个月经周期
筛选病例	×						
签署知情同意书	×						
人口学资料及病史记录	×						
发放月经失血图	×	×	×	×			
月经失血图评分		×	×	×	×		×*
月经色、质		×	×	×	×		×*
中医证候		×	×	×	×		
随机分组		×					
一般体检项目		×		×	×		
B超、妇科检查		×					
妊娠试验、孕酮		×					
血常规、电解质		×			×		×*
尿常规、便常规		×			×		×*
肝、肾功能		×			×		×*
凝血四项、心电图		×			×		×*
发放试验药		×	×	×			
药物、失血图回收			×	×	×		
不良事件记录		×	×	×	×		
合并用药记录		×	×	×	×		
脱落原因分析					×		
临床疗效评定					×		
安全性评定					×		

注：×*，必要时检查。

十一、数据管理（参照本章第一节）

十二、统计分析（参照本章第一节）

十三、质量控制与保证

1. 质量控制措施

（1）参照本章第一节。

（2）临床试验开始前培训：通过临床试验前培训使研究人员对于临床试验方案及其各指标具体内涵的充分理解和认识。对患者月经失血图记录卡、症状体征量化标准进行一致性检验。签署研究者声明。对于自觉症状的描述应当客观，切勿诱导或提示；对于所规定的客观指标，应当按方案规定的时点和方法进行检查。应注意观察不良反应或未预料到的毒副作用，并追踪观察。

（3）参照本章第一节。

2. 质量保证措施（参照本章第一节）

十四、试验相关的伦理学要求

1. （参照本章第一节）

2. 风险−受益评估

（1）风险：根据毒性实验（包括生殖毒性）结果分析认为，本试验的主要风险为服用试验药物后可能出现预期不良反应（肝功能、血清电解质变化）的风险，以及试验药物疗效差而使病情加重的风险。

（2）受益，参照本章第一节。

（3）风险控制措施：方案入选和排除标准、用药方案、研究期间的安全性评价（包括体格检查、生命体征监测、ECG及实验室检查等）均以风险最小化为目标而设计。本试验采取以下措施进行风险控制：① 临床研究纳入育龄期妇女，明确排除了试验开始前妊娠及哺乳期患者，计划妊娠的患者，并建议其在研究期间甚至在研究结束后的一段时间内避孕，一旦怀孕，要立即通知研究者。② 知情同意书中明确告知"如果受试者可能怀孕，特定治疗或研究程序可能会对胚胎或胎儿具有当前不可预测的风险"。③ 嘱患者出现任何子宫异常出血情况的改变（如针对月经过多的试验中出现经间期出血），均可与研究医生联系。

3~6（参照本章第一节）

十五、试验结束后的医疗措施（参照本章第一节）

十六、试验总结与资料保存（参照本章第一节）

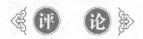

评 论

一、研究策略

治疗育龄期非妊娠患者异常子宫出血（月经失调）的中药新药，多选择慢性AUB，以无子宫器质性改变的AUB-E或AUB-O为目标适应证（以AUB-E居多）。临床研究目的主要是恢复正常月经（月经周期、规律性、经期长度、经量），也可同时评价其防止 AUB 复发或诱发排卵（促进卵泡发育或诱导排卵）作用。一般以治疗/随访期间的"月经复常率/治疗应答率"作为主要有效性评价指标。

二、临床试验设计要点

1. 总体设计

慢性 AUB 一般无需紧急处理，多采用安慰剂平行对照设计。如有已批准上市安全有效的中药制剂，也可采用阳性药对照或阳性药、安慰剂对照的三臂试验设计。针对有可预期月经周期的临床试验，也可以采用交叉试验设计[16, 17]。

2. 诊断及受试者选择

AUB-E 或 AUB-O 的诊断均为排除性诊断。按照《异常子宫出血诊断与治疗指南》[3]，应首先根据病史确定异常子宫出血模式（如月经频发、月经过多、经期延长、不规律月经、经间期出血、月经稀发、月经过少、闭经），结合相关辅助检查除外妊娠、子宫器质性病变（FIGO 分型中的 P、A、L、M、C 以及部分 E、N）、全身凝血相关疾病以及医源性 AUB（性激素药物、宫内节育器等引起），确定病因。常用的辅助检查有 β-HCG（血清/尿）检测、全血细胞计数、凝血酶原时间、阴道涂片（除外衣原体感染）、盆腔 B 超、子宫内膜活检（＞45 岁者，除外子宫内膜恶变）、宫腔镜检查等。

判断无排卵最常用的手段是基础体温测定（basal body temperature，BBT）、黄体中期（估计下次月经前 5～9 天）血孕酮水平测定。同时，早卵泡期测定催乳素（prolactin，PRL）、血黄体生成素（luteinizing Hormone，LH）、卵泡生成素（follicle-stimulating hormone，FSH）、雌二醇（estradiol，E2）、睾酮（testosterone，T）、促甲状腺激素（thyroid stimulating hormone，TSH）水平，有助于了解无排卵的病因，除外多囊卵巢综合征。

临床试验时可根据药物的特点及其前期研究基础，选择纳入 AUB-E 或 AUB-O 的患者。

3. 试验流程

试验流程应结合所选适应证的异常出血模式，根据试验目的，合理设置。

以单纯表现为月经过多、经间期出血或经期延长者的 AUB-E 为目标适应证的临床试验，可以设置导入期，一般为 1 个月经周期～90 天[6, 16, 17]，洗脱既往用药和稳定基线。由于有规律的周期，其观测时点及疗程的设置多与月经周期有关，一般设置 3～6 个月经周期的疗程。为观察药物的作用是否持续，通常设置 1～3 个月经周期的有效性随访。

针对以月经周期频率或规律的改变为主的 AUB-O（月经稀发、月经频发、不规律月经）的临床试验，常需设置筛选期，监测 BBT，经前 5～9 天测定孕酮，以确定是否排卵。同时，以孕激素撤药性出血的方式诱导人工月经[7]。设 3～6 个月的观察周期和另外 3～6 个月的随访期。

4. 有效性评价

对月经的评价是本病有效性评价的主要内容。正常月经包含四个要素，周期频率、规律性、经期长度和经量，临床试验往往针对具体某一两个要素重点评价。对月经频率（21～35 天）、规律性（月经提前或错后不超过 7 天）、经期长度、经量的评价均采用"月经复常率/治疗应答率",即治疗/随访期间,出现正常月经患者的比例。

常用的出血量评估方法有碱性正铁血红素比色法(alkaline hematin technique)和PBAC[18]。前者应用碱化血红蛋白光电比色法,即用氢氧化钠溶解、洗脱月经用具上的陈旧经血,并使之转变为碱性正铁血红素,以584nm波长在分光光度计上测定吸光度值,以同样方法测得的同期自身静脉血吸光度值作比较,计算出月经血量。此法所得月经量的回收率可达92%~96%,是国内外公认的测量月经血量的"金标准"[4, 17]。后者根据每张卫生巾的血染程度、遗失血块的大小,分别赋分,记录每张卫生巾的评分、数量及天数,填于"卫生巾记数及评分表(月经卡)"并计算总分,评分≥100分者,月经量≥80ml。此法与金标准有高度相关性,使用简便,在不同文化层次患者中可接受性较好[19]。此外,用以评价月经过多的还有卫生巾称重法、血红蛋白检查法等[4, 20]。

中医证候疗效、生活质量的改善情况,以及诱发排卵率、AUB复发率等,也是本病的重要评价指标。目前,有关本病的中医证候特征、规律及其规范化的研究较多[21-24],但尚未见公认的、信效度较高的证候量表。生活质量的评价可以采用出血相关性生活质量量表(如menorrhagia-specific quality of life,MS-QOL)[25, 26]。诱发排卵可通过监测BBT、排卵试纸、血孕酮水平和/或B超下监测成熟卵泡等方法检测[27-30]。

5. 安全性评价

子宫异常出血情况同时也是安全性评价的重要内容之一。试验过程中如发生与给药前AUB出血情况不同的改变(如针对月经过多的试验中出现经间期出血),应当检查子宫内膜,以明确增生或癌性改变。重视药物可能的类性激素样作用,当前期研究提示其可能具有雌激素作用时,应增加子宫B超、乳腺B超、性激素等检测。

三、青春期异常子宫出血

尽管有地区或人种等差异,全球青春期少女平均初潮年龄12~13岁,初潮后3年,约有60%~80%的月经周期21~34天[7]。一般将月经周期在21~45天(第一年平均32.2天)、经期长度在7天以下均视为正常[31]。青春期AUB主要原因为下丘脑-垂体-卵巢轴发育未成熟,多为AUB-O型,以月经过多、经期延长、不规律月经为常见出血模式。目前,ACOG推荐的治疗药物为复方口服避孕药(COC),治疗目标是出血期止血,止血后控制月经周期或诱导排卵,防止复发[32, 33]。青春期患者最终能否建立正常的月经周期,与病程长短有关。有研究报告,发病4年内建立正常周期者占63.2%,病程长于4年者较难自然痊愈,可能合并多囊卵巢综合征[34]。

近年来,中医药针对青春期AUB的研究日渐增多,其结果多提示了中药在调整月经周期方面的优势,为中药新药的研究提供了参考[35-38]。

参 考 文 献

[1] Fraser I S, Critchley H O D, Broder M, et al.The FIGO recommendations on terminologies and definitions for normal and abnormal uterine bleeding[C]//Seminars in reproductive medicine.2011, 29(5): 383.
[2] 张以文.FIGO关于月经异常相关术语的共识和异常子宫出血病因的新分类系统[J].国际妇产科学杂志, 2013, 40(2): 105-107.
[3] 中华医学会妇产科学分会妇科内分泌学组.异常子宫出血诊断与治疗指南[J].中华妇产科杂志, 2014, 49(11): 801-806.
[4] 郁琦.现行各国功能失调性子宫出血临床诊断和治疗指南综合资料[C]//高泌乳素血症和功能失调性子宫出血专题研讨会论文集.2007.
[5] 中华医学会妇产科学分会内分泌学组, 中华医学会妇产科学分会绝经学组.功能失调性子宫出血临床诊断治疗指南(草案)[J].

中华妇产科杂志，2009，44（3）：234-236.

[6] Matteson K A, Rahn D D, Wheeler T L.NON-SURGICAL MANAGEMENT OF HEAVY MENSTRUAL BLEEDING: A SYSTEMATIC REVIEW AND PRACTICE GUIDELINES[J].Obstetrics and gynecology, 2013, 121（3）: 632.
[7] American College of Obstetricians and Gynecologists.Management of abnormal uterine bleeding associated with ovulatory dysfunction[J].Practice Bulletin （136）: 176-185.
[8] Gallos I D, Shehmar M, Thangaratinam S, et al. Oral progestogens vs levonorgestrel releasing intrauterine system for endometrial hyperplasia: a systematic review and metaanalysis[J].American journal of obstetrics and gynecology, 2010, 203（6）: 547.e1-547.e10.
[9] 复方口服避孕药临床应用中国专家共识专家组.复方口服避孕药临床应用中国专家共识[J].中华妇产科杂志,2015.50（2）：81-91.
[10] 国家中医药管理局.中华人民共和国国家标准·中医病证诊断疗效标准[S].南京：南京大学出版社，1994：59-75.
[11] 张玉珍.全国高等教育"十一五"国家级规划教材·中医妇科学[M].第2版.北京：中国中医药出版社，2007：320.
[12] 郑筱萸.中药新药临床研究指导原则（试行）[M].北京：中国医药科技出版社，2002.
[13] 中华中医药学会.中医妇科常见病诊疗指南[M].北京：中国医药科技出版社.2012：9-10.
[14] 曹泽毅.中华妇产科学（临床版）[M].第3版.北京：人民卫生出版社.2014：354-393.
[15] 冯力民，夏恩兰，丛捷，等.应用月经失血图评估月经血量[J].中华妇产科杂志，2001，36（1）：49-51.
[16] Fraser I S, Parke S, Mellinger U, et al.Effective treatment of heavy and/or prolonged menstrual bleeding without organic cause: pooled analysis of two multinational, randomised, double-blind, placebo-controlled trials of oestradiol valrate and dienogest[J].The European Journal of Contraception & Reproductive Health Care, 2011, 16（4）: 258-269.
[17] Fraser I S, McCarron G. Randomized Trial of 2 Hormonal and 2 Prostaglandin-inhibiting Agents in Women with a Complaint of Menorrhagia[J].Australian and New Zealand journal of obstetrics and gynaecology, 1991, 31（1）: 66-70.
[18] 沈雅琴，黄雅萍.月经血量测定的方法学和临床应用[J].陕西医学检验，1995，10（2）：5-7.
[19] 朱虔兮，林侠，张敏，等.月经卡评分估计子宫出血的有效性及其在临床研究中的应用[J].中国计划生育学杂志，2007，15（08）：471-474.
[20] Lethaby A, Duckitt K, Farquhar C.Non-steroidal anti-inflammatory drugs for heavy menstrual bleeding[J].Cochrane Database Syst Rev, 2013, 1.
[21] 陈碧川.功能失调性子宫出血中医证候规律回顾性研究[D].广州中医药大学，2011.
[22] 孙晓峰.功能失调性子宫出血常见中医证候规范化研究[D].湖南中医药大学，2007.
[23] 孙晓峰，尤昭玲，雷磊.功能失调性子宫出血中医证候规范研究的思路与方法[J].中华中医药学刊，2007，25（6）：1200-1202.
[24] 尤昭玲，李卫红，王若光，等.功能失调性子宫出血证候规范化研究现状评述[J].湖南中医杂志，2008，24（3）：106-108.
[25] Khrouf M, Terras K.Diagnosis and Management of Formerly Called "Dysfunc-tional Uterine Bleeding" According to PALM-COEIN FIGO Classification and the New Guidelines[J].The Journal of Obstetrics and Gynecology of India, 2014, 64（6）: 388-393.
[26] 张海云.月经过多女性缺铁预测、经期生存质量分析及出血倾向测评[D].南方医科大学，2014.
[27] 周庆娥，张琼，冷灵芝，等.阴道B超结合尿LH试纸测定在不孕妇女卵泡生长及排卵监测中的应用[J].医学临床研究，2005，22（7）：958-959.
[28] 范玉婷，梁晓燕.卵巢储备及其检测方法评价[J].实用妇产科杂志，2015，31（1）：2-4.
[29] 黄欲晓.中药改善卵巢储备功能疗效与机制的探讨[D].中国中医科学院，2012.
[30] 张俊萍.经阴道彩色多普勒超声在IVF-ET中对卵巢储备功能和子宫内膜容受性的评估价值[D].天津医科大学，2011.
[31] American Academy of Pediatrics, American College of Obstetricians and Gynecologists. Menstruation in girls and adolescents: using the menstrual cycle as a vital sign[J].Pediatrics, 2006, 118（5）: 2245-2250.
[32] 邢福祺，张曦倩.青春期功能失调性子宫出血的诊断及治疗[J].中国实用妇科与产科杂志，2004.20（9）：526-527.
[33] 王秀霞，方媛媛.青春期功能失调性子宫出血的诊治特点[J].中国实用妇科与产科杂志，2006，22（9）：660-662.
[34] 王鸥鹏.中医分期疗法结合黄体酮治疗脾肾阳虚型青春期功血的临床观察[D].湖北中医药大学，2012.
[35] 彭碧芳.妈富隆配合左归丸治疗青春期功血（肝肾阴虚证）的临床观察[D].湖北中医学院，2009.
[36] 袁庆婷，刘方洲，张迎新，等.补肾固冲法治疗青春期功血的系统评价[J].中医研究，2014，27（5）：69-72.
[37] 廖维，朱南孙，王采文，等.中药对青春期功血307例患者月经周期的调节和建立[J].辽宁中医杂志，2010，37（6）：1059-1060.
[38] 郑小敏，陈静平.青春期功血治疗方法及疗效影响因素新进展[J].中国现代药物应用，2015，9（1）：243-244.

第三节 更年期综合征

更年期（climacteric），指卵巢功能开始衰退至停止，从生育状态走向非生育状态的一个生命周期，包含围绝经期（perimenopause）或绝经过渡期（menopause transition），常始于35～45岁，直到绝经（自然绝经年龄47～52岁）后5年左右[1-3]。此阶段，性激素水平波动或减少而出现一系列躯体及精神心理症状，称为更年期综合征（climacteric syndrome），又称绝经综合征（menopause syndrome，MS）或围绝经期综合征（perimenopause syndrome）[4-6]。MS包括近期症状和远期症状，近期症状表现为月经紊乱、血管舒缩症状、精神神经症状等，远期症状有泌尿生殖道萎缩症状、骨质疏松、阿尔茨海默病、心血管病变等[3, 4]。MS近期症状多在绝经过渡期出现，以绝经前1～2年最为严重，少数患者可持续到绝经后5～10年；泌尿生殖道症状一般在绝经后出现，骨质疏松等多出现在绝经后5～10年[7, 8]。在西方国家，潮热、多汗为MS最典型的近期症状，发生率高达80%，多较严重[1, 3]，而亚洲国家以失眠、肌肉关节疼痛、疲倦等症更为常见，潮热较轻[9, 10]。

目前，性激素替代疗法（hormone replacement therapy，HRT）是治疗MS的有效手段[1, 8]。无论雌激素单独应用还是与孕激素联合应用，均能显著改善血管舒缩、泌尿生殖道萎缩等症状，并预防绝经后骨质疏松，提高患者生活质量[1, 8, 11]。但是，HRT的应用存在停药后复发率高（可达50%）[12]、治疗疗程长，且长期应用有增加心血管、静脉血栓栓塞性疾病、乳腺癌和子宫内膜癌发生率的风险等情况[1, 8]。因此，应用时需明确其是否具有适应证、禁忌证、慎用情况等，并定期随访，评估患者应用HRT的受益/风险[8, 11]。对于不愿意使用HRT或存在禁忌证的患者，可选择非激素制剂如植物类激素药物、选择性5-羟色胺再摄取抑制剂（selective serotonin reuptake inhibitor，SSRIs）、可乐定、加巴喷丁及中医药等治疗[1, 3, 6, 8]。

本病相当于中医妇科学的"绝经前后诸证"或"经断前后诸证"，以"肾虚"或"肾阴阳失衡"为主要病机。常见中医证候有肝肾阴虚、肾阳亏虚等[13]。

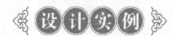

一、题目

分层区组随机双盲、阳性药平行对照评价××颗粒治疗更年期综合征肝肾阴虚证有效性和安全性的多中心Ⅲ期临床研究。

二、研究背景

××颗粒按照中药6类新药研发，具有调肝益肾，滋阴降火的功效，适用于更年期综合征（绝经前后诸证）中医辨证属肝肾阴虚证，症见烘热面赤、头晕耳鸣、腰膝酸软或足跟痛、少寐多梦、急躁易怒、阴部干涩或皮肤瘙痒等。

药效学研究结果：低、中、高[2.0g、4.0g、8.0g/（kg·d）]三个剂量均能抑制4-氨基吡啶诱发的小鼠激怒症状，延长戊巴比妥钠导致的动物睡眠时间，增强阈下剂量戊巴比妥钠的催眠作用，升高雌性大鼠血中E2，但对FSH、LH无影响；中、高剂量能抑制毛果云香碱致小鼠中趾部汗腺的分泌，使氢化可的松造成的雌性大鼠阴虚模型环磷酸腺苷（cyclic adenosine monophosphate，cAMP）升高，延长甲状腺素造成的雌性小鼠阴虚模型的缺氧窒息死亡时间。

毒性实验结果：① 急性毒性实验，以最大耐受量一日内连续3次灌胃小鼠后，连续观察7天，未见有动物死亡，最大给药量为97.6g生药/kg，相当于临床用量的406.7倍。② 长期毒性实验结果显示，5.6g、8.4g、16.8g生药/Kg（分别相当于人临床用量的约22、33和66倍），给大鼠连续灌胃3个月，各剂量组的血液学及病理组织学检查均无异常改变。提示本品16.8g生药/（kg·d）剂量下可视为安全剂量。

Ⅱ期临床试验结果：改良Kupperman评分治疗前后变化值均值（PPS），试验组为-18.78±7.54（N=111），对照组为-9.47±6.98（N=110），组间比较差异有统计学意义，FAS、PPS分析结论一致。基于改良Kupperman评分的疾病疗效（PPS），试验组总有效率96.4%（N=111），对照组为43.6%（N=110），组间比较差异有统计学意义，FAS、PPS分析结论一致。试验中，试验组出现1例症状性不良事件，表现为牙龈肿痛，经研究者判断有试验用药的关系为可能有关。

三、试验目的与观察指标

（1）以更年安片为阳性对照，评价××颗粒对更年期综合征症状群的治疗作用。观察指标：改良Kupperman评分、疾病疗效。

（2）以更年安片为阳性对照，评价××颗粒对肝肾阴虚证候的改善作用。观察指标：证候疗效、单项症状疗效。

（3）观察××颗粒临床应用的安全性。观察指标：一般体检项目、血尿便常规、心电图、肝肾功能、乳腺彩超、妇科腹部彩色B超等。

四、试验总体设计

采用按分层区组随机双盲、阳性药平行对照、多中心临床研究、非劣效-优效性检验的方法。

（1）随机：采用分层区组随机化方法，以中心为分层因素，层内按3:1比例分为试验组和对照组。运用SAS统计软件，按多个中心的病例分配数及随机比例，生成随机数字分组表。

（2）盲法：采用双盲的方法，分两级设盲。

（3）对照：与市售中成药更年安片为对照，由地黄、泽泻、麦冬、熟地黄等组成，具有滋阴清热、除烦安神的功效，适用于更年期出现的潮热汗出，眩晕，耳鸣，失眠，烦躁不安。药物组成与功能主治与试验药接近。

（4）多中心：在×家药物临床试验机构同期进行。

（5）样本量估算：根据Ⅱ期临床试验结果，试验组改良Kupperman总分下降18.47±7.64分，安慰剂组下降9.13±7.02，取非劣效界值$\delta=2.5$（约为试验组与安慰剂组差值95%CI下限的1/3）[14,15]。按单侧检验$\alpha=0.025$，$\beta=0.2$（功效=80%），公共标准差$s=7.5$，例数估算结果，试验组282例，对照组94例。考虑脱落因素，决定本试验样本量为试验组360例，对照组120例，共480例。

五、诊断标准

1. 西医诊断标准（更年期综合征）

参照《中药、天然药物治疗女性更年期综合征临床试验技术指导原则》[5]和《妇产科学》[16]制定。

更年期综合征定义：是指由于更年期精神心理、神经内分泌和代谢变化所引起的各器官系统的症状和体征综合征候群。年龄在40～55岁妇女，除月经失调外，烘热汗出是典型的特异性症状，可伴有烦躁易怒、心悸失眠、胸闷头痛、情志异常、记忆力减退、血压波动、腰腿酸痛等。内分泌测定：促卵泡激素（FSH）、促黄体生成激素（LH）增高，雌二醇（E2）降低。FSH＞10IU/L，提示卵巢储备功能下降，处于绝经过渡期；FSH＞40IU/L，提示卵巢功能衰竭。

2. 中医辨证标准（绝经前后诸症·肝肾阴虚证）

参照《中医病证诊断疗效标准》[13]制定。

主症：① 烘热汗出，② 腰膝酸软或足跟痛，③ 头晕，④ 耳鸣；次症：① 心悸，② 少寐多梦，③ 急躁易怒，④ 口干，⑤ 阴部干涩，⑥ 皮肤瘙痒；舌：① 质红，边尖尤甚，② 少苔。脉：弦、细、数；必备主症①，具备主症②、③、④ 中任一项，参考次症和舌、脉者，可辨证为肝肾阴虚证。

六、受试者的选择

1. 纳入标准

（1）符合女性更年期综合征西医诊断标准；
（2）年龄40～55岁；
（3）月经紊乱6个月以上，或有停经3个月以上病史，且FSH＞10IU/L[17]；
（4）中医辨证为肝肾阴虚证；
（5）改良Kupperman评分大于15分；
（6）试验前3个月内未用治疗更年期综合征的激素替代疗法，2个月内未应用其他治疗更年期综合征的药物者；
（7）自愿签署知情同意书。

2. 排除标准

（1）子宫肌瘤最大直径大于3cm，或子宫内膜息肉患者；
（2）重度以上乳腺增生，乳腺纤维瘤或乳腺恶性肿瘤患者；
（3）双侧卵巢切除，卵巢肿瘤和卵巢功能早衰者；
（4）甲状腺功能亢进症患者；
（5）合并有心血管、脑血管、肝、肾和造血系统等严重原发性疾病者；
（6）神经衰弱或精神病患者；
（7）过敏体质或对本药过敏者；
（8）怀疑或确有酒精、药物滥用病史，或者根据研究者的判断，具有降低入组可能性或使入组复杂化的其他病变或情况，如工作环境经常变动、生活环境不稳定等易造成失访的情况。

3. 受试者退出（脱落）标准（参照本章第一节）

4. 中止全部试验的条件（参照本章第一节）

5. 结束全部临床试验的规定（参照本章第一节）

七、试验用药物及给药方案

1. 试验用药物的名称与规格

试验药：××颗粒，规格：9g/袋。阳性对照药：更年安片，规格：0.31g/薄膜衣片。模拟药：名称、规格同试验药或对照药。试验药及其模拟药、对照药及其模拟药的包装、色泽、口感一致，应符合质量要求，并由申办者提供。

2. 试验用药物的包装（参照本章第一节）

3. 试验用药物的随机编盲和应急信件（参照本章第一节）

4. 试验用药物的分发、回收与保存（参照本章第一节）

5. 给药方案

（1）用法：试验组，××颗粒+更年安片模拟剂；对照组，更年安片+××颗粒模拟剂。

（2）用量：××颗粒及其模拟药，每次1袋；更年安片及其模拟药，每次6片，均口服，1日3次。

（3）疗程：8周。

（4）合并治疗：观察过程中，不得使用其他治疗更年期综合征的药物以及雌、孕激素类药物；合并其他疾病必须继续服用的其他药物和治疗方法，必须在合并用药表中详细记录。

6. 试验用药依从性判断（参照本章第一节）

八、安全性评价

1. 试验用药物可能的不良反应

本品急性毒性实验结果，实验动物未出现死亡和异常中毒反应等现象；长期毒性实验结果均未见有意义的毒副改变。Ⅱ期临床试验中，试验组出现头痛和齿龈肿疼各1例。

2. 安全性评价指标及观测时点

（1）可能出现的不良反应（症状体征、疾病/综合征），用药后随时观察；

（2）一般体检项目，如体温、脉搏、呼吸、血压等，用药前后检查；

（3）妇科盆腔检查（未婚妇女行肛诊检查）、血常规、尿常规、便常规+潜血、心电图、肝功能（ALT、AST）、肾功能（BUN、Cr）、乳腺彩超、妇科腹部彩色B超，用药前后检查。

以不良反应发生率作为主要安全性评价指标。

3. 不良事件的记录和观察（参照本章第一节）

4. 严重不良事件的报告和处理（参照本章第一节）

5. 未缓解不良事件的随访（参照本章第一节）

九、有效性评价

1. 观察指标

（1）人口学资料（婚况、年龄、身高、体重、民族）、一般临床资料（月经史、孕产史、流产史、合并疾病及用药）等。

（2）有效性观察指标和观测时点：① 改良 Kupperman 评分，基线、治疗 4 周、8 周、治疗结束后 12 周（随访）记录；② 疾病疗效，治疗 8 周评价；③ 中医证候积分/疗效，基线、治疗 4 周、8 周记录并评价；④ 单项中医症状及舌脉，基线、治疗 4 周、8 周记录。以改良 Kupperman 评分治疗前后差值为主要疗效评价指标。

2. 指标观测方法

（1）改良 Kupperman 评分法，参照《中华妇产科学》[3, 17]。

表 9-3-1　改良 Kupperman 评分法

症状	系数	程度			
		0 分	1 分	2 分	3 分
潮热汗出	4	无	<3 次/天	3~9 次/天	>9 次/天
感觉异常	2	无	偶有	症状持续	影响生活
失眠	2	无	偶有	症状持续	影响生活
易激动	2	无	偶有	症状持续	影响生活
泌尿系症状	2	无	偶有	症状持续	影响生活
性交痛	2	无	偶有	症状持续	影响生活
抑郁	1	无	偶有	症状持续	影响生活
眩晕	1	无	偶有	症状持续	影响生活
疲乏	1	无	偶有	症状持续	影响生活
骨关节、肌肉痛	1	无	偶有	症状持续	影响生活
头痛	1	无	偶有	症状持续	影响生活
心悸	1	无	偶有	症状持续	影响生活
皮肤蚁走感	1	无	偶有	症状持续	影响生活

注：以症状程度乘以症状指数。

（2）中医证候分级量化标准，根据《中药新药的临床研究指导原则》[12] 症状分级量化表制定。

表 9-3-2　中医证候分级量化标准

分级	无（-）	轻（+）	中（++）	重（+++）
主症 1	0 分	3 分	6 分	9 分
烘热汗出	无	<3 次/天	3~9 次/天	>9 次/天
主症 2	0 分	2 分	4 分	6 分
腰膝酸软或足跟痛	无	偶有	经常	持续
头晕	无	偶有	经常	持续
耳鸣	无	偶有	经常	持续
次症	0 分	1 分	2 分	3 分
心悸	无	偶有	经常	持续
少寐多梦	无	偶有	经常	持续
急躁易怒	无	偶有	经常	持续
口干	无	偶有	经常	持续
阴部干涩	无	偶有	经常	持续
皮肤瘙痒	无	偶有	经常	持续
舌脉	0 分	1 分	其他（记录不计分）	
舌质	淡红	红或边尖红		
舌苔	薄白	苔少		
脉象	平	细数或弦细数		

3. 终点指标定义与疗效评价标准

（1）疾病疗效评定，改善更年期综合征症状群的情况，采用国内改良的 Kupperman 评分法。① 痊愈：临床症状基本消失（$n \leq 0.17$）；② 显效：临床症状明显好转（$0.17 < n \leq 0.33$）；③ 有效：临床症状有所好转（$0.33 < n \leq 0.67$）；④ 无效：临床症状无明显好转或恶化（$0.67 < n \leq 1$）。

注：疗效指数 n = 疗后症状总积分/疗前症状总积分。

（2）中医证候疗效评定标准：① 临床控制：证候计分值减少率≥90%；② 显效：证候计分值减少率≥70%，<90%；③ 有效：证候计分值减少率≥30%，<70%；④ 无效：证候计分值减少率<30%。

注：证候积分值减少率 = [（疗前总积分和-疗后总积分和）/疗前总积分和]×100%。

（3）单项症状疗效，参照薛赛琴等《改良 Kupperman 评分法对更年舒治疗更年期综合征 85 例疗效分析》[18]制定。① 消失：疗前患有的症状消失，积分为零；② 好转：疗前患有的症状减轻，积分降低，但不为零；③ 无效：疗前患有的症状未减轻或加重，积分未降低。

十、试验流程

表 9-3-3　试验流程表

项目	筛选期	治疗期（访视窗）		随访期
	-7 天~0 天	4 周±3 天	8 周±6 天	12 周±6 天
筛选病例	×			
签署知情同意书	×			
确定入选排除标准	×			

续表

项目	筛选期 -7天~0天	治疗期（访视窗） 4周±3天	治疗期（访视窗） 8周±6天	随访期 12周±6天
人口学资料及病史记录	×			
合并疾病和症状	×			
诊前合并用药、合并治疗	×			
妇科检查、问诊	×		×	
临床症状、体征	×	×	×	×
改良 Kupperman	×	×	×	×
中医证候	×	×	×	
妇科 B 超	×		×	
乳腺 B 超	×		×	×*
血、尿、便常规	×		×	×*
肝、肾功能	×		×	×*
心电图	×			×*
E2、LH、FSH 检查	×		×	×*
发放试验药	×	×		
药物回收		×	×	
不良事件记录		×	×	
合并用药记录		×	×	
脱落原因分析			×	
临床疗效评定			×	
安全性评定			×	

注：① ×*，必要时做；② 性激素检测时间为月经 2~5 天之间。

十一、数据管理（参照本章第一节）

十二、统计分析（参照本章第一节）

十三、质量控制与保证

1. 质量控制措施

（1）、（3）参照本章第一节。

（2）临床试验开始前培训：通过临床试验前培训使研究人员对于临床试验方案及其各指标具体内涵的充分理解和认识。对改良 Kupperman 量表、症状体征量化标准进行一致性检验。签署研究者声明。对于自觉症状的描述应当客观，切勿诱导或提示；对于所规定的客观指标，应当按方案规定的时点和方法进行检查。应注意观察不良反应或未预料到的毒副作用，并追踪观察。

2. 质量保证措施（参照本章第一节）

十四、试验相关的伦理学要求

1. （参照本章第一节）

2. 风险-受益评估

（1）风险：根据长期毒性试验结果和Ⅱ期临床研究结果分析认为，本试验的主要风险为服用试验药物后可能出现预期不良反应（头痛和齿龈肿疼）的风险，以及试验用药对疾病本身治疗作用差而使病情加重的风险，以及试验药物可能对性激素作用靶器官（子宫和乳腺）的影响。

（2）受益，参照本章第一节。

（3）风险控制措施：方案入选和排除标准、用药方案、研究期间的安全性评价（包括体格检查、生命体征监测、ECG 及实验室检查等）均以风险最小化为目标而设计。本试验采取以下措施进行风险控制：① 临床研究明确排除了子宫肌瘤最大直径大于 3cm，或子宫内膜息肉患者和重度以上乳腺增生，乳腺纤维瘤或乳腺恶性肿瘤患者。② 用药前后行乳腺彩超、妇科腹部彩色 B 超以明确试验药物对子宫、乳腺的影响，B 超检查为非侵入性检查，风险较低。

3~6（参照本章第一节）

十五、试验结束后的医疗措施（参照本章第一节）

十六、试验总结与资料保存（参照本章第一节）

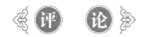

一、研究策略

以更年期综合征为适应证的药物研究，均以改善症状为目的。既可以评价其对整个症状群的综合治疗作用，也可以重点观察对特定血管舒缩症状、精神神经症状、泌尿系统症状的缓解作用[19-22]。在某些情况下，还可以考虑将预防远期症状（骨质疏松症、心血管疾病等）作为研发目标之一[1, 23]。

在中医理论指导下的中药，因其多组分、多靶点的药理特点，一般对 MS 整体症状具有综合改善作用，多作为主要研究目标。此外，中医证候的改善也是本病重要研究内容之一[8]。有效性评价，多采用改良 Kupperman 评分等量表工具，以量表及其维度评分或其衍生的、具有临床价值的复合指标/全局指标、症状缓解率（包括发生频率、严重程度）为主要评价指标。

二、临床试验设计要点

1. 试验总体设计

本病的临床研究，建议采用安慰剂平行对照设计，如有已批准上市安全有效的中药制剂，可以采用阳性药、安慰剂对照的三臂试验设计。在探索性试验阶段，可能需要进行多个不同试验目的的单个试验，以便为确证性试验的设计提供方法学依据。常采用剂量探索性设计、观察方案/疗程甚至中医证候探索性设计等。

绝经过渡期（围绝经期）和绝经后一段时间均会出现 MS 症状，临床研究中，可以绝经过渡期、绝经后进行分层设计，也可选择其中之一作为目标适应证。

2. 诊断标准及受试者的选择

更年期综合征的诊断目前主要根据定义、病史及临床表现。实验室检查多作为辅助手段。诊断标准可参照《实用妇产科学》[4]、《中华妇产科学》[3]、《妇产科学》[16]等，围绝经期、绝经过渡期、绝经后期等的诊断标准，也可以参照美国国立卫生院（National Institutes of Health，NIH）、国际绝经协会（International Menopause Society，IMS）等共同制定的生殖衰老分期（stages of reproductive aging workshop，STRAW）[17, 24, 25]。

通过对年龄及月经情况、FSH 值的限定，选择纳入绝经过渡期和/或绝经后的 MS 患者。为提高有效性反应度，一般规定改良 Kupperman 评分＞15 方可入组。为排除试验前用药对有效性评价的影响，可选择 3 个月内未用激素替代疗法和 2 个月内未用其他药物的患者[5]。

易与本病的症状相混淆的疾病应排除，如冠心病、高血压、甲状腺亢进、精神病、神经衰弱及经前期综合征等。从安全性角度考虑，也应排除可能受到雌激素影响的各种情况，如乳腺纤维瘤或乳腺恶性肿瘤患者、重度以上乳腺增生、子宫肌瘤或子宫内膜息肉等[8]。中药复方可能具有类雌激素样作用，有使子宫肌瘤增大的风险，而有作者认为，子宫肌壁间肌瘤≥4cm 是腹腔镜剥除术的适应证[26]，故宜将直径＞3cm 者排除。另外，人工绝经（如卵巢经手术切除、卵巢早衰等）所致的 MS 患者，临床试验原则上可以纳入。

3. 有效性评价

MS 症状多为患者的主观症状，临床评价通常采用 Kupperman 评分[3, 27]、Greene 症状评分量表（Greene climateric scale/Greene menopause index）[4, 28]或 MRS II 量表（menopause rating scale，MRS）[29, 30]等，并以量表总分、维度分、症状评分或以之为基础制定的"有效率"作为主要有效性评价指标。对血管舒缩症状、外阴、阴道萎缩症状的评价可选择症状发生频率/严重程度的平均变化值、阴道 PH 值、阴道成熟指数等[19-23]。研究周期应涵盖起效和持续两个阶段，一般为 4~12 周[5, 22]。

对于中药而言，中医证候总分及其有效率也是 MS 有效性评价的重要指标。目前，已有学者对 MS 中医证候进行规范化研究[31, 32]，试验设计时可以作为参考。现阶段，也可以参考《中医病证诊断疗效标准》[13]，由各项目专家组讨论制定 MS 中医证候分级量化评分标准。

4. 安全性评价

MS 药物的安全性研究，尤其是在前期研究提示其可能具有雌激素作用时，应重视子宫异常出血的观察，增加子宫 B 超、乳腺 B 超、性激素等检测项目，以评价药物对 FSH、E2 及其靶器官子宫（内膜增生、肌瘤）、乳腺等的影响。

出血类指标包括给药期间停经发生率、异常子宫出血（持续性和/或反复出血、点状出血）发生率[5]。试验期间若发生与给药前异常子宫出血情况不同的改变，应当检查子宫内膜，以鉴别子宫内膜增生或子宫内膜癌[20, 32]。

鉴于中药复方可能具有的类雌激素作用，一般将血清FSH、E2作为安全性观察指标[5]。同时重点观察子宫肌瘤的变化情况，包括肌瘤的性质、部位、个数以及是否需要治疗等。由于雌激素应用有增加乳腺癌发生的风险，还应增加乳腺超声甚至乳腺钼靶等安全性检查项目。

宫腔镜下子宫内膜活检术是诊断异常子宫出血、子宫内膜病变的"金标准"[33]。由于其价格昂贵、具有侵入性，临床研究时一般选用无创的B型超声检查替代。据报道，阴道超声（transvaginal ultrasonography，TVS）较腹部超声的诊断敏感性和特异性高，经TVS提示内膜厚度<5mm者可准确排除内膜异常增生和内膜癌，内膜癌风险的截断值<0.07%[33]。B超检查显示子宫内膜异常者，需要进行子宫内膜活组织病理学检查[5]。

此外，MS患者一般会长期用药，其可能的雌激素样作用，有增加心血管疾病、骨质增生等的远期风险，必要时也应列入安全性观察。

5. 试验的质量控制

MS临床试验质量控制，重点是改良Kupperman量表等评价量表的一致性培训，建立多中心统一的妇科腹部B超检查和乳腺B超检查的报告格式、内容、操作规范[33]，规定性激素的检测时间如FSH的采集在月经2~5天之间等[34]。

参 考 文 献

[1] American College of Obstetricians and Gynecologists.ACOG Practice Bulletin no 141：Clinical Management Guidelines for Obstetrician-Gynecologists.management of menopausal symptoms[J].Obstetrics & Gynecology，2014，123（1）：202-216.
[2] 徐苓.围绝经期及绝经过渡期的定义及激素补充治疗[J].实用妇产科杂志，1999，15（4）：177-178.
[3] 曹泽毅.中华妇产科学（临床版）[M].第3版.北京：人民卫生出版社，2014：2712-2765.
[4] 华克勤，丰有吉.实用妇产科学[M].第3版.北京：人民卫生出版社，2013：444-453.
[5] 国家食品药品监督管理总局药品审评中心.中药、天然药物治疗女性更年期综合征临床研究技术指导原则[EB/OL].[2011-12-8].http：//www.cde.org.cn/zdyz.do?method = largePage&id = 121.
[6] Hickey M，Davis S R，Sturdee D W.Treatment of menopausal symptoms：what shall we do now?[J].The Lancet，2005，366（9483）：409-421.
[7] Skouby S O，Al-Azzawi F，Barlow D，et al. Climacteric medicine：European Menopause and Andropause Society（EMAS）2004/2005 position statements on peri-and postmenopausal hormone replacement therapy[J].Maturitas，2005，51（1）：8-14.
[8] 中华医学会妇产科学分会绝经学组.绝经相关激素补充治疗的规范诊疗流程[J].中华妇产科杂志，2013，48（2）：155-158.
[9] Dongzi Yang，C.J.Haines，et al.Menopausal symptoms in midlife women in Southern China[J].Climacteric，2008，11（4）：329-336.
[10] 徐苓，赵珩，葛秦生.围绝经期的流行病学调查[J].生殖医学杂志，1993，2（1）：23-27.
[11] Sahin N H，Bal M D，Boǧga N M，et al.Women's perception of the menopause and hormone treatment：barriers against hormone therapy[J].Climacteric，2011，14（1）：152-156.
[12] Aslan E，Bagis T，Kilicdag E B，et al.How best is to discontinue postmenopausal hormone therapy：Immediate or tapered?[J].Maturitas，2007，56（1）：78-83.
[13] 国家中医药管理局.中华人民共和国国家标准•中医病证诊断疗效标准[M].南京：南京大学出版社，1994.
[14] EMEA.Points to consider on switching between superiority and non-inferiority[EB/OL].[2000-7-27].http：//www.ema.europa.eu/docs/en_GB/document_library/Scientific_guideline/2009/09/WC500003658.pdf.
[15] EMEA.Guideline on the choice of the non-inferiority margin[EB/OL].[2005-7-27].http：//www.ema.europa.eu/docs/en_GB/document_library/Scientific_guideline/2009/09/WC500003636.pdf
[16] 乐杰.全国高等医药教材建设研究会"十一五"规划教材•妇产科学[M].第7版.北京：人民卫生出版社，2008：320-322.
[17] Scheid V，Ward T，Tuffrey V.Comparing TCM textbook descriptions of menopausal syndrome with the lived experience of London

women at midlife and the implications for Chinese medicine research[J].Maturitas, 2010, 66 (4): 408-416.
[18] 薛赛琴,姜坤.改良 Kupperman 评分法对更年舒治疗更年期综合征 85 例疗效分析[J].中国中西医结合杂志,2004,24(2):152-154.
[19] MacLennan A H, Broadbent J L, Lester S, et al. Oral oestrogen and combined oestrogen/progestogen therapy versus placebo for hot flushes[J].Cochrane Database Syst Rev, 2004, 4.
[20] EMEA.Guideline on clinical investigation of medicinal products for hormone replacement therapy of oestrogen deficiency symptoms in postmenopausal women[EB/OL].[2005-10-13].http://www.ema.europa.eu/docs/en_GB/document_library/Scientific_guideline/2009/09/WC500003348.pdf
[21] 国家食品药品监督管理总局药品审评中心组织翻译.治疗血管舒缩症状及外阴、阴道萎缩症状的雌激素和雌孕激素药物临床研究指导原则[EB/OL].[2009-11-11].http://www.cde.org.cn/guide.do?method = showGuide&id = 268
[22] 国家食品药品监督管理总局药品审评中心组织翻译.绝经后妇女雌激素缺乏症的激素替代疗法药物临床研究指导原则[EB/OL].[2010-3-13].http://www.cde.org.cn/guide.do?method = showGuide&id = 352
[23] 国家食品药品监督管理总局药品审评中心组织翻译.预防和治疗绝经后骨质疏松症药物研究指导原则(临床和非临床)[EB/OL].[2009-11-11].http://www.cde.org.cn/guide.do?method = showGuide&id = 279
[24] Harlow S D, Gass M, Hall J E, et al.Executive summary of the Stages of Reproductive Aging Workshop+ 10: addressing the unfinished agenda of staging reproductive aging[J].Climacteric, 2012, 15 (2): 105-114.
[25] 陈蓉,林守清.构建中的生殖衰老分期——生殖衰老分期+10 专题研讨会总结摘译[J].中国实用妇科与产科杂志,2012, 28 (9): 713-715.
[26] 石一复.子宫肌瘤治疗原则[J].实用妇产科杂志,2007, 23 (12): 710-712.
[27] Kupperman H S, Blatt M H G, Wiesbader H, et al.COMPARATIVE CLINICAL EVALUATION OF ESTROGENIC PREPARATIONS BY THE MENOPAUSAL AND AMENORRHEAL INDICES*†[J].The Journal of Clinical Endocrinology & Metabolism, 1953, 13 (6): 688-703.
[28] Greene J G.Constructing a standard climacteric scale[J].Maturitas, 1998, 29 (1): 25-31.
[29] Potthoff P, Heinemann L A, Schneider H P, et al.The Menopause Rating Scale (MRS II): methodological standardization in the German population[J].Zentralblatt fur Gynakologie, 1999, 122 (5): 280-286.
[30] Von Hagens C, Schiller P, Godbillon B, et al. Treating menopausal symptoms with a complex remedy or placebo: a randomized controlled trial[J].Climacteric, 2012, 15 (4): 358-367.
[31] 万霞.围绝经期综合征中医证候规范化及计量诊断的研究[D].北京中医药大学,2004.
[32] 郭艳.270 例女性更年期综合征中医证候要素的临床研究[D].湖北中医学院,2009.
[33] 梁海燕,凌斌.围绝经期阴道出血.中国实用妇科与产科杂志[J].2012, 28 (10): 725.
[34] Leone F P G, Timmerman D, Bourne T, et al.Terms, definitions and measurements to describe the sonographic features of the endometrium and intrauterine lesions: a consensus opinion from the International Endometrial Tumor Analysis (IETA) group[J].Ultrasound in Obstetrics & Gynecology, 2010, 35 (1): 103-112.

第四节　细菌性阴道病

　　细菌性阴道病(bacterial vaginosis, BV)是育龄女性最常见的阴道感染,其特点是阴道内乳酸杆菌减少或消失,加德纳菌和厌氧菌(动弯杆菌、普雷沃菌、消化链球菌等)增加[1, 2]。发病率因人群而异,约 15%~64%,年龄多在 15~44 岁[3]。多数患者无症状,有症状者通常表现为阴道分泌物增多,有鱼腥味,尤其性交后加重,少数患者伴有轻度外阴瘙痒[4]。BV 可引起多种并发症,如盆腔炎、不孕不育、妇科手术后感染、宫颈癌等,并有增加性病尤其是人类免疫缺陷病毒(human immunodeficiency virus, HIV)感染的风险;妊娠期合并 BV 可引起胎膜早破、早产、绒毛膜羊膜炎、产褥感染和新生儿感染等[5, 6]。本病极易复发,1 年内反复发作次数超过 4 次者,称为复发性细菌性阴道病[1, 5]。

　　非妊娠期无症状 BV 患者通常无需治疗,对于有症状者或有早产高危因素的妊娠期无症状患者,治疗多参考美国疾病控制和预防中心(Centers for Disease Control and Prevention,

CDC）推荐的方案[7]，以口服或阴道使用甲硝唑、克林霉素，5～7天疗程为主。文献报道，口服甲硝唑4周后，BV痊愈率可达87%～92%（阴道用药为61%～94%）[8,9]，治疗后3个月内复发率达30%～80%[4,9]。复发原因可能与治疗不彻底、阴道微环境未恢复、细菌耐药等有关[10]。近年来，以恢复患者阴道微生态平衡的微生态制剂（乳酸杆菌制剂），治疗BV，预防BV复发越来越受到关注。研究显示，联合使用乳酸杆菌制剂比单纯使用甲硝唑BV复发率低[4,11]。

本病属于中医学"带下病"范畴，主要病机为湿邪伤及任、带二脉，使任脉不固，带脉失约。常见中医证候有脾虚证、肾阳虚证、阴虚夹湿、湿热下注、热毒蕴结证等[12]。

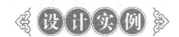

一、题目

区组随机、双盲单模拟、安慰剂平行对照评价××栓治疗细菌性阴道病湿热证有效性和安全性的多中心Ⅲ期临床研究。

二、研究背景

××栓具有清热解毒，凉血除湿，祛风止痒功效，用于治疗细菌性阴道病，计划按照中药新药6类研发。

药效学研究结果：本品浸膏的体外抗菌实验，证实其对加德纳菌和动弯杆菌、普雷沃菌、消化链球菌有较强的抗菌作用，在偏酸性（pH值5.0）环境中有一定的抑菌作用。并能明显缓解巴豆油引起的小鼠耳肿胀，明显抑制角叉菜胶引起的大鼠足肿胀。

毒性试验结果：① 急性毒性试验，一天内××栓大鼠阴道内给药926mg/kg（约为临床拟用量的192倍），未见明显的毒性作用。② 长期毒性试验，大鼠阴道内给药30天的无毒反应剂量76.8mg/kg（约为临床拟用量的16倍）；给药达155.2mg/kg（约为临床拟用量的32倍）或以上，可能出现血小板数轻度下降；给药达308.8mg/kg（约为临床拟用量的64倍），除血小板数轻度下降外，还可能出现体重增长缓慢。各脏器未见明显组织学改变。对阴道黏膜无明显刺激性作用。

Ⅱ期临床研究结果：试验组疾病痊愈率为16.13%，安慰剂组为3.13%，差异有统计学意义。试验期间，共发生不良事件9例/次，其中试验组5例/次，分别为念珠菌性阴道炎、尿常规异常、外阴痒皮疹、外阴痒痛加重和阴部烧灼痛。

三、试验目的与观察指标

（1）评价××栓对细菌性阴道病的治疗作用。观察指标：疾病疗效、线索细胞转阴率、阴道pH值、胺臭味试验等。

（2）评价××栓治疗细菌性阴道病湿热证候及相关症状的改善作用。观察指标：证候疗效、单项症状疗效及舌脉。

（3）观察××栓临床应用的安全性。观察指标：不良反应发生率、一般体检项目、血尿便常规、心电图和肝肾功能等。

四、试验总体设计

采用按区组随机双盲、安慰剂平行对照、多中心临床研究的方法。

（1）随机：采用分层区组随机化方法，以中心为分层因素，层内按 3∶1 比例分为试验组和对照组。运用 SAS 统计软件，按多个中心的病例分配数及随机比例，生成随机数字分组表。

（2）盲法：采用双盲的方法，分两级设盲。

（3）对照：安慰剂对照。

（4）多中心：在×家药物临床试验机构同期进行。

（5）样本量估算：根据Ⅱ期临床试验，试验组疾病疗效痊愈率为 16.13%，安慰剂组为 3.15%，两组间差 $\delta = 0.13$，取试验Ⅰ类错误概率 $\alpha = 0.05$，检验效能 80%，在试验组与对照组样本量比例 3∶1，脱落率 20% 的条件下，用 PASS 软件计算，需样本量 292 例（其中试验组 219 例，安慰剂组 73 例）。同时，结合《药品注册管理办法》，Ⅲ期临床试验中试验组样本量不低于 300 例的相关要求，最终确定样本量为 480 例，其中试验组 360 例，对照组 120 例。

五、诊断标准

1. 西医诊断标准（细菌性阴道病）

参照《妇产科学》[3]和 Amsel 标准（Amsel standard reference method）[13]。

（1）临床表现：10%～40% 患者可无临床症状，有症状者的主要表现为阴道分泌物增多，有鱼腥味，尤其性交后加重，可伴有轻度外阴瘙痒或烧灼感。

（2）妇科检查：外阴黏膜无充血的炎症表现。分泌物特点为灰白色，均匀一致，稀薄，常黏附于阴道壁，但黏度较低，容易将分泌物从阴道壁拭去。

（3）实验室检查：细菌学检查无滴虫、真菌或淋病奈氏菌。

下列 4 条中有 3 条阳性即可临床诊断为细菌性阴道病（Amsel 标准）[13]：① 匀质、稀薄、白色的阴道分泌物。② 阴道 pH 值 >4.5。③ 胺臭味试验阳性：取阴道分泌物少许放在玻片上，加入 10% 氢氧化钾（KOH）1～2 滴，产生一种烂鱼肉样腥臭气味即为阳性。④ 线索细胞（clue cell）：取少许阴道分泌物放在玻片上，加入一滴生理盐水混合，置于高倍光镜下，见到 >20% 的线索细胞。线索细胞即阴道脱落的表层细胞，于细胞边缘贴附大量颗粒状物即加德纳尔菌，细胞边缘不清。

取材应注意取自阴道上 1/3 的分泌物，不应取自宫颈管或后穹窿。此外，可参考革兰染色的诊断标准[14]。

2. 中医辨证标准（湿热证）

参照普通高等教育中医药类规划教材《中医妇科学》[12]。

主症：① 带下量多；② 腥臭白带；③ 阴痒。次症：① 口苦；② 咽干；③ 小便黄；④ 大便干燥或溏结不爽；⑤ 心烦；⑥ 少寐。舌质红，苔黄或腻，脉滑或弦滑。主症至少具备 2 项，次症具备任意 3 项以上者，结合舌、脉象方可诊断。

六、受试者的选择

参考 FDA 发布的《细菌性阴道病抗菌药物临床研究指导原则》[15, 16]。

1. 纳入标准

（1）符合细菌性阴道病西医诊断标准；
（2）符合湿热证中医辨证标准；
（3）年龄 18～45 岁；
（4）已婚或已有性生活的女性；
（5）知情同意自愿参加，签署知情同意书过程符合 GCP 要求。

2. 排除标准

（1）由白塞氏征、糖尿病、外阴白色病变等所引起的外阴瘙痒、疼痛及盆腔炎症所致外阴阴道炎；
（2）滴虫、淋球菌、念珠菌、沙眼衣原体所致的阴道炎；
（3）合并心脑血管疾病、肝肾功能异常和造血系统等严重原发性疾病、精神病患者；
（4）妊娠期妇女、哺乳期妇女、计划妊娠妇女、月经期妇女；
（5）长期使用抗菌药物及避孕药物史；
（6）受试者正在同时参加其他药物临床试验者或正使用与试验药相类似治疗作用的药物者；
（7）过敏体质或对本试验药物已知成分过敏者。

3. 受试者退出（脱落）标准（参照本章第一节）

4. 中止全部试验的条件（参照本章第一节）

5. 结束全部临床试验的规定（参照本章第一节）

七、试验用药物及给药方案

1. 试验用药物的名称与规格

试验药及其模拟剂：××栓，规格：1.5g/粒。试验药及其模拟药的包装、色泽、口感一致，符合质量要求，并由申办者提供。

2. 试验用药物的包装（参照本章第一节）

3. 试验用药物的随机编盲（参照本章第一节）

4. 试验用药物的分发、回收与保存（参照本章第一节）

5. 用药方案

（1）用法用量：试验组：××栓，阴道用药，洗净后将栓剂置于阴道深处；对照组：××栓模拟剂，用法同试验组，均为每次 1 粒，每晚 1 次。
（2）疗程：7 天。

（3）合并治疗规定：观察过程中，不得使用阴道内产品（如灌洗剂、女性除臭喷剂、杀精子剂、避孕套、卫生棉条、子宫帽等）及其他治疗本病的药物；合并其他疾病必须继续服用的其他药物和治疗方法，必须在合并用药表中详细记录。

6. 试验用药依从性判断（参照本章第一节）

八、安全性评价

1. 试验用药物可能的不良反应

本品毒性实验结果，急性毒性试验未见异常中毒反应；长期毒性试验结果，中、高剂量（相当于临床用药剂量的 32、64 倍）可能出现血小板数轻度下降，体重增长缓慢，未观察到延迟性毒性作用。Ⅱ期临床研究结果显示，本品的不良反应可能为外阴痒皮疹、外阴痒痛加重和阴部烧灼痛。

2. 安全性评价指标及时点

（1）包括阴道局部反应在内的、可能出现的不良反应症状体征、疾病/综合征，用药后随时观察。

（2）一般体检项目，如体温、脉搏、呼吸、血压等，用药前后检查。

（3）血常规、尿常规、便常规+潜血、心电图、肝功能（ALT、AST、TBIL、ALP、γ-GT）、肾功能（BUN、Cr），用药前后检查。

以不良反应发生率作为主要安全性评价指标。

3. 不良事件的记录和观察（参照本章第一节）

4. 严重不良事件的处理（参照本章第一节）

5. 未缓解的不良事件的随访（参照本章第一节）

九、有效性评价

1. 观察指标

（1）人口学资料（婚况、年龄、身高、体重、职业等），一般临床资料（病程、过敏史、既往史、合并疾病及用药），妇产科史、近期避孕情况、性生活情况、最近数月内细菌阴道病发病次数和治疗情况等。

（2）筛选指标：尿妊娠试验（育龄期妇女）、阴道分泌物的湿涂片（重点观察毛滴虫、念珠菌）。

（3）有效性观察指标和观测时点：① 疾病疗效；② 线索细胞转阴率；③ 中医证候疗效；④ 单项症状及舌脉；⑤ 阴道 pH 值；⑥ 胺臭味试验；⑦ 阴道清洁度。

以疾病综合疗效为主要疗效评价指标；以上指标均于基线、治疗结束评价，其中②、⑤、⑥、⑦于随访时再评价1次。

2. 指标观测方法

（1）局部症状、体征量化分级标准，参照相关文献[17]制定。

表 9-4-1　局部症状、体征量化分级标准

症状、体征	0分	1分	2分	3分
阴道分泌物性状	正常	匀质、稀薄状	灰色或灰白色泡沫状	脓性白带，黄绿色泡沫状
阴道分泌物量	正常	稍多	后穹隆有堆积分泌物，量多	全阴道有分泌物并流出阴道口外
阴道分泌物气味	正常	轻微腥臭味	较重鱼腥臭味	恶臭味
阴部瘙痒、灼痛	无	偶有瘙痒，轻度灼痛	瘙痒经常发作，中度灼痛，尚可以忍受	持续瘙痒，重度灼痛，难以忍受

（2）阴道分泌物实验室检查正常、异常标准[4]。

表 9-4-2　阴道分泌物实验室检查判断标准

实验室检查	正常	异常
线索细胞检查	≤20%	>20%
阴道PH值	≤4.5	>4.5
胺臭味试验	阴性	阳性
阴道清洁度	Ⅰ°～Ⅱ°	Ⅲ° Ⅳ°

注：阴道清洁度参照陈文彬主编的《诊断学》（人民卫生出版社出版，2008年）[4]制定：Ⅰ度：大量阴道杆菌及上皮细胞，无杂菌，白细胞 0～5/HPF；Ⅱ度：阴道杆菌及上皮细胞中等量，少量杂菌，白细胞 5～15/HPF；Ⅲ度：少许阴道杆菌及上皮细胞，较多杂菌，白细胞 16～30/HPF；Ⅳ度：无阴道杆菌及上皮细胞，有大量杂菌，白细胞>30/HPF。

（3）中医证候量化分级标准。

表 9-4-3　中医证候分级量化标准

分级	无（－）	轻（＋）	中（＋＋）	重（＋＋＋）
主症	0分	2分	4分	6分
带下量多	无	较平时增多1/2以内	较平时增多1/2～1倍	较平时增多1倍以上，需要垫纸
腥臭白带	无	味臭可及	臭味明显	秽臭难闻
阴部瘙痒	无	轻度阴痒	阴痒明显，可以忍受	阴痒难忍，影响工作和学习
次症与舌脉	0分	1分		
口苦	无	有		
咽干	无	有		
小便黄	无	有		
大便干燥或溏结不爽	无	有		
心烦	无	有		
少寐	无	有		
舌质	正常	舌质红	其他异常（不计分）：	
舌苔	正常	苔黄或腻	其他异常（不计分）：	
脉象	正常	脉滑或弦滑	其他异常（不计分）：	

3. 终点指标定义与疗效评价标准

（1）线索细胞转阴指阴道分泌物检查线索细胞≤20%。

（2）疾病疗效判定，参考 FDA 发布的《细菌性阴道病抗菌药物临床研究指导原则》及文献制定[15-17]。① 痊愈：阴道分泌物实验室检查 3 项均正常，局部症状体征积分下降率≥90%，停药后 14～23 天随访症状、体征与阴道分泌物实验室检查正常；② 显效：阴道分泌物实验室检查线索细胞阴性，其余 2 项有 1 项异常，局部症状体征积分下降率≥70%，且<90%；③ 有效：阴道分泌物实验室检查 3 项有 2 项异常，局部症状体征积分下降率≥30%，且<70%；④ 无效：不符合以上标准者。

注：① 积分值下降率=[（疗前总积分和−疗后总积分和）/疗前总积分和]×100%。② 阴道分泌物实验室检查包括线索细胞、阴道 pH 值、胺臭味试验。③ 主要评价痊愈率。

（3）中医证候疗效评定标准：① 痊愈：证候积分值减少率≥90%；② 显效：证候积分值减少率≥70%，<90%；③ 有效：证候积分值减少率≥30%，<70%；④ 无效：证候积分值减少率<30%。

注：积分值减少率=[（疗前总积分和−疗后总积分和）/疗前总积分和]×100%。

（4）单项症状体征疗效：① 消失：疗前患有的症状体征消失，积分为零；② 好转：疗前患有的症状体征减轻，积分降低，但不为零；③ 无效：疗前患有的症状体征未减轻或加重，积分未降低。

十、试验流程

表 9-4-4　试验流程表

项目	筛选期 −3～0 天	访视窗 停药后 5～7 天	随访期 停药后 14～23 天
筛选病例	×		
签署知情同意书	×		
确定入选排除标准	×		
人口学资料及病史记录	×		
阴道分泌物湿涂片、尿妊娠试验	×		
合并疾病和症状	×		
诊前合并用药、合并治疗	×		
发放试验药	×		
妇科检查、问诊	×	×	×
临床症状、体征评分	×	×	
中医证候	×	×	
线索细胞、胺臭试验	×	×	×
阴道 pH 值、阴道清洁度	×	×	×
血、尿、便常规+潜血	×	×	×*
肝（ALT、AST、TBIL、ALP、γ-GT）、肾功能（BUN、Cr）	×	×	×*
心电图	×	×	×*
药物回收		×	

项目	筛选期 -3~0天	访视窗 停药后 5~7 天	随访期 停药后 14~23 天
不良事件记录		×	×*
合并用药记录		×	×*
脱落原因分析		×	×*
临床疗效评定		×	×*
安全性评定		×	×*

注：×*必要时查。

十一、数据管理（参照本章第一节）

十二、统计分析（参照本章第一节）

十三、质量控制与保证

1. 质量控制措施

（1）、（2），参照本章第一节。

（3）实验室的质控措施：① 各参试单位应提供本单位"实验室检查参考值范围"，试验中如有变动，需及时补充说明。② 各参试单位实验室应按标准操作规程和质量控制程序进行检测，并配备 QC 或 QA 人员对试验过程或试验数据进行质量控制，保证所有试验过程均按照本中心相关 SOP 进行，保证实验数据科学、可靠、可溯源。③ 对主要疗效指标"线索细胞"的检测，应统一采用革兰染色的 Nugent 评分法，并由申办者统一配备试剂盒。

2. 质量保证措施（参照本章第一节）

十四、试验相关的伦理学要求

1.（参照本章第一节）

2. 风险-受益评估

（1）风险：根据长期毒性试验结果和Ⅱ期临床研究结果分析认为，本试验的主要风险为服用试验药物后可能出现血小板数轻度下降、预期不良反应（外阴痒皮疹、外阴痒疼加重和阴部烧灼痛）的风险，以及安慰剂对疾病本身无治疗作用而使病情加重的风险。

（2）受益，参照本章第一节。

（3）风险控制措施：方案入选和排除标准、用药方案、研究期间的安全性评价（包括体格检查、生命体征监测、ECG 及实验室检查等）均以风险最小化为目标而设计。本试验采取以下措施进行风险控制：① 临床研究纳入育龄期妇女，明确排除了试验开始前妊娠及哺乳期患者，计划妊娠的患者，并建议其在研究期间甚至在研究结束后的一段时间内避孕，一旦怀孕，要立即通知研究者。② 知情同意书中明确告知"如果受试者可能怀孕，特定治疗或研究程序可能会对胚胎或胎儿具有当前不可预测的风险"。③ 嘱患者出现任何阴道局部不适（如外阴痒皮疹、外阴痒疼加重和阴部烧灼痛）时，可与紧急联系人（研究医生）联系。

3~6（参照本章第一节）

十五、试验结束后的医疗措施（参照本章第一节）

十六、试验总结与资料保存（参照本章第一节）

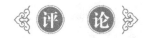

一、研究策略

针对细菌性阴道病的药物研究，其目标多为治愈疾病/改善病情，以临床痊愈率/改善率及细菌学评价为主要观察指标，也同时评价将复发率。治疗本病的西药主要有两类，一是抗菌药物减少阴道内加德纳菌和厌氧菌及其引起的相关感染症状；二是乳酸活菌制剂增加阴道内乳酸杆菌优势数量和浓度。

中药尤其是复方中药制剂常具有抗菌、抑菌、抗真菌、消炎、抗过敏、止痒等作用[18-21]，能提高阴道内-防御素的表达水平，稳定阴道内环境，增强机体免疫力[21,22]，还能抑制细菌生物被膜（bacterial biofilm，BF）的形成，增加药物的渗透率[21,23]，可能在降低复发率方面具有独特优势。

BV药物的给药途径可分为口服系统用药和阴道局部用药。阴道常用剂型有栓剂、凝胶剂、泡腾片等。口服用药疗效持续时间久，复发率较阴道局部用药低，但局部用药作用直接，安全性更好[9]。考虑到阴道解剖结构、阴道宫颈用药特点，阴道制剂研发时应明确药物能否在阴道内均匀分布，及其在阴道内存留的有效时间和可能达到的有效浓度[24]。

二、临床试验设计要点

1. 总体设计

本病有一定的自愈性，短期内延迟治疗对非妊娠患者不至于产生不良后果，可以采用安慰剂对照。但是，对于阴道局部用药，制作安慰剂的无活性成分的赋形剂（模拟剂），可能引起阴道pH值的改变、阴道上皮的变化、稀释甚至取代药物的活性成分等，从而影响试验结果[13,14,25]，需要给予考虑。鉴于本病有公认安全有效的治疗用药，根据试验药物的作用机理，原则上推荐选用与试验药给药途径、疗程相同的阳性药物作为对照[25]，如甲硝唑、微生态调节剂等。

2. 诊断标准

BV的临床诊断，国际上普遍采用Amsel标准[13]。满足阴道pH值、阴道分泌物、胺试验、线索细胞条件中的至少3项，即可诊断。正常妇女性交后、月经期、排卵前后激素变化均会使阴道pH值升高；胺试验的假阳性较高，尤其是近期有性生活的妇女；线索细胞阳性虽是临床诊断标准中最为敏感的和特异的指标，能准确预测85%～90%的BV患者[6]，但其识别可能受到显微设备的质量、样本的采集以及操作者的经验等诸多因素的共同影响。鉴于Amsel标准受外界因素及主观因素影响较大[26]，临床试验中需结合实验室诊断。

革兰染色的Nugent评分是美国CDC推荐的BV实验室检测的金标准。Nugent评分≥7分确诊为 BV，4~6 分属于中间态，≤3 分属于正常[14]。近年来，新的检测方法如唾液酸酶法（BV blue）灵敏性和特异性均较高，且不受滴虫阴道炎、生殖道假丝酵母菌病和淋病等影响，目前已用于孕期 BV 筛查[26, 27]。

Nugent 根据阴道涂片革兰染色后镜下分成的三类细菌，建立 BV 的评分系统。在 1000 倍显微镜下 3~5 个视野，计算每视野细菌平均数，将 2 类细菌数所代表的分数想家。

表 9-4-5　革兰染色图片诊断 BV 的 Nugent 评分法

细菌形态	根据细菌形态记分				
	无	1+	2+	3+	4+
大革兰阳性杆菌	4	3	2	1	0
小革兰阴性杆菌或革兰变异杆菌	0	1	2	3	4
弧形革兰阴性或革兰变异杆菌	0	1	1	2	2

注：每视野细菌数<1 = 1+，1~5 = 2+，6~30 = 3+，>30 = 4+。

3. 受试人群

妊娠妇女是 BV 的高发人群，且罹患本病可能对胎儿产生不利影响，因此若品种无妊娠妇女使用禁忌，一般建议临床试验时将其纳入（妊娠早期除外），除非明确规定妊娠期禁用该药物，或者申办方不希望开发该药物为妊娠期用药[13]。对于中药而言，往往不能确定其对胎儿的影响，一般注册前临床试验不推荐涵盖此类受试者。

4. 有效性评价

针对 BV 疾病的试验目的，一般选择临床痊愈率/改善率以及 Nugent 评分为观察指标。同时也应对中医证候疗效以及实验室单项检查（pH 值、阴道分泌物、胺试验、线索细胞）的变化进行评价。

针对疾病疗效，FDA 及 CFDA 均建议采用并明确定义"临床痊愈"、"治疗失败"两分类指标[15, 16, 25]。"临床痊愈"一般定义为 Amsel 标准中的四项（pH 值、阴道分泌物、胺试验、线索细胞）均正常；不满足上述任一条件均为"治疗失败"。此外，将使用了阴道清洗、避孕套和卫生棉条等定义为"无法评价"。根据尼莫地平法将疾病疗效分成"临床痊愈"、"显效"、"有效"、"无效"四级的标准，在中药治疗 BV 的临床研究较常见，此标准可以转换为临床意义更明确的"临床痊愈率/改善率"，达到两分类评价的目的。

Nugent 评分是 FDA 指南推荐的评价 BV 疗效的重要有效性指标之一，根据油镜视野中观察到的大杆菌（乳酸杆菌）、小杆菌或球菌（阴道加德纳菌、普雷沃菌、动弯杆菌等）并计数，分别用 0 到 4 个"+"表示。0 未见细菌；1 个"+"，<1 个细菌；2 个"+"，1~4 个细菌；3 个"+"，5~30 个细菌；4 个"+"，30 个以上细菌。评分从 1 到 10，分数越高，微生物增殖越严重。根据 Nugent 评分判断病情变化，比阴道清洁度更加客观、明确。FDA 指南建议将临床评价和 Nugent 评分相结合，定义 BV "痊愈"的标准，并以此进行综合判断。

5. 安全性评价

阴道用中药制剂的安全性评价，除常规的检测项目外，还应重点观察与阴道局部给药相关的不良事件，如过敏性、局部刺激性等。

6. 试验流程

BV 的病因为阴道内菌群紊乱，抗菌药物是其主要类别之一。其试验疗程一般为3～7天[28]。考察到细菌繁殖周期等原因，临床痊愈/痊愈的定义要求在用药结束后5～7天内观察有效性，停药后14～23天随访是否复发。

参 考 文 献

[1] 中华医学会妇产科学分会感染性疾病协作组.细菌性阴道病诊治指南（草案）[J].中华妇产科杂志，2011，46（4）：317-318.

[2] 廖秦平.细菌性阴道病诊治规范（讨论稿）[C]//中华医学会第一次全国女性生殖道感染研究进展学术会议论文汇编.2008.

[3] 乐杰.全国高等医药教材建设研究会"十一五"规划教材·妇产科学[M].第7版.北京：人民卫生出版社，2008：241-242.

[4] 华克勤，丰有吉.实用妇产科学[M].第3版.北京：人民卫生出版社，2013：460.

[5] 马玉楠.细菌性阴道病及其诊断[J].中华检验医学杂志，2000，23（5）：46-47.

[6] 曹泽毅.中华妇产科学（临床版）[M].第3版.北京：人民卫生出版社，2014：1194-1196.

[7] Centers For Disease Control And Prevention.Sexually transmitted diseases treatment guidelines，2010[J].Annals of Emergency Medicine，2011，58（1）：67-68.

[8] Koumans E H，Markowitz L E，Hogan V，et al.Indications for therapy and treatment recommendations for bacterial vaginosis in nonpregnant and pregnant women：a synthesis of data[J].Clinical Infectious Diseases，2002，35（Supplement2）：S152-S172.

[9] Brocklehurst P，Gordon A，Heatley E，et al.Antibiotics for treating bacterial vaginosis in pregnancy[J].Cochrane Database Syst Rev，2013，1.

[10] Senok A C，Verstraelen H，Temmerman M，et al. Probiotics for the treatment of bacterial vaginosis[J].Cochrane Database Syst Rev，2009，4.

[11] 迟博，徐红，徐朝欢.乳酸杆菌活菌制剂治疗细菌性阴道病疗效和安全性的系统评价[J].中国妇幼保健，2011，26（3）：467-471.

[12] 张玉珍.全国高等教育"十一五"国家级规划教材·中医妇科学[M].第2版.北京：中国中医药出版社，2007：206.

[13] Amsel R，Totten P A，Spiegel C A，et al.Nonspecific vaginitis：diagnostic criteria and microbial and epidemiologic associations[J].The American journal of medicine，1983，74（1）：14-22.

[14] Nugent R P，Krohn M A，Hillier S L.Reliability of diagnosing bacterial vaginosis is improved by a standardized method of gram stain interpretation[J].Journal of clinical microbiology，1991，29（2）：297-301.

[15] 国家食品药品监督管理总局药品审评中心组织翻译.细菌性阴道病抗菌药物临床研究指导原则[EB/OL].[2009-11-1].http：//www.cde.org.cn/guide.do?method = showGuide&id = 263

[16] FDA.Guidance for Industry. Bacterial Vaginosis-Developing Antimicrobial Drugs for Treatment[EB/OL].1998.http：//www.fda.gov/downloads/Drugs/GuidanceComplianceRegulatoryInformation/Guidances/ucm070969.pdf

[17] 董晓静，胡丽娜，王芳，等.克林霉素磷酸酯栓治疗细菌性阴道病多中心随机双盲对照临床试验[J].中国新药与临床杂志，2007，26（2）：93-96.

[18] 国家食品药品监督管理局药品审评中心.药品技术评价文集（第三辑）[M].第2版.北京：中国中医药出版社，2009：20.

[19] 陈艳，张国刚，余仲平.蛇床子的化学成分及药理作用的研究进展[J].沈阳药科大学学报，2006，23（4）：256-260.

[20] 张春梅，冯霞，钟艺.蛇床子的药理研究进展[J].实用药物与临床，2006，9（1）：55-57.

[21] 谢燕飞，彭淑红，舒青龙，等.中医药治疗细菌性阴道病的研究现状与展望[J].江西中医学院学报，2011，23（3）：87-90.

[22] 刘佳明.细菌性阴道病 hBD-2mRNA 表达的变化及微生态制剂中药对其影响［J］.中国微生态学杂志，2007，19（2）：135-136.

[23] 官妍，程惠娟，汪长中.中药复方百肤青对细菌性阴道病生物膜渗透性的影响［J］.辽宁中医杂志，2007，34（2）：236-237.

[24] 钱思源.阴道制剂开发中常见问题的分析[J].中国临床药理学杂志，2006，22（2）：153-155.

[25] 钱思源.对治疗细菌性阴道病药物研究开发中的问题探讨[J].中国临床药理学杂志，2006，22（1）：76-78.

[26] 梁旭东，魏丽惠.细菌性阴道病的诊治及相关问题[J].中国妇产科临床杂志，2010，11（3）：165-168.

[27] Myziuk L，Romanowski B，Johnson S C.BVBlue test for diagnosis of bacterial vaginosis[J].Journal of clinical microbiology，2003，41（5）：1925-1928.

[28] Vicariotto F，Mogna L，Del P M.Effectiveness of the two microorganisms Lactobacillus fermentum LF15 and Lactobacillus plantarum LP01，formulated in slow release vaginal tablets in women affected by bacterial vaginosis：a pilot study[J].Journal of Clinical Gastroenterology，2014，48 Suppl 1：S106-S112.

第五节 外阴阴道假丝酵母菌病

外阴阴道假丝酵母菌病（vulvovaginal candidiasis，VVC），又称"真菌性阴道炎"，是由假丝酵母菌侵犯外阴和/或阴道浅表上皮细胞所致的炎症[1, 2]。其致病病原菌主要为白假丝酵母菌、光滑念珠菌等[3]。70%~75%的成年妇女一生至少感染过一次本病[1, 4]。假丝酵母菌是条件致病菌，可通过性传播和间接接触等多种途径传播，10%~20%的健康女性阴道中携带此病菌但无临床症状；但在某些特殊情况下，如怀孕、缺乏维生素 B、糖尿病、免疫功能低下等时，阴道内的念珠菌可能转化为致病菌，增加外阴和阴道念珠菌感染机会。VVC 的典型症状为外阴瘙痒、灼痛，还可伴有尿频、尿痛及性交痛，部分患者阴道分泌物增多，白色稠厚呈凝乳或豆渣样[4]。VVC 可分为单纯性外阴阴道假丝酵母菌病（uncomplicated VVC）和复杂性外阴阴道假丝酵母菌病（complicated VVC），后者包括复发性 VVC（recurrent vulvovaginal candidiasis，RVVC）、重度 VVC、妊娠 VVC、非白假丝酵母菌所致的 VVC 或宿主为非控制的糖尿病、免疫功能低下者[5, 6]。

本病的治疗原则为去除诱因、规范化使用抗真菌药物及不主张阴道冲洗等。药物治疗方案包括阴道用或口服咪唑类（如克霉唑、咪康唑）、三唑类抗菌药物（如伊曲康唑、氟康唑）[1, 5, 7]。单纯 VVC 以短疗程阴道用药为主，规范治疗者，80%~90%症状缓解且阴道分泌物真菌培养结果阴性；重度 VVC 首选口服用药，症状严重者，局部应用低浓度糖皮质激素或唑类霜剂，常需重复用药或在治疗单纯性 VVC 方案基础上延长疗程[2, 5]。

本病属于中医学的"阴痒"、"带下病"范畴，以"肾虚"或"肾阴阳失衡"为主要病机。常见中医证候有脾虚证、肾阳虚证、阴虚夹湿、湿热下注、热毒蕴结证等[8, 9]。

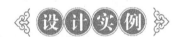

一、题目

××软膏治疗单纯性外阴阴道假丝酵母菌病-湿热郁滞证随机盲法、阳性药平行对照、多中心临床试验。

二、研究背景

××软膏属于中药新药第 8 类，其原剂型为栓剂，具有行气破瘀，生肌止痛功效。用于湿热瘀滞所致的带下病，症见带下量多、色黄、时有阴部瘙痒；霉菌性阴道炎、老年性阴道炎、宫颈糜烂等。临床常用于治疗霉菌性阴道炎、老年性阴道炎；经过长期临床应用，发现其疗效确切，且尚未见其有明显毒、副作用的临床报道。

原剂型释药时间长，且栓剂较硬，患者使用起来感觉不太舒适，新剂型软膏是采用乳化技术制得的水包油乳膏，能与阴道黏膜充分接触，释放较快，药物能充分深入阴道黏膜皱襞深部及穹窿部，充分吸收。

原剂型药效学研究结果示，本品具有广谱抗病原微生物、抗炎作用：① 对白色念珠菌、光滑念珠菌的生长繁殖有较强的抑杀作用；对白色念珠菌感染的家兔阴道炎有抗菌及促进炎症恢复的作用。② 对合胞病毒、流感病毒 A1 和 A3 型及副流感病毒 I 型有直接灭活作用,对 HPV、乙型脑炎病毒、Ⅲ型腺病毒有较强的抑制作用。③ 可抑制金黄色葡萄球菌、表皮葡萄球菌、α-链球菌、β-链球菌、腾黄微球菌、淋病奈瑟菌、大肠杆菌、绿脓杆菌、蜡样芽孢杆菌、阴道棒状杆菌、类白喉杆菌、脆弱类杆菌、消化道链球菌、伤寒杆菌、霍乱弧菌等细菌的生长与繁殖。④ 支原体（解脲脲原体）的最低抑菌浓度（minimum inhibitory concentration，MIC）范围为 10.00~20.00mg/ml，对阴道毛滴虫最低完全致死浓度（minimum complete-killing concentration，MCC）范围为 1.25~2.50mg/ml。⑤ 对巴豆油、角叉莱胶所致小鼠局部炎症有抗炎作用。此外,本品还能促进炎症等损伤组织的更新修复、促进机体免疫反应和一定的抗癌作用。

新剂型软膏的急性毒性试验,未见动物死亡和其他急性毒性反应；长期毒性试验,未见大鼠器官如心、肺、肾、脑、肾上腺、胸腺、胃、肠、膀胱等脏器、病理组织学检查异常改变。

新剂型特殊毒性试验结果：① 皮肤过敏试验,未见对豚鼠皮肤产生过敏反应。② 阴道刺激性试验：单次及多次给予××软膏,对大鼠阴道黏膜均无刺激性。③ 生殖功能试验,雌鼠在受孕率、产仔数、活胎重量方面,未见改变,提示××软膏对大鼠生殖功能无影响。

原剂型临床研究显示,对 1~6 个月霉菌性阴道炎的治愈率为 91.3%，显效率为 3.4%，有效率为 5.1%；对 6~12 个月的霉菌性阴道炎的治愈率为 38.4%，显效率为 34.6%，有效率为 26.9%；对 1 年以上霉菌性阴道炎的治愈率为 50%，有效率为 50%。临床使用中,除偶有可能由于冰片具有一定的刺激性而引起的用药后发热及偶有阴道刺痛反应的报道外,无其他不良反应报道。

三、试验目的与观察指标

（1）以原剂型为对照评价××软膏治疗单纯性外阴阴道假丝酵母菌病-湿热瘀滞证的综合疗效。观察指标：综合治愈率、临床疗效、真菌疗效等。

（2）评价××软膏治疗单纯性外阴阴道假丝酵母菌病-湿热郁滞证的证候改善作用。观察指标：中医证候疗效。

（3）观察××软膏临床应用的安全性。观察指标：不良反应发生率,一般体检项目、血、尿常规、心电图、肝肾功能等。

四、试验总体设计

采用随机盲法、阳性药平行对照、多中心、非劣效检验的设计方法。

（1）随机：采用分层区组随机化方法,以中心为分层因素,层内按 3∶1 比例分为试验组和对照组。运用 SAS 统计软件,按多个中心的病例分配数及随机比例,生成随机数字分组表。

（2）对照：选用原剂型栓为对照。其组方、功能主治及给药方式与本药相同,疗效较为肯定的同类治疗药物,符合阳性对照药的选择原则。

（3）盲法：对照药与本药的剂型、性状不同,双盲操作较难实现,因此本试验采用单盲的方法,对研究者实施盲法。

（4）多中心：在×家药物临床试验机构同期进行。

（5）样本量：根据相关文献报道,原剂型对照药治疗本病的临床总有效率为 94%。设定参数 $\delta = -0.1$，$\alpha = 0.05$，$\beta = 0.2$，在试验组与对照组样本量比例 1∶1，采用非劣效检验的临床试验样本估算公式[10-12]，计算得每组至少需要样本量为 70 例。考虑 20%的脱落率,最终确定每组 84 例,共 168 例。

五、诊断标准

1. 西医诊断标准（外阴阴道假丝酵母菌性阴道炎）

参照《妇产科学》[4]和中华妇产科学分会感染性疾病协作组撰写的《外阴阴道念珠菌病诊治规范（草案）》[5]。临床症状：主要表现为外阴瘙痒、灼痛，还可伴有尿频、尿痛及性交痛，部分患者阴道分泌物增多，白色稠厚呈凝乳或豆渣样。妇科检查：若为外阴炎，妇科检查外阴可见地图样红斑，即在界限清楚的大红斑周围有小的卫星病灶，另可见外阴水肿，常伴有抓痕。若为阴道炎，阴道黏膜可见水肿、红斑，小阴唇内侧及阴道黏膜上附有白色块状物，擦除后露出红肿黏膜面，少部分患者急性期可能见到糜烂及浅表溃疡。实验室检查：阴道分泌物中找到假丝酵母菌的芽孢及菌丝即可确诊。pH<4.5，可能为单纯假丝酵母菌感染，若 pH>4.5，并且涂片中有多量白细胞，可能存在混合感染。

表 9-5-1　外阴阴道假丝酵母菌病（VVC）临床分类[6]

分类	单纯性 VVC	复杂性 VVC
发生频率	散发或非经常发作	复发性
临床表现	轻到中度	重度
真菌种类	白假丝酵母菌	非白假丝酵母菌
宿主情况	免疫功能正常	免疫功能低下或应用免疫抑制剂或未控制糖尿病妊娠

表 9-5-2　VVC 临床评分标准

评分项目	0分	1分	2分	3分
瘙痒	无	偶有发作，可被忽略	能引起重视	持续发作，坐立不安
疼痛	无	轻	中	重
阴道黏膜充血、水肿	无	轻	中	重
外阴抓痕、皲裂、糜烂	无	-	-	有
分泌物量	无	较正常稍多	量多，无溢出	量多，有溢出

2. 中医辨证标准（湿热郁滞证）

参考××软膏说明书及《中医妇科学》[8]。主症：带下量多、色黄，阴户灼热瘙痒。次症：带下臭秽、质黏稠或如豆渣，烦躁易怒，胸胁胀痛，胸闷不舒，大便干结，小便黄。舌脉：舌质红，苔黄腻，脉弦数。诊断：主症必备，具有1项以上次症，结合舌脉象即可诊断。

六、受试者的选择

（一）纳入标准

（1）符合西医单纯性外阴阴道假丝酵母菌病诊断标准；
（2）符合中医湿热郁滞证候诊断标准；
（3）年龄18~65周岁的女性；
（4）近期无生育计划（育龄期妇女尿妊娠试验阴性），并同意在研究期间避免性生活；
（5）同意参加本临床试验并自愿签署知情同意书者。

（二）排除标准[13, 14]

（1）非白假丝酵母菌所致的外阴阴道假丝酵母菌病及免疫功能低下者；

（2）其他类型的外阴及阴道炎症，如：非特异性外阴炎、前庭大腺炎、前庭大腺脓肿、细菌性外阴病、滴虫性阴道炎、老年性阴道炎等，以及混合感染者；

（3）糖尿病患者；

（4）妊娠期、哺乳期妇女；

（5）过敏体质或对本试验用药已知成分过敏者；

（6）合并有心、肝、肾、造血系统等重要器官和系统严重原发性疾病者（ALT、AST≥正常值上限1.5倍，Cr＞正常值上限）；

（7）如合并有神经、精神疾患等而无法合作者，或不愿合作者；

（8）一周内使用过同类药物治疗者（包括内服和外用）；

（9）近三个月内参加过其他临床试验者。

（三）受试者退出（脱落）标准

1. 研究者决定退出

（1）用药3天后症状无改善或加重者，及试验过程中出现严重并发症者，由研究者判断，不适宜继续接受试验的受试者。

（2）～（5），参照本章第一节。

2. 受试者自行退出（参照本章第一节）

（四）中止全部试验的条件（参照本章第一节）

（五）结束全部临床试验的规定（参照本章第一节）

七、试验用药物及给药方案

1. 试验用药物的名称与规格

试验药：××软膏，3g/支。对照药：原剂型栓，1.74g/枚。试验用药均由××药业有限公司提供。以上药物由申办者提供，并符合质量要求。

2. 试验用药物的包装（参照本章第一节）

3. 试验用药物的随机编盲和应急信件（参照本章第一节）

4. 试验用药物的分发、回收与保存（参照本章第一节）

5. 用药方案

（1）用量用法：试验组：××软膏，每晚1次，每次1支。洗净外阴部，用一次性推注器将软膏推入阴道深部。对照组：原剂型栓，每晚1次，每次1枚。洗净外阴部，将栓剂塞入阴道深部。

注意事项：① 研究者应结合示意图进行讲解指导受试者正确使用试验药物。② 避开经期连续用药。

（2）疗程：1周。
（3）停药标准：用药3天后症状无改善或加重者而退出试验者，由申办方提供达克宁栓进行治疗。
（4）合并治疗规定：① 试验期间所有受试者不得使用对VVC有治疗作用的中西药物（包括内服和外用）以及其他疗法，如外用咪康唑栓、克霉唑栓、制菌霉素栓等，及口服氟康唑、伊曲康唑等。② 研究期间（包括用药期间及用药结束后至随访期之间的时间）禁止使用其他阴道内产品，包括灌洗器、杀精子剂、避孕套、月经棉条及子宫帽等。③ 对原有的和新出现的合并疾病需要使用药物治疗的，应将合并用药详细记录于CRF表中。

6. 试验用药依从性判断（参照本章第一节）

八、安全性评价

1. 试验用药物可能的不良反应

本品的急性毒性实验、长期毒性实验及特殊毒性实验均未见明显异常改变。原剂型的临床使用，除偶有可能由于冰片具有一定的刺激性而引起的用药后发热及偶有阴道刺痛反应的报道外，无其他不良反应报道。

2. 安全性评价指标及观测时点

（1）可能出现的临床不良事件（症状体征、疾病/综合征），用药后随时观察；
（2）一般体检项目，如体温、脉搏、呼吸、血压等，用药前后检查；
（3）血常规（WBC、RBC、HGB、PLT）、尿常规、肝功能（ALT、AST、ALP、TBIL、γ-GT）、肾功能（BUN、Cr）、心电图，用药前后检查。

以临床不良事件/不良反应发生率作为主要安全性评价指标。

3. 不良事件的记录和观察（参照本章第一节）

4. 严重不良事件的报告和处理（参照本章第一节）

5. 未缓解不良事件的随访（参照本章第一节）

九、有效性评价

1. 观察指标

（1）人口学资料（婚况、年龄、身高、体重、职业等），一般临床资料（月经史、婚育史、流产史、合并疾病及用药）等。
（2）筛选指标：尿妊娠试验（有性生活者）、阴道分泌物查（滴虫、假丝酵母菌检查）
（3）有效性观察指标与观测时点：① 治愈率，治疗结束后评价；② 临床疗效，治疗结束后和/或随访时评价；③ 真菌疗效，治疗结束后和/或随访时评价；④ 中医证候疗效，治疗结束后评价；⑤ 阴道清洁度复常率，治疗结束后和/或随访时评价；⑥ 用药舒适度，治疗结束后评价。以治愈率为主要疗效指标。

2. 指标观测方法

（1）真菌学检测：假丝酵母菌统一采用涂片染色法检测，涂片结果假丝酵母菌阴性者需进行假丝酵母菌培养。

（2）阴道清洁度评定标准：参照《诊断学》[15]。

表 9-5-3　阴道清洁度评定标准

清洁度	杆菌	球菌	上皮细胞	脓细胞或白细胞（个/HPF）	判定
Ⅰ	多量	无	满视野	0～5	正常
Ⅱ	少量	少量	1/2 视野	5～15	正常
Ⅲ	极少	多量	少量	15～30	异常
Ⅳ	无	大量	无	>30	异常

（3）舒适度评分标准。

表 9-5-4　舒适度评分标准

症状及体征	0分	1分	2分
阴道异物感	无	有感觉	感觉明显
药液溢出	无	少量	多量

（4）中医证候轻重分级[16]。

表 9-5-5　中医证候分级量化表

分级	无（−）	轻（+）	中（++）	重（+++）
主症	0分	2分	4分	6分
带下量多	无	量稍多，阴部潮湿不舒	量较多，内裤有污迹	量多，需垫卫生巾
带下色黄	无	色微白或淡黄	色白或黄	色黄绿如脓
阴户灼热瘙痒	无	偶有灼热阴痒	灼热阴痒尚能忍受	灼热阴痒剧烈，难以忍受
带下臭秽	无	有异味	味腥臭	味臭秽
带下性质改变	无	质稍薄	质稍稠	质稠厚或如豆渣
次症	0分	1分	2分	3分
烦躁易怒	无	心烦偶躁	心烦急躁，遇事易怒	烦躁易怒，不能自止
胸胁胀痛	无	胸胁隐隐闷痛	胸胁闷痛时作时止	胸胁闷痛明显
胸闷不舒	无	轻微胸闷	胸闷明显，有时叹息样呼吸	胸闷如窒，叹息不止
大便干结	无	大便干，每日一行	大便秘结，两日一行	大便艰难，数日一行
小便黄	无	小便稍黄	小便黄而少	小便黄赤
舌脉	0分	1分	—	
舌质	正常	舌红或暗红	其他异常（不计分）：	
舌苔	正常	苔黄或黄腻	其他异常（不计分）：	
脉象	正常	弦数或濡数	其他异常（不计分）：	

注：中医证候评分包括所有主要症状及次要症状。

3. 终点指标定义与疗效评价标准

（1）治愈率，是指随访时（用药 21～28 天）临床和真菌学结果均达到痊愈标准的患者所占的比例。

（2）临床疗效判定，参考《中药新药临床研究指导原则》（第一辑）[16]制定。痊愈：阴道、外阴痒痛消失，阴道分泌物检查转为正常，疗后积分为 0。显效：阴道、外阴痒痛明显减轻，阴道分泌物检查正常，疗后积分降低 2/3 以上。有效：症状消失、减轻而阴道分泌物检查异常，或阴道分泌物检查正常而症状仍存在，疗后积分降低 1/3 以上。无效：治疗后检查及症状同治疗前，疗后积分降低不足 1/3。

（3）真菌疗效判定标准。消除真菌：患者在随访时阴道分泌物检查白假丝酵母菌呈阴性。未消除真菌：患者在随访时阴道分泌物检查白假丝酵母菌培养呈阳性。

（4）中医证候疗效评定标准：① 临床控制：证候计分值减少率≥90%；② 显效：证候计分值减少率≥70%，<90%；③ 有效：证候计分值减少率≥30%，<70%；④ 无效：证候计分值减少率<30%。

注：证候积分值减少率＝[（疗前总积分和－疗后总积分和）/疗前总积分和]×100%。

十、试验流程

表 9-5-6　试验流程表

项目＼时点	筛选入组 -3 天～0 天	治疗观察 第 7+3 天	随访 第 21～28 天
签署知情同意书	×		
入组	×		
收集一般资料	×		
尿妊娠试验	×		
阴道分泌物查	×		
症状体征（VVC）评分	×	×**	×
中医证候评分	×	×	×
真菌学检查*、阴道清洁度	×		×
生命体征	×	×	
血尿常规、肝肾功能	×	×	
十二导联心电图	×	×	
不良事件观察与记录		×	
发放药物	×		
药物回收与记录		×	
合并用药	×	×	
CRF 审核			×

注：*假丝酵母菌检查应避开经期，用药结束后阴道分泌物检查应在停止用药后 3 天内进行遇经期顺延。**用药第 3 天只进行症状体征评分。

十一、数据管理（参照本章第一节）

十二、统计分析（参照本章第一节）

十三、质量控制与保证

1. 质量控制措施

（1）、（2）参照本章第一节。

（3）实验室的质控措施：① 各参试单位应提供本单位"实验室检查参考值范围"，试验中如有变动，需及时补充说明。② 各参试单位实验室应按 SOP 和质量控制程序进行检测，并配备 QC 或 QA 人员对试验过程或试验数据进行质量控制，保证所有试验过程均按照本中心相关 SOP 进行，保证实验数据科学、可靠、可溯源。③ "假丝酵母菌"的检测，应避开经期，统一采用涂片染色法检测和真菌培养法，由申办者统一配备试剂盒。

表 9-5-7 假丝酵母菌检测实验室技术操作规范（SOP）

	检测方法	标本采集	标本处理	菌群鉴定	备注
假丝酵母菌检测实验室技术操作规范（SOP）	显微镜检（涂片染色法）	采集标本前24小时禁止性交、盆浴、阴道检查、阴道冲洗及局部上药。采集所用器材上不能使用润滑液及其他药物。采用生理盐水浸湿的棉拭子，自阴道口及阴道上 1/3 段取材，注意勿触及宫颈口及宫颈管分泌物，以免污染标本。取得的标本放入盛有无菌生理盐水的试管内，立即送检	标本制作成薄涂片，干燥固定后进行革兰染色	置于高倍镜下进行观察	涂片结果假丝酵母菌阴性者需进行假丝酵母菌培养
	假丝酵母菌培养		标本送至实验室后，应尽快进行接种分离。将标本涂于无抗生素的血琼脂平板培养基，在 28~35℃下培养 24~48 小时，挑取可疑菌落作涂片，革兰染色确认为假丝酵母菌后接种至沙保培养基上进行培养	对培养出的真菌进行芽管形成试验、厚膜孢子形成试验、糖同化或发酵试验，产色培养基鉴定等鉴定试验。可根据实验室条件选择1~2个鉴定试验进行	

2. 质量保证措施（参照本章第一节）

十四、试验相关的伦理学要求

1. （参照本章第一节）

2. 风险-受益评估

（1）风险：根据原剂型临床应用文献报道和本品毒性试验结果分析认为，本试验的主要风险为原剂型的预期不良反应（可能由于冰片具有一定的刺激性而引起的用药后发热、阴道刺痛等）和试验用药物的非预期不良反应，以及使用试验用药疗效差而使病情加重的风险。

（2）受益，参照本章第一节。

（3）风险控制措施：方案入选和排除标准、用药方案、合并用药的规定、研究期间的安全性评价（包括体格检查、生命体征监测、ECG 及实验室检查等）均以风险最小化为目标而设计。本试验采取以下措施进行风险控制：① 临床研究纳入育龄期妇女，明确排除了试验开始前妊娠及哺乳期患者，计划妊娠的患者，并建议其在研究期间甚至在研究结束后的一段时间内避孕，一旦怀孕，要立即通知研究者。② 知情同意书中明确告知"如果受试者可能怀孕，特定治疗或研究程序可能会对胚胎或胎儿具有当前不可预测的风险"。③ 嘱患者出现任何阴道局部不适（如外阴痒皮疹、外阴痒痛加重和阴部烧灼痛）时，可与紧急联系人（研究医生）联系。④ 设置疗程较短（7天），并规定用药 3 天后症状无改善或加重可退出试验，由申办方提供达克宁栓进行治疗。

3~6（参照本章第一节）

十五、试验结束后的医疗措施（参照本章第一节）

十六、试验总结与资料保存（参照本章第一节）

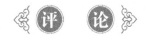

一、研究策略

治疗外阴阴道假丝酵母菌性阴道炎的药物研究，一般参照抗真菌药物的评价方法[17]。其临床研究目标，多针对假丝酵母菌感染这一主要病因，以综合临床与真菌学结果的"治愈率"为有效性评价指标。许多中药具有抗真菌、消炎止痒等多靶点作用[18, 19]，而抗真菌药物或广谱抗生素的广泛使用、不合理应用，使假丝酵母菌的形态和致病力发生变化，产生耐药菌群，或阴道内环境进一步破坏等，导致 VVC 反复发生。因此，防止 RVVC 复发也可以考虑作为药物的研发目标[20-22]。

二、临床试验设计要点

1. 总体设计

本病尤其是单纯性 VVC，目前已有公认有效的抗真菌药物，一般不建议使用安慰剂对照。根据适应证选择的轻重和盲法实施的需要，推荐选用给药途径、疗程适宜的抗真菌药物，如阴道用克霉唑、咪康唑、制霉菌素泡腾片，或口服伊曲康唑、氟康唑等[3, 23]，为阳性对照药。因制作安慰剂的无活性成分（即赋形剂或模拟剂），可能通过接触发炎的黏膜、上皮组织使局部症状缓解或稀释甚至取代药物的活性成分等，影响试验结果[14, 15]，局部用药采用模拟技术实施盲法时，应予以考虑。

根据试验目的，合理选用优效性、等效性或非劣效性设计[24, 25]。在等效性或非劣效性假设检验的设计中，还必须制定检验界值 δ，这个检验界值应为临床普遍认可并能被接受的最大差值，并且应小于在阳性对照的优效性试验中所观察到的差异[11-13]。

2. 受试者的选择

应根据药物特点、前期研究结果以及试验目的，有针对性地选择不同分类的 VVC 患者作为临床试验的受试者。中药临床试验一般选择单纯性 VVC 患者。当药物的前期研究提示出较强的抗真菌作用时，可以考虑将重型 VVC 患者纳入。将 RVVC 患者作为受试人群时，其纳入需严格按照其诊断标准，指经真菌学证实的 VVC 发作 1 年内症状出现≥4 次。

一般情况下，将宿主为非控制的糖尿病、免疫功能低下者排除。另外，在注册前的临床研究中，原则上不建议纳入妊娠期、哺乳期 VVC 的患者。

3. 有效性评价

与抗真菌药物一样，治疗VVC中药的有效性评价主要包括细菌学评价和临床评价两方面，其评价体系包括以下三个方面。

（1）有效性评价指标。VVC的有效性评价指标体系，一般以综合真菌学检测和症状体征两项指标的"治愈率"为主要指标，以临床疗效、真菌疗效、中医证候疗效、阴道清洁度、用药舒适度等为次要指标。

关于症状体征，FDA发布的《念珠菌感染性外阴阴道病抗菌药物临床研究指导原则》（以下统称"FDA指导原则"）分为阴道和/或外阴瘙痒、灼烧感、刺激、水肿、红斑和/或表皮脱落5项，进行轻、中、重度（1～3分）分级[15]；中华妇产科学分会感染性疾病协作组的《外阴阴道假丝酵母菌病（VVC）诊治规范》（以下统称"诊治规范"），则分为瘙痒、疼痛、充血水肿、分泌物4项，并具体描述分级方法[5, 17, 23]。本案选用后者。

真菌学检测，包括显微镜检（10%KOH悬滴法、湿片法、革兰染色涂片法等）、真菌培养、免疫学、生化酶等方法[5, 23, 26]。其中，显微镜检法虽然灵敏度存在一定问题，但操作简便，对设备要求低，检测周期短，对检出的阳性可以区分假菌丝和孢子，进而判断是否需要治疗，临床意义较明显；真菌培养法检测阳性率较高，准确率高，但培养时间较长[27]。临床评价时一般采用真菌培养法。

阴道清洁度能反映阴道以及子宫颈以上生殖系统是否存在炎症，及其菌群繁殖程度，但对念珠菌的阳性检出率并不高[27]，临床试验中可作为筛选、排除类指标，也有试验将其作为有效性指标[28]。用药舒适度，可以比较新剂型相较老剂型的顺应性优势。

（2）终点指标的定义和疗效评价标准。有效性评价以治愈访视点（服药后21～30天）的结果为准。"治愈"的定义为治愈访视时点，临床和真菌学结果均达到痊愈标准。临床痊愈的标准为治愈访视时症状体征消失或降低；真菌学痊愈是指真菌学培养结果阴性/无生长。FDA指南中将"治疗失败"定义为治愈访视时，临床或真菌学结果任一项未达到"痊愈"[14, 15]。

中医证候的疗效评价标准，采用尼莫地平法，将疾病疗效分成了"痊愈"、"显效"、"有效"、"无效"四级，且此标准也可以转换为临床意义更明确的"痊愈率/愈显率"，达到两分类评价的目的。

4. 安全性评价

阴道用中药制剂应重点观察与阴道局部给药相关的不良事件，如过敏性、局部刺激性等。对于具有预防RVVC复发作用的药物，长期应用还应加强肝肾功能监测，如适当的增加肾功能指标[29]。

5. 试验流程

本病一般无需设置导入期。根据试验目的、前期研究（药效学、毒性学、药代学结果，药物在阴道内抑菌浓度的持续时间[2]），疗程可设置为1～7天。FDA指导原则建议采用7天疗程，以确保在用药疗程逐渐缩短的情况下，识别生物潜变[14]。

FDA指导原则中，推荐VVC临床试验中应至少包括以下3个访视时点，初始访视（基线）、中间访视（疗程结束）以及治愈访视（服药后21～30天）。其中，疗程结束访视点可为电话访视[15]。

6. 质量控制措施

VVC 的发生与多种因素相关，如月经、阴道冲洗、性生活等，应尽量避免以控制偏倚。口服避孕药或者体内雌激素水平增高导致阴道细胞糖原含量增多，为念珠菌的生长、出芽、黏附提供条件，试验中应考虑到月经前后雌激素水平变化，尽可能缩窄观察窗，将真菌学、阴道分泌物的检查统一在月经前或后进行。

7. RVVC 的有效性评价

选择有症状的 RVVC 患者，设置导入期，经短疗程治疗有效后，进入试验。随机分为试验组和安慰剂对照组，分别给予试验药或安慰剂，给予次数依据药物的作用特点而定。疗程一般为 3~6 个月。每 1 个月设一访视时点，其中 3 个月、6 个月时点做真菌培养，同时记录观察期内的发作次数（"发作"定义为有症状且真菌学检测为阳性）[30-33]。将 1 年内发作次数不够 4 次者，定义为"有效"。此外，必要时还应对 RVVC 患者的性伴侣进行真菌学检测和治疗。

参 考 文 献

[1] 曹泽毅.中华妇产科学（临床版）[M].第 3 版.北京：人民卫生出版社，2014：1196-1202.
[2] 石一复.念珠菌外阴、阴道炎的诊治对策[J].现代妇产科进展，2000，9（5）：321.
[3] 华克勤，丰有吉.实用妇产科学[M].第 3 版.北京：人民卫生出版社，2013：457.
[4] 谢幸，苟文丽."十二五"全国普通高等教育本科国家级规划教材·妇产科学[M].第 8 版.北京：人民卫生出版社，2013：261.
[5] 中华妇产科学分会感染性疾病协作组.外阴阴道念珠菌病诊治规范（草案）[J].中华妇产科杂志，2004，39（6）：430-432.
[6] Sobel J D, Faro S, Force R W, et al.Vulvovaginal candidiasis: epidemiologic, diagnostic, and therapeutic considerations[J].American journal of obstetrics and gynecology，1998，178（2）：203-211.
[7] Workowski K A, Berman S M.Centers for Disease Control and Prevention sexually transmitted disease treatment guidelines[J].Clinical infectious diseases，2011，53（suppl 3）：S59-S63.
[8] 张玉珍.全国高等教育"十一五"国家级规划教材·中医妇科学[M].第 2 版.北京：中国中医药出版社，2007：206.
[9] 谢雪雁.复发性外阴阴道假丝酵母菌病的中医证候特征研究[D].广州中医药大学，2010.
[10] 国家食品药品监督管理总局药品审评中心.抗菌药物非劣效临床试验设计技术指导原则.[EB/OL].[2012-5-15].http：//www.cde.org.cn/zdyz.do?method = largePage&id = 146.
[11] 郑青山，孙瑞元，陈志扬.新药临床非劣性及等效性试验中的例数估计和等效标准[J].中国新药杂志，2003，12（5）：368-371.
[12] 刘玉秀，姚晨，陈峰，等.非劣性/等效性试验的样本含量估计及统计推断[J].中国新药杂志，2003，12（5）：371-376.
[13] 国家食品药品监督管理总局药品审评中心组织翻译.念珠菌感染性外阴阴道病抗菌药物临床研究指导原则[EB/OL].[2009-11-11].http：//www.cde.org.cn/guide.do?method = showGuide&id = 264.
[14] FDA.Guidance for Industry Vulvovaginal candidiasis Developing Antimicrobial Drugs for Treatment[EB/OL].[1998-7-7].http：//www.fda.gov/ohrms/dockets/98fr/2558dft.pdf.
[15] 陈文彬，潘祥林.诊断学[M].第 7 版.北京：人民卫生出版社，2008.
[16] 中华人民共和国卫生部制定发布.中药新药临床研究指导原则（第一辑）[S].1993.
[17] 钱思源，王涛.关于外阴阴道念珠菌病临床研究设计关键问题的思考[J].中国临床药理学杂志，2011，27（4）：318-320.
[18] 宫毓静，安汝国，虞慧，等.164 种中药乙醇提取物抗真菌作用研究[J].中草药，2002，33（1）：44-49.
[19] 叶招浇.具有协同抗真菌作用中药的筛选及其活性成分研究[D].福建中医药大学，2014.
[20] 于洋，徐红.口服与阴道使用抗真菌药治疗复发性霉菌性阴道炎疗效的 Meta 分析[J].中国妇幼保健，2013，28（18）：3034-3038.
[21] 朱琦.完带汤加减联合定君生预防 RVVC 的临床观察[D].广州中医药大学，2013.
[22] 钮娜.复发性外阴阴道假丝酵母菌病的中医证型与假丝酵母菌株分布关系的研究[D].福建中医药大学，2014.
[23] 刘朝晖，廖秦平.外阴阴道假丝酵母菌病（VVC）诊治规范修订稿[J].中国实用妇科与产科杂志，2012，28（6）：401-402.
[24] 王停.关于中药改剂型申请临床方面需关注的问题[J].中国中药杂志，2012，37（19）：3001-3002.
[25] 韩玲，王停，金芳.对中药外用制剂改剂型新药研发与评价的思考[J].药学实践杂志，2006，24（6）：362-363.

[26] 刘志贤,李剑鸿.外阴阴道念珠菌检测方法的研究进展[J].检验医学与临床,2012,9(16):2039-2042.
[27] 陈秀红,周红霞.阴道清洁度与念珠菌阳性率的关系[J].中国医学创新,2013,10(5):155-156.
[28] 胡正强,杜泽丽,江咏梅,等.3942.例妇女非常见模式阴道清洁度分析[J].中国妇幼保健,2007,22(24):3366-3368.
[29] 冯金,孟庆艳,罗文婷.1031例体检阴道分泌物标本清洁度结果分析[J].检验医学与临床,2013,10(12):1571.
[30] 国家食品药品监督管理局药品审评中心.中药新药临床研究一般原则[EB/OL].[2015-11-3].http://www.sda.gov.cn/WS01/CL1036/134581.html.
[31] 宋晓波.复发性外阴阴道假丝酵母菌病患者的生存质量和中医体质特点的研究[D].广州中医药大学,2012.
[32] 陈妮妮.复发性外阴阴道假丝酵母菌病的中医证候与体质相关性探讨[D].北京中医药大学,2011.
[33] Bolouri F, Moghadami Tabrizi N, Davari Tanha F, et al.Effectiveness of fluconazole for suppressive maintenance therapy in patients with RVVC: a randomized placebo controlled study[J].Iranian Journal of Pharmaceutical Research,2010:307-313.

第六节　子宫肌瘤

子宫肌瘤(uterus myoma,UM)又称为子宫平滑肌瘤(uterus leiomyomas,UL)、子宫纤维肌瘤(uterus fibroids,UF),是女性生殖器官中最常见的一种良性肿瘤,也是导致子宫切除的最主要原因[1]。多见于育龄期绝经前妇女,30～50岁多发,40～50岁的发病率可达60%,且随年龄的增长发病率逐渐升高,绝经后发病率降低[2]。目前,UM的病因仍不十分清楚,但种族、遗传因素、月经初潮年龄较早、妊娠年龄较晚、多囊卵巢综合征、肥胖等均为其发病危险因素[3,4]。根据UM发病部位的不同,可分为子宫体肌瘤和子宫颈肌瘤,以子宫体肌瘤为常见;根据其生长方向与子宫肌壁的关系可分为肌壁间肌瘤(intramural myoma)、浆膜下肌瘤(subserous myoma)、黏膜下肌瘤(submucous myoma)。国际妇产科学联盟(FIGO)按发病部位将肌瘤分为八种类型,分别为0～2型为黏膜下肌瘤,3～5型为间质内肌瘤,5～7型为浆膜下肌瘤,第8型为外生型肌瘤,数字越小,表明越接近子宫内膜[5]。

UM的多数患者无症状;有症状时,症状的轻重与肌瘤生长部位、速度、有无变性及大小、数目等有关。本病最常见的临床表现异常子宫出血(AUB,主要表现为经量增多、经期延长等),有文献报道黏膜下肌瘤、肌壁间肌瘤、浆膜下肌瘤月经改变发生率分别为89.5%～100%、74%～77%、33%～36%[1]。其他临床表现为腹部肿块及下腹部压迫症状(膀胱刺激征、便秘等)、疼痛、贫血、白带增多、不孕、流产等。与子宫肌瘤大小相关的症状比较少,包括下腹痛、性交痛和泌尿系统疾病症状(如尿频、排尿困难)[6]。

本病的治疗包括手术、药物以及综合治疗。药物治疗目的为改善肿瘤相关症状(主要是减少出血、解除压迫症状)和缩小子宫和肌瘤体积。UM具有性激素依赖性,临床上常用的西药多为性激素对抗类药物,如促性腺激素释放激素激动剂(gonadotropinreleasing hormone-a,GnRH-a)醋酸亮丙瑞林、孕激素拮抗剂米非司酮、选择性孕激素受体调节剂(selective progesterone receptor modulators,SPRM)醋酸乌利司他、选择性雌激素受体调节剂(selective estrogen receptor modulators,SERMs)雷洛昔芬、芳香化酶抑制剂(aromatase inhibitors,AIs)来曲唑,以及左炔诺孕酮宫内缓释系统(LNG-IUS)曼月乐等。有报道,经GnRH-a治疗3个月后,子宫肌瘤体可减少35%～65%,但停药后子宫肌瘤有可能迅速恢复到原来大小[7]。

本病相当于中医学的"癥瘕"、"月经不调"、"不孕"。常见证候有气滞血瘀、痰湿瘀结、湿热瘀阻、肾虚血瘀[8]。

设计实例

一、题目

以桂枝茯苓胶囊为对照评价××胶囊治疗子宫肌瘤（血瘀证）的随机、平行对照、多中心中药保护临床试验。

二、研究背景

××胶囊属于国家中药一级保护品种，功能主治为活血逐瘀、消瘤破积、养血清热。用于瘀血内停所致的小腹胀痛，经色紫黯有块，以及子宫壁间肌瘤及浆膜下肌瘤见上述症状者。由于本品一级保护期将至，计划开展支持继续保护的研究。

药效学实验结果：本品能明显抑制己烯雌酚所致幼年小鼠的子宫重量增加；促进小鼠腹腔对绵羊红细胞的吸收；对于高分子葡聚糖所引起的家兔微循环障碍，能明显加快血流速度、增加血流量，改善血液流态；降低血瘀模型的全血黏度作用；显著抑制二甲苯所致小鼠皮肤毛细血管通透性增高及大鼠塑料环肉芽肿的形成；明显缩短小鼠断尾出血时间与毛细血管内血液凝固时间。提示其可能具有对抗雌激素、活血化瘀、抗炎、止血等作用。

毒性实验结果：① 小鼠一日内口服的最大耐受量为 200g 生药/kg（相当临床用量的 555倍）时，未出现任何毒性反应。② 以每日 36g、18g 生药/kg（分别为临床日用量的 100、50倍）给大鼠连续灌服 180 天，对动物外观体征、行为活动、体重增长、血液学指标、血液生化学指标、脏器系数均无显著影响，主要脏器组织学检查未见明显病理组织学损伤，停药 15 天亦未发现延迟性毒性反应。

三、试验目的与观察指标

（1）评价××胶囊对子宫肌瘤（血瘀证）的疗效。观察指标：瘤体体积减小率、子宫体减小率、月经情况、血瘀证候疗效。

（2）评价××胶囊临床应用的安全性。观察指标：不良反应发生率/一般体检项目、血、尿常规、心电图、肝肾功能等。

四、试验总体设计

采用按分层区组随机双盲、阳性药平行对照、多中心、中药保护临床试验设计。

（1）随机：采用分层区组随机化方法，以中心为分层因素，层内按 3∶1 比例分为试验组和对照组。运用 SAS 统计软件，按多个中心的病例分配数及随机比例，生成随机数字分组表。

（2）阳性药的选择：依据临床试验对照药选择公认、同类、择优的原则，选择桂枝茯苓胶囊作为对照药。桂枝茯苓胶囊由桂枝、茯苓、桃仁、白芍、牡丹皮组成。功能活血、化瘀、消癥。用于妇人瘀血阻络所致癥块，经闭，痛经，产后恶露不尽；子宫肌瘤，慢性盆腔炎包块，痛经，子宫内膜异位症，卵巢囊肿上述证候者。临床应用广泛，疗效肯定。与试验药××胶囊功能主治、药理作用相似。

（3）样本含量计算：根据文献[9-11]，桂枝茯苓胶囊治疗子宫肌瘤减小率33.9%，本品设单

侧 $\alpha = 0.025$，$\beta = 0.2$，优效界值 $\delta = 0.15$，两组比例为 3：1，按照优效性检验计算公式，则试验组约需 177 例，对照组 59 例。按照《中药品种保护指导原则》中并规定申请一级保护的中药品种，临床研究总结病例数不得少于 500 例的规定，考虑脱落剔除因素，计划本试验的样本量为试验组 330 例，对照组 110 例，共 440 例。

（4）多中心：本试验计划在×家医院同期进行。

五、诊断标准

1. 西医诊断标准

参照《中华妇产科学（第 3 版）》[1]。根据子宫肌瘤生长于子宫部位的不同，与子宫肌壁的关系等，分为三种类型：

（1）肌壁间肌瘤：生长于子宫壁肌肉层内，往往影响子宫的收缩能力，致经血量增多，经期延长，临床最多见。

（2）浆膜下肌瘤：向子宫表面突出，与浆膜层直接接触，月经正常。

（3）黏膜下肌瘤：向子宫腔内生长，与黏膜层直接接触，有时可从子宫腔内长出伸到阴道内，往往形成带蒂肌瘤，最易引起出血。

根据妇科盆腔检查及 B 超（2 次）可以确诊。

2. 中医辨证标准（血瘀证）

参照《中医妇科学》[12] 制定。主症：胞中积块，小腹或少腹疼痛，痛处不移，经色暗淡，或紫或有块。次症：经期不定，量多或少，经行不畅。舌脉：舌苔质紫暗或有瘀点瘀斑，脉弦或涩。以上主症必备，兼次症 1 项，参考舌脉，即可辨证。

六、受试者的选择

1. 纳入标准

（1）符合子宫肌瘤的诊断标准和血瘀证中医辨证标准；

（2）子宫体不超过 12 周妊娠大小，最大瘤体在 6cm 以下；

（3）月经周期规律，月经量在正常经量的 2 倍以下者；

（4）年龄 25～45 岁；

（5）自愿参加临床试验，并签署知情同意书者。

2. 排除标准

（1）经 B 超及妇科检查可疑合并子宫腺肌病者；

（2）合并有黏膜下肌瘤者；

（3）可疑为盆腔恶性肿瘤者；

（4）妊娠或半年内准备妊娠的患者或哺乳期患者；

（5）合并心血管、脑血管、肝、肾、造血系统、糖尿病等严重原发性疾病患者和精神病患者或有出血倾向者；

（6）贫血患者（HGB≤8g）；

（7）对试验用药物或其组成成分过敏者；

(8) 4周内参加过其他药物临床试验的患者；

(9) 根据研究者的判断，不宜入组者。

3. 受试者退出试验（脱落）标准（参照本章第一节）

4. 中止全部试验的条件（参照本章第一节）

5. 结束全部临床试验的规定（参照本章第一节）

七、试验用药物及给药方案

1. 试验用药物的名称与规格

试验药物：××胶囊，规格：每粒装0.31g；对照药物：桂枝茯苓胶囊，规格：每粒装0.31g。以上药物均由申办方提供。

2. 试验用药物的包装（参照本章第一节）

3. 试验用药物的随机编盲和应急信件（参照本章第一节）

4. 试验用药物的分发、回收与保存（参照本章第一节）

5. 用药方案

(1) 用量用法。试验组：××胶囊，口服，每次3粒，每日3次；对照组：桂枝茯苓胶囊，口服，每次3粒，每日3次。

(2) 疗程：于月经干净第1日开始服药，经期停服，连服3个月经周期，显效以上病例服药后随访3个月。

(3) 合并治疗规定：试验期间，不得使用止血药物、调经药物、治疗血瘀证的药物及治疗本病的中西药物和治疗方法。合并其他疾病需在临床试验中继续用药者，或因病情治疗需要，确需加用其他药物或治疗手段者，应在病例报告表中进行详细记录所使用药物的名称（或治疗手段）、用药量、用药次数、用药时间等。

6. 试验用药依从性判断（参照本章第一节）

八、安全性评价

（一）试验用药物可能的不良反应

本品的急性毒性实验、长期毒性实验及特殊毒性实验均未见明显异常改变。试验药物及对照药物的既往临床研究也未见不良反应报道。

（二）安全性评价指标及时点

(1) 可能出现的临床不良事件（症状体征、疾病/综合征），用药后随时观察。

(2) 一般体检项目，如体温、脉搏、呼吸、血压等，用药前后检查。

(3) 血常规（WBC、RBC、HGB、PLT、N）、尿常规、便常规+潜血；肝肾功能（ALT、AST、γ-GT、ALP、TBIL、DBIL、eGFR、BUN、Cr、尿NAG酶）；凝血四项（PT、APTT、

FIB、TT）；心电图。治疗前正常治疗后异常者且有临床意义者，应定期复查至随访终点。以不良反应发生率作为主要安全性评价指标。

（三）不良事件的记录和观察（参照本章第一节）

（四）药品新的、严重不良反应的处理

1. 定义

（1）严重的药品不良反应，是指因使用药品引起以下损害情形之一：① 导致死亡；② 危及生命；③ 致癌、致畸、致出生缺陷；④ 导致显著的或者永久的人体伤残或者器官功能的损伤；⑤ 导致住院或者住院时间延长；⑥ 导致其他重要医学事件，如不进行治疗可能出现上述所列情况的。

（2）新的药品不良反应，是指药品说明书中未载明的不良反应。说明书中已有描述，但不良反应发生的性质、程度、后果或者频率与说明书描述不一致或者更严重的，按照新的药品不良反应处理。

2. 报告

试验中如出现新的、严重的不良反应，必须立即报告本中心主要研究者和临床试验机构，填写"药品不良反应/事件报告表"，及时报告给申办者及批准本次临床试验的伦理委员会。并根据《药品不良反应报告和监测管理办法》的规定，通过国家药品不良反应监测信息网络，在15日内报告。其中，死亡病例须立即报告，且申办者应当对获知的死亡病例进行调查，并在15日内完成调查报告，报申办者所在地的省级药品不良反应监测机构。对于群体不良事件（指同一药品在使用过程中，在相对集中的时间、区域内，对一定数量人群的身体健康或者生命安全造成损害或者威胁，需要予以紧急处置的事件），按《药品不良反应报告和监测管理办法》的有关规定上报。此外，申办者还应及时向各参研中心通报。

3. 处理措施

当受试者发生紧急情况、需要立即处理时，试验中心的主要研究者可以决定拆阅该受试者相应编号的应急信件，实施紧急破盲。破盲结果应通知临床研究负责单位、申办者和监查员，并根据药物及所出现的症状对患者做相应的处理。研究者应在CRF中记录破盲的理由、注明日期并签字。

（五）未缓解不良事件的随访（参照本章第一节）

九、有效性评价

（一）观察指标

（1）人口学资料（出生日期、种族、身高、体重等），一般临床资料（月经史、婚育史、流产史、家族史、合并疾病及用药）、生命体征等。

（2）筛选指标：尿妊娠试验（育龄期妇女）、B超检查、妇科检查等。

（3）有效性观察指标和观测时点：① 瘤体体积减小率，基线及治疗结束后，于月经干净后3~7天记录；② 子宫体大小减小率（体积和孕周大小）；基线及治疗结束后，于月经干净后3~7天记录。③ 月经持续时间、量、色的变化；基线及治疗1、2、3个月经周期观察记录。④ 中医证候疗效（总有效率）；基线及治疗1、2、3个月经周期观察记录。⑤ 单项症状疗效（消失率）；基线及治疗1、2、3个月经周期观察记录。⑥ 血常规（血红蛋白含量，HGB）；基线及治疗结束后，于月经干净后3~7天记录。以瘤体大小和子宫体大小为主要评价指标。

（二）指标观测方法

（1）子宫肌瘤瘤体大小（B超测定）：详细记录最大瘤体的三径，以厘米为单位，按公式 $4/3\pi abc$（a、b、c 分别为肌瘤三维的半径）计算肌瘤的体积。

（2）子宫体大小（B超测定和妇科检查）：B超详细记录子宫体的三径，以厘米为单位，按公式 $4/3\pi abc$（a、b、c 分别为子宫三维的半径）计算子宫体的体积；妇科检查子宫体大小按孕周报告。

（3）经期：详细记录具体的月经经期，以天为单位。

（4）经量：提供统一卫生巾，详细记录具体的月经经量，以毫升为单位。

（5）月经周期：详细记录具体的月经周期，以天为单位。

（6）中医证候分级量化标准，参照《中药新药临床研究指导原则》（第一辑）[13]。

表 9-6-1　中医证候分级量化评分标准

分级	无（-）	轻（+）	中（++）	重（+++）
主症	0分	2分	4分	6分
肌瘤大小	正常	子宫体增大，如孕>5周，≤6周	子宫体增大，如孕>6周，≤9周	子宫体增大，如孕>9周，≤12周
小腹或少腹疼痛	无	腹痛轻微	腹痛明显，但不影响工作、生活	腹痛强烈，影响工作及生活
经质	不粘不稠	有少量血块	有血块	血块多
经色（与自身正常时经色比较）	正常	稍暗	暗	紫暗
次症	0分	1分	—	—
月经周期	正常	周期或长或短	—	—
经量	正常	经量或多或少	—	—
经行不畅	无	有	—	—
舌脉	0分	1分	记录不积分	
舌象	舌质淡红，苔薄白	紫暗或有瘀点瘀斑		
脉象	平	弦或涩		

（三）疗效评价标准

1. 子宫肌瘤疗效

（1）采用相应的统计学方法比较试验前后子宫肌瘤瘤体、子宫体积的变化，包括B超及妇科检查报告。

（2）子宫肌瘤疗效判定标准（B超）：① 痊愈，肌瘤消失。② 显效，肌瘤体积缩小1/2以上者。③ 有效，肌瘤体积缩小1/3以上者。④ 无效，肌瘤体积缩小不足1/3或增大者。

2. 中医证候疗效评定标准

临床痊愈：积分比≥90%。显效：70%≤积分比<90%。有效：30%≤积分比<70%。无效：达不到有效标准者。

3. 单项症状、体征疗效评定

消失：疗前患有的症状消失，积分为零。改善：疗前患有的症状减轻，积分降低，但不为零。无效：疗前患有的症状未减轻或加重，积分未降低。

4. 其他指标疗效

对患者试验前后的月经周期、经期、量、血色素等计量指标进行相应的统计学分析。

十、试验流程

表 9-6-2　试验流程表

阶段 项目	筛选	治疗期			随访
	基线	访视1	访视2	访视3	痊愈患者（1月后）
访视时间	0天	4周±3天	8周±3天	12周±3天	16周±3天
签署知情同意书	×				
采集基本病史	×				
确定入选排除标准	×				
填写一般资料	×				
既往病史和治疗史	×				
局部症状、体征评分	×	×	×	×	×
中医证候	×	×	×	×	×
妇科检查	×	×	×	×	×
B超检查	×			×	
血、尿、便常规	×			×	
肝、肾功能	×			×	
心电图	×			×	
记录不良事件		×	×	×	×
合并治疗	×	×	×	×	
随机分组	×				
分发药物	×	×			
回收药物		×	×	×	

十一、数据管理（参照本章第一节）

十二、统计分析（参照本章第一节）

十三、质量控制与保证

1. 质量控制措施

（1）、（2）（参照本章第一节）

（3）实验室的质控措施：① 各参试单位应提供本单位"实验室检查参考值范围"，试验中如有变动，需及时补充说明。② 各参试单位实验室应按标准操作规程和质量控制程序进行检测，并配备 QC 或 QA 人员对试验过程或试验数据进行质量控制，保证所有试验过程均按照本中心相关 SOP 进行，保证实验数据科学、可靠、可溯源。③ B 超检查是本病最主要的疗效评价手段，本试验统一采用腹部 B 超，固定检测时点（建议为月经周期第 5~7 天）进行测量。测最大瘤体长、宽、厚三径，并按不规则椭球体公式（$4/3\pi \cdot a \cdot b \cdot c$）计算体积。由 2 位以上相同年资的研究者对检测结果意见一致时，方可记录。

2. 质量保证措施（参照本章第一节）

十四、试验相关的伦理学要求

1（参照本章第一节）

2. 风险-受益评估

（1）风险：根据本品毒性试验结果、临床研究资料以及对照药临床研究资料，分析认为，本试验的主要风险为试验用药物的非预期不良反应，或疗效差导致病情加重的风险。

（2）受益（参照本章第一节）

（3）风险控制措施：方案入选和排除标准、用药方案、研究期间的安全性评价（包括体格检查、生命体征监测、ECG 及实验室检查等）均以风险最小化为目标而设计。本试验采取以下措施进行风险控制：① 临床研究纳入育龄期妇女，明确排除了试验开始前妊娠及哺乳期患者，计划妊娠的患者，并建议其在研究期间甚至在研究结束后的一段时间内避孕，一旦怀孕，要立即通知研究者。② 知情同意书中明确告知"如果受试者可能怀孕，特定治疗或研究程序可能会对胚胎或胎儿具有当前不可预测的风险"。③ 研究明确排除黏膜下肌瘤、肌瘤较大者和子宫肌瘤可能恶变的情况；研究中所使用的理化检查均为非侵入性检查。

3~6（参照本章第一节）

十五、试验结束后的医疗措施（参照本章第一节）

十六、试验总结与资料保存（参照本章第一节）

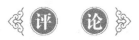

一、研究策略

治疗 UM 的中药，主要以缩小肌瘤和/或改善肌瘤相关症状（主要是异常子宫出血，AUB）

为临床研究目标，通常选择肌瘤体大小、出血症状为主要评价指标。

二、临床试验设计要点

1. 总体设计

治疗本病的中药临床研究，多选择病情较稳定的轻、中度患者，可以采用安慰剂平行对照设计。阳性对照药应选择公认有效、同类可比的中成药，如桂枝茯苓胶囊等。选择激素类药物（如亮丙瑞林、米非司酮等）为对照时，可采用加载试验，比较其联合使用与单用激素的疗效[9-11, 14]。

2. 诊断标准

根据病史、体征、妇科检查、妇科彩超检查，本病的诊断多不困难，必要时可也选用宫腔镜、子宫输卵管造影、CT、MRI等辅助诊断。B型超声可较准确的评估子宫大小和肌瘤大小、位置和数量；对于较小或位于子宫后壁的肌瘤则可以经过阴道三维超声检查评估；较大的带蒂黏膜下肌瘤，应用彩色多普勒观察血流情况能帮助提高诊断率[7, 15-17]。临床试验时可酌情选用。

MRI可清楚显示子宫浆膜层、肌层及子宫内膜的结构，肌瘤所在部位、数目及与周围的关系，对小肌瘤（1cm）也可以辨认清楚，并能对病灶内部发生的病理改变作出一定的判断，对准确诊断及随访观察肿瘤的变化具有重要价值[18, 19]。但此项检查费用较高，有条件者可以选用。

本病的诊断标准国内外差别不大，推荐采用《中华妇产科学》、《实用妇产科学》或全国高等学校教材《妇产科学》标准，分型诊断可参照FIGO制定的标准[1, 2, 5]。

3. 受试者的选择

本病在育龄期妇女绝经前高发，一般选择18~50岁年龄为受试对象。为不使有手术指征的受试者入选，应限定子宫体大小、最大瘤体的最大径范围。子宫体大小应限定在3~12周妊娠子宫以内，最大瘤体的最大径在4cm以内（5~6cm为手术指征）[7, 20]。性激素类或有性激素样作用的药物研究，还应限定性激素水平、子宫内膜厚度等[20]。

应排除与本病症状、体征相似的情况，如妊娠子宫、卵巢肿瘤、子宫腺肌病、子宫内膜息肉、非子宫肌瘤所致的AUB、子宫恶性肿瘤（子宫内膜癌、子宫颈癌等）、盆腔炎性包块等。子宫肌瘤可能恶变的情况，如有恶性肿瘤家族史、短期内子宫肌瘤生长迅速者，及阴道出血严重（经量>2倍患者正常量者）、贫血（HGB<8g/L者）等，也应排除。黏膜下肌瘤引起的出血，宫腔镜子宫肌瘤切除术是最好的治疗选择，中药的临床研究中多将其排除。由于性激素疗法对本病的有效性评价干扰较大，试验开始前3个月内使用过性激素治疗者应予以排除[21-24]。

4. 有效性评价

治疗UM的中药有效性评价，包括对肌瘤、子宫大小，AUB（出血量、经期、周期等），以及中医证候和其他症状体征的评价几个方面。

（1）肌瘤、子宫体大小，通常采用妇科彩超、MRI等检查方法测量。多发性肌瘤，一般选择最大者作为靶肌瘤，在固定检测时点（建议为月经周期第5~7天）进行测量。一般测瘤体长、宽、厚三径，并按不规则椭球体公式（$4/3\pi \cdot a \cdot b \cdot c$）计算体积，以体积均数或体积较基线的减小率为评价指标。多数研究以最大瘤体的体积减小率为主,也有采用所有肌瘤的总体积或评价体积者[10]。子宫体大小,可以同时采用妇科检查,以孕周为单位计量。

(2)对 AUB 的评价,包括出血量和出血模式两个方面。出血量,通常采用月经失血图评分法(PBCA),以其评分或评分下降到正常的患者比例为观察指标,出血量恢复正常可定义为 PBCA 评分≥75~80 分[20]。月经模式的变化,如经期延长、经间期出血,通常以月经复常率为评价指标。

中医证候、次要症状体征的有效性评价,可采用二分类法。

5. 安全性评价

应重视对有关激素水平、乳房、子宫内膜、卵巢等的观测,尤其是子宫内膜的增生、增厚、异常子宫出血等[20-22]。激素是治疗本病的重要手段,如试验用药含有激素或类激素样作用,应将相关症状体征、理化检查作为安全性评价重要内容。

6. 试验流程

通常不设置导入期。疗程的设置,一般为 12~24 周。随访 6~12 个月,观察症状的发生率[20-22]。

7. 试验的质量控制

B 超、MRI 等,最好使用相同品牌与型号的仪器,制定统一的检测 SOP。

参 考 文 献

[1] 曹泽毅.中华妇产科学(临床版)[M].第 3 版.北京:人民卫生出版社,2014:2224-2308.
[2] 华克勤,丰有吉.实用妇产科学[M].第 3 版.北京:人民卫生出版社,2013:624-628.
[3] Chabbert-Buffet N,Esber N,Bouchard P.Fibroid growth and medical options for treatment[J].Fertility and sterility,2014,102(3):630-639.
[4] 沈杨,许茜,徐洁,等.子宫肌瘤危险因素的流行病学调查研究[J].实用妇产科杂志,2013,29(3):189-193.
[5] Munro M G,Critchley H O D,Fraser I S,et al.The FIGO classification of causes of abnormal uterine bleeding in the reproductive years[J].Fertility and sterility,2011,95(7):2204-2208.e3.
[6] Vilos G A,Allaire C,Laberge P Y,et al.The management of uterine leiomyomaas[J].Journal of Obstetrics and Gynaecology Canada,2015,37(2):157-178.
[7] 冷金花,张震宇,段华,等.子宫肌瘤诊治的热点问题[J].现代妇产科进展,2007,16(5):321-333.
[8] 张玉珍.全国高等教育"十一五"国家级规划教材·中医妇科学[M].第 2 版.北京:中国中医出版社,2007.
[9] Chen N N,Han M,Yang H,et al.Chinese herbal medicine Guizhi Fuling Formula for treatment of uterine fibroids:a systematic review of randomised clinical trials[J].BMC complementary and alternative medicine,2014,14(1):1.
[10] 陈黎琼,尤卉,伍参荣.桂枝茯苓胶囊合米非司酮治疗子宫肌瘤的疗效及对血清性激素水平的影响[J].湖南中医药大学学报,2008,28(3):57-59.
[11] 宋俊生,高岑,熊俊,等.桂枝茯苓胶囊与西药治疗子宫肌瘤疗效比较的系统评价[J].中国循证医学杂志,2010,10(12):1439-1445.
[12] 张玉珍.全国高等教育"十一五"国家级规划教材·中医妇科学[M].第 2 版.北京:中国中医出版社,2007.
[13] 中华人民共和国卫生部制定发布.中药新药临床研究指导原则(第一辑)[S].1993.
[14] 高玉平,陈德甫.雷公藤多甙治疗子宫肌瘤的临床研究[J].中华妇产科杂志,2000,35(7):45-47.
[15] 张新玲,郑荣琴,黄冬梅,等.常规超声与超声造影对子宫肌瘤诊断价值的比较[J].中国超声医学杂志,2006,22(11):861-863.
[16] 熊亚,熊非.子宫肌瘤 B 型超声诊断及鉴别诊断研究[J].中国老年保健医学,2008,6(2):14-16.
[17] 欧阳征仁,孟莉娟.经阴道及腹部彩色多普勒超声在子宫肌瘤与子宫腺肌瘤鉴别诊断中的应用[J].临床和实验医学杂志,2011,10(8):565-567.
[18] 郑蔚巍,王述静,周康荣,等.子宫肌瘤的 MRI 诊断[J].中华放射学杂志,2001,35(5):63-65.

[19] 刘映江,刘仙明,彭松,等.常规 MRI 在子宫肌瘤超声消融疗效评价及随访中的价值[J].中国医学影像技术,2011,27(10):2098-2101.
[20] EMA Assessment report.Esmya International non-proprietary name:ULIPRISTAL.EMA/CHMP/84021/2015[EB/OL].[2015-4-23].http://www.ema.europa.eu/docs/en_GB/document_library/EPAR_-_Assessment_Report_-_Variation/human/002041/WC500189366.pdf.
[21] Esteve J L C, Acosta R, Pérez Y, et al.Treatment of uterine myoma with 5 or 10mg mifepristone daily during 6 months, post-treatment evolution over 12 months: double-blind randomised clinical trial[J].European Journal of Obstetrics & Gynecology and Reproductive Biology,2012,161(2):202-208.
[22] Liu J P, Yang H, Xia Y, et al.Herbal preparations for uterine fibroids[J].Cochrane Database of Systematic Reviews,2009,2.DOI:10.1002/14651858.CD005292.pub3.
[23] 温取.雷公藤多甙和米非司酮治疗子宫肌瘤疗效观察[J].中国综合临床,2005,21(3):89-91.
[24] 李志芳.中医药治疗子宫肌瘤的文献质量及临床疗效系统评价[D].成都中医药大学,2013.

第七节 盆腔炎性疾病后遗症（慢性盆腔痛）

盆腔炎性疾病（pelvic infectious disease,PID）后遗症,相当于过去的"慢性盆腔炎"[1]。一般可分为近期与远期后遗症两种,近期后遗症包括输卵管卵巢脓肿、肝周围炎以及罕见的死亡;远期后遗症包括慢性盆腔痛（chronic pelvic pain,CPP）及盆腔炎性疾病反复发作、异位妊娠、不孕等[2-5]。PID 近期和远期后遗症发生的时间没有具体界定标准[1]。一般认为,急性感染两周后,炎症未能控制将出现 PID 近期后遗症;若炎症控制,但已对输卵管、卵巢甚至盆腔造成不可逆的改变,将发生远期后遗症;若此次病理损伤较轻,将来亦可能在较长一段时间或反复发作 PID 后出现其他远期并发症。约 20% 的 PID 患者因输卵管损伤而导致不孕,9% 的 PID 患者发异位妊娠,约 18%～35% 的 PID 遗留 CPP[5]。

CPP 是最常见的 PID 后遗症,其定义为指间断或持续性盆腔、前腹壁（脐周或脐下）、腰骶部或臀部非周期性疼痛,时间超过 6 个月,常引起功能障碍或需要药物、手术治疗[1,4]。CPP 发病率为 2.1%～24%,多见生育年龄[6]。其发病原因复杂,包括妇科原因和非妇科原因,妇科原因主要有 PID、盆腔淤血综合征（plevic congestion syndrome,PCS）、盆腹腔粘连（adhesions）、卵巢囊肿（ovarian cysts）、残余卵巢综合征（ovarian remnant）、子宫内膜异位症（endometriosis,EM）、子宫肌瘤（uterus leiomyoma）、子宫腺肌病（adenomyosis）和其他（孕期骨盆带疼痛等）[6,7]。据报道,约 33% 的 CPP 为 EM,24% 为盆腹腔粘连,另有约占 35% 的 CPP 经腹腔镜检查可无明确病灶[7,8]。

CPP 一般发生在 PID 急性发作后 4～8 周[5],其主要症状为下腹部坠胀、疼痛及腰骶部酸痛,多为持续性钝痛及隐痛,经期、受凉及劳累后加重,同时可有阴道分泌物增多、月经过多或阴道淋漓出血[1-4]。PID 引起 CPP 的机制可能与炎性细胞浸润致组织破坏,周围组织粘连、增生及瘢痕形成,导致输卵管增粗、积水积脓、脓肿形成,主、骶韧带增生、变厚,使子宫活动受限,炎症致盆腔充血等有关[1]。

目前,PID 后遗症的药物治疗尚未形成明确的诊疗规范[1],以对症治疗为主。CPP 的药物治疗主要为镇痛类药物（如非甾体类抗炎药、环氧化酶-2 抑制剂、阿片类等）,当有神经病理因素参与时,辅以抗焦虑、抗惊厥药（如三环类、选择性 5-羟色胺再摄取抑制剂类等）来改善精神和心理状态等[9-13]。对于病因明确的 CPP,疗效肯定;对于病因不明,症状明显而病理改变不明显,或病理改变明显但症状轻微者,治疗较为棘手,除药物治疗外,常需联合心理治疗、物理治疗或手术治疗等手段[11-13]。

本病是中药治疗的优势病种之一，根据其临床特点，PID 急性期与中医"热入血室"、"带下病"、"产后发热"等相似，后遗症属于中医"经病疼痛"、"妇人腹痛"、"癥瘕"、"不孕"、"带病"等病证范畴。常见中医证候有湿热瘀结、气滞血瘀、寒湿凝滞、气虚血瘀等。其中，湿热瘀结证最多，寒湿凝滞证最少[8, 14, 15]。

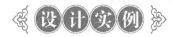

一、题目

以安慰剂为对照评价××胶囊治疗盆腔炎性疾病后遗症（慢性盆腔痛）湿热瘀结证有效性和安全性的随机、双盲、多中心Ⅱ期临床研究。

二、研究背景

××胶囊按照中药新药第 6 类研发，具有清热祛湿、化瘀散结之功效，用于盆腔炎性疾病后遗症（慢性盆腔痛）湿热瘀结证。症见下腹胀痛或刺痛，腰骶部胀痛，带下色黄，量多质稠，经期腹痛加重，或月经量多，经期延长，低热起伏，口腻纳呆，或见尿赤便秘。

药效学研究结果显示：① 对角叉菜胶引起的大鼠足肿胀有明显抑制作用，能明显抑制二甲苯致小鼠耳郭炎症肿胀，对糊剂造成大鼠子宫炎症的肿胀有明显抑制作用，对棉球造成大鼠肉芽肿胀和滤纸片造成小鼠肉芽增生有明显的抑制作用，对醋酸引起的小鼠腹腔毛细血管通透性增强有明显抑制作用，提示其具有明显的抗炎作用。② 对热板引起小鼠疼痛有明显的镇痛作用，对醋酸引起的小鼠扭体次数增多有明显的抑制作用，提示该药具有明显的镇痛作用。③ 可明显抑制大鼠体内外血栓形成，延长凝血时间，提示其具有活血化瘀作用。④ 体外抑菌实验表明××胶囊对大肠杆菌和金黄色葡萄球菌作用较为明显，抑菌环直径大于阳性对照药，最低抑菌浓度为 0.25g/ml，说明该药有明显的体外抑菌作用。

急性毒性实验：因给药浓度及体积所限，未能测出××胶囊灌胃给药的 LD_{50}，而测得其 24 小时内灌胃给药的最大给药量为 40g/kg，相当临床用量的 583.3 倍。

长期毒性实验：以 2～8g/kg 剂量给大鼠灌胃给药 180 天，对动物生长状态、活动饮食、血液学、血液生化学、脏器指数及脏器组织结构均无明显影响，其中高剂量组 8.0g/kg，相当临床用量的 116.7 倍。

三、试验目的与观察指标

（1）初步评价××胶囊治疗盆腔炎性疾病后遗症（慢性盆腔痛）的有效性。观察指标：症状（包括下腹疼痛、腰骶胀痛）、体征、疾病疗效、阴道清洁度评定。

（2）初步评价××胶囊对盆腔炎性疾病后遗症（慢性盆腔痛）湿热瘀结证候的有效性。观察指标：中医证候疗效。

（3）观察××胶囊临床应用的安全性。观察指标：临床不良事件/不良反应发生率，一般体检项目、心电图、妇科 B 超、血尿便常规、肝肾功能和空腹血糖等。

四、试验总体设计

采用随机、双盲、安慰剂对照、多中心、Ⅱ期临床研究。

（1）随机：采用分层区组随机化方法，以中心为分层因素，层内按1∶1比例分为试验组和对照组。运用SAS统计软件，按多个中心的病例分配数及随机比例，生成随机数字分组表。

（2）盲法：采用双盲的方法，分两级设盲。

（3）对照：采用安慰剂平行对照。

（4）多中心：在×家药物临床试验机构同期进行。

（5）样本量：计划纳入240例，按1∶1比例分为试验组、对照组，试验组120例，对照组120例。

五、诊断标准

1. 西医诊断标准

参照中华医学会妇产科学分会感染性疾病协作组《盆腔炎症性疾病诊治规范》[16, 17]、《中华妇产科学（第3版）》[1]制定。

（1）盆腔炎性疾病后遗症：是盆腔炎性疾病的遗留病变，主要改变为组织破坏、广泛粘连、增生及瘢痕形成。① 临床表现：不孕、异位妊娠、慢性盆腔痛和盆腔炎反复发作。② 体征：若为输卵管病变，则在子宫一侧或两侧触到呈条索状增粗输卵管，并有轻度压痛；若为输卵管积水或输卵管卵巢囊肿，则在盆腔一侧或两侧触及囊性肿物，活动多受限；若为盆腔结缔组织病变，子宫常呈后倾后屈，活动受限或粘连固定，子宫一侧或两侧有片状增厚、压痛，宫骶韧带常增粗、变硬，有触痛。上述体征至少需要同时具备下列2项：子宫活动受限（粘连固定）或压痛；附件区压痛。③ 辅助检查：血常规检查，血白细胞或中性粒细胞总数可轻度升高，亦可无明显变化；阴道分泌物涂片检查，可有白带清洁度异常或检出病原菌；B超检查，可探及盆腔炎性包块或盆腔积液；腹腔镜检查：可见子宫、输卵管粘连病灶，或盆腔炎性包块。

根据患者的病史、症状、体征（妇科检查），结合相关的辅助检查，即可诊断。

（2）慢性盆腔痛：指间断或持续性盆腔、前腹壁（脐周或脐下）、腰骶部或臀部非周期性疼痛，时间超过6个月，常引起功能障碍或需要药物、手术治疗。慢性盆腔炎性疾病后遗症引起者，因粘连、瘢痕以及盆腔充血，常引起下腹部坠胀、疼痛及腰骶部酸痛，常在劳累、性交后及月经前后加剧。文献报道约20%急性盆腔炎发作后遗留慢性盆腔痛。慢性盆腔痛的发生与病情严重性及发作次数有关，发作1次者，约12%，发作3次或以上者，则上升为67%。慢性盆腔痛常发生在PID急性发作后的4~8周。

2. 湿热瘀结证中医辨证标准

参考《中药新药临床研究指导原则》[18]，结合临床试验协调会专家讨论意见拟定。主症：下腹胀痛、刺痛和/或腰骶胀痛；带下量多；带下色黄。次症：经期延长或月经量多；经期腹痛加重；低热起伏；口腻纳呆；小便黄；大便干燥或溏而不爽。舌脉象：舌质红或暗红，边尖瘀点或瘀斑；苔白腻或黄腻；脉弦滑或弦涩。至少具备主症3项、次症2项，结合舌脉即可诊断。

六、受试者的选择

1. 纳入标准

（1）符合盆腔炎性疾病后遗症（慢性盆腔痛）诊断，病程≥6个月者；
（2）符合中医湿热瘀结证候诊断；
（3）年龄18～50岁，有性生活史及正常月经周期规律（月经周期21～35天，经期3～7天）的女性；
（4）自愿参加临床试验，并签署知情同意书者。

2. 排除标准

（1）盆腔炎性疾病者；
（2）经检查证实有妇科肿瘤（子宫肌瘤直径＞3cm，黏膜下肌瘤）、特异性阴道炎（滴虫性阴道炎、外阴假丝酵母菌病）、子宫肌腺病、子宫内膜异位症、盆腔静脉淤血症、结核性盆腔炎、AUB等，以及由其他疾病引起的相关症状者；
（3）合并心、肝、肾、造血系统等重要器官和系统其他严重原发性疾病者；
（4）合并有神经、精神疾患而无法合作，或不愿合作者；
（5）血清糖类抗原CA125≥35U/ml者；
（6）过敏体质（对两种以上物质过敏）或对本药组成成分过敏者；
（7）妊娠或近6个月准备妊娠妇女、哺乳期妇女；
（8）近4周内曾采用同类药物治疗者；
（9）正在参加或近3月内参加过其他临床试验者；
（10）怀疑或确有酒精、药物滥用病史，或者根据研究者的判断，具有降低入组可能性或使入组复杂化的其他病变或情况，如工作环境经常变动、生活环境不稳定等易造成失访的情况。

3. 受试者退出（脱落）标准（参照本章第一节）

4. 中止全部试验的条件（参照本章第一节）

5. 结束全部临床试验的规定（参照本章第一节）

七、试验用药物及给药方案

1. 试验用药物的名称与规格

试验药：××胶囊，0.4g/粒。对照药：安慰剂胶囊，0.4g/粒。试验药与其模拟剂的包装一致，性状、颜色、口感等相同，均由申办者提供，并符合质量要求。

2. 试验用药物的包装（参照本章第一节）

3. 试验用药物的随机编盲和应急信件（参照本章第一节）

4. 试验用药物的分发、回收与保存（参照本章第一节）

5. 给药方案

（1）用法用量：① 试验组：××胶囊，一次4粒，一日3次，口服。② 对照组：模拟××胶囊，一次4粒，一日3次，口服。

（2）疗程：8周，综合疗效达到痊愈的患者在用药结束4周后随访。

（3）注意事项：用药期间忌辛辣、生冷、油腻食物，经期不停药。

（4）合并治疗规定：试验期间受试者不得使用对PID后遗症或CPP有治疗作用的中西药物/疗法（如物理、手术和心理治疗），对原有的和新出现的合并疾病需要使用药物治疗的，应将合并用药详细记录于CRF表中。

6. 试验用药依从性判断（参照本章第一节）

八、安全性评价

1. 试验用药物可能的不良反应

动物急性毒性试验及长期毒性试验结果，均未发现试验药物有毒性反应。

2. 安全性评价指标及观测时点

（1）可能出现的临床不良事件（症状体征、疾病/综合征），用药后随时观察。

（2）一般体检项目，如体温、脉搏、呼吸、血压等，用药前后检查。

（3）血、尿、便常规，心电图，肝功能（ALT、AST、ALP、γ-GT、TBIL），肾功能（BUN、Cr）、空腹血糖，用药前后检查。

以临床不良事件/不良反应发生率为主要安全性评价指标。

3. 不良事件的记录和处理（参照本章第一节）

4. 严重不良事件的报告和处理（参照本章第一节）

5. 未缓解不良事件的随访（参照本章第一节）

九、有效性评价

（一）观察指标

（1）人口学资料（婚况、年龄、身高、体重、职业等），一般临床资料（月经史、婚育史、流产史、合并疾病及用药）等。

（2）筛选指标：尿妊娠试验（育龄期妇女）、血沉、CA125检查。

（3）有效性观察指标及观测时点：① 下腹疼痛症状疗效；② 腰骶胀痛症状疗效；③ 单项症状疗效（不包括下腹疼痛、腰骶胀痛）；④ 局部体征（子宫活动度、触诊形状、压痛触痛评分）；⑤ 疾病疗效；⑥ 阴道清洁度；⑦ 中医证候疗效。

以下腹疼痛症状疗效、腰骶胀痛症状疗效为主要疗效指标。仅指标（6），在基线及治疗结束时检测外，其余指标均于基线、治疗28天±3天、治疗结束时记录。

(二) 指标观测方法

1. 中医证候分级量化[18, 19]

表 9-7-1　症状和舌脉分级量化标准

主症1	0分	2分	4分	6分
下腹疼痛	无	轻微疼痛,时作时止	明显疼痛,频繁发作	疼痛难忍,持续存在,影响工作和日常生活
腰骶胀痛	无	轻微酸胀不适,时作时止	明显酸胀疼痛,频繁发作	腰骶酸痛难忍,持续存在,影响工作和日常生活
主症2	0分	1分	2分	3分
带下量多	无	较平时增多约1/3	较平时增多约1/2	较平时增多约1倍以上
带下异常	带下正常	带下色黄无异味	带下色黄有异味	带下色黄、味臭
经行腹痛加重	无	有	—	—
月经量多或经期延长	经量、经期正常	月经量稍多	月经量多或经期延长	月经量多伴经期延长
低热起伏	无	有	—	—
口腻纳呆	无	有	—	—
小便黄	无	有	—	—
大便干燥或溏而不爽	无	有	—	—
舌脉	不计分			
舌质	□舌淡红　□舌红　□舌暗红　□边尖瘀点或瘀斑　□其他			
舌苔	□苔薄白　□苔黄腻　□苔白腻　□其他			
脉象	□脉平　□弦滑　□弦涩　□其他			

注：① 证候积分和 = 主症+次症；② 疾病积分和 = 主症+次症（经行腹痛加重、月经量多或经期延长）+局部体征。

2. 局部体征分级评分标准（妇科检查）[19]

表 9-7-2　局部体征分级评分标准

局部体征	0分	1分	2分	3分
子宫活动受限、压痛	子宫活动正常,无压痛	子宫活动尚可,轻度压痛	子宫活动受限,明显压痛	子宫活动受限,触之疼痛拒按
左侧附件增厚、包块	左侧附件正常	左侧附件轻度增厚	左侧附件中度增厚	左侧附件明显增厚,触之疼痛拒按,或有包块
左侧附件压痛	无压痛	轻度压痛	明显压痛	压痛明显
右侧附件增厚、包块	右侧附件正常	右侧附件轻度增厚	右侧附件中度增厚	右侧附件明显增厚,触之疼痛拒按,或有包块
右侧附件压痛	无压痛	轻度压痛	明显压痛	压痛明显
宫骶韧带增粗、压痛	宫骶韧带正常,无压痛	宫骶韧带增粗,轻度触痛	宫骶韧带增粗,明显触痛	宫骶韧带增粗,触痛剧烈

3. 阴道清洁度评定标准

参照《全国临床检验操作规程》[20]

表 9-7-3　阴道清洁度评定标准

清洁度	杆菌	球菌	上皮细胞	脓细胞或白细胞（个/HPF）	判定
Ⅰ	多量	无	满视野	0～5	正常
Ⅱ	少量	少量	1/2 视野	5～15	正常
Ⅲ	极少	多量	少量	15～30	异常
Ⅳ	无	大量	无	>30	异常

（三）疗效评价标准

参照《中药新药临床研究指导原则》[18]制定。

1. 症状（包括下腹疼痛、腰骶胀痛）、体征疗效评价标准

（1）痊愈：治疗后单项症状或体征消失。
（2）显效：治疗后单项症状或体征明显减轻，降低 2 个级别。
（3）有效：治疗后单项症状或体征有所减轻，降低 1 个级别。
（4）无效：治疗后单项症状或体征无减轻或有加重。

2. 疾病疗效评价标准

（1）痊愈：治疗后下腹疼痛及腰骶胀痛消失，妇科检查（局部体征）正常，症状、体征积分和减少≥95%。（随访时痊愈标准：停药 1 月内未复发。）
（2）显效：治疗后下腹疼痛及腰骶胀痛消失或明显减轻，妇科检查明显改善，症状、体征积分和减少≥70%，<95%。
（3）有效：治疗后下腹疼痛及腰骶胀痛减轻，妇科检查有所改善，症状、体征积分和减少≥30%，<70%。
（4）无效：治疗后下腹疼痛及腰骶胀痛无减轻或有加重，妇科检查较治疗前无改善或有加重，症状、体征积分和减少<30%。

注：① 疾病积分和减少率=[（治疗前积分和−治疗后积分和）÷治疗前积分和]×100%。② 疾病积分和=主症（下腹疼痛及腰骶胀痛、带下量多、色黄）+次症（经行腹痛加重、月经量多或经期延长）+局部体征。

3. 中医证候疗效评价标准

（1）痊愈：治疗后各症状消失，证候积分值减少≥95%。
（2）显效：治疗后各症状明显减轻，证候积分值减少≥70%，<95%。
（3）有效：治疗后各症状有所减轻，证候积分值减少≥30%，<70%。
（4）无效：治疗后各症状无减轻或有加重，证候积分值减少<30%。

注：积分和减少率=[（治疗前积分和−治疗后积分和）÷治疗前积分和]×100%。

十、试验流程

表 9-7-4 试验流程表

研究阶段	筛选期	试验期	试验期	随访期
访视时间窗	0天	28天±3天	56天±3天	1个月
筛选病例	×			
签署知情同意书	×			
人口学资料记录	×			
合并疾病及用药	×			
尿妊娠试验、血沉、CA125	×			
下腹、腰骶疼痛	×	×	×	×
中医证候评分	×	×	×	×
局部体征评分	×	×	×	×
妇科检查	×	×	×	×
B超检查	×		×	
阴道清洁度	×		×	
一般体检项目	×	×	×	
血、尿、大便常规	×		×	×*
肝功能（ALT、AST、ALP、γ-GT、TBIL）	×		×	×*
肾功能（BUN、Cr）	×		×	×*
空腹血糖	×		×	×*
心电图	×		×	×*
发放试验药	×	×		
药物回收			×	
不良事件记录		×*	×*	×*
合并用药记录	×*	×*	×*	
临床疗效评定			×	

注：×* 可能做，实验室指标出现异常者应追踪至恢复正常或用药前水平。

十一、数据管理（参照本章第一节）

十二、统计分析（参照本章第一节）

十三、质量控制与保证（参照本章第一节）

十四、试验相关的伦理学要求（参照本章第一节）

十五、试验结束后的医疗措施（参照本章第一节）

十六、试验总结与资料保存（参照本章第一节）

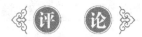

一、研究策略

中药治疗盆腔炎性疾病后遗症目的是缓解盆腔疼痛，改善盆腔炎性粘连和消散盆腔炎性包块，防止盆腔炎性疾病反复发作，减少不孕症和异位妊娠的发生[8, 21]。治疗 PID 后遗症的中药新药，目前多以 CPP 为目标适应证，通过评价盆腔疼痛症状的缓解，反映药物的对症治疗乃至病情改善作用。以盆腔炎性疾病反复发作为适应证者，常通过治疗后的年发病情况的随访评价药物的防治效果[21]。由盆腔炎性疾病后遗症引起的异位妊娠或不孕症，一般不作为中药新药的目标适应证，可在针对 PID 后遗症药物的上市后再评价中进行回顾性调查或前瞻性研究。

二、临床试验设计要点

1. 总体设计

CPP 多表现为轻中度疼痛，推荐采用安慰剂平行对照设计。如有已批准上市安全有效的中药制剂，可以采用阳性药、安慰剂对照的三臂试验设计。

2. 诊断及受试者的选择

目前，盆腔炎性疾病和慢性盆腔痛国内外均有明确的诊断标准，而盆腔炎症疾病后遗症的诊断，主要依靠 PID 病史和 PID 后遗症的临床表现。CPP 常发生在 PID 急性发作后的 4～8 周，要求间断或持续性疼痛至少 6 个月方可诊断，临床试验时通常将 PID 后遗症病史限定在 6 个月及以上。

临床上与本病相鉴别的疾病很多，常见的有 EM、卵巢肿瘤、PCS 等，一般通过病史、典型症状体征即可鉴别，鉴别困难时可借助辅助检查，如血沉、肿瘤标志物（CA125）、B 超、CT、盆腔静脉造影术等，必要时可行腹腔镜检查[1]。

在注册前临床试验中，纳入、排除标准的设置还应考虑到可能影响疗效评价的因素，如纳入病例时选择月经周期规律者，排除特异性阴道炎（滴虫性阴道炎、霉菌性阴道炎）等。

3. 有效性评价

治疗 PID 后遗症（CPP）的中药有效性评价，包括对症状/病情、中医证候和生活质量的评价三个方面。

（1）对症状/病情的评价："下腹、腰骶疼痛"是 PID 后遗症所致 CPP 的最主要症状，其有效性评价可以直接反映药物可能具有的对症治疗/病情改善作用。评价工具一般可选 VAS/NRS 评分，或经过验证的多维评价量表如 MPQ（McGill pain questionnaire）等，以其评分或评分衍生的下降值、"缓解率"等作为有效性指标。缓解一般可定义为 VAS/NRS 评分较基线减少 2 分或下降 50%等，界值的确定应进行灵敏度分析[21-24]。指标的观测，可通过设置"受试者日志"记录患者治疗观测时点内的平均疼痛程度等。本案中选用了"下腹、腰骶疼痛症状疗效"作为评价指标，将疼痛程度和疼痛发作频率综合在一起分成三级评价。

盆腔炎性粘连、炎性包块的改善也是判断药物针对本病疗效的重要组成部分。目前，由于方法学的限制，一般不作为主要评价指标，常作为次要指标同时观察。一般通过局部体征、相关辅助检查（如妇科 B 超）结果评价。

（2）对中医证候的评价：目前，多采用中医证候量化分级的方法。依权重赋予主症、次症不同的分值，将其治疗前、后中医证候总分的变化值按照尼莫地平法分为四级，也有人建议做两分类评价。由于尚未有关于本病的规范的、公认的中医证候分级量化评价标准，多由参与试验的课题组专家讨论制定。

（3）对生活质量的评价：生活质量的评价也是 CPP 疗效评价的重要组成部分。迄今，国际上有许多生活质量的评价量表，如 SF-36 简明健康状况调查表（medical outcomes study Short-form 36，SF-36）、社会适应量表、疾病影响程度量表（sickness impact profile，SIP）、总体健康状况量表（general health questionnaire，GHQ）、欧洲五维健康量表中文版（EuroQol group's 5-domain 3 level questionnaire，EQ-5D-3L）等[23-25]，但尚未有公认的特异性量表。临床试验中，一般选用可操作性好的普适性量表，如 SF-36。对于慢性疼痛导致的焦虑和抑郁状态，可以选择采用汉密尔顿量表（Hamilton depression scale，HAM-D）、综合医院焦虑抑郁量表（hospital anxiety and depression scale，HAD）[25, 26]等进行评价。我国学者研制的专门用于本病的包含生理、心理和社会关系三个领域以及总的健康状况的 PID 后遗症生存质量量表[26]，临床试验时可以考虑采用。

4. 试验流程

因 CPP 一般症状不重，延迟治疗不至于产生严重后果，为稳定基线和洗脱药物，临床试验可以设置 1～2 周的导入期。考虑到本病的慢性病程，推荐临床研究中给药期不少于 8 周。为明确疗效是否持续，还可以设置 1～3 个月的随访。

参 考 文 献

[1] 米兰，刘朝晖.盆腔炎性疾病后遗症[J].实用妇产科杂志，2013，29（10）：731-733.
[2] 曹泽毅.中华妇产科学（临床版）[M].第 3 版.北京：人民卫生出版社，2014：1217+1326.
[3] 华克勤，丰有吉.实用妇产科学[M].第 3 版.北京：人民卫生出版社，2013：468.
[4] 乐杰.全国高等医药教材建设研究会"十一五"规划教材·妇产科学[M].第 7 版.北京：人民卫生出版社，2008：247-240.
[5] 中华医学会妇产科学分会感染性疾病协作组.盆腔炎症性疾病诊治规范（修订版）[J].中华妇产科杂志，2014，49（6）：401-403.
[6] Siedentopf F，Weijenborg P，Engman M，et al.ISPOG European Consensus Statement–chronic pelvic pain in women （short version）[J].Journal of Psychosomatic Obstetrics & Gynecology，2015，36（4）：161-170.
[7] Cheong Y，Stones R W.Chronic pelvic pain：aetiology and therapy[J].Best Practice & Research Clinical Obstetrics & Gynaecology，2006，20（5）：695-711.
[8] 金哲.盆腔炎性疾病的中医药治疗[J].实用妇产科杂志，2013，29（10）：733-735.
[9] Cheong Y C，Smotra G，Williams A C.Non-surgical interventions for the management of chronic pelvic pain[J].Cochrane Database Syst Rev，2014，3.DOI：10.1002/14651858.CD008797.pub2.
[10] Nelson P，Apte G，Justiz R，et al.Chronic female pelvic pain part 2：differential diagnosis and management[J].Pain Practice，2012，12（2）：111-141.DOI.10.1111/j.1533-2500.2011.00492.x.
[11] 陈娟，朱兰.慢性盆腔疼痛的诊治策略[J].实用妇产科杂志，2007，23（4）：200-202.
[12] Fall M，Baranowski A P，Elneil S，et al.EAU guidelines on chronic pelvic pain[J].European urology，2010，57（1）：35-48.

[13] Workowski K A, Bolan G A.Sexually transmitted diseases treatment guidelines（2015）[J].Reproductive Endocrinology, 2015（24）: 51-56.
[14] 张玉珍.全国高等教育"十一五"国家级规划教材·中医妇科学[M].第2版.北京：中国中医药出版社，2007：320.
[15] 张文艳.盆腔炎性疾病后遗症的中医证型及相关因素分析[D].成都中医药大学，2013.
[16] 廖秦平.盆腔炎症性疾病诊治规范（草案）[C]//中华医学会第一次全国女性生殖道感染研究进展学术会议论文汇编.2008.
[17] 刘朝晖，廖秦平.中国盆腔炎症性疾病诊治策略[M].北京：人民军医出版社，2009：29-30.
[18] 郑筱萸.中药新药临床研究指导原则（试行）[M].北京：中国医药科技出版社，2002.
[19] 易琼.盆腔炎性疾病后遗症中医药临床疗效评价标准的研究[D].成都中医药大学，2010.
[20] 中华人民共和国卫生部医政司.全国临床检验操作规程[M].第3版.南京：东南大学出版社，2013：468.
[21] 马建峰，魏绍斌，林燕，等.盆腔炎性疾病后遗症中医药临床疗效评价的现状分析[J].西部中医药，2011，24（9）：102-105.
[22] 黄钦，王水强，马玉楠.关于国内治疗疼痛药物注册临床试验的考虑要点[EB/OL].[207-11-21].http：//www.cde.org.cn/dzkw.do?method=largePage&id=2313.
[23] Dworkin R H, Turk D C, Peirce-Sandner S, et al.Research design considerations for confirmatory chronic pain clinical trials: IMMPACT recommendations[J].PAIN®, 2010, 149（2）：177-193.doi：10.1016/j.pain.2010.02.018.
[24] 黄钦.伤害性疼痛的治疗药物临床研究指南要点简介[EB/OL].[2005-9-28].http：//www.cde.org.cn/dzkw.do?method=largePage&id=1618.
[25] 范青，季建林，肖泽萍，等.综合医院焦虑抑郁量表在内科门诊病人中的应用[J].中国心理卫生杂志，2010，24（5）：325-328.
[26] 马建峰.中医综合疗法对盆腔炎性疾病后遗症患者生存质量影响的研究[D].成都中医药大学，2011.

第八节 子宫内膜异位症

子宫内膜异位症（endometriosis，EM）简称"内异症"，指子宫内膜组织（腺体和间质）在子宫腔被覆内膜及子宫肌层以外的部位出现、生长、浸润、反复出血，继而引起疼痛、不孕及结节或包块等[1]。本病是育龄期妇女多发病、常见病，发病率为10%～15%，25～45岁高发[2]。根据病灶发生部位的不同，其临床病理分型有腹膜型内异症或腹膜内异症（peritoneal endometriosis，PEM）、卵巢型内异症或卵巢子宫内膜异位囊肿（ovarian endometriosis，OEM）、深部浸润型内异症（deep infiltrating endometriosis，DIE）和其他部位的内异症（other endometriosis，OtEM）包括瘢痕内异症（腹壁切口及会阴切口）及其他少见的远处内异症（如发生在肺、胸膜等部位）[3]。异位病灶多出现在盆腔，以卵巢、宫骶韧带、直肠子宫陷凹等最为常见。目前，Sampson经血逆流种植学说为本病发生机制的主导理论，其他如"在位内膜决定论"、体腔上皮化生、血管及淋巴转移学说、干细胞理论、相关基因的表达和调控异常、免疫炎症反应以及性激素受体表达异常等也与本病的发生关系密切[2-3]。

EM常见的临床表现为盆腔疼痛、不孕、盆腔结节和包块、月经失调，以及侵犯特殊器官时伴随的其他症状（如月经期或经前的消化道、膀胱症状等）。70%～80%患者有不同程度的盆腔疼痛，具体表现为痛经（继发性、进行性加重）、慢性盆腔痛（CPP）、性交痛、肛门坠痛等；40%～50%的患者合并不孕；17%～44%的患者合并盆腔包块（子宫内膜异位囊肿），10%～15%的患者可有月经失调（月经过多、经期延长和/或经间期出血等），约有20%～25%的患者可无症状[3]。

EM严重程度的评估，多采用美国生殖医学学会（American Society for Reproductive Medicine，ASRM）的r-AFS分期方法。根据腹腔镜或腹部手术时发现的腹膜、卵巢病变的大小及深浅，卵巢、输卵管粘连范围及程度，以及直肠子宫陷凹封闭程度进行评分，将本病分为Ⅰ期（微小病变）、Ⅱ期（轻度）、Ⅲ期（中度）、Ⅳ期（重度）[1, 3, 4]。

本病的治疗目的是减灭和消除病灶，减轻和消除疼痛，改善和促进生育，减少和避免复发[3]。

治疗方法包括手术治疗（保守性手术和根治性）和药物治疗。药物治疗为对症治疗缓解疼痛（如非甾体类抗炎药）和性激素类药物抑制卵巢功能，如口服避孕药、高效孕激素、雄激素衍生物（丹那唑）、促性腺激素释放激素激动剂类（GnRH-a，如戈舍瑞林）[5,6]。EM 在保守性手术、药物治疗后均有较高的复发率。手术治疗 1 年后复发率接近 10%～40%，药物治疗后 2 年内复发率为 30%～40%[6-8]。药物治疗常作为手术治疗的辅助手段，术前应用缩减病灶，术后防治疾病复发。长期口服避孕药（至少 24 月）可减少 EM 的复发，缓解痛经（程度和时间）[6]。

根据本病的症状体征，可将其归于"痛经"、"癥瘕"、"月经不调"、"不孕"的范畴。常见中医证候有气滞血瘀、寒凝血瘀、肾虚血瘀、气虚血瘀、热灼血瘀[9]。

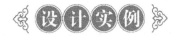

一、题目

××胶囊治疗子宫内膜异位症所致继发性痛经（气滞血瘀证）评价其有效性和安全性的分层区组随机、双盲、剂量探索、多中心 II 期临床研究。

二、研究背景

××胶囊，具有活血化瘀、消癥散结之功效，用于子宫内膜异位症所出现的痛经、盆腔痛、阴部坠痛、月经过多、经期延长、乳房胀痛等。计划按照中药新药 6 类要求研发。

药效学研究结果：① ××胶囊高、中、低剂量（6.4g、3.2g、1.6g/kg，按体表面积计算，约为临床等效剂量的 2、1、0.5 倍）可明显减轻角叉菜胶引起的大鼠足肿胀，高剂量可明显降低大鼠肉芽肿胀的干重和减少肉芽肿，提示其具有明显的抗炎作用。② 高剂量可明显降低大鼠的血沉和红细胞压积，高、中剂量可明显降低血液的黏度，抑制 ADP 诱导的血小板最大聚集率和 5 分钟平均聚集率，提示其具有降低血液黏度，改善微循环作用。③ 高、中剂量可明显降低大鼠移植物的体积，降低外周血清和腹腔液中细胞因子 TNF-α 和 IL-8 的含量，高剂量可降低外周血清中雌二醇（E2）、催乳素（PRL）的含量，同时抑制 EM 引起的促黄体生成激素（LH）水平降低。④ 高、中剂量（9.2g、4.6g/kg）可明显降低小鼠扭体次数，提示该药具有明显的镇痛作用。

毒性试验结果：① 急性毒性实验示，小鼠 24 小时内灌胃给药的最大给药量为 232g/kg，相当临床用量的 72.5 倍。② 长期毒性实验示，高剂量组在给药 3、6 个月后有轻微病理改变，停药后可恢复正常。③ 遗传毒性实验结果显示，本品无诱发小鼠骨髓细胞染色体突变和畸变作用。④ 生殖毒性研究结果显示，对成年雄性大鼠配子发育和成熟有一定的影响；对雌性大鼠生殖功能、配子发育、交配行为、受精及孕鼠从受孕到着床生殖功能、着床前发育、着床等均无显著的影响；对孕鼠致畸敏感期母体体重有一过性减少作用；对胎鼠的内脏发育没有明显的影响；对胎鼠的外观、骨骼发育可能有一定的影响，但没有剂量依赖关系，无毒理学意义；对孕兔未见明显的母体毒性及胚胎毒性，对胎兔外观、内脏及骨骼发育亦未见明显影响。

三、试验目的与观察指标

（1）探索××胶囊对子宫内膜异位症所致继发性痛经的治疗作用。观察指标：痛经的 VAS

评分、Cox 痛经症状量表（CMSS）、局部体征计分和、妇科 B 超。

（2）初步评价××胶囊对子宫内膜异位症气滞血瘀证的证候改善作用。观察指标：中医证候疗效和单项症状疗效。

（3）观察××胶囊临床应用的安全性。观察指标：临床不良事件/不良反应发生率，一般体检项目、心电图、妇科 B 超、血尿便常规、肝肾功能和凝血四项等。

四、试验总体设计

采用分层区组随机、双盲、剂量探索、多中心临床研究的方法。

（1）随机：采用分层区组随机的方法。按确诊证据（曾经腹腔镜或手术确诊）的有无分层。两层内均按 1∶1∶1 比例分为试验高剂量组，低剂量组和零剂量组（对照组）。每层内执行区组随机，随机数的产生采用 SAS9.13 统计软件 proc plan 过程语句，给定种子数，分别产生随机数字及其所对应的治疗分配。

（2）盲法：采用双盲法、单模拟技术。由申办方制备与试验药外形、气味相一致的安慰剂，并按照 SAS 统计软件包按分层方法产生随机数，对药物进行编号（随机数顺序号）包装。受试者按进入试验的先后顺序用药。试验期间，研究者与受试者均无法知道药物的所属组别。

（3）剂量探索设计依据：根据本品药效学实验结果，大鼠高、中、低剂量和小鼠高、中剂量（相当于人每日用剂量 60.6g、30.3g/kg，60 公斤体重成人每日约 20.8、10.4 粒）具有明显的抗炎止痛作用，故本次临床试验将设定高剂量组服用 18 粒/日、中剂量组服用 9 粒/日。

（4）样本含量：根据现行《药品注册管理办法》，本次临床试验计划纳入 240 例。其中，有确诊证据层 84 例（试验高剂量组 28 例、低剂量组 28 例、安慰剂组 28 例）；无确诊证据层 156 例（试验高剂量组 52 例、低剂量组 52 例、安慰剂组 52 例）。

（5）多中心：本试验计划在×家医院同期进行。

五、诊断标准

1. 西医诊断标准

参照中华医学会妇产科分会子宫内膜异位症协作组《子宫内膜异位症的诊治指南（2007）》、《中华妇产科学》、《妇产科学》（第 7 版）[10-12]制定。

子宫内膜异位症（内异症）是指子宫内膜组织（腺体和间质）在子宫内膜以外的部位出现、生长、浸润、反复出血，可形成结节及包块，引起疼痛和不育等。诊断依据：① 行经前后或月经期出现下腹部疼痛、坠胀，伴有腰酸或其他不适，疼痛进行性加重；② 妇科检查扪及直肠子宫陷凹、宫骶韧带或子宫后壁下方触痛结节或附件区粘连性囊性包块；③ 超声检查发现附件区非单纯性囊肿；④ 血清 CA125 水平升高；⑤ 腹腔镜检查见到大体病理所述典型病灶或对可疑病变进行活组织检查经病理确诊。具备诊断依据①、②，及③、④其中之一者，可以临床确诊。

2. 中医辨证标准（气滞血瘀证）

参考张玉珍主编《中医妇科学》[9]和《中药新药临床研究指导原则（试行）》[13]制定。

主症：经期小腹胀痛、甚或刺痛，疼痛拒按，或经前小腹疼痛，经行加重。次症：① 经行不畅，经色紫暗或夹血块，块下痛减；② 情志抑郁，性急易怒，或经前加重；③ 胸胁乳房胀痛；④胸闷不舒；⑤慢性盆腔痛；⑥性交疼痛。舌脉：舌紫暗或见瘀斑、瘀点；苔薄白；脉弦涩或脉弦或脉涩。具备主症及次症至少3项，结合舌脉即可诊断。

六、受试者的选择

1. 纳入标准

（1）符合子宫内膜异位症西医诊断标准；
（2）符合气滞血瘀证中医辨证标准；
（3）继发性痛经，疼痛VAS评分≥4分；
（4）年龄25～45岁；
（5）月经周期正常（21～35天）；
（6）CA125≤100U/ml；
（7）自愿参加临床试验，并签署知情同意书者。

2. 排除标准

（1）经B超及妇科检查提示患有恶性肿瘤、盆腔炎性疾病、原发性痛经患者；
（2）B超提示盆腔包块直径≥5cm；
（3）B超提示子宫肌瘤最大直径≥3cm或子宫腺肌病患者；
（4）妊娠或半年内准备妊娠的患者或哺乳期患者；
（5）血常规检查提示HGB<90g/L，或血小板计数<$80×10^9$/L；
（6）合并心血管、脑血管、肝、肾、造血系统、糖尿病等严重原发性疾病患者和精神病患者或有出血倾向者；
（7）对试验用药物或其组成成分过敏者；
（8）近3个月内使用对子宫内膜异位症有治疗作用的中、西药物或其他治疗者；
（9）近6个月内使用了长效避孕药者，口服避孕药未满2个月洗脱期者，应用带药宫内节育器者；
（10）根据研究者的判断，不宜入组者。

3. 受试者退出试验（脱落）标准（参照本章第一节）

4. 中止试验标准（参照本章第一节）

七、试验用药物及给药方案

1. 试验用药物的名称与规格

试验药物：××胶囊，规格：每粒装400mg（含生药2.9g）；对照品：××胶囊模拟剂，规格：每粒装400mg（含生药0g）；试验药与其模拟剂的包装一致，性状、颜色、口感等相同，均由申办者提供，并符合质量要求。

2. 试验用药物的包装（参照本章第一节）

3. 试验用药物的随机编盲和应急信件（参照本章第一节）

4. 试验用药物的分发、回收与保存（参照本章第一节）

5. 给药方案

（1）用法用量。高剂量组：××胶囊6粒，每日3次；低剂量组：××胶囊4粒+模拟剂2粒，每日3次；零剂量组（对照组）：模拟剂6粒，每日3次。

（2）疗程：月经来潮第1天开始服用，连续服用3个月经周期。

（3）注意事项：用药期间忌辛辣、生冷、油腻食物，经期不停药。

（4）合并治疗：① 试验过程中，不得使用其他具有活血化瘀、温经止痛作用的中药，疼痛严重者（VAS评分为10分），可临时合并应用对乙酰氨基酚片0.5g/次，并详细记录使用止痛药的日期和用量。除试验允许使用的药物外，不得使用其他影响药物疗效评价的治疗。如其他治疗子宫内膜异位症的中成药、西药及各种外治法等。② 合并其他疾病必须继续使用药物或其他治疗方法，需将其药名（或其他疗法名）、用量、使用次数、使用原因和开始日期、中止日期或末次就诊时仍在使用等详细记录在合并用药表中。

6. 试验用药依从性判断（参照本章第一节）

八、安全性评价

1. 试验用药物可能的不良反应

临床前生殖毒性实验结果提示，对孕鼠致畸敏感期母体体重有一过性减少作用，对胎鼠的外观、骨骼发育可能有一定的影响，试验过程中应严格要求受试者避孕。

2. 安全性评价指标及观测时点

（1）可能出现的临床不良事件（症状体征、疾病/综合征），用药后随时观察；

（2）一般体检项目，如体温、脉搏、呼吸、血压等，用药前后检查；

（3）血常规（WBC、RBC、HGB、PLT、N）、尿常规、便常规+潜血；肝肾功能（ALT、AST、γ-GT、ALP、TBIL、DBIL、eGFR、BUN、Cr、尿NAG酶）；凝血四项（PT、APTT、FIB、TT）；心电图。用药前后检查。

以不良反应发生率作为主要安全性评价指标。

eGFR计算，采用简化MDRD公式[14]：① eGFR[男性，ml/（min·1.73m^2）] = 186×（血SCr）（mg/dL）$^{-1.154}$×年龄$^{-0.203}$；② eGFR[女性，ml/（min·1.73m^2）] = 186×（血SCr）（mg/dL）$^{-1.154}$×年龄$^{-0.203}$×0.742。血SCr单位为mg/dL，1mg/dL = 88.4μmol/L。

3. 不良事件的记录和处理（参照本章第一节）

4. 严重不良事件的报告和处理（参照本章第一节）

5. 未缓解不良事件的随访（参照本章第一节）

九、有效性评价

1. 观察指标

（1）人口学资料（年龄、身高、体重、民族等），一般临床资料（月经史、婚育史、流产史、家族史、合并疾病及用药）及生命体征等。

（2）筛选指标：尿妊娠试验（育龄期妇女）、CA125检查。计划至少1/3病例是5年内经腹腔镜或手术确诊的子宫内膜异位症患者。

（3）有效性观察指标和观测时点：① 痛经程度的VAS评分；② 基于痛经VAS评分的分级疗效（总有效率）；③ CMSS量表评分；④ 中医证候疗效（总有效率）；⑤ 单项中医症状疗效（消失率）；⑥ 局部体征计分和；⑦ 妇科B超（盆腔包块变化）；⑧ 伴随用药使用情况。

注：① 以痛经程度的VAS评分为主要观察指标。② 指标（1）～（6），均在基线及治疗满1、2、3个月经周期观察记录；指标（7），在基线及治疗满3个月经周期记录。③ 总有效率=（临床控制+显效+有效）/总例数×100%。

2. 指标观测方法

（1）自觉疼痛评分。痛经VAS评分：疼痛程度的计分方法，采用目前国际上较为通用的视觉模拟评分法（visual analogue scale/score，简称VAS），即在10cm的水平线上，分10个刻度，左端"0"表示无痛，右端"10"表示极度疼痛。由患者选择能反映出每个月经周期发生最大疼痛程度的分值，研究者根据患者所选分值进行记录。

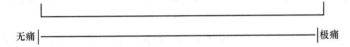

研究者使用的10cm刻度标尺：

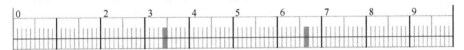

疼痛持续时间：单次月经周期累积疼痛持续时间：记录单个月经周期中，每次疼痛持续的时间长度，并在本次月经周期结束后，将每次疼痛持续时间相加，即本次月经周期累积疼痛持续时间。

（2）CMSS量表[15, 16]。

表9-8-1 CMSS（中文版）

症状 \ 评分	总发作时间评价					平均严重程度评价				
	0分	1分	2分	3分	4分	0分	1分	2分	3分	4分
小腹部疼痛										
恶心										
呕吐										
食欲不振										
头痛										
背（腰骶部）痛										
腿痛										
乏力										
眩晕										
腹泻										

续表

症状 \ 评分	总发作时间评价					平均严重程度评价				
	0分	1分	2分	3分	4分	0分	1分	2分	3分	4分
面色变化										
胃痛										
面红										
失眠										
全身疼痛										
抑郁										
易激怒										
神经质										
计分和										

注：① 总发作时间是指患者上次经期体验到的每个症状持续的总时间，平均严重程度是指疼痛或其他不适症状出现时的平均严重程度。② 症状的总发作时间评价：每个变量分为5个等级：0分，无；1分，持续时间<3小时；2分，持续时间3-7小时；3分，持续24小时；4分，持续几天。③ 平均严重程度评价：每个变量分为5个等级：0分，无；1分，轻度（可感受到）；2分，中度（有症状但不影响日常生活）；3分，较显著（症状已影响日常生活）；4分，剧烈（症状严重影响日常生活）。

（3）中医证候分级量化标准，参照《中药新药临床研究指导原则》（试行）[13]。

表9-8-2　中医证候分级量化评分标准

分级	无（-）	轻（+）	中（++）	重（+++）
主症	0分	3分	6分	9分
经前或经期小腹疼痛	无	经前或经期小腹轻微疼痛，尚能忍受	经前或经期小腹明显疼痛，较难忍受	经前或经期小腹疼痛难忍，痛至昏厥
经前或经期小腹疼痛持续时间	无	经前或经期小腹疼痛<1天	经前或经期小腹疼痛≥1天，<2天	经前或经期小腹疼痛≥2天
次症	0分	1分		
经行不畅，经色紫暗或夹血块，块下痛减；	无	有		
情志抑郁、性急易怒，或经前加重	无	有		
胸胁乳房胀痛	无	有		
胸闷不舒	无	有		
慢性盆腔痛	无	有		
性交疼痛	无	有		
舌紫暗或有瘀斑、瘀点	舌紫暗□　舌有瘀斑、瘀点□　无□，其他_____			
脉弦或涩	脉弦□　脉涩□　无□，其他_____			

注：① 舌脉象不计分；② 证候评分和 = 主症+次症；③ 疾病评分和 = 主症+次症（经行腹痛加重、月经量多或经期延长）+局部体征。

（4）局部体征分级评分标准（妇科检查）。

表 9-8-3　局部体征分级评分标准[17]

症状	0 分	5 分
直肠子宫陷凹触痛结节	无	有
宫骶韧带触痛结节	无	有
子宫后壁下方触痛结节	无	有
左附件区可扪及与子宫粘连的肿块	无	有
左附件区可扪及与子宫粘连的肿块	无	有

3. 疗效评价标准

（1）基于痛经 VAS 评分的分级疗效评价标准：① 临床控制：治疗后 VAS 评分为 0；② 显效：治疗后 VAS 评分较治疗前下降≥75%；③ 有效：治疗后 VAS 评分较治疗前下降≥50%，<75%；④ 无效：治疗后 VAS 评分较治疗前下降不足 50%。

（2）中医证候疗效评价标准，参照《中药新药临床研究指导原则（试行）》[13]制定。临床痊愈：治疗后证候评分减少≥95%；显效：治疗后证候评分减少≥70%，<95%；有效：治疗后证候评分减少≥30%，<70%；无效：治疗后证候评分减少<30%。

十、试验流程

表 9-8-4　试验流程表

阶段 项目 访视时间	筛选期 第 1 次月经来潮	治疗期			随访 服药结束后满 3 个月经周期
		满 1 个月经周期±3 天	满 2 个月经周期±3 天	满 3 个月经周期±3 天	
签署知情同意书	×				
确定纳入/排除标准	×				
填写人口学资料	×				
既往病史和治疗史	×				
合并疾病	×				
合并用药记录		×	×	×	×
生命体征及问诊	×	×	×	×	×
血 CA125	×			×	
疼痛 VAS 评分	×	×	×	×	×
妇科检查（局部体征）	×	×	×	×	×
中医证候评分	×	×	×	×	×
CMSS 量表	×	×	×	×	×
妇科 B 超检查	×			×	
血、尿常规，便常规+潜血	×			×	
肝肾功能、凝血四项	×			×	
心电图	×			×	

续表

阶段 项目	筛选期	治疗期			随访
访视时间	第1次月经来潮	满1个月经周期±3天	满2个月经周期±3天	满3个月经周期±3天	服药结束后满3个月经周期
尿妊娠试验	×				
记录不良事件		×	×	×	×
对乙酰氨基酚用药记录		×	×	×	
随机分组	×				
分发药物	×	×	×		
回收药物		×	×	×	
疗效判定				×	×

注：对于所有临床病例，进行为期3个月的疗效随访。

十一、数据管理（参照本章第一节）

十二、统计分析（参照本章第一节）

十三、质量控制与保证（参照本章第一节）

十四、试验相关的伦理学要求

1（参照本章第一节）

2. 风险-受益评估

（1）风险：根据毒性实验（包括生殖毒性）结果分析认为，本试验的主要风险为服用试验药物后可能出现不良反应的风险，以及试验药物疗效差而使病情加重的风险。

（2）受益（参照本章第一节）

（3）风险控制措施：方案入选和排除标准、用药方案、研究期间的安全性评价（包括体格检查、生命体征监测、ECG及实验室检查等）均以风险最小化为目标而设计。本试验采取以下措施进行风险控制：① 临床研究纳入育龄期妇女，明确排除了试验开始前妊娠及哺乳期患者，计划妊娠的患者，并建议其在研究期间甚至在研究结束后的一段时间内避孕，一旦怀孕，要立即通知研究者。② 知情同意书中明确告知"如果受试者可能怀孕，特定治疗或研究程序可能会对胚胎或胎儿具有当前不可预测的风险"。③ 嘱患者出现任何不适，均可与研究医生联系。

3~6（参照本章第一节）

十五、试验结束后的医疗措施（参照本章第一节）

十六、试验总结与资料保存（参照本章第一节）

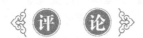

一、研究策略

治疗 EM 的中药新药,主要以改善疼痛症状(痛经、慢性盆腔痛)为目的,也可以同时研究其可能具有的消除或减轻异位囊肿/包块、减少疾病复发等作用。通常以痛经症状的改善为主要有效性评价目标,也可同时评价慢性盆腔痛。

二、临床试验设计要点

1. 总体设计

EM 中药新药的临床研究,多选择病情较稳定的轻、中度患者,推荐采用安慰剂平行对照设计。激素类药物(如达那唑等)由于用药期间出现停经,实现盲法困难,不推荐作为中药临床试验的对照药[18]。

2. 诊断标准

目前,腹腔镜和/或组织活检病理检查仍是国内外公认的确诊 EM 的"金标准"[1,3]。

鉴于 EM 全部病例进行腹腔镜诊查存在困难,有学者综合征状、盆腔检查、影像学检查(B 超、MRI)及血清标志物 CA125 等,研究用于临床诊断的评分系统,诊断率可达 90%以上,敏感性和特异性均较高[1,19,20]。影像学检查(盆腔超声)对卵巢子宫内膜异位囊肿的诊断有重要价值,经阴道或直肠超声、CT/MRI 检查对浸润直肠或阴道直肠隔的深部病变的诊断和评估有一定意义[3,21]。血清标志物 CA125 辅助诊断内异症的敏感性随内异症分期增加而增加,单独使用特异性不强,结合临床症状体征时,特异性增高(可达 94%)[22,23]。轻度 EM 患者血清 CA125 多正常(≤35U/ml),重症或深部异位症者常升高[3]。此外,抗子宫内膜抗体也是用来监测治疗子宫内膜异位症的较敏感指标[23,24]。因此,EM 临床试验,可以考虑采用非腹腔镜检查的临床诊断方法[25]。

3. 受试者的选择

为提高临床可操作性,至少确证性试验推荐选择既往经腹腔镜确诊的病例。

注册前临床试验应纳入本病的高发年龄段(25~45 岁)的有盆腔疼痛、无手术指征(合并盆腔包块≥4cm 等)、无生育要求的患者(由于本病多伴有不孕,试验过程中一旦妊娠,不宜进行人工流产)。口服避孕药及宫内节育器对本病的疗效评价有一定的影响,但育龄期无生育要求者使用避孕措施难以避免,试验期间患者需接受屏障避孕法(避孕套等)。

另外,CA125>100U/ml 提示有卵巢恶性肿瘤,血常规检查 HGB<90g/L 或血小板计数<80×10^9/L 提示子宫腺肌病,B 超显示盆腔包块直径≥5cm,子宫肌瘤最大直径≥3cm 者,提示子宫肌瘤等与本病症状相似者,一般应予以排除。

4. 有效性评价

治疗 EM 的中药有效性评价,包括对症状体征、疾病复发、生活质量、中医证候的评价几个方面。

本病常见的症状有痛经、慢性盆腔疼痛、性交痛、月经不调等。对疼痛的评价一般需要同时评价疼痛持续时间和疼痛严重程度。疼痛严重程度通常选择 VAS/NRS 评分、VAS/NRS 评分或评分衍生的下降值、"缓解/有效率"等作为有效性指标。缓解/有效，一般可定义为 VAS/NRS 评分比基线下降 25%或 50%等。通常以观测时点内患者疼痛均值为主要疗效评价指标。次要评价指标包括经期、非经期、性交时的疼痛均值和/或最痛值。

对综合征状的评价，可以采用经过验证的多维评价量表，如 B&B 量表（The Biberoglu and Behrman scale）、患者疼痛与出血日志（endometriosis pain and bleeding diary，EPBD）、治疗满意度调查量表（endometriosis treatment satisfaction questionnaire，ETSQ）等[26-28]。其中，B&B 量表包括症状（痛经、性交痛、盆腔疼痛）和体征（盆腔压痛、包块）两个维度，每项症状体征按严重程度分为"无、轻、中、重"四级。以患者回顾过去 4 周的平均严重程度计分。EPBD 则通过患者每天记录的疼痛及出血情况进行评分。ETSQ 属于患者自评量表，常用于辅助评价。

盆腔体征的评价通常借助妇科医生触诊或 B 超，对包块真实大小的评价不够精确，易有偏倚，不建议作为主要疗效指标。

内异症复发的标准尚未完全统一。有学者认为，具备②、③、④三项之一，伴或不伴①者都可诊断为复发：① 术后症状缓解 3 个月后病变复发并加重；② 术后盆腔阳性体征消失后又复出现或加重至术前水平；③ 术后超声检查发现新的内异症病灶；④ 血 CA125 值下降后又复升高，且除外其他疾病[29]。

生活质量量表（endometriosis health Profile-30，EHP-30）是针对本病患者生活质量评价的特异性量表[30, 31]，目前已有学者初步建立了 EHP-30 的中文版本[32]。

5. 安全性评价

应重视对有关激素水平、子宫、卵巢等的观测[33]。激素是治疗本病的重要手段，如试验用药含有激素或类激素样作用，应将相关症状体征、实验室检测作为安全性评价重要内容。此外，还应警惕内异症恶变的风险[3, 34]。

6. 试验流程

试验开始前若使用口服避孕药或 IUD 等对疗效评价有影响的，应设置一定的洗脱期，通常 3～6 个月（视避孕药的代谢消除时间而定）。中药新药的疗程，一般设置为 3～6 个月，并随访 3～12 个月[19, 34, 35]。

参 考 文 献

[1] 曹泽毅.中华妇产科学（临床版）[M].第 3 版.北京：人民卫生出版社，2014：1330.

[2] 郎景和.关于子宫内膜异位症的再认识及其意义[J].中国工程科学，2009，11（10）：137-142.

[3] 中华医学会妇产科学会子宫内膜异位症协作组.子宫内膜异位症的诊治指南[J].中华妇产科杂志，2015，50（3）：161-169.

[4] 华克勤，丰有吉.实用妇产科学[M].第 3 版.北京：人民卫生出版社，2013：624-628.

[5] 谢幸，苟文丽."十二五"全国普通高等教育本科国家级规划教材·妇产科学[M].第 8 版.北京：人民卫生出版社，2013：274.

[6] Winkel C A, Scialli A R.Medical and surgical therapies for pain associated with endometriosis[J].Journal of women's health & genderbased medicine, 2001, 10（2）：137-162.

[7] 李华军，冷金花，郎景和，等.子宫内膜异位症保守性手术后复发的相关因素分析[J].中华妇产科杂志，2005，40（1）：16-19.

[8] Leyland N, Casper R, Laberge P, et al.Endometriosis: diagnosis and management[J].Journal of obstetrics and gynaecology Canada: JOGC = Journal d'obstetrique et gynecologie du Canada: JOGC, 2010, 32（7 Suppl 2）：S1-32.

[9] 张玉珍.全国高等教育"十一五"国家级规划教材·中医妇科学[M].第 2 版.北京：中国中医药出版社，2007：138.

[10] 中华医学会妇产科学会子宫内膜异位症协作组.子宫内膜异位症的诊断与治疗规范[J].中华妇产科杂志，2007，42（9）：645-648.

[11] 曹泽毅.中华妇产科学[M].第2版.北京：人民卫生出版社，2004：2482-2484.
[12] 乐杰.全国高等医药教材建设研究会"十一五"规划教材·妇产科学[M].第7版.北京：人民卫生出版社，2008：324-330.
[13] 郑筱萸.中药新药临床研究指导原则（试行）[M].北京：中国医药科技出版社，2002.
[14] 全国eGFR课题协作组.MDRD方程在我国慢性肾脏病患者中的改良和评估[J].中华肾脏病杂志，2006，22（10）：589-595.
[15] Cox DJ，Meyer RG.Behavioral treatment parameters with primary Dysmenorrheal[J].Behav Med，1978，1：297.
[16] 马玉侠，衣华强，孙玉国，等.痛经相关测评量表与评估方法研究进展[J].山东中医药大学学报，2009，33（4）：347-348.
[17] 中华人民共和国卫生部医政司.全国临床检验操作规程[M].第3版.南京：东南大学出版社，2013：468.
[18] 裴小静，张磊.子宫内膜异位症中药新药研究需关注的几个问题[J].中国新药杂志，2009，18（8）：686-687.
[19] 周应芳，崔恒，乔杰，等.应重视子宫内膜异位症诊断与治疗的规范化[J].中国妇产科临床，2001，2（2）：68-71.
[20] Kurjak A，Kupesic S.Scoring system for prediction of ovarian endometriosis based on transvaginal color and pulsed Doppler sonography[J].Fertility and sterility，1994，62（1）：81-88.
[21] 李亚里.子宫内膜异位症的影像学诊断[J].中国实用妇科与产科杂志，2008，24（3）：183-186.
[22] Gagné D，Rivard M，Pagé M，et al.Development of a nonsurgical diagnostic tool for endometriosis based on the detection of endometrial leukocyte subsets and serum CA-125 levels[J].Fertility and sterility，2003，80（4）：876-885.Doi：http：//dx.doi.org/10.1016/S0015-0282（03）01153-1.
[23] 张爱云，康佳丽，何谦谊，等.子宫内膜异位症患者血清CA125及EMAb的临床评价[J].实用医学杂志，2004，20（7）：750-751.
[24] 郭广宏.子宫内膜异位症相关生物标志研究及辅助诊断模型的建立[D].中国人民解放军医学院，2013.
[25] Ling F W，Pelvic Pain Study Group.Randomized controlled trial of depot leuprolide in patients with chronic pelvic pain and clinically suspected endometriosis[J].Obstetrics & Gynecology，1999，93（1）：51-58.
[26] Strowitzki T，Faustmann T，Gerlinger C，et al.Dienogest in the treatment of endometriosis-associated pelvic pain：a 12-week，randomized，double-blind，placebocontrolled study[J].European Journal of Obstetrics & Gynecology and Reproductive Biology，2010，151（2）：193-198.
[27] Deal L S，Williams V S L，DiBenedetti D B，et al.Development and psychometric evaluation of the Endometriosis Treatment Satisfaction Questionnaire[J].Quality of Life Research，2010，19（6）：899-905..
[28] Deal L S，DiBenedetti D B，Williams V S L，et al.The development and validation of the daily electronic Endometriosis Pain and Bleeding Diary[J].Health and quality of life outcomes，2010，8（1）：1.
[29] 郎景和，冷金花，周应芳，等.子宫内膜异位症[J].现代妇产科进展，2006，15（3）：161-172.
[30] Khong S Y，Lam A，Luscombe G.Is the 30-item Endometriosis Health Profile （EHP-30）suitable as a self-report health status instrument for clinical trials?[J].Fertility and sterility，2010，94（5）：1928-1932.
[31] Jenkinson C，Kennedy S，Jones G.Evaluation of the American version of the 30-item Endometriosis Health Profile（EHP-30）[J].Quality of Life Research，2008，17（9）：1147-1152.
[32] 张花.子宫内膜异位症健康量表EHP-30中文版初步评价及清瘀通络法治疗的临床观察[D].上海中医药大学.2010.
[33] 国家食品药品监督管理总局药品审评中心.子宫内膜异位症中药新药研究有关问题讨论会议纪要[EB/OL].[2008-12-25].http：//www.cde.org.cn/news.do?method＝largeInfo&id＝310911.
[34] Petta C A，Ferriani R A，Abrao M S，et al.Randomized clinical trial of a levonorgestrel-releasing intrauterine system and a depot GnRH analogue for the treatment of chronic pelvic pain in women with endometriosis[J].Human Reproduction，2005，20（7）：1993-1998.
[35] Strowitzki T，Faustmann T，Gerlinger C，et al.Dienogest in the treatment of endometriosis-associated pelvic pain：a 12-week，randomized，double-blind，placebocontrolled study[J].European Journal of Obstetrics & Gynecology and Reproductive Biology，2010，151（2）：193-198.

第十章

儿科疾病

第一节 小儿反复呼吸道感染

反复呼吸道感染（recurrent respiratory tract infections，RRTIs）指1年以内发生上、下呼吸道感染的次数频繁，超出正常范围[1]。据国外的流行病学调查资料，1岁以下及1~14岁儿童的患病率分别为25%、18%，5岁以下患儿每年死亡1000万例，其中发展中国家占90%；我国的一项研究发现，3~6岁儿童的患病率为14%，随着年龄的增长，发病率呈逐年降低趋势[2-4]。

RRTIs病因复杂，除与小儿呼吸道本身解剖特点有关外，还与屏障破坏（各种因素导致的呼吸道上皮剥脱坏死，黏膜下组织暴露）、环境和抚育因素（如气候、居住条件、空气污染、被动吸烟）、营养因素（如偏食或长期食欲不振造成营养不足或不均衡）、感染因素（如细菌、病毒、支原体等感染）和免疫因素（小儿免疫系统尚未发育完全，特异性及非特异性免疫功能不足）等有关[5-7]。

RRTIs的发病特点，一是病程较长，每次上呼吸道感染可达10天以上（健康儿一般5~7天），下呼吸道感染可达3周以上（健康儿一般为2周）；二是呼吸道感染反复发作，有的一次未愈，接着下次感染，有的初期是上呼吸道感染，很快发展为下呼吸道感染；三是经治疗后，有的临床症状虽好转，而肺部病灶很难消失。

西医学对RRTIs的治疗，一般根据急性感染期与恢复期的不同，分别对待。急性感染期，针对不同病因，采用抗菌、抗病毒及对症处理；恢复期采用免疫增强剂调节免疫功能。目前治疗RRTIs的上市药物主要有以下几类，一是非特异性免疫调节剂，如必思添（克雷白杆菌K201中提取的糖蛋白）、泛福舒（提取自8种呼吸道常见致病菌）、兰菌净（lantigen B）[8]；二是生物制剂，如丙种球蛋白（infection of vein-injecting-Immunoglobulin，IVIG）、干扰素（interferon，IFN）、转移因子（transfer factor，TF）、胸腺肽等[9]；三是中药制剂，如童康片（适用于肺脾气虚证）、槐杞黄颗粒（又名还尔金颗粒，适用于气阴两虚证）等[10-12]；四是化学性免疫调节剂，如西咪替丁、左旋咪唑等；五是其他，如卡慢舒、卡介苗素、分泌型免疫球蛋白A（SIgA）、亚临床营养紊乱治疗等[13]。

本病与中医学描述的"体虚易感"、"虚证"、"自汗"等病证相近[14]。现代中医认为，反复呼吸道感染形成的原因主要有以下几个方面：先天不足、喂养不当、病后失调、邪潜体内，以上诸种因素造成脾胃虚弱，气血不足，无力抗邪，若有外邪所感时，即易邪中肺卫，表现为反复感冒。常见中医证候有脾肺气虚证、营卫失调症、脾肾两虚证、脾肺阴虚证[15, 16]。

设计实例

一、题目

××颗粒治疗小儿反复呼吸道感染安全性和有效性的随机双盲、三臂设计、多中心上市后再评价研究。

二、研究背景

××颗粒是已上市中药品种，拟以小儿反复呼吸道感染为适应证进行临床再评价研究。

药效学研究结果：本品高、中、低三个剂量均能抑制大鼠由毛果芸香碱引起的出汗亢进，对偏高温（28℃）情况下大鼠出汗亢进有明显的止汗作用，均可明显延长小鼠在常温水浴及高温水浴的游泳时间；对利舍平所致的脾虚小鼠常温游泳时间及用大黄加放血法造成的脾虚血虚小鼠的高温游泳时间也有明显的延长作用，提示其具有一定的抗应激作用。小鼠碳粒廓清实验显示其高、中、低剂量有提高网状内皮系统吞噬功能的作用。

急性毒性试验结果：NIH 小鼠灌服最大浓度、最大灌胃容积（0.5ml/10g 体重）的本品药液，（剂量为 240g 生药/Kg，相当于成人临床日用量的 188 倍），在观察的 7 天内，未见一只小鼠死亡，LD_{50} 未能测出。NIH 小鼠一日内灌胃给药 3 次，累计给药量为 399.9g 生药/Kg（相当于成人临床日服量 300 倍），在给药的 7 天内，小鼠并无一只死亡。以公斤体重计算，NIH 小鼠对××颗粒的最大耐受量为 399.9g 生药/Kg，相当于成人临床日服量的 300 倍。

长期毒性试验结果：本品两个剂量（66.65g、33.32g 生药/Kg，按公斤体重计算，分别相当于成人临床日服量的 50、25 倍）给 SD 大鼠较长时间（90 天）灌胃给药，结果受试动物的行为活动、皮毛、进食饮水、大小便、生长发育（体重增长）、血象（血常规及白细胞分类检查）、肝功能、肾功能等均未见毒性作用，经病理组织学检查，受试大白鼠心、肝、脾、肺、肾、肾上腺、汗腺等器官未见毒性损害作用。

既往临床试验结果，××颗粒总有效率达 95.33%，明显优于童康片对照组的 85.37%（$P<0.05$）。

三、试验目的与观察指标

（1）评价××颗粒对于小儿反复呼吸道感染呼吸道感染的次数减少和病情减轻作用，以及其增强免疫力的作用。观察指标：疾病复常率，上、下呼吸道感染发病次数，免疫指标疗效（血清球蛋白-IgA、IgG、IgM）。

（2）评价××颗粒治疗小儿反复呼吸道感染气阴不足证的中医证候改善作用。观察指标：中医证候疗效、单项症状疗效。

（3）观察××颗粒临床应用的安全性。观察指标：临床不良事件/不良反应发生率；一般体检项目；血、尿常规、心电图和肝功能、肾功能等实验室指标。

四、试验总体设计

采用随机双盲、三臂试验、多中心、双侧差异性检验的设计方法。
（1）随机：采用以中心为分层因素的区组随机方法。

（2）盲法：采用双盲的方法，分两级设盲。

（3）对照：采用玉屏风颗粒和安慰剂做对照。

（4）多中心：本试验由×家研究单位协作完成。

（5）样本量：根据《药品注册管理办法》Ⅱ期临床研究样本量的相关要求[17]，考虑到20%的脱落率，按照试验药组、阳性对照组、安慰剂组1∶1∶1的比例，计划每组各纳入120例，总例数为360例。

五、诊断标准

1. 西医诊断标准

参照中华医学会儿科学分会呼吸学组《反复呼吸道感染的临床概念和处理原则》[1]。根据年龄、潜在的原因及部位不同，将反复呼吸道感染分为反复上呼吸道感染和反复下呼吸道感染，后者又可分为反复气管支气管炎和反复肺炎。感染部位的具体化有利于分析病因并采取相应的治疗措施，而强调反复上、下呼吸道感染，特别是反复气管支气管炎、反复肺炎是要将感染性炎症与变应性炎症区分开来。

表10-1-1 反复呼吸道感染判断条件

年龄（岁）	反复上呼吸道感染（次/年）	反复下呼吸道感染（次/年）	
		反复气管支气管炎	反复肺炎
0~2	7	3	2
2^+~5	6	2	2
5^+~14	5	2	2

注：（1）两次感染间隔时间至少7d以上。（2）若上呼吸道感染次数不够，可以将上、下呼吸道感染次数相加，反之则不能。但若反复感染足以下呼吸道为主，则应定义为反复下呼吸道感染。（3）确定次数须连续观察1年。（4）反复肺炎指1年内反复患肺炎≥2次，肺炎须由肺部体征和影像学证实，两次肺炎诊断期间肺炎体征和影像学改变应完全消失。

2. 中医辨证标准（气阴不足证）

参照《中医儿科学》[14]制定。主症：体虚易感。次症：盗汗、自汗、面色少华、食少纳呆、口渴、手足心热、大便干结。舌脉：舌质红，苔少或花剥，脉细数，指纹淡红。具备主症必备，次症≥4项，参照舌脉即可诊断。

六、受试者的选择

（一）纳入标准

（1）符合小儿反复呼吸道感染西医诊断标准和气阴不足证中医辨证标准者；

（2）非急性感染期患儿，或急性感染期恢复后≥1周；

（3）年龄在1.5~6岁（<7岁）；

（4）病程≥1年；

（5）家长或监护人签署了知情同意书。

（二）排除标准

（1）原发性免疫缺陷病、获得性免疫缺陷综合征（Acquired Immune Deficiency Syndrome，ADRS）、先天性呼吸道畸形、先天性心脏病、胃食管反流症（Gastroesophageal Reflux Disease，

GERD）、肺发育异常等基础疾病引起的呼吸道感染；

（2）近1年内系统使用过免疫抑制剂或免疫增强剂，以及服用其他治疗反复呼吸道感染药物者；

（3）严重营养不良、佝偻病患者及合并心、脑、肝、肾及造血等系统严重原发性疾病者；其中 AST、ALT＞1.5 倍 ULN（upper limits of normal，ULN）者；BUN、Cr＞1.2 倍 ULN 者；

（4）对试验用药过敏或过敏体质者（对两种及以上食物或药物过敏者）；

（5）研究者认为存在任何不适合入选或者影响参与或完成研究因素的患者；

（6）近3个月内参加其他临床试验者；

（7）研究者认为不适合参加本试验者。

（三）受试者中途退出试验条件/脱落病例标准

1. 研究者决定退出

（1）出现过敏反应或严重不良事件，根据医生判断应停止试验者；

（2）试验过程中，患者发生其他疾病，影响疗效和安全性判断者；

（3）受试者依从性差（试验用药依从性＜80%或＞120%），或自动中途换药；

（4）各种原因的中途破盲病例；

（5）入组后发现严重违反纳入或排除标准者；

（6）治疗期间如发生呼吸道感染，需停止本方案，给予相应治疗措施，若停药＞10天者，作为无效病例处理。

2. 受试者自行退出

（1）无论何种原因，患者及其监护人不愿意或不可能继续进行临床试验，向主管医生提出退出试验要求而中止试验者；

（2）虽未明确提出退出试验，但不再接受用药及检测而失访者。

（四）中止试验（中途停止全部试验）的条件

（1）试验中发生严重安全性事件，应及时中止试验；

（2）试验中发现临床试验方案有重大失误，或者方案虽好但在实施中发生严重偏差，难以评价药物疗效，应中止试验；

（3）试验中发现药物治疗效果较差，不具备临床价值，应中止试验；

（4）申办者要求中止试验；

（5）行政主管部门撤销试验。

七、试验用药物及给药方案

1. 试验用药物的名称与规格

试验药：××颗粒及其模拟剂，每袋装 5g（按含糖型计）。对照药：玉屏风颗粒，每袋装5克。

2. 试验药与对照药的包装

将试验用药物按试验所需数量外加一定的富余量分装。包装盒标签内容有批准文号、药物编号、服法用量、包装量、储存条件、药物供应单位，并写上"临床研究用药"字样。

3. 试验用药物的随机编盲

（1）药物编码与编盲：本试验为随机双盲、三臂试验、多中心临床研究。分两级设盲：一级设盲以 A 组、B 组、C 组表示，二级设盲再分别指定 A 组、B 组、C 组的试验组、阳性药对照组、安慰剂组归属。采用分层区组随机化方法，按×家中心进行分层，选取合适段长，按 1∶1∶1 比例分为试验组及对照组，借助 SAS 统计软件 PROC PLAN 过程语句，给定种子数，分别产生 360 例受试者所接受处理（试验药和安慰剂）的随机安排，即列出流水号为 001～360 所对应的治疗分配（即整体随机编码表）。产生中心编码分配随机数字、试验病例分配随机数字、处理组分配随机数字，及其"中心编码分配情况"（用于指定各中心分配的处理编码范围）、"试验病例随机编码表"（即"处理编码"，一级盲底）、"处理组分配情况"（二级盲底）。

由与本次临床试验无关人员完成药物编盲及应急信件的准备工作。全部药物编码过程应由编盲者书写成"编盲记录"存档。分装药物结束后，盲底一式两份分别存放于临床试验负责单位和申办者处。分装好的试验用药盒按随机分层的中心编号，与相应的药物编号的应急信件一起送往各个试验中心。

（2）应急信件的设立：本次临床试验专用"应急信件"，与每份药物一一对应。应急信件上注明"××颗粒临床试验应急信件"字样、药物编号，以及在紧急情况下的破盲规定、可能出现的不良反应的处理措施等内容。应急信件上标明药物所对应实际处理组别（试验组/阳性药组/安慰剂组）的区域，由一次性易损涂层覆盖。只有在受试者发生紧急情况，而该情况的处理需明确受试者用药情况时才能紧急揭盲，拆阅应急信件后，需注明拆阅者，拆阅日期、原因等。"应急信件"随试验用药物分发至各中心，由（主要）研究者妥善保存，试验结束后由申办者收回，并核对各应急信件涂层覆盖区域的完整。

紧急破盲规定：① 当患者发生严重的不良反应；② 当患者发生严重的感染；③ 症状恶化、必须采取紧急措施者；④ 由于疗效原因而退出的病例，不得破盲；⑤ 紧急破盲程序：紧急情况是指发生严重不良反应/事件。紧急情况下确需破盲时，由研究者请示中心负责人，经中心负责人签字同意后可拆阅应急破盲信件，并记录，破盲后 24 小时内通知临床研究负责单位。

4. 试验药物分发、回收与保存

（1）试验用药物的分发与回收：按照各中心"试验用药物管理制度与标准操作规程（standard operation procedure，SOP）"，由机构或专业的试验用药物管理员负责药物的接收、保存、发放、回收（返还或追还）、退回/销毁，并及时填写"试验用药物发放与回收记录"等过程文件。药物的首次发放，按入选时间的先后顺序和由小到大的药物编号依次进行。住院受试者的试验用药物由专管护士凭医师开具的临床试验专用处方领取，处方上应注明临床试验名称、患者编号、药物编号、药物名称、取药数量，处方需医生签字盖章。于复诊时，由受试者本人或家属将剩余药物（或空盒）退回试验药物管理员处，并填写"试验用药物回收记录表"。全部试验结束后将剩余药物集中退回申办者，并填写"试验用药退回/销毁证明"及药物发放登记卡等相关资料交由临床试验机构归档。

（2）试验用药物的保存：按照各中心"试验用药物管理制度与 SOP"，保管试验用药物，并储藏在通风、干燥、温度适宜的场所。

5. 用药方法

（1）用法。试验组：××颗粒+玉屏风颗粒模拟剂；阳性药对照组：玉屏风颗粒+××颗粒模拟剂；安慰剂对照组：××颗粒模拟剂+玉屏风颗粒模拟剂。××颗粒及其模拟剂：开水冲服。1.5~3岁，一次5g，一日2次；4~6岁，一次5g，一日3次。玉屏风颗粒及其模拟剂：开水冲服。体重<10kg，每次1.5g，每天3次；体重10~20kg，每次2.5g，每天2次；体重20~30kg，每次2.5g，每天3次；体重>30kg，每次5g，每天3次。

（2）疗程：8周。

（3）随访：服药结束后12个月。

6. 药物清点和受试者用药依从性判断

（1）试验用药物的清点：每次复诊时，观察医生应清点患者剩余的药物或空盒，询问是否按时按量服药，有无遗失、漏服、少服等情况，并及时记录在"病例报告表"（case report form, CRF）中，以用于临床用药依从性的判定。

（2）受试者依从性判定：在临床试验过程中，受试者的依从性主要是按规定用药，应使受试者充分理解按时用药的重要性，严格按规定用药，避免自行加用其他治疗方法。受试者用药依从性的判定，采用药物计数法，必要时结合询问法：试验用药依从性=（已服用的处方总药物量/应该服用处方的药物总量）×100%。

7. 合并用药规定

（1）基础治疗：急性感染期可停止用药，针对上呼吸道感染、支气管炎、肺炎等不同病情给予抗感染、对症、支持等相应治疗，直至病情痊愈。

（2）除试验用药外，观察期间禁止使用其他治疗小儿反复呼吸道感染的中药、西药及免疫力调节剂等；

（3）受试者的所有合并用药均应在病例报告表以及原始病历中，记录合并用药物的通用名称、用药时间、用药剂量、用药、原因，并判定其是否影响试验用药的疗效。

八、安全性评价

1. 试验用药物可能的不良反应

查阅相关医药文献数据库，未见临床使用××颗粒及其相同处方不同剂型品种的临床不良事件/不良反应报道。

2. 安全性评价指标及观测时点

（1）临床不良事件/不良反应发生率，随时观察；

（2）一般体检项目，如体温、心率、呼吸、血压，基线、用药满4、8周测量；

（3）血常规、尿常规、心电图和肝功能（ALT、AST、TBIL、ALP、γ-GT）、肾功能（BUN、Cr），基线、治疗8周检测。治疗前正常、治疗后异常者和疗前异常、疗后异常加重者，应定期复查至随访终点。

以临床不良反应发生率为主要安全性评价指标。

3. 不良事件的记录和判断

在"研究病历"和 CRF 中,设置"不良事件记录表",研究者应如实填写不良事件的发生时间、严重程度、持续时间、采取的措施和转归,并判断不良事件与试验药物的关系。

(1) 不良事件(adverse event,AE)的定义:AE 指临床试验过程中受试者接受一种药物后出现的不良医学事件,但并不一定与治疗有因果关系。

(2) 不良事件与试验药物因果关系判断标准:采用卫生部药品不良反应监察中心推荐的标准(1994年版)[18]。将肯定、很可能、可能、可疑 4 项视为药物的不良反应。

表 10-1-2 不良事件因果关系判断标准

指标	肯定	很可能	可能	可疑	不可能
①	+	+	+	+	−
②	+	+	+	−	−
③	−	−	±	±	+
④	+	+	±	±	
⑤	+	?	?	?	

注:(1)+表示肯定 −表示否定 ±表示难以肯定或否定 ?表示情况不明。(2)指标① 开始用药时间与可疑不良反应出现时间有无合理的先后关系;② 可疑的不良反应是否符合该药物已知的不良反应类型;③ 所可疑的不良反应是否可以用相关的病理状况、合并用药、现用疗法、曾用疗法来解释;④ 停药或降低用量,可疑不良反应能否减轻或消失;⑤ 再次接触同样药物后是否再次出现同样反应。

(3) 不良事件记录:临床试验期间发现的任何不良事件,不管是否与试验用药有关,均应记录在案。不良事件的记录内容包括:① 不良事件所有相关症状(发生时间及表现应尽可能详尽描述)或实验室检查异常;② 不良事件发生的时间、持续时间和结束时间;③ 不良事件的严重程度及转归;④ 因不良事件所采取的措施,如所做的检查和治疗等;⑤ 研究者判断不良事件是否与试验药物有关的结果与依据等。

(4) 不良事件处理:发生不良事件时,研究者可根据病情决定采取的措施。一般包括:① 观察、不中止试验药物;② 观察、并中止试验药物,不用补救治疗;③ 中止试验药物,给予补救治疗。

所有不良事件都应当追踪调查,详细记录处理经过及结果,直至受试者得到妥善解决或病情稳定,化验出现异常者应追踪至恢复正常或用药前水平。追踪到妥善解决或病情稳定,追踪方式可以根据不良事件的轻重选择住院、门诊、家访、电话、通讯等多种形式。

4. 药品新的、严重不良反应的处理

(1) 定义:严重的药品不良反应,是指因使用药品引起以下损害情形之一的反应:① 导致死亡;② 危及生命;③ 致癌、致畸、致出生缺陷;④ 导致显著的或者永久的人体伤残或者器官功能的损伤;⑤ 导致住院或者住院时间延长;⑥ 导致其他重要医学事件,如不进行治疗可能出现上述所列情况的。新的药品不良反应,是指药品说明书中未载明的不良反应。说明书中已有描述,但不良反应发生的性质、程度、后果或者频率与说明书描述不一致或者更严重的,按照新的药品不良反应处理。

(2) 报告:试验中如出现新的、严重的不良反应,必须立即报告本中心主要研究者和临床试验机构,填写"药品不良反应/事件报告表",及时报告给申办者及批准本次临床试验的伦

理委员会。并根据《药品不良反应报告和监测管理办法》[19]的规定,通过国家药品不良反应监测信息网络,在15日内报告。其中,死亡病例须立即报告,且申办者应当对获知的死亡病例进行调查,并在15日内完成调查报告,报申办者所在地的省级药品不良反应监测机构。对于群体不良事件(指同一药品在使用过程中,在相对集中的时间、区域内,对一定数量人群的身体健康或者生命安全造成损害或者威胁,需要予以紧急处置的事件),按《药品不良反应报告和监测管理办法》的有关规定上报。此外,申办者还应及时向各参研中心通报。

(3)处理措施:当受试者发生紧急情况、需要立即处理时,试验中心的主要研究者可以决定拆阅该受试者相应编号的应急信件,实施紧急破盲。破盲结果应通知临床研究负责单位、申办者和监查员,并根据药物及所出现的症状对患者做相应的处理。研究者应在CRF中记录破盲的理由、注明日期并签字。

5. 未缓解不良事件的随访

所有在疗程结束时尚未完全缓解的不良事件(包括有临床意义的安全性检测指标异常),均应追踪观察至妥善解决或病情稳定。

九、有效性评价

1. 观察指标

(1)人口学资料:性别、年龄、身高、体重、民族。

(2)一般资料:病程(年)、过敏史、既往史、合并用药史。

(3)疗效性指标及观测时点:① 疾病复常率,每4周随访1次,随访52周评价;② 上、下呼吸道感染发病次数,每4周随访1次,随访52周评价;③ 中医证候疗效,治疗8周评价;④ 单项症状(次症)疗效,治疗8周评价;⑤ 免疫指标疗效(血清球蛋白-IgA、IgG、IgM),治疗8周评价。

以疾病复常率为主要观察指标。

2. 中医证候分级量化方法

参照《中医儿科学》[14]及相关文献[16, 20]制定。

表10-1-3 中医证候分级量化标准

计分 症状	计0分	计1分	计2分	计3分
盗汗	无	睡中头部汗出	睡中头背汗出	睡中汗出湿衣巾
自汗	无	活动后大汗出	稍活动后汗出	不活动时汗出
面色少华	无	面色欠润	面色无华	面色萎黄无华
食少纳呆	无	不思乳食,食量较正常量减少1/3	厌恶进食,食量较正常量减少1/2	拒食,食量较正常量减少2/3
口渴	无	口微渴	口微渴	口渴喜饮
手足心热	无	手足心热	手足心灼热	五心灼热
大便干结	无	大便头干	大便干,条状	大便干如球状,数日一次

3. 终点指标定义及疗效评价标准

(1)疾病复常,指治疗结束后随访52周,呼吸道感染发病次数和病情达到同年龄组儿童正常标准。

（2）单项症状疗效标准。临床痊愈：症状消失，积分降至0分；显效：症状明显改善，积分降低2个等级；有效：症状有所改善，积分降低1个等级；无效：症状无改善或加重，积分未减少或有所增加。

注：基线及疗后各访视点均未诉该项症状者不评价该项疗效。

（3）中医证候疗效标准。临床痊愈：治疗或随访后证候计分和较治疗前证候计分和减少≥90%；显效：治疗或随访后证候计分和较治疗前证候计分和减少≥60%，<90%；有效：治疗或随访后证候计分和较治疗前证候计分和减少≥30%，<60%；无效：治疗或随访后证候计分和较治疗前证候计分和减少<30%。

注：疗效指数（n）=（治疗前总积分-治疗后总积分）/治疗前总积分×100%。

十、试验流程

表 10-1-4　试验流程表

项目	筛选导入期 第0天-1天（基线点）	入选治疗期 用药 4周±2天	入选治疗期 用药 8周+4天	随访期（疗程结束后每月随访1次，共计随访12次）
签署知情同意书	×			
人口学资料记录	×			
中医证候	×	×	×	
一般体检项目	×	×	×	
血常规（WBC、N、L、HGB、PLT）	×		×	
尿常规	×		×	
心电图	×		×	
肝功能（ALT、AST、TBIL、ALP、γ-GT）	×		×	
肾功能（BUN、Cr、$β_2$-MG）	×		×	
免疫指标（血清球蛋白-IgA、IgG、IgM）	×		×	
发放试验药物	×			
药物回收		×*	×	
用药依从性		×*	×	
临床不良事件记录		×*	×*	×*
合并用药记录		×*	×*	×*
脱落原因分析		×*	×	
临床疗效评定		×*	×	
安全性评定		×*	×	×*
呼吸道感染发作次数				×

注：① ×*必要时做。② 实验室检测项目疗前正常、疗后出现异常者随访直至正常。

十一、数据管理

1. 数据的采集

本试验设计专用的"研究病历"（医疗源文件），用于记录受试者第一手临床试验数据资料。"研究病历"的记录要求包括：① 研究者必须在诊治受试者同时书写"研究病历"，保证数据记录及时、完整、准确、真实。②"研究病历"做任何有证据的更正时只能画线，旁注改后的数据，由研究者签名并注明日期，不得擦除、覆盖原始记录。③门诊受试者的原始化验单粘贴在"研究病历"上。"研究病历"的审核程序：每一位受试者治疗与随访结束后，研究者应将"研究病历"及"患者日志卡"等交本中心主要研究者审核、签字。

2. 数据的报告

CRF 为统计源文件，由研究者填写。完成的 CRF，第一联交统计分析单位，进行数据录入工作。第一联移交后，CRF 的内容不再作修改。

3. 数据的监查

监查员的人数与访视频度必须满足临床试验的质控要求。监查员审核每份《研究病历》和CRF，并填写"监查员审核页"。

4. 数据的录入、核查和锁定

（1）建立数据库：由数据管理与统计分析单位负责。采用专用数据库，进行数据录入与管理。为保证数据的准确性，应由两个数据管理员独立进行双份录入并校对。

（2）核查数据：针对专业和逻辑性错误的核查，对变量的取值范围及其之间的逻辑进行核查，如有疑问填写"疑问解答表（data requery，DRQ）"，并通过监查员向研究者发出询问，研究者应尽快解答并返回，数据管理员根据研究者的回答进行数据修改，确认与录入，必要时可以再次发出 DRQ。

（3）数据的锁定：由主要研究者、机构管理人员、申办者代表、监查员、数据管理与统计人员对受试者签署知情同意书、试验过程盲态的保持和紧急破盲情况作出审核，确定病例所进入的分析数据集，且对其他重要问题作出决议后，完成"数据库盲态核查报告"，锁定数据库。

5. 数据可溯源性的规定

应保存质量控制性文件，如数据一致性检查，数值范围和逻辑检查的原始记录，盲态核查时的原始记录、研究者与监查员之间交流的疑问记录等。

6. 揭盲方法

数据库锁定后，做第一次揭盲（如果实施二级揭盲），三方人员在盲底签字。揭盲后，对数据库的任何修改，需由主要研究者、申办者和数据管理与统计分析人员共同达成书面同意方可进行。

十二、统计分析

1. 数据集的定义与选择

全分析数据集（full analysis set，FAS）：包括随机入组、至少用药 1 次、并至少有 1 次访视记录的全部受试者，用全分析数据集进行意向性分析（intent-to-treat，ITT）。对主要疗效评价指标的缺失值，采用最近一次观测数据结转到试验最终结果的方法（last observation carried forward，LOCF）。

符合方案数据集（Per-protocol set，PPS）：包括遵守试验方案、基线变量没有缺失、主要变量可以测定、没有对试验方案有重大违反的全部受试者。服药超过两个月经周期，痛经症状无任何改善而退出试验的病例也进入 PPS。

安全数据集（safety set，SS）：至少接受 1 次治疗，且有安全性指标记录的实际数据，退出病例不作数据结转。

数据集的选择：有效性评价，同时采用 FAS 和 PPS；安全性评价，采用 SS。

2. 统计分析方法

对定量数据，以均数、标准差、例数、最小值和最大值、中位数、上四分位数（Q1）、下四分位数（Q3）、95%可信区间做统计描述。两组组间或组内采用 t 检验或配对 t 检验若考虑到基线、中心或其他因素的影响，用协方差分析；若考虑中心和时间点的影响，用广义估计方程分析。

对定性数据，以频数表、百分率或构成比做统计描述。两组组间或组内治疗前后对比分析，用卡方检验、Fisher 精确概率法、Wilcoxon 秩和检验或 Wilcoxon 符号秩和检验；两分类指标及有序指标的比较，若考虑到中心或其他因素的影响，采用 $CMHX^2$ 检验。若考虑基线因素的影响，采用 Logistic 回归分析。

对生存数据，以中位、上四分位、下四分位生存时间及 95%可信区间，进行统计描述，并作生存曲线。两组组间比较，采用 log-rank 检验。若考虑基线因素的影响，采用 Cox 回归分析。

采用 SAS V9.1 做统计分析。除特别标注外，假设检验统一使用双侧检验，取 $\alpha = 0.05$。

3. 统计分析计划

试验方案确定后，由主要研究者、统计分析人员（具有参与临床试验经验者）共同制定"统计分析计划"，待试验完成后、数据库锁定前予以细化，数据库锁定后按计划进行统计分析。

主要内容包括：① 描述数据集的定义及划分情况。② 基线可比性分析（人口学资料及其他基线特征）。③ 有效性分析。包括主、次要指标及非处理因素对主要指标影响的比较分析；详细定义亚组，并说明分析的指标、方法以及亚组分析结果与结论的关系；主要指标的多重性问题，应详细说明分析方法、检验水准的调整等。④ 安全性分析。包括用药程度，临床不良事件比较及其清单，SAE 和重要不良事件的个例描述与分析，理化检查指标比较分析，生命体征及其他指标的比较分析。⑤ 对于非事先规定的缺失数据可进行敏感性分析，但不能作为结论的主要依据。

十三、质量控制与保证

1. 质量控制措施

（1）实验室的质控措施：各参试单位实验室应按标准操作规程和质量控制程序进行检测，并应提供本单位"实验室检查参考值范围"，试验中如有变动，需及时补充说明。

（2）参加临床试验的研究者的资格审查：必须具有临床试验的专业特长、资格和能力，经过资格审查后确定，人员要求相对固定。

（3）临床试验开始前培训：通过临床试验前培训使研究人员对于临床试验方案及其各指标具体内涵的充分理解和认识。对于自觉症状的描述应当客观，切勿诱导或提示；对于所规定的客观指标，应当按方案规定的时点和方法进行检查。应注意观察不良反应或未预料到的毒副作用,并追踪观察。

2. 质量保证措施

(1)建立多中心试验协调委员会:由申办者组织成立,临床研究负责单位主要研究者为负责人,各参研中心主要研究者为成员。协调委员会负责整个试验的实施,研究解决试验设计与实施中发现的问题。申办者负责与国家药监管理部门保持沟通与联系。

(2)由申办者任命有经验人员担任监查员,保证临床试验中受试者的权益得到保障,试验记录与报告的数据准确、完整无误,保证试验遵循已批准的方案、《药物临床试验质量管理规范》和相关法规。

十四、试验相关的伦理学要求

(1)临床试验正式开始前,必须将由研究者与申办者共同讨论、修订并签字的试验方案(即本方案),报临床研究负责单位伦理委员会审批后,方可开始实施试验。如本方案在临床试验实际执行过程中出现问题,需要对本方案进行修订,应向申办者提出,经多中心协调委员会协商讨论,由临床研究负责单位对方案作出修订,以书面形式提交申办者和各参研单位签字认可,再次报请伦理委员会批准后实施;如发现涉及试验用药物的重要新资料则必须将知情同意书作书面修改送伦理委员会批准后,再次取得受试者同意。

(2)临床试验开始前,研究者必须向儿童患者及其法定代理人提供有关临床试验的详细情况,包括试验性质、试验目的、可能的受益和风险、可供选用的其他治疗方法以及符合《赫尔辛基宣言》规定的受试者的权利和义务等,使受试儿童及其法定代理人充分了解后表示同意并签署知情同意书后方能开始临床试验。每位受试儿童及其法定代理人都要留下详细的联系地址、电话、身份证号码等资料,同时医生要将自己的联系电话留给受试儿童及其法定代理人,以便受试儿童在出现病情变化时能够随时找到医生,这也有利于医生随时了解病情变化,提醒受试者及时复诊,避免失访。

(3)风险-受益评估:受试儿童和社会将可能从本项研究中得到的受益包括:① 患儿的病情有可能获得改善。② 试验期间患儿所用药物和所进行的理化检查均免费并将获得免费的医疗服务。

受试儿童参加本试验可能面对的风险包括:① 给予治疗及撤出治疗的风险;② 疾病本身的风险;③ 潜在的侵害与不可逆不良反应等风险,尽管所有治疗药物都有可能产生副作用。临床试验方案由有经验的儿科专业研究者精心设计,并遵循风险和不适、痛苦最小化的原则。另外,在试验中,研究者有权根据自己的判断中止该病例的临床试验;同时可根据合并用药规定以及中止与退出研究的标准,保护受试者的健康与利益。

(4)受试儿童招募:通过网站发布、院内广告等方式,向有意向者介绍本项研究,筛选符合标准的受试者,合格者签署知情同意书,入选者随机分组。招募受试儿童布告和研究简介需提交伦理委员会审查。

(5)受试儿童的医疗和保护:各中心选择具有丰富儿科临床经验、经过培训的研究者负责受试儿童的医疗服务,做出与临床试验相关的医疗决定。儿童参加临床试验可得到相应的免费医疗(如试验药物、理化检查、门诊挂号、额外或延长的住院、AE 的医疗等)。在受试儿童自愿退出时,应提供可供选择的治疗措施。根据可能出现的意外情况,制定相应的应急处理预案。申办者应与研究者迅速分析所发生的 SAE,采取必要的措施以保证受试者的安全和权益,并及时向药品监督管理部门报告,同时向涉及同一药品临床试验的其他研究者通报。申办者对试验相关的损害或死亡承担治疗的费用及相应的经济补偿,申办者应向研究者提供法律上和经济上的担保,但由医疗事故导致者除外。

(6)受试儿童隐私的保护:只有参与临床试验的研究人员和监查员才可能接触到受试儿童的个人医疗记录,他们在签署的研究者声明或保密承诺中将包括保密内容。伦理委员会与药品监督管理部门有权查阅临床试验记录。数据处理时将采用数据匿名的方式,省略可识别受试者个体身份的信息。受试儿童的医疗记录保存在有严格安全保密措施的药物临床试验机构的资料档案室。

(7)知情同意和知情同意书的签署:在筛选合格后,研究者需说明有关临床试验的详细情况,包括试验目的、试验流程、可能的受益与风险、受试者的权利与义务等,使其充分理解并有充足的时间考虑,在所提问题均得到满意答复后表示同意,并由受试儿童(满10岁)及法定代理人自愿签署"知情同意书"。

十五、试验结束后的医疗措施

试验结束后未达到治愈者,可根据患儿/法定代理人的意愿按其他医疗方法继续治疗,但费用由患者自理,结束患者与研究者的合作关系。患者在试验期间出现与试验药物导致的不良反应,在给药周期结束后,其不良反应仍未治愈者,按有关规定,由申办者负责其治疗费用。不良反应结束后,结束患者与研究者的合作关系。

十六、试验总结与资料保存

临床研究负责单位主要研究者负责完成"临床试验多中心总结报告",各参加单位主要研究者完成"临床试验分中心小结表",盖章后由申办单位和临床试验单位负责存档。

全部病例无论是观察完成还是脱落,均应按要求完成"研究病历"和 CRF 的填写。"研究病历"由各参试单位自行存档。CRF 采用无碳复写三联单格式,在数据录入完成后,分别由临床研究单位、统计单位、申办者存档。保存时间按 GCP 规定执行。

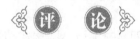

一、研究策略

小儿反复呼吸道感染治疗中药的临床研究目的,主要是减少呼吸道感染发病次数(次/年),或同时评价减轻急性感染期病情、缩短急性感染期病程以及改善非急性感染期中医证候的效果,还应观察临床用药的安全性。

二、临床试验设计要点

1. 试验总体设计

本病非感染期不治疗或延迟治疗不至于产生不良后果,急性感染期可规范治疗,建议Ⅱ期、Ⅲ期临床试验采用安慰剂对照。必要时可以选择免疫调节剂作为阳性对照药。至于中药制剂,目前尚缺乏经过随机双盲、安慰剂对照临床试验证实安全有效的药物,即便选用也应进行优效性设计。儿童临床试验的分层因素主要是年龄,通常可按照用药的年龄段进行分层随机设计,保证组间均衡。

2. 中西医诊断标准

RRTI 的诊断始终依据呼吸道感染的次数和病情[21]。1987 年全国小儿呼吸道疾病学术会议制定的《反复呼吸道感染的诊断标准》,指一段时间内呼吸道感染的次数超标[6],2008 年王力宁、汪受传等制定的《小儿反复呼吸道感染中医诊疗指南》也提出可以按照半年内呼吸道感染的次数诊断,即半年内呼吸道感染≥6 次,其中下呼吸道感染≥3 次(其中肺炎≥1 次)[15]。2007 年 12 月,中华医学会儿科学分会呼吸学组及中华儿科杂志编辑委员会修订的《反复呼吸道感染的临床概念和处理原则》,鉴于呼吸道感染发病具有明显的季节性,明确提出观察的时间段应为 1 年,并将肺炎和气管支气管炎单独计算次数用于诊断[1]。临床试验中,建议采用《反复呼吸道感染的临床概念和处理原则》中定义的小儿反复呼吸道感染诊断标准。

反复呼吸道感染作为一种病证,首见于 2002 年出版的新世纪全国高等中医院院校规划教材《中医儿科学》[14]。其中,本病分为 3 种证候,即营卫失和、邪毒留恋证,肺脾两虚、气血不足证,肾虚骨弱、精血失充证。2008 年发表的《小儿反复呼吸道感染中医诊疗指南》[15]则分为肺脾气虚证、营卫失调证、脾肾两虚证、肺脾阴虚证 4 种。2010 年出版的新世纪全国高等中医院院校创新教材《中医儿科学》[22],将本病的证候类型更加全面地分为肺脾气虚、营卫失调、脾肾两虚、肺脾气阴两虚和脾胃伏火 5 种。2012 年中华中医药学会发布的《中医儿科常见病诊疗指南》[15]中本病中医证候分型与《小儿反复呼吸道感染中医诊疗指南》相同。临床上根据药物的功效主治、适应证候可酌情应用。

3. 受试儿童的选择

RRTI 高发于幼儿和学龄前儿童,入选年龄可限定在 2~6 岁,也可以扩展至为 1.5~12 岁。因诊断和评价的需要,病程至少 1 年。为稳定基线,入组时应选择非急性感染期患儿,且急性感染期恢复后至少 1 周;受试者的选择和入组过程应符合伦理学要求。

患有原发性免疫缺陷病、获得性免疫缺陷综合征(AIDS)、先天性呼吸道畸形、先天性心脏病、先天纤毛不动综合征、胃食管反流症(GERD)等严重的原发病的呼吸道感染儿童应予以排除。近 1 年内系统使用过免疫抑制剂者或免疫增强剂患儿,以及服用其他治疗反复呼吸道感染药物者,应评估这些药物对呼吸道感染发病和病情的影响,一般也应排除。自愿接受治疗观察和随访,对于 RRTI 药物研究至关重要,有不遵守承诺倾向者,研究者应决定其不入组。此外,对试验药药物及其成分过敏者,合并有心、肝、肾和造血等系统严重原发性疾病者,也属于排除病例之列。

退出标准包括受试者自行退出和研究者决定退出两方面。主要包括治疗期间患儿或其监护人不合作,未按规定用药者;观察中失访,自然脱落者;发生严重不良事件或并发症,不宜继续接受研究者;药物治疗期间,发生急性呼吸道感染,时间超过疗程的 50%以上者。

4. 有效性评价

中药新药防治 RRTIs 的观察指标主要有两类。一类是评价疾病有效性的指标,临床可操作性最强的是疾病痊愈率,即随访 1 年中发生呼吸道感染病情和次数达到该年龄段正常范围例数占总例数的百分率,一般将其作为主要疗效指标。由于随访 1 年间患儿年龄在增长,因此应选择进入随访期时的年龄段作为正常范围标准。部分学者将 RRTIs 按照发病次数、病情(上感、支气管炎、肺炎）和病程分别赋分，以疾病计分和或/和疾病疗效（痊愈、显效、有效、无效）为指标予以综合评价[23,24]，鉴于这一症状分级量化尚无信度、效度、反应度研究证据的支持，建议作为次要疗效指标。此外，上感、支气管炎或肺炎的发病次数及平均病程等，一般也只能作为次要疗效指标。

另一类是评价中医证候疗效的指标，包括证候计分和、证候疗效、单项症状疗效等，一般在治疗结束和随访结束时评价。有学者研制了本病的中医证候评价量表，临床试验时可予以参考[22]。不推荐将呼吸道感染病情、次数和病程列入中医证候指标。

实验室检查指标，如免疫球蛋白（尤其是分泌型 IgA）、T 淋巴细胞亚群等，作为客观的疗效指标，也常用于评价 RRTI 疗效。由于 RRTI 致病因素众多，细胞与免疫失调只是其中之一[25]，除非试验药物以免疫失调为目标适应证，否则作为疗效指标的实际意义不大。

5. 安全性评价

RRTI 的治疗时间至少 2～3 个月，疗程相对较长，应合理选择安全性指标，密切注意药物的安全性。除选择常规的安全性评价指标外，必要时可以增加反映生长发育的指标，如身高、X 线骨龄等，密切注意药物的可能影响。

6. 试验流程

鉴于 RRTI 的临床诊断需要回溯 1 年时间，因此无法设置导入期。因其疗程至少需要 2～3 个月，甚至更长时间，因此用药期间至少 1 个月设 1 个观测时点，重点考察中医证候的改善情况。鉴于呼吸道感染发病的季节性，随访期应设 1 年，随访期间建议至少 3 个月设 1 个随访时点。做好受试儿童日志非常重要，主要记录 12 个月随访期内呼吸道感染的次数、病情和持续时间，以及用药治疗等情况。

参 考 文 献

[1] 中华医学会儿科学分会呼吸学组,《中华儿科杂志》编辑委员会.反复呼吸道感染的临床概念和处理原则[J].中华儿科杂志, 2008, 46（2）：108-110.

[2] Bellanti JA.Recurrent respiratory tract infections in paediatric patients［J］.Drugs, 1997, 54（1）：1-4.

[3] Adeghola RA, Obaro SK.Diagnosis of childhood pneumonia in the tropics［J］.Am Trop Wed Parasitol, 2000, 94（3）：197-207.

[4] 张会娜, 刘卫红, 李萍, 等.北京市东城区 3-6 岁儿童反复呼吸道感染影响因素多元回归分析[J].中国妇幼保健 2009, 24（15）：2069-2070.

[5] 申昆玲, 沈叙庄.2008 儿科学新进展[M].北京：人民卫生出版社.2008：69-83.

[6] 胡仪吉.反复呼吸道感染的诊断标准[J].中华儿科杂志, 1988, 26（1）：41-41.

[7] 张新光, 虞坚尔, 邓伟, 等.儿童反复呼吸道感染发病影响因素的 Logistic 回归分析[J].世界临床药物, 2011, 32（1）：38-42+66.

[8] 陈楠, 赵晓东.免疫增强剂在儿童反复呼吸道感染中的治疗地位[J].中国实用儿科杂志, 2013, 28（3）：168-172.

[9] Ashkenazi S, Vertruyen A, Arístegui J, et al. Superior relative efficacy of live attenuated influenza vaccine compared with inactivated influenza vaccine in young children with recurrent respiratory tract infections[J].The Pediatric infectious disease journal, 2006, 25（10）：870-879.

[10] 汪春华.还尔金冲剂防治小儿反复呼吸道感染的疗效[J].药学与临床, 2007, 10（10）：1026.

[11] 宋敏.槐杞黄颗粒治疗小儿反复呼吸道感染恢复期疗效观察[J].吉林中医药, 2010, 30（8）：690-691.

[12] 张凤霞, 鲍旭东.童康片治疗反复呼吸道感染临床观察[J].中国实用医药, 2008, 3（4）：120.

[13] 朱晓萍, 尹文艳, 蒋红雨, 等.反复呼吸道感染患儿血清免疫球蛋白、IgG 亚类及细胞免疫水平[J].临床儿科杂志, 2010, 28（2）：135-137.

[14] 汪受传.普通高等教育"十五"国家级规划教材·中医儿科学[M].第 7 版.北京：中国中医药出版社, 2002：83-84.

[15] 王力宁, 汪受传, 韩新民, 等.小儿反复呼吸道感染中医诊疗指南[J].中医儿科杂志, 2008, 4（6）：3-4.

[16] 中华中医药学会.中医儿科常见病诊疗指南[M].北京：中国中医药出版社.2012.

[17] 国家食品药品监督管理局.药品注册管理办法[EB/OL].[2007-7-10].http：//www.sda.gov.cn/WS01/CL0053/24529.html.
[18] 高东宸, 张丽雅.药物不良反应监察指南[M].北京：中国医药科技出版社, 1996.10.
[19] 中华人民共和国卫生部.药品不良反应报告和监测管理办法[EB/OL].[2011-5-4].http：//www.sda.gov.cn/WS01/CL0053/62621.html.
[20] 王力宁, 黄志碧, 刘含, 等.小儿反复呼吸感染中医证候量表的建立与评价[J].中华中医药学刊, 2009, 27（7）：1392-1396.
[21] 陈慧中.儿童反复呼吸道感染判断条件及反复肺炎诊断思路[J].中国实用儿科杂志, 2013, 28（3）：163-165.
[22] 徐荣谦.新世纪全国高等中医药院校创新教材·中医儿科学[M].北京：中国中医药出版社, 2010：66-71.
[23] 杨常泉, 马融, 李新民, 等.小儿反复呼吸道感染中医治疗优化方案临床研究[J].中华中医药杂志, 2012, 27（4）：1136-1140.
[24] 陈梅.反复呼吸道感染流行病学调查及补肺固表、调和营卫法治疗的临床研究[D].南京中医药大学, 2010.
[25] 韩瑞珠, 郝艳艳, 等.反复呼吸道感染儿童细胞免疫与体液免疫状况[J].实用儿科学临床杂志, 2007, 10（22）：737.

第二节 咳嗽变异性哮喘

咳嗽变异性哮喘（cough variant asthma, CVA）是一种特殊类型哮喘，咳嗽是其唯一或主要临床表现，无明显喘息、气促等症状或体征，但有气道高反应性（airway hyper reactivity, AHR）[1]，为导致小儿慢性咳嗽（病程>4周）最常见的疾病。2012年，在对我国儿童慢性咳嗽病因调查中，CVA占41.95%，发病率以3~6岁儿童居高。2013年，一项对儿童慢性咳嗽的前瞻性研究调查显示，其常见病因包括CVA、上气道咳嗽综合征（upper airway cough syndrome, UACS）、非哮喘性嗜酸粒细胞性支气管炎（non-asthma eosionphilic bronchitis, NAEB）、过敏性/变应性咳嗽（atopic cough, AC）、感染后咳嗽（post-infection cough, PIC）等。在704例患者中，CVA约占全部病因谱的32.6%，居4种常见病因之首，其主要特点为气道反应性增高[2, 3]。有报告，大约半数CVA患儿最终会发展成为典型哮喘[4]。

CVA的治疗，一般主张按哮喘长期规范治疗，选择吸入糖皮质激素或口服白三烯受体拮抗剂或两者联合治疗[5]。

中医学将CVA归属于"咳嗽"范畴。鉴于本病具有风证特点，其证候主要包括风痰蕴肺、风邪犯肺、寒邪侵肺、热邪蕴肺、肝火犯肺、肺阴亏耗、肺气亏虚等类型[6, 7]。

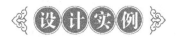

设 计 实 例

一、题目

××颗粒治疗儿童咳嗽变异性哮喘（风邪扰肺证）的随机双盲、剂量探索、阳性药平行对照、多中心临床试验。

二、研究背景

本品是根据老中医小儿咳喘临床经验方研制的第6类中药新药，具有宣肺降逆、祛风止咳的功效，适用于治疗儿童咳嗽变异性哮喘（CVA）风邪扰肺证。

药效学研究结果：① 本品9g、4.5g、2.25g生药/kg灌胃给药的小鼠二氧化硫（SO_2）引咳实验结果，高、中剂量组在0~10分钟，低剂量组在10~20分钟止咳作用明显。② 本品高、中剂量组可明显促进气管段酚红排泌，表明本品具有明显的祛痰作用。③ 本品6g、3g、1.5g生药/kg给豚鼠灌胃给药的枸橼酸引咳实验结果，三个剂量组均能延长咳嗽潜伏期，减少豚鼠的咳嗽次数。④ 乙酰胆碱（Ach）、组胺（HA）引喘实验结果，本品6g、3g/kg可明显延长喘息潜伏期。⑤ 本品大、中剂量组（6g、3g/kg）在大鼠Ach+HA引喘后30秒，小剂量组（1.5g/Kg）在引喘后40秒后各时间点，均具有明显的抑制大鼠呼吸阻力增加的作用。⑥ 卵蛋白致敏引喘实验结果，本品6g、1.5g/kg可明显抑制血清中IgE含量的增高。⑦ 急性炎症实验结果，本品6g/kg在致炎后0.5、4小时作用明显。⑧ 慢性炎症实验结果，本品6g、3g/kg有一定作用。综合考虑，本品具有明显的镇咳祛痰，减轻气道阻力，抑制呼吸道炎症作用，且作用稳定，对变态反应性和内毒素性呼吸道炎症反应均有明显抑制作用，解痉作用持续时间长。

急性毒性试验结果，小鼠给予最大给药量40.0g浸膏粉/kg，小鼠给予最大给药量为190.5g生药/kg体质量，相当于人临床用药量的381倍，未见明显毒性反应。长期毒性试验结果，本品4.0g/kg（相当于临床用药量的38倍）在90天重复给药毒性试验无明显毒性反应。

三、试验目的与观察指标

（1）探索××颗粒高、低剂量对儿童咳嗽变异性哮喘的病情改善作用。评价指标：咳嗽严重程度（日间+夜间）的日平均分，疾病控制情况评估，活动受限、夜间症状、缓解药/急诊需求情况，最大呼气流量（peak expiratory flow，PEF）日变异率。

（2）探索××颗粒对儿童咳嗽变异性哮喘风邪扰肺证的改善作用。评价指标：中医证候疗效。

（3）观察××颗粒的安全性及不良反应。评价指标：临床不良事件/不良反应发生率；一般体检项目；血、尿、便常规，心电图和肝肾功能等实验室指标。

四、试验总体设计

采用分层区组随机、双盲、剂量探索、阳性药平行对照、多中心研究的方法。
（1）随机：采用以中心为分层因素的区组随机方法。
（2）盲法：双盲法，采用双模拟技术。
（3）对照：以阳性药为对照的高、低、零剂量探索设计。
（4）多中心：×家临床试验机构同期进行试验。
（5）样本量：计划共纳入144例，其中试验高剂量组（每次2袋，每天3次）、试验低剂量组（每次1袋，每天3次）、安慰剂对照组、阳性药对照组各36例。

五、诊断标准

1. 西医诊断标准（小儿咳嗽变异性哮喘）

参照中华医学会儿科学分会呼吸学组慢性咳嗽协作组、中华儿科杂志编辑委员会《中国儿童慢性咳嗽诊断与治疗指南（2013年修订）》[5]和中华医学会儿科学分会呼吸学组、《中华儿科学杂志》编辑委员会《儿童支气管哮喘诊断与防治指南》[8]。

诊断依据：① 咳嗽持续>4周，常在夜间和/或清晨发作或加重，以干咳为主；② 临床上无感染征象，或经较长时间抗生素治疗无效；③ 抗哮喘药物诊断性治疗有效；④ 排除其他原因引起的慢性咳嗽；⑤ 支气管激发试验阳性和/或PEF每日变异率（连续监测1~2周）≥20%；⑥ 个人或一、二级亲属特应性疾病史，或变应原检测阳性。其中①~④项为诊断基本条件。

2. 中医辨证标准（风邪扰肺证）

参考《咳嗽变异性哮喘的中医证候学研究》[6]制定。主症：咳嗽阵作。次症与舌脉：咽痒则咳，剧则气促，痰少，鼻塞，喷嚏，苔薄白或白，脉浮。具备主症，及次症与舌脉的至少3项，即可确定辨证。

六、受试者选择与退出

（一）纳入病例标准

（1）符合儿童咳嗽变异性哮喘的西医诊断标准。
（2）符合风邪扰肺证的中医证候诊断标准。
（3）年龄4~7岁（<8岁），性别不限。
（4）自愿参加本临床试验并签署知情同意书。

（二）排除病例标准

（1）胃食管反流性咳嗽、心因性咳嗽、药物诱发性咳嗽、耳源性咳嗽、先天性呼吸道疾病、异物吸入、特定病原体引起的呼吸道感染、迁延性细菌性支气管炎等所致慢性咳嗽，以及单纯上气道咳嗽综合征患者。
（2）入选前2周内曾使用哮喘控制治疗如ICS、白三烯调节剂、长效β_2受体激动剂（long-acting beta2 agonists，LABA）、缓释茶碱等，以及全身糖皮质激素；入选前1周内使用过抗组胺药、抗变态反应药、全身速效β_2受体激动剂、茶碱者。
（3）对试验用药物及其组成成分过敏者。
（4）合并心、肝、肾、血液等系统严重疾病者，如肝功能≥1.5倍ULN，Cr>ULN。
（5）试验前3个月参加过其他临床试验者。
（6）研究者认为不宜参加本临床试验者。

（三）受试者的退出（脱落）标准

1. 研究者决定退出

（1）出现过敏反应或严重不良事件，应停止试验。
（2）用药7天及以上，临床症状体征与入组前比较无任何改善或加重，需改用其他治疗措施者，应停止用药，完成相关实验室检查，结束试验。
（3）受试者依从性差，或自动中途换药或加用本方案禁止使用的中西药物及其他疗法，影响疗效和安全性判断者。
（4）各种原因的中途破盲病例。
（5）随机化后，发现严重违反纳排标准者。

2. 受试者自行退出

（1）无论何种原因，患者不愿意或不可能继续进行临床试验，向主管医生提出退出试验要求而中止试验者。
（2）受试者虽未明确提出退出试验，但不再接受用药及检测而失访者。

（四）中止试验（中途停止全部试验）的条件（参照本章第一节）

七、试验用药物及治疗方案

1. 试验用药物的名称与规格

试验药：××颗粒，每袋 2.5g。对照药：孟鲁司特钠片，5mg/片。安慰剂：××颗粒模拟剂，每袋2.5g；孟鲁司特钠片模拟剂，5mg/片。上述试验用药均由××公司提供。

2. 试验用药的包装

按照方案要求，每位受试者所用药物独立包装，内含分装的试验药及其模拟剂，并考虑20%富余量。在试验用药物的"标签"中均注明："××颗粒Ⅱa期临床研究用药"、新药临床研究批准文号、药物编号、药物名称、包装量、用法用量、贮存条件，以及药物提供单位等。

3. 药物的随机编盲和应急信件（参照本章第一节）

4. 试验用药物的管理（参照本章第一节）

5. 用药方法

（1）用法：① 试验高剂量组：××颗粒2袋，每日3次；孟鲁司特钠片模拟剂，每晚1片，口服；② 试验低剂量组：××颗粒及其模拟剂各1袋，每日3次；孟鲁司特钠片模拟剂，每晚1片，口服。③ 安慰剂对照组：××颗粒模拟剂2袋，每日3次；孟鲁司特钠片模拟剂，每晚1片，口服。④ 阳性药对照组：××颗粒模拟剂2袋，每日3次；孟鲁司特钠片，每晚1片，口服。

（2）疗程：4周。

（3）合并用药规定：① 试验过程中，可以临时使用吸入吸入短效 β_2 受体激动剂（short-acting beta agonists，SABA）（申办方统一提供喷雾剂），但需要如实记录使用次数和使用量，不得合并使用其他可能影响疗效判定的治疗药物，如糖皮质激素、白三烯调节剂、LABA、长效抗胆碱能药物、茶碱类、抗组胺药、口服SABA，以及具有平喘作用的中药汤剂和成药。② 合并疾病所必须继续服用的药物或治疗，必须记录在病例报告表上（包括药名、用量、使用次数以及时间等）。

6. 受试者依从性判定（参照本章第一节）

八、安全性评价

1. 试验用药物可能的不良反应

临床前研究结果，未发现本品的不良反应。孟鲁司特钠片一般耐受性良好，不良反应轻微，通常不需要终止治疗，其不良反应发生率与安慰剂相似。

2. 安全性评价指标及观测时点

（1）可能出现的临床不良事件，随时记录。

（2）生命体征（体温、心率、呼吸、血压）：基线、治疗后4周测量。

（3）血常规（WBC、RBC、HGB、PLT）、尿常规、肝功能（AST、ALT、TBIL、ALP、γ-GT）、肾功能（BUN、Cr、eGFR）、心电图：基线、治疗后4周测量。

注：肾小球滤过率（eGFR）的计算采用简化MDRD公式[9]：eGFR（ml/min/1.73m^2）（男性）= $186 \times (SCr)(mg/dL)^{-1.154} \times$ 年龄$^{-0.203}$；eGFR（ml/min/1.73m^2）（女性）= $186 \times (SCr)(mg/dL)^{-1.154} \times$ 年龄$^{-0.203} \times 0.742$。其中，SCr的单位为mg/dL，1mg/dL = 88.4μmol/L

以临床不良事件/不良反应发生率为主要安全性评价指标。

3. 不良事件的记录和处理（参照本章第一节）

4. 严重不良事件的处理

（1）严重不良事件（serious adverse event，SAE）的定义：SAE指在试验用药物任何剂量下或在观察期间任何时候出现的以下不良事件：需住院治疗（因医学事件而住院者）、延长住院时间、伤残、影响工作能力、危及生命或死亡、导致先天畸形等。

（2）SAE报告：试验中如出现SAE，必须立即报告本中心主要研究者和临床试验机构，并填写"严重不良事件报告表"，及时报告给申办者及批准本次临床试验的伦理委员会，并在24小时内上报国家食品药品监督管理总局药品注册司和当地省级药品监督管理、卫生行政管理部门。中心主要研究者应在报告表上签名及注明日期，药物临床试验机构盖章确认。申办者应及时向各参研中心通报，并保证满足所有法律法规要求的报告程序。

（3）处理措施：当受试者发生紧急情况、需要立即处理时，试验中心的主要研究者可以决定拆阅该受试者相应编号的应急信件，实施紧急破盲。破盲结果应通知临床研究负责单位、申办者和监查员，并根据药物及所出现的症状对患者做相应的处理。研究者应在CRF中记录破盲的理由、注明日期并签字。

5. 未缓解不良事件的随访（参照本章第一节）

九、有效性评估

1. 观测指标

（1）人口学指标：① 性别，② 年龄，③ 婚况，④ 身高，⑤ 体重，⑥ 民族。

（2）一般临床资料：① 病史，② 病程，③ 病情，④ 治疗史，⑤ 药敏史，⑥ 合并疾病及用药。

（3）诊断性指标：① 胸部X线；② 变应原检测；③ FEV_1。

（4）有效性指标：① 咳嗽严重程度（日间+夜间）的日平均分：基线与治疗后每日记录，治疗后2、4周评价。② 疾病控制情况评估：治疗后2、4周评价。③ 活动受限、夜间症状、缓解药/急诊需求情况：治疗后2、4周评价。④ PEF日变异率：基线与治疗后每日记录，治疗后2、4周评价。⑤ 中医证候疗效：治疗后4周评价。

2. 指标观测方法

（1）PEF测试方法：取站立位，手拿峰流速仪，注意不要妨碍游标移动；并确认游标位于标尺的基底部（归零）。然后尽量吸足气，将嘴唇包住接口部，注意嘴唇四周不要漏气，不要将舌头放在吹气口内，尽可能快而用力地呼气。将游标刻度值记录下来，重复检查共3次，取最大值，填写 PEF 记录表。PEF 测试时点，每天晨起、睡前。PEF 测定使用仪器，申办方统一提供。PEF 日变异率的计算公式 = 2×（日间 PEF 最大值−日间 PEF 最小值）/（日间 PEF 最大值+日间 PEF 最小值）×100%

（2）中医证候分级量化标准。

表 10-2-1 中医证候分级量化标准

分级 症状	无（−）	轻（+）	中（++）	重（+++）
主症	计 0 分	计 1 分	计 2 分	计 3 分
日间咳嗽	无	偶有短暂咳嗽	频繁咳嗽，轻度影响日常活动	频繁咳嗽，严重影响日常活动
夜间咳嗽	无	入睡时短暂咳嗽或偶有夜间咳嗽	因咳嗽轻度影响夜间睡眠	因咳嗽严重影响夜间睡眠
次症	计 0 分	计 1 分		
咽痒则咳	无	有		
剧则气促	无	有		
痰少	无	有		
鼻塞	无	有		
喷嚏	无	有		
舌脉	计 0 分	计 1 分	记录不计分	
舌象	正常	苔白		
脉象	正常	脉浮		

3. 疗效评定标准

（1）咳嗽日平均分计算，参照中华医学会呼吸病学分会哮喘学组《咳嗽的诊断与治疗指南（2009 版）》[1]。日间咳嗽严重度或夜间咳嗽严重度的均分 = 日间或夜间咳嗽严重度总分/总天数。

（2）CVA 疾病控制标准，参照洪建国等《布地奈德雾化吸入治疗儿童咳嗽变异性哮喘研究》[10]。① 控制（满足以下所有条件）：无活动受限（＜2 次/周），无夜间症状，无缓解药及急诊需求；② 部分控制（1 周内有如下任意一项）：活动受限≥2 次/周，或有夜间症状，或有缓解药及急诊需求；③ 未控制（在任何 1 周内）：出现≥2 项部分控制症状。

（3）中医证候疗效评价标准：① 临床痊愈：证候积分和减少率≥90%；② 显效：证候积分和减少率≥70%，＜90%；③ 有效：证候积分和减少率≥30%，＜70%；④ 无效：证候积分和减少率＜30%。

注：① 证候积分和减少率 = [（疗前总积分和−疗后总积分和）/疗前总积分和]×100%。② 总有效率（%），指痊愈、显效和有效病例占总病例数的百分比。

十、试验流程

表 10-2-2 试验流程表

研究阶段 项目	导入期 −1天～0天	治疗期 满2周±2天	治疗期 满4周±2天	随访期
筛选病例	×			
签署知情同意书	×			
确定入选排除标准	×			
填写一般资料	×			
填写病史、治疗史	×			
合并疾病及用药	×			
体格检查	×			
X线胸片	×			
变应原检测	×			
FEV1	×			
咳嗽严重程度（日间+夜间）的日平均分	×	×	×	
疾病控制情况评估	×*	×	×	
PEF日变异率	×	×	×	
中医证候疗效		×		
一般体检项目	×		×	×△
血常规	×		×	×△
尿常规+尿沉渣	×		×	×△
便常规+潜血	×		×	×△
心电图	×		×	×△
肝功能（ALT、AST、TBIL、γ-GT、ALP）	×		×	×△
肾功能（BUN、Cr、GFR）	×		×	×△
临床不良事件的记录		×	×	×△
发放试验药物	×	×		
药物回收		×	×	
合并用药记录	×	×	×	
脱落原因分析			×	
依从性评价			×	
安全性评定			×	

注：×* 记录用药前1周的活动受限、夜间症状、缓解药/急诊需求情况。×△ 必要时检测记录。

十一、数据管理（参照本章第一节）

十二、统计分析（参照本章第一节）

十三、试验质量控制与保证（参照本章第一节）

十四、伦理原则（参照本章第一节）

十五、试验结束后的医疗措施

试验结束后未达到治愈者，建议根据哮喘的诊治指南继续治疗，但费用由患者自理，结束患者与研究者的合作关系。患者在试验期间出现与试验药物导致的不良反应，在给药周期结束后，其不良反应仍未治愈者，按有关规定，由申办者负责其治疗费用。不良反应结束后，结束患者与研究者的合作关系。

十六、试验总结与资料保存

临床研究负责单位主要研究者负责完成"临床试验多中心总结报告"，各参研单位主要研究者完成"临床试验分中心小结表"。"多中心总结报告"完成并盖章后，分别由申办者、临床研究负责单位、参研单位存档。"分中心小结表"由申办者和各参研单位存档。

新药临床试验的"研究病历"作为原始资料由各参研单位存档，保存时间由参研单位与企业共同约定。CRF 采用无碳复写三联单格式，分别由申办者、参研单位及统计单位存档。保存时间按 GCP 规定执行。

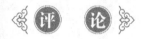

一、研究策略

基于中药的多靶点作用机理，针对 CVA 的中药临床研究，其目的主要是控制症状，以咳嗽或和肺功能为主要评价指标，探索和确证药物对 CVA 患儿的治疗或辅助治疗作用。CVA 有发展成典型哮喘的可能，似亦可把降低哮喘的发生作为一项重要的评价目标。

二、临床试验设计要点

1. 试验总体设计

治疗 CVA 的中药临床试验，在允许应用缓解药物基础上的延迟治疗，一般不会产生严重后果，可以考虑采用安慰剂对照设计。哮喘的控制治疗，已有低剂量 ICS、白三烯受体拮抗剂等公认有效的化学药物[11]，可以采用或同时采用阳性药对照设计。在早期临床试验阶段，建议选择儿童高发的单一年龄段进行剂量探索。

2. 诊断与鉴别

CVA 为儿童慢性咳嗽最常见的一种。其诊断，一般参照《儿童支气管哮喘诊断与防治指南》（2008）标准[8]。其中，诊断的基本条件之一是"排除其他原因引起的慢性咳嗽"。

导致慢性咳嗽的病因或引起慢性咳嗽的疾病，包括非特异性咳嗽和特异性咳嗽。前者除 CVA 外，还包括上气道咳嗽综合征（UACS）、感染后咳嗽（PIC）、非哮喘性嗜酸粒细胞性支气管炎（NAEB）、过敏性（变应性）咳嗽（AC）、药物诱发性咳嗽、耳源性咳嗽，以及上述多病因的慢性咳嗽（CVA与UACS并发占多病因病例的约一半）等；后者主要包括先天性呼吸道疾病、异物吸入、特定病原体引起的呼吸道感染、迁延性细菌性支气管炎（protract/persistent bacterial bronchitis，PBB）等[5]。其中，许多疾病具有明确的临床特征而容易与CVA鉴别，只有NAEB和AC、PIC易于混淆。可以通过"支气管扩张剂治疗有效"与NAEB和AC相鉴别，而NAEB痰液嗜酸性粒细胞检查异常，AC往往对抗组织胺药物敏感；PIC虽可能有一过性气道高反应，但一般"咳嗽敏感性增高而没有气道高反应、有明确的呼吸道感染病史、咳嗽时间一般不超过8周"，可资鉴别。

3. 受试者选择

CVA常发病于5岁以下小儿，肺功能检测比较困难，建议优先在3～4岁以上、能够进行肺功能检测和正确使用SABA喷雾剂的儿童中进行临床试验。本病的病位在支气管平滑肌，一般存在肺通气功能和AHR的异常，以肺功能为主要评价指标（如FEV_1、PEF日变异率）的临床试验，入选标准可以对肺功能指标加以限定。

主要应排除与CVA容易混淆的疾病，这与鉴别诊断密切相关，有文献报告，气道高反应结合诱导痰嗜酸性粒细胞（EOS）对于慢性咳嗽的鉴别诊断具有极为重要的意义，可考虑作为排除标准的依据[12,13]。因入组前已至少有诊断要求的4周病史，应对诊前应用的控制性药物的最后一次应用时间予以限制，无论短效速效缓解药物、长效控制类药物均，不得在药物的6个半衰期内入组，以免影响有效性评价。

4. 合并用药

针对儿童CVA的中药，几乎均一般属于控制症状治疗用药。如咳嗽症状严重，影响睡眠或日常生活时，应允许使用缓解药物，如吸入短效β_2受体激动剂（SABA）。应统一提供SABA，并详实记录使用揿数。除此之外，试验过程中不得合并使用其他控制类药物，如糖皮质激素、白三烯调节剂、LABA、长效抗胆碱能药物、茶碱类、抗组胺药、口服SABA，以及具有平喘作用的中药汤剂和成药，否则易对试验药物评价产生干扰。

5. 有效性评价

CVA治疗中药的有效性评价指标，一般包括咳嗽症状、肺功能、支气管激发试验转阴率、活动受限情况、缓解药的使用揿数/急诊次数，以及CVA病情控制评估、中医证候评分/疗效等[10,14,15]。目前常以咳嗽症状、肺功能作为主要评价指标。

关于咳嗽症状的评价，一般选择中华医学会呼吸病学分会哮喘学组《咳嗽的诊断与治疗指南（2009版）》建议的咳嗽症状积分[1]，视觉模拟量表（VAS）评分，或自拟的咳嗽症状评分标准[10]。国内外还有人采用《莱赛斯特咳嗽量表（Leicester cough questionnaire，LCQ）》[16]。其中，咳嗽症状积分国内最常用，但也有人认为，该积分虽然简单易行，且日间咳嗽症状积分与咳嗽次数有明显相关，但是其反映咳嗽次数、强度以及等级的划分并不明晰[17]；VAS评分也可以用来评估咳嗽频率和影响，能够很好地体现差异；LCQ相对而言评价范围更广、量化更加明细。此外，咳嗽特异性生活质量量表（cough specific quality-of-life questionnaire，CQLQ）也经常用以评估咳嗽患者的生存质量，国外有文献认为，CQLQ与LCQ、小儿咳嗽量表（pediatric cough questionnaire，PCQ）等都是评估咳嗽及其影响的有效工具[18-20]。

CVA的喘息阈值较高而呼吸道反应性较低，导致该病以咳嗽为主而不伴喘息。其最大呼气流速值（PEF）、第一秒用力肺活量（FEV$_1$）较正常人降低，且 PEF 昼夜变化与咳嗽严重程度的波动一致。因此，监测和检测肺功能 PEF、FEV$_1$，既有助于 CVA 诊断和预测哮喘发生率，又可以将晨起 PEF、PEF 日间变异率和/或 FEV$_1$ 作为临床评价指标，作为对咳嗽症状评价的补充[21]。

CVA 病情的中、西医评价，迄今尚无公认的量表。为此，国内有人仿照哮喘控制评估标准，拟定了 CVA 病情控制评价指标及其分级标准，包括活动受限、夜间症状、缓解药/急诊需求情况 3 项指标[10]。中医证候综合疗效评价，目前仍多沿用传统的、基于自拟的症状分级量化标准的尼莫地平法[22]。

6. 试验流程

CVA 就诊前至少已咳嗽 4 周，用药控制或进行不规范治疗的患者常见，在洗脱药物后，可以设置 1 周的导入期，以稳定基线数据。为遵循伦理原则和便于临床操作，亦有不设置导入期，或首先设计 1 周的治疗导入期，作为基线的临床试验[10]。

CVA 治疗中药几乎均属于控制症状用药，有效性评价的疗程，一般设定 4~8 周。鉴于儿童 CVA 多表现间歇性咳嗽，多项临床试验将疗程设定在 2~4 周[23, 24]。为观察长期用药的安全性和有效性，可以设计一定时期的治疗性随访。

三、儿童慢性咳嗽的临床评价

导致儿童慢性咳嗽的疾病主要包括 UACS、PIC、NAEB、AC。其中，UACS 继发于各种鼻炎、鼻窦炎，治疗上以对症（镇咳）和对因治疗为主；NAEB 和 AC 临床诊断困难，前者发病率偏低，后者常与 CVA 并发，一般均不作为独立适应证评价，一些上市药物临床评价也都是针对咳嗽症状为主[25, 26]。

儿童 PIC 适应证的多中心临床评价要点：① 临床研究目的，以改善咳嗽症状为主，也可为治愈疾病/缩短病程；② 临床诊断，一般参照《中国儿童慢性咳嗽诊断与治疗指南（2013年修订）》；③ 纳排标准，因本病病程自限，很少超过 8 周，而诊断即需 4 周，应适当限定入组病程；④ 疗程，改善症状一般 7 天，而针对疾病可以适当延长，但应规定疗程中痊愈者停药；⑤ 有效性评价指标，以咳嗽症状积分或痊愈时间为主[27]。

参 考 文 献

[1] 中华医学会呼吸病学分会哮喘学组.咳嗽的诊断与治疗指南（2009 版）[J].中华结核和呼吸杂志，2009，32（6）：407-413.

[2] Clinical Research Coordination Group of the Causes Constituents Ratio of Chronic Cough in Chinese Children.Prospective multicenter clinical study on the causes constituents ratio of chronic cough in Chinese children[J].Zhonghua er ke za zhi. Chinese journal of pediatrics，2012，50（2）：83.

[3] Lai K, Chen R, Lin J, et al. A prospective, multicenter survey on causes of chronic cough in China[J].CHEST Journal，2013，143（3）：613-620.

[4] Nishimuta T, Kondo N, Hamasaki Y, etal.Japanese Guideline for Childhood Asthma 2014[J].Allergology International Official Journal of the Japanese Society of Allergology，2011，60（2）：147-69.

[5] 中华医学会儿科学分会呼吸学组慢性咳嗽协作组，《中华儿科杂志》编辑委员会.中国儿童慢性咳嗽诊断与治疗指南（2013年修订）[J].中华儿科杂志，2014，52（3）：184-188.

[6] 罗社文，李友林，晁恩祥.咳嗽变异性哮喘的中医证候学研究[J].北京中医药大学学报（中医临床版），2007，14（3）：11-14.

[7] 吴艳明，汪受传.汪受传从风痰论治小儿过敏性咳嗽[J].山东中医药大学学报，2011，35（1）：50-52.

[8] 中华医学会儿科学会呼吸学组，《中华儿科杂志》编辑委员会.儿童支气管哮喘诊断与防治指南[J].中华儿科杂志，2008，46（10）：

745-753.

[9] Levey As, Greene T, Kusek J, et al.A simplified equation to predict glomerular filtration rate from serum creatinine[J].Journal of the American Society of Nephrology, 2000, 11: A0828.
[10] 洪建国, 成焕吉, 谢娟娟, 等.布地奈德雾化吸入治疗儿童咳嗽变异性哮喘研究[J].中国实用儿科杂志, 2012, 27 (4): 270-274.
[11] 马融, 胡思源.儿科疾病中医药临床研究技术要点[M].北京: 中国医药科技出版社, 2012.
[12] 洪建国.咳嗽变异性哮喘与儿童慢性咳嗽[J].临床儿科杂志, 2007, 25 (6): 431-434.
[13] 于兴梅, 朱海艳, 郝创利, 等.不同病因儿童慢性咳嗽气道高反应的特征[J].中华结核和呼吸杂志, 2015, 38 (1): 55-58.
[14] 吴丽华, 蒋红丽, 闵捷, 等.中药治疗咳嗽变异性哮喘的系统评价[J].中国循证医学杂志, 2015, 15 (9): 1084-1089.
[15] 张燕萍, 苗青, 晁恩祥, 等.苏黄止咳胶囊治疗咳嗽变异性哮喘的随机对照多中心临床研究[J].中医杂志, 2008, 49 (6): 504-506.
[16] 黄娟.应用LCQ问卷评价亚急性、慢性咳嗽的临床研究[D].北京中医药大学, 2013.
[17] 陈如冲, 赖克方, 钟南山, 等.慢性咳嗽的临床评价[J].中国呼吸与危重监护杂志, 2005, 4 (6): 494-498.
[18] French C T, Irwin R S, Fletcher K E, et al.Evaluation of a cough-specific quality-of-life questionnaire[J].CHEST Journal, 2002, 121 (4): 1123-1131.
[19] 马洪明, 陈秋冬, 刘晓妍, 等.咳嗽特异性生活质量问卷中文版信度效度和反应度评价[J].中国实用内科杂志, 2013, 33 (6): 473-475.
[20] Schmit KM, Coeytaux RR, Goode A P, et al.Evaluating cough assessment tools: a systematic review.[J].Chest, 2013, 144 (6): 1819-1826.
[21] 洪建国.咳嗽变异性哮喘的发病机制[J].实用儿科临床杂志, 2010, 25 (16): 1205-1206.
[22] 王俊文, 崔蒙, 赵英凯等.咳嗽变异性哮喘疗效评价标准的文献调研及内容分析[J].中医药导报, 2014, 20 (6): 15-17.
[23] 储毅, 林芊, 鲍一笑, 等.妥洛特罗贴剂治疗咳嗽变异性哮喘的有效性和安全性研究[J].临床儿科杂志, 2012, 30 (2): 183-186.
[24] 冯雍, 尚云晓.妥洛特罗贴剂在儿童咳嗽变异性哮喘诊断性治疗中的应用及评价[J].实用药物与临床, 2014, 17 (10): 1272-1276.
[25] 陆权, 王雪峰, 陈慧中, 等.儿童咳嗽中西医结合诊治专家共识（2010年2月）[J].中国实用儿科杂志, 2010, 25 (6): 439-443.
[26] 陈志斌, 杨莉惠.加味咳平汤治疗风邪犯肺型上气道咳嗽综合征临床观察[D].福建中医药大学, 2011.
[27] 蒋红丽, 蔡林莉, 毛兵, 等.清风感咳颗粒治疗感染后咳嗽的随机对照临床试验[J].成都医学院学报, 2015, 10 (2): 182-185.

第三节 厌　　食

厌食作为中医儿科学病名，是指小儿较长时间见食不贪，食欲不振，厌恶进食的独立的脾系病证，而非其他急、慢性疾病过程中出现的食欲不振症状。较长时间一般指2个月以上[1-3]。

中医厌食病的内涵，与《疾病和有关健康问题的国际统计分类》第10版（International Classification of diseases, ICD-10）中"婴儿和儿童期（婴幼儿）的喂养障碍"、美国精神病学会《精神神经病诊断统计手册》第4版（Diagnostic and Statistical Manual of Mental Disorders, DSM-Ⅳ）中的"婴幼儿喂养障碍"和Chatoor"婴幼儿喂养障碍分类诊断"中的"婴儿厌食症"相近。ICD-10指出，婴幼儿喂养障碍是特发于婴幼儿和童年早期、具有不同表现的喂食障碍。在食物供应充分、养育者能够胜任、患儿又不存在器质性疾病的情况下，通常存在拒食和极端追求新奇，可伴有或不伴有反刍[4-7]。

《诸福棠实用儿科学》和《尼尔森儿科学》均将厌食作为一个症状（厌食症，anorexia），列于"消化功能紊乱"或"消化道疾病的主要症状和体征"章节中描述，实际包含了各种原因引起的厌食症状，而不是一种疾病。其病因包括全身性疾病的影响（包括胃动力不足-功能性消化不良引起的厌食），药物影响，微量元素锌、铁、硒缺乏，某些内分泌素不足（如甲状腺功能低下、肾上腺皮质激素相对不足），气候影响，喂养不当以及神经性厌食（不属于消化功能紊乱症）等[8, 9]。

小儿厌食多见于1~6岁的儿童，发病率约为12%~34%，城市发病率高于农村[10]。该病对儿童的生长发育、营养状况、智力发展均有一定影响。长期厌食,可使儿童摄取营养物质不足,不能满足迅速生长发育的需要,导致营养不良、贫血、佝偻病及免疫力低下,出现反复呼吸道感染,严重影响儿童身体健康。

厌食的治疗目标是改善食欲,增进食量,保证小儿正常的生长发育。中医学认为,厌食病位在脾胃,病机关键是脾失健运,临床常见证候包括脾虚、食滞、肝旺、阴虚、气虚及其证候之间的各种组合[11],治疗总以健脾和胃为基本法则。西医学的治疗手段包括药物疗法(胃动力药、锌制剂、肠道微生态制剂等)、行为疗法等[6, 12]。

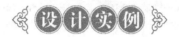

一、题目

××颗粒治疗小儿厌食脾失健运证评价其有效性和安全性的随机双盲、安慰剂平行对照、多中心补充临床试验。

二、研究背景

××颗粒是按照第 6 类中药新药研发,具有振中醒脾、开胃进食之功效,适用于治疗小儿厌食脾失健运证。根据 CFDA 补充文件通知要求,拟在阳性药对照的Ⅲ期临床研究基础上,补充安慰剂对照临床研究。

前期研究结果:

(1)主要药效学研究结果:本品能增加利舍平致脾虚模型大鼠和正常大鼠的木糖吸收量、淀粉酶含量、食量和体质量;显著增加利舍平和大黄致脾虚模型小鼠和正常小鼠的耐寒、耐力和耐缺氧的能力;明显抑制利舍平和大黄致脾虚模型小鼠和正常小鼠的肠管运动;明显提高正常小鼠的免疫力。

(2)毒性试验结果:① 本品单次灌胃给药的最大耐受量为 400g 生药/kg,相当于成人日用量 18g 生药的 1333 倍,给药后小鼠大小便、精神状况、活动、毛色等均正常,体质量的增长也很正常。② 以本品每天连续灌胃给药 3 个月的长期毒性试验结果,三个剂量组(12、26.8、60g 生药/kg,按公斤体质量计算,分别相当于临床成人日用量 18g 生药的 40、89、200 倍)用药期间和停药后,大鼠的行动、毛发、体质量、食量、血常规、血脂、血糖、肝肾功能及脏器系数等与对照组比较,差异均无显著性意义;组织学检查显示大鼠的心、肝、脾、肺、肾等脏器肉眼观察无明显改变,组织学检查亦无明显改变。

(3)临床试验结果:与健身消导颗粒对照治疗小儿厌食脾失健运证的Ⅱ期临床研究,意向性分析(intent-to-treat,ITT)结果,试验组与对照组的疾病疗效的愈显率分别为 64.35%、64.71%,有效率分别为 87.75%、84.87%。两组比较,差异无显著性意义。Ⅲ期临床研究结果,试验组与对照组的疾病疗效的愈显率分别为 67.16%、59.29%,有效率分别为 70.13%、60.00%,两组比较,非劣效检验成立,试验组非劣于对照组。

三、试验目的与观察指标

(1)以安慰剂为对照,进一步评价××颗粒治疗小儿厌食脾失健运证的有效性。观察指标:

食欲不振疗效、中医证候疗效、体质量等。

（2）观察××颗粒临床应用的安全性。观察指标：临床不良事件/不良反应及发生率；一般体检项目；血常规、尿常规、便常规（含潜血）、心电图、肝肾功能等实验室检查。

四、试验总体设计

采用随机双盲、安慰剂平行对照、多中心、优效性检验的方法。研究阶段为确证性补充临床研究。

（1）随机：采用分层区组随机的方法，以中心为分层因素，层内按1∶1比例分为试验组和安慰剂对照组。运用SAS统计软件，按×个中心的病例分配数及随机比例，生成随机数字分组表。

（2）盲法：采用双盲、单模拟的方法。

（3）对照：采用安慰剂平行对照的方法。

（4）多中心：×家药物临床试验机构同期试验。

（5）样本量的估算：Ⅱ、Ⅲ期临床试验的结果，试验药的总有效率约为80%，预估安慰剂的总有效率为30%。根据"优效性试验"的计算公式[13]，设 $\alpha = 0.05$，$\beta = 0.20$，单侧检验，优效界值设为0.25，以总有效率计算，每组样本量约为60例，两组合计120例。考虑脱落等因素，决定本试验的例数为试验组、对照组各72例，总计144例。

五、诊断标准

1. 西医诊断标准（厌食）

参照《中药新药临床研究指导原则（试行）》[14]。

（1）长期食欲不振，见食不贪，入量较病前减少1/3～1/2以上，发病最短时间为2周以上，排除其他系统疾病。

（2）体质量增长停滞或减轻，有不良饮食习惯或喂养不当史。

2. 中医辨证标准（脾失健运证）

参照汪受传主编《中医儿科学》[15]。

（1）主症：① 食欲减退，② 食量减少；

（2）次症：① 腹痛，② 腹胀，③ 恶心呕吐和/或嗳气，④ 面色少华，⑤ 大便不调；

（3）舌脉/指纹：舌质淡红，苔腻，脉滑，或指纹青紫或淡红。

主症必备，兼有次症两项或两项以上，参考舌脉即可诊断。

六、受试者的选择

（一）纳入病例标准

（1）符合小儿厌食西医诊断标准；

（2）符合中医脾失健运证辨证标准；

（3）年龄在1～6岁（＜7岁）；

（4）病程在4周及以上；

（5）近2周内未使用过消食导滞中药及助消化药。
（6）家长或监护人签署了知情同意书。

（二）排除病例标准

（1）由于疾病影响所造成的厌食，如胃肠炎、呼吸道感染、肝炎、神经性厌食及某些药物引起的厌食；
（2）合并心、脑、肺、肝、肾及造血等系统严重原发性疾病，以及严重佝偻病、精神病患者；
（3）应用了某些干扰疗效评估的药物，如各种中、西药助消化剂、颠茄、山莨菪碱等解痉止痛药。
（4）中度及重度营养不良患者；
（5）不能用所试验病证或可合并疾病病情解释的血肌酐（Cr）、尿素氮（BUN）和谷丙转氨酶（ALT）增高，以及尿蛋白、尿红细胞"+"以上者；
（6）过敏性体质（指对2类以上物质过敏者），或对本制剂及安慰剂组成成分过敏者；
（7）根据医生判断，容易造成失访者。

（三）受试者的退出（脱落）标准

1. 研究者决定退出

（1）出现过敏反应或严重不良事件，应停止试验者；
（2）试验过程中，患者继发感染，或发生其他疾病，影响疗效和安全性判断者；
（3）受试者依从性差（试验用药依从性＜80%或＞120%），或自动中途换药；
（4）各种原因的中途破盲病例；
（5）随机化后发现严重违反纳排标准者；

2. 受试者自行退出

（1）无论何种原因，患者不愿意或不可能继续进行临床试验，向主管医生提出退出试验要求而中止试验者；
（2）受试者虽未明确提出退出试验，但不再接受用药及检测而失访者。

（四）中止试验（中途停止全部试验）的条件（参照本章第一节）

七、试验用药物及治疗方案

1. 试验用药物的名称与规格

试验药：××颗粒，规格：每袋2g。对照品：××颗粒模拟剂，规格：每袋2g。以上试验用药物由申办者提供，并符合质量要求。

2. 试验用药物的包装

按照方案要求，每位受试者所用药物独立包装，内含分装的试验药及其模拟剂，并考虑20%富余量。在试验用药物的"标签"中均注明："××颗粒临床研究用药"、新药临床研究批准文号、药物编号、药物名称、包装量、用法用量、贮存条件，以及药物提供单位等。

3. 药物的随机编盲与应急信件（参照本章第一节）

4. 试验用药物的管理（参照本章第一节）

5. 用药方法

（1）用法：××颗粒及其模拟剂：1～2岁每次0.5袋，3～6岁每次1袋，每日3次，开水冲服。

（2）疗程：4周。

（3）合并用药规定：试验期间，原则上禁止使用其他对本病证有治疗作用的中西药物和治疗方法。试验期间，受试者的所有合并用药均应在病例报告表以及原始病例中记录合用药物的化学名称、商品名称、用药时间、用药剂量、用药原因，并判定其是否影响试验用药的疗效评价。

6. 试验用药依从性判断（参照本章第一节）

八、安全性评价

1. 试验药物可能的不良反应

本品的毒性试验结果，Ⅱ期、Ⅲ期临床试验结果，均未提示或发现不良反应/事件。

2. 安全性评价指标及观测时点

（1）可能出现的临床不良事件，随时观察。

（2）一般体检项目：两组治疗前后体温、静息心率、呼吸、血压，基线、治疗后4周测量。

（3）实验室检查：血常规、尿常规、便常规（含潜血）、心电图和肝功能 ALT、肾功能 BUN 和 Cr，基线、治疗后4周测量。

以临床不良事件/不良反应发生率为主要安全性评价指标。

3～5（参照本章第二节）

九、有效性评价

1. 观测指标

（1）人口学指标：① 性别；② 年龄；③ 身高；④ 体质量；⑤ 民族。

（2）一般资料：① 病程；② 过敏史；③ 既往史；④ 合并用药史。

（3）诊断性指标：血清锌或发锌。

（4）有效性指标及观测时点：① 食欲不振疗效（总有效率），治疗4周评价；② 体质量，基线和治疗4周测量；③ 中医证候评分/疗效，基线和治疗2周、4周观测，治疗4周评价疗效；④ 单项证候疗效，治疗4周评价。以食欲不振疗效为主要疗效评价指标。

2. 中医证候分级量化标准

表 10-3-1　中医证候分级量化标准

症状 \ 分级	无（-）	轻（+）	中（++）	重（+++）
主症	计0分	计2分	计4分	计6分
食欲不振	无	食欲略减、知饥少食	食欲显著减退、不饥勉强进食	无主动进食欲望、每餐进食很少、不饥少食
食量减少	无	食量略减、较病前或同年龄组正常儿童少1/3左右	食量减少、较病前或同年龄组正常儿童少1/2左右	食量明显减少、较病前或同年龄组正常儿少2/3左右
次症	计0分	计1分	计2分	计3分
腹痛	无	偶有腹部微痛、半小时内自行缓解	腹痛较甚，尚能忍受，持续时间大于半小时，小于1小时	腹痛难以忍受、按之疼痛明显、2小时内仍不能缓解
腹胀	无	轻微、半小时内减轻或消失、不影响学习和活动	腹胀较甚、持续时间大于半小时小于1小时、部分影响学习和活动	腹胀更甚、2小时内仍不能减轻、影响学习和活动
恶心呕吐	无	有	—	—
嗳气	无	有	—	—
面色少华	无	有	—	—
大便不调	无	有	—	—
舌脉	计0分	计1分	记录不计分	
舌质舌苔	正常	舌质淡、苔腻	其他：	
脉象/指纹	正常	脉滑或细弱/指纹青紫或淡红	其他：	

3. 疗效评定标准

（1）食欲不振疗效评价标准：① 痊愈：治疗后单项证候消失，计分为0；② 显效：治疗后单项证候计分较之疗前下降两个计分等级，且计分不为0；③ 有效：治疗后单项证候计分较之疗前下降一个计分等级，且计分不为0；④ 无效：治疗后单项证候计分未减少或增加。

（2）中医证候疗效评价标准，参照《中药新药临床研究指导原则（试行）》[14]制定。① 痊愈：证候计分和减少≥95%；② 显效：证候计分和减少≥70%，<95%；③ 有效：证候计分和减少≥30%，<70%；④ 无效：证候计分和减少<30%。

注：① 中医证候计分和 = 主症评分+次症评分+舌脉评分；② 中医证候计分和减少 = [（疗前计分和－疗后计分和）/疗前计分和]×100%。

十、试验流程

表 10-3-2　试验流程表

项目	筛选期	治疗期		
	第1次就诊	第2次就诊	第3次就诊	第4次就诊
	-7天~0天	用药满2周±1天	用药满4周±3天	停药后2周±3天
筛选病例	×			
签署知情同意书	×			
人口学资料	×			

续表

项目	筛选期	治疗期		
	第1次就诊	第2次就诊	第3次就诊	第4次就诊
	−7天~0天	用药满2周±1天	用药满4周±3天	停药后2周±3天
病史记录	×			
体格检查	×	×	×	×*
生命体征	×		×	×*
中医证候	×	×	×	×*
血清锌或发锌	×			
血、尿常规	×		×	×*
便常规（含潜血）	×		×	×*
心电图	×		×	×*
肝肾功能	×		×	×*
发放试验药物	×	×		
回收试验药物		×*	×	
临床不良事件记录		×*	×*	×*
合并用药记录	×	×*	×*	
脱落原因分析			×*	
临床疗效评定			×	×*
安全性评定		×	×	×*

注：×*，痊愈病例随访，观察有无症状、体征的反复，并询问在随访期内是否服用其他治疗药物。对于发生不良事件（包括实验室检查异常）者，应追踪观察，直到得到妥善解决或病情稳定。

十一、数据管理（参照本章第一节）

十二、统计分析（参照本章第一节）

十三、试验质量控制与保证

1、2（参照本章第一节）

3. 小儿体质量测量的SOP

参照《诸福棠实用儿科学》[8]制定。使用最大载重50kg，准确读数不超过50g的杠杆式体质量计。量具应定期检修，保证各部件灵活准确。体质量测量方法：① 测量时应将体质量计平稳地放在地上，查看底踏板下的挂钩是否连接好，再检查零点，当体质量计没有任何移动时，其"0"点应不会改变，每天上、下午测量前及测量中均应检查"0"点一次。② 测量前，被测量患儿应先排大小便，然后脱去鞋袜、帽子和外衣，仅穿背心、短裤。1~3岁小儿可蹲于称台中央，年长儿可赤足轻轻地站在画好脚印的踏板适中部位，两手自然下垂，不可摇动或接触其他物件，以免影响准确性。先加砝码于横杆的自由端，再调整游锤，直到杠杆呈正中水平位，将砝码及游锤所示读数相加，以kg为单位，记录小数点后两位。

十四、试验相关的伦理学要求（参照本章第一节）

十五、试验结束后的医疗措施

试验结束后厌食未能治愈者，可根据患儿/法定代理人的意愿按其他医疗方法继续治疗，费用由患者自理，结束患者与研究者的合作关系。患者在试验期间出现由试验药物导致的不良反应，在给药周期结束后，其不良反应仍存在者，按有关规定，由申办者担负其治疗费用。不良反应结束后，结束患者与研究者的合作关系。

十六、试验总结与资料保存（参照本章第一节）

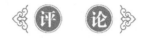

评 论

一、研究策略

小儿厌食的临床研究目的相对单纯，就是通过改善小儿食欲，达到增加食量和体质量，以保证小儿的正常生长发育。因此，其主要有效性评价指标为食欲不振症状疗效，以及弥补主观评价不足的体质量。

二、试验设计特点

1. 试验总体设计

应采用随机双盲、安慰剂平行对照、多中心临床研究的方法。由于小儿厌食的有效性评价，以主观的食欲不振症状为主，且延迟治疗不至于产生严重不良后果，因此建议采用安慰剂对照[13]，以评价其绝对有效性。厌食为中医优势治疗病种，且缺乏对症治疗化学药，如选择阳性对照药，建议首选中成药，可在国家标准收载的功效主治相同药物中，选择具有明确安全性、有效性研究数据的品种。目前常用的助胃动力药（如多潘立酮）、补锌剂（如葡萄糖酸锌）、助消化剂（如胃蛋白酶合剂）、调节肠道微生态制剂（如双歧杆菌）等，多为对因治疗药物，遴选时应仔细斟酌。

在探索性试验阶段，可以考虑进行单一高发年龄段的剂量探索，以及年龄段分层的用药方法探索，以便将各年龄段的不同用药方法作为一个整体治疗方案，在接下来的确证试验中进行研究，以减少样本量、节约成本。

2. 诊断标准

目前，小儿厌食的西医疾病诊断仍缺乏统一标准，许多学者认为其是介于消化疾病和精神疾病之间的一种疾病。《诸福棠实用儿科学》和《尼尔森儿科学》均将厌食作为一个症状，列于"消化功能紊乱"或"消化道疾病的主要症状和体征"的"厌食症"之中，并未提出分类诊断标准。ICD-10的"婴儿和儿童期（婴幼儿）的喂养障碍"、DSM-Ⅳ的"婴幼儿喂养障碍"（DSM-Ⅴ代之以"回避性/限制性摄食障碍"[16]），以及Chatoor"婴幼儿喂养障碍分类诊断"中的"婴儿厌食症"，与中医厌食的内涵基本相同。为此，全国中医药高等教育学会儿科教学研究会制订了《小儿厌食症的诊疗标准》，诊断依据主要包括：① 以纳呆、甚则拒食为主症；② 面色少华，形体偏瘦，但精神尚好，活动如常；③ 病程在 1 个月以上；④ 有喂养不当、饮食失节，或病后失调史；⑤ 排除因各种疾病、药物引起的食欲低下等[17]。建议在临床试验中，主要采用中医诊断标准，同时参考 DSM-Ⅳ 或 Chatoor 提出的标准。

3. 受试者选择

入选患者年龄段应符合小儿厌食的好发年龄范围，一般选择 1~6 岁，上限也可扩至 14 岁。小儿厌食病程较长者居多，据文献，纳入病程标准最短设在 2 周以上，一般选择病程在 4 周以上病例作为入组条件[18, 19]。鉴于小儿厌食的西医诊断标准包括体质量增加不理想或减轻，而中医诊断标准缺乏这一指标，可以考虑在入选标准中给予限定。

应注意排除由于疾病影响所造成的厌食，如急慢性胃肠炎、消化性溃疡、呼吸道感染、急慢性肝炎、神经性厌食，以及某些药物引起的厌食；厌食属于一种独立的疾病，虽可以和营养不良合并出现，但需排除重度营养不良患儿，以免因合并治疗影响评价。

4. 导入期、疗程及随访

因本病与不良饮食习惯有关，可以设计导入期，一般为 2 周。导入期内，为患儿建立良好的饮食习惯，按时吃饭，不过食冷饮、高蛋白、高糖饮食，不吃零食，并停止使用治疗小儿厌食的相关药物。入选后至疗程结束期间，均应保持一致的饮食习惯。

应根据试验目的、观测需要及试验药物（包括对照药）的作用特点，合理设定疗程。如观察对症治疗效果，疗程一般设计 2~8 周。小儿厌食为慢性病程，需要长期服药，为观察安全性和持续有效性，可以在一定人群内设计一定时间的治疗性随访。

5. 有效性评价

小儿厌食的治疗中药，主要是对症治疗，改善食欲。建议采用食欲不振为主要疗效评价指标，而不是包括难以评价的"食量减少"在内的疾病综合疗效（有效率）。食欲不振作为主观指标，评价上安慰剂效应明显，也可以选择体质量作为联合的主要疗效评价指标。次要指标可选择若干项，包括食量减少疗效、进食时间、厌食疾病疗效、中医证候疗效等。过去常用的 D-木糖吸收或排泄试验、微量元素（如血清锌或发锌）、胃动力实验、唾液淀粉酶等[20, 21]，多为针对一部分病因，与改善食欲不振症状关联性较弱，除部分可作为诊断性指标外，一般不再主张选择。

食欲不振症状的评价，一般采用分级量化法，因临床易于区分，多数学者主张将食欲不振按无厌食、见食不贪、厌恶进食、抗拒进食分为四级[22]，并以此制定痊愈、显效、有效和无效 4 级疗效评价标准。食量，应指每日主食进量，即主要供能食物总量，而正常量标准却定义困难。由于多数厌食患儿病程很长，体格又在生长，难以准确得到自身患病前的食量，故多与"同龄正常儿童"比较，因此，食量减少很难确切评价。如果单独评价食量减少，可以将基线标准和疗效评价标准分开设计。体质量，作为客观指标，在厌食症的有效性评价中很重要，但应注意疗程不宜过短，且应制定《体质量测量的 SOP》。

厌食的疾病和中医证候疗效评价标准，可以参照中国中医药高等教育学会儿科分会 1999 年制定的《小儿厌食症的诊疗标准》、《中药新药临床研究指导原则（试行）》、《中医病证诊断疗效标准》[23]等。

6. 安全性评价

治疗小儿厌食中成药的药物组成，大多为药食两用之品，临床应用比较安全，其制剂多属于中药、天然药的注册分类的第6、7、8类，一般不需要进行Ⅰ期临床耐受性试验。尽管如此，也需要常规进行安全性评价，并注意对照药品的安全性问题，如多潘立酮，可以偶见轻度腹部痉挛、口干、皮疹、头痛、腹泻、神经过敏、倦怠、嗜睡、头晕等，极罕见情况下出现锥体外系副作用（如流涎、手颤抖等）；葡萄糖酸锌制剂，可见胃部不适，恶心或呕吐等消化道刺激症状，一般宜餐后服用以减少胃肠道刺激。

参 考 文 献

[1] 徐田华,胡思源,孔秀路.小儿厌食病的中西医病名与诊断辨识[J].中国中西医结合儿科,2014,6（1）：39-40.
[2] 汪受传,虞坚尔.全国中医药行业高等教育"十二五"规划教材（第九版）·中医儿科学[M].北京：中国中医药出版社,2012：161-165.
[3] 中华中医药学会.中医儿科常见病诊疗指南[M].北京：中国中医药出版社,2012：48.
[4] 董景五.疾病和有关健康问题的国际统计分类（ICD-10）[M].第2版.北京：人民卫生出版社,2008：687+282+314.
[5] American Psychiatric Association.Diagnostic and statistic alannual of me-ntal disorders[M].4thed.Text Revision, Arlington VA, American Psychiatric Association, 2000：107-108.
[6] Chatoor I.Diagnosis and Treatment of Feeding Disorders in Infants, Toddle-rs, and Young Children[M].Washington, DC：Zero To Three, 2009.
[7] Irene Chatoor,郑毅,丁宗一.婴幼儿喂养障碍[J].中国循证儿科杂志,2008,3（2）：81-85.
[8] 胡亚美,江载芳.诸福棠实用儿科学[M].第7版.北京：人民卫生出版社,2002：1275-1277.
[9] （美）贝尔曼（Behrman, R.E.），（美）克里格门（Kliegman, R.M.），（美）詹森（Jenson, H.B.），沈晓明,朱建幸,孙锟译.尼尔森儿科学[M].第17版.北京：北京大学医学出版社,2007：1552.
[10] 刘斐,林洁.小儿厌食症中西医研究进展[J].山东中医药大学学报,2011,35（5）：476-478.
[11] 郭素香,胡思源,孔秀路,等.《小儿厌食（喂养障碍）中医证候评价量表》权重系数的确定和应用形式[J].天津中医药.2016,33（3）：147-158.
[12] 金志娟,沈恬,金星明,等.儿童饮食行为问题的干预效果研究[J].中国儿童保健杂志,2010,18（7）：547-550.
[13] 金丕焕,陈峰.医用统计方法[M].第3版.上海：复旦大学出版社,2009.
[14] 郑筱萸.中药新药临床研究指导原则（试行）[M].北京：中国医药科技出版社,2002.
[15] 汪受传.普通高等教育"十一五"国家级规划教材·中医儿科学[M].第8版.北京：中国中医药出版社,2007.
[16] 美国精神医学学会编著.精神障碍诊断与统计手册（第五版）DSM-5[M].张道龙,等译.北京：北京大学出版社,2014.
[17] 徐荣谦,袁美凤.小儿厌食症的诊疗标准[J].中国临床医生,1999,27（3）：12.
[18] 方鹤松,胡亚美,江载芳,等.吗丁啉治疗小儿厌食症[J].北京医学,1995,17（2）：85-88.
[19] 袁斌,汪受传,韩新民.壮儿饮口服液治疗脾虚肝郁型小儿厌食症临床观察[J].中国中医药信息杂志,2009,16（5）：72-73.
[20] 张翠,孙远岭.儿童厌食症实验室评价指标的研究进展[J].现代中西医结合杂志,2009,18（35）：4450-4453.
[21] 张寅,许春娣,蒋莹,等.小儿厌食的胃动力改变及治疗探讨[J].临床儿科杂志,2003,21（12）：16-18.
[22] 王卉,胡思源.中药新药治疗小儿厌食临床研究设计技术要点[J].中国临床药理学与治疗学,2012,17（10）：1191-1193.
[23] 国家中医药管理局.中华人民共和国国家标准·中医病证诊断疗效标准[M].南京：南京大学出版社,1994.

第四节　功能性腹痛

功能性腹痛（functional abdominal pain, FAP）是学龄期儿童常见的功能性胃肠病（functional gastrointestinal disorders, FGIDs）之一，指儿童/青少年发生的腹痛，至少2个月，无解剖学、炎性、代谢性或肿瘤性疾病的证据可以解释其症状。其临床表现以脐周痛多见，亦可见上腹或耻骨上区疼痛，多呈间歇性或持续性，可干扰正常生活，但通常与进食无关；如得不到有效治疗，将影响儿童的生长、发育。

罗马Ⅲ将功能性腹痛综合征（functional abdominal pain syndrome，FAPS）从功能性肠病（分类 C）单独分出一类（分类 D）是考虑到 FAPS 的腹痛与饮食、排便等胃肠道活动功能相关性较小，不属于功能性肠病范畴，同时，三环类抗抑郁药可改善 FAPS 的症状。儿童腹痛相关性 FGIDs 在表现形式或严重程度上变异很大，罗马Ⅲ将罗马Ⅱ中原来的功能性腹痛分为两个独立的病症，即 FAP 和 FAPS。两者的主要区别在于，FAPS 更关注患儿生活活动部分受限和/或伴有躯体化症状，并可见于其他 FGIDs 如腹型偏头痛（abdominal migraine，AM）、功能性消化不良（functional dyspesia，FD）、肠易激综合征（irritable bowel syndrome，IBS）或功能性便秘（functional constipation，FC）等，但又未达到其他 FGIDs 的诊断标准[1-5]。

再发性腹痛（recurrent abdominal pain，RAP）是 Apley 和 Naish 于 1958 年最先提出的疾病概念，其诊断标准为病程 3 个月以上，有 3 次或以上腹痛发作，严重时可影响患儿活动[4]。在罗马Ⅲ诊断标准出台前，是临床用于描述长期慢性腹痛最常用的病名。RAP 主要是功能性的，但也可由器质性疾病引起，仅占 10%左右[5, 6]。目前，尚无基于罗马Ⅲ标准的儿童 FAP 和 FAPS 的流行病学调查。现有的研究显示，RAP 在 4～18 岁儿童的发病率为 0.5%～7.5%，女童多见。其中，有 1/3 在 5 年内症状可以解除，5%～50%的患儿症状可持续到成人期。此外，有类似家族史的男性患儿、初发年龄小于 6 岁、就诊前病史超过 6 个月者，预后不理想[1, 7, 8]。

FAP 属于慢性腹痛，其发病机制存在着生物-社会-心理模式、脑肠轴和遗传因素等，多认为由精神性因素引起，其症状与动力改变、内脏敏感性增加、黏膜免疫和炎性反应功能改变、中枢神经系统和肠神经系统调节功能改变等多种因素相关[6, 9, 10]。

FAP 的治疗目标在于恢复患儿正常生活方式。其主要治疗药物包括抗胃肠道痉挛药、抗抑郁药、抗组胺药、纤维素、肠道微生态制剂等；非药物治疗的方法，主要包括饮食调节、心理行为干预（如行为-认知疗法）、催眠疗法等[1, 9, 11]。中医学认为，FAP 属于"腹痛"范畴，临床常见证候为寒凝腹痛、食积腹痛、肠胃实热、气滞血瘀和脾胃虚寒。其中，以寒凝腹痛与脾胃虚寒证常见[12, 13]。中医治疗，更侧重于腹痛症状本身。有研究表明，中医药在改善腹痛症状、减少复发等方面疗效显著，且不良反应少[14]。

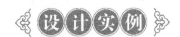

一、题目

××贴治疗儿童功能性腹痛（脾胃虚寒证）评价其有效性与安全性的随机双盲、安慰剂平行对照、多中心临床试验。

二、背景资料

××贴为外用贴剂，以健脾开胃、燥湿和中、调气导滞为功效，主要用于脾胃虚弱、寒湿困脾、胃失和降所致的脘腹胀满、食欲不振、食滞嗳气、呕逆反胃、腹痛泄泻、舌苔白腻、脉濡缓的辅助治疗。

1. 药效学研究

（1）对胃肠功能的影响：① 对脾虚型大鼠胃液分泌、胃蛋白酶活性及胃酸排出的影响结果显示，本品可显著提高脾虚型大鼠胃蛋白酶的活性、增加胃液分泌量和胃酸总排出量；② 对小鼠小肠炭末推进率的影响结果显示，本品可明显减弱胃肠推进功能，提示该药有止痛、止泄作用；③ 对离体兔肠平滑肌收缩力和收缩频率的影响结果显示，本品有解痉止痛、止泄作用；④ 对小鼠炭末排出时间和排便频率的影响结果显示，本品可显著延长小鼠炭末排出时间和减少小鼠排便频率，表明该品有止泄作用。

（2）镇痛作用研究：选用健康、体重18～22gNIH雌性小鼠，每天2次，连续2天观察，于末次药后分别于30、60分钟测定痛阈值，计算给药前后痛阈值差，结果表明，与对照组比较$P<0.01$，说明其镇痛作用明显。

2. 毒性试验

（1）急性毒性试验：脱毛小鼠连续用××贴72小时并观察7天，未见不良反应；按300g/kg（相当于最大耐受剂量5000倍）给小鼠灌胃，并观察1周，全部存活；按12g（相当于正常贴膏12倍量）给脱毛家兔敷药24小时，试验结束温水洗净并观察1周，贴药部位未见红肿。

（2）皮肤刺激、过敏试验：××贴（12g生药/ml）0.2ml涂抹家兔去毛区域（每天1次）连续涂抹14天，未见红斑、水肿等皮肤刺激征；敷贴豚鼠剪毛区左侧连续5天（每天1次），14天后同等药量贴于右侧（观察72小时），未见过敏反应。

（3）对损伤皮肤刺激实验：对家兔损伤皮肤连续涂擦5天（每天1次），观察10天，未见不良反应。

三、试验目的与观察指标

（1）评价××贴治疗儿童功能性腹痛的有效性。评价指标：腹痛发作天数、腹痛时间、腹痛程度等。

（2）评价××贴对脾胃虚寒证的证候改善作用。评价指标：中医证候疗效等。

（3）观察××贴临床应用的安全性。观察指标：主要采用临床不良事件/不良反应的发生率，以及一般体检项目，血、尿、便常规+潜血，心电图和肝肾功能等。

四、试验总体设计

采用随机双盲、安慰剂平行对照、多中心临床研究、优效性检验的方法。

（1）随机：采用分层区组随机的方法。以中心为分层因素。运用SAS统计软件，按12个中心的病例分配数及随机比例，生成随机数字分组表。

（2）盲法：采用双盲单模拟方法，分两级设盲。

（3）对照：设安慰剂对照组，按1：1比例分配例数，进行平行对照。

（4）多中心：由×家医院同期进行试验。

（5）样本量的估算：据文献报告，安慰剂对功能性腹痛的有效率为59.5%，参考有关资料，预计本品的总有效率为90%。设$\alpha=0.05$，$\beta=0.2$，优效界值为0.2，试验组与对照组按1：1分配例数。根据孙振球主编的《医学统计学（第二版）》[15]所载的优效性检验样本量计算公式，得出每组样本量各需要66例，考虑到20%的脱落因素的需要，最终确定两组各纳入80例，总例数为160例。

五、诊断标准

1. 西医诊断标准（儿童功能性腹痛）

参照2006年由罗马委员会最新修订的罗马Ⅲ标准[1]。

（1）儿童功能性腹痛（FAP）的诊断标准：① 间断或连续发作的腹痛；② 不符合其他功能性胃肠病（FGIDs）的诊断标准；③ 没有炎症、解剖学、代谢或肿瘤性疾病的证据可以解释患者的症状；④ 病程≥2个月，每周至少发作1次；

（2）儿童功能性腹痛综合征（FAPS）的诊断标准：① 部分丧失日常活动能力；② 伴随症状如头痛、肢体疼痛或睡眠障碍。符合以上4项并至少25%的时间内具有（2）①、②中至少1条或以上。

2. 中医辨证标准（腹痛·脾胃虚寒证）

参照"十二五"规划教材《中医儿科学》[12]、《中医内科常见病诊疗指南·中医病证部分》[16]制定。主症：腹痛，时作时止，痛处喜温喜按，劳累或饥饿后加重。次症与舌脉：面白少华，精神倦怠，手足清冷，乳食减少，食后腹胀，大便稀溏，唇舌淡白，脉沉缓或指纹淡红。以上主症必备，加上次症4项，即可辨证为脾胃虚寒证。

六、受试者的选择

1. 纳入病例标准

（1）符合西医FAP诊断标准；
（2）符合中医腹痛·脾胃虚寒证诊断；
（3）年龄4~13岁；
（4）腹痛程度（最痛）疼痛数字评价量表（numerical rating scale, NRS-11）评分≥4；
（5）知情同意过程符合规定，法定代理人或与受试儿童（≥10岁）共同签署知情同意书。

2. 排除病例标准

（1）腹腔内器质性疾病者，如胃肠感染（急性阑尾炎、结肠炎等）、胃肠道梗阻、慢性肠套叠等；
（2）其他功能性胃肠病（FGIDs）者，如功能性消化不良（FD）、肠易激综合征（IBS）、腹型偏头痛（AM）和功能性便秘（FC）等；
（3）症状性腹痛，即肠道外疾病引起的腹痛[4]，如上呼吸道感染，肝、胆疾病，泌尿系统疾病，腹型紫癜等。
（4）伴有明显精神心理障碍的患儿；
（5）合并严重心、肝、肾、消化及造血系统等严重原发病；
（6）对试验药物或其成分过敏；
（7）研究者认为不适宜入组者。

3. 脱落病例标准

（1）研究者决定退出：① 出现过敏反应或严重不良事件，根据医生判断应停止试验者；

② 试验过程中，患者发生其他疾病，影响疗效和安全性判断者；③ 受试者依从性差（试验用药依从性＜80%或＞120%），或自动中途换药；④ 各种原因的中途破盲病例；⑤ 入组后发现严重违反纳入或排除标准者；

（2）受试者自行退出：① 无论何种原因，患者及其监护人不愿意或不可能继续进行临床试验，向主管医生提出退出试验要求而中止试验者；② 虽未明确提出退出试验，但不再接受用药及检测而失访者。

4. 中止试验（中途停止全部试验）的条件（参照本章第一节）

七、试验用药物及治疗方案

1. 试验用药物的名称与规格

试验药物：××贴，每贴重1.2克。对照品：××贴模拟贴：每贴重1.2克。

2. 试验用药的包装

将试验药物××贴或模拟贴，按受试者所需数量（14天的用量再加上2天的富余量）分装。每一贴的包装袋相同，将16天的使用量装入一个"大袋"中一次性发于受试者。在试验用药物的"标签"中均注明："××贴临床试验研究用药"、国药准字号、药物编号、试验药物名称、适应证、包装量、用法用量、贮存条件、使用期限或有效期，以及药物提供单位等。

3. 药物的随机编盲与应急事件（参照本章第一节）

4. 试验用药物的管理（参照本章第一节）

5. 给药方案

（1）用法用量为××贴及其模拟贴：透皮治疗，置药丸于胶布护圈中，药芯对准脐部（神阙穴）贴12小时，每日一贴。

（2）疗程：2周，对治疗第2周无腹痛病例随访4周。

（3）合并用药的规定：试验过程中不得合并使用抗胃肠道痉挛药、抗抑郁药、抗组胺药等具有缓解胃肠道痉挛、调节肠道菌群、调节自主神经功能紊乱的中西药物及物理疗法。受试者的所有合并用药均应在病例报告表以及原始病例中，记录合并用药物的通用名称、用药时间、用药剂量、用药原因，并判定其是否影响试验用药的疗效。试验开始前已存在的合并疾病或症状（指本病以外病症）亦应详细记录。受试者可以使用正在服用的常规药物。

6. 药物清点和受试者用药依从性判断（参照本章第一节）

八、安全性评价

1. 安全性评价指标及观测时点

（1）可能出现的临床不良事件（症状体征、疾病/综合征），用药后随时观察；
（2）皮肤局部刺激，用药后随时观察；
（3）一般体检项目：体温、心率、呼吸、血压，基线、治疗结束后检测；
（4）血常规、C反应蛋白（CRP）、尿常规、便常规（含潜血）、心电图和肝功能（ALT、

AST、TBIL、ALP、γ-GT）、肾功能（BUN、Cr），基线、治疗结束后检测。

以临床不良事件/不良反应发生率为主要指标。

2. 局部皮肤刺激评价方法

参照《FDA发布经皮仿制药对皮肤刺激性和过敏性临床试验的设计及评分系统》[17]制定。

（1）皮肤局部刺激反应：① 0分：未见刺激性；② 1分：轻微红斑，刚刚能观察到；③ 2分：明显的红斑，肉眼易见，轻微水肿或轻微丘疹反应；④ 3分：红斑和丘疹；⑤ 4分：明显的水肿；⑥ 5分：红斑、水肿和丘疹；⑦ 6分：水泡；⑧ 7分：强烈反应，分布范围超出测试部位。

（2）皮肤其他反应：A.无；B.皮肤表面轻微发亮；C.皮肤表面明显发亮；D.皮肤表面发亮，伴有脱皮和皲裂；E.皮肤表面发亮，伴有裂纹；F.整个或部分粘贴部位被覆一层渗出物干膜；G.小的斑点性糜烂和/或痂。

3~5（参照本章第一节）

九、有效性评价

1. 评价指标

（1）基线指标：① 人口学指标：性别、年龄、身高、体重、民族。② 病史资料：病程、合并疾病与治疗、既往史等。③ 鉴别诊断指标：CRP。

（2）有效性评价及观测时点：① 腹痛发作天数，以周为单位，基线、治疗后第1、2周记录，治疗结束评价；② 腹痛程度，基线、治疗后第1、2周记录，治疗结束评价；③ 腹痛时间，基线、治疗后第1、2周记录，治疗结束评价；④ 伴随症状，基线、治疗后第1、2周记录，治疗结束评价；⑤ 中医证候疗效、证候积分，基线、治疗结束（2周）记录证候积分，治疗结束评价；⑥ 腹痛复发，治疗结束后4周评价。以一周内腹痛发作天数为主要评价指标。

2. 指标测量方法、疗效评价标准与终点指标定义

（1）腹痛程度：采用NRS-11评分[18]。NRS-11疼痛数字评价法是由0到10共11个数字组成，病人用0至10这11个数字描述疼痛强度，数字越大疼痛程度越来越严重。0无痛，1~3轻度疼痛（疼痛不影响睡眠），4~6中度疼痛，7~9重度疼痛（不能入睡或者睡眠中痛醒），10剧痛。询问患者疼痛的程度，作出标记，或者让患者自己画出一个最能代表自身疼痛程度的数字。

（2）腹痛时间：一周内疼痛程度最重一天的疼痛时间（累计），每周记录。

（3）FAP症状与中医证候分级量化标准。

表10-4-1 FAP症状与中医证候分级量化标准[19]

主症	计0分	计1分	计2分	计3分
腹痛发作天数	无	每周1~2天	每周3~4天	每周5~7天
腹痛程度（按一周内最痛时评估）	无	NRS-11：1~3分	NRS-11：4~6分	NRS-11：7~10分
腹痛时间（一周内疼痛程度最重一天的累计疼痛时间）	无	<15分钟	15~30分钟	>30分钟

伴随症状	计0分	计1分	-	-
头痛	无	有	-	-
肢体痛	无	有	-	-
睡眠障碍	无	有	-	-
次症	计0分	计1分	-	-
面白少华	无	有	-	-
精神倦怠	无	有	-	-
手足清冷	无	有	-	-
食后腹胀	无	有	-	-
大便稀溏	无	有	-	-
舌脉象	正常	异常符合辨证	-	-
唇舌淡白	无	有	-	-
脉沉缓或指纹淡红	无	有	其他:	

（4）中医证候疗效评定标准[20]：① 临床痊愈：证候积分和减少率≥90%；② 显效：证候积分和减少率≥70%，<90%；③ 有效：证候积分和减少率≥30%，<70%；④ 无效：证候积分和减少率<30%。

注：① 证候积分和减少率=[（疗前总积分和－疗后总积分和）/疗前总积分和]×100%。② 总有效率（%）：痊愈、显效和有效病例占总病例数的百分比。

（5）腹痛复发：指治疗结束后，随访4周内腹痛重新出现的患者，并详细记录诱因、腹痛发作天数、腹痛程度、腹痛时间及其他临床症状。

十、试验流程

表 10-4-2　试验流程表

访视周期	筛选期	治疗期		随访期
时间	−3天～0天	用药满1周±1天	用药满2周±2天	治疗结束后4周
签署知情同意书	×			
填写一般资料	×			
既往病史和治疗史	×			
系统的体格检查	×			
合并疾病和用药	×	×	×	×•
CRP	×			
确定入选、排除标准	×			
腹痛发作天数	×	×	×	×△
腹痛程度（NRS-11）	×	×	×	×△
腹痛时间	×	×	×	×△
伴随症状	×	×	×	×△

续表

访视周期	筛选期	治疗期		随访期
时间	-3天~0天	用药满1周±1天	用药满2周±2天	治疗结束后4周
中医证候评分	×		×	
临床不良事件		×	×	×*
皮肤局部刺激		×	×	
生命体征	×	×	×	
血常规、尿常规、便常规+OB	×		×	
肝肾功能	×		×	
心电图	×		×	
随机分组	×			
分发药物	×	×		
药物回收与用药依从性判定		×	×	
试验总结			×	×

注：×*，必要时进行记录；×△，对治疗第2周无腹痛病例进行随访4周，患者家属将患者腹痛情况记录于日志卡上，于随访期末复诊并交回日志卡。

十一、数据管理（参照本章第一节）

十二、统计分析（参照本章第一节）

十三、质量控制与保证（参照本章第一节）

十四、试验相关的伦理学要求（参照本章第一节）

十五、试验结束后的医疗措施

试验结束后未达到治愈者，可按其他医疗方法继续治疗，费用由患者自理，结束患者与研究者的合作关系。患者在试验期间出现与试验药物导致的不良反应，在给药周期结束后，其不良反应仍未治愈者，按有关规定，由申办者负责其治疗费用。不良反应结束后，结束患者与研究者的合作关系。

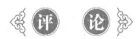

评　论

一、研究策略

治疗 FAP 中药的临床研究目的，一般以减少腹痛发作频率、缓解腹痛严重程度、缩短腹痛持续时间为主。同时，还可以通过随访，观察其远期治疗效果[19-22]。

二、临床试验设计要点

1. 总体设计

试验设计，应采用随机双盲、平行对照、多中心临床研究的方法。FAP属于功能性疾病，目前缺乏公认有效的阳性药，且主观评价指标的安慰剂效应明显，故推荐采用安慰剂对照。如选择传统中成药制剂做"阳性"对照，建议采用界值为0的优效检验设计。FAP与FAPS作为本病的两个表现形式，可以做以二者为因素的分层随机设计。

2. 诊断及鉴别诊断

FAP（包括FAPS）的诊断，建议采用罗马Ⅲ标准[1]。

本病的确诊是建立在排他性诊断的基础上，需除外器质性疾病引起的腹痛，以及有腹痛表现的其他功能性胃肠病。首先，通过采集详细的病史和体格检查，参照国际腹痛患儿"红旗征（red flags）"，即引起儿童/青少年慢性腹痛的病史和临床症状的原因[23, 24]，检测血常规、红细胞沉降率或CRP、便常规+潜血、尿常规和尿培养，甚至生化检查（包括肝肾和胰腺功能）等，以除外器质性疾病。怀疑糖吸收不良，可通过氢呼气实验予以确诊；若没有报警症状[1]，则腹部超声和X线检查价值相对较小。同时，需要注意不同的功能性疾病的重叠现象，如FD、IBS、AM、FC等[1, 3]，常可通过腹痛部位、发作频率以及发病诱因三个方面进行鉴别。此外，症状性腹痛亦需除外，如上呼吸道感染，化脓性扁桃体炎，肝、胆疾病，泌尿系统疾病，腹型紫癜等。

3. 受试病例选择

FAP为儿童、青少年易患疾病，受试儿童年龄一般选择4～13岁[19, 22, 25]。腹痛程度为本病有效性评价的主要指标，应限定其低限，如NRS-11评分≥4分。

FAP的诊断属于排除性质，有必要在病例排除标准中予以重申，如腹腔内器质性疾病者，FGIDs，以及症状性腹痛等。

4. 合并治疗

原则上不允许合并使用对本病有治疗作用的药物及其他疗法，如心理疗法，肠道微生态制剂金双歧、思连康等。但部分患儿腹痛程度较重，从伦理方面考虑，可以临时使用解痉镇痛剂如美贝维林、颠茄片等，以缓解症状[19, 25]。

5. 有效性评价

一般建议将腹痛发作频率作为主要疗效评价指标。腹痛发作时间、腹痛发作程度，以及疾病综合疗效、中医证候积分/疗效为次要指标。如观察其远期疗效，还可以选用复发率作为评价指标[19-22, 25]。

对于腹痛发作频率，建议以每周疼痛天数为计算单位。腹痛严重程度的评估，建议采用NRS-11评分法[20]。如允许<4岁儿童入组，可以采用Wong-Baker的面部表情量表法（WBS）来评估婴幼儿的腹痛严重程度[23]。

6. 试验流程

因本病与精神紧张、学习压力、受凉等因素有关，最好设计为期1周的安慰剂导入期。导入期后仍有腹痛症状者方可入组。疗程一般设定为2~4周[21, 25, 26]。本病大多呈慢性发作性病程，可以设置一定的有效性随访期，一般为用药后3个月。

参 考 文 献

[1] 德罗斯曼（Drossman，D.A.），柯美云.罗马Ⅲ功能性胃肠病[M].方秀才，译.第3版.北京：科学出版社，2008.
[2] 韦汉鹏，谢胜.小儿功能性腹痛的中医诊疗进展[J].世界华人消化杂志，2015，3（23）：1266-1270.
[3] 陈洁.儿童功能性胃肠病的罗马Ⅲ诊断标准[J].中国实用儿科杂志，2007，22（1）：1-3.
[4] 胡亚美，江载芳.诸福棠实用儿科学[M].第7版.北京：人民卫生出版社，2002：1280-1283.
[5] （美）贝尔曼（Behrman，R.E.），（美）克里格门（Kliegman，R.M.），（美）詹森（Jenson，H.B.）.尼尔森儿科学[M].沈晓明，朱建幸，孙锟，译.第17版.北京：北京大学医学出版社，2007.
[6] 徐书珍，初建芳，于永锋.儿科疾病症状鉴别诊断学[M].第2版.北京：军事医学科学出版社，2011：219-221.
[7] 董梅.要重视小儿再发性腹痛的诊断与治疗[J].中国实用儿科杂志，2000，15（3）：135-137.
[8] 赵丽娜，赵敬霞，董建路，等.儿童功能性腹痛相关因素分析[J].河北医药，2008，30（3）：304-305.
[9] 王宝西.腹痛相关性功能性胃肠病[J].中国实用儿科杂志，2014，29（5）：339-344.
[10] 王宝西.儿童功能性腹痛[J].实用儿科临床杂志，2008，23（7）：484-486.
[11] Korterink J, Devanarayana NM, Rajindrajith S, etal.Childhood functional ab-dominal pain: mechanisms and management[J].Nature Reviews Gastroenterology&Hepatology, 2015.
[12] 汪受传，虞坚尔.普通高等教育"十二五"国家级规划教材·中医儿科学[M].第9版.北京：中国中医药出版社，2012：113-118.
[13] 韦汉鹏，谢胜.小儿功能性腹痛中医诊疗进展[J].世界华人消化杂志，2015，23（8）：1266-1271.
[14] 孙亚锋，何增洪，刘丽.中医药治疗小儿再发性腹痛临床研究进展[J].中国中医药科技，2012，19（6）：574-575+518.
[15] 孙振球.医学统计学（第二版）[M].北京：人民卫生出版社，2007.04.
[16] 中华中医药学会.中国内科常见疾病诊疗指南·中医病证部分[M].北京：中国中医药出版社.2008：80.
[17] 王庆利，张凤琴，赵德恒.FDA发布经皮仿制药对皮肤刺激性和过敏性临床试验的设计及评分系统[J].中国临床药理学杂志，2004，20（6）：459-461.
[18] 赵继军，陆小英，赵存凤，等.数字疼痛量表和描述疼痛量表的相关性研究和改进[J].现代护理，2002，8（9）：660-661.
[19] 陈永辉，凌科，高晓林.温中止痛方治疗儿童功能性腹痛临床观察[J].中国实验方剂学杂志，2013，19（14）：317-319.
[20] 郑筱萸.中药新药临床研究指导原则（试行）[M].北京：中国医药科技出版社，2002.
[21] 夏旭红.自拟乌芍止痛方治疗小儿功能性再发性腹痛临床观察[J].中国中西医结合儿科学，2010，2（5）：455-457.
[22] 徐辉甫，张玲丽，鲁芳，等.中药敷脐治疗小儿功能性再发性腹痛96例疗效观察[J].中国中医急症，2004，13（12）：806.
[23] Tomlinson D, Vonbaeyer CL, Stinson JN, et al.A Systematic Review of Faces S-cales for the Self-report of Pain Intensity in Children[J].Pediatrics, 2010, 126（5）：e1168-98.
[24] Motamed F, Mohsenipour R, Seifirad S, etal.Red Flags of Organic Recurrent Abdominal Pain in Children: study on 100 subjects[J].Iran J Pediatr, 2012, 22（4）：457-62.
[25] 帅粉荣.温脾健胃颗粒治疗小儿功能性腹痛临床观察[J].辽宁中医药大学学报，2012，14（5）：178-179.
[26] Zahra Pourmoghaddas, Hossein Saneian, Hamidreza Roohafza, et al.Mebeverine for Pediatric Functional Abdominal Pain: A Randomized, Placebo-Controlled Trial[J].Biomed Research International, 2014, 2014（2014）：191026-191026.

第五节　轮状病毒性肠炎

小儿轮状病毒性肠炎（rotavirus enteritis，RVE），又称"秋季腹泻"，临床以发热、恶心、呕吐、水样便为特征，是由轮状病毒所致的急性腹泻病。多见于秋冬寒冷季节，主要发生于5岁以下儿童，尤以0.5~2岁婴幼儿发病率最高，在中国，每年约有1300万轮状病毒性腹泻病例。轮状病毒属于呼肠病毒科，为双链RNA病毒，直径约为70nm，呈球形，根据衣壳蛋白组特异性抗原 Vp6 的不同，可分为七个血清型（A~G）。儿童感染多为 A 型所致，通过粪口途径传播[1]。轮状病毒感染引起的腹泻自然病程较短，约 7~10 天，多数具有自限性，个别可达 2 周以上，免疫缺陷者常因混合感染而呈慢性。

目前，本病尚无特效治疗手段，主要根据急性腹泻的治疗原则，暂停乳类及双糖类食物，纠正水、电解质紊乱（口服或静脉补液）及止泻对症治疗，吐泻较重时可应用止吐剂及镇静剂。

本病属于中医"泄泻"范畴，因其主要为外感所致，临床常见风寒泻、湿热泻、寒湿泻等证候，以运脾化湿为基本治疗法则。鉴于防治水、电解质平衡紊乱是小儿急性腹泻的基本治疗原则，临床常采用中西医结合治疗手段[2]。

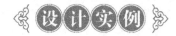

一、题目

××凝胶膏治疗小儿轮状病毒性腹泻寒湿证评价其有效性和安全性的随机双盲、平行对照、剂量探索、多中心Ⅱ期临床研究。

二、试验背景

××凝胶膏按第 6 类中药新药开发，具有温中散寒、除湿止泻作用。适用于小儿轮状病毒性腹泻（寒湿证），症见大便泄泻，便色淡、无臭气，精神不振，不渴或渴不欲饮，舌苔白腻。

主要药效学研究结果：本品 10g 生药/kg 可明显对抗蓖麻油、番泻叶引起的小鼠腹泻，5g、2.5g 生药/kg（番泻叶作用不明显）也体现了一定的对抗作用，提示其有明显的抗腹泻作用；本品 10g、5g、2.5g 生药/kg 均可显著减少二甲苯致小鼠耳肿胀的左右耳重量差，10g 生药/kg 可显著降低小鼠腹腔毛细血管通透性和角叉菜胶致大鼠足肿胀率，提示其有一定的抗炎作用；本品 10g、5g、2.5g 生药/kg 均可减少醋酸致小鼠扭体次数（20 分钟内），但各剂量组对热刺激致小鼠疼痛在药后 30、60、90 分钟痛阈值变化均不明显。

毒性试验结果：本品浸膏在新西兰兔完整皮肤和破损皮肤上给予最大给药量后，兔呼吸频率、自主活动均无异常，皮肤色泽、进食、大小便正常，各天然孔无异常分泌物，各外观体征均未见异常；连续 60 天 SD 大鼠皮肤涂抹给予本品浸膏大、中、小三剂量组，赋形剂组 SD 大鼠皮肤涂抹给予赋形剂，停药观察 15 天，各给药组均未见动物毒性反应；单次、多次在新西兰兔完整和破损皮肤给药均未表现出刺激性反应；豚鼠脱毛皮肤涂抹本品过敏试验，各观察时间点未见皮肤红斑和水肿反应等过敏反应。表明本品可反复多次给药，对完整或破损皮肤均无刺激性和过敏性，长期给药安全。

临床试验结果：本品Ⅱa 期临床试验采用安慰剂平行对照的方法，将试验药及模拟凝胶膏剂贴敷于神阙穴，疗程 3 天。结果显示，疗后 3 天急性腹泻疗效的分析，试验组总有效率高于对照组，差异有统计学意义。两组大便次数、大便性状在评分与等级、症状消失率的比较，试验组均高于对照组，差异有统计学意义。试验组中医证候疗效总愈显率高于对照组，考虑中心效应的两组中医证候疗效的疗效等级、愈显率的整体组间比较，差异均有统计学意义。以上结论 FAS、PPS 分析均一致。临床试验中，试验组不良事件发生率低于对照组。试验组临床不良事件中可见"脐周皮肤发红瘙痒"、"轻微红疹";对照组临床不良事件中可见"脐周皮肤发红"、"皮肤发红"、"轻微红疹",研究者均判断为药物不良反应。两组血常规、尿常规、便常规、心电图、肝肾功能等实验室检测项目异转率的组间比较,差异均无统计学意义。

三、试验目的与观察指标

(1)初步评价××凝胶膏治疗小儿轮状病毒性腹泻寒湿证的缩短病程和症状改善作用,并做剂量探索。评价指标:止泻时间、急性腹泻疗效等。

(2)观察××凝胶膏临床应用的安全性。评价指标:临床不良事件/不良反应发生率;皮肤刺激/过敏反应等。

四、试验总体设计

采用分层随机、双盲、平行对照、剂量探索、多中心临床试验设计。

(1)随机:采用以中心为分层的区组随机法。

(2)盲法:采用双盲设计,分二级设盲,单模拟。

(3)平行对照和剂量探索:设凝胶膏高、低剂量组和安慰剂对照组(零剂量组),做平行对照设计。

(4)样本量:本试验为Ⅱ期剂量探索试验。试验三组按1:1:1安排样本量,每组50例,共150例。

(5)多中心:本试验由×家中心共同完成。

五、诊断标准

1. 轮状病毒性肠炎西医诊断标准

参照《中国腹泻病诊断治疗方案》[3]、《小儿腹泻病学》[4]制定。

(1)诊断要点:① 多见于6个月~2岁婴幼儿;② 秋、冬季多发;③ 粪便稀薄,呈蛋花汤样或水样,每日数次到20余次;④ 常伴发热、呕吐、腹胀、肠鸣。⑤ 常并发脱水、酸中毒及电解质紊乱。⑥ 外周血白细胞多数正常,淋巴分类可增加。大便镜检多无异常或偶有少量白细胞。⑦ 轮状病毒快速诊断检测阳性。

(2)病情分类:① 轻型:无脱水、无中毒症状。② 中型:有轻度脱水或有轻度中毒症状。③ 重型:重度脱水或明显中毒症状(烦躁、精神萎靡、嗜睡、面色苍白、高热或体温不升、外周白细胞计数明显增高等)。

2. 寒湿泻中医辨证标准

参照《中医病证诊断疗效标准》[5]。大便每日数次或十数次,色较淡,可伴有少量黏液,无臭气,精神不振,不渴或渴不欲饮,腹满,舌苔白腻,脉濡。主症:便次增多;粪质清稀、色淡不臭,可伴有少量黏液。次症:腹满、呕吐、精神不振、不渴或渴不欲饮。舌脉:舌苔白腻,脉濡或指纹紫。以上主症必备,加上次症2项,结合舌脉,即可辨证为寒湿证。

六、受试者的选择

（一）纳入病例标准

（1）符合小儿轮状病毒性腹泻西医诊断标准；
（2）符合中医寒湿证诊断；
（3）年龄0.5～2岁（<3岁）；
（4）病程在36小时及以内的初诊患儿；
（5）知情同意、法定监护人签署知情同意书。

（二）排除病例标准

（1）非轮状病毒性腹泻的其他分类腹泻患儿；
（2）重型腹泻，病情危急；
（3）营养不良、免疫缺陷患儿；
（4）合并严重心、肝、肾、消化及造血系统等严重原发病；
（5）对试验药物或其成分过敏。

（三）受试者中途退出试验条件

1. 研究者决定退出

（1）出现过敏反应或严重不良事件，应停止试验。
（2）试验过程中，患儿出现严重脱水，或继发感染，或发生其他疾病，影响疗效和安全性判断。
（3）受试者依从性差，或自动中途换药或加用本方案禁止使用的中西药物及其他疗法，影响疗效和安全性判断。
（4）各种原因的中途破盲病例。

2. 受试者自行退出

（1）无论何种原因，患者不愿意或不可能继续进行临床试验，向主管医生提出退出试验要求而中止试验者。
（2）受试者虽未明确提出退出试验，但不再接受用药及检测而失访者。

3. 中止全部试验标准（参照本章第一节）

七、试验用药物和治疗方案

1. 试验用药物名称、规格

试验药物：××凝胶膏，每片含量相当于原药材7g。对照药物：安慰剂凝胶膏。

2. 试验药物包装

将试验用药物按神阙穴、中脘穴两组分别包装。神阙穴组，试验高、低剂量组为××凝胶膏，对照组为其凝胶膏模拟剂；中脘穴组，试验高剂量组为××凝胶膏，试验低剂量组和对照组为××凝胶膏模拟剂。神阙穴组和中脘穴组药物，均按试验所需数量 6贴+1

贴分装，并合装于一个大包装内。标签上内容包括：临床试验用药 1-××凝胶膏（神阙穴组）或临床试验用药 2-××凝胶膏（中脘穴组）、新药临床研究批件号、药物编号（按处理编码编制的试验药物顺序号）、功能与主治、使用方法、装量、批号、生产厂家、贮存条件等。

3. 试验用药物的随机编盲

（1）随机编盲：采取区组随机设计法，进行剂量探索的方法。分二级设盲，一级设盲以组1、组2、组3表示；二级设盲再分别指定组1、组2、组3的组别归属。生物统计人员负责用 SAS V9.1.3 软件产生中心编码分配随机数字、试验病例分配随机数字、处理组分配随机数字以及"中心编码分配情况"（用于指定各中心分配的处理编码范围）、"试验病例随机编码表"（即处理编码，一级盲底）、"处理组分配情况"（二级盲底）。

申办者指定与本次临床试验无关人员按"试验用药物包装表"进行药物（试验药物和对照药物）的分配包装。上述两级盲底连同随机数字的初始值、区组长度等，一式两份，密封后由申办单位分两处妥善保存。全部药物编码过程应由编盲者书写成"编盲记录"存档。

合格病例进入试验时，按纳入先后次序发给编上相应序号的药物。受试者和研究者不得随意选择药物编号。

（2）应急信件的设立，参照本章第一节。

4. 试验用药物的管理（参照本章第一节）

5. 用药方法

（1）基础治疗：防治脱水。参照《腹泻病诊断治疗指南》[6,7]。① 无脱水征患者：给予患儿口服足够液体以预防脱水。母乳喂养儿增加母乳喂养次数和时间，还可与非母乳喂养儿同样，一次或多次喂养口服补液盐（oral rehydration salt，ORS）、清洁水或食物类液体。每次腹泻后给予低渗 ORS（氯化钠 2.6g、无水葡萄糖 13.5g、氯化钾 1.5g、柠檬酸钠 2.9g，配成 1000ml），2 岁以下患儿予 50~100ml，2 岁以上 100~200ml，少量多次喂，如孩子呕吐，停 10 分钟后再喂，且多次慢速喂，直至腹泻停止。② 轻度脱水：口服低渗 ORS 及时纠正脱水。推荐：4 小时 ORS 用量（ml）＝体质量（kg）×75；当患儿想喝更多 ORS，可多给。③ 重度脱水：治疗过程中，如出现重度脱水，应采用静脉液体疗法，补充电解质液、纠正脱水、酸碱平衡紊乱和电解质紊乱。

（2）用量用法：① 试验高剂量组：××凝胶膏（7g），每日 2 片，贴敷于神阙穴、中脘穴。② 试验低剂量组：××凝胶膏（7g），每日 1 片，贴敷于神阙穴；××凝胶膏模拟剂，每日 1 片，贴敷于中脘穴。③ 对照组：××凝胶膏模拟剂，每日 2 片，贴敷于神阙穴、中脘穴。每日贴敷 12 小时。

（3）疗程：6 天，痊愈病例及时停药。第 6 天痊愈病例继续随访 1 天。

（4）合并用药的规定：① 试验过程中不得合并使用微生态调节剂、肠黏膜保护剂、抗病毒药以及其他有止泻作用的中西药物及物理疗法。② 合并其他病症需要用药，对使用的药物均应详细记录。包括药物名称、每日总剂量、使用原因、开始日期、中止日期或末次就诊时仍在使用等。试验开始前已存在的合并疾病或症状（指本病以外病症）亦应详细记录。试验开始后出现的任何合并疾病或前述症状加重，应视为不良事件而记录在"不良事件"表中。

八、安全性评价

1. 试验药物的常见不良反应

动物急性毒性试验、制剂安全性试验结果，均未发现试验药有不良反应。因本品为外用凝胶膏剂，需密切观察其皮肤刺激和过敏反应。

2. 安全性指标

（1）可能出现的临床不良事件症状，用药后随时观察。

（2）敷贴局部的皮肤刺激/过敏反应。参照《FDA 发布经皮仿制药对皮肤刺激性和过敏性临床试验的设计及评分系统》[8]，选取 Hill Top Research, Inc 的评分法对皮肤刺激作用及过敏反应进行评价。① 皮肤反应情况记录法：0 分：未见刺激性；1 分：轻微红斑，刚刚能观察到；2 分：明显的红斑，肉眼易见，轻微水肿或轻微丘疹反应；3 分：红斑和丘疹；4 分：明显的水肿；5 分：红斑、水肿和丘疹；6 分：水泡；7 分：强烈反应，分布范围超出测试部位。② 其他反应记录方法：A：无；B：皮肤表面轻微发亮；C：皮肤表面明显发亮；D：皮肤表面发亮，伴有脱皮和皲裂；E：皮肤表面发亮，伴有裂纹；F：整个或部分粘贴部位被覆一层渗出物干膜；G：小的斑点性糜烂和/或痂。

（3）一般体检项目：① 体温；② 安静时心率；③ 呼吸；④ 血压等，用药满 3、6 天时检测。

（4）血常规、尿常规、便常规、心电图、肾功能（BUN 和 Cr、eGFR、尿 NAG 酶）、肝功能（ALT、AST、TBIL、GGT、ALP）：用药前、用药后各查 1 次，用药前后诊查，疗前正常疗后异常者，应定期复查至随访终点。

以临床不良事件/不良反应发生率为主要安全性评价指标。

3~5（参照本章第二节）

九、有效性评价

1. 观测指标

（1）人口学指标：① 性别；② 年龄；③ 身高；④ 体重；⑤ 民族。
（2）疾病相关指标：① 诊断学指标：轮状病毒快速检测；② 病程；③ 病情。
（3）疗效性指标与观测时点：① 止泻时间，治疗后 1~6 天；② 急性腹泻疗效，治疗 3 天；③ 大便次数，治疗前与治疗 3 天、6 天观察记录；④ 中医证候疗效、证候积分，治疗 3 天、6 天；⑤ 单项中医证候疗效，治疗 3 天、6 天；⑥ 大便常规，治疗前后各检查 1 次。

2. 中医证候分级量化标准

表 10-5-1 中医证候分级量化标准

症状\分级	无（-）	轻（+）	中（++）	重（+++）
主症	0 分	2 分	4 分	6 分
大便次数	1~2 次/日或与平日次数相同	3~5 次/日	6~10 次/日	>10 次/日
大便性状	成形	稀糊便	稀水样便	蛋花汤样便

续表

症状\分级	无（-）	轻（+）	中（++）	重（+++）
次症	0分	1分		
腹满	无	有		
呕吐	无	有		
口渴不欲饮	无	有		
精神不振	无	有		
舌脉	0分	1分	其他记录不计分	
舌苔	薄白	白腻		
指纹	指纹淡紫隐隐	指纹紫、在风关		

3. 疗效评定标准与终点指标定义

（1）止泻的定义：连续2次出现成形便或连续24小时未排便[9]。

（2）急性腹泻疗效标准，按照1998年全国腹泻病防治研讨会制订的标准[10, 11]。① 显效：治疗72小时内，大便性状及次数恢复正常，全身症状消失；② 有效：治疗72小时时，大便性状及次数明显好转，全身症状明显改善；③ 无效：治疗72小时时，大便性状、次数及全身症状无好转，甚至恶化。

（3）中医证候疗效判定标准：① 临床痊愈：证候积分和减少率≥90%；② 显效：证候积分和减少率≥70%，<90%；③ 有效：证候积分和减少率≥30%，<70%；④ 无效：证候积分和减少率<30%。

注：证候积分和减少率=[（疗前总积分和-疗后总积分和）/疗前总积分和]×100%。总有效率（%）：痊愈、显效和有效病例占总病例数的百分比。

（4）单项证候疗效标准（计算消失率）：① 消失：治疗后单项症状体征计分为0。② 好转：治疗后单项症状体征计分下降1个或2个等级，但不为0。③ 无效：不符合上述标准者。

十、试验流程

表10-5-2 试验流程表

项目\研究阶段	筛选期	治疗期		随访期
		满3天±1天	满6天±1天	
签署知情同意书	×			
确定入选排除标准	×			
填写人口学资料	×			
填写一般资料	×			
疗前合并疾病及用药	×			
体格检查	×			
轮状病毒快速检测	×			
大便次数及性状（日志卡）		1-6天记录		
急性腹泻疗效		×		
中医证候疗效		×	×	
便常规+OB	×		×	×

续表

项目 \ 研究阶段	筛选期	治疗期 满3天±1天	治疗期 满6天±1天	随访期
生命体征检查	×	×	×	×*
血、尿常规	×		×	×*
肾功能（BUN 和 Cr、eGFR、尿 NAG 酶）	×		×	×*
肝功能（ALT、AST、TBIL、GGT、ALP）	×		×	×*
心电图	×		×	×*
皮肤刺激/过敏反应			×	
记录不良事件		×	×	×*
发放试验药物、日志卡	×			
药物、日志卡回收			×	
合并用药记录		×	×	
脱落原因分析			×	
依从性评价			×	
安全性评价			×	
有效性评价			×	

×*必要时检测记录。

十一、数据管理（参照本章第一节）

十二、统计分析（参照本章第一节）

十三、临床试验的质量控制

（1）、（2）参照本章第一节。

（3）建立受试者日志：以第1次用药后每24小时为一单元，记录腹泻的具体时间和粪便性状，连续记录6个24小时。观察期间，大便性状恢复正常的病例继续观察24小时，以助判断是否止泻。

（4）病毒病原学检测：为便于临床操作，粪便轮状病毒检测可以采用ELISA双夹心法测抗原法，统一配备轮状病毒诊断试剂盒并严格按照产品说明进行操作。理由：ELISA检测轮状病毒抗原的灵敏度高；ELISA法的准确度高，其与电镜符合率为80%，与核酸电泳符合率为100%；ELISA法阳性检出率高；直接检测患儿粪便中的轮状病毒抗原具有操作方便、快捷及灵敏度高和准确度高的特点，不需特殊设备，仅20分钟即得出准确的结果[12]。

十四、试验相关的伦理学要求（参照本章第一节）

十五、试验结束后的医疗措施

试验结束后未达到治愈者，可根据临床其他医疗方法继续治疗，但费用由患者自理，结束患者与研究者的合作关系。患者在试验期间出现与试验药物导致的不良反应，在给药周期结束后，其不良反应仍未治愈者，按有关规定，由申办者负责其治疗费用。不良反应结束后，结束患者与研究者的合作关系。

十六、试验总结与资料保存（参照本章第一节）

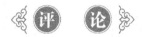

一、研究策略

小儿轮状病毒性肠炎治疗药物的研发目标，主要有两个：一是针对腹泻症状，改善病情；二是针对病因，缩短其自限病程。依据中药复方的多组分、多层次、多靶点特点，通常既能改善腹泻症状，又能缩短腹泻病程。试验设计中，应根据前期工作基础，明确两个目标的主次，必要时可以通过探索性试验初步评价其作用特点。

二、临床试验设计要点

1. 试验总体设计

试验一般采用随机双盲、平行对照、多中心临床研究的方法。由于轮状病毒性肠炎为自限性疾病，在补液治疗的前提下，可采用安慰剂对照或阳性药对照。目前，较为常用的思密达等，为对症治疗药物。在临床试验阶段，建议选择儿童高发年龄段进行试验。

本案××凝胶膏为第6类中药新药，药效学及毒性试验提示其具有抗腹泻、抗炎及抑制亢奋肠肌等作用，且对皮肤无刺激性和过敏性。Ⅱa期试验结果表明，本品对腹泻症状具有较好疗效。根据本品作为凝胶膏外用剂型的特点及其抗炎作用，Ⅱb期临床试验，计划重点探索其缩短病程作用，同时也观察其症状改善作用。根据药效学试验结果设置高、低剂量组与安慰剂组，进行剂量探索。

2. 腹泻分期与分型

国内一般将小儿腹泻按病程分为急性腹泻、迁延性腹泻和慢性腹泻，按病情分为轻、中、重三型，按病因又可分为感染性和非感染性腹泻[3, 4, 13]。WHO和联合国儿童基金会（United Nations International Children's Emergency Fund，UNICEF）于2005年公布了新修订的第4版《腹泻病治疗指南》将初诊时的儿童腹泻分为急性水样腹泻（包括霍乱）、急性出血性腹泻（也称痢疾）、迁延性腹泻（即腹泻持续14天或以上）、伴严重营养不良的腹泻（消瘦或蛋白质营养不良）四种临床分型，病情则分为重度脱水和轻度脱水两型[13, 14]。

3. 受试儿童的选择

小儿临床试验的剂量探索研究，常选择适用病种的高发的单一年龄段，以期节约资源和成本，接下来的试验阶段再扩大年龄范围。轮状病毒腹泻高发于0.5~2岁婴幼儿，由于1岁以上小儿的胃肠道系统发育基本成熟，因此可选择1~5岁儿童作为受试儿童。必要且有依据时也可以将入选年龄下限延至6个月，甚至更小。本病自然病程一般为3~7天，缩短病程类药物建议入选病程不超过24~36小时。

为排除目标适应证以外的腹泻病干扰，要求粪便呈水样、蛋花汤样或稀糊状，且不含血和黏冻，镜下大便红细胞一般小于5个/HP，白细胞小于10个/HP。为保护受试者安全，重型腹泻、有明确描述的不良反应、合并严重原发病、对试验药过敏等情况应予以排除。而入组前已经应用治疗腹泻的有效药物作为排除标准，不宜限制过严，否则将严重限制入选人群。

4. 合并用药与基础治疗

为避免其他药物对试验结果的影响，试验过程中不得合并使用抗病毒药物、抗生素、微生态调节剂、肠黏膜保护剂以及其他有止泻作用的中西药物，一些文献报告推拿、捏脊、针灸及磁疗等方法对腹泻具有一定疗效[15, 16]，也不得配合使用此类疗法。

WHO和UNICEF新修订的《腹泻病治疗指南》[14]，强调了腹泻病治疗需用ORS预防/治疗脱水、继续喂养、有选择地使用抗生素，并建议补锌10～14天。因此建议，将低渗性ORS预防脱水和纠正脱水，作为基础治疗。由于补锌有利于缩短腹泻病程，减轻病情，且有试验证实锌制剂可使病程超过7天的可能性降低了20%，腹泻的持续时间也减少大约20%，大便总的排出量降低了18%～59%。是否采用补锌作为基础治疗，应视品种情况予以选择，并进行伦理学评估。

5. 试验流程

轮状病毒性肠炎自然病程短，不宜设置导入期。鉴于其7～10天的自然病程，治疗观察期可设置基线、治疗3天、治疗6天共三个观测时点。对于腹泻症状的评估一般需要观察24小时，因此，痊愈病例应进行为期1天的随访。非住院患儿建议设立受试儿童日志，满足每天观察记录的需要。

6. 有效性评价

根据研发目标的不同，小儿轮状病毒性肠炎的有效性评价指标也应有所侧重。缩短病程者，应定义什么是"止泻"[9]，并推荐以止泻时间为主要观察指标，必要时也可以观测时点的止泻率，针对疾病进行评价。改善腹泻症状者，一般采用1998年全国腹泻病防治学术研讨会议关于"腹泻病疗效判断标准的补充建议"[10, 11]，分为显效、有效、无效三级，或转换为"有效、无效"两分类资料，作为主要指标，进行点的评价。

中医证候疗效评价，可采用传统的、基于证候分级量化评分的尼莫地平法。轮状病毒检测主要作为诊断必备指标。

轮状病毒腹泻流行病学调查显示，无临床症状的隐性感染者是本病重要传染源，在自然病程结束后，人体不再排毒[4]，病毒检测转阴与腹泻病情并无直接的对应关系。因此，轮状病毒检测主要作为诊断的必备指标，一般不作为有效性评价指标。

7. 病毒病原学检测

轮状病毒性肠炎的确诊需要病毒病原学检测。由于ELISA检测轮状病毒抗原的灵敏度高、准确度高，直接检测患儿粪便中的轮状病毒抗原具有操作方便、快捷及灵敏度高和准确度高的特点，不需特殊设备，仅20分钟即得出准确的结果，推荐采用。

三、其他小儿腹泻病

腹泻病分类很多，其中，急性水样便腹泻和迁延性腹泻临床常见，其评价方法如下：

1. 急性水样腹泻

急性水样腹泻的常见病原为轮状病毒或产毒素大肠杆菌（enterotoxigenic escherichia coli，ETEC）感染，前者多发于秋、冬季节，后者常见于夏季，均在两岁以下小儿中多发[4, 14, 16]。鉴于ETEC无需应用抗生素治疗，且应用液体疗法即可自愈，病程和症状表现也与轮状病毒性肠炎相近，因此，可以将急性水样腹泻作为目标适应证，试验设计建议采用分层随机的方法，并注意排除霍乱。

2. 迁延性腹泻

迁延性腹泻指病程大于2周者，其中包括一般治疗无效、死亡率较高的难治性腹泻。中药对于本病有较好的疗效。以迁延性腹泻为目标适应证，试验设计中应注意排除难治性腹泻；对于改善迁延性腹泻症状/病情的药物，根据"腹泻病疗效判断标准的补充建议"[10, 11]，疗程宜设置为5天；对于病因明确者，应在分层设计、病例入选、基础治疗等方面予以特殊考虑。

参 考 文 献

[1] 胡亚美，江载芳.诸福棠实用儿科学[M].第7版.北京：人民卫生出版社，2002：1286.
[2] 汪受传.中医药学高级丛书·中医儿科学[M].第2版.北京：人民卫生出版社，2011.
[3] 方鹤松，段恕诚，董宗祈，等.中国腹泻病诊断治疗方案[J].中国实用儿科杂志，1998，13（6）：381-384.
[4] 方鹤松.小儿腹泻病学[M].北京：人民卫生出版社.2009.
[5] 国家中医药管理局.中华人民共和国国家标准·中医病证诊断疗效标准[M].南京：南京大学出版社，1994.
[6] 叶礼燕，陈凤钦.腹泻病诊断治疗指南[J].实用儿科临床杂志，2009，24（19）：1538-1540.
[7] 叶礼燕，陈凤钦.第4版《腹泻治疗》解读[J].中国实用儿科杂志，2009，24（12）：972-974.
[8] 王庆利，张凤琴，赵德恒.FDA发布经皮仿制药对皮肤刺激性和过敏性临床试验的设计及评分系统[J].中国临床药理学杂志，2004，20（6）：459-461.
[8] 沈怡，刘伟，蒋丽蓉，等.布拉酵母菌治疗儿童急性腹泻的多中心随机对照研究[J]临床儿科杂志，2008，26（6）：528-531.
[10] 方鹤松，段恕诚，董宗祈，等.腹泻病疗效判断标准的补充建议[J].中国实用儿科杂志，1998，06：64.
[11] 98全国腹泻病防治学术研讨会组委会.98全国腹泻病防治学术研讨会会议纪要[J].中华儿科杂志，1999，37（4）：27-28.
[12] 卜国平.ELISA法检测轮状病毒在小儿腹泻中的应用[J].安徽医学，2005，26（4）：273-274.
[13] 中华医学会儿科学分会消化学组，中华医学会儿科学分会感染学组，《中华儿科杂志》编辑委员会.儿童腹泻病诊断治疗原则的专家共识[J].中华儿科杂志，2009，47（8）：634-636.
[14] UNICEF，WHO.Diarrhoea treatment guidelines including new recommendations for the use of ORS and zinc supplementation for clinic-based healthcare workers[J].World Health Organization，2004.
[15] 彭玉，冷丽，孙海鹏，等.小儿推拿治疗240例婴幼儿急性腹泻技术手法特点[J].世界科学技术（中医药现代化），2013，15（4）：774-779.
[16] 赵敏，周思远，陈大帅，等.针灸治疗腹泻临床选穴规律及治法分析[J].针灸临床杂志，2014，30（2）：46-48.

第六节 抽 动 障 碍

抽动障碍（tic disorders，TD）是一种起病于儿童期的神经精神疾病，主要表现为不自主、无目的、快速、重复、刻板的单一或多部位肌肉运动性抽动或发声性抽动。其中，运动性抽动是指头面部、颈肩、躯干及四肢肌肉的收缩运动；发声性抽动实际上是口鼻、咽喉及呼吸肌群的收缩，通过鼻、口腔和咽喉的气流而发声。运动性抽动或发声性抽动可进一步分为简单和复杂两类，但界限不清。与其他运动障碍不同，抽动是在运动功能正常的情况下发生，且非持久性存在[1-4]。抽动形式可以从一种形式转变为另一种形式，不断有新的抽动形式出现。抽动的频度和强度在病程中呈现明显的波动性，新的抽动症状可以取代旧的抽动症状，或叠加在旧的抽动症状之上，使临床表现变得复杂。大约半数患儿共患一种或多种心理行为障碍，其中共患注意缺陷多动障碍（attention deficit hyperactivity disorder，ADHD）最常见，其次是强迫障碍（obsessive-compulsive disorder，OCD），还包括学习困难、睡眠障碍、情绪障碍、自伤行为、品行障碍、暴怒发作等[5]，共患病进一步增加了疾病的复杂性和严重性。本病起病年龄2～21岁，以5～10岁最多见，病情通常在10～12岁最严重[6]，男性明显多于女性，男女之比为3～5∶1。有报道，其抽动症状可随着时间推移逐渐减轻或自然缓解，大多数TD患儿在成年后病情可向好的方向发展，少数患者症状迁延，可因抽动症状或伴发的行为问题而影响生活质量，亦有少数病例治疗后症状无明显改善，可持续至成年或终身。

根据临床特点和病程长短，TD可分为短暂性抽动障碍（transient tic disorder，TTD）、慢性运动性或发声性抽动障碍（chronic tic disorder，CTD）和Tourette综合征（Tourette syndrome，TS），三种类型，患病率分别为5%～7%、1%～2%和0.1%～0.5%[4, 7, 8]。其中，TS又称发声与多种运动联合抽动障碍、多发性抽动症或抽动秽语综合征。TTD可向CTD转化，而CTD也可向TS转化。有些患者不能归于上述任何一类，属于尚未界定的其他类型TD。本病的确切病因和发病机制不清。中枢神经递质失衡、纹状体多巴胺活动过度或突触后多巴胺受体超敏感为其发病机制的关键环节。大量研究表明，本病具有明显遗传倾向。此外，可能与生物、心理和环境等因素有关。

TD的治疗主要是药物治疗和心理行为治疗。治疗药物包括多巴胺受体阻滞剂、中枢性α受体激动剂和选择性5羟色胺再摄取抑制剂等[3, 9, 10]。中医学认为，本病隶属于肝风证、慢惊风、瘛疭等范畴，临床常见肝亢风动、痰火扰神、气郁化火、脾虚痰聚、脾虚肝亢及阴虚风动等证候[11]。

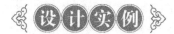

设 计 实 例

一、题目

××胶囊与泰必利片、安慰剂对照治疗小儿多发性抽动症脾虚痰聚证评价其有效性和安全性的分层区组随机、三臂平行对照、双盲双模拟、多中心Ⅲ期临床研究。

二、研究背景

××胶囊是根据小儿多发性抽动症临床经验方研发的第6类中药新药，具有健脾益气，化痰止抽的功效。现拟在Ⅱ期临床试验基础上进行Ⅲ期确证性临床试验。

主要前期研究基础：

（1）药效学实验结果，本品具有镇静、抗惊厥、提高免疫力、改善记忆等作用。

（2）小鼠急性毒性试验结果，成年小鼠最大给药量116.55g（生药）/kg，相当于临床用量的281.5倍；幼年小鼠最大给药量77.7g（生药）/kg，相当于临床用量的187.7倍，未见明显毒性反应；长期毒性试验结果，采用Wistar大鼠每日给药剂量分别为20.7g、10.35g、5.175g/kg，连续90天。结果提示：该药在20.7g（生药）/kg/日剂量（相当于临床人用量50倍）下连续灌胃90天，对大鼠无明显蓄积性毒性和延迟性毒副作用。

（3）Ⅱ期临床试验结果，试验组和对照组抽动疗效的痊显率分别为31.53%和19.82%，总有效率分别为 72.97% 和 75.68%。经 $CMHX^2$ 检验，两组痊显率的组间差异有统计学意义（$P<0.05$），试验组优于对照组。两组抽动疗效的有效率的差值及其 95% 置信区间（95%CI）分别为 2.70%、（-6.95%，12.35%），提示非劣效性检验成立，试验组非劣于对照组。试验中，对照组（泰必利片）出现 11 例不良事件，表现为头晕伴呕吐、乏力、头晕、感冒、头痛、上腹痛和失眠，其中，与药物有关的不良事件为 6 例（头晕伴呕吐、乏力、失眠）；试验组出现 6 例不良事件，表现为失眠、感冒、头晕、嗜睡和腹泻，其中，与药物有关的不良事件为 2 例（头晕）。

三、试验目的与观察指标

（1）确证评价××胶囊治疗小儿多发性抽动症脾虚痰聚证的临床疗效（减少发生频率、减轻严重程度等）。观察指标：耶鲁综合抽动严重程度量表（Yale Global Tic Severity Scale，YGTSS）积分及其分级疗效，社会功能损害积分，单项证候疗效，证候疗效。

（2）进一步观察××胶囊的安全性及不良反应。观察指标：临床不良事件/不良反应发生率；血尿便常规、心电图和肝肾功能等实验室指标。

四、试验总体设计

采用分层区组随机、平行对照、双盲双模拟、多中心临床研究。

（1）随机：采用分层区组随机的方法。运用 SAS 统计软件，按×个中心的病例分配数及随机比例，生成随机数字分组表。

（2）盲法：采用双盲双模拟的方法，分两级设盲。

（3）对照：采用三臂试验设计。阳性药选择泰必利片，符合临床常用、公认安全有效的原则；采用安慰剂对照，以利提高临床试验结果的可靠性。

（4）样本量的估算：根据Ⅱ期临床试验结果，对照组的平均总有效率约为 72.97%，试验组的平均总有效率约为 75.68%，按非劣临床试验样本含量估计公式，设 $\alpha=0.05$、$\beta=0.1$（90% 把握度），试验组约需 210 例患儿，对照组约需 70 例患儿。

以安慰剂为对照计算样本含量：依据文献资料[12]，安慰剂或未予特殊治疗的最高显效率为 46.85%。按优效性临床试验样本含量估计公式，取 $\alpha=0.05$，$\beta=0.20$，差别量设为 0.3，以显效率计算，所需病例数为每组 42 例。

按照《药物注册管理办法》中有关Ⅲ期临床试验试验组不低于 300 例的规定，最终决定，本项试验的样本含量为 600 例，其中，试验组 360 例，阳性对照组和安慰剂对照组各 120 例。

（5）多中心：在×家机构同期进行。

五、诊断标准

1. 西医诊断标准（小儿多发性抽动症）

参照《中国精神障碍分类与诊断标准》第 3 版（CCMD-Ⅲ）[4]。

（1）起病于 18 岁以前，症状可延续至成年。

（2）表现的多种运动抽动和一种或多种发声抽动，多为复杂性抽动，二者多同时出现。

（3）抽动几乎天天发生，1 天多次，至少已持续 1 年以上。或间断发生，且 1 年中症状缓解不超过 2 个月。

（4）抽动可在短时间内受意志控制，在应激下加剧，睡眠时消失。
（5）此障碍致日常生活和社会功能明显受损，患儿感到十分痛苦和烦恼。
（6）不能用其他疾病来解释不自主抽动和发声。

其中（1）、（2）、（3）、（6）必备，参考（4）、（5）即可确定诊断。

2. 中医证候标准（脾虚痰聚证）

参照新世纪全国高等中医药院校规划教材《中医儿科学》制定[13]。
（1）主症：运动性抽动；发声性抽动。
（2）次症：面黄，体瘦，精神不振，胸胁胀闷，夜睡不安，纳少厌食。
（3）舌苔脉象：舌质淡，苔白或腻，脉沉滑或沉缓。

具备主症与次症至少3项，结合舌脉，即可确立辨证。

六、受试者的选择

（一）纳入病例标准

（1）符合小儿多发性抽动症西医诊断标准，并符合脾虚痰聚辨证标准者。
（2）年龄4～17岁者。
（3）法定代理人及受试患儿知情同意，并已签署知情同意书者。

（二）排除病例标准

（1）可用其他疾病解释的不自主运动者，如风湿性舞蹈症、亨廷顿舞蹈症、肝豆状核变性、手足徐动症、肌阵挛、急性运动障碍、癔症的痉挛发作、癫痫和儿童精神分裂、药源性锥体外系症状和其他锥体外系疾病等。
（2）暂时性抽动障碍，或抽动症伴发多动症者。
（3）脑电图检查见有痫性放电者。
（4）合并心脑血管、肝肾和造血系统等原发性疾病患者。
（5）过敏性体质（对两类以上物质过敏）或对已知本制剂组成成分过敏者。
（6）患儿不能合作（包括不能服用胶囊剂型）或正在参加其他药物试验者。
（7）根据医生判断，容易造成失访者。

（三）受试者的退出（脱落）标准

1. 研究者决定退出

（1）出现过敏反应或严重不良事件，根据医生判断应停止试验者。
（2）试验过程中，发生其他疾病，中途停药超过1周以上者。
（3）受试者依从性差（试验用药依从性<80%），或自动中途换药或加用本方案禁止使用的中西药物者。
（4）各种原因的中途破盲病例。
（5）随机化后，发现严重违反纳排标准者。

2. 受试者自行退出

（1）无论何种原因，患者不愿意或不可能继续进行临床试验，向主管医生提出退出试验要求而中止试验者。

（2）受试者虽未明确提出退出试验，但不再接受用药及检测而失访者。

（四）中止试验（中途停止全部试验）的条件（参照本章第一节）

七、试验用药物及给药方案

1. 试验药物的名称和规格

试验药：××胶囊，规格，0.45g/粒。对照药：泰必利片，规格，0.1g/片。安慰剂：××胶囊模拟剂，规格，0.45g/粒。泰必利片模拟剂，规格，0.1g/片。试验用药与其模拟剂的包装一致，性状、颜色等应相同。

2. 试验用药物的包装

按照方案要求，对3组药物进行分装。每个小包装内含药物分别为：① 试验组：试验药+泰必利片模拟剂；② 阳性对照组：××胶囊模拟剂+泰必利片；③ 安慰剂对照组：××胶囊模拟剂+泰必利片模拟剂，用量为 14+2 天用量（按最大年龄组用量包装）。在试验用药物的"标签"中，以××胶囊标签为标准，均注明新药临床研究批准文号、药物编号（即按"处理编码"编制的试验药物顺序号：001～600）、药物名称、功能主治、包装量、服法、贮存条件，以及药物提供单位等。然后再将3个小包装合成一个大包装。1个大包装为每个受试者用量6周药量。大包装的"标签"同前。

3. 药物的随机编盲与应急信件（参照本章第一节）

4. 试验用药物的管理（参照本章第一节）

5. 用药方法

（1）用法用量：① 试验组：4～6岁，每次口服××胶囊2粒+泰必利片模拟剂 1/3 片；7～11岁，每次口服××胶囊3粒+泰必利片模拟剂 1/2 片；12～17岁，每次口服××胶囊4粒+泰必利片模拟剂 1 片，每日3次。② 阳性药对照组：4～6岁，每次口服××胶囊模拟剂 2 粒+泰必利片 1/3 片；7～11岁，每次口服××胶囊模拟剂 3 粒+泰必利片 1/2 片；12～17岁，每次口服××胶囊模拟剂 4 粒+泰必利片 1 片，每日 3 次。③ 安慰剂对照组：4～6岁，每次口服××胶囊模拟剂 2 粒+泰必利片模拟剂 1/3 片；7～11岁，每次口服××胶囊模拟剂 3 粒+泰必利片模拟剂 1/2 片；12～17岁，每次口服××胶囊模拟剂 4 粒+泰必利片模拟剂 1 片，每日 3 次。

（2）疗程：6周。

6. 合并用药

观察过程中，不得使用本方案规定以外的镇静药、抗精神病药，及可乐定、肌苷等西药和具有平肝熄风、豁痰开窍类中药。合并疾病的用药要记录在合并用药表上。

八、安全性评价

1. 试验用药物可能的不良反应

本品的长期毒性试验结果，大鼠血清 Cr 值在正常范围内增高（$p<0.05$），故临床试验中

应重视对肾功能的监测。Ⅱ期临床试验中试验药出现失眠、感冒、头晕、嗜睡和腹泻等 6 例不良事件，且对照药泰必利片可能有嗜睡、头痛、乏力、消化道反应等不良反应，试验中均应密切观察。

2. 安全性评价指标及观测时点

（1）可能出现的临床不良事件（症状体征、疾病/综合征），用药后随时观察。
（2）一般体检项目：① 体温；② 安静时心率；③ 呼吸；④ 血压等，每次复诊时诊察。
（3）血常规、尿常规、便常规、心电图和肝功能（ALT 和 AST）、肾功能（BUN 和 Cr）。基线点、用药后 6 周诊查。
（4）副反应量表（treatment emergent symptom scale，TESS）[14]。基线点、用药后 2 周、4 周、6 周各评定 1 次。

以临床不良事件/不良反应发生率为主要安全性评价指标。

3~5（参照本章第二节）

九、有效性评价

1. 观察指标

（1）人口学资料：性别，年龄，身高，体重，民族。基线记录。
（2）诊断性指标：脑电图。基线检查。
（3）疗效评价指标和观测时点：① 抽动积分及其分级疗效，基线点、用药后 2 周、4 周、6 周各评定 1 次，用药后 6 周评价；② 运动性抽动、发声性抽动因子分，基线点、用药后 2 周、4 周、6 周各评定 1 次；③ 社会功能损害积分，基线点、用药后 2 周、4 周、6 周各评定 1 次；④ 中医证候疗效，用药后 6 周评价；⑤ 单项中医证候疗效，用药后 6 周评价。以抽动分级疗效为主要评价指标。

2. 指标观测方法

（1）耶鲁综合抽动严重程度量表（Yale Global Tic Severityb Scale，YGTSS）[15, 16]。

表 10-6-1　耶鲁综合抽动严重程度量表

（1）数量

症状	得分	运动分	发声分
没有	0		
单一部位（肌群）抽动	1		
多发随意抽动（2~5 个肌群）	2		
多发随意抽动（多于 5 个肌群）	3		
多发随意抽动加至少 1 次多发性自主抽动或很难与随意抽动区别的连续抽动	4		
多发随意抽动加几次自发性自主抽动或很难与随意抽动区别的连续抽动	5		

（2）频度

症状	得分	运动分	发声分
无：无任何抽动行为	0		
几乎没有：在过去的一周中，表现出特殊抽动行为，这些行为很少出现，并非每天都有，即使出现也短暂或少见	1		

续表

(2) 频度

症状	得分	运动分	发声分
有：抽动症状每天都有，但每次抽动之间都有较长的间隔，大量抽动偶尔出现且持续不了几分钟	2		
频繁：抽动症状每天都有，抽动间隔很少多于3小时，大量抽动可有规律出现但仅限于一种场合	3		
较常见：抽动症状出现在醒着的每个小时中，持续抽动规律出现，大量抽动经常出现且仅限于一种场合	4		
常见：抽动症状每时每刻都有，很难确定间隔时间或间隔时间最多不超过5~10分钟合	5		

(3) 发作强度

症状	得分	运动分	发声分
无：抽动症状不存在	0		
轻微：抽动看不到，也听不到（只是在病人自己的体验中）或抽动与自愿行为相比力度小或不被人注意到	1		
轻度：与自愿行为或发音相比力度不大或不被人注意到	2		
中度：抽动症状与自愿行为相比更有力度但没有超出正常行为或抽动的范围，由于强度而使集中于该个体	3		
明显：抽动症状与自愿行为相比更有力度或"夸张"的特点，由于力度和"夸张"特点频繁受到他人注意	4		
严重：强度和表现明显，引起个体的注意或引起躯体外伤（突发、引发或自伤）	5		

(4) 复合性

症状	得分	运动分	发声分
没有：如果有抽动则明显为单一性（突然、短暂、无目的性）	0		
边缘：一些抽动症状很难清晰判为单一的	1		
轻度：一些抽动症状明显呈复合性（表面上有目的性）轻微短暂"自动"行为，如修饰动作、发出音节、短暂有意义的发音如"哼"、"咳"看起来像是伪装	2		
中度：一些抽动症状有明显的复合性（表现为目的性和持续性），大量出现很难伪装，但可以被认为或解释为正常行为或语言（捡物动作、敲击动作、模仿言语）	3		
明显：一些抽动症状明显呈复合性，很难去伪装或解释为正常行为	4		
严重：严重抽动症状已不能伪装或解释为正常	5		

(5) 受干扰情况

症状	得分	运动分	发声分
无：行为或语言不受干扰	0		
轻微：抽动出现时，不会影响行为或语言	1		
轻度：抽动出现时，偶尔可以打断行为或语言	2		
中度：抽动出现时，可以频繁打断行为或语言	3		

(5) 受干扰情况

症状	得分	运动分	发声分
明显：抽动出现时，可以频繁打断行为或语言，偶尔以中断行为或交流	4		
严重：抽动出现时，可以频繁打断行为或语言，频繁中断行为或交流	5		

(6) 社会功能受损程度

症状	得分	总分
无：自尊心、家庭生活、社会交往、学校学习或工作不受影响	0	
轻微：轻微影响自尊心、家庭生活、社会交往、学校学习或工作	10	
轻度：中度影响自尊心、家庭生活、社会交往、学校学习或工作	20	
中度：在自尊心、家庭生活、社会交往、学校学习、工作方面有问题	30	
明显：在自尊心、家庭生活、社会交往、学校学习、工作有较多问题	40	
严重：在自尊心、家庭生活、社会交往、学校学习、工作有很多问题	50	

（2）中医证候分级量化标准。

表 10-6-2 中医证候分级量化标准

症状 \ 分级	无（−）	轻（+）	中（++）	重（+++）
主症	计0分	计2分	计4分	计6分
运动性抽动（YGTSS积分）	0分	≤10分	11~17分	18~25分
发声性抽动（YGTSS积分）	0分	≤10分	11~17分	18~25分
次症	计0分	计1分	−	−
面黄	无	有	−	−
精神不振	无	有	−	−
胸胁胀闷	无	有	−	−
夜睡不安	无	有	−	−
纳少厌食	无	有	−	−
舌脉	计0分	计1分	不计分	
舌象	舌淡红苔薄白	舌淡苔白腻	其他：	
脉象	平脉	脉沉滑或沉缓	其他：	

（3）副反应量表（treatment emergent symptom scale，TESS），参照本书第三章第三节。

3. 终点指标定义和疗效评定标准

（1）抽动疗效"有效"的定义：治疗后，YGTSS抽动积分（量表前50分）减少≥50%。

（2）中医证候疗效评定标准：① 临床控制：证候计分值减少率≥95%；② 显效：证候计分值减少率≥70%，<95%；③ 有效：证候计分值减少率≥30%，<70%；④ 无效：证候计分值减少率<30%。

注：证候计分值减少率 = [（疗前总积分和−疗后总积分和）/疗前总积分和]×100%。

十、试验流程

（1）受试者筛选：对拟纳入的病例，事先诊查病史、症状体征等情况，必要时可做相关的实验室检查进行鉴别诊断，符合入选条件又不符合排除标准者，必须取得本人及其监护人的知情同意、签署"知情同意书"（见病例报告表）后，方可纳入试验。

（2）正式开始试验：纳入试验后，按要求认真填写"研究病历"和"病例报告表"，记录患儿的性别、年龄、身高、体重、病史、症状、体征等内容，检查脑电图、血常规、大便常规、尿常规、心电图、肝功能（ALT、AST）、肾功能（BUN和Cr）等。停用可能正在应用的、不符合本方案的中西药物。然后开始按就诊时间先后顺序和药物编号依次发放试验药物，并按要求进行药物发放登记，开始用药，同时预约复诊日期。

（3）观测时点：开始用药后每二周复查一次（14天±2天、28天±2天、42天±2天），连续6周。用药满6周（试验终点，42天±2天）时，全面复查症状体征，以及实验室检查指标，记录在"研究病历"和"病例报告表"中，并分别对临床症状的改善及抽动严重程度、抽动损害程度进行评价，以便评价药物的安全性与有效性；观察记录不良事件发生情况；回收、清点可能剩余的药物并记录清楚，估算试验用药的依从性；并对脱落病例的原因进行分析。

（4）病例随访：显效以上病例，于用药结束后 4 周±3 天进行随访。主要观察 YGTSS 积分的变化，记录用药情况。对于发生不良事件（包括实验室检查出现异常）者，应追踪观察，直到得到妥善解决或病情稳定。

十一、数据管理（参照本章第一节）

十二、和统计分析（参照本章第一节）

十三、临床试验质量控制与保证

1、2（参照本章第一节）

3. 研究者培训评价标准

评价研究者对于《耶鲁综合抽动严重程度量表（YGTSS）》的效果，采用组内相关系数（intradass correlation coefficient，ICC）。对 ICC 的理解：<0.4，重现性（一致性）差；ICC 在 0.4～<0.75，重现性一般到好；≥0.75，有非常好的重现性。ICC 通常应在 0.7 以上。

十四、试验相关的伦理学要求（参照本章第一节）

十五、试验结束后的医疗措施

试验结束后，应采用目前常规方法治疗，费用由患者自负，结束受试者与研究者的合作关系。患者在试验期间出现与试验药物导致的不良反应，在给药周期结束后，其不良反应仍未治愈者，按有关规定，由申办者负责其治疗费用。不良反应结束后，结束患者与研究者的合作关系。

十六、试验总结与资料保存（参照本章第一节）

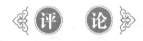

一、研究策略

治疗 TD 的中药，其临床研究的主要目的是控制抽动症状和改善患儿的社会功能，常以 YGTSS 抽动积分或其分级疗效为主要疗效指标，一般做法是设计一项为期 4～8 周的短期试验。为观察药物的巩固和维持疗效，也可以设计一项至少 6 个月的长期试验或随机撤药试验，说明长期用药问题和停药问题。

二、临床试验设计要点

1. 总体设计

TD 属于精神类疾病范畴，安慰剂效应明显，且延迟治疗不至于发生严重不良后果，尽管儿童使用安慰剂存在伦理问题,仍建议至少在Ⅱ期临床试验阶段使用安慰剂对照、剂量探索设计。注册前临床试验,推荐采用活性药物和安慰剂对照的三臂试验设计。对于病情严重如所谓难治性 TD 适应证,可以考虑采用现有治疗基础上的联合治疗设计[17-19]。

2. 诊断标准

目前,TD 的诊断仍以临床现象学诊断为主。一些客观指标如神经系统体征、脑电图、神经影像学检查、实验室检查和神经心理测试等,均非特异性,只能作为辅助诊断依据。

关于 TD 的分类和诊断,可以选用美国精神病学会出版的《精神神经病诊断统计手册》第 4 版(DSM-Ⅳ)/第 5 版(DSM-Ⅴ)、《国际疾病分类》第 10 版(ICD-10)或《中国精神障碍分类与诊断标准》第 3 版(CCMD-3)[4, 20-23]标准。几个标准大同小异,国内外多数学者倾向采用前者。1998 年,Robeitson 等提出单纯性抽动障碍(pure-TS)、全面发展的抽动障碍(full-blown TS)、TS 附加症(TS+)的临床分类诊断,虽简捷实用,但应用并不广泛[17-18]。

3. 受试者的选择

首先应符合拟选适应证的疾病分类诊断和中医证候标准,以及伦理学要求。入选患儿的年龄段应符合 TD 的好发年龄范围,最好包括青少年在内,一般选择 4~17 岁。Ⅱ期临床试验时,目标人群一般为 TS 或和 CTD 患儿,Ⅳ期时可扩大到 TTD 患儿。

应排除 TTD 和难治性 TD。前者自发性症状缓解的几率高,而后者病情较重,对常规药物的反应性差。除非以难治性 TD 为目标适应证,否则应予排除。对于可用其他疾病解释的不自主运动者,如风湿性舞蹈症、亨廷顿舞蹈症、肝豆状核变性、手足徐动症、肌阵挛、急性运动障碍、癔症的痉挛发作、癫痫和儿童精神分裂、药源性锥体外系疾病等,应进一步明确诊断并予排除。对于 TD 的常见共病,如 ADHD、OCD 以及学习困难、睡眠障碍、情绪障碍、自伤行为、猥亵行为等,由于发病率高,一般难以排除,必要时可借助相应量表如 ADHD、OCD 评定量表等同时评估病情,根据药物特点和试验目的,做出纳、排限定。

4. 阳性对照药

阳性对照药应为公认安全、有效的上市药品,可在国家标准所收载的同类病证药物中择优选用。建议选择经过严格临床验证,具有明确的安全性、有效性研究数据的药物。氟哌啶醇和哌迷清是 FDA 批准用于治疗 TD 的药物[24]。《儿童抽动障碍的诊断与治疗建议》(2013)中,推荐的首选药物为硫必利(泰必利片)、哌迷清、舒必利、阿立哌唑、可乐定、胍法辛。其中胍法辛、哌迷清国内儿科临床应用不多[3, 25]。近几年,国内有几种治疗 TD、TS 的中药新药上市,如九味熄风颗粒(金童颗粒)、菖麻熄风片(熄风止动片)等,试验设计中也可以酌情选用[26-28]。

氟哌啶醇为多巴胺受体阻滞剂,治疗 TS 有效率 50%~82.5%,但副作用较大。据报道,其锥体外系症状和动眼危象发生率可达 13%,长期大量使用可出现迟发性运动障碍,伴随可出现口干、视物模糊、乏力、便秘、出汗、溢乳、男子女性化乳房等,少数病人可能引起抑郁反应,偶见过敏性皮疹、粒细胞减少、学习精力不足、木僵状态等[29]。硫必利是新型精神经安定剂,服用方法从小剂量(50mg)开始,每日 2 次,连用 1 周。如 1 周后症状仍不能控制再加量,常用量为 200~400mg/d。该药毒性小,无明显锥体外系不良反应,仅大剂量时少数病人引起嗜睡、兴奋、闭经、发胖或胃肠道不适等,对长期服用而剂量偏高者,应注意定期检查肝功能。可乐定是一种中枢性 α_2 受体激动剂，特别适用于共患 ADHD 的 TD 患儿。其疗效不及氟哌啶醇和哌迷清，有效率 22%~70%，常用治疗剂量为 0.1~0.3mg/d，分 2~3 次口服。对口服制剂耐受性差者，可使用可乐定贴片。可乐定的起效较慢，服药至观察到疗效通常需要 4~6 周，其副作用较小，部分患儿出现镇静，少数患儿出现头昏、头痛、乏力、口干、易激惹和心率增快等[3, 30]。

5. 基础治疗与合并用药

建议参照中华医学会神经病学分会《抽动秽语综合征诊断和治疗指南》（2009）[24]，对于 TD 患儿进行健康教育。为减少干扰因素，一般不主张对共病的 TD 患儿进行合并用药治疗。由于部分试验药物或对照药物可能同时对共病也有效，可以同时观察药物对共病的治疗效果。

6. 试验流程

TD 多为慢性过程，建议设计导入期。由于 YGTSS 量表评价需要至少 1 周，导入期一般设 1~2 周，以达到稳定基线和洗脱药物的目的。TD 临床试验常以化学药为对照，往往需要滴定用药 2~3 周，方可达到疗效稳定。结合量表评价，建议短期试验的疗程至少 4~8 周，最好 12 周。可根据试验目的，设计 4 周的有效性随访。

7. 有效性评价

（1）评价指标体系：YGTSS 是国际公认的 TD 病情评价量表，分抽动症状积分和社会功能损害积分两部分，各评 50 分。国外常以总积分或总积分减少至少 50%定义为"有效"的有效率，作为主要评价指标，国内则多采用抽动积分（前 50 分）或其有效率。其他指标如运动性抽动和发声性抽动（数量、频度、发作强度、复合性和干扰）因子分，社会功能损害因子分，以及中医证候疗效、CGI 量表评分等，作为次要评价指标。

（2）TD 评价量表：量化评定 TD 患儿临床症状的严重程度，便于评估治疗效果。目前，临床常用抽动严重程度和疗效评定量表有以下几种：耶鲁综合抽动严重程度量表（YGTSS），Hopkins 抽动量表（Hopkins motor and vocal tic scale，HMVTS），TS 综合量表（tourette syndrome global scale，TSGS），综合抽动评定量表（GTRS）等。

YGTSS 是广泛应用于国内外 TD 临床研究的一种较为成熟的量表[26-28, 31, 32]。该量表简便易行，量化准确，一般经过一致性培训的儿科医生均能熟练运用[15, 33]。必要时，可采用非抽动量表（non-tic scales），如 ADHD 评定量表和 OCD 评定量表等，评估共病治疗效果。

8. 副反应量表（TESS）[14]的运用

TESS 由美国 NIMH1973 年编制的、WHO 协作研究中经常使用的、用于评定精神科治疗副反应的量表，可以反映多个系统的药物不良反应症状及实验室改变。主要用于成年人住院患者，也可以用于青少年患者。

TESS 将至少 33 项症状归纳为 6 组，依次为：行为的不良反应，实验室检查，神经系统反应，自主神经系统症状，心血管系统反应及其他。其评定，分严重程度及处理两大内容。严重程度按 0~4 级评分，即 0 = 无该项症状；1 = 偶有该项症状；2 = 轻度，不影响正常功能；3 = 中度，对正常功能有某种影响或损害；4 = 重度，对正常功能有明显损害或残废。同时评定和记录不良反应与药物的关系及采取的措施。最后进行不良反应的总评定，包括总严重程度（A）和患者诉述因副反应所引起的痛苦（B）的判断，并与同一研究中的其他治疗病人相比，判断标准：0＝无，1＝轻，2＝中，3＝重，4＝不肯定。

9. 试验结束后的医疗措施

TS 的治疗时间一般较长，应关注临床试验结束后持续用药问题。试验结束后，如病情得到控制，应规定受试患儿后续治疗方案。

10. 试验的质量控制

TD 一般采用量表学评价，具有一定的主观性。因此，要求在试验前对全部研究者进行量表的一致性培训，经一致性检验合格后，方可实施临床试验。

参 考 文 献

[1] Cath D C, Hedderly T, Ludolph A G, et al.European clinical guidelines for Tourette syndrome and other tic disorders.Part I：assessment[J].European child & adolescent psychiatry, 2011, 20（4）：155-171.
[2] Leckman J F, Peterson B S, Pauls D L, et al.TIC DISORDERS*[J].Psychiatric Clinics of North America, 2012, 344（4）：839-861.
[3] 中华医学会儿科学分会神经学组.儿童抽动障碍的诊断与治疗建议[J].中华儿科杂志, 2013, 51（1）：72-75.
[4] 中华医学会精神科分会.中国精神障碍分类与诊断标准[M].第3版.济南：山东科学技术出版社, 2001.
[5] 邓红珠, 皱小兵.儿童抽动障碍共患病[J].中国实用儿科杂志, 2012, 7（27）：485-486.
[6] Kurlan R.Handbook of Tourette's syndrome and related tic and behavioral disorders：Second Edition[M].CRC Press, 2004.
[7] 刘智胜.小儿多发性抽动症[M].北京：人民卫生出版社, 2002：17-21.
[8] 刘智胜.儿童抽动障碍的研究现状与进展[J].临床儿科杂志, 2009, 27（11）：1098-1100.
[9] State MW.The genetics of Tourette disorder[J].Curr Opin Genet Dev, 2011, 21：302-309.
[10] 徐通, 周朔.儿童抽动障碍病因及发病机制[J].中国实用儿科杂志, 2012, 27（7）：502-505.
[11] 中华中医药学会.中医儿科常见病诊疗指南[M].北京：中国中医药出版社.2012：73.
[12] 杜亚松, 李华芳, 钟佑泉.可乐定透皮贴剂治疗抽动障碍的随机、双盲、安慰剂对照、多中心临床试验[J].上海精神医学, 2006, 18（4）：193-198.
[13] 汪受传.普通高等教育"十一五"国家级规划教材·中医儿科学[M].第8版.北京：中国中医药出版社, 2007：115-118.
[14] 张明园.精神科评定量表手册[M].长沙：湖南科学技术出版社, 1998：183-188.
[15] Leckman JF, Riddle MA, Hardin MT, et al.The Yale Global Tic Severity Scale：initial testing of a clinician-rated scale of tic severity[J].Am Acad Child Adolesc Psychiatry.1989, 28（4）：566-573.
[16] Storch E A, Murphy T K, Fernandez M, et al.Factor-analytic study of the Ya-le Global Tic Severity Scale[J].Psychiatry research, 2007, 149（1）：231-237.
[17] 中华中医药学会儿科分会临床评价学组.儿童抽动障碍中药新药临床试验设计与评价技术指南[J].药物评价研究, 2015, 38（6）：589-595.
[18] 胡思源, 王卉, 杨常泉.中药治疗小儿抽动障碍临床研究技术要点[J].中医儿科杂志, 2011, 7（1）：17-19.
[19] 马融, 胡思源.儿科疾病中医药临床研究技术要点[M].北京：中国医药科技出版社, 2012.
[20] American Psychiatric Association.Diagnostic and Statistical Manual of M-ental Disorders[M].Fourth Edition（DSM-Ⅳ）.Arlington VA, American Psychiatric Association, 1994.
[21] 美国精神医学学会编著.精神障碍诊断与统计手册（第五版）DSM-5[M].张道龙, 等译.北京：北京大学出版社, 2014.
[22] American Psychiatric Association.Diagnostic and Statistical Manual of M-ental Disorders[M].Fifth Edition（DSM-Ⅴ）.Arlington VA, American Psychiatric Association, 2013.
[23] 董景五主译.疾病和有关健康问题的国际统计分类·第十次修订本（ICD-10）[M].第2版.北京：人民卫生出版社, 2008.
[24] 中华医学会神经病学分会帕金森病及运动障碍学组.抽动-秽语综合征诊断与治疗指南（2009）[EB/OL].[2015-1-3].http://guide.medlive.cn/guideline/1210.
[25] Kurlan R.Tourette's syndrome[J].New England Journal of Medicine, 2010, 363（24）：2332-2338.
[26] 晋黎, 马融, 胡思源, 等.熄风止动片治疗小儿多发性抽动症肝风内动挟痰证的临床研究[J].现代药物与临床, 2010, 25（2）：148-151.

[27] 马融,胡思源,田恬,等.熄风止动片与安慰剂对照治疗小儿抽动障碍肝风内动挟痰证的临床研究[J].中国中西医结合杂志,2014, 34(4):426-430.
[28] 马融,胡思源,魏小维,等.金童颗粒治疗小儿抽动障碍的临床研究[J].环球中医药,2010,3(1):31-34.
[29] 胡夫东,田胜硕,李志春.小剂量氟哌啶醇治疗抽动障碍的疗效观察[J].四川精神卫生,2007,20(2):134.
[30] Leckman J F, Hardin M T, Riddle M A, et al.Clonidine treatment of Gilles de la Tourette's syndrome[J].Archives of General Psychiatry, 1991, 48 (4): 324-328.
[31] Jankovic J, Jimenez-Shahed J, Brown L W.A randomised, double-blind, placebo-controlled study of topiramate in the treatment of Tourette syndrome[J].Journal of Neurology, Neurosurgery & Psychiatry, 2010, 81 (1): 70-73.
[32] Yoo H K, Joung Y S, Lee J S, et al.A multicenter, randomized, double-blind, placebo-controlled study of aripiprazole in children and adolescents with Tourette's disorder[J].The Journal of clinical psychiatry, 2013, 74 (8): 1, 478-780.
[33] 钟佑泉,吴惧,谢晓丽,等.耶鲁抽动症整体严重度量表对抽动障碍患儿的临床评估[J].中国实用儿科杂志,2006,21(3):214-216.

第七节　注意缺陷多动障碍

注意缺陷多动障碍（attention deficit hyperactivity disorder，ADHD）又称儿童多动综合征/多动症，也曾称轻微脑功能障碍综合征，是最常见的儿童和青春期精神疾病之一。主要表现为与年龄不相称的注意力易分散，注意广度缩小，不分场合的过度活动，情绪冲动并伴有认知障碍和学习困难，智力正常或接近正常。有调查显示，60%～80%的患儿存在一种及以上的共患病，包括破坏性行为障碍（对立违抗性障碍和品行障碍）、心境障碍、焦虑障碍或抽动障碍等，常罹及儿童青少年的社会功能和社会行为，甚至于成年后出现反社会人格障碍和犯罪行为等。ADHD全球患病率约为5%～6%，我国的患病率为4.31%～5.83%，7岁前起病，符合诊断标准至少6个月方可诊断，多呈慢性过程，70%的患儿症状可持续至青少年，少部分持续至成年期[1-7]。目前，儿童精神科学者普遍认为，ADHD是一种影响终身的慢性疾病。

迄今，ADHD的病因及发病机制尚未阐明。近年来，国内外学者多数认为，其为生物-心理-社会多因素综合作用所致的一种综合征。治疗手段包括药物、社会心理行为干预和综合治疗等。其中，治疗药物主要有中枢兴奋剂、中枢去甲肾上腺素调节药物和抗抑郁剂等[8]。

根据ADHD的临床表现，中医学一般将其归属于"躁动"、"失聪"、"健忘"、"脏躁"等范畴。临床常见肝肾阴虚、心脾两虚、痰火扰心、脾虚肝旺、肾虚肝亢等证候[9, 10]。

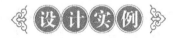

一、题目

评价××糖浆治疗4～6岁儿童注意缺陷多动障碍症状缓解效果和安全性的随机、阳性药平行对照、多中心临床研究。

二、研究背景

××糖浆是已上市的中药制剂，具有调补阴阳、开窍益智的功效，用于小儿轻微脑功能障碍综合征。现计划开展多中心临床试验，研究其治疗4～6岁儿童ADHD的有效性和安全性。

三、试验目的与观察指标

（1）评价××糖浆对4～6岁ADHD（肝肾阴虚证）的症状缓解作用。观察指标：NICHQ范德比尔特评定量表（父母问卷）评分、Conners简明症状问卷（教师版）评分、儿童总体评定量表（children's global assessment scale，CGAS）评分，以及中医证候评分。

（2）观察××糖浆对4～6岁儿童临床应用的安全性。观察指标：① 临床不良事件/不良反应发生率；② 一般体检项目，如体温、脉搏、呼吸、血压等；③ 血常规、尿常规、便常规、心电图和肝功能、肾功能等。

四、试验总体设计

采用随机、中药阳性药平行对照、多中心临床研究的方法。

（1）随机：采用分层区组随机的方法。运用SAS统计软件，按×个中心的病例分配数及随机比例，生成随机数字分组表。

（2）盲法：开放试验。

（3）对照：采用静灵口服液作为阳性对照药。

（4）多中心：×家医院同期进行试验。

（5）样本量：计划样本量为240例。按1∶1的比例，试验组与对照组各纳入120例。

五、诊断标准

（一）西医诊断标准（ADHD）

采用美国《精神障碍诊断与统计手册》第四版（DSM-Ⅳ）ADHD诊断标准[11]。

1. 临床诊断标准

（1）症状①或②有一成立。① 下列注意缺陷的症状有六项（或以上）时常出现，持续至少6个月，已达适应不良并与其发展阶段不相称的程度。注意缺陷（inattention）：a 无法专注于细节的部分，或在做学校作业或其他的活动时，出现粗心的错误。b 很难持续专注于工作或游戏活动。c 对他（她）说话时，好像都没有在听。d 很难遵照指示做事或无法完成功课、家事、或工作（并不是由于对立性行为或无法了解指示的内容）。e 组织规划工作及活动有困难。f 逃避或不愿意做需要持续性动脑的工作（如学校或家庭作业）。g 弄丢工作或活动必须要用的东西（如玩具、学校作业、铅笔、书、工具、或文具）。h 很容易受外在刺激影响而分心。i 在日常生活中忘东忘西。② 下列多动-冲动的症状有六项（或以上）时常出现，已持续至少6个月，达适应不良并与其发展阶段不相称的程度。多动（hyperactivity）：a 在座位上手脚动个不停或局促不安的扭动。b 在教室或是其他必须坐着的场合，会任意离开座位。c 在不适当的场合，乱跑或爬高爬低（在青少年或成人可仅限于主观感觉到静不下来）。d 很难安静地玩或参与休闲活动。e 总是一直在动或是像被马达驱动着一般停不下来。f 话很多。冲动（implusivity）：g 在问题还没问完前就冲口回答问题。h 在游戏中或团体活动中，很难等待轮流。i 打断或干扰别人（如插嘴或打断别人的游戏）。

（2）有些造成损害的多动-冲动或注意缺陷的症状，在7岁以前即出现。

(3)此症状造成的某些损害存在于两种或两种以上的情境(如在学校或工作场所及在家中)。

(4)必须有明确证据显示社会、学业或职业功能存在着临床重大损害。

(5)症状不是出现在广泛性发育障碍、精神分裂症或其他精神病性障碍的病程中,也无法以其他精神障碍(如心境障碍、焦虑障碍、分离障碍或人格障碍)来解释。

2. 临床分型

(1)注意缺陷型:在注意缺陷分量表中的9项症状中至少符合6项,同时符合上述诊断标准中有关起病与病程、严重程度及排除疾病等方面的相关标准。

(2)多动/冲动型:在多动、冲动的9项症状中至少符合6项,同时符合上述诊断标准中有关起病与病程、严重程度及排除疾病等方面的相关标准。

(3)混合型:同时符合注意缺陷型和多动/冲动型的诊断标准(各型均须符合至少6项分量表症状)。

(二)中医辨证标准(肝肾阴虚证)

参考《中医病证诊断疗效标准》[12]、《中医儿科学》[13]制定。主症:多动不宁,神思涣散,性急易怒。次症:口干咽燥,手足心热,盗汗,失眠多梦,大便秘结。舌脉:舌质红,少苔或无苔,脉细数。具备主症总分≥4分,次症总分≥3分,参考舌苔脉象,即可确立辨证。

六、受试者的选择

(一)纳入病例标准

(1)符合西医儿童注意缺陷多动障碍诊断标准。

(2)符合中医肝肾阴虚证辨证标准。

(3)年龄4~6周岁。

(4)近2周内未用过任何精神活性物质及相关中药如静灵口服液、苯异妥因、苯丙胺、匹莫林、丙咪嗪等神经兴奋剂或三环抗抑郁药。

(5)知情同意,志愿受试,并签署知情同意书。

(二)排除病例标准

(1)合并有心血管、肝、肾、造血系统和神经系统等严重器质性疾病,如:甲亢、慢性肾炎、肝炎、先天性心脏病、小儿舞蹈症、亚急性脑炎等。

(2)不能用所试验病证病情解释的血肌酐(Cr)、血尿素氮(BUN)和谷丙转氨酶(ALT)、谷草转氨酶(AST)增高,尿蛋白或尿红细胞+以上者。

(3)视力或听力障碍导致类似儿童注意缺陷多动障碍表现者。

(4)智力低下小儿类似儿童注意缺陷多动障碍表现者。

(5)精神发育迟滞、广泛性发育障碍、儿童精神分裂症、躁狂发作和双相障碍、特殊性学习技能发育障碍、Tourette综合征等严重心理、精神疾患所导致的多动症状等。

(6)各种药物的副反应所导致的多动症状等。

(7)过敏性体质(对两类以上物质过敏)或对已知本制剂组成成分过敏者。

(8)患儿不能合作或正在参加其他药物试验者。

（9）根据医生判断，容易造成失访者。

（三）受试者的退出（脱落）标准

1. 研究者决定退出

（1）出现过敏反应或严重不良事件，根据医生判断应停止试验者。
（2）试验过程中，发生其他疾病，中途停药超过1周以上者。
（3）受试者依从性差（试验用药依从性＜80%），或自动中途换药或加用本方案禁止使用的中西药物者。
（4）各种原因的中途破盲病例。
（5）随机化后，发现严重违反纳排标准者。

2. 受试者自行退出

（1）无论何种原因，患者不愿意或不可能继续进行临床试验，向主管医生提出退出试验要求而中止试验者；
（2）受试者虽未明确提出退出试验，但不再接受用药及检测而失访者。

（四）中止试验（中途停止全部试验）的条件（参照本章第一节）

七、试验用药物及治疗方案

1. 试验用药物的名称与规格

受试药物：××糖浆，规格：10ml/支。阳性对照药：静灵口服液，规格：10ml/支。以上药物由申办者提供，并符合质量要求。

2. 试验用药物的包装

入组以后每位入选受试者一个大包装药盒内两中包装，内含8周所需的最大数量另加6天的富余量的药物，包装上附有标签，标签内容有批准文号、药物编号、服法用量、包装量、储存条件、药物供应单位。包装过程应写出书面记录，记载包装的数量、过程、清点结果、负责人员等。

3. 试验用药物的管理（参照本章第一节）

4. 用量用法

（1）用药方法：① 试验组：××糖浆，4~6岁，每日3次，每次10ml（1支）。② 对照组：静灵口服液，4~5岁，每次5ml（半支）；6岁，每次10ml（1支）；每日2次。
（2）疗程：8周。

5. 合并用药

（1）除试验用药外，观察期间禁止使用其他治疗的中药或西药。
（2）合并疾病所必须继续服用的药物，或其他治疗必须在研究病历记录药名（或其他疗法名）、用量、使用次数和时间等，以便总结时加以分析和报告。

八、安全性评价

1. 安全性评价指标及观测时点

（1）可能出现的临床临床不良事件/不良反应，随时记录。

（2）一般体检项目，如体温、脉搏、呼吸、血压等；

（3）血常规、尿常规、便常规、心电图、肝功能（ALT、AST、TBIL、γ-GT、AKP）、肾功能（BUN、Cr）。

不良事件随时观察；一般体检项目及实验室指标治疗前、治疗后检查。安全性检查疗后新异常出现或异常明显加重项目要跟踪至正常或稳定。以临床不良事件/不良反应发生率为主要安全性评价指标。

2～5（参照本章第一节）

九、有效性评价

1. 观察项目

（1）人口学指标：① 性别；② 年龄；③ 身高；④ 体重。在基线点、治疗满16周及试验结束后12周随访时分别诊查1次。

（2）一般临床资料：病史、病程、病情、治疗史、药敏史、合并疾病及用药。

（3）有效性指标：① NICHQ 范德比尔特随访量表（父母问卷）评分。② Conners 简明症状问卷（教师版）评分。③ 儿童总体评定量表（CGAS）评分。④ 中医证候量表评分。分别在用药前、治疗满 2、4、6、8 周进行评估。以 NICHQ 范德比尔特随访量表（父母问卷）评分为主要有效性指标。

（4）诊断指标，NICHQ 范德比尔特诊断量表（父母问卷）。

2. 评价相关量表

（1）NICHQ 范德比尔特随访量表（父母问卷）。

表 10-7-1 NICHQ 范德比尔特随访量表（父母问卷）

填表日期：_____ 儿童姓名：_____ 出生日期：_____				
父母姓名：_____ 联系电话：_____				
指导语：每一个评定项目都应该考虑到是否与孩子所处的年龄阶段相称。请考虑上次评定后孩子的行为。				
您对孩子的评价是基于　　□服药期间　　□未服药期间　　□不确定？				
注意缺陷症状	无	偶尔	经常	总是
1. 不注意细节或者在做作业时犯粗心的错误	0	1	2	3
2. 做事情时很难保持注意力	0	1	2	3
3. 当别人对他说话时好像没在听	0	1	2	3
4. 不听从指令，无法完成各种活动（不是因为拒绝或者没听懂）	0	1	2	3
5. 很难组织好任务和活动	0	1	2	3
6. 逃避、讨厌或者不愿意做需要持续用脑的任务	0	1	2	3
7. 把任务或活动的必需品弄丢（玩具、作业、铅笔或者书本）	0	1	2	3
8. 容易因噪音或其他外界刺激分心	0	1	2	3
9. 忘记日常活动	0	1	2	3

续表

多动/冲动症状	无	偶尔	经常	总是
10. 坐不住，手脚动作多或者身体扭来扭去	0	1	2	3
11. 在要求坐着的场合离开座位	0	1	2	3
12. 在需要坐着的场合过分的跑动或者爬上爬下	0	1	2	3

多动/冲动症状	无	偶尔	经常	总是
13. 在休闲活动中很难安静的玩耍	0	1	2	3
14. 忙忙碌碌或者好像"装了发动机"一样	0	1	2	3
15. 说话太多	0	1	2	3
16. 在问题没有问完之前就不假思索地说出答案	0	1	2	3
17. 难以按顺序等待	0	1	2	3
18. 干扰或者打断其他人的交谈和/或活动	0	1	2	3

行为表现	很好	较好	一般	稍差	很差
19. 整体成绩	1	2	3	4	5
20. 阅读	1	2	3	4	5
21. 写作	1	2	3	4	5
22. 数学	1	2	3	4	5
23. 和父母的关系	1	2	3	4	5
24. 和同胞的关系	1	2	3	4	5
25. 和伙伴的关系	1	2	3	4	5
26. 参加有组织的活动（例如球队）	1	2	3	4	5

医生填写

1-18 题症状总分：_____

19-26 题平均行为分：_____

目前这些副作用构成问题吗？

副作用：上周您的孩子是否出现了下列的任何一种副作用或问题？

	无	轻	中	重

头疼

胃疼

食欲改变-在下面进行说明

睡眠问题

早晨后段、下午后段或者晚上易激惹-在下面进行说明

社会退缩-和其他人的交往减少

过分的悲伤或者不同寻常的哭喊

行为迟钝、疲倦，无精打采

震颤/感到晃动

重复动作、抽动、痉挛、颤搐和眨眼-在下面进行说明

抓皮肤或者咬手指、指甲或者咬嘴唇、脸颊

看到或者听到不存在的东西

(2) Conners 简明症状问卷（教师版）。

表 10-7-2　Conners 简明症状问卷（教师版）

项目	评分标准 无	稍有	相当多	很多
1. 扭动不停	0	1	2	3
2. 在不应出声的场合制造噪声	0	1	2	3
3. 提出要求必须立即得到满足	0	1	2	3
4. 动作粗鲁（唐突无礼）	0	1	2	3
5. 暴怒及不能预料的行为	0	1	2	3
6. 对批评过分敏感	0	1	2	3
7. 容易分心或注意力集中成为问题	0	1	2	3
8. 妨害其他儿童	0	1	2	3
9. 白日梦	0	1	2	3
10. 噘嘴和生气	0	1	2	3
11. 情绪变化迅速和激烈	0	1	2	3
12. 好争吵	0	1	2	3
13. 能顺从权威	0	1	2	3
14. 坐立不安，经常"忙碌"	0	1	2	3
15. 易兴奋，易冲动	0	1	2	3
16. 过分要求教师的注意	0	1	2	3
17. 好像不为集体所接受	0	1	2	3
18. 好像容易被其他小孩领导	0	1	2	3
19. 缺少公平合理竞赛的意识	0	1	2	3
20. 好像缺乏领导能力	0	1	2	3
21. 做事有始无终	0	1	2	3
22. 稚气和不成熟	0	1	2	3
23. 抵赖错误或归罪他人	0	1	2	3
24. 不能与其他儿童相处	0	1	2	3
25. 与同学不合作	0	1	2	3
26. 在努力中容易泄气（灰心丧气）	0	1	2	3
27. 与接受不合作	0	1	2	3
28. 学习困难	0	1	2	3
合计得分				

因子	行为	项目	得分
Ⅰ	品行行为	4 5 6 10 11 12 23 27	
Ⅱ	多动	1 2 3 8 14 15 16	
Ⅲ	不注意-被动	7 9 18 20 21 22 26 28	
多动指数		1 5 7 8 10 11 14 15 21 26	

(3) 儿童总体评定量表（CGAS）。

表 10-7-3　儿童总体评定量表（CGAS）

评价儿童的各种社会功能和心理功能（交往、参加各种活动、学习、生活）。

根据儿童最近 1 个月的表现评定，≤70 分为异常范围。编码（注：可用中间编码，例如，45, 68, 72）

91-100　在各方面都有极好的功能（在家庭，学校与伙伴们在一起时），参与广泛的活动并且有兴趣（例如，爱好或参与课外活动，或属于一个有组织的团体，如球队等）。友爱、自信，几乎没有日常忧虑和困扰。在学校表现很好。没有症状。

续表

评价儿童的各种社会功能和心理功能（交往、参加各种活动、学习、生活）。

根据儿童最近1个月的表现评定，≤70分为异常范围。编码（注：可用中间编码，例如，45，68，72）

81-90　　在各方面功能较好，在家庭，学校与伙伴们在一起时没有危险性。仅有暂时性的困难，或偶有一些日常小问题（例如，重要考试前出现轻度焦虑，与兄弟姐妹、父母或同伴偶尔发生小摩擦）。

71-80　　在家庭，学校与伙伴们在一起时仅有极轻微的功能损害。可能在应对生活压力时出现一些困扰行为或沮丧情绪（例如，父母离异、死亡或弟妹的出生等），而且这些社会功能和行为的异常很轻微也很短暂。这些孩子只是轻微地干扰到别人，了解他们的人认为那是正常的。

61-70　　一般功能表现良好，只是在某一方面有些困难（例如，偶尔发生的反社会行为，像偶尔逃学或小额盗窃，在完成学校作业方面出现一贯的小困难，有短暂的情绪变化，出现不会导致完全回避行为的恐惧和焦虑，自我怀疑等）。保持着某些有意义的人际关系。大多数不太了解这个孩子的人们会忽视他/她异常发展的行为，但这些行为足以引起那些比较了解他/她的人们的关注。

51-60　　在某几个方面的社会活动领域中，并非全部社会领域，出现零散的功能缺陷或症状。这个孩子在心理功能或社会功能失常的方面或事件中会侵扰到周围的人，但在其他尚能表现正常的方面则不会扰及他人。

41-50　　在大多数社会活动领域中有中度功能障碍，或在某一方面有严重功能损害，例如自杀冲动、沉默、厌学和其他形式的焦虑，强迫仪式性动作，主症变换，经常性的焦虑攻击，贫乏的、不适当的社会技能，经常的挑衅事件或其他反社会行为，但仍然具有一些有意义的社会关系。

31-40　　在几方面都有重大的功能损害，并且在其中一方面有功能丧失，侵扰家庭、学校和伙伴们，并非由于被教唆而出现的持续的攻击行为，由于情绪或思维障碍引起的显著的退缩和孤立行为，致死性的自杀行为，这样的孩子需要特殊教育和/或住院收容或退学（但这并不能作为列入此类的充分标准）。

21-31　　在几乎所有的方面都有功能丧失，例如，整天待在家里、病房或床上，不参加社会活动，或在现实检验中有严重损害，或严重的交流障碍（例如，有时言语不连贯、行为明显不适当）。

11-20　　需要相当程度的监护以防止伤人或自伤（例如，频繁的暴力，多次企图自杀），不能保持个人卫生，在所有形式的交流中都有严重损害（例如，严重异常的言语和手势沟通，缄默）。

1-10　　由于严重的自伤或伤人的行为，或在现实检验、沟通、认知、影响或个人卫生中的严重损害，需要24小时不间断的监护。

（4）中医证候分级量化标准。

表10-7-4　中医证候分级量化标准

分级 症状	无（-）	轻（+）	中（++）	重（+++）
主症	计0分	计2分	计4分	计6分
多动不宁	活动正常	偶有活动过多，经提醒能自检	打扰其他儿童，需经常提醒	频频多动、不宁，不能自控
神思涣散	神思集中	上课时坚持不到40分钟，学习效率低下，用脑易疲倦	上课时坚持不到20分钟，平素记忆减退，丢三落四	上课时坚持不到10分钟，充耳不闻
性急易怒	平静和气	性情有点急躁，容易生气	性情较急躁，经常生气，易激惹	性情很急躁，莫名发怒
次症	计0分	计1分	计2分	计3分
口干咽燥	无	咽喉微干，稍饮水即可缓解	咽喉干燥，饮水能解	咽喉干燥难忍，饮水也难缓解
手足心热	无	手足心发热，时有时无	手足心发热，手足需暴露	手足心发烫，欲持冷物，终日烦不宁
盗汗	无	仅手足心出汗	全身出汗，但未打湿衣服	全身出汗，且打湿衣被、枕头
失眠多梦	无	偶有失眠多梦	经常失眠多梦	常被噩梦惊醒，睡眠严重不足
大便秘结	无	大便头干	大便干	大便干燥，需开塞露或手通辅助大便

续表

症状＼分级	无（−）	轻（＋）	中（＋＋）	重（＋＋＋）
舌脉	计0分	计1分	−	
舌质	淡红	舌红	其他：	
舌苔	薄白	舌苔少或无苔	其他：	
脉象	平脉	脉细数	其他：	
其他				

3. 疗效判定标准

（1）儿童ADHD缓解症状"有效"的定义：服药后NICHQ范德比尔特评定随访量表（父母问卷）症状积分较治疗前下降≥40%[14]。

（2）中医证候疗效判定标准，参照冷方南等主编的《儿童多动症临床治疗学》（2010年版）临床制定[15]。临床控制：服药后中医证候积分较治疗前下降≥90%。显效：服药后中医证候积分较治疗前下降≥60%。有效：服药后中医证候积分较治疗前下降率≥35%。无效：服药后中医证候积分较治疗前下降率＜35%，或无下降，甚至增加。

十、试验流程

表10-7-5 试验流程表

阶段	入组	治疗后				随访
访视	第1次	第2次	第3次	第4次	第5次	第6次
时间	服药前	2周末	4周末	6周末	8周末	结束后4个月末
签署知情同意书	×					
采集基本病史	×					
一般体检	×				×	
填写一般资料	×					
血、尿、便常规	×				×	
肝、肾功能	×				×	
心电图	×				×	
NICHQ父母量表	×（诊断）	×（随访）	×（随访）	×（随访）	×（随访）	×（随访）
Conners简明教师量表（教师版）	×		×		×	×
CGAS医生总评量表	×	×	×	×	×	×
中医证候评分	×	×	×	×	×	×
入组审核	×					
记录合并用药	×	×	×	×	×	
不良事件记录		×	×	×	×	×
疗效性评价					×	×
安全性评价		×	×	×	×	×

十一、数据管理（参照本章第一节）

十二、统计分析（参照本章第一节）

十三、试验质量控制与保证

1、2（参照本章第一节）

3. 量表的一致性培训

ADHD 的临床疗效评价，一般以基于 DSM-Ⅳ 的量表总分为主要指标。试验前，应对多中心的全体研究者进行量表一致性培训，并采用 ICC（组内相关系数）评价全体研究者 YGTSS 量表的培训效果。对 ICC 的理解：<0.4，重现性（一致性）差；0.4≥ICC<0.75，重现性一般到好；≥0.75，有非常好的重现性。ICC 通常应在 0.7 以上。

十四、试验相关的伦理学要求（参照本章第一节）

十五、试验结束后的医疗措施

试验结束后，如有效且未发现安全性问题，则建议受试者继续服药至少 4 个月；如无效，则改用其他常规方案治疗。上述治疗所需费用由患者自理，结束患者与研究者的合作关系。患者在试验期间出现由试验药物导致的不良反应，在给药周期结束后，其不良反应仍未治愈者，按有关规定，由申办者负责其治疗费用。不良反应结束后，结束患者与研究者的合作关系。

十六、试验总结与资料保存（参照本章第一节）

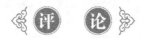

评 论

一、研究策略

治疗儿童 ADHD 的中药，其临床试验目的主要是探索或确证试验用药对核心症状（注意缺陷、多动和易冲动）的缓解作用，同时观察对社会功能（学业成绩、人际关系等）的改善作用，可以通过一项至少为期 6 周的临床试验评价其短期疗效。长期疗效的证实必须通过至少一项设计良好的至少 6 个月的临床研究（如延长双盲试验时间或采用随机撤药设计）来实现。对于 ADHD 共患病，一般需要进行独立的设计，并采用相应的量表进行评价。

二、临床试验设计要点

1. 试验总体设计

ADHD 临床试验设计，应遵循随机、双盲、平行或交叉对照、多中心研究的原则。儿童和青少年应当分层设计。本病无自杀倾向等严重后果，可以考虑采用安慰剂对照。基于试验的内部确证性考虑，推荐包含安慰剂和活性药对照的三臂试验设计，可以是相对于活性药的优效性设计或非劣效设计，也可以采用相对于安慰剂的优效性设计[3]。对于中药，与化药的联合治疗设计也可作为设计选项之一[16-18]。

鉴于 6 岁以下的 ADHD 患儿缺乏治疗药物，为评价试验药对该年龄段患儿的治疗效果，结合临床可操作性,本案采用了随机、上市中药平行对照、多中心临床研究、优效性检验设计。因所选"阳性中药"循证依据不足,故采用优效性检验。

2. 活性对照药

国内批准用于治疗 ADHD 的药物,包括中枢兴奋剂如哌甲酯速效剂型(利他林),1 次给药作用维持 4 小时左右,哌甲酯渗透性缓释剂型(专注达),一次给药作用持续 12 小时,以及非中枢兴奋剂盐酸托莫西汀(择思达),为长效剂,1 次给药作用可持续 24 小时。FDA 批准用于治疗 ADHD 的药物,有苯丙胺多种剂型、哌甲酯其他剂型及非兴奋剂有 $α_2$ 肾上腺素能受体激动剂(可乐定缓释剂、胍法辛缓释剂)等。美国儿科学会(American Academy of Pediatrics,AAP)、美国儿童青少年精神协会(American Academy of Child and Adolescent Psychiatry,AACAP)等指南推荐中枢兴奋剂作为一线药物并首选,尤其是在无共患病的情况下[19, 20]。在改善 ADHD 核心症状方面,短效兴奋剂与长效兴奋剂的疗效相当,兴奋剂类药物优于非兴奋剂类(托莫西汀、胍法辛缓释剂和可乐定缓释剂)。盐酸哌甲酯,可能出现的不良反应有头痛、腹痛、影响食欲、睡眠、眩晕,《儿童注意缺陷多动障碍防治指南》提出,6 岁以下的儿童禁用[1]。2005 年 9 月,因对人体严重的肝脏毒性,美国 FDA 在托莫西汀的产品标签上增加了黑框警告。

小儿黄龙颗粒为国内首个批准用于治疗 ADHD 的第 6 类中药新药,由熟地黄、白芍、麦冬、知母、五味子、煅龙骨、煅牡蛎、党参、石菖蒲、远志、桔梗组成,具有安神定志等功效,对多动不宁、神思涣散、性急易怒、多言多语、盗汗、口干咽燥、手足心热等症状具有良好的改善作用[21]。

3. 诊断标准

关于儿童 ADHD 的分类和诊断标准,目前主要有 DSM-Ⅳ/DSM-Ⅴ、ICD-10 和《中国精神障碍分类与诊断标准》第三版(CCMD-3)几个标准[22-25]。国内外大多倾向采用 DSM-Ⅳ/DSM-Ⅴ 和 ICD-10 诊断标准,但这两个最具影响力的诊断系统中得出的患病率相差很大,DSM-Ⅳ 标准诊断学龄儿童的患病率为 5%~10% 左右,而 ICD-10 诊断的患病率一般不超过 1%[26]。鉴于 DSM-Ⅳ/DSM-Ⅴ 分成三个亚型,使仅有注意缺陷或多动冲动的儿童能够得到早期诊断,国内《儿童注意缺陷多动障碍防治指南》推荐应用该标准。

ADHD 以临床现象学诊断为主。由于其病因和发病机制迄今尚未明确,一些客观指标如神经系统体征、脑电图、神经影像学检查、实验室检查和神经心理测试等,均为非特异性异常,只能作为辅助诊断依据。

ADHD 诊断常要进行"诊断访谈"。诊断访谈分正式的定式访谈、半定式访谈,以及非正式的访谈。常用的正式访谈工具,包括学龄期儿童情感性障碍和精神分裂症定式访谈问卷(K-SADS-PL)、美国国立精神卫生研究所儿童诊断访谈提纲(DISC-Ⅳ)、儿童青少年诊断访谈(diagnostic interviews of Children and Adolescents,DICA)、精神发育和健康状况评定量表(spiritual development and well-being scale,DAWBA)等[27]。定式访谈和半定式访谈工具耗时多(约 1 小时),且需要对访谈者进行认真培训,从临床可操作性出发,可以采用非正式的诊断访谈,即按照 DSM-Ⅳ 诊断标准的症状对家长和儿童进行访谈[28]。应选择与年龄段相符合的 ADHD 诊断量表。

4. 受试者的选择

ADHD 临床试验,入选年龄段最好包括青少年在内,考虑到常用诊断评价量表的应用年龄范围，一般选择6~18岁。对于特定目的的研究，可以选择6岁以下儿童或成年人。为减少个体间用药的误差，可以限定入选患儿的体重范围，有研究报告限定入选20~60kg体重者[29]。ADHD患儿一般智力在正常范围，为排除精神发育迟滞，常将儿童韦氏智商不小于70或80作为纳入标准。

由于ADHD儿童合并其他障碍者至少占1/3[1]，甚至达到2/3以上，即便以改善注意缺陷、多动冲动等核心症状为主的药物，也不宜将这些合并其他障碍如焦虑障碍、抽动障碍，尤其是对立违抗/品行障碍、学习障碍等全部排除；对于具有同时改善ADHD和其他障碍症状的药物，则应单纯选择这样的患者。二是既往有精神病性障碍、广泛性发育障碍、智能低下、自杀及自伤史者（可能合并抑郁障碍），必须明确排除。三是以哌甲酯等中枢兴奋剂为对照者，既往该药治疗无效者、癫痫患者也要排除。此外，具有当前或最近的药物滥用史（入选研究前6个月内）者，也应排除。

5. 试验流程

为洗脱药物，ADHD临床试验可能需要设计导入期，但不推荐采用安慰剂以稳定基线。鉴于大多ADHD治疗药物如哌醋甲酯各种制剂等的血浆半衰期均不超过24小时，洗脱时间可确定为1周，同时为便于量表评价，还要设计1周的基线稳定期。

新药研究在注册前阶段，一般设计至少为期6~8周的临床试验[2,3]。如观察长期维持疗效，可设计一项为期至少6个月的延长随机双盲或随机撤药试验。由于本病需要长期用药，建议有效病例连续用药观察1年以上，以考察长期用药安全性，样本量最好超过100例。如试验中出现不良事件，应随访至恢复正常或稳定。

6. 合并用药与其他治疗

除药物治疗外，非药物治疗如行为治疗、家长培训、学校干预也是ADHD行之有效的方法。为减少混杂因素对评价的干扰，在ADHD临床试验中，一般不主张合并用药或合并非药物治疗。

7. 有效性评价

ADHD治疗药物的有效性评价，主要采用包括18项核心症状的评价量表，如ADHD症状评定量表（ADHD symptoms rating scale，ADHD-SRS）、SNAP-Ⅳ量表（Swanson nolan and pelham versionⅣ scale，SANP-Ⅳ）、Vanderbilt随访量表（分别包括父母、教师问卷），以及各种Conners评定量表等。推荐以医生评价的父母版量表作为主要终点，分别评价药物缓解症状和改善社会功能的作用。同时，将主要终点量表的应答率、教师版/青少年自我评价量表评分、医生用CGAS或临床疗效总评量表（clinical global impression，CGI），以及中断治疗率/控制性脱落率、药物的使用剂量等，作为次要终点。在一项临床试验中，ADHD评价量表的选择，应涵盖教师/青少年自我评价用、家长用、医生用等几种，并繁简适中。

8. ADHD相关量表

ADHD心理测量量表包括以下两类。主要用于评估ADHD核心症状的量表，多以DSM-Ⅳ18种症状为基础，尤其适用于疗效评价。其中，ADHD诊断量表父母版（ADHDRS-Ⅳ-Parent：Inv），仅是将DSM-Ⅳ的18条症状作为条目。SNAP-Ⅳ量表作为ADHD筛选、辅助诊断以及症状评估的重要工具，在临床、科研中广泛使用，其中文版量表父母版具有良好的信效度[30, 31]。Vanderbilt 父母和教师评定（诊断）量表及其随访（评价）量表是美国儿科学会（American Academy of Pediatrics，AAP）和国家儿童保健质量机构（NICHQ）推荐用于儿科初级保健的量表。其随访量表，由 DSM-Ⅳ 18 种症状加上 8 个行为表现条目组成。初始量表中还有症状条目筛查另外的 3 种共病——对立违抗障碍、品行障碍和焦虑/抑郁的若干条目。国外研究认为，该量表具有良好的内部一致性和因子结构，与 DSM-Ⅳ 诊断结果较为符合[32]。

用于评估多种症状的量表，常用于支持诊断以及疗效评价。常用的有 Conners 父母症状问卷（Conners parent symptom questionnaire，PSQ）和教师评定量表（teacher Rating Scale，TRS）、IOWA Conner's 父母和教师问卷、Achenbach 儿童行为量表父母版（child behavior Check-list，CBCL）等。IOWA Conner's 父母和教师问卷，共 10 项，分两个分量表，即注意缺陷/过度活动（I/O）和对立/违抗（O/D），是近年来评定 ADHD 疗效的有效工具[33]。

此外，CGI 中的病情严重程度（severty of illness，SI）、K-SADS-PL 中的 CGAS，也常用于评估 ADHD 患儿的总体情况[29, 34]。

对于 ADHD 症状，常分为"有时、经常、总是"几个评分等级。苏林雁教授提出，"有时"指这些行为仅仅偶尔出现，不占主导地位；"经常"指几乎每天都出现的行为；"总是"指每天大多数时间都表现为这种行为[27]。

9. 安全性评价

ADHD 作为一种儿童期发病甚至影响终身的慢性疾病，应进行前瞻性短期和长期治疗的安全性试验。除对不良事件进行常规的评价外，还应注意药物可能对大脑成熟和发育的短期和长期影响，尤其是对 6 岁以下儿童。儿童对精神病药物已知不良反应有易感性增加的可能，也可能发生精神方面的副作用如抑郁、躁狂和情绪障碍等，均需要仔细观察和监测。药物可能对神经认知功能产生影响，应将其列为不同年龄组（儿童/青少年/成年人）的安全性评价指标。此外，还需要特别注意药物对儿童生长、体重和性成熟的影响[2]。

10. 试验结束后的医疗措施

ADHD 药物多属缓解症状治疗，疗程长，无论治疗是否有效，均应在试验方案中规定试验结束后的医疗措施，以保护受试者的安全，保证治疗效果的维持。如采用试验药或阳性对照药，且病情得到控制，试验结束后应避免突然停药。

11. 试验的质量控制

ADHD 的诊断与评价均需要量表。试验前对全部研究者进行量表的一致性培训，经一致性检验合格后，方可进入临床试验。具体的统计方法，二分类资料、有序分类资料，可计算 kappa 值或加权 kappa 值；连续性资料，应计算 ICC。

参 考 文 献

[1] 郑毅.儿童注意缺陷多动障碍防治指南[M].北京：北京大学医学出版社，2007.

[2] 药审中心组织翻译.注意力缺失多动障碍（多动症，ADHD）治疗药物临床研究指导原则[EB/OL].[2010-3-11].http：//www.cde.org.cn/guide.do?method = showGuide&id = 319

[3] EMEA.Guideline on the clinical investigation of medicinal products for the treatment of attention deficit hyperactivity disorder （ADHD）[EB/OL].[2010-7-22].http：//www.ema.europa.eu/ema/index.jsp?curl = search.jsp&q = Guideline+on+the+clinical+investigation+of+medicinal+products+for+the+treatment+of+attention+deficit+hyperactivity+disorder+&btnG = Search&mid = WC0b01ac0580034cf7.

[4] 中根晃.ADHD 臨床ハンドブック［M］.東京：金剛出版，2002：11-63.

[5] Guilherme P, Maurício Silva D L, Bernardo Lessa H, et al.The worldwide preval-ence of ADHD: a systematic review and metaregression analysis.[J].American Journal of Psychiatry, 2007, 164（6）：942-948.

[6] 《中华儿科杂志》编辑委员会, 中华医学会儿科学分会神经学组, 中华医学会儿科学分会儿童保健学组, 等.儿童注意缺陷多动障碍诊疗建议[J].中华儿科杂志, 2006, 44（10）：758-759.

[7] Mannuzza S, Klein R G, Bonagura N, et al.Hyperactive boys almost grown up: V. Replication of psychiatric status[J].Archives of general psychiatry, 1991, 48（1）：77.

[8] 徐通.注意缺陷多动障碍的药物治疗[J].实用儿科临床杂志, 2012, 25（12）：877-879.

[9] 汪受传.普通高等教育"十一五"国家级规划教材·中医儿科学[M].第8版.北京：中国中医药出版社, 2007：115-118.

[10] 中华中医药学会.中医儿科常见病诊疗指南[M].北京：中国中医药出版社, 2012.

[11] American Psychiatric Association.Diagnostic and Statistical Manual of Mental Disorders.Fourth Edition（DSM-Ⅳ）[M].Washingt on DC APA, 1994.

[12] 国家中医药管理局.中华人民共和国国家标准·中医病证诊断疗效标准[M].南京：南京大学出版社, 1994.

[13] 徐荣谦.新世纪全国高等中医药院校创新教材·中医儿科学[M].北京：中国中医药出版社, 2010.

[14] 李飞, 苏林雁, 刘军, 等.盐酸托莫西汀和盐酸哌甲酯治疗注意缺陷多动障碍门诊患儿的随机双盲对照研究[J].中国神经精神疾病杂志, 2006, 32（2）：182-184.

[15] 冷方南.儿童多动症临床治疗学[M].第2版.北京：人民军医出版社, 2010.

[16] 马融, 胡思源, 马丙祥, 等.儿科常见疾病中药新药临床试验设计与评价技术指南儿童注意缺陷-多动障碍[J].药物评价研究, 2015, 38（5）：350-356.

[17] 马融, 胡思源.儿科疾病中医药临床研究技术要点[M].北京：中国医药科技出版社, 2012.

[18] 钱秋瑾, 王玉凤, 杜亚松, 等.盐酸哌甲酯控释片治疗注意缺陷多动障碍的多中心、随机、双盲、交叉对照研究[J].中华精神科杂志, 2005, 38（2）：91-94.

[19] 杨斌让.注意缺陷多动障碍临床治疗[J].中国儿童保健杂志, 2013, 21（9）：899-912.

[20] 刘璐, 董江萍.FDA 对治疗儿童注意缺陷多动障碍类药品说明书增加黑框警告情况纵览[EB/OL].[2006-9-29].http：//www.cde.org.cn/dzkw.do?method = largePage&id = 1948.

[21] 刘小凡, 马融, 丁樱, 等.小儿黄龙颗粒治疗注意缺陷多动障碍随机、双盲双模拟、多中心临床研究[J].中国实验方剂学杂志, 2014, 20（2）：171-176.

[22] 美国精神医学学会编著.精神障碍诊断与统计手册（第五版）DSM-5[M].张道龙, 等译.北京：北京大学出版社, 2014.

[23] American Psychiatric Association.Diagnostic and Statistical Manual of Mental Disorders[M].Fifth Edition（DSM-Ⅴ）.Arlington VA, American Psychiatric Association, 2013.

[24] 董景五主译.疾病和有关健康问题的国际统计分类·第十次修订本（ICD-10）[M].第2版.北京：人民卫生出版社, 2008.

[25] 中华医学会精神科分会.中国精神障碍分类与诊断标准[M].第3版.济南：山东科学技术出版社, 2001.

[26] 康传媛, 王玉凤, 杨莉, 等.不同诊断标准的多动症患者临床特点比较[J].中国心理卫生杂志, 2005, 19（3）：171-175.

[27] 苏林雁.注意缺陷多动障碍诊断的临床思考[J].中华实用儿科临床杂志, 2010, 25（12）：871-874.

[28] Thienemann M.Introducing a structured interview into a clinical setting[J].J Am Acad Child Adolesc Psychiatry, 2004, 43（8）：1057-1060.

[29] 徐通, 周翊, 魏宏伟, 等.托莫西汀和哌甲酯治疗儿童注意缺陷多动障碍的疗效和安全性比较[J].中国实用儿科杂志, 2008, 23（7）：499-501.

[30] 苏林雁, 耿耀国, 王洪, 等.注意缺陷多动障碍诊断量表父母版的中国城市儿童常模制定及其信度和效度的检验[J].中国实用儿科学杂志, 2006, 11（21）：833-835.

[31] Faraone SV, Biederman J, Zimmerman B.An analysis of patient adherence to treatment during a 1-year, open-label study of OROS methylphenidate in children with ADHD [J].Atten Disord, 2007, 11（2）：157-166.

[32] 张丽珊, 金星明, 章依文.Vanderbilt 父母评定量表在注意缺陷多动障碍儿童临床评估中的应用[J].中国儿童保健杂志, 2008, 16（2）：174-176.

[33] 钱秋瑾, 王玉凤, 杜亚松, 等.盐酸哌甲酯控释片治疗注意缺陷多动障碍的多中心、随即、双盲、交叉对照研究[J].中华精神科杂志, 2005, 38（2）：90-94.

[34] 于瑞丽, 戚元丽.文拉法辛治疗注意缺陷多动障碍的疗效观察[J].四川精神卫生, 2008, 21（3）：158-160.

第八节 遗尿症

遗尿症，一般指夜间遗尿症（nocturnal enuresis，NE），即 5 岁及以上儿童夜间仍不能从睡眠中醒来控制排尿而发生的无意识排尿行为，俗称尿床（bed wetting）[1]。美国精神心理学会《精神疾病的诊断与统计手册·第四版》（DSM-Ⅳ）的诊断标准，要求每周至少 2 夜尿床并持续 3 个月[2]。在国外，5 岁儿童的 NE 患病率为 15%～20%，7 岁时约为 10%，15 岁时约为 2%～5%，有自发缓解趋势（5 岁以后每年以 15%的比例自然消退），但仍然有 1%～2%的患儿症状持续到成人。在中国，5～18 岁儿童 NE 发病率约在 4%～9%，男女比例约 1.5∶1，呈明显男童高发趋势[3-5]。NE 虽不影响患儿体格发育，但可严重影响患儿的自尊心与自信心，引起注意力不集中、焦躁、多动等心理异常，威胁儿童的身心健康，给患儿及家庭造成严重影响和负担。

遗尿症可分为原发性遗尿症（primary nocturnal enuresis，PNE）和继发性遗尿症（secondary nocturnal enuresis，SNE）；或单一症状夜间遗尿症（monosymptomatic nocturnal enuresis，MNE）和非单一症状夜间遗尿症（NMNE）。PNE 是指自幼开始尿床，不曾有持续 6 个月之久不尿床者；SNE 指其间曾有长达 6 个月或更长不尿床期后又再次出现尿床。MNE 则指白天全无排尿功能异常症状，仅夜间尿床者；NMNE 也称复杂性遗尿症，是指除夜间尿床外，日间伴有下泌尿系统症状（如膀胱激惹症状、尿失禁等），常为继发于泌尿系统或神经系统疾病。临床约 75%～80%遗尿症患儿属于 PNE 和 MNE[6, 7]。

迄今，遗尿症病因仍不完全清楚。遗传、睡眠觉醒障碍、抗利尿激素分泌异常、膀胱功能障碍、心理因素等，都可能与遗尿症的发病有关[8, 9]。其治疗方法包括行为治疗、觉醒治疗、药物治疗、针灸治疗以及生物反馈治疗等。治疗药物主要有人工合成抗利尿激素 1-去氨基-8-D 精氨酸加压素（desmopressin，DDAVP）、抑制逼尿肌收缩的药物（包括抗胆碱能药和平滑肌松弛剂）、三环抗抑郁药、中枢神经兴奋药四类[9, 10]。目前，觉醒治疗和 DDAVP 在国外应用较多，在国际小儿尿控协会（International Children's Continence Society，ICCS）《遗尿症治疗实践指南》中也作为一线治疗被推荐，且推荐证据等级较高[11]。

遗尿，中医称之为"遗溺""尿床"。其病位责之于肾与膀胱，同时与肺、脾、心、肝、三焦密切相关，为先天不足、后天失养、情志不畅等导致脏腑失调、脑髓不充、膀胱失约而成，证候表现以下元虚寒、肺脾气虚、心肾不交居多。

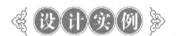

一、题目

××颗粒治疗小儿遗尿（下元虚寒证）的随机双盲、安慰剂平行对照、多中心Ⅱ期临床试验。

二、研究背景

××颗粒由益智仁等组成，具有温肾宣肺、运化脾胃、缩尿止遗之功能，适用于小儿遗尿下元虚寒证。

药效学试验结果：① 本品能明显地减少给予水负荷的正常小鼠和阳虚小鼠的排尿次数；② 明显减少甲减型阳虚大鼠的尿量；③ 对家兔离体膀胱逼尿肌有明显地松弛作用，对抗乙酰胆碱所致家兔离体膀胱逼尿肌的收缩。

毒性试验结果：① 小鼠 1 日内 3 次灌胃给药的最大耐受量为 396g/kg，为临床用药剂量的 202 倍，肉眼未见明显毒性反应；② 大鼠连续给药 12 周，停药 2 周，各剂量组与空白对照组比较，组织形态未见明显差异。

三、试验目的与观察指标

（1）探索××颗粒治疗小儿遗尿（下元虚寒证）的有效性观察指标：每周尿床天数、遗尿症疗效、每天尿床次数等。

（2）观察临床应用的安全性。观察指标：临床不良事件/不良反应等。

四、试验总体设计

采用分层区组随机、双盲、安慰剂平行对照、多中心的方法。

（1）多中心：在×家机构同期进行。

（2）随机：分层区组随机。以中心为分层因素，按 1∶1 比例随机分为试验组和对照组。

（3）对照：安慰剂平行对照。

（4）盲法：采用双盲设计，两级设盲。一级设盲以 A 组、B 组表示，二级设盲再分别指定 A 组、B 组的试验组、对照组归属。

（5）样本量：根据《药品注册管理办法》，考虑脱落等因素，决定本期临床试验的样本量为 240 例，其中，试验组和对照组各 120 例。

五、诊断标准

1. 西医诊断标准

参照美国精神心理学会《精神障碍诊断与统计手册》（DSM-Ⅳ）标准[12]。

（1）反复不自主地或有意地排尿在床上或衣服上；

（2）这种行为具有临床意义，表现为每周至少 2 夜，至少持续 3 个月，或存在具有临床意义的哭闹或者社交、学业（或职业）或其他重要功能的损害；

（3）年龄至少 5 岁（或相当的发育水平）；

（4）这种行为不是由于物质的直接生理作用（例如利尿药）或躯体情况（如糖尿病、隐性脊柱裂、癫痫发作）所导致。

2. 中医辨证标准（下元虚寒证）

参考《中医儿科常见病诊疗指南》（2012）[13]制定。

（1）主症：① 夜间遗尿；② 熟睡不醒。

（2）兼症：① 面色少华；② 神疲倦怠；③ 畏寒肢冷；④ 腰膝酸软。

（3）舌脉：舌质淡，苔白滑，脉沉无力。

具备主症及兼症中的至少 2 项，参考舌脉，即可辨证。

六、受试者的选择

(一)纳入标准

(1)符合小儿遗尿症西医诊断标准;
(2)符合中医小儿遗尿下元虚寒证辨证标准;
(3)年龄5～12岁(<13岁)儿童;
(4)法定代理人或与受试儿童(7岁以上)共同签署知情同意书。

(二)排除标准

(1)继发性遗尿症,非单症状性遗尿症患儿;
(2)由于尿路感染、蛲虫、脊髓炎、脊髓损伤、癫痫、大脑发育不全、糖尿病等神经、泌尿、内分泌系统疾病所致遗尿,以及因活动过度、精神疲劳、睡前饮水过多所致的一过性遗尿;
(3)对于每夜遗尿次数过多且耐药的严重遗尿患儿;
(4)对本制剂组成成分过敏患儿;
(5)合并心、肝、肾、消化及造血系统等严重原发病患儿;
(6)研究者认为不适宜入组者。

(三)受试者的退出(脱落)标准

1. 研究者决定退出

(1)出现过敏反应或严重不良事件,根据医生判断应停止试验者。
(2)试验过程中,患者罹患其他疾病,影响疗效和安全性判断者。
(3)受试儿童依从性差(试验用药依从性<80%,或>120%),或自动中途换药或加用本方案禁止使用的中西药物者。
(4)各种原因的中途破盲病例。
(5)用药后,患儿病情加重,应停止用药,退出试验(无效病例处理)。
(6)随机化后发现严重违反纳排标准者。

2. 受试儿童自行退出

(1)无论何种原因,患儿不愿意或不可能继续进行临床试验,向主管医生提出退出试验要求而中止试验者。
(2)受试儿童虽未明确提出退出试验,但不再接受用药及检测而失访者。

4. 中止试验(中途停止全部试验)的条件(参照本章第一节)

七、试验用药物及给药方案

1. 试验用药物的名称与规格

××颗粒或其模拟剂。规格:每袋5克。批号、有效期。上述试验用药物均由申办者提供。

2. 试验用药包装

入组以后每位入选受试者一个大包装药盒内两中包装，内含 4 周所需的最大数量另加 6 天的富余量的药物，包装上附有标签，标签内容有批准文号、药物编号、服法用量、包装量、储存条件、药物供应单位，并写上"仅供临床研究用"字样。包装过程应写出书面记录，记载包装的数量、过程、清点结果、负责人员等。

3. 药物的随机编盲与应急信件（参照本章第一节）

4. 试验用药物的管理（参照本章第一节）

5. 用药方法与疗程

（1）用法用量，××颗粒或其模拟剂：5～7 岁，每次 5g，每日 2 次；7 岁以上～12 岁，每次 5g，日 3 次，温开水送服。

（2）疗程：4 周。

6. 合并用药规定

试验期间，不得使用任何对遗尿症有治疗作用的西药，以及温补肾阳、固涩小便的中药。

八、安全性评价

1. 试验药的常见不良反应

动物毒性试验，未发现试验药有不良反应。但根据其药物组成，可能有头痛、不安、耳鸣、失眠、胸闷、心悸、流泪、流涕、周身不适、发热、大汗不止、口干、恶心、呕吐、上腹部不适、血压升高、早搏、皮疹、心动过速或过缓等，甚至出现肝损害。

2. 安全性指标和观测时点

（1）可能出现的临床不良事件和不良反应，用药后随时观察；

（2）一般体检项目，如体温、脉搏、呼吸、血压等，用药前后观察；

（3）血常规、尿常规、便常规、心电图和肝肾功能（包括 ALT、AST、TBIL、DBIL、ALP、γ-GT、Cr、eGFR 等），用药前后检测。用药前正常治疗后异常者，应定期复查至随访终点。采用临床不良事件/不良反应发生率作为主要评价指标。

3～5（参照本章第二节）

九、有效性评价

1. 观察指标

（1）基线与诊断性指标：① 人口学指标（性别、年龄、身高、体重）。② 病程、病情、合并疾病及用药。③ 腰骶部 X 线检查等。

（2）有效性指标及观测时点：① 每周尿床天数，基线、用药 1、2、3、4 周各记录一次。② 遗尿症疗效，治疗终点评价。③ 每天尿床次数，基线、用药 4 周记录前 1 周内每天尿床的最多次数。④ 中医证候疗效，基线、用药 4 周记录证候积分，用药终点评价疗效。以每周尿床天数为主要评价指标。

2. 指标观测方法与疗效评定标准

（1）中医证候分级量化，参照中华中医药学会儿科分会临床评价学组制定的《小儿遗尿症中药新药临床试验设计与评价技术指南》[14]。

表 10-8-1　中医证候分级量化标准

分级 症状	正常（−）	轻（+）	中（++）	重（+++）
主症	计 0 分	计 2 分	计 4 分	计 6 分
遗尿频度	无	每周遗尿 1~3 天	每周遗尿 4~6 天	每周遗尿 7 天
睡眠深度	无	睡中遗尿未尽即能自醒	睡中遗尿后能自醒	遗尿后不能自醒，家长多次唤叫仍处于朦胧者
次症	计 0 分	计 1 分	计 2 分	计 3 分
面色少华	无	面色欠润	面色无华	面色萎黄无华
神疲倦怠	无	精神不振，不影响活动	精神疲乏，喜抱	精神疲乏，嗜卧
畏寒肢冷	无	稍觉怕冷，手足发凉	畏寒怕冷，四肢发凉	畏寒严重，得温不解，全身发冷
腰膝酸软	无	腰膝酸软轻微	腰膝酸软，时而疼痛	腰膝酸软，经常疼痛
舌脉	计 0 分	计 1 分	记录不计分	
舌象	舌质淡红苔薄白	舌质淡，苔白滑	其他：	
脉象	平脉	脉沉无力	其他：	

（2）遗尿症疗效，参照国际儿童尿控协会（ICCS）《遗尿症治疗实践指南》标准（2006 年）[15]。① 完全改善：治疗后无夜间遗尿或频率＜1 天/月；② 改善：治疗前、后遗尿天数减少≥90%；③ 部分改善：治疗前、后遗尿天数减少＜90%，≥50%；④ 无效：治疗前、后遗尿天数减少≤49%。

注：治疗前后遗尿天数分别指 1 周基线的遗尿天数与治疗第 4 周的遗尿天数。

（3）中医证候疗效，参照《中药新药临床研究指导原则（试行）》（2002）[16]。① 临床痊愈：中医证候积分减少≥95%；② 显效：中医证候积分减少≥70%，＜95%；③ 有效：中医证候积分减少≥30%，＜70%；④ 无效：中医证候积分减少不足 30%。

注：计分减少率=[（疗前计分和−疗后计分和）/疗前计分和]×100%。

十、试验流程

表 10-8-2　试验流程表

项目	基线期	治疗观察期	
	访视 1 −7 天~0 天	访视 2 用药满 2 周±2 天	访视 3 用药满 4 周±4 天
签署知情同意书	×		
确定入选/排除标准	×		
人口学资料	×		
遗尿症病史及治疗史	×		
既往合并疾病、用药	×		

续表

项目	基线期 访视1 −7天~0天	治疗观察期 访视2 用药满2周±2天	治疗观察期 访视3 用药满4周±4天
X线尾骶片	×		
不良事件		×	×*
生命体征	×		×*
血、尿常规	×		×*
心电图	×		×*
肝肾功能	×		×*
遗尿日志		× 每日记录遗尿次数	
中医证候	×		×
合并用药记录		×	×
药物发放	×		
药物回收			×
用药依从性			×
有效性评价			×

注：×*，必要时做安全性随访。

十一、数据管理（参照本章第一节）

十二、统计分析（参照本章第一节）

十三、质量控制与保证

1、2（参照本章第一节）

3. 提高受试儿童依从性的措施

包括：① 从导入期开始，即应规范生活管理，医、患、家长密切配合，建立合理的生活制度和饮食习惯，勿使小儿白天勿过疲劳、傍晚过度兴奋、餐后饮水，晚餐中过食蛋白质及盐类等，并应注意儿有无便秘，对有便秘者应予校治。② 家长的耐心地鼓励和帮助对于遗尿症患儿非常重要，条件允许，建议对家长进行培训。③ 做好受试儿童日志，其内容可以包括：每天饮水情况、遗尿的排尿时间、遗尿量、每周尿床次数、每晚尿床次数、尿床后能否醒来等。

包括：① 应采用先进的实验室检测方法，尽量减少采血量，或采用非创伤性标本。② 门诊患者作"受试儿童日志"，记录每天遗尿次数和相关指标。

十四、试验相关的伦理学要求（参照本章第一节）

十五、试验结束后的随访和医疗措施

治疗观察结束后疾病未愈者，可按其他医疗方法继续治疗，费用由患者自理，结束患者与研究者的合作关系。患者在试验期间出现与试验药物导致的不良反应，在给药周期结束后，其不良反应仍未治愈者，按有关规定，由申办者负责其治疗费用。不良反应结束后，结束患者与研究者的合作关系。

十六、试验总结与资料保存（参照本章第一节）

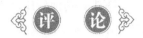

评　论

一、研究策略

儿童遗尿症的临床定位相对单纯，常以原发性单症状遗尿症（PMNE）为目标适应证。其中药新药有效性评价的目的，主要是短期应用改善遗尿症状，或长期应用治愈遗尿疾病。一般以夜间尿床天数，及据其定义的"短期改善""长期治愈"等为主要评价指标。

二、临床试验设计要点

1. 试验总体设计

根据遗尿症延迟治疗对受试者不会产生严重危害的特点，无论探索或确证性临床试验，一般均首选安慰剂对照、优效性检验的设计方法。也可以设计包括阳性药对照和安慰剂对照的三臂试验，以评价其相对于安慰剂的"绝对"有效性，和与阳性药比较的"相对"有效性。如选择阳性药对照，推荐选择DDAVP或加奥昔布宁，或经过大样本随机双盲试验证明有效的中药（新药）。行为治疗已被证实是遗尿症安全有效的治疗手段，且被ICCS《遗尿症治疗实践指南》推荐为遗尿症一线治疗方法[7,17]，因此，可以设计以之为基础治疗的联合试验。

本病有随着年龄自愈的倾向，可以考虑采用以年龄为因素的分层随机设计，以保证组间年龄的均衡。

2. 诊断标准

小儿遗尿症的诊断标准很多，其主要区别点是对年龄及遗尿频率界定的不同。《国际疾病分类》第10版（ICD-10）遗尿症诊断标准，指5岁或5岁以上小儿每月至少有1夜尿床，持续至少3个月[18]。1998年ICCS的诊断标准，指年龄≥5岁且<10岁，每月遗尿次数≥2次；年龄≥10岁，每月遗尿次数≥1次，持续6个月以上[19]。DSM-IV的标准，指5岁及5岁以上小儿，每周至少2夜尿床，持续3个月[4]。《中国精神障碍分类与诊断标准》（CCMD-3），指年龄在5周岁以上或智龄在4岁以上，每月至少有2次遗尿，持续至少3个月[20]。此外，尚有《诸福棠实用儿科学》[21]、高等医药院校教材《儿科学》[22]中有关遗尿症的诊断标准。因DSM-IV诊断标准对遗尿夜数的限定比较严格，建议在临床试验中采用。其分类诊断，建议采用ICCS标准。

3. 受试者选择

入选患儿年龄段应符合本病的好发年龄。因遗尿症5岁方可诊断，12岁进入缓解高峰[23]，但ICCS指南（2006年）[16]并不推荐对于小于6岁的遗尿症患儿过分积极治疗。结合国内外试验[24,25]，建议选择6～12岁患儿更为适合。

以PNE为适应证的临床试验，首先要排除因尿路感染、蛲虫、脊髓炎、脊髓损伤、癫痫、大脑发育不全、糖尿病等神经、泌尿、内分泌系统疾病所致遗尿，以及因活动过度、精神疲劳、睡前饮水过多所致的一过性遗尿（多不符合 DSM-IV 诊断次数标准）。其次，对于每夜遗尿次数过多且耐药的严重遗尿患儿，除非以之为目标适应证，均应考虑排除，以避免离群数据的出现，影响疗效评价。第三，根据阳性对照药的药理作用制定相应的排除标准，如选用 DDAVP，则应排除有高血压、体液及电解质平衡紊乱的患者等。

有研究报告指出，隐形脊柱裂患儿发生遗尿症的可能性高于非隐形脊柱裂患儿，但无确切的证据证明两者对治疗的有差异[26]，因此，临床试验不一定需要排除有隐形脊柱裂的遗尿患儿。

4. 试验流程

遗尿症为慢性疾病，临床有效性评价一般以"周"为单位，为稳定基线数据和建立起合理的生活制度和饮食习惯，建议至少设计 1 周的导入期。正在药物治疗的患者，还应设计一定的洗脱期，时间至少为洗脱药物的 5~6 个半衰期。

治疗遗尿症的药物，分短期改善症状和长期治愈疾病两类。前者建议疗程 4 周，而后者建议 12 周，甚至更长时间。观测时点的设计。根据疗程和临床可操作性，建议每 1~4 周设一个观测时点。建议设立受试者日志，记录每天遗尿等情况。

如若观察长期治愈效果，应做停止治疗后至少 6 个月的有效性随访。

5. 有效性评价

遗尿症的有效性评价指标体系，总以每周尿床天数，及其"短期改善/临床治愈"（治疗结束前 1~2 周达到遗尿天数减少≥90%）、"长期治愈"（停止治疗 6 个月以后仍维持遗尿天数减少≥90%）为主要临床终点。其他指标，如遗尿症疗效、中医证候疗效/评分、每日遗尿次数，以及睡眠深度等单项症状，均为次要指标。此外，一些实验室检查指标，如尿渗透压、尿流率、尿液水通道蛋白-2（aquaporins，AQP_2）[15]等，必要时也可以酌情选用。

遗尿症疗效评价，建议采用 ICCS 基于遗尿次数的评价标准（2006 年）[15, 27]，其分为短期疗效及长期疗效。短期疗效是将每周夜尿天数减少率，按尼莫地平法分为完全改善（无夜间遗尿或频率<1 夜/月）、改善（尿床夜数减少≥90%）、部分改善（尿床夜数减少<90%，大≥50%）、无效（尿床夜数≤49%）4 个等级。如为评价遗尿症状短期改善，学者建议选择短期改善率（完全改善、改善、部分改善）为主要评价指标[24]。长期疗效则包括复发、长期治愈、完全治愈。复发是指痊愈病人遗尿重新出现，且>1 次/月；长期治愈则指停止治疗 6 个月无复发者；完全治愈是停止治疗 2 年无复发者。

6. 安全性评价

许多具有中枢兴奋作用的药物，如甲氯芬酯、中药麻黄等，常作为本病的试验用药（包括对照药）。试验中，应注意观察药物的不良反应。

参 考 文 献

[1] 陈忠，催喆，双卫兵.神经源性膀胱[M].北京：人民卫生出版社，2009，2：316-325.

[2] Kanaheswari Y.Epidemiology of childhood nocturnal enuresis in Malaysia [J].J Pediatr Child Health，2003，39（2）：118-123.

[3] Traisman E S.Enuresis：Evaluation and Treatment[J].Pediatric annals，2015，44（4）：133-137.

[4] 陶国泰，郑毅，宋维村.儿童少年精神医学[M].第 2 版.南京：江苏科学技术出版社，2008.12：265-269.

[5] 马骏,李生慧,江帆,等.基于调查问卷的中国城市小学生遗尿患病率及其生活质量状况[J].中国循证儿科杂志,2013,8(3):172-175.
[6] 沈颖,刘小梅.儿童遗尿症诊治进展[J].北京医学,2013,35(1):33-35
[7] Kalyanakrishnan Ramakrishnan.Evaluation and Treatment of Enuresis[J].American Family Physician,2008,78(4):489-896.
[8] 马骏.原发性遗尿症的病因学进展[J].中国儿童保健杂志,2007,15(2):173-174.
[9] Tryggve Nevéus.Nocturnal enuresis-theoretic background and practical guidelines[J].Pediatr Nephrol,2011.26:1207-1214
[10] 陈富超,袁桂霞,方宝霞.小儿夜间遗尿症的药物治疗[J].儿科药学杂志,2005,11(6):8-9.
[11] Neveus T,Eggert P,Evans J,et al.Evaluation of and treatment for monosymptomatic enuresis:a standardization document from the International Children's Continence Society[J].The Journal of urology,2010,183(2):441-447.
[12] American Psychiatric Association.Diagnostic and statistical annual of mental disorders [M].4th ed.Text Revision,Arlington VA,American Psychiatric Association,2000:107-108.
[13] 中华中医药学会.中医儿科常见病诊疗指南[M].北京:中国中医药出版社,2012.
[14] 中华中医药学会儿科分会临床评价学组.小儿遗尿症中药新药临床试验设计与评价技术指南[J].药物评价研究,2015,28(4):357-362.
[15] Neveus T,von Gontard A,Hoebeke P,et al.The Standardization of Terminology of Lower Urinary Tract Function in Children and Adolescents:Report from the Standardisation Committee of the International Children's Continence Society[J].The Journal of Urology,2006,176:314-324.
[16] 郑筱萸.中药新药临床研究指导原则(试行)[M].北京:中国医药科技出版社,2002.
[17] Johan Vande Walle,Soren Rittig,Stuart Bauer,et al.Practical consensus guidelines for the management of enuresis[J].Eur J Pediatr,2012,171:971-983.
[18] 杨玉凤,金星明,静进.发育行为儿科手册[M].南京:江苏科技出版社,2009:198-199.
[19] Norgaard J P.Standardization and definitions in lower urinary tract dysfunction in children[J].BJU.Int.1998,81(3):1-16.
[20] 中华医学会精神科分会.中国精神障碍分类与诊断标准(CCMD-3)[M].济南:山东科学技术出版社,2001.
[21] 江载芳,申昆玲,沈颖.诸福棠实用儿科学[M].第8版.北京:人民卫生出版社,2015.
[22] 左启华.儿科学[M].第3版.北京:人民卫生出版社,1994:259.
[23] 魏金铠,栗克清,高顺卿,等.现代儿童心理行为疾病[M].第2版.北京:人民军医出版社,2002.
[24] Ahmed A F A M,Amin M M,Ali M M,et al.Efficacy of an enuresis alarm,desmopressin,and combination therapy in the treatment of saudi children with primary monosymptomatic nocturnal enuresis[J].Korean journal of urology,2013,54(11):783-790.
[25] 胡思源,马融,刘小凡,等.小儿遗尿颗粒与盐酸甲氯芬酯胶囊对照治疗肾气不足型小儿遗尿症Ⅲ期临床试验[J].临床药理学,2008,13(1):107-111.
[26] 彭振居,范美丽,王广新,等.儿童遗尿症与隐性脊柱裂的关系及其临床意义[J].中国妇幼保健,2012,27(18):2774-2775.
[27] 中国儿童遗尿疾病管理协作组.中国儿童单症状性夜遗尿疾病管理专家共识[J].临床儿科杂志,2014,32(10):970-975.

第九节 湿疹与湿疹类疾病

湿疹类疾病,既往称为"皮炎-湿疹"类疾病,包括湿疹及以湿疹为主要表现的皮肤疾病如特应性皮炎(atopic dermatitis,AD),还包括特殊类型湿疹,如自体敏感性湿疹、汗疱疹、钱币样湿疹、传染性湿疹样皮炎、干燥性湿疹、淤积性皮炎、婴儿湿疹等[1-3]。湿疹是由多种内外因素引起的一种具有明显渗出倾向的皮肤炎症反应,皮疹呈多样性,慢性期则局限而有浸润和肥厚,瘙痒剧烈,易复发[3]。湿疹我国人群的患病率约为7.5%,在小儿时期,以婴儿湿疹最为常见,发病率约为73.96%,其次是儿童湿疹,2~3岁约为13.61%,其中包括部分AD患儿,常造成患儿及其家长的严重不安和焦虑。随着年龄的增长,婴幼儿湿疹可逐渐减轻至痊愈,但也有部分患儿可迁延至儿童期以至青春期[4-6]。

根据临床表现和病程,湿疹分为急性期、亚急性期及慢性期三型。急性期表现为红斑、水肿基础上粟粒大丘疹、丘疱疹、水疱、糜烂及渗出,病变中心往往较重,而逐渐向周围蔓延。

若处理得当,一般经过2~3周,皮损趋于痊愈。亚急性期红肿和渗出减轻,糜烂面结痂、脱屑。若处理得当,数周内可痊愈。慢性湿疹主要表现为粗糙肥厚、脱屑结痂、苔藓样变,反复发作,病程可迁延数月或数年。慢性湿疹多由急性、亚急性湿疹反复发作,缠绵不愈,转化而来,也有患者一发病即表现为慢性湿疹样皮损,各期之间没有明显的界限,急性期可以逐渐移行于亚急性期,亚急性期可以逐渐移行于慢性期,同一个病人身上可以同时出现三期皮肤损害。根据皮损部位,又可分为头部湿疹、耳部湿疹、乳房湿疹、脐窝湿疹、阴囊湿疹、女阴湿疹、肛门湿疹、手部湿疹、小腿湿疹等[1, 3]。

特应性皮炎,又名异位性皮炎、遗传过敏性皮炎、异位性湿疹、Besnier 湿疹等,即通常说的湿疹的一种,是具有家族遗传倾向的慢性过敏性皮肤病。自身敏感性湿疹又称自身敏感性皮炎,是由于患者自身原有的局部慢性皮肤病,经过刺激后形成的某种抗原性物质,被吸收后发生过敏所引起的炎症反应,从而发生远端部位急性播散性湿疹样改变。传染性湿疹样皮炎是由于皮肤局部有感染病灶后,周围皮肤发生湿疹样改变,或者发生皮肤褶皱部位的感染性皮炎。干燥性湿疹又称皮脂缺乏性湿疹,老年人、营养不良及患有慢性疾病者多见。钱币样湿疹又称盘状湿疹,为圆形钱币状孤立性湿疹样损害,单个或者少数散在分布。此外,接触性皮炎,亦称毒物性皮炎,为具有过敏性体质的个体在其皮肤黏膜接触某些外界刺激物质或变应原发生的炎性反应,在病因去除后,病程可呈自限性,常迅速痊愈,而湿疹病因常不清楚,病程反复,可资鉴别[3]。

湿疹治疗的主要目的是控制症状、减少复发,提高患者生活质量,兼顾近期疗效和远期疗效。主要包括基础治疗、局部治疗、系统治疗、物理治疗等方面。① 湿疹基础治疗的重点,在于重视患者教育,避免诱发或加重因素,以及保护皮肤屏障功能。② 局部治疗是湿疹治疗的主要手段,外用糖皮质激素制剂为其主要药物。初始治疗时,轻度湿疹建议选弱效糖皮质激素如氢化可的松、地塞米松乳膏;重度肥厚性皮损建议选择强效糖皮质激素如哈西奈德、卤米松乳膏;中度湿疹建议选择中效激素如曲安奈德、糠酸莫米松等。应根据皮损分期,选择合适的外用糖皮质激素剂型。急性期渗出不多时,建议使用霜剂、油剂、乳膏或凝胶;亚急性期皮损,建议外用糊剂、乳膏;慢性期皮损,建议外用软膏、硬膏、涂膜剂、乳剂或酊剂等。对于不同的皮损表现,可以同时或预先配合使用其他药物疗法。急性期水泡、渗出时建议使用炉甘石洗剂,大量渗出时应首先选择冷湿敷(如3%硼酸溶液),有糜烂但渗出不多时可用氧化锌油剂;亚急性期皮损,建议可以外用氧化锌糊剂,也可以酌情加用抗生素,以防治细菌感染;慢性期皮损,可合用保湿剂及角质松解剂(如20%~40%尿素软膏、5%~10%水杨酸软膏)等。近年来,钙调神经磷酸酶抑制剂如他克莫司软膏、吡美莫司乳膏对湿疹有治疗作用,且无糖皮质激素的副作用,尤其适合头面部及间擦部位湿疹的治疗。③ 湿疹的系统治疗药物,主要包括抗组胺药(止痒抗炎)、抗生素、维生素 C、葡萄糖酸钙(抗过敏)、糖皮质激素和免疫抑制剂等,临床上应根据患者情况适当选择,但使用糖皮质激素和免疫抑制剂必须慎重。此外,中药提取物如复方甘草酸苷、雷公藤制剂、白芍总苷、苦参素,复方中成药如百癣夏塔热片、苦参片、黄柏胶囊、当归苦参丸、消风止痒颗粒等,均对湿疹有效,但应注意某些中药也可导致不良反应,甚至是严重不良反应,如过敏反应、肝肾损害等[7-9]。

中医学认为,本病属于浸淫疮、血风疮、湿疮、旋耳疮、脐湿疮、胞漏疮、四弯风、湿臁疮、掌心风、绣球风、胎敛疮等范畴,临床常见湿热浸淫、脾虚湿蕴、血虚风燥三个证候[10, 11]。应根据皮损分期,选择合适的外用药物剂型。

设计实例

一、题目

以安慰剂为平行对照评价××软膏治疗亚急性湿疹湿热证的有效性和安全性的分层区组随机、双盲、多中心Ⅱ期临床试验。

二、研究背景

××软膏是在中医药理论指导下，参照现代药理研究成果，结合研制者临床经验，在长期应用的基础上，形成的中药新药复方制剂。该方由黄柏等组成，具有清热解毒、燥湿敛疮、止痒之功效，适用于治疗小儿亚急性湿疹湿热证。

药效学研究提示，本品具有一定的抗菌、抗炎、止痒作用，并对湿疹有一定的治疗作用。对湿疹模型豚鼠、磷酸组织胺致皮肤瘙痒模型豚鼠的起效剂量为 0.14g/kg，对角叉菜胶致足跖肿胀大鼠的起效剂量为 0.14g/kg，对二甲苯致耳郭肿胀小鼠、右旋糖酐致皮肤瘙痒小鼠及小鼠腹腔毛细血管通透性试验的起效剂量为 0.18g/kg。

毒性试验结果显示：① 家兔皮肤涂抹本品的最大受试药物量为 3.0g/kg（折合生药1.845g/kg），在此剂量下未观察到兔子有毒性反应。② 以 2g、1g、0.5g/kg（相当于 1.23g、0.615g、0.308g 生药/kg）剂量给新西兰兔连续涂抹 3 个月，结果显示，大剂量 2g/kg 对血液系统的淋巴、网织红细胞有不同程度的影响，对血生化中的白蛋白、总胆固醇及总胆红素有不同程度的影响。③ 皮肤刺激性试验结果，本品经多次用药对家兔完整皮肤、破损皮肤均无刺激性。④ 被动性过敏试验结果表明，本品无致敏性。

三、试验目的与观察指标

（1）探索××软膏治疗亚急性湿疹（湿热证）的有效性及证候的改善作用。观察指标：靶皮损形态计分和、靶皮损面积、全身瘙痒、中医证候疗效等。

（2）观察××软膏临床应用的安全性。观察指标：临床不良事件/不良反应症状（包括皮肤刺激症状）、血、尿常规，肝肾功能，心电图等。

四、试验总体设计

采用随机双盲、安慰剂平行对照、多中心临床试验设计。

（1）随机：采用中心分层区组随机的方法。运用 SAS 软件，按×个中心的病例分配数及随机比例，生成随机数字分组表。

（2）盲法：采用双盲的方法。

（3）对照：选用安慰剂对照，探索本品的临床有效性。

（4）样本量：根据《药品注册管理办法》有关要求，决定本次试验的例数为 240 例。其中，试验组、对照组各 120 例。

（5）多中心：本试验在×家医院同期进行。

五、诊断标准

1. 西医诊断标准（亚急性湿疹）

参照赵辨《中国临床皮肤病学》（第3版）和《湿疹诊疗指南（2011）》[3, 5]。急性湿疹炎症减轻之后，或急性期未及时适当处理，拖延时间较久而发生亚急性湿疹。皮损以小丘疹、鳞屑或结痂为主，仅有少数丘疱疹或小水泡及糜烂，亦可有轻度浸润，自觉仍有剧烈瘙痒。

湿疹的诊断主要根据临床表现，结合必要的实验室检查或组织病理学检查。特殊类型的湿疹根据临床特点进行诊断，如干燥性湿疹、自身敏感性皮炎、钱币状湿疹等；非特异者可根据临床部位进行诊断，如手湿疹、小腿湿疹、肛周湿疹、乳房湿疹、阴囊湿疹、耳湿疹、眼睑湿疹等；泛发性湿疹指多部位同时发生的湿疹。

2. 中医诊断标准（湿热证）

参照《中医病证诊断疗效标准》和《中药新药临床研究指导原则（试行）》[11, 12]制定。主症：瘙痒，皮损形态以红斑、丘疹、丘疱疹、结痂、鳞屑为主，或糜烂、轻度浸润。次症：心烦，口渴，尿黄，大便干。舌脉：舌质红，苔黄腻，脉滑。具备主症及次症2项或以上，参考舌脉象，即可诊断。

六、受试者的选择

（一）纳入标准

（1）符合亚急性湿疹诊断标准者；
（2）符合中医湿热证者；
（3）年龄2～13岁（＜14岁），性别不限；
（4）按手掌法（以受试者手掌面积定为1%）测量，皮损总面积不超过体表面积的10%；
（5）入选时靶皮损长直径2～10cm；
（6）自愿接受该药治疗，并签署知情同意书，知情同意过程符合GCP有关规定。

（二）排除标准

（1）单纯的急、慢性湿疹患儿。
（2）皮损合并细菌、病毒或真菌感染，及其他明显影响疗效评价的皮肤病患儿。
（3）合并有心脑血管、肝、肾和内分泌、免疫、造血系统等严重原发性疾病，精神病患儿。
（4）已知对本药组成成分过敏者。
（5）近2周内内服过类固醇药物和/或1周内内服过抗组胺类药物或外用过类固醇制剂者。
（6）研究者认为不适合入选者。

（三）受试者的退出（脱落）标准

1. 研究者决定退出

已入选和受试者在试验过程中出现了不宜继续进行试验的情况下，研究者决定该病例退出试验。

（1）随机化后，发现严重违反纳入标准或排除标准者。

（2）试验过程中，用药 2 周皮损不见好转者。

（3）试验中受试者发生了某些合并症、并发症、严重不良事件或特殊生理变化，不适宜继续接受试验。

（4）试验中受试者依从性差。

（5）试验中破盲或紧急揭盲的病例。

（6）试验中使用了方案规定的禁用药物或其他疗法。

2. 受试者自行退出

（1）根据 GCP 等有关的规定，受试者有权中途退出试验，或受试者虽未明确提出退出试验，但不再接受用药及检测而失访，也属于"退出"（或称"脱落"）。

（2）研究者应尽可能了解其退出的原因，并加以记录。如：自觉疗效不佳、对某些不良反应感到难以耐受、有事不能继续接受临床试验、或未说明原因而失访等。

（四）临床试验的中止

试验中止是指临床试验尚未按计划结束，中途停止全部试验。试验中止的目的主要是为了保护受试者权益，保证试验质量，避免不必要的经济损失。

（1）申办者、研究者可以中止一项临床试验，但应阐明理由，并通知有关各方。伦理委员会可以终止或暂停已批准的临床试验。国家食品药品监督管理局可以撤销药品临床研究批件。

（2）中止一项临床试验的理由：① 试验中发生严重安全性问题。② 试验中发现药物治疗效果较差，甚至无效，不具备临床价值。③ 试验中发现临床试验方案有重大失误，或者方案虽好，但在实施中发生严重偏差，难以评价药物疗效，应中止试验。④ 申办者基于其他原因中止试验。

（五）结束全部临床试验的规定

完成计划中的最后 1 例病例随访，即标志一次临床试验的结束。

七、试验用药物及给药方案

（1）试验用药物的名称与规格。试验药：小儿××软膏，规格：10g/支。对照药：小儿××软膏模拟剂，规格：10g/支。以上药物由申办者提供，并符合质量要求。按照方案要求，对试验药和其模拟药进行分装，按试验所需的最大数量另加一定的富余量装到包装里。每个包装内含××软膏（或模拟剂）22 支。在试验用药物的"标签"中均注明："××软膏临床研究用药"、新药临床研究批准文号、药物编号、药物名称、功能主治、包装量、用法用量、贮存条件，以及药物提供单位等。

（2）试验用药物的随机编盲与应急信件。

（3）试验用药物的管理（参照本章第一节）。

（4）用量用法。小儿××软膏或其模拟剂，外用，涂敷患处，一日 3 次。要求每次在受累部位薄薄地涂一层试验药膏，并将药物在皮肤上轻轻揉擦直至完全吸收。用药部位切勿进行封包。

（5）疗程：4 周，并分别于用药后第 2、4 周进行靶皮损疗效评价。若受试者在 4 周内靶皮损消失，立即到医院进行相关检查，并进入随访期，该病例应视为完成病例。

（6）随访：靶皮损消失者，于治疗结束后 4 周进行随访，观察皮损复发情况。

（7）合并治疗规定：① 对试验开始前即已有的合并疾病或症状（除本病症状外）所必需继续使用的药物或其他治疗应详细记录药名（或其他疗法）、用法、用量和时间等，以便总结时加以分析和报告。② 试验开始后出现的任何合并疾病或症状需要干预处理者，应将其干预措施详细地记录在《研究病历》《病例报告表》中的"合并用药"表上。治疗后当瘙痒程度达到重度（剧烈瘙痒，严重影响学习生活或睡眠），可临时加用抗组胺类药物。③ 除规定用药外，不得使用其他治疗本病的中西药物和治疗方法。

八、安全性评价

1. 试验用药物可能的不良反应

动物毒性试验结果，试验药物可能对红细胞产生影响，未提示其他毒性靶器官。临床试验中应重点观察非预期不良反应。

2. 安全性评价指标及观测时点

（1）可能出现的临床不良反应症状，用药后随时观察。

（2）用药局部的皮肤刺激/过敏反应，用药后随时观察。具体内容（参照本章第五节）

（3）一般体检项目：体温、静息心率、呼吸、血压等。用药前及用药后第1、2、4周及随访4周各诊察1次。

（4）血常规+网织红细胞、尿常规、大便常规、肝功能（ALT、AST、ALB、TBIL）、肾功能（BUN、Cr）、总胆固醇（TG）、心电图。治疗前后分别检测1次，治疗前正常而治疗后异常者，应定期复查至正常或疗前水平。

以临床不良事件/不良反应发生率为主要安全性评价指标。

3~5（参照本章第二节）

九、有效性评价

1. 观察指标

（1）人口学指标：性别、年龄、身高、体重等。

（2）一般临床资料：个人史、既往史、体格检查、合并疾病及用药、开始试验日期等。

（3）疗效性指标：① 靶皮损形态（包括红斑、丘疹/丘疱疹/水疱、糜烂、渗出/结痂/鳞屑、浸润）计分和，及其等级疗效；② 靶皮损面积；③ 全身瘙痒单项疗效；④ 全身皮损面积（采用手掌测量面积法，每一个自身手掌面积为1%，计1分，不足一个为0.5%，不计分）；⑤ 中医证候疗效；⑥ 单项中医症状疗效；⑦ 随访4周内的靶皮损复发率。

说明：① 靶皮损的选择：躯干四肢部位；具有亚急性湿疹的特征；长直径2~10cm。② 以靶皮损形态计分和、靶皮损面积为主要评价指标。③ 要求提供治疗前后（及随访4周）的照片，存档备查。

2. 症状体征分级量化标准

参考《中药新药临床研究指导原则（试行）》及相关文献[12-15]制定。

表 10-9-1　靶皮损和全身瘙痒的分级量化标准

症状		分级	无（-）	轻（+）	中（++）	重（+++）
	主症		计0分	计2分	计4分	计6分
靶皮损程度	红斑		无	淡红色	红色	深红色
	丘疹/丘疱疹/水疱		无	1~2个/cm²	3~5个/cm²	≥6个/cm²
	糜烂		无	有少许糜烂	有较多糜烂	有很多糜烂
	渗出/结痂/鳞屑		无	渗出/结痂/鳞屑少许	渗出/结痂/鳞屑较多	渗出/结痂/鳞屑很多
	浸润/肥厚		无	皮损表面有细小或粗大丘疹	轻度浸润、肥厚	重度浸润、肥厚
全身皮损面积			无	0.5%~3%	3.5%~6%	6.5%~10%
瘙痒程度			无	瘙痒轻微，偶尔搔抓，不影响睡眠	瘙痒明显，时常搔抓，影响睡眠	剧烈瘙痒，搔抓严重，影响睡眠

表 10-9-2　基于证候的症状体征分级量化标准

症状	分级	无（-）	轻（+）	中（++）	重（+++）
兼症		计0分	计1分	计2分	计3分
心烦		无	偶尔哭闹	时有无故哭闹	昼夜烦躁哭闹
口渴		无	口微渴	口渴	口渴喜饮
尿黄		无	尿色偏黄	尿量或次数减少，色黄	尿量或次数明显减少，色深黄
大便干		无	大便头干	大便干，条状	大便干如球状，数日一次
舌质		淡红	红	其他：	
舌苔		薄白	黄腻	其他：	
脉象/指纹		平/淡紫隐隐	滑/紫	其他：	

3. 疗效评价标准

参照《中药新药临床研究指导原则（试行）》[12]制定。

（1）靶皮损形态疗效判定标准：① 痊愈：靶皮损形态计分和减少率≥90%。② 显效：靶皮损形态计分和减少率≥70%。③ 有效：靶皮损形态计分和减少率≥50%。④ 无效：靶皮损形态计分和减少率<50%。

（2）靶皮损面积疗效判定标准：① 痊愈：疗后评分为0。② 显效：评分等级降低2级，但不为0。③ 有效：评分等级降低1级，但不为0。④ 无效：评分等级未下降或加重。

（3）瘙痒疗效评价标准：① 痊愈：完全不痒。② 显效：评分等级降低2级，但不为0。③ 有效：评分等级降低1级，但不为0。④ 无效：评分等级未下降或加重。

（4）中医证候疗效评定标准：① 临床痊愈：中医临床症状消失或基本消失，症状及舌脉积分值减少率≥95%。② 显效：中医临床症状明显改善，症状及舌脉积分值减少率≥70%。③ 有效：中医临床症状均有好转，症状及舌脉积分值减少率≥50%。④ 无效：中医临床症状均无明显改善，甚或加重，症状及舌脉积分值减少率<50%。

（5）单项中医证候疗效评定标准：① 消失：治疗后症状消失。② 未消失：治疗后症状未消失。

注：① 瘙痒，指全身瘙痒。② 计分和减少率＝[（疗前计分和－疗后计分和）/疗前计分

和]×100%。③ 中医证候计分和中，包括皮损全身面积计分，不包括靶皮损面积计分。

十、试验流程

表 10-9-3　试验流程表

访视周期	入选/基线	治疗期			随访期[1]
时间	第 0 天	用药 7 天 ± 1 天	用药 14 天 ± 2 天	用药 28 天 ± 4 天	治疗结束后 28 天
签署知情同意书	×				
确定入选、排除标准	×				
填写一般资料	×				
既往病史和治疗史	×				
合并疾病和症状及用药	×				
一般检查	×				
系统体格检查	×			×	
靶皮损形态	×	×	×	×	×*
靶皮损面积	×	×	×	×	×*
全身瘙痒单项症状	×	×	×	×	×*
全身皮损面积	×	×	×	×	
中医证候	×	×	×	×	
靶皮损照片	×	×*	×*	×	×*
生命体征	×	×	×	×	×*
血常规+网织红细胞、尿常规、大便常规	×			×	
肝肾功能	×			×	
血胆固醇（TG）	×			×	
心电图	×			×	
记录临床不良事件[2]		×*	×*	×*	
发放试验药物	×		×		
回收剩余药物并计数			×	×	
脱落原因分析[3]		×*	×*	×*	
合并用药[4]		×*	×*	×*	
临床疗效判定			×	×	×*

注：1.靶皮损消失者，于治疗结束后 28 天进行 1 次随访，并再次进行疗效评价。2.如有 AE 发生应及时记录并追踪随访。3.×*：如有发生，须及时记录、分析。4.若受试者在 4 周内靶皮损消失，立即到医院进行相关检查，并进入随访期，该病例应视为完成病例。

十一、数据管理（参照本章第一节）

十二、统计分析（参照本章第一节）

十三、质量控制与保证（参照本章第一节）

十四、试验相关的伦理学要求（参照本章第一节）

十五、试验结束后的医疗措施

临床试验期间，如果受试者出现不良事件或不良反应，处理后须及时随访，以保证受试者的安全。在给药周期结束后，其不良反应仍未治愈者，按有关规定，由申办方负责其治疗费用。不良反应治愈后，结束受试者与研究者的合作关系。

在临床试验给药周期结束后，如果受试者完成全部疗程，疾病尚未痊愈需要治疗者，应当采用目前常规治疗药物治疗，费用由患者自负，结束受试者与研究者的合作关系。

十六、试验总结与资料保存（参照本章第一节）

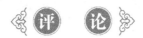

评 论

一、研究策略

针对小儿湿疹的治疗药物，包括局部用药物和系统用药物。前者，包括洗剂、乳膏、软膏、酊剂等剂型，申请人应按照湿疹的不同分期选择适宜的剂型；后者主要为口服制剂，剂型选择要适应小儿的用药特点。不论内治外治、何种剂型，临床研究的主要目的均为改善湿疹的瘙痒症状和皮损体征，以及控制病情、防止复发，促使疾病痊愈。

二、临床试验设计要点

1. 试验总体设计

治疗湿疹的药物，因疾病本身延迟治疗不至于产生严重后果，且临床不推荐长期应用糖皮质激素类药物，推荐采用安慰剂对照[16-18]。对于中药，也可以同时选用阳性药对照，做三臂试验设计。小儿湿疹治疗中药，多为局部外用制剂，实现阳性药对照的双盲双模拟试验，临床操作有难度，必要时可以采用第三方评价的方法。根据CDE的有关要求[19]，在Ⅱ期探索性临床试验，应进行剂量探索。鉴于不同小儿年龄分期的湿疹临床特征和预后有别，必要时可采用以年龄分层设计，或选择单一的年龄段入组。此外，为充分发挥中药的治疗特色，也可以做防止病情复发的试验设计[20]。

2. 阳性药的选择

应选择公认的有效、安全药物做对照。对于皮肤局部用药物，推荐选择外用糖皮质激素。婴幼儿适合用中、弱效者，面部和摩擦部位皮肤宜用弱效者，如弱效的1%氢化可的松霜、0.025%地塞米松霜，中效的0.1%去炎松霜、0.1%糠酸莫米松霜等[21]。对于系统用药物，常选择抗组织胺类药物，如赛庚啶、开瑞坦、氯雷他定、氯苯那敏、刻免胶囊（盐酸曲普利啶）等[22]。阳性中成药，可以选择中国中西医结合学会皮肤性病专业委员会环境与职业性皮肤病学组推荐[8, 9]、具有较高等级循证证据者。

3. 受试者的选择

根据试验目的、剂型特点等，选择不同分期、不同年龄的湿疹患儿作为受试对象。对于局部用药物，为观察其安全性，往往需要全身皮损涂药，应限制全身皮损面积在10%以内；确定靶皮损，其大小一般要求在直径2~10cm，且位于四肢及躯干部，以便于测量。为避免病情过轻病例纳入，也可以限定皮损症状体征总积分。

需根据药物的特点、适应证情况，考虑有效性、安全性、依从性及伦理学等因素的合理制定排除病例标准。针对局部用药物，建议排除以下几类患者，即需使用系统给药或用强效糖皮质激素外用治疗的严重湿疹患者，皮损局部合并细菌、病毒或真菌感染者，1个月内接受过糖皮质激素系统治疗、免疫抑制剂及紫外线照射者，2周内使用抗组胺药、局外用糖皮质激素或其他外用有效药物者；与湿疹、特应性皮炎类似的疾病患儿，如神经性皮炎、接触性皮炎、脂溢性皮炎，以及体癣等。以局部用糖皮质激素为活性对照药者，皮损主要分布于面部、皮肤皱褶部位者应予排除。以特应性皮炎为适应证者应排除湿疹患儿，反之不然[23,24]。

4. 试验流程

皮肤局部用药物，疗程一般设计2~4周，中药制剂建议选择3~4周。系统用药物，疗程设置在2周~6个月，多选择4~8周。观测时点的设计，一般与疗程有关。疗程2~4周，宜每1~2周设一时点；疗程4~8周，宜每2~4周设一时点；疗程数月，应以每4周设一时点。随访，视具体目的而定，多为6个月~1年，观察病情有无反复及次数[13-18,25]。

5. 有效性评价

（1）有效性评价指标：湿疹类疾病的有效性评价指标，主要包括皮损面积、皮损程度（形态）、瘙痒症状，以及全身皮损严重程度综合评分/疗效、中医证候积分/疗效等。局部用药物，常将湿疹分期符合、部位易于测量、面积/直径适宜的局部皮损确定为靶皮损，将靶皮损程度和面积的改善作为主要评价指标。系统用药物，常直接评价全身皮损严重程度（形态和面积）、瘙痒症状，及其复发率、缓解时间等。

（2）常用指标测量方法：主要症状体征的测量方法：① 皮损面积。系统用药物，常用中国新九分法、中国九分法、十分法、手掌法等测量全身皮损面积，常用中国新九分法。局部用药物，直接测量靶皮损面积，同时采用手掌法测量全身皮损面积。手掌法即五指并拢，手掌面积即全身面积的1%，此法不论年龄大小与性别均适用。② 靶皮损性质和严重程度。急性湿疹，表现为红斑、糜烂、浸润、丘疹、渗出/结痂；慢性湿疹，则主要表现为苔藓化、干燥、角化脱屑；亚急性湿疹表现为红斑、丘疹和/或丘疱疹和/或水泡、糜烂、鳞屑和/或结痂、浸润和/或肥厚。一般按无、轻、中、重，分别赋予0、1、2、3分[15-18]。③ 瘙痒程度。作为湿疹的主要临床症状，多数综合评价量表如Rajka严重度积分分级法、AD病情严重程度积分（scoring atopic dermatitis index, SCORAD）法中均有瘙痒维度，可用于对瘙痒症状的单独评价。SCORAD采用的视觉模拟刻度尺法（VAS）临床较为常用。

皮损严重度的综合性评价：① 湿疹面积及严重度指数评分（eczema area and severity index, EASI）法，1998年由Charil和Hanifin等参照鳞屑病的评分法研制。近年来，在特应性皮炎的新药研究中得到广泛应用。根据不同部位皮损症状严重程度，所占面积的大小再结合成人、儿童各部位面积占全身面积的比例的综合积分。赵辨[26]将此评分法进行了改良，改进的EASI法更能全面反映湿疹-皮炎类疾病急性、亚急性、慢性皮损不同阶段的表现，而又不影响EASI

评分原则。② AD 严重度积分分级法（Rajka），为 1989 年 Rajka 等提出了一个积分分级法，目的是使 AD 严重度数据化，便于客观分析病情变化和评价药物疗效。此法因简便易行而被广泛采用。缺点是皮损面积一项不能反映出皮疹的各种形态及所占的确切比例，在评价皮损严重度方面尚有不足之处。③ AD 皮损严重度计分（ADS）法，由日本学者制定。该法能较客观地反映以皮损为主的病情严重程度，对治疗效果的评价不易受主观因素影响，重复性好。不足之处是未将瘙痒纳入统计，而且不能反映皮损的具体部位。④ AD 病情严重程度积分（SCORAD）法，1993 年欧洲 AD 特别工作组制定，适用于评价儿童及成人患者。该法包括皮肤病变范围、严重程度、瘙痒和睡眠影响三个维度，全面评价 AD 的严重程度，目前临床应用广泛。⑤ AD 六区域、六体征评分（SASSAD）法，1996 年由英国皮肤病专家 Sowden 提出。该法简便易行，可有效地反应临床，儿童及成人患者均适用，尤其适用于动态病情观察。不足之处是没有纳入瘙痒情况，对全身体表面积的均匀区分也有偏差。⑥ 儿童皮肤病学生活质量指数（The children's dermatology life quality Index，CDLQI）与皮炎家庭影响调查表（The dermatitis family impactquestionnaire，DFI）。CDLQI 与 DFI 的原作者和版权所有者为 Lewis-Jones 和 Andrew Y Finla，现已由国内翻译成中文版，经过考评，证实其有良好的信度、效度、反应度[1, 27]，可作为评价 AD 患儿及其家长的生活质量使用。CDLQI 适用于 3~16 岁患者。

6. 安全性评价

除一般性指标外，还应根据处方特点、临床前毒理试验结果、适应证特点等选择具有针对性的安全性评价指标。应注意观察非预期的不良反应，并追踪观察。

局部用药物应随时观察局部皮肤刺激症状。由于小儿皮肤薄嫩，体表面积相对较大，故药物经皮吸收量较成人为多，若使用时间过长，面积过大，则较成人更易通过全身吸收产生下丘脑垂体-肾上腺轴的抑制，即使弱效糖皮质激素长期应用于异位性皮炎也会出现生长阻抑现象[28, 29]。

若将抗组胺药物作为阳性对照药，试验中应注意观察嗜睡、头晕、乏力、口干、室早等不良反应。

7. 合并用药

皮肤局部用药物，一般不主张合并用药治疗。根据实际情况，如瘙痒程度较重，患儿常烦躁、哭闹不休，可适当给予镇静药物，但应注意评价其对试验药物疗效和安全性的影响。系统用药物，可将局部用药作为基础治疗，即采用加载试验的方法。此外，应明确规定对有效性和安全性评价有影响的不能应用的药物。

8. 试验的质量控制

对于湿疹类疾病，应当重点做好以下几点：一是避免各种刺激因素和做好日常皮肤护理。如穿着棉织品内衣，衣服以洗涤剂清洗后多用清水清洗，饮食清淡，少进食海鲜、牛羊肉及辛辣食品（除非有明确的证据，否则不宜全面禁食），温度不宜过高；纠正皮肤干燥，使皮肤保持润泽，日常合理沐浴，洗澡不宜过勤，洗澡时勿用力擦拭、使用温和沐浴品，水温不宜过热等。二是采用量表评价者，应对症状体征量表进行研究者的一致性培训，一致性检验合格。三是要求提供按照统一 SOP 拍摄的治疗前后靶皮损照片[23, 24]。

参 考 文 献

[1] 刘瓦利.湿疹类皮肤病中西医结合治疗[M].北京：人民卫生出版社，2004.
[2] 刘辅仁.实用皮肤病学[M].第3版.北京：人民卫生出版社，2005.
[3] 赵辨.中国临床皮肤病学[M].第3版.南京：江苏科学技术出版社，2001.
[4] 李邻峰.湿疹皮炎与皮肤过敏反应的诊断与治疗[M].北京：北京大学医学出版社，2010.
[5] 中华医学会皮肤性病学分会免疫学组.湿疹诊疗指南（2011）[J].中华皮肤科杂志，2011，44（1）：5-6.
[6] 刘捷，叶涛，李义民，等.婴儿湿疹发病因素流行病学调查[J].中国妇幼保健，2008，23（21）：3025-3026.
[7] Conroy S.New products for eczema[J].Archives of disease in childhood-Education & practice edition，2004，89（1）：232-235.
[8] 中国中西医结合学会皮肤性病专业委员会环境与职业性皮肤病学组.外用中成药治疗湿疹皮炎的专家共识（2014）[J].中华皮肤科杂志，2014，47（6）：440.
[9] 中国中西医结合学会皮肤性病专业委员会环境与职业性皮肤病学组.中西医结合系统药物治疗湿疹皮炎类皮肤病专家共识（2015版）[J].中华皮肤科杂志，2015，48（3）：151-153.
[10] 李曰庆.普通高等教育"十一五"国家级规划教材·中医外科学[M].第8版.北京：中国中医药出版社，2007.
[11] 国家中医药管理局.中华人民共和国国家标准·中医病证诊断疗效标准[M].南京：南京大学出版社，1994：154.
[12] 郑筱萸.中药新药临床研究指导原则（试行）[M].北京：中国医药科技出版社，2002.
[13] 黄岚，曾宪玉，段逸群，等.0.05%卤米松乳膏治疗皮炎湿疹类皮肤病多中心、随机对照、开放研究[J].临床皮肤科杂志，2004，33（6）：276-278.
[14] 孙建方，郑志忠，顾军，等.0.05%地奈德乳膏治疗湿疹的多中心随机双盲、对照研究[J].中华皮肤科杂志，2006，39（1）：26-28.
[15] 万苗坚，赖维，黄怀球，等.倍他米松新霉素软膏治疗湿疹的随机、双盲、平行对照临床研究[J].中国新药与临床杂志，2006，25（7）：545-547.
[16] 莫秀梅，陈达灿，黄咏菁.利湿散对湿热型湿疹患者临床症状影响的随机、双盲对照试验[J].中国中西医结合皮肤性病学杂志，2007，6（3）：144-146.
[17] 杨宝琦，张福仁，吴梅，等.抗人白细胞介素8单克隆抗体乳膏治疗湿疹的随机双盲对照临床试验[J].中国新药与临床杂志，2006，25（6）：439-441.
[18] 崔盘根，林麟，毕志刚，等.抗人白介素8单克隆抗体乳膏治疗湿疹的多中心随机双盲对照研究[J].中华皮肤科杂志，2006，39（7）：394-396.
[19] 国家食品药品监督管理局药品审评中心.中药新药临床研究一般原则[EB/OL].[2015-11-3].http://www.sda.gov.cn/WS01/CL1036/134581.html
[20] 路雪艳，黄二顺，谭艳红，等.青鹏软膏维持治疗对局限性湿疹预后的影响[J].中华皮肤科杂志，2014，47（11）：810-811.
[21] 唐曙，赵佩云.合理选择和正确外用糖皮质激素激素治疗儿童皮肤病[J].中华皮肤科杂志，1997，30（5）：291-293.
[22] 陈达灿，吴晓霞.特应性皮炎中西医结合治疗[M].北京：人民卫生出版社，2008.
[23] 马融，胡思源.儿科疾病临床研究技术要点[M].北京：中国医药科技出版社，2012.
[24] 马融，胡思源，王有鹏，等.小儿湿疹局部用中药新药临床试验设计与评价技术指南[J].药物评价研究，2015，38（6）：596-602.
[25] 郭静，李林峰，王云，等.硝酸益康唑（曲安奈德霜与丁酸氢化可的松软膏治疗亚急性慢性湿疹皮炎[J].临床皮肤科杂志，2002，31（2）：108-109.
[26] 赵辨.湿疹面积及严重度指数评分法[J].中华皮肤科杂志，2004，37（1）：3-4.
[27] 朱海莉.CDLQI、DFI的译制与考评及对清心路土法治疗特应性皮炎患者的测评[D].广州中医药大学，2009.
[28] Harris D W，Hunter J A.The use and abuse of 0.05 percent clobetasol propionate in dermatology[J].Dermatologic Clinics，1988，6（4）：643-647.
[29] 唐曙，赵佩云.合理选择和正确外用糖皮质激素激素治疗儿童皮肤病[J].中华皮肤科杂志，1997，30（5）：291-293.

第十节 手足口病

手足口病（hand-foot-and-mouth disease，HFMD）是一种由肠道病毒（多见EV71及CoxA16）引起的常见的儿童传染性疾病[1-3]。临床分普通病例和重症病例（重型、危重型）两类。普通病例主要表现为手、足、口、臀部皮疹，伴或不伴发热，或仅表现为疱疹性咽峡炎。多在一周内痊愈，预后良好。少数病例（尤其是小于 3 岁者）病情进展迅速，在发病 1～5 天左右发展为重症病例，重症病例重型出现精神差、嗜睡、易惊、谵妄、肌阵挛、共济失调、眼球运动障碍、惊厥等神经系统受累表现。重症病例危重型可见脑疝、紫绀、血性泡沫痰、休克等循环功能不全表现。本病一年四季均可发生，但以夏秋季节为多见。常见于 5 岁以下小儿[4, 5]。约有 1%～1.6%患儿会发展为重型手足口病，病死率约为 0.03%～0.05%，多由 EV71 感染引起[6, 7]。病人和隐性感染者均为传染源，主要通过消化道、呼吸道和密切接触等途径传播，我国将 HFMD 列为法定丙类传染病进行管理。

目前，HFMD 尚无特效的治疗药物，也没有预防接种的相关疫苗。治疗方法主要以隔离，避免交叉感染，并在此基础上进行对症治疗和退热处理。本病属于中医"温病"范畴，临床常见邪犯肺脾证、湿热毒盛证、心脾积热证等[1, 8]。

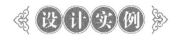

一、题目

评价××口服液治疗手足口病（肺脾湿热证）有效性和安全性的分层随机、双盲、安慰剂平行对照、多中心临床研究。

二、研究背景

××口服液是已上市中成药品种，具有清热祛湿、凉血解毒的功效。本次研发，计划增加手足口病适应证及儿童剂量，属于按新药管理的"补充申请"范畴。

（1）药效学试验结果：① 本品样品 1（原工艺，0.43g 生药/ml）、样品 3（挥发油包合液，15.26g 生药/ml）、样品 4（新工艺，0.43g 生药/ml）对小鼠耳郭肿胀有明显的抑制作用，样品 2（挥发油乳浊液，1.05g 生药/ml）作用不明显。② 4 个样品均能显著抑制角叉菜胶引起的肿胀。样品 1 和样品 4 显著抑制致炎 6 小时内各时间点的肿胀程度。样品 2 和样品 3 亦显著降低致炎后 2～4 小时的肿胀峰值，其中样品 2 在前期抑制作用较强，而样品 3 在后期的抑制作用较强。③ 样品 1 和样品 4 对大鼠体温升高具有明显的抑制作用，样品 2 和样品 3 作用不显著。④ 4 个受试样品对大鼠棉球肉芽肿都有一定的抑制作用，其中样品 1 和样品 4 具有统计学显著意义。

（2）毒性试验结果：① 急毒试验：新工艺本品浸膏对 NIH 小鼠的最大耐受量为 31.1g/kg（相当于 163g 生药/kg，约为人临床拟用量的 763 倍），原工艺本品浸膏对 NIH 小鼠的最大耐受量为 35.3g/kg（相当于 192g 生药/kg，约为人临床拟用量的 898 倍），新、原工艺本品浸膏的急性毒性反应基本一致。新、原工艺本品浸膏雌雄动物的急性毒性反应症状一样，表现为给药后活动减少，步态不稳，部分动物出现蜷缩、闭目、昏睡、稀便等症状，给药剂量越大毒性反应越严重，给药后 3 天所有存活均恢复正常。动物死亡均在 24 小时内发生，死亡动物和在观察期结束存活动物大体解剖未发现各组织器官出现体积、颜色、质地等改变。② 长毒试验：新工艺本品浸膏 1.0g/kg（相当于 5.2g 生药/kg，为人临床拟用量的 25 倍）未见明显的毒性作用，为无毒反应剂量。

新工艺本品浸膏 4.5g/kg、20.0g/kg（相当于 23.6g 生药/kg、105g 生药/kg，为人临床拟用量的111、491倍），可见雌性动物肝脏脏器系数、雄性动物肝脏脏器重量和脏器系数、左右肾脏脏器系数高于空白对照组，病理学检查和血液生化学检测均未见异常，可能是一种代偿性改变，停药2周后即可恢复。

原工艺本品浸膏组19.3g/kg与新工艺本品浸膏20.0g/kg对SD大鼠的作用基本一致。新工艺本品浸膏与原工艺本品浸膏均未观察到有延迟性毒性作用。

（3）临床预试验结果：① 本品治疗手足口病普通型有一定的疗效，特别是对于体温控制、皮疹/疱疹的消退、口腔黏膜损害等方面有肯定疗效；② 本品在观察过程中合并用药的种类少，使用退热药的例数比对照组少，抗生素使用例数少，在使用抗生素的病例中，使用时间短，中位数统计本品比其他组少2天；③ 本品治疗手足口病普通型241例，未发现因药物引起的毒副作用和不良反应；④ 临床观察中提示本品的剂型适宜，小儿服用方便，易被接受。

现依据临床研究批件和2010年版《手足口病诊疗指南》中本品的适应证候，拟进行本品增加小儿手足口病适应证的临床研究。

三、试验目的

（1）评价××口服液治疗手足口病肺脾湿热证的缩短病程、改善中医证候等作用。观察指标：完全退热时间、皮疹/疱疹开始消退时间、皮疹/疱疹完全消退时间；中医证候疗效等。

（2）观察××口服液临床应用的安全性。观察指标：临床不良事件/不良反应等。

四、试验设计

本项试验采用分层随机、双盲单模拟、安慰剂平行对照、多中心临床研究的方法。

（1）随机：分层区组随机的方法。以年龄为分层因素，按年龄段1～2岁、3～6岁分为2层。

（2）盲法：采用双盲单模拟的方法。

（3）对照：安慰剂平行对照。

（4）样本量：考虑到病毒检测阳性率等因素，计划选取288例受试者进行试验，每层内按1:1比例分为试验组和对照组，试验组为72例，对照组为72例。

（5）多中心：由×家中心共同承担。

五、诊断标准

1. 西医诊断标准

建议采用卫生部《手足口病诊疗指南（2010年版）》[1]标准。

（1）小儿手足口病的病因分类：普通型表现为手、足、口、臀部皮疹，伴或不伴发热。重症病例：重型，出现神经系统受累表现。危重型，出现下列情况之一者。① 频繁抽搐、昏迷、脑疝。② 呼吸困难、紫绀、血性泡沫痰、肺部啰音等。③ 休克等循环功能不全表现。

（2）小儿手足口病的诊断标准。临床诊断病例：① 在流行季节发病，常见于学龄前儿童，婴幼儿多见；② 发热伴手、足、口、臀部皮疹，部分病例可无发热；③ 极少数重症病例皮疹不典型，临床诊断困难，需结合病原学或血清学检查做出诊断；④ 无皮疹病例，临床不宜诊断为手足口病。

确诊病例：临床诊断病例具有下列之一者即可确诊。① 肠道病毒（CoxA16、EV71等）

特异性核酸检测阳性；② 分离出肠道病毒，并鉴定为CoxA16、EV71或其他可引起手足口病的肠道病毒；③ 急性期与恢复期血清CoxA16、EV71或其他可引起手足口病的肠道病毒中和抗体有4倍以上的升高。

2. 中医辨证标准：肺脾湿热证（普通型）

参考卫生部《手足口病诊疗指南（2010年版）》[1]。主症：发热，手、足和臀部出现斑丘疹、疱疹，口腔黏膜出现散在疱疹。次症：咽红、流涎、神情倦怠。舌脉指纹：舌淡红或红，苔腻，脉数，指纹红紫。具备主症+次症共2项，参考舌脉指纹，即可辨证。

六、受试儿童的选择

（一）入选标准

（1）符合手足口病普通型诊断标准。
（2）中医辨证为肺脾湿热证。
（3）诊前24小时内最高体温≥37.3℃且≤38.5℃。
（4）病程≤24小时。
（5）年龄1～6岁（<7岁）。
（6）发病后未使用过对本病有影响的药物（如抗生素、抗病毒类）或其他治疗手段者。
（7）知情同意，法定代理人自愿签署知情同意书。

（二）排除标准

（1）手足口病重症患者（具有神经系统受累、抽搐、昏迷或脑疝等重症及危重表现），或具有可能发展成重症病症的征象（持续高热、手足抖动、呼吸增快、心率增快、血压升高、四肢冷、外周血白细胞计数升高等），血糖增高者。
（2）水痘、疱疹性咽峡炎、不典型麻疹、幼儿急疹、带状疱疹以及风疹、丘疹性荨麻疹患者。
（3）ALT、AST≥1.5倍ULN者。
（4）严重营养不良、佝偻病患者及合并心、脑、肺、肝、肾及造血等系统严重原发性疾病，以及精神病患者。
（5）过敏性体质（对2类以上物质过敏者），或对试验药物组成成分过敏者。
（6）根据医生判断，容易造成失访者。
（7）最近1周内参加其他临床试验者。

（三）受试者的退出（脱落）标准

1. 研究者决定退出

（1）出现过敏反应或严重不良事件，根据医生判断应停止试验者。
（2）试验过程中，患者罹患其他疾病，影响疗效和安全性判断者。
（3）受试儿童依从性差（试验用药依从性<80%，或>120%），或自动中途换药或加用本方案禁止使用的中西药物者。
（4）各种原因的中途破盲病例。
（5）用药后，患儿病情加重，发展为重型或具有可能发展成重症病症的征象（持续高热、手足抖动、呼吸增快、心率增快、血压升高、四肢冷、外周血白细胞计数升高等），应停止用药，采取有效治疗措施，该患儿完成各项实验室检查，退出试验，按治疗无效病例处理。

2. 受试儿童自行退出

（1）无论何种原因，患者不愿意或不可能继续进行临床试验，向主管医生提出退出试验要求而中止试验者。

（2）受试儿童虽未明确提出退出试验，但不再接受用药及检测而失访者。

3. 临床试验的中止（参照本章第一节）

4. 结束全部临床试验的规定

除达到方案预先设定的结束临床试验条件，一般而言，完成计划中的最后 1 例病例随访，即标志一次临床试验的结束。

七、试验用药物及给药方案

1. 试验用药物规格、包装和标签的说明

试验药物：××口服液，10ml/支。对照药：××口服液模拟剂，10ml/支。上述试验用药由申办方提供。药物包装上所附标签应包括药物编号、临床研究批件号、药物名称、适应证、规格、用法用量、贮存条件、生产批号、有效期、药物供应单位、注意事项等内容，并写上"仅供临床研究用"字样。

2. 试验用药物的随机编盲与应急信件（参照本章第一节）

3. 试验用药物的管理（参照本章第一节）

4. 用法用量

试验组：在一般治疗基础上，口服××口服液：1~2 周岁者，每次 5ml；3~6 周岁者，每次 10ml。一天 3 次。对照组：在一般治疗基础上，口服××口服液模拟剂，用量同试验组。一般治疗：注意隔离，避免交叉感染。适当休息，清淡饮食，做好口腔和皮肤护理。在一般治疗的基础上采取下列对症治疗措施。疗程：5 天。5 天以内痊愈的病例随时结束治疗，复查各项指标。

5. 基础治疗

注意隔离，避免交叉感染。适当休息，清淡饮食，做好口腔和皮肤护理。在一般治疗的基础上采取下列对症治疗措施。

（1）退热治疗：① 对体温<38.5℃的患者可以采用物理降温，包括温水浴或降温贴；② 对体温≥38.5℃的患者采用药物降温，给予西药退热剂口服，首选为对乙酰氨基酚混悬液（泰诺林）。用法用量：口服，用量为：5ml/次，若发热不缓解，可每隔 4~6 小时重复用药 1 次，24 小时不超过 4 次。

（2）皮疹、破溃可进行局部对症处理；

（3）试验过程中使用抗生素，必须有严格的指征，并在 CRF 中进行详细记录使用的药物、剂量、时间等。不能使用糖皮质激素治疗，不能给予与本试验用药功效相似的药物治疗，原则上不给予抗病毒治疗和干扰素治疗；

（4）可以适度给予10%葡萄糖液加电解质等静脉点滴。

6. 合并用药的规定

试验期间不能使用糖皮质激素治疗，不能给予与本试验用药功效相似的药物治疗，原则上不给予抗病毒治疗和干扰素治疗。对于合并其他病症需要用药者，合并使用的药物必须记录。

八、安全性评价

1. 试验用药物可能的不良反应

试验药的上市后安全性研究结果，10089例中共发生不良事件258例，严重不良事件32例，不良反应发生率为0.93%，无严重不良反应发生。其中，不良反应主要表现为胃肠系统损害（腹泻、稀便、呕吐、多变、恶心、胃部不适），皮肤及其附件损害（皮疹、红斑疹、皮肤过敏、瘙痒），呼吸系统损害（喉咙干痒、咳嗽、有痰），全身性损害（无力、不适、发热、冷汗），中枢及外周神经系统损害（头晕），心率及心律紊乱（心率加快）[9]。

2. 安全性评价指标及观测时点

（1）临床不良事件（症状、体征、疾病、综合征），基线与治疗结束后诊查。

（2）生命体征，基线与治疗结束后检查。

（3）血、尿、便常规，肝肾功能（ALT、AST、TBIL、GGT、ALP、SCr、BUN），心电图，基线与治疗结束后检测。

3~5（参照本章第二节）

九、有效性评价

1. 基线指标

人口学指标、病程、病情、合并疾病及用药等。

2. 有效性观察指标与时点

（1）完全退热时间、皮疹/疱疹开始消退时间、皮疹/疱疹完全消退时间，每8小时检测一次；

（2）中医证候疗效及单项症状疗效、咽拭子病毒检测（肠道病毒通用型、柯萨奇病毒A18型及肠道病毒71型），用药前后观测；

（3）其他，如转化重症率，疗程中随时观察。

以完全退热时间为主要指标。

3. 基于证候的症状体征分级量化

参照卫生部《手足口病诊疗指南（2010年版）》[1]制定。

表 10-10-1　中医证候分级量化标准

症状＼分级	无（-）	轻（+）	中（++）	重（+++）
主症	计0分	计2分	计4分	计6分
发热	24小时最高腋温≤37.3℃	24小时最高腋温37.3~37.9℃	24小时最高腋温38~38.5℃	24小时最高腋温≥38.5℃
皮疹/疱疹/溃疡部位与数量	无	手、足、口出疹，稀疏	手、足、口出疹，稠密	手、足、口、臀出疹
疹色	无	红活	紫暗	-
疱液	无	清亮	浑浊	-
咽红	无	咽轻度充血，不痛或微痛	咽充血水肿，疼痛吞咽时明显	咽充血水肿，咽痛较剧，吞咽困难
流涎	无	偶有流涎	时常流涎	流涎不止，口周发红
神情倦怠	无	精神不振，不影响活动	精神疲乏，喜抱	精神疲乏，嗜卧

4. 疗效评价标准和终点指标定义

（1）指标定义：① 完全退热：指服药后体温下降至≤37.2℃且24小时内不再反弹。② 疱疹/皮疹开始消退：服药后无新疹出现。③ 皮疹/疱疹、口腔黏膜疱疹/溃疡的完全消退：服药后皮疹/疱疹、或口腔黏膜疱疹/溃疡完全消退。

（2）中医证候疗效评价标准，参照《中药新药临床研究指导原则》（2002）[10]。临床痊愈：中医临床症状、体征消失或基本消失，证候积分减少≥95%。显效：中医临床症状、体征明显改善，证候积分减少≥70%，<95%。有效：中医临床症状、体征均有好转，证候积分减少≥30%，<70%。无效：中医临床症状、体征均无明显改善，甚或加重，证候积分减少不足30%。

十、试验流程

表 10-10-2　试验流程表

项目	基线	治疗观察期		随访期
	第1天	第3天	第5天	
筛选病例	×			
签署知情同意书	×			
入选/排除标准	×			
人口学资料记录	×			
一般体检项目	×	×	×	×*
病原学检测	×			
腋温检测	×	×	×	×*
皮疹观察	×	×	×	
中医证候	×	×	×	
尿常规、便常规	×		×	×*
心电图	×			×*
血糖	×		×	×*

项目	基线	治疗观察期		随访期
	第1天	第3天	第5天	
肝功能（ALT、AST、TBIL、ALP、γ-GT）	×		×	×*
肾功能（BUN、Cr）	×		×	×*
发放药物、日志卡	×			
药物、日志卡回收			×	
用药依从性			×	
不良事件记录		×	×	
脱落原因分析			×	
临床疗效评定			×	
安全性评定			×	

注：×* 必要时可能做。实验室检测项目疗前正常、疗后异常者随访直至正常或稳定。

十一、数据管理（参照本章第一节）

十二、统计分析（参照本章第一节）

十三、质量控制与保证

1、2（参照本章第一节）

3. 主要理化指标检测的 SOP

（1）咽拭子采集、保存与运输的 SOP。① 样本采集（注意无菌操作）。采集病人的咽拭子标本，用于病原检测。用专用采样棉签，适度用力拭抹咽后壁和两侧扁桃体部位，应避免触及舌部；迅速将棉签放入装有 3~5ml 保存液（细胞维持液）的采样管中，在靠近顶端处折断棉签杆，旋紧管盖并密封，4℃暂存立即（12 小时内）送达实验室，-20℃以下低温冷冻保藏，需长期保存的标本存于-70℃冰箱。② 样本的保存与运输。样本可立即用于测试，也可保存于-20℃待测，保存期为 4 个月；长期保存，应置于-70℃。运送采用 0℃冰壶。临床样本在运输与贮存过程中要避免反复冻，如果不能确保-20℃的条件，应该在 0~8℃运输和保存。样本应冷冻运输，运输时要附有必要的信息，如样本编号、发病日期和样本采集日期。③ 咽拭子病毒检测的 SOP。通常采用 PCR-荧光探针法，对粪便、咽拭子、疱疹液样本中的可引起手足口病的肠道病毒的核酸、CoxA16 核酸、EV71 核酸进行定性检测。建议在各地疾病预防控制中心（Centers for Disease Control，CDC）进行检测。

（2）体温测量的 SOP。测量部位：测量部位选取的是患者的双侧腋窝。测量工具：水银玻璃体温计，调量前进行校对、检测。水银体温计检测方法为：在使用新体温计前或定期消毒体温计后，将全部体温计的水银柱甩至 35℃以下，于同一时间放入已测好的 40℃以下水中，3 分钟后取出检视，凡误差在 0.05% 以上或玻璃管有裂痕者，不能使用，合格体温计用纱布擦干，放入容器内备用。测量方法：统一使用标准检测合格的水银体温计，测量时间为5 分钟，测量前检查体温计是否完好，水银柱在 35℃以下。避开周围的冷、热源，擦干患者的腋窝汗液，协助其正确夹好体温计，并一直守候在受试者的身旁，5 分钟后取出体温计读表记录。

十四、试验相关的伦理学要求（参照本章第一节）

十五、试验结束后的随访和医疗措施

无随访，未达到治愈者，可按其他医疗方法继续治疗（对于出现危重症的患者，按照《手足口病诊疗指南（2010年版）》规定治疗），费用由患者自理，结束患者与研究者的合作关系。患者在试验期间出现与试验药物导致的不良反应，在给药周期结束后，其不良反应仍未治愈者，按有关规定，由申办者负责其治疗费用。不良反应结束后，结束患者与研究者的合作关系。

十六、试验总结与资料保存（参照本章第一节）

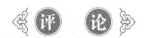

一、研究策略

治疗手足口病的中药，其临床研究目的主要是针对疾病，无论普通型病例抑或重症病例（重型），均为缩短热程，加速皮疹/疱疹/口腔溃疡的消退，减少并发症的发生，减少合并用药的使用，同时评价药物临床应用的安全性。

二、临床试验设计要点

1. 总体设计

针对手足口病无抗病毒特效治疗的现状，且病程自限，其重型适应证的临床研究，多采用在对症治疗基础上的安慰剂对照加载试验设计，而普通型适应证则多直接采用安慰剂对照设计。由于婴幼儿发病率高，易于出现并发症，建议按用药的年龄段进行分层随机设计，保证组间均衡。为解决偏倚，原则上应采用双盲法，如试验药与对照药在规格、用法或外观上不尽相同，一般采用单模拟技术[9，11，12]。

2. 诊断

手足口病以临床症状诊断为主。其诊断标准和临床分类，建议参照卫生部2013年修订的《手足口病诊疗指南》[13]。本病为肠道病毒感染所致，病毒病原学检测也是诊断的重要依据。有文献报告，咽拭子肠道病毒（包括EV71和CoxA16）核酸的检测阳性率能够达到75%～80%[14]。

3. 受试者的选择

受试者应首先符合小儿手足口病诊断和中医辨证标准。本病高发于幼儿，入选患者年龄段应符合手足口病的好发年龄范围，一般为年龄1～7岁，若以重症病例中的重型患者为目标适应证，年龄可扩大为1～13岁。结合本病发病特点，为便于评价，建议入选病程不超过24小

时（重型症状多出现在发病 24 小时以内），并对诊前体温予以适当限制。

本病普通病例部分仅表现为皮疹或疱疹性咽峡炎，临床研究时，为了在相对"纯净"的手足口病人群中研究药物的疗效，应除外疱疹性咽峡炎、幼儿急疹、水痘、不典型麻疹、带状疱疹以及风疹、丘疹性荨麻疹患者。对于危重型病例，如合并神经源性肺水肿或心、肺功能衰竭者，予以排除。对于因基础疾病目前正在使用激素治疗者、既往有溶血现象发生者，皆宜排除[15]。

4. 阳性对照药

本病无特效治疗，一般不选择抗病毒化药为对照。有文献报道，金莲清热泡腾片、抗病毒口服液、蒲地蓝消炎口服液、喜炎平注射液、热毒宁注射液、痰热清注射液等中药制剂治疗手足口病具有较好的退热、消退皮疹/疱疹等作用[16-19]，可以适当选择并进行优效设计。

5. 合并用药

原则上不给予抗病毒治疗和干扰素治疗，不能使用糖皮质激素治疗。根据实际情况，如年幼儿口腔疱疹破溃后形成小溃疡，疼痛较剧，常表现烦躁、哭闹、流涎、拒食，可适当予镇静药物。重型手足口病患儿，治疗过程中常需合并使用降颅压药物和镇静性药物以减轻临床症状，但此类药物有一定副作用，特别是镇静类药物可改变正常睡眠模式，引起非生理性睡眠，用后可出现头晕、困倦、精神不振及定向障碍等反应，久用可出现耐受性、依赖性等不良反应，不利于患儿的生长发育。应注意评价合并用药对试验药物疗效和安全性的影响[15]。

6. 有效性评价

治疗手足口病药物的临床研究，主要是基于其抗病毒作用，评价其对因治疗效果。一般以完全退热时间/热程为主要观察指标，皮疹/疱疹开始消退时间、皮疹/疱疹完全消退时间、中医证候疗效及单项症状疗效、转化重症/危重症率/病死率等为次要疗效指标。退热起效时间主要用于评价药物的即时降体温作用，也可以酌情选择。咽拭子或粪便标本中的肠道病毒（包括EV71、CVA16）的病原学检测，主要用于诊断，虽也可以评价有效性，但一般不作为主要指标。此外，应明确定义"完全退热"、"退热起效"的内涵，并注意用诊前热程对完全退热时间/热程的观察结果进行校正。

7. 试验流程

本病自然病程短，无法设置导入期。其疗程一般在 5~7 天，重型病例一般需 7~10 天。为评价疗效需要，考虑临床可操作性和实际意义，需要每 8~24 小时测量体温一次（两点之间也应记录最高体温），每 24 小时记录症状体征变化一次。为提高依从性，门诊受试儿童应设立受试者日志。为准确判断"完全退热"，用药结束当天体温降至正常者，应进行 24 小时的随访。

有研究显示，发病 3 天、5 天内，粪便/咽拭子肠道病毒检测阳性率可达 60%、50%以上，如将肠道病毒阳性率作为有效性评价指标，建议在发病后 3~5 天内检测[20]。

8. 试验的质量控制

手足口病属于肠道病毒感染性疾病，其临床评价主要针对药物的抗病毒作用，以热程、病毒病原学检测为重要评价或诊断指标。因此，应制定体温测量和肠道病毒检测的 SOP，加强质量控制。

参 考 文 献

[1] 中华人民共和国卫生部.卫生部办公厅关于印发《手足口病诊疗指南（2010 年版）》的通知[EB/OL].[2010-04-20].http：//www.nhfpc.gov.cn/mohyzs/s3586/201004/46884.shtml

[2] 刘社兰,林君芬,张静.WHO 手足口病临床管理与公共卫生应对指南[J].疾病监测,2013,28（9）：784-788.

[3] WHO. A guide to clinical management and public health response for hand, foot and mouth disease（HFMD）[M].Manila：WHO Regional Office for the Western Pacific,2011.

[4] Rabenau HF, Richter M, Doerr HW.Hand, foot and mouth disease：seroprevalence of Coxsackie A16 and Enterovirus 71 in Germany[J].Med Microbiol Immunol, 2010, 199（1）：45-51.

[5] 李海燕,安慧平.重症手足口病的临床表现和治疗[J].现代医药卫生,2011,27（03）：374-376.

[6] 方邦骞,陈慧洁.胸腺肽联合炎琥宁治疗小儿急性手足口病疗效观察[J].中国现代医生 2010,48（5）：50-51.

[7] 江载芳,申昆玲,沈颖.诸福棠实用儿科学[M].第 8 版.北京：人民卫生出版社,2015.

[8] 马融,胡思源,王有鹏,等.小儿手足口病中药新药临床试验设计与评价技术指南[J].药物评价研究,2015,38（5）：465-471.

[9] 伍军,林晓亮,江丽君,等.中药不良反应监测发展状况与案例分析[J].中国药物经济学,2014（1）：005.

[10] 郑筱萸.中药新药临床研究指导原则（试行）[M].北京：中国医药科技出版社.2002.

[11] 马融,胡思源.儿科疾病中医临床研究技术要点[M].北京：中国医药科技出版社,2012.

[12] 赵晶,胡思源.小儿手足口病中药新药临床研究技术要点[J].天津中医药,2014,31（3）：142-144.

[13] 中华人民共和国卫生部.手足口病诊疗指南（2013 年版）[EB/OL].http：//wenku.baidu.com/view/1f46c60a844769eae009ed99.html

[14] 郑焕英,刘冷,郭雪,等.2008 年广东省手足口病实验室检测结果分析[J].华南预防医学,2009,35（6）：15-18.

[15] 李秀惠,李双杰,温韬,等.热毒宁注射液治疗重型手足口病的临床疗效评价[J].中华中医药杂志,2014,29（2）：362-365.

[16] 刘清泉,张伟,康锦伟,等.金莲 O 清热泡腾片配合抗病毒药物治疗小儿手足口病轻症的临床观察[J].北京中医药,2009,28（3）：221-222.

[17] 冯碧红,涂林修,何修宇.蒲地蓝消炎口服液治疗手足口病的疗效观察[J].中国现代医生,2011,49（7）：27-28.

[18] 谢新宝,曾玫,俞蕙,等.喜炎平注射液治疗儿童手足口病的随机对照试验[J].中国新药与临床杂志,2012,31（2）：73-76.

[19] 周华,王佩珍,陈漪,等.痰热清注射液治疗手足口病 168 例临床观察[J].浙江中医药大学学报,2008,32（6）：740-741.

[20] 颜玉炳,刘红莲,何水珍.手足口病肠道病毒阳性检出率的相关因素分析[J].中国卫生检验杂志,2014,24（22）：3251-3253.

第十一章

外科疾病

第一节 乳腺增生病

乳腺增生病（hyperplasia of mammary gland，HMG），是由于乳腺组织导管和乳腺小叶发生结构上的退行性改变及进行性的结缔组织增生引起的女性乳房疾病[1]。WHO 推荐使用"良性乳腺结构不良症（mammary dysplasia）"命名，但多数学者仍使用"乳腺增生病"[2, 3]。在临床中，该病也被称之为"乳腺增生症"、"乳腺纤维囊性病"、"乳腺小叶增生病"、"乳腺结构不良"[4-6]。本病为妇女常见病、多发病，多发生于 30～49 岁，发病率约占育龄期妇女的 50%[7, 8]。近年来，该病发病率呈逐年上升，且有年轻化的趋势[9]。

本病一般分为单纯性乳腺上皮增生症（乳痛症）、乳腺腺病和乳腺囊性增生症[7]。其中乳痛症和乳腺腺病多以周期性乳房胀痛及结节性肿块为临床表现，其乳房疼痛于经前 1 周出现，月经来潮后缓解。此类周期性乳痛对治疗反应较好。乳腺囊性增生主要是以乳房肿块为临床特点，伴有轻微、不规律的乳痛，肿块可发于单侧或双侧乳房内，单个或多个，亦有随月经周期而变化，此外，还可伴有乳头溢液、月经失调、情绪改变等症状[10]。此期多属于病理性改变，与乳腺癌的发生较为密切，其癌变率约为 1%～6.5%[11]。

西医学认为，其发病与内分泌失衡有关，尤以垂体前叶素和卵巢激素的影响最大[12, 13]。迄今为止，无特效治疗方法。对本病的治疗目的是缓解和改善症状，很难使组织学改变得到逆转。以往治疗首选性激素类药物，如雌激素受体拮抗剂三苯氧胺、黄体酮、甲基睾丸素、达那唑等，虽能取得一定疗效，但副作用明显，易干扰月经，患者不易接受，故目前很少作为临床常规用药[10, 14]。

此病属于中医学"乳癖"范畴[15]，发病与情志、饮食、劳倦等因素密切相关，病机主要是肝气郁结、痰凝血瘀、冲任失调[12, 16]。故以行气活血，软坚散结，调理冲任为治疗原则，采用内服、外用相结合的治疗方法[17]。

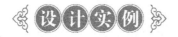

一、题目

××颗粒治疗乳腺增生病肝郁气滞证随机、双盲、安慰剂和阳性药平行对照、多中心临床研究。

二、研究背景

本品为上市中成药,具有舒肝理气、散郁调经的功效,原用于肝气不舒的两胁疼痛、胸腹胀闷、月经不调等,现进行增加新适应证,乳腺增生病的临床研究。根据第一阶段剂量探索的结果,确证性评价本品低剂量治疗乳腺增生病肝郁气滞证的有效性和安全性。

药效学试验研究结果表明,本品能明显减轻乳腺增生模型大鼠导管上皮的增生程度,减少腺泡数、腺腔分泌物,能扩张小鼠耳郭微动脉管径,亦能明显减轻肾上腺素所致小鼠耳郭微循环障碍,对微静脉的舒张作用明显。长期毒性试验结果显示,大鼠一般情况、摄食量、血液学、血液生化学、脏器重量及指数、组织病理学等指标均未见明显影响。

以安慰剂为对照的第一阶段剂量探索临床研究主要结果:①高剂量组基线最痛一日 NRS 评分,治疗前后平均下降 3.9 分;低剂量组平均下降 4.2 分;安慰剂组平均下降 2.0 分。经协方差分析组间比较,差异有统计学意义($P<0.001$);NRS 评分改善率,高剂量组为 25.56%,低剂量组为 24.44%,安慰剂组为 3.33%,组间比较差异有统计学意义($P<0.01$)。②试验过程中,高剂量组发生 4 例,低剂量组发生 5 例,安慰剂组发生 3 例不良事件。3 组均无严重不良事件发生,且未见与药物有关的检查值正转异或异常加重情况发生。

三、试验目的与观察指标

试验目的:确证××颗粒治疗乳腺增生病肝郁气滞证的临床有效性和安全性。观察指标:乳房疼痛的数字疼痛分级法(numerical rating scale,NRS)评分平均分、乳房明显疼痛天数、乳房靶肿块大小,以及疾病疗效、中医证候疗效等。观察指标:生命体征、实验室检查、不良事件/不良反应发生率。

四、试验总体设计

采用中央区组随机、双盲、安慰剂和阳性药平行对照、多中心临床研究方法。试验组与安慰剂组比较采用优效性检验,与阳性药组比较采用非劣效检验。

(1)随机:采用中央区组随机,运用 SAS V9.3 统计软件生成"随机分配表",采用中央随机系统执行中央随机。每个受试者入组时获取的随机号、及其分配使用的药物编号均由中央随机系统提供。

(2)对照:采用安慰剂和阳性药平行对照。选择安慰剂的理由:本研究用药时间短,且为慢性疾病,使用安慰剂不会增加受试者严重的、或不可逆损害的风险,以期达到消除安慰剂效应的作用。模拟剂由黑米、苦瓜等加上辅料制成,对乳腺增生病没有治疗作用,且与试验药物具有相似的颜色、气味。选择阳性药的理由:乳宁颗粒具有疏肝养血,理气解郁的作用,其药物组成与试验药物相近,功能、主治和剂型相似,是目前临床治疗乳腺增生公认有效的药物。

(3)盲法:采用双盲双模拟设计。盲底的设置分为两级,第一级为各病例号所对应的组别(A、B 和 C 组),第二级为三组所对应的处理(试验组、安慰剂对照组和阳性药对照组)。试验用药均由申办者提供。

(4)多中心:由×家药物临床试验机构中医外科专业同期完成。

(5)样本量:以治疗 3 个月经周期后,NRS 评分下降值为主要疗效指标。根据Ⅱ期临床试验 FAS 结果,设单侧 $\alpha=0.025$,$\beta=0.2$,三组按 1∶1∶1 的比例分配病例。采用优效性检验,设定试验组与安慰剂组比较优效性界值为 1.0。试验组和阳性对照组采用非劣效检验,非劣效检验界值选择为 0.7。按照《药品注册管理办法》要求，试验组样本量不得少于 100 例，考虑不超过 10% 的脱落率，增加 17% 的样本量，共需 360 例。其中，试验药、安慰剂和阳性药组各 120 例。

五、诊断标准

1. 西医诊断标准

参考 2002 年中华中医外科学会乳腺病专业委员会第八次会议通过的乳腺增生病诊断参考标准[12]制定。

（1）症状与体征：①乳房有不同程度的胀痛、刺痛或隐痛，可放射到腋下、肩背部，可与月经、情绪变化有相关性，连续疼痛 3 个月或间断疼痛 3~6 个月不缓解。②一侧或两侧乳房发生单个或多个大小不等、形态多样的肿块，肿块可分散于整个乳房，与周围组织界限不清，与皮肤或深部组织不粘连，推之可动，可有触痛，可随情绪及月经周期的变化而消长，部分患者可有乳头溢液或瘙痒。

（2）排除标准：初潮前小儿乳房发育症、男性乳房发育症及乳房恶性肿瘤。

（3）辅助检查：钼靶 X 线摄片、B 超、乳腺纤维导管镜、穿刺细胞学或组织学检查、近红外线扫描。

凡具有上述症状与体征中之一，加排除标准者，并结合相应辅助检查进行诊断。每例受试者均必须进行乳腺彩超诊断乳腺增生，乳腺彩超不能确诊者可增加钼靶 X 线摄片检查。

2. 中医辨证标准（肝郁气滞证）

参考 2002 年，中华中医外科学会乳腺病专业委员会第八次会议通过的，乳腺病辨证参考标准[12]和《中医病证诊断疗效标准》[18]制定。

（1）主症：①乳房肿块（胀痛、触痛）；②乳房疼痛（大小、质地、肿块分布范围）。

（2）次症：①情志抑郁；②急躁易怒；③口苦咽干；④胸闷不舒；⑤月经不调或痛经。

舌质红；苔薄白或薄黄；脉弦。以上主症①、②必备，并兼次症至少 2 项，结合舌象、脉象即可确立辨证。

六、受试者的选择

（一）纳入标准

（1）符合西医乳腺增生病诊断标准。

（2）上一个月经周期，月经前 7 天乳房疼痛的平均 NRS 评分＞3 分。

（3）符合中医肝郁气滞证辨证标准者。

（4）年龄在 18~50 岁之间的女性，有基本规则的月经周期（28 天±7 天）和经期（3~7 天）者。

（5）入组前一个月以内，未使用治疗乳腺增生病的中西药物和具有疏肝解郁功效的中药。

（6）签署知情同意书。

（二）排除标准

（1）筛选期月经前，NRS 评分日记卡记录＜7 天者。

（2）合并乳腺肿瘤、乳腺炎及其他有手术指征的乳腺疾病患者。

（3）合并有心脑血管、肝脏、肾脏及造血系统等严重原发性疾病，或消化道溃疡病，或影响其生存的严重疾病（如肿瘤或艾滋病），或精神病患者。

（4）实验室指标异常，血 Cr 超过正常值上限，血 ALT、AST、BUN 超过正常值上限 1.5 倍者。

（5）妊娠期、哺乳期、绝经期妇女，或近半年有怀孕计划者。

（6）过敏性体质或已知对该类药物或组成成份过敏者。

（7）根据研究者判断，具有低入组可能性或使入组复杂化的其他情况，如工作环境经常变动，经常出差等易造成失访的患者。

（8）正在参加其他药物临床试验者。

（三）受试者的退出（脱落）标准

1. 研究者决定退出

（1）出现过敏反应或严重不良事件，根据医生判断应停止试验者；

（2）试验过程中病情恶化，根据医生判断应该停止临床试验者；

（3）受试者依从性差（试验用药依从性＜80%或＞120%），或自动中途换药或加用本方案禁止使用的中西药物者；

（4）各种原因的中途破盲病例。

2. 受试者自行退出

（1）无论何种原因，患者不愿意或不可能继续进行临床试验，向主管医生提出退出试验要求而中止试验者；

（2）受试者虽未明确提出退出试验，但不再接受用药及检测而失访者。

（四）脱落病例的处理

当受试者脱落后，研究者应积极采取措施，尽可能完成最后一次检测，以备对其疗效和安全性进行分析。所有脱落病例，均应在"病例报告表"中，填写试验结论表及病例脱落的原因。因过敏反应、不良反应、治疗无效而退出试验病例，研究者应根据受试者实际情况，采取相应的治疗措施。

（五）中止全部试验的条件

（1）试验中发生严重安全性事件，应及时中止试验；

（2）试验中发现临床试验方案有重大失误，或者方案虽好但在实施中发生严重偏差，难以评价药物疗效，应中止试验；

（3）试验中发现药物治疗效果较差，不具备临床价值，应中止试验；

（4）申办者要求中止试验；

（5）行政主管部门撤销试验。

七、试验用药物及给药方案

（一）试验用药名称与规格

（1）××颗粒及其模拟剂。规格：每袋3克。用法：一次2袋，一日2次。

（2）乳宁颗粒及其模拟剂。规格：每袋5克，用法：一次1袋，一日3次。

上述试验用药均由申办者提供。

（二）试验用药包装

按照双盲要求，对试验用药及其模拟剂进行分装，分别命名为"××颗粒临床研究用药Ⅰ"、"××颗粒临床研究用药Ⅱ"。每盒内含试验药或其模拟剂120袋，对照药或其模拟剂150袋，即30天用药量，使用一个月经周期，并标注药物编号。最后，再将三盒药物合成一个大包装。

试验用药物的标签中，均注明药物临床试验批件号、药物编号（即按处理编码编制的试验药物顺序号：001～360）、药物名称、功能主治、包装量、用法、贮存条件、"仅供临床试验研究使用"字样，以及药物提供单位等。

（三）药物的随机编盲与应急信件

1. 随机分配表的产生与导入

生物统计师采用固定区组（block）长度的区组随机方法，基于SAS软件的Proc Paln过程，根据预先设定的随机种子数，按照××颗粒组：安慰剂组：阳性药组=1：1：1的比例，产生随机分配表。生成的随机分配表，由生物统计师协调中央随机系统管理员导入中央随机系统。

随机分配表采用二级揭盲设定。随机号所对应的组别（A组/B组/C组）设为一级盲底；各组别的实际归属（试验组/对照组/安慰剂组）设为二级盲底。两级盲底，连同随机数字的初始值、区组长度等，一式两份，密封后分别交由临床研究负责单位药物临床试验机构办公室和申办单位有关负责部门各自妥善保存。为了保障采用中央随机研究的整体进度，生物统计师应根据随机分配表，并考虑一定的富余药物编码号段，制作"试验药物包装表"，供试验药物现场编码使用。

2. 试验药物现场编盲

生物统计师会同申办单位代表（与本研究无关人员），对本项目临床试验药物进行现场编码。为保障研究进度，按照各中心预期完成情况并考虑一定的富余药物号段，根据"试验药物包装表"，进行各组（试验组/对照组/安慰剂组）试验药物现场编盲。

完成试验药物现场编盲后，生物统计师需妥善销毁"试验药物包装表"，并现场填写"编盲记录"记录整个试验药物现场编盲过程。各中心最终配送的试验药物号段，由生物统计师协调中央随机系统管理员导入中央随机系统，在申请随机号的同时，根据各中心配送试验药物情况，分配相应的试验药物。采用多次药物配送模式时，申办者应及时通知生物统计师，由其协调中央随机系统管理员更新中央随机系统内的各中心药物配置-库存信息。

3. 紧急破盲的要求

破盲规定：①当患者发生严重的不良反应；②当患者发生严重的并发症；③症状恶化、必须采取紧急措施者；④由于疗效原因而退出的病例，不得破盲；⑤紧急破盲程序：紧急情况是指发生严重不良反应/事件。

本研究采用中央随机系统的电子应急信件，供紧急破盲使用。每个随机号会设置一份专属的电子应急信件。电子应急信件会记录受试者领取的药物包装号所对应的所属治疗组别。紧急破盲应严格授权操作。紧急情况下确需破盲时，由研究者根据预先提供的电子签名登录本项目的中央随机系统"紧急破盲"模块,输入需要紧急破盲的受试者编号、使用的药物编号、紧急破盲原因、电子签名并二次确认,即可直接获得该受试者的紧急破盲信息,包括受试者编号、药物编号、实际处理组。紧急破盲后,研究者应打印并保存"紧急破盲邮件",于24小时内由监察员通知临床研究负责单位、生物统计单位并详细记录、解释紧急破盲原因。中央随机系统将记录紧急破盲的操作轨迹,包括申请破盲的研究者信息、紧急破盲原因。研究结束时,统一汇总各中心紧急破盲情况。盲法试验失败的规定:盲底泄露,或紧急破盲申请率≥20%。

(四)试验用药物的管理

1. 药物的配送

为保证研究进度、平衡药物库存,本研究采用多次药物配送方式,初次根据预计进度向各中心运送适量药物,试验过程中根据实际进度、参照中央随机系统的"药物管理模块"库存预警信息适时配送药物。

保证试验用药物的供应及时,中央随机系统的"药物管理模块"预先设置库存预警信息。该信息包括但不仅限于药物库存量(一般≥本中心预期完成例数的10%或6例)、最早药物过期信息(提前3个月)等,一旦触发某中心库存预警信息,申办者委派的监察员应及时通知申办者协调配送药物。确认所配送药物到达研究单位后,监察员还应及时通知生物统计师,由其协调中央随机系统管理员更新中央随机系统的"药物管理模块"该中心药物配送信息。

2. 药物的分发与回收

按照各中心的"试验用药物管理制度与标准化操作规程(standard operation procedure,SOP)",由专人负责药物的接收、保存、发放、回收(返还或追还)、退回/销毁,并及时填写"试验用药物发放与回收记录"等过程文件。试验用药物应储藏在通风、干燥、温度适宜的场所。

每次复诊时,由受试者本人或家属将剩余药物(或空盒)退回药物管理员处。全部试验结束后,将剩余药物集中退回申办者或按程序销毁,填写"试验用药物退回/销毁证明",连同"试验用药物发放与回收记录"等文件,交由临床试验机构存档。

3. 药物编码分配

受试者筛选合格后,由研究者根据其专属的电子签名登录中央随机系统"随机号申请"模块,输入受试者姓名缩写、性别、年龄等一般资料并二次确认后,即可在线实时申请随机号。随机号申请完毕后,中央随机系统自动根据该研究者所属中心当前配置药物信息,自动分配并实时在线显示该名获得随机号的受试者应发放的药物编码。研究者还可通过"随机号码申请邮件",确认受试者的随机号、药物编码。研究者应及时将该受试者的随机号、药物编码分别填写在研究病历的"随机号"、"药物号"一栏。

4. 试验用药物的保存

按照各中心"试验用药物管理制度",保管试验用药物,并储藏在通风、干燥、温度适宜的场所,由机构或和专业的试验用药物管理员进行统一管理。

(五)用药方法与疗程

(1)用法用量:试验组,××颗粒,每次1袋,每日2次;乳宁颗粒模拟剂,每次1袋,每日3次。阳性药组，乳宁颗粒，每次1袋，每日3次；××颗粒模拟剂，每次1袋，每日2次。安慰剂组，××颗粒模拟剂，每次1袋，每日2次；乳宁颗粒模拟剂，每次1袋，每日3次。以上药物均温开水送服。月经干净后第2天开始服药，经期停服。

（2）疗程：3个月经周期。月经结束后1～7天进行各次访视，服药在月经干净后第2天开始服药，经期停服。

（3）观察期间禁食可乐、咖啡、巧克力。

（六）药物清点和受试者用药依从性判断

1. 试验用药物的清点

复诊时，观察医生应清点患者剩余的药物数量，并放回同一药物编号的原包装盒内，询问是否按时按量服药，有无遗失、漏服、少服等情况，并及时记录在"研究病历"、"病例报告表"（case report form，CRF）中，以用于临床用药依从性的判定。

2. 受试者依从性判定

临床试验中，受试者的依从性主要是试验用药依从性，即按方案的规定用药，使受试者充分理解按时按量用药的重要性，避免自行加用其他药物或治疗方法。本试验主要采用药物计数法，必要时结合询问法，判断试验用药依从性。试验用药依从性＝（已服用的试验用药量／应该服用的试验用药量）×100%。

（七）合并用药规定

（1）除试验用药外，观察期间禁止使用与治疗本病有关的中西药物和具有疏肝解郁功效的中药。

（2）伴随用药：当受试者自感不能忍受疼痛并且NRS评分≥7分时，可以使用止痛药泰乐宁（由各中心研究者统一管理，根据受试者需要发放），受试者按医嘱要求使用。试验期间合并使用的止痛药须在"研究病历"、CRF上详细记录使用日期和用量。

（3）试验期间，所有研究用药之外的合并其他疾病必须继续服用的其他药物和治疗方法，必须在"研究病历"、CRF中记录药物名称（或其他治疗方法名称）、用量、用药次数和时间等，以便总结时加以分析和报告。

八、安全性评价

1. 安全性指标和观测时点

（1）可能出现的临床不良事件，用药后随时观察。

（2）一般体检项目，如体温、脉搏、呼吸、血压等，各时点观察。

（3）血常规、尿常规、心电图、肝肾功能，基线、治疗结束检测，尿常规（+尿镜检和管型）、肝肾功能，于第一个月经周期结束后加做。

eGFR计算，采用简化MDRD公式：① eGFR[男性，$ml/(min\cdot1.73m^2)$]=186×（血SCr）（mg/dL）$^{-1.154}$×年龄$^{-0.203}$；② eGFR[女性，$ml/(min\cdot1.73m^2)$]=186×（血SCr）（mg/dL）$^{-1.154}$×年龄$^{-0.203}$×0.742。血SCr单位为mg/dL，1mg/dL=88.4μmol/L。

2. 不良事件的记录和判断

在"研究病历"、"病例报告表"（CRF）中，设置"不良事件记录表"，研究者应如实填写不良事件的发生时间、严重程度、持续时间、采取的措施和转归，并判断不良事件与试验药物的关系。

（1）不良事件（adverse event，AE）的定义，AE 指临床试验过程中受试者接受一种药物后出现的不良医学事件，但并不一定与治疗有因果关系。

（2）不良事件与试验药物因果关系判断标准，采用卫生部药品不良反应监察中心推荐的标准（1994 年版）[19]。将肯定、很可能、可能、可疑 4 项视为药物的不良反应。

表 11-1-1　不良事件因果关系判断标准

指标	肯定	很可能	可能	可疑	不可能
①	+	+	+	+	—
②	+	+	+	—	—
③	—	—	±	±	+
④	+	+	±	±	—
⑤	+	?	?	?	?

注：（1）+表示肯定；-表示否定；±表示难以肯定或否定；？表示情况不明。（2）指标①开始用药时间与可疑不良反应出现时间有无合理的先后关系；②可疑的不良反应是否符合该药物已知的不良反应类型；③所可疑的不良反应是否可以用相关的病理状况、合并用药、现用疗法、曾用疗法来解释；④停药或降低用量，可疑不良反应能否减轻或消失；⑤再次接触同样药物后是否再次出现同样反应。

（3）不良事件记录：临床试验期间发现的任何不良事件，不管是否与试验用药有关，均应记录在案。不良事件的记录内容包括：① 不良事件所有相关症状；② 不良事件发生的时间和持续时间；③ 不良事件的严重程度及发作频度；④ 因不良事件所做的检查和治疗；⑤ 研究者判断不良事件是否与试验药物有关的结果与依据等。

（4）不良事件处理：发生不良事件时，研究者可根据病情决定采取的措施。一般包括：① 观察、不中止试验药物；② 观察、并中止试验药物，不用补救治疗；③ 中止试验药物，给予补救治疗。

所有不良事件都应当追踪调查，详细记录处理经过及结果，直至受试者得到妥善解决或病情稳定，化验出现异常者应追踪至恢复正常或用药前水平。追踪到妥善解决或病情稳定，追踪方式可以根据不良事件的轻重选择住院、门诊、家访、电话、通讯等多种形式。

3. 严重不良事件的处理

（1）严重不良事件（serious adverse event，SAE）的定义：SAE 指在试验用药物任何剂量下或在观察期间任何时候出现的以下不良事件：需住院治疗（因医学事件而住院者）、延长住院时间、伤残、影响工作能力、危及生命或死亡、导致先天畸形等。

（2）SAE 报告：试验中如出现 SAE，必须立即报告本中心主要研究者和临床试验机构，并填写"严重不良事件报告表"，及时报告给申办者及批准本次临床试验的伦理委员会，并在 24 小时内上报国家食品药物监督管理总局药品注册司和当地省级药品监督管理、卫生行政管理部门。中心主要研究者应在报告表上签名及注明日期，药物临床试验机构盖章确认。申办者应及时向各参研中心通报,并保证满足所有法律法规要求的报告程序。

(3)处理措施:当受试者发生紧急情况、需要立即处理时,试验中心的主要研究者可以决定拆阅该受试者相应编号的应急信件,实施紧急破盲。破盲结果应通知临床研究负责单位、申办者和监查员,并根据药物及所出现的症状对患者做相应的处理。研究者应在 CRF 中记录破盲的理由、注明日期并签字。

4. 未缓解不良事件的随访

所有在疗程结束时尚未完全缓解的不良事件(包括有临床意义的安全性检测指标异常),均应追踪观察至妥善解决或病情稳定。

九、有效性评价

1. 观测指标

(1)人口学资料与其他基线特征:年龄、身高、体重、民族、职业等。如果数据在访视 1 和访视 2 同时被收集,以访视 2 数据作为基线数据。

(2)有效性指标:① 月经前 7 天乳房疼痛的平均 NRS 评分;② 乳房明显疼痛天数(NRS 评分>3 分的天数);③ 乳房靶肿块大小(以手诊最大长径 cm 计算);④ 疾病疗效;⑤ 中医证候疗效;⑥ 单项症状疗效(包括主症、次症);⑦ 乳腺彩超疗效。

以指标①为主要评价指标。

(3)观测时点:① 月经前 7 天乳房疼痛的平均 NRS 评分、乳房明显疼痛天数(NRS 评分>3 分的天数):访视 1 评价依靠病人回忆,访视 2 至访视 5 月经结束后第 1~7 天,患者接受访视时按照患者日记卡记录计算。② 中医症状评价:除访视 1 外,访视 2 至访视 5 月经结束后 1~7 天,评价病人上个月经周期内整体的感觉。③ 乳腺彩超:以访视 2 和访视 5 就诊时间(月经结束后第 1~7 天)为准评价,两次访视应尽量在月经周期的相同时间点。④ 乳房靶肿块大小:以就诊时间(月经结束后第 1~7 天)为准评价,各次访视应尽量在月经周期的相同时间点。

2. 指标观测方法

(1)中医证候分级量化标准,参考 2002 年中华中医外科学会乳腺病专业委员会第八次会议通过的乳腺增生病中医辨证标准[12],制定中医证候分级量化表如下。

表 11-1-2 中医证候分级量化标准

分级	无(-)	轻(+)	中(++)	中(+++)
主症 1	0 分	2 分	4 分	6 分
乳房胀痛	无	偶有轻微乳房胀痛,能忍受,不影响工作生活	乳房胀痛阵发,尚能忍受,稍影响工作生活	乳房胀痛持续,不能忍受,影响工作生活
乳房触痛	无	轻度触痛,重按有痛感	中等触痛,稍重按有痛感	触痛明显,轻按有痛感
主症 2	0 分	1 分	2 分	3 分
乳房靶肿块大小	无	最大肿块长径≤2cm	最大肿块长径>2cm,≤4cm	最大肿块长径>4cm
肿块质地	无	质软如正常腺体	质韧如鼻尖	质硬如额
肿块分布范围	无	1~2 个象限	3~4 个象限	5 个象限及以上
次症	0 分	1 分	2 分	3 分

续表

分级	无（-）	轻（+）	中（++）	中（+++）
情志抑郁	无	偶尔发生	时有发生，但尚能控制	经常发生，需服药治疗
急躁易怒	无	有时情绪不稳，急躁	易烦躁发怒，但多数能控制	经常烦躁发怒，难以自我控制
胸闷不舒	无	偶有	每日均有发生，但时发时止	整日胸闷不舒，持续不解
口苦/咽干	无	有1项异常	有2项异常	—
月经量色质	无	量色质有1项异常者	量色质有2项异常者	量色质有3项者
经行腹痛	无	疼痛轻微，不影响生活	疼痛，影响生活，需要休息	疼痛明显，不能忍受，要求服用止痛药物
舌脉象（不计分）				
舌质	正常	舌质红		
脉象	正常	脉弦		
舌苔	正常	薄黄或薄白		

（2）乳房疼痛的患者自我评估（患者日记卡）。采用数字疼痛分级法（numerical rating scale，NRS）。NRS采用水平型0～10级分数量表，两端表示无痛和最痛，即其0表示无痛，10表示最痛，数字越大表示越痛，要求患者从0到10的11个点中选择最能代表其疼痛强度的数字。

（3）乳腺增生靶肿块大小测量。由研究者通过手触诊用标尺人工测量最大肿块的长径，基线访视时在"病例报告表"中标示出最大靶肿块的象限位置，以后各次访视均测量靶肿块的大小（包括触诊和乳腺彩超检查）。

3. 病证疗效评定标准

（1）疾病疗效，参照2002年中华中医外科学会乳腺病专业委员会第八次会议通过的乳腺病疗效评价参考标准[12]。① 临床痊愈：治疗后肿块消失，乳痛消失，改善率100%；② 显效：改善率≥70%；③ 有效：改善率≥30%且<70%；④ 无效：改善率<30%。

注：改善率=（治疗前主症总分-治疗后主症总分）/治疗前主症总分×100%。

（2）中医证候疗效：① 临床痊愈：疗效指数≥90%；② 显效：疗效指数≥70%且<90%；③ 有效：疗效指数≥30%且<70%；④ 无效：疗效指数<30%。

注：疗效指数=（治疗前证候总分-治疗后证候总分）/治疗前证候总分×100%；证候总分=主症+次症+舌脉。

（3）单项症状疗效：① 消失：评分为0；② 有效：评分等级降低1～2级，但不为0；③ 无效：评分等级未下降或加重。

十、试验流程

表 11-1-3　试验流程表

评估/事件	筛选期	基线期	治疗期		
	访视1（筛选期）	访视2（月经结束后1～7天，第0天）	访视3（服药第1个月经周期后，月经结束后1～7天）	访视4（服药第2个月经周期后，月经结束后1～7天）	访视5（服药第3个月经周期后，月经结束后1～7天）
知情同意	×				
既往病史	×				

续表

评估/事件	筛选期 访视1 （筛选期）	基线期 访视2 （月经结束后1~7天，第0天）	治疗期 访视3 （服药第1个月经周期后，月经结束后1~7天）	治疗期 访视4 （服药第2个月经周期后，月经结束后1~7天）	治疗期 访视5 （服药第3个月经周期后，月经结束后1~7天）
生命体征	×	×	×	×	×
月经情况	×	×	×	×	×
身高、体重	×				
血常规		×			×
尿常规		×	×		×
尿相差镜检			×		×
尿妊娠试验	×				×
血清生化		×	×		×
心电图		×			×
24小时尿蛋白定量*			×		×
乳腺彩超		×			×
钼靶*		×			
乳腺乳房靶肿块大小（触诊）	×	×	×	×	×
NRS评价	×	×	×	×	×
中医证候评分	×	×	×	×	×
合并用药/相关治疗	×	×	×	×	×
不良事件		×	×	×	×
药物发放		×	×	×	
药物计数			×	×	×
发放日记卡	×	×			
回收日记卡		×	×	×	×

注：*如果乳腺彩超不能确诊乳腺增生或为鉴别诊断可加做钼靶检查。

十一、数据管理

1. 数据的采集

本试验设计专用的"研究病历"（医疗源文件），用于记录受试者第一手临床试验数据资料。"研究病历"的记录要求包括：① 研究者必须在诊治受试者同时书写"研究病历"，保证数据记录及时、完整、准确、真实。② "研究病历"做任何有证据的更正时只能画线，旁注改后的数据，由研究者签名并注明日期，不得擦除、覆盖原始记录。③ 门诊受试者的原始化验单粘贴在"研究病历"上。"研究病历"的审核程序：每一位受试者治疗与随访结束后，研究者应将"研究病历"及"患者日志卡"等交本中心主要研究者审核、签字。

2. 数据的报告

CRF 为统计源文件，由研究者填写。完成的 CRF，第一联交统计分析单位，进行数据录入工作。第一联移交后，CRF 的内容不再作修改。

3. 数据的监查

监查员的人数与访视频度必须满足临床试验的质控要求。监查员审核每份"研究病历"和 CRF，并填写"监查员审核页"。

4. 数据的录入、核查和锁定

（1）建立数据库：由数据管理与统计分析单位负责。采用 Epidata 数据库，进行数据录入与管理。为保证数据的准确性，应由两个数据管理员独立进行双份录入并校对。

（2）核查数据：数值范围和逻辑检查，如有疑问填写"疑问解答表（Data ReQuery, DRQ）"，并通过监查员向研究者发出询问，研究者应尽快解答并返回，数据管理员根据研究者的回答进行数据修改，确认与录入，必要时可以再次发出 DRQ。

（3）数据的锁定：由主要研究者、机构管理人员、申办者代表、监查员、数据管理与统计人员对受试者签署知情同意书、试验过程盲态保持和紧急破盲情况作出审核，确定病例所进入的分析数据集，且对其他重要问题作出决议后，完成"数据库盲态核查报告"，锁定数据库。

5. 数据可溯源性的规定

应保存质量控制性文件，如数据一致性检查，数值范围和逻辑检查的原始记录，盲态核查时的原始记录、研究者与监查员之间交流的疑问记录等。

6. 揭盲方法

数据库锁定后，做第一次揭盲（如果实施二级揭盲），三方人员在盲底签字。揭盲后，对数据库的任何修改，需由主要研究者、申办者和数据管理与统计分析人员共同达成书面同意方可进行。

十二、统计分析

（一）数据集的定义与选择

全分析数据集（full analysis set，FAS）：包括随机入组、至少用药 1 次、并至少有 1 次访视记录的全部受试者，用全分析数据集进行意向性分析（intent-to-treat，ITT）。对主要疗效评价指标的缺失值，采用最近一次观测数据结转到试验最终结果的方法（last observation carried forward，LOCF）。

符合方案数据集（Per-protocol set，PPS）：包括遵守试验方案、基线变量没有缺失、主要变量可以测定、没有对试验方案有重大违反的全部受试者。服药超过两个月经周期，痛经症状无任何改善而退出试验的病例也进入 PPS。

安全数据集（safety set，SS）：至少接受 1 次治疗，且有安全性指标记录的实际数据，退出病例不作数据结转。

数据集的选择：有效性评价，同时采用 FAS 和 PPS；安全性评价，采用 SS。

（二）统计分析计划

1. 研究对象

（1）受试者分布，描述入组人数、完成试验人数、未完成试验人数及原因的例数和百分比。分别描述各中心人群划分情况，并列出方案偏离病例详细清单。

（2）人口特征：描述 FAS 人群和 PPS 人群的人口学和基线特征。连续统计变量采用均数、中位数、标准差、最小值和最大值进行统计描述，并采用方差分析检验或非参数检验的方法对三组进行比较；二分类变量，统计描述每分类的绝对和相对频数，并采用 X^2 检验的方法对三组进行比较。等级变量，统计描述每分类的绝对和相对频数，并采用行平均得分法的方法对三组进行比较。如果数据在筛选期和基线同时被收集，基线数据参与统计分析。

2. 依从性

描述 FAS 人群和 PPS 人群的研究药物暴露时间和总依从性。统计描述指标为：均数、标准差、中位数、第 25 百分位数、第 75 百分位数，最小值和最大值。并采用方差分析或非参数检验的方法对三组进行比较。研究药物暴露时间=末次服药日期-首次服药日期+1。总依从性=合计实际服药量/合计应服药量×100%，结果保留到小数点后两位。总依从性将根据小于 80%和 80%～120%，大于 80%划分为 3 类。并采用行平均得分法对三组进行比较。

3. 疗效分析

（1）缺失数据的处理：PPS 分析，只考虑观察到得数据。因缺乏疗效退出的受试者，将纳入 PPS 分析。FAS 分析，疗效指标研究终点缺失数据的结转参考 LOCF 的原则进行结转。

（2）主要疗效指标：对于主要疗效指标（最痛一日 NRS 评分）将针对所有基线后时间点实际测量值和变化值按照组别进行统计描述，包括均数、标准差、中位数、第 25 和 75 百分位数、最小值和最大值，组间比较采用 ANCOVA。还将针对服药后第三个月经周期（访视 5）评分相对于基线的变化拟合 ANOVA 模型，其中以分组为研究因素，基线和中心为协变量。若中心和分组不存在交互作用（$p \geq 0.1$），则将基线和分组的交互作用从模型中剔除，并计算 tukey 法校正的修正均数（lsmeans）和修正均数之差及其的 95%可信区间。

（3）次要疗效指标：对于各次访视、疼痛日数（NRS>3 分的天数）、中医症状总积分和触诊乳房肿块大小实际测量值及治疗前后变化值采用方差或 Kruskal-Wallis H 检验的方法对 3 组进行比较；若采用方差分析组间比较差异有统计学意义（$P<0.05$），将采用 Tucky 检验的方法分别进行两两比较；若采用 Kruskal-Wallis H 检验的方法组间比较差异有统计学意义（$P<0.05$），k=3，两两比较 $\alpha'=0.0125$。

对中医证候疗效、疾病疗效和各单项症状疗效采用行平均得分法对三组进行比较；若三组比较有统计学意义，再采用 X^2 分割法分别将三组进行两两比较，k=3，重新设定 α 值，$\alpha=0.0125$。对中医证候疗效愈显率、总有效率、疾病疗效愈显率、总有效率、中医各单项症状消失率采用卡方检验或 Fisher 精确概率法进行比较。若三组比较有统计学意义，再采用 X^2 分割法分别将三组进行两两比较，k=3，两两比较 $\alpha'=0.0125$。

4. 安全性分析

安全性终点包括不良事件、实验室检查、心电图、生命体征。所有的安全性分析都在安全性人群中进行。

（1）不良事件：对研究期间报告的不良事件分别按照与药物的关系、导致受试者退出、严重不良事件、导致死亡分类计算不良事件发生率。并列清单详细描述。

（2）实验室和心电图评估：对实验室指标，连续变量将按治疗组别对基线，终点以及终点时相对基线的变化值进行描述性统计。分类资料将分别描述各类别绝对频数和相对频数。对实验室检查、ECG 以治疗前后交叉表（根据正常值范围和研究者对临床意义的判断）的形式列出所有完成的检查项目。出现异常值的检查项目将以清单形式列出。

（3）生命体征：生命体征包括：体温、心率、呼吸、收缩压、舒张压。将分别对各指标基线、终点以及终点时相对基线的变化值进行描述性统计。

5. 统计分析软件

本研究采用 SASV9.2 软件进行统计分析。

十三、试验质量控制与保证

1. 质量控制措施

（1）实验室的质控措施：各参试单位实验室应按标准操作规程和质量控制程序进行检测，并应提供本单位"实验室检查参考值范围"，试验中如有变动，需及时补充说明。

（2）参加临床试验的研究者的资格审查：必须具有临床试验的专业特长、资格和能力，经过资格审查后确定，人员要求相对固定。

（3）临床试验开始前培训：通过临床试验前培训使研究人员对于临床试验方案及其各指标具体内涵的充分理解和认识。对于自觉症状的描述应当客观，切勿诱导或提示；对于所规定的客观指标，应当按方案规定的时点和方法进行检查。应注意观察不良反应或未预料到的毒副作用，并追踪观察。

2. 质量保证措施

（1）建立多中心试验协调委员会：由申办者组织成立，临床研究负责单位主要研究者为负责人，各参研中心主要研究者为成员。协调委员会负责整个试验的实施，研究解决试验设计与实施中发现的问题。申办者负责与国家药监管理部门保持沟通与联系。

（2）由申办者任命有经验人员担任监查员，保证临床试验中受试者的权益得到保障，试验记录与报告的数据准确、完整无误，保证试验遵循已批准的方案、《药物临床试验质量管理规范》和相关法规。

十四、试验相关的伦理学要求

1. 伦理审查

（1）由研究者与申办者共同制定的"临床试验方案"，必须报伦理委员会审批后方可实施。若试验方案在实施中进行修订，必须再次报请批准该试验项目的伦理委员会审批后实施。试验中，如发现涉及本试验的重要信息，而必须对"知情同意书"作书面修改，需要重新得到伦理委员会的批准，并再次取得受试者的知情同意。

（2）各试验中心约定，本试验方案及其执行文件，在试验开始前由临床研究负责单位伦理委员会负责审查方案的科学性和伦理合理性。各分中心负责审查方案在该中心实施的可行性，包括研究者的资格和经验、设备与条件等。全部参研中心必须执行统一的"试验方案"，各分中心可根据实际需要自行修改"知情同意书"，在得到本中心伦理委员会的批准后，方可实施。

（3）若发生严重不良事件，各中心伦理委员会应及时审查，必要时临床研究负责单位伦理委员会也应及时审查，审查结论均应通报各分中心伦理委员会和临床试验机构。

2. 风险-受益评估

通过本试验，受试者和社会将可能得到的受益包括受试者的病情有可能获得改善，及本研究可能开发出一种乳腺增生病的治疗药物，使患有相似病情的其他病人受益。同时，参加本试验也可能面对服用试验药物的风险。应对这些风险，将通过受试者的合理选择尽量避免。

3. 受试者招募

通过网上发布信息、院内发布广告等方式，向有意向者介绍本项研究。"受试者招募布告"和研究简介需提交伦理委员会审查。

4. 受试者的医疗和保护

（1）各中心应选择具有丰富的乳腺外科临床医疗经验，经过相应培训的研究者负责受试者的医疗服务，做出与临床试验相关的医疗决定。受试者参加临床试验可得到相应的免费医疗（如试验药物、理化检查、门诊挂号、额外或延长的住院、不良事件的医疗等）。

（2）在受试者自愿退出时，提供可供选择的其他治疗措施。根据可能出现的意外情况，制定相应的应急处理预案。

（3）申办者应与研究者迅速分析所发生的 SAE，采取必要的措施以保证受试者的安全和权益，并及时向药物监督管理部门报告，同时向涉及同一药物临床试验的其他研究者通报。

（4）申办者对试验相关的损害或死亡承担治疗的费用及相应的经济补偿，申办者应向研究者提供法律上和经济上的担保。由医疗事故导致者，由医疗机构承担赔偿责任。

5. 受试者隐私的保护

只有参与临床试验的研究人员和监查员才可能接触到受试者的个人医疗记录，他们在签署的"研究者声明"或"保密承诺"中将包括保密内容。伦理委员会与药品监督管理部门有权查阅临床试验记录。数据处理时将采用数据匿名的方式，省略可识别受试者个体身份的信息。受试者的医疗记录保存在有严格安全保密措施的药物临床试验机构的资料档案室。

6. 知情同意和知情同意书的签署

在筛选合格后，研究者需说明有关临床试验的详细情况，包括试验目的、试验流程、可能的受益与风险、受试者的权利与义务等，使其充分理解并有充足的时间考虑，在所提问题均得到满意答复后表示同意，并自愿签署"知情同意书"。

十五、试验结束后的医疗措施

在临床试验给药周期结束后，如果受试者完成全部疗程，疾病尚未痊愈需要治疗者，应当采用目前常规方法治疗，费用由患者自行承担，结束受试者与研究者的合作关系。

十六、试验总结与资料保存

临床研究负责单位主要研究者负责完成"临床试验多中心总结报告",各参研单位主要研究者完成"临床试验分中心小结表"。"多中心总结报告"完成并盖章后,分别由申办者、临床研究负责单位、参研单位存档。"分中心小结表"由申办者和各参研单位存档。

"研究病历"作为原始资料由各参研单位存档。CRF采用无碳复写三联单格式,分别由申办者、参研单位及统计单位存档。保存时间按GCP规定执行。

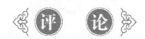

一、研究策略

乳腺增生病临床主要表现为乳房疼痛和肿块。相比化学药物,通过调节内分泌或对症止痛的单一作用机制,中药制剂具有多成分、多靶点、多途径的特点,能够起到缓解疼痛、消减肿块的全方位治疗作用[20]。中药研究目标,主要是针对疾病,鉴于评价方法学的限制,多将缓解乳房疼痛与消减乳房肿块作为有效性指标,评价中药对乳腺增生病的治疗效果。

二、临床试验设计要点

1. 试验总体设计

治疗乳腺增生病的中药临床试验,因主要指标乳房疼痛为一主观指标,安慰剂效应明显,故一般采用安慰剂平行对照、优效性检验的方法。考虑到化药在本病治疗中的受益风险比低,而迄今又缺少公认安全有效的中药制剂,因此不建议做单纯阳性药对照的临床试验设计。也可以选择同类可比的上市中药与安慰剂一起进行三臂试验设计,但评价的重点仍应为试验药与安慰剂的比较。本案即为安慰剂和上市中药的三臂试验设计。

2. 目标适应证

乳腺增生病分乳痛症、乳腺腺病和乳腺囊性增生病三类。中医药对乳痛症疗效较好,对后两者疗效欠佳[12]。因此建议,根据乳腺增生病不同分类的预后转归和对药物治疗的反应度来选择目标适应证和受试人群。如以缓解疼痛为主要目的的试验,建议选择乳痛症患者,或乳房疼痛明显且呈周期性变化者较为适合;如以消减肿块为主要目的,建议选择乳房肿块明显,且可测量者更为合适。

根据××颗粒组方特点及前期试验结果,本试验将缓解疼痛作为主要目的,故选择乳房疼痛明显且呈周期性变化的乳腺增生病患者。

3. 受试者选择

根据试验目的、处方特点及临床前试验结果,选择合适的纳入病例标准。除一般情况外,还应注意以下几点:入选患者年龄段应符合本病的好发年龄,建议一般选择18~55岁,亦可根据乳腺增生病不同类型适当选择;因试验均按照月经周期规律服药、评价,故应选择具有基本规律月经周期和经期的患者。

如评价乳房疼痛,则应考虑将月经前 7 天的疼痛程度作为纳入标准[21],并选择乳房疼痛较明显的病人。当基线 NRS / VAS 值过低或过高时,将可能减少乳腺疼痛消失的病例,或增加药物治疗失败的可能性。多数专家认为 VAS 疼痛评分大于 3 分提示疼痛明显,需要治疗[22]。故目前国内外临床试验[23],多选择 NRS / VAS 评分大于 3 分者。如评价乳房肿块,则应选择肿块可测量者。

排除标准需根据药物的特点、适应证情况,并考虑有效性、安全性、依从性及伦理学等因素合理制定。应注意排除容易与乳腺增生病相混淆的疾病,例如乳腺炎、乳腺良性肿瘤、乳腺癌或其他具有手术指征的乳腺疾病患者;还应排除合并激素类药物或近期口服相似药物治疗的患者,妊娠期、哺乳期、绝经期妇女,或近半年有怀孕计划者。

4. 试验流程

乳腺增生病为慢性疾病,前期合并治疗可能性较大。为清洗既往治疗用药,搜集月经前 1 周乳房疼痛的基线数据,可设立最长为 1 个月经周期的导入期。本病临床表现多随月经呈周期性变化,建议以月经周期为疗程单位。参考国内乳腺增生病临床试验的疗程设计[13, 24]和慢性病疗程设定规定,故建议设置 2~3 个月经周期进行临床观察,消除结块者疗程应更长,并在每个月经周期设置中间访视点。

关于受试者入组及开始用药时间问题。选择患者在黄体期入组并开始用药,主要因为病人黄体期时乳房症状较重,多在此期就诊,同时便于理化检查及同期复查;而选择患者在月经期结束时开始用药,主要因为乳痛评价需要观察 1 个月经周期内的持续时间、最痛程度。

随访的设计,可根据有效性和安全性试验目的酌情选定。为观察药物对于乳痛的持续效果,可设计 1~2 个月经周期的停药随访期。

5. 有效性评价

乳腺增生病的有效性评价指标,应包括乳房疼痛、乳房肿块、疾病疗效、中医证候疗效,以及乳腺超声、性激素等。根据试验药物组成、功效主治,一般以乳房疼痛或和乳房肿块为主要评价指标。

(1) 乳房疼痛:乳房疼痛贯穿整个乳腺增生病过程,是影响患者正常工作生活的主要因素。疼痛程度及持续天数,均可用于评价药物的疗效。目前的临床试验多以缓解疼痛程度为主要目的,因而选取合适的疼痛评分量表尤为关键。目前,国内外疼痛评分量表主要包括多维量表,如 McGill 疼痛量表(MPQ)、简化 McGill 疼痛问卷(SF-MPQ)[25, 26],以及一维量表,如视觉模拟评分法(visual analog scale,VAS)、NRS 等。

简化 McGill 疼痛问卷是在 McGill 疼痛量表基础上简化而成,它从感觉、情感、强度,多角度评估疼痛,在定量反映疼痛强度的同时,还可提供有关疼痛的定性资料,是一种具有实用价值的疼痛评估工具,广泛应用于评估各种疾病疼痛[27, 28]。国外已有临床试验将之用于评价乳房疼痛[29]。目前,SF-MPQ 也已进行过中文版本信度、效度等评估,并初步用于神经病理性疼痛评估[30, 31]。但国内尚未有临床试验采用此量表评价乳房疼痛。

VAS 及 NRS 均为一维量表,两者均能很好判定疼痛强度,具有主观性强、灵敏性好、简单易懂等特点[32],目前已较为广泛应用于国内乳腺疼痛类临床试验[33]。故本案选择 NRS 疼痛评分量表以评价乳房疼痛强度。

(2) 乳房肿块:乳腺增生病的肿块评价较为复杂[10],分肿块大小、硬度、分布三部分。

肿块大小最能直接、准确地反映药物消减肿块的作用[34]，但因其形式多样、形态各异、大小不一，且超声下界限不清（除囊性增生外），采用乳腺彩超或手诊方式均难以精确测量。临床常用的方法是选取靶肿块（一般选择容易测量的最大肿块）进行手诊测量，分级（小于2cm、2～5cm、大于5cm）记录靶肿块长径变化[35]。因肿块的数量不等、分布象限不均、韧度不一，临床试验设计时，常将肿块硬度和象限分布（双侧8象限）做分级量化评价[12]。

（3）疾病疗效及中医证候疗效

乳腺增生病的疾病疗效综合评价，一般参考2002年中华中医外科学会乳腺病专业委员会制定的标准，由项目专家组改良制定[12]。鉴于缺乏量表学依据，目前已不主张将此综合治疗效应作为主要评价指标，并建议进行相关量表研究。

关于中医证候疗效的综合评价，一般依据项目专家组制定的中医证候分级量化标准，采用传统的尼莫地平法分为"痊愈、显效、有效和无效"进行评价。也可以直接定义"有效"标准（如证候计分和减少50%以上）进行两分类评价。

（4）理化检查指标

乳腺增生病的有效性评价，目前以乳痛和肿块为主，缺少理化检查指标。目前，常用的钼靶X线摄片、乳腺彩超等，主要用于乳腺疾病的诊断或乳腺恶性肿瘤的鉴别。国内已有将乳腺彩超用于本病疗效评价的研究报告，认为乳腺腺体厚度、结构紊乱、回声区大小和乳腺导管内径的反应度较好[36, 37]，可作为有效性评价指标。若测量肿块的长径，事先应由研究者指定"靶肿块"及其目标象限。

乳腺增生与内分泌功能紊乱、卵巢功能失调有关，其黄体期的雌二醇水平显著高于正常妇女，但孕酮水平偏低，因此可将雌二醇、孕酮及其比值作为有效性评价指标之一。但因人体性激素水平与月经周期密切相关，临床上很难保证检测均在月经周期的同一时点进行，可操作性略差[38, 39]。

参 考 文 献

[1] YU X, LI J, YE J.To explore the effect of applying rupi-sanjie capsules internally and externally on patients with hyperplasia of mammary glands[J].Guide of China Medicine, 2009, 6（16）：219-221.
[2] 江涛, 欧阳忠.乳腺增生病研究进展[J].赣南医学院学报, 2011, 31（6）：819-821.
[3] 刘彤华.诊断病理学[M].北京：人民卫生出版社.1994.
[4] 刘建设, 连爱玲, 刘娜, 等.乳消散外敷治疗乳腺增生症120例[J].中医杂志, 2013, 54（21）：1867-1868.
[5] 肖美珍, 黄媛华, 黄道富.乳核内消汤治疗乳腺纤维囊性病59例[J].湖南中医杂志, 2004, 20（3）：55.
[6] 王秀丽.自拟三橘乳癖散治疗乳腺小叶增生病36例[J].云南中医中药杂志, 2007, 28（10）：23-24.
[7] 黎国屏, 王松鹤.实用乳腺临床病学[M].北京：中国医药科技出版社.2002.
[8] 曹兰萍.2250名职业妇女健康查体乳腺增生的流行病学调查[J].中外医疗, 2012, 31（22）：130-132.
[9] 徐春红.乳腺增生病的流行病学综述[J].北方药学, 2013, 10（12）：92-93.
[10] 唐中华, 李允山.现代乳腺甲状腺外科学[M].长沙：湖南科学技术出版社.2011.
[11] 吴祥德, 董守义.乳腺疾病诊治[M].第2版.北京：人民卫生出版社.2012.
[12] 林毅, 唐汉钧.现代中医乳房病学[M].北京：人民卫生出版社.2003：103.
[13] 宋晖, 殷初阳, 傅少卿.乳核散结片与乳癖消片治疗乳腺增生症的临床对照研究[J].世界中医药, 2014, 9（3）：331-334.
[14] 谷丽艳, 易佳丽, 樊延宏, 等.中医药疗法治疗乳腺增生研究进展[J].辽宁中医药大学学报, 2014, 16（1）：173-176.
[15] 樊凤英.浅谈冲任失调与乳腺增生病[J].南京中医药大学学报, 2002, 18（5）：266-267.
[16] 陈宇, 梁万强.乳腺增生症的临床特点及治疗[J].临床合理用药杂志, 2014, 7（3）：163-164.
[17] 黄敏, 金维捷, 杨晓冬, 等.中医周期性疗法治疗乳腺增生症的研究进展[J].云南中医中药杂志, 2013, 34（1）：78-79.
[18] 国家中医药管理局.中华人民共和国国家标准•中医病证诊断疗效标准[M].南京：南京大学出版社, 1994.

[19] 高东宸, 张丽雅.药物不良反应监察指南[M].北京: 中国医药科技出版社.1996: 10.
[20] 徐英宏, 张娴.治疗乳腺增生的中药复方研究进展[J].实用药物与临床, 2013, 16（12）: 1210-1213.
[21] Kataria K, Dhar A, Srivastava A, et al.A systematic review of current understanding and management of mastalgia[J].Indian Journal of Surgery, 2014, 76（3）: 217-222.
[22] Wewers M E, Lowe N K. A critical review of visual analogue scales in the measurement of clinical phenomena[J].Research in nursing & health, 1990, 13（4）: 227-236.
[23] Pruthi S, Wahner-Roedler D L, Torkelson C J, et al.Vitamin E and evening primrose oil for management of cyclical mastalgia: a randomized pilot study[J].Altern Med Rev, 2010, 15（1）: 59-67.
[24] 邓丁梅, 王西跃, 曹茵.消结安胶囊治疗乳腺增生 114 例临床疗效观察[J].中国当代医药, 2014, 21（1）: 90-93.
[25] Melzack R.The McGill Pain Questionnaire: major properties and scoring methods[J].Pain, 1975, 1（3）: 277-299.
[26] Melzack R.The short-form McGill Pain Questionnaire[J].Pain, 1987, 30（2）: 191-197.
[27] Choi S A, Son C N, Lee J H, et al.Confirmatory factor analysis of the Korean version of the short-form McGill pain questionnaire with chronic pain patie-nts: a comparison of alternative models[J].Health and quality of life outcomes, 2015, 13（1）: 1.
[28] Kachooei A R, Ebrahimzadeh M H, Erfani-Sayyar R, et al.Short Form-McGill Pain Questionnaire-2（SF-MPQ-2）: a cross-cultural adaptation and validation study of the Persian Version in Patients with Knee Osteoarthritis[J].Archives of bone and joint surgery, 2015, 3（1）: 45.
[29] Khan S A, Apkarian A V. The characteristics of cyclical and non-cyclical mastalgia: a prospective study using a modified McGill Pain Questionnaire[J]. Breast cancer research and treatment, 2002, 75（2）: 147-157.
[30] 李君, 冯艺, 韩济生, 等.中文版简版 McGill 疼痛问卷-2 的制定与多中心验证[J].中国疼痛医学杂志, 2013, 19（1）: 42-46.
[31] 彭琳, 张菊英.简化 McGill 疼痛问卷中文版在腰椎间盘突出所致坐骨神经痛患者中的适用性[J].中国康复医学杂志, 2013, 28（11）: 1035-1040.
[32] Hawker G A, Mian S, Kendzerska T, et al.Measures of adult pain: Visual analog scale for pain（vas pain）, numeric rating scale for pain（nrs pain）, mcgill pain questionnaire（mpq）, short - form mcgill pain questionnaire（sf - mpq）, chronic pain grade scale（cpgs）, short form - 36 bodily pain scale（sf - 36 bps）, and measure of intermittent and constant osteoarthritis pain（icoap）[J].Arthritis care & research, 2011, 63（S11）: S240-S252.
[33] Vaziri F, Zamani Lari M, Samsami Dehaghani A, et al. Comparing the effects of dietary flaxseed and omega-3 Fatty acids supplement on cyclical mastalgia in Iranian women: a randomized clinical trial[J].International journal of family medicine, 2014.
[34] 王珂玮.乳块消片治疗乳癖（气滞血瘀型）临床疗效观察[D].北京中医药大学, 2012.
[35] 夏昌琴.复方仙蓉颗粒治疗乳腺增生病（冲任失调证）临床观察[D].湖北中医药大学, 2010.
[36] 张岩, 宋爱莉.彩色多普勒超声在乳腺增生病证治疗效评价中的应用[D].山东中医药大学硕士研究生论文, 2007.
[37] 夏荣妍, 邓旦, 梁平, 等.高频彩超在乳腺体检中的诊断价值[J].2013 中国西部声学学术交流会论文集（下）, 2013, 32（4）: 377-379.
[38] Hong L L H Z.Study on Correlativity of TCM Syndrome Types with Sexual Hormones in Patient of Hyperplasia of Mammary Glands[J].Journal of Traditional Chinese Medicine, 2005, 11: 029.
[39] Jia Y, Li L.Review on effect of traditional Chinese medicine on levels of relevant hormones in patients with hyperplasia of mammary gland[J].Guangming Tradit Chin Med（Chin）, 2010, 25: 537-539.

第二节　慢性前列腺炎

慢性前列腺炎（chronic prostatitis, CP）为 50 岁以下男性最常见的泌尿外科疾病。流行病学调查结果显示，其发病率可高达 2.5%～16%，不但引起病人身体的种种不适，还对其心理健康造成重大危害[1]。1996 年，美国国立卫生研究院（National Institutes of Health, NIH）已将 CP 和心肌梗死、不稳定型心绞痛、活动性 Crohn 病等一起，列为影响居民生活质量最为严重的慢性疾病[2]。

基于以感染为前列腺炎主要病因的认识，传统上将前列腺炎划分为急性细菌性前列腺炎（acute bacterial prostatitis, ABP）、慢性细菌性前列腺炎（chronic bacterial prostatitis, CBP）、慢性非细菌性前列腺炎（chronic nonbacterial prostatitis，CNP）和前列腺痛（prostatodynia，PD）。1995年，NIH又将前列腺炎分为四型：Ⅰ型相当于细菌性急性前列腺炎（acute bacterial prostatitis，ABP）；Ⅱ型相当于慢性细菌性前列腺炎（chronic bacterial prostatitis，CBP），约占CP的5%~8%，致病因素主要为病原体感染，前列腺液（EPS）/精液/前列腺按摩后尿液（VB3）中白细胞数量升高，细菌培养结果阳性；Ⅲ型为慢性前列腺炎/慢性盆腔疼痛综合征（chronic pelvic pain syndromes，CPPS），包括ⅢA（炎症性CPPS）和ⅢB（非炎症性CPPS）2种亚型，ⅢA型患者的EPS/精液/VB3中白细胞数量升高，而ⅢB型患者的白细胞在正常范围，Ⅲ型约占CP的90%以上，其中ⅢA和ⅢB各占50%左右；Ⅳ型为无症状性前列腺炎（asymptomatic inflammatory prostatitis，AIP）[3,4]。

Ⅱ、ⅢA和ⅢB型CP的治疗，均可选用α-受体阻滞剂植物制剂、非甾体抗炎镇痛药和M-受体阻滞剂等，来改善排尿症状和疼痛。其中，Ⅱ型以口服抗生素为主，选择敏感性药物，疗程为4~6周；ⅢA型，也可先口服抗生素2~4周，然后根据其疗效反馈决定是否继续抗生素治疗[3,4]。

中医学将CP归属于"精浊"、"白浊"、"淋浊"、"劳淋"等病证范畴。常见的基本证候有湿热下注、气滞血瘀、肝气郁结、肾阳亏虚，复合证型为湿热瘀滞、肝肾阴虚等[5,6]。

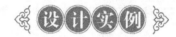

设计实例

一、题目

以安慰剂为对照，评价××颗粒治疗慢性非细菌性前列腺炎湿热瘀滞证，有效性和安全性的分层区组随机、双盲、多中心Ⅲ期临床试验。

二、研究背景

××颗粒按中药第6类新药研发，具有清热解毒、利湿清浊、活血通络、散瘀止痛之功效，用于治疗湿热瘀滞所致的慢性非细菌性前列腺炎，证见尿频、尿急、尿痛、会阴、或肛门坠胀不适或疼痛、尿后滴沥、尿道灼热、尿不尽、阴囊潮湿、舌红或黯有瘀点瘀斑、苔黄、脉弦等。

药效学试验结果提示，本品对大鼠、小鼠实验性非细菌性前列腺炎及前列腺增生具有治疗作用，同时有抗炎作用。急性毒性试验结果，以最大容量和最大浓度，灌胃给予大鼠本品后，未见动物有异常表现，动物无死亡，在14天的观察期内体重增长正常，未见明显异常症状。长期毒性试验结果，连续观察13周，大鼠的体重、血液学检查指标、血清生化指标、脏器系数等，与对照组比较无明显差异，各脏器无器质性异常改变，仅高剂量组的动物体重增长有一定的影响。

Ⅱ期临床试验结果，安慰剂组、低剂量组、高剂量组的总有效率分别为47.06%、67.44%、75.90%，扣除中心效应，安慰剂组疾病疗效临床控制率低于高剂量组，且有统计学差异（P<0.05），而安慰剂组与低剂量组、低剂量组与高剂量组比较，均无统计学差异；安慰剂组总有效率低于低剂量组和高剂量组，且有统计学差异（P<0.05），低剂量组与高剂量组总有效率，无统计学差异。表明本品对慢性非细菌性前列腺炎湿热瘀滞证有较好的临床疗效，可开展Ⅲ期临床试验进行疗效确证。

三、试验目的与观察指标

（1）与安慰剂对照，评价××颗粒治疗慢性非细菌性前列腺炎的临床疗效。观察指标：慢性前列腺炎症状（national institutes of health chronic prostatitis symptom index，CPNIH-CPSI）评分、前列腺触诊、前列腺液常规检查。

（2）评价××颗粒对慢性非细菌性前列腺炎湿热瘀滞证的中医证候改善作用。观察指标：中医证候疗效和单项症状评分。

（3）评价××颗粒临床应用的安全性。观察指标：一般体检项目，血常规、尿常规、心电图、肝肾功能等实验室指标，不良反应发生率。

四、试验总体设计

本项试验采用分层区组随机、双盲、安慰剂对照、多中心临床研究的方法，研究阶段为Ⅲ期。

（1）随机：采用分层区组随机的方法。运用 SAS 软件，按×个中心的病例分配数及随机比例，生成随机数字分组表。

（2）盲法：采用双盲的方法。

（3）对照：选择安慰剂对照。

（4）多中心：在×家医院同期进行。

（5）样本量：Ⅱ期临床试验结果，治疗前后 NIH-CPSI 下降值，试验组为 12.47 ± 6.72、安慰剂组为 7.06 ± 4.88。设单侧 $\alpha=0.025$，$\beta=0.2$，试验组：安慰剂组=3∶1，基于 PASS 11 软件的 Means 过程计算，则安慰剂组需 10 例，试验组需 30 例。结合《药品注册管理办法》中，Ⅲ期临床试验的试验组最低病例数不低于 300 例的要求，考虑不超过 20% 的脱落率，最终确定本临床试验共计划入组 480 例，即试验组 360 例，对照组 120 例。

五、诊断标准

1. 慢性非细菌性前列腺炎诊断标准[6]

（1）临床症状：① 排尿异常，不同程度的尿急、尿频、尿痛、夜尿增多等症状。② 局部疼痛，骨盆区域疼痛，可见于会阴、阴茎、肛周部、尿道、耻骨部、腰骶部等部位。③ 其他症状，可伴有性功能障碍、焦虑、抑郁、失眠、记忆力下降等症状。

（2）前列腺触诊：① 直肠指诊扪及腺体饱满，有压痛。② 腺体质地较硬，或有结节。③ 腺体可增大、正常或缩小。

（3）前列腺按摩液（EPS）镜检：① WBC≥10 个 / HP。② 卵磷脂小体减少或消失。

（4）前列腺液细菌培养阴性。

凡具备 1、2 项至少各 1 项，3 中①及 4 者即可确诊慢性非细菌性前列腺炎。

2. 湿热瘀滞证辨证标准[6, 7]

（1）主症：① 尿频；② 尿急；③ 尿痛；④ 会阴、或肛门坠胀不适或疼痛。

（2）次症：① 尿后滴沥；② 尿道灼热；③ 尿不尽；④ 阴囊潮湿。

（3）舌脉：① 舌红或黯有瘀点瘀斑、苔黄；② 脉弦。

凡具备以上主症中的①、②、③中1项和④，次症中任2项，参考舌、脉象，即可诊断。

六、受试者的选择

1. 纳入标准

（1）具有慢性前列腺炎临床症状和前列腺触诊阳性征者。
（2）前列腺按摩液（EPS）镜检 WBC≥10 个/HP 者。
（3）符合中医湿热瘀滞证辨证标准。
（4）年龄在 18～50 岁之间。
（5）病程 3 个月以上，近 2 周以来未使用治疗前列腺炎的中西药物。
（6）受试者知情同意，并签署知情同意书。

2. 排除标准

（1）有良性前列腺增生症、前列腺肿瘤、附睾炎、精囊炎、尿路疾病、严重神经官能症、糖尿病、盆腔手术史等。
（2）具有严重的原发性心血管病变、肝脏病变、肾脏病变、血液学病变、肺脏疾病或影响其生存的严重疾病，如肿瘤或艾滋病等研究者认为不宜入选者。肝功能（ALT、AST、T-Bil、D-Bil、ALP、γ-GT）、肾功能（Cr）超过正常值上限者，估计肾小球过滤率（eGFR）<60ml/（min·1.73m^2）者。
（3）急性前列腺炎患者。
（4）尿常规（镜检）WBC>5 个/HP。
（5）非前列腺炎所致下腹、会阴、腰骶等部位的疼痛性疾病。
（6）过敏体质（对两种及以上药物过敏者）、对试验用药物组成过敏者。
（7）法律上的残疾患者（盲、聋、哑、智力障碍），精神病患者。
（8）怀疑或确有酒精、药物滥用病史，或者根据研究者的判断，具有降低入组可能性或使入组复杂化的其他病变，如工作环境经常变动等易造成失访的情况。
（9）正在参加其他药物临床试验的患者。

3. 受试者的退出（脱落）标准（参照本章第一节）

4. 脱落病例的处理（参照本章第一节）

5. 中止全部试验的条件（参照本章第一节）

七、试验用药物及给药方案

1. 试验用药物的名称与规格

××颗粒及其模拟剂，由申办者提供。规格：12g/袋。申办者按双盲的要求，制作试验药及其模拟剂，二者在外形、包装和其他特征上均应一致。

2. 试验用药物的包装

将试验用药物，按试验所需的最大数量另加约 10%的富余量分装。包装上均注明："××颗粒（慢性非细菌性前列腺炎湿热瘀滞证）临床研究用药"、药物编号（即按"处理编码"编制的试验药物顺序号：001～480、功能主治、包装量、应用方法、贮存条件、生产厂家等。

包装标签由申办者设计。

3. 随机编盲与应急信件

（1）随机编盲。以中心分层，按 3∶1 比例随机分为两组。设盲时以 A、B 组对应相应组别。专业统计人员（编盲者）负责用 SAS 软件产生中心编码分配随机数字、试验病例分配随机数字，以及《试验病例随机编码表》（即盲底）、《试验药物包装表》。

申办者指定与本次临床试验无关人员按《试验药物包装表》进行药物（试验药与对照药）的分配包装。上述盲底连同随机数字的初始值、区组长度等，一式两份，密封后交由申办单位和临床试验负责单位有关部门分别保存。全部药物编码过程应由编盲者书写成《编盲记录》存档。

（2）应急信件的设立，参照本章第一节。

（3）紧急情况下个别病例破盲规定，参照本章第一节。

4. 试验用药物的分发与保存（参照本章第一节）

5. 用药方法

（1）服药方法：试验组，××颗粒，每次 1 袋，每日 3 次，温水冲服。对照组，安慰剂颗粒，每次 1 袋，每日 3 次，温水冲服。

（2）疗程：8 周。

6. 试验用药物的清点和受试者用药依从性判断（参照本章第一节）

7. 合并用药规定

（1）禁用药物和慎用药物：试验期间，不得使用其他治疗前列腺炎的中、西药及与本病治疗相关的其他治疗。

（2）可同时使用药物：合并其他疾病必须继续服用的其他药物和治疗方法，必须在合并用药表中详细记录。

（3）合并用药的随访记录：临床试验过程中的合并用药，应给予相应的分析和记录，尤其是在出现不良事件时的合并用药情况，应给予及时记录和报告。

八、安全性评价

1. 安全性指标和观测时点

（1）可能出现的不良事件和不良反应，用药后随时观察。

（2）一般体检项目，如体温、脉搏、呼吸、血压等，各时点观察。

（3）血常规、尿常规、心电图和肝功能（ALT、AST、TBIL、DBIL、γ-GT、ALP），肾功能（Cr、eGFR 和尿酶四项），用药前后检查。

注：①以不良反应发生率为主要安全性评价指标。②采用简化 MDRD 公式计算肾小球滤过率：eGFR[男性，ml/（min·1.73m^2）]=186×（血 SCr）（mg/dL）$^{-1.154}$×年龄$^{-0.203}$。③尿酶四项：尿 N-已酰-B-D-氨基葡萄糖苷酶（NAG 酶）、尿微量白蛋白（mALB）、尿微量总蛋白（μMTP）、β-D-半乳糖苷酶（GAL）。前 2 项必做。

2~4（参照本章第一节）

九、有效性评价

1. 观测指标

（1）人口学资料：① 性别；② 年龄；③ 身高；④ 体重；⑤ 民族；⑥ 婚况；⑦ 职业。

（2）基线资料：病程、合并疾病及用药。

（3）诊断性指标：泌尿系统 B 超、前列腺液细菌培养。

（4）疗效性指标与观测时点：① NIH-CPSI 症状总分、维度分及因子分，基线与治疗后 4 周、8 周记录；② 疾病疗效，治疗后 8 周评价；③ 中医证候疗效，治疗后 8 周评价；④ 单项症状疗效，治疗后 8 周评价；⑤ 前列腺触诊，基线与治疗后 4 周、8 周检查；⑥ 前列腺液常规检查，基线与治疗后 8 周检测。以 NIH-CPSI 症状总分为主要评价指标。

2. 指标观测方法

（1）NIH-CPSI 症状评分[3,4]。

表 11-2-1　NIH-CPSI 症状评分

	问题		
疼痛不适	1. 近 1 周经历了下列部位疼痛或不适？	是（1分）	否（0分）
	a. 会阴部	□	□
	b. 睾丸部	□	□
	c. 阴茎头部	□	□
	d. 腰部以下、耻骨上、膀胱区域	□	□
	2. 近 1 周经历了	是（1分）	否（0分）
	a. 排尿时疼痛或烧灼感	□	□
	b. 射精后或性交期间疼痛或不适	□	□
	3. 在近 1 周中，上述区域是否经常疼痛或不适？（括号内数字为分值）		
	□无（0）　□很少（1）　□偶尔（2）　□经常（3）　□很常见（4）　□几乎总有（5）		
	4. 近一周哪个数字最好描述这些日子平均疼痛或不适？（前面序号为分值）		
	0（不疼）　1　2　3　4　5　6　7　8　9　10（很疼）		
	疼痛不适总分值：　分		
排尿症状	5. 近 1 周排尿不尽感？（括号内数字为分值）		
	□无（0）　□<1/5（1）　□<1/2（2）　□1/2（3）　□>1/2（4）　□几乎均有（5）		
	6. 近 1 周排尿后 2 小时以内又排尿？（括号内数字为分值）		
	□无（0）　□<1/5（1）　□<1/2（2）　□1/2（3）　□>1/2（4）　□几乎均有（5）		
	排尿症状总分值：　分		
生活质量	7. 您的症状是否影响您日常生活？（括号内数字为分值）		
	□无（0）　□很少（1）　□有时（2）　□总是（3）		
	8. 您是否经常想您的症状？（括号内数字为分值）		
	□无（0）　□很少（1）　□有时（2）　□总是（3）		
	9. 假如按现在的症状您觉得今后生活如何？（括号内数字为分值）		
	□非常好（0）　□多数满意（1）　□各半（2）　□多数不满意（3）　□不愉快（4）　□很痛苦（5）		
	生活质量总分值：　分		
	CP 西医症状总分值*		分

注：*CP 西医症状总分值=疼痛不适总分值+排尿症状总分值+生活质量总分值。

（2）中医证候分级量化标准。

表 11-2-2　中医症状分级量化标准

分级	无（−）	轻（＋）	中（＋＋）	中（＋＋＋）
主症	0分	2分	4分	6分
尿频	无	小便次数增加，夜尿2次	小便次数增加，夜尿3次	小便次数增加，夜尿4次以上
尿急	无	小便急迫，可忍耐	小便急迫，仅可忍耐片刻	小便急迫，迫不及待
尿痛	无	小便时尿道隐隐作痛，不影响排尿	小便时尿道痛较重，排尿不爽	小便时尿道疼痛难忍
会阴、或肛门坠胀不适或疼痛	无	偶尔出现	间断出现、时轻时重	持续出现、难以忍受
次症	0分	1分	2分	3分
尿后滴沥	无	偶有，轻微	间断，较明显	持续，常湿裤
尿道灼热	无	有	−	−
尿道白浊	无	有	−	−
尿不尽	无	有	−	−
阴囊潮湿	无	有	−	−
舌、脉象	0分	1分	−	−
舌质	正常	舌红或黯有瘀点瘀斑	−	−
舌苔	正常	苔黄	−	−
脉象	正常	脉弦	−	−

（3）客观检查分级量化标准。

表 11-2-3　检查分级量化标准

客观检查项目1	0分	2分	4分	6分
EPS-WBC	0～9/HP	10～20/HP	21～40/HP	＞40/HP
卵磷脂小体	++++（正常）	+++（较少）	++（很少）	+（无）
客观检查项目2	0分	1分	2分	3分
前列腺压痛	无	略有压痛	指压较痛	压痛明显
前列腺质地	正常	表面光滑，轻度不对称	表面不光滑少数结节，质地较硬	表面不光滑满布结节，腺体硬小

3. 疗效评定标准

（1）疾病疗效评价标准：① 临床控制：NIH-CPSI 症状总评分减少≥95%；② 显效：NIH-CPSI 症状总评分减少≥60%，＜95%；③ 进步：NIH-CPSI 症状总评分减少≥30%，＜60%；④ 无效：NIH-CPSI 症状总评分减少＜30%。

（2）证候疗效评价标准：① 临床控制：中医证候积分减少≥95%；② 显效：中医证候积分减少≥60%，＜95%；③ 进步：中医证候积分减少≥30%，＜60%；④ 无效：中医证候积分减少＜30%。

（3）中医单项症状疗效评价标准：① 消失：疗后该项症状消失，单项评分为0；② 有效：

疗后该项症状好转，单项评分下降但不为 0；③ 无效：疗后该项症状不变或恶化，单项评分不变或上升。

十、试验流程

表 11-2-4　试验流程表

研究阶段 项目	筛选期 -14 天～0 天	治疗期 用药 4 周 （满 28 天 ± 4 天）	治疗期 用药 8 周 （满 56 天 ± 4 天）	随访期 用药后 4 周 （满 84 天 ± 4 天）
病例筛选	×			
签署知情同意书	×			
人口学资料记录	×			
NIH-CPIS 评分	×	×	×	×
中医证候评分	×	×	×	
一般体检	×	×	×	×*
专科检查	×	×	×	
EPS 常规	×	×	×	
EPS 细菌培养	×			
泌尿系统 B 超	×			
血尿常规	×		×	×*
肝肾功能	×		×	×*
心电图	×		×	×*
发放试验药物	×	×		
试验药物回收		×	×	
不良事件记录		×*	×*	×*
合并用药记录	×	×*	×*	×*
脱落原因分析		×*	×*	
有效性评价		×	×	

注：×* 发生者记录、分析。

十一、数据管理（参照本章第一节）

十二、统计分析（参照本章第一节）

十三、试验质量控制与保证（参照本章第一节）

十四、试验相关的伦理学要求（参照本章第一节）

十五、试验结束后的医疗措施（参照本章第一节）

十六、试验总结与资料保存（参照本章第一节）

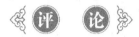

一、研究策略

治疗 CP 的中药新药，一般定位在Ⅲ型，可以选择ⅢA 和/或ⅢB。ⅢA 主要相当于既往的"慢性非细菌性前列腺炎"。其研究目标，主要是缓解疼痛和排尿症状，提高生活质量，常以 NIH-CPSI 总评分为主要疗效指标。如果所研究的中药具有抗菌、调节免疫功能等作用，则可能同时针对疾病，发挥其对因治疗作用，也可以选择Ⅱ型 CP（细菌性）作为适应证。

CP 的治疗，可以分为系统治疗和局部治疗。鉴于局部治疗过程中，药物通过组织吸收，既能起到缓解局部肌肉紧张、改善局部血液循环的作用，又能起到全身系统性治疗的作用，故而除去各种口服剂型外，局部应用的膏剂、凝胶剂、直肠栓剂等，也都可以成为中药新药研发中的剂型。

二、临床试验设计要点

1. 试验总体设计

Ⅲ型 CP 的病情发展缓慢，延迟治疗一般不会对患者产生严重的负面影响，且疼痛和排尿等主观症状易受精神因素的干扰，推荐采用安慰剂对照。如以改善症状为主的新药研究，可以采用α-受体阻滞剂或普适泰、沙巴棕等上市植物药做活性药对照或三臂试验设计。本案为Ⅲ期确证性临床试验，以传统的"慢性非细菌性前列腺炎"为适应证，并基本排除了ⅢB 型 CP，采用的是安慰剂平行对照试验设计。

同时选择ⅢA 和ⅢB 型 CP 为适应证者，建议至少在探索性试验中采用分层设计。鉴于 2014 版《中国泌尿外科疾病诊断治疗指南》[4]对ⅢA 型 CP 患者推荐使用喹诺酮类或甲氧苄啶类抗生素治疗，若考虑保护受试者的需要，可以采用以抗生素为基础治疗的加载试验设计。

2. 适应证的诊断与选择

临床上，区分 CP 的ⅢA 和ⅢB 型，主要靠 EPS/精液/VB3 检查。EPS 中 WBC≥10 个/HP、卵磷脂小体消失或减少为异常[8]。一般认为，在Ⅱ型、ⅢA 型前列腺炎患者 EPS／精液／VB3 中的 WBC 数增加，而ⅢB 型则不增加。以改善症状为目标的药物临床试验，可以考虑同时纳入ⅢB 型 CP 为适应证。EPS／精液／VB3 的细菌培养，其目的主要是提供临床诊断分类的依据，以鉴别Ⅱ型、Ⅲ型 CP[9]。

3. 受试者选择

针对 CP 改善疼痛和排尿症状的临床试验，一般选择 18～50 岁患者。如选择年龄大于 50

岁的患者应常规进行血清前列腺特异性抗原（PSA）检测，以排除早期前列腺癌。为避免症状过轻或过重影响有效性评价，可在Ⅱ、Ⅲ期临床试验中，设置一定 NIH-CPSI 评分范围作为入选标准[10, 11]。其中，NIH-CPSI≤9 分为轻度，10~18 分为中度，>18 分为重度[12]。

CP 尤其是Ⅲ型缺乏客观的、特异性的诊断依据，疼痛部位涉及会阴部、生殖器、腰骶部等，容易被误诊。应依靠详细病史、体格检查，并选择相应辅助检查的鉴别诊断，将良性前列腺增生、睾丸附睾和精索疾病、膀胱过度活动症、神经源性膀胱、间质性膀胱炎、腺性膀胱炎、性传播疾病、原位癌等膀胱肿瘤、前列腺癌、泌尿男生殖系结核、肛门直肠疾病、腰椎疾病、中枢和外周神经病变等排除在外[3, 4]。

4. 基础治疗与合并治疗

以改善症状为主的 CP 临床试验，大多以ⅢA 型为适应证，应考虑允许使用喹诺酮类或甲氧苄啶类抗生素作为基础治疗，但疗程不超过 6 周。应关注患者的生活质量和纠正不良生活方式，如戒酒，忌辛辣刺激食物，避免憋尿、久坐，注意保暖等。

应规定不得合并应用 α-受体阻滞剂，以及热水坐浴、前列腺按摩或应用微波、射频、激光等物理治疗手段，但必要时可以考虑采用非甾体抗炎镇痛药临时对症治疗[6]。对于ⅢB 型不推荐使用抗生素治疗。

生物反馈治疗对盆底会阴肌肉紧张、痉挛所引起的盆底、会阴部不适和疼痛也有良好的缓解作用[6]。如允许配合使用，应制定相应的 SOP。

5. 有效性评价

NIH-CPSI 评分既是 CP 的诊断指标，更是有效性评价指标。以改善症状为主的 CP 临床试验，推荐将 NIH-CPSI 总评分 / 疗效作为主要评价指标[9]，将 NIH-CPSI 维度、因子评分，以及中医证候评分 / 疗效、前列腺及相关客观检查的各参数作为次要评价指标。

许多治疗 CP 的中药具有一定的抗菌和免疫调节作用，如以针对疾病为目标的临床试验，可以将Ⅱ型 CP 作为适应证，并将细菌培养至少作为主要疗效评价指标之一。

6. 试验流程

NIH-CPSI 量表评价至少需要 1 周，加之可能的药物洗脱的需要，故应考虑设置 1~2 周的筛选期 / 导入期。CP 为慢性疾病，其治疗需要一个较长周期，国际上一般临床试验的治疗观察周期在 4~12 周及以上，国内一般为 4~8 周[13-15]。为观察药物的持续疗效，根据试验目的可以设置一定的随访期，一般不少于 4 周。

参 考 文 献

[1] Nickel JC, Downey J, Hunter D, et al.Prevalence of prostatitis-like symptoms in a population based study using the National Institutes of Health chronic prostatitis symptom index[J].The Journal of urology, 2001, 165（3）：842-845.

[2] Wenninger K, Heiman JR, Rothman I, et al.Sicknessimpact of chronic nonbacterial prostatitis and its correlates[J].J Urol, 1996, 155（3）：965-968.

[3] 那彦群，叶章群，孙颖浩，等.2014 版中国泌尿外科疾病诊断治疗指南手册[M].北京：人民卫生出版社.2014.

[4] 张凯，白文俊，邓春华.前列腺炎诊断治疗指南（试行版）[J].中华现代外科学杂志，2006，3（21）：1766-1776.

[5] 卢灿辉，卢永兵.中医辨治老年慢性前列腺炎经验[J].光明中医，2010，1（1）：117.

[6] 中国中西医结合学会男科专业委员会.慢性前列腺炎中西医结合诊疗指南（试行版）[J].中国中西医结合杂志，2015，35（8）：933-941.

[7] 国家中医药管理局.中华人民共和国国家标准·中医病证诊断疗效标准[M].南京：南京大学出版社，1994.
[8] Schoor R A. Prostatitis and male infertility：evidence and links[J].Current urology reports，2002，3（4）：324-329.
[9] 张亚强，胡镜清.慢性前列腺炎中药新药临床试验中若干问题的探讨[J].中药新药与临床药理，2007，18（6）：488-490.
[10] 郭凯，邱明星，蔡松良，等.前列安通片治疗慢性前列腺炎多中心临床试验研究[J].中华男科学杂志，2007，13（10）：950-952.
[11] 苏鸿学，金滨，刘明.抗生素在非细菌性前列腺炎治疗中的疗效观察[J].临床泌尿外科杂志，2008，23（7）：538-539.
[12] 王传航，李兰群，周强，等.普乐安片治疗慢性前列腺炎多中心临床观察[J].中国现代应用药学，2010，27（11）：1053-1056.
[13] 高筱松，高文喜，贺菊乔，等.癃清片治疗慢性前列腺炎多中心双盲安慰剂对照试验研究[J].中国男科学杂志，2010，24（9）：21-25.
[14] 徐罡，丁强，高小峰，等.翁沥通治疗慢性前列腺炎：多中心随机双盲安慰剂对照试验[J].中华泌尿外科杂志，2005，26（11）：781.
[15] Propert KJ，Alexander RB，Nickel JC，et al.Design of a multicenterrandomized clinical trial for chronic prostatitis/chronic pelvic pain syndrome[J].Urol，2002，59（6）：870-876.

第三节　前列腺增生

前列腺增生（benign prostatic hyperplasia，BPH）是引发中老年男性排尿障碍最为常见的一种良性疾病[1]。其发生的具体机制尚不明确，主要表现为前列腺间质和腺体成分的增生、前列腺体增大，以及下尿路症状（lower urinary tract symptoms，LUTS）为主的临床症状，从而给男性患者带来痛苦，影响生活质量。病程进一步发展，最终可出现严重的并发症：急性尿潴留、尿路感染、肉眼血尿、膀胱结石、肾功能受损等。

BPH 发病率随着年龄的增加而增长，通常发生在 40 岁以后[2]，到 60 岁时大于 50%，80 岁时高达 83%[3]。伴随着年龄的增长，排尿困难等症状也随之增加。有研究表明[4]，似乎亚洲人较美洲人更易于产生中-重度 BPH 相关症状。

BPH 引起的 LUTS 主要表现为储尿期症状、排尿期症状、排尿后症状及相关合并症。各种症状可先后出现或在整个病程中进行性发展。部分患者可以出现膀胱过度活动症（overactive bladder，OAB）的表现，即一种以尿急症状为特征的症候群，常伴有尿频和夜尿症状，可伴或不伴有急迫性尿失禁。

BPH 的治疗主要包括观察等待、药物治疗及外科治疗。治疗目的是为改善患者的生活质量，同时保护肾功能。目前主要应用的药物包括α-受体阻滞剂、5α-还原酶抑制剂、M 受体拮抗剂、植物制剂及中药等。α-受体阻滞剂治疗后 48 小时即可出现症状改善[5]，5α-还原酶抑制剂的起效时间相对较慢，研究显示使用 6～12 个月后方可获得最大疗效。

中医学将本病归为"癃闭"范畴。癃者，小便不利，点滴而短少；闭者，小便闭塞，点滴不通[6]。中医并认为，本病病位在肾、三焦及膀胱，出现频率最多的是肾气亏虚型和湿热下注型，最少的是肝郁气滞型[7]。

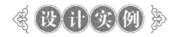

一、题目

××胶囊治疗良性前列腺增生瘀浊阻滞兼肾虚证，评价其有效性和安全性的分层区组随机、双盲、安慰剂平行对照、多中心Ⅱ期临床研究。

二、研究背景

××胶囊按第6类中药新药研发,具有活血化瘀,祛腐生新,益肾强身之功效,治疗瘀浊阻滞兼肾虚证良性前列腺增生,症见小便点滴难下,时滴时闭,小腹胀痛,神气怯弱,腰膝酸软等。

药效学研究结果显示,连续给予前列腺增生模型大鼠,低、中、高3个剂量的试验药30天,各剂量组均能显著降低前列腺增生大鼠前列腺干重和腹叶湿重、干重、体积;高剂量组能显著降低前列腺增生大鼠前列腺湿重、前列腺指数、体积和侧叶干重;中、高剂量组能显著降低前列腺增生大鼠血清前列腺酸性磷酸酶。病理组织学检查可见去势后大鼠前列腺腺体小且少,细胞变矮呈萎缩性改变;模型对照组前列腺腺体明显增大增多,上皮增多,腺体呈囊性扩张,细胞增生,核仁明显呈前列腺增生改变;试验药随剂量的增加,前列腺腺体变小、上皮变矮、细胞核小且少、核仁变小;低、中、高3个剂量组,前列腺腺体上皮细胞高度、前列腺腺腔显著小于模型对照组。低、中、高3个剂量组均能显著降低二甲苯致小鼠耳郭肿胀度,并能显著增加小鼠单位时间尿量,中、高剂量组还能显著降低家兔全血黏度。上述结果表明,本品具有抗试验性前列腺增生,抗炎消肿、利尿、活血等作用。

毒性试验结果显示,以最大浓度、最大体积试验药,一日2次灌胃给予小鼠,折合生药124.8g/(kg·d),相当于临床成人用药量的333倍。灌胃小鼠无一例死亡,其摄食、饮水、皮毛、活动、呼吸、眼睛、精神状态,及杀检后心、肝、脾、肺、肾、肾上腺、胸腺等脏器的肉眼观察,均未见异常。分别以每日2.25g、3.6g、5.76g/kg(相当于成人日临床用量的25、40、64倍)的试验药灌胃给予大鼠,对照组给予同体积蒸馏水,连续给药15周,停药后继续观察2周。结果显示,给药期间及恢复期,低、中、高3个剂量的试验药组,大鼠无一例死亡,饮水、摄食、毛色、粪便性状、活动等均未见异常变化;给药期间及恢复期试验药低、中、高剂量组的大鼠体重、饲料消耗量、血液学、生化学等指标、主要脏器指数与对照组比较,均无显著性差异;主要脏器肉眼观察未见异常;高剂量组各主要脏器光镜下病理组织学检查未见异常。上述结果表明,该药无明显毒性作用。

三、试验目的与观察指标

(1)与安慰剂对照,探索××胶囊治疗前列腺增生症的临床疗效。观察指标:国际前列腺症状评分(International prostate symptom score,I-PSS);生活质量指数(quality of life,QOL)评分;最大尿流率(maximum flow rate,MFR);前列腺体积;膀胱残余尿量(Post-voided residual urine volume,PVR)等。

(2)探索××胶囊的证候改善作用。观察指标:中医证候疗效和单项证候疗效。

(3)观察××胶囊临床应用的安全性。观察指标:一般体检项目(注意饮食、体重等情况),血、尿、便常规+潜血,心电图、肝功能(ALT、AST、T-Bil)、肾功能(BUN、Cr)等实验室指标、不良反应发生率。

四、试验总体设计

本项试验采用分层区组随机、双盲、安慰剂对照、多中心临床研究的方法,研究阶段为II期。

(1)随机:采用分层区组随机的方法。运用SAS软件,按×个中心的病例分配数及随机比例,生成随机数字分组表。

(2)盲法:采用双盲的方法。

（3）对照：选择安慰剂对照。
（4）多中心：在×家医院同期进行。
（5）样本量：所选病证为前列腺增生瘀浊阻滞兼肾虚证，按1∶1比例分为试验组和对照组，两组分别为××胶囊和安慰剂。试验组和对照组受试者均为120例，共240例，由3家医院共同承担，每家参试单位承担80例。

五、诊断标准

1. 前列腺增生诊断标准[8]

（1）50岁以上男性。尿频、尿急、夜尿增多，排尿费力、踌躇、尿细无力、尿流中断，甚者有尿潴留或尿失禁。

（2）肛门指诊：前列腺两侧叶增大、光滑、质韧，中央沟变浅或消失。

（3）B超检查：经腹B超检查了解前列腺大小。前列腺体积=0.52×宽径（左右）×长径（上下）×厚径（前后）。前列腺增大，其重量达到20cm^{3}以上。B超检查了解膀胱容量、膀胱壁改变以及有无膀胱结石、憩室、肿瘤及中叶增生。

（4）尿流率测定：尿量＞150ml，MFR＜15ml/s，若尿量＜150ml，应考虑尿量因素；如经反复努力，病人不能达到以上标准，可采用现有尿量的MFR结果。

（5）残余尿量：经腹B超检查，测定膀胱有无残余尿。

凡具备1~4项者，即可诊断为良性前列腺增生。

2. 湿热瘀滞证辨证标准

参照《中医病证诊断疗效标准》[9]。

（1）主症：① 尿后滴沥不畅或尿如细线或排尿无力；② 腰膝酸痛。

（2）次症：① 小腹胀痛；② 动则气短；③ 精神不振；④ 下肢浮肿；⑤ 会阴等局部坠胀。

（3）舌脉：舌质暗，或有瘀斑、瘀点，脉涩或细或沉或虚大或无力。

凡具备以上主症及次症2项者，参照舌脉，即辨证成立。

六、受试者的选择

1. 纳入标准

（1）符合良性前列腺增生诊断，且I-PSS＞7分。
（2）符合瘀浊阻滞兼肾虚证标准。
（3）入选时年龄50~75岁。
（4）病程≥3个月，近2周以来未使用治疗前列腺增生的中西药物。
（5）签署知情同意书。

2. 排除标准

（1）残余尿（PVR）＞100ml；
（2）合并有尿路结石，或前列腺癌，或前列腺特异抗原（prostate specif-ic antigen，PSA）＞4ng/L的可疑前列腺肿瘤患者；
（3）神经源性膀胱、膀胱颈纤维化、尿道狭窄等其他原因引起的排尿困难或尿路感染等引起的尿频；

（4）近两周内服用过相关用药或使用过相关治疗者；

（5）长期使用影响膀胱功能的药物者，如抗胆碱能药物、影响精神情绪的药物等；

（6）良性前列腺增生侵入性治疗失败者；

（7）有盆腔手术或损伤病史者；

（8）合并急性前列腺炎或性传播性疾病；

（9）合并有心、脑、肝、肾和造血系统等严重原发疾病或有继发的心、脑、肝、肾和造血系统等严重损害者；

（10）有控制不良的糖尿病和/或糖尿病神经病变；

（11）精神病患者；

（12）过敏体质者；

（13）正在参加其他临床试验的患者；

（14）本试验中已参加过本药临床试验的患者；

（15）怀疑或确有酒精、药物滥用病史，或者根据研究者的判断，具有降低入组可能性或使入组复杂化的其他病变或情况，如工作环境经常变动、生活环境不稳定等易造成失访的情况。

3. 受试者的退出（脱落）标准（参照本章第一节）

4. 脱落病例的处理（参照本章第一节）

5. 中止全部试验的条件（参照本章第一节）

七、试验用药物及给药方案

（1）试验用药物的名称与规格。试验药：××胶囊，规格：0.45g／粒。对照品：安慰剂，规格：0.45g／粒。以上药物均由申办者负责提供。

（2）试验用药物的包装。申办者按双盲的要求，制作安慰剂。安慰剂与试验药物在外形、包装和其他特征上均应一致。将试验用药物××胶囊／安慰剂，按试验所需的最大数量另加约5%的富余量分装。包装上均注明："××胶囊临床研究用药"、新药临床研究批准文号、药物编号（即按"处理编码"编制的试验药物顺序号：001～240）、功能主治、包装量、应用方法、贮存条件、生产厂家等。包装标签由申办者设计。

（3）随机编盲与应急信件。

（4）试验用药物的分发与保存，参照本章第一节。

（5）用药方法。试验药：××胶囊，每次4粒，1日3次。饭前口服。对照品：安慰剂，每次4粒，1日3次。饭前口服。疗程：6周。

（6）试验用药物的清点和受试者用药依从性判断，参照本章第一节。

（7）合并用药规定。除试验用药外，不得使用其他治疗前列腺增生的中、西药及与本病治疗相关的其他治疗。

八、安全性评价

1. 安全性评价指标及观测时点

（1）生命体征：如血压、呼吸、心率等，试验前后检查。

（2）血、尿、便常规+潜血，试验前后检测。

（3）肝功能（ALT、AST、TBIL）、肾功能（BUN、Cr）、心电图，试验前后检查、检测。

（4）可能出现的临床不良事件（症状体征、疾病/综合征），随时详细记录。

2～4（参照本章第一节）

九、有效性评价

1. 观测指标

（1）有效性指标与观测时点：① 国际前列腺症状评分（I-PSS）评分，治疗前、给药3周、6周后各记录1次。② 生活质量指数（QOL）评分，治疗前、给药6周各记录1次。③ 最大尿流率（MFR），治疗前、给药6周各测定1次。④ B超测量膀胱残余尿量（PVR），治疗前、给药6周各测定1次。⑤ B超测量前列腺体积，治疗前、给药6周各测定1次。⑥ 中医湿热瘀阻证候积分/疗效，治疗前、给药3周、6周后各记录和评价1次。⑦ 单项证候疗效，治疗前、给药3周、6周评价1次。以I-PSS为主要观察指标。

（2）人口学资料：性别、年龄、身高、体重、民族、职业等。

（3）诊断指标：血清PSA、前列腺指诊。

2. 指标观测方法

（1）I-PSS评分。

表11-3-1　I-PSS评分标准

在最近一个月内，你是否有以下症状	无	在5次中				
		少于1次	少于半数	大约半数	多于半数	几乎每次
1.是否经常有尿不尽感？	0	1	2	3	4	5
2.两次排尿间隔是否经常小于两小时？	0	1	2	3	4	5
3.是否曾经有间断性排尿？	0	1	2	3	4	5
4.是否有排尿不能等待现象？	0	1	2	3	4	5
5.是否有尿线变细现象？	0	1	2	3	4	5
6.是否需要用力及使劲才能开始排尿？	0	1	2	3	4	5
7.从入睡到早起一般需要起来排尿几次？	没有	1次	2次	3次	4次	5次
	0	1	2	3	4	5

注：病情轻重分级标准：轻度，0～7分。中度，8～19分。重度，20～35分。

（2）QOL评分。

表11-3-2　QOL评分标准

问题	0分	1分	2分	3分	4分	5分
您的症状是否影响您日常生活	无□	很少□	有时□	总是□		
您是否经常想您的症状	无□	很少□	有时□	总是□		
假如按现在的症状您觉得今后生活如何	非常好□	多数满意□	各半□	多数不满意□	不愉快□	很痛苦□

（3）PVR的测量：用B超测定。计算公式：0.75×膀胱前后径（cm）×左右径（cm）×

上下径（cm）[10]。

（4）前列腺体积：用B超测定。计算公式为：R1（cm）×R2（cm）×R3（cm）×0.52[11]。

（5）中医证候分级量化标准，依据《前列腺增生诊断治疗指南》[8]和《中药新药临床研究指导原则（试行）》[12]。

表 11-3-3 中医证候分级量化标准

主症	计0分	计2分	计4分	计6分
尿后滴沥	无	偶有，轻微	间断，较明显	持续，常湿裤
排尿无力	无	偶有排尿无力	时有排尿无力	持续有排尿无力
腰膝酸痛	无	晨起腰膝酸痛，捶打可止	腰膝酸痛持续	腰膝酸痛难忍
尿如细线	尿流正常	尿流细而成线	尿流断续成线	尿流涓滴不成线
次症	计0分	计1分	计2分	计3分
小腹胀痛	无	偶尔出现	间断出现	持续出现
阴囊潮湿	无	有	稍动则气短	平素即气短
精神不振	无	精神欠佳，缺乏生机	精神不振，两目无神，少气懒言	精神萎靡，状若久病，少气懒言，行动缓慢无力
下肢浮肿	无	下肢浮肿，按之微陷	下肢浮肿，按之凹陷	下肢浮肿，按之没指
会阴等局部坠胀	无	偶尔出现	间断出现，时轻时重	持续出现，难以忍受
动则气短	无	活动后气短	—	—
舌脉	计0分	计1分		
舌质	正常	舌质黯或有瘀点瘀斑		
脉象	正常	涩或细或沉或虚大或无力		

3. 疗效评定标准

（1）中医证候疗效标准：①临床控制：中医证候积分减少≥95%；②显效：中医证候积分减少<95%而≥60%；③进步：中医证候积分减少<60%而≥30%；④无效：中医证候积分减少<30%。

注：计算公式：[（疗前总积分-疗后总积分）/疗前总积分]×100%。

（2）单项证候疗效评价标准：①消失：疗前患有的症状消失，积分为零；②好转：疗前患有的症状减轻，积分降低，但不为零；③无效：疗前患有的症状未减轻或加重，积分未降低。

十、试验流程

表 11-3-4 试验流程表

项目 \ 阶段	筛选	治疗期		
		入组	访视1	访视2
访视时间	-1周	0	21天±3天	42天±3天
签署知情同意书	×			
确定入选排除标准		×		
填写一般资料	×			
既往病史和治疗史	×			
合并疾病和症状	×			

续表

项目\阶段	筛选	入组	访视1	访视2
访视时间	−1周	0	21天±3天	42天±3天
专科检查、问诊	×			
合并用药	×	×	×	×
I-PSS评分		×	×	×
临床症状评分		×	×	×
QOL评分		×	×	×
前列腺指诊		×		×
尿流率		×		×
前列腺大小	×			×
残余尿量	×			×
血清PSA	×			
生命体征	×			×
血、尿、便常规+潜血	×			×
肝、肾功能、心电图	×			×
记录不良事件	×	×	×	×
随机分组		×		
分发药物		×	×	
药物数量统计			×	×
研究结束总结				×

十一、数据管理（参照本章第一节）

十二、统计分析（参照本章第一节）

十三、试验质量控制与保证（参照本章第一节）

十四、试验相关的伦理学要求（参照本章第一节）

十五、试验结束后的医疗措施（参照本章第一节）

十六、试验总结与资料保存（参照本章第一节）

一、研究策略

BPH是一种症状性很强的疾病，严重影响着患者的生活质量。药物用于BPH治疗的短期目标是缓解患者下尿路症状，长期目标是延缓疾病临床进展，以及预防合并症的发生，从而使患者能够保持较高的生活质量[13]。生活质量的内涵，不仅指患者内在功能良好，还包括如社会关系融洽、家庭幸福、情绪饱满等内容，并已成为新药开发、慢性病疗效评价的重要标准之一[14, 15]。

治疗 BPH 的新药，除常用的口服剂型外，还可考虑采用中药经直肠给药的治疗途径。人体前列腺与直肠的解剖位置相邻，两者之间有着丰富的血管和淋巴网相连接[16]，药物在直肠吸收可不通过肝脏代谢灭活，直接进入盆腔脏器静脉系统，从而达到增强病变部位药物有效浓度，提高治疗效果的作用。

二、临床试验设计要点

1. 试验总体设计

BPH 是一种缓慢进展的前列腺良性疾病[17, 18]，其严重程度随着患者年龄的增加而加重。开展临床试验建议选用安慰剂对照，以客观评价试验药物的有效性。目前，治疗 BPH 的有效药物，主要包括化药 α-受体阻滞剂、5-α 还原酶抑制剂，植物药（如舍尼通）、普乐安片等[19, 20]，故而，临床试验还可采用阳性药对照或三臂试验设计进行评价。

新药 II 期临床试验是药物作用的初步评价阶段，原则上应对用药剂量、疗程或适应证等进行探索。由于第 6 类中药新药的处方提供者，具有长期的临床应用经验和历史的原因，本案未做剂量探索性设计。

2. 受试者的选择

年龄多选择大于 50 岁，止于 75 岁或 80 岁[10, 21]。对症状严重程度应加以限定，多选择 I-PSS≥8 分[22]，即有中度以上症状者。此外，还可对其他指标加以限定，如 MFR 在单次排尿量≥150ml 时应<15ml/s[23]，PVR≤60ml[24]，前列腺体积>20cm^3，PSA≤4μg/L。

此外，还应排除神经源性膀胱、泌尿系感染等影响排尿系统疾病的患者，有前列腺手术史的患者，直肠指检怀疑有膀胱和前列腺肿的患者瘤者，以及 2 周内服用过其他治疗前列腺疾病药物的患者。

从伦理学方面考虑，试验期间若患者 LUTS 症状明显加重，如 I-PSS 恶化≥4 分者，研究者应决定该病例退出临床试验[25]。

3. 基础干预

因日常生活行为习惯可能对药物的有效性评价产生干扰，研究者应告知受试者戒烟忌酒、禁食辛辣凉冷、注意下半身保暖、避免久坐和过度疲劳、切勿憋尿，以及适当限制饮水、限制酒精类和含咖啡因类饮料的摄入等内容。此外，研究者还应指导受试者排空膀胱的技巧，如重复排尿，进行精神放松训练，把注意力从排尿的欲望中转移开等，从而获得可靠的评价结果。

4. 有效性评价

BPH 的有效性评价包括缓解 LUTS 症状、延缓疾病进展、减少并发症等，通常以国际前列腺症状评分（I-PSS）、生活质量指数评分（QOL 评分）、最大尿流率（MFR）、膀胱残余尿量（PVR）、前列腺体积，以及并发症发生率、接受手术治疗率等，作为评价指标[22, 26, 27]。其中缓解 LUTS 症状，应以 I-PSS 为主要指标。

I-PSS 标准是目前国际公认的，判断 BPH 患者症状严重程度的最佳手段，是患者的主观反映，它与 MFR、PVR 以及前列腺体积无明显相关性。I-PSS 总分为 0~35 分，轻度症状 0~7 分，中度症状 8~19 分，重度症状 20~35 分。用 I-PSS 来评价前列腺增生的治疗效果，可对症状变化的描述更加清晰、具体和客观化[28,29]。QOL 评分，分数 0~6 分，用于了解患者目前下尿路症状的主观感受，其主要关心的是 BPH 患者受下尿路症状困扰的程度及是否能够忍受。尿流率是评判 BPH 临床进展性的客观指标之一。尿流率有两项主要指标，MFR 和平均尿流率（average flow rate，Qave），其中 MRF 更为重要。由于 MRF 存在个体差异和容量依赖性，因此尿量在 150~200ml 时进行检查较为准确[30,31]。此外，排尿日记对于以夜尿为主的下尿路症状患者很有价值，记录 24 小时排尿日记有助于鉴别夜间多尿和饮水过量。

此外，血清 PSA 升高，可以作为一项危险因素预测 BPH 的临床进展，一般将 4ng/ml 作为分界点[32]。并常以并发急性尿潴留、反复血尿、复发性尿路感染、结石以及肾功能损害等作为病情进展的主要表现[33-35]。故而，可以通过监测血清 PSA 指标或患者最终是否接受相关合并症手术，来评估药物延缓疾病进展的作用。

5. 试验流程

治疗 BPH 中药，多以改善症状为主。一般设定 4 周导入期，以评定 I-PSS。疗程一般为 12~24 周，且每 4 周设置 1 个访视点[20]。为观察治疗效和相关不良反应，评估疾病进展，可以设计一个随访期。根据随访目的，进行 I-PSS、尿流率检查、残余尿测定、血清 PSA 检测等[36]。

参 考 文 献

[1] Roehrborn C G.Etiology, pathophysiology, epidemiology and natural history of benign prostatic hyperplasia[J].Campbell's urology, 2002.
[2] Berry MJ, Coffey DS, Walsh PC, et al.The development of human benign prostatic hyperplasia with age[J].J Urol, 1984, 132（3）：474-479.
[3] Gu FL, Xia TL, Kong XT.Preliminary study of the frequency of benign prostatic hyperplasia and prostatic cancer in China[J].Urology, 1994, 44（5）：688-691.
[4] Homma Y, Kawabe K, Tsukamoto T, et al.Epidemiologic survey of lower urinary tract symptoms in Asia and Australia using the International Prostate Symptom Score[J].Int Urol, 1997, 4（1）：40-46.
[5] Witjes WP, Rosier PF, Caris CT, et al.Urodynamic and clinical effects of terazosin in symptomatic patients with and without bladder outlet obstruction.A stratified analysis[J].Urology, 1997, 49（2）：197-205.
[6] 贾金铭.中国中西医结合男科学[M].北京：中国医药科技出版社，2005：275.
[7] 韩旭，孙淑艳.良性前列腺增生常见中医证型分布规律及相关因素研究[J].现代中医临床，2014，21（6）：16-18.
[8] 张祥华.良性前列腺增生诊断治疗指南（2006 年试行版）[M].中华医学会泌尿外科学分会，2007.
[9] 国家中医药管理局.中华人民共和国国家标准·中医病证诊断疗效标准[M].南京：南京大学出版社，1994.
[10] 李宁忱，张晓春，王晓峰，等.新型 α_1-肾上腺素能受体阻滞剂萘哌地尔治疗良性前列腺增生的临床研究[J].中华泌尿外科杂志，2004，25（9）：637-640.
[11] Roehrborn C G.Accurate determination of prostate size via digital rectal exmination and transpectal ultrasound[J].Urology, 1998, 51（1）：19-22.
[12] 郑筱萸.中药新药临床研究指导原则（试行）[M].北京：中国医药科技出版社，2002.
[13] Roehrbohn CG, McConnell JD, Bonilla J, et al.Serum prostate specific antigen is a strong predictor of future prostate growth in men with benign prostatic hyperplasia：PLESS study[J].J Urol, 2000, 163（1）：13-20.
[14] 宋黎君.外科领域的生存质量研究[J].现代康复，2000，4（9）：1296-1297.
[15] 孙雨良.生活质量作为肿瘤外科的结局评估[J].国外医学·外科学分册，2002，29（1）：21-22.
[16] 琚保军，牛琳琳.中药经直肠给药治疗良性前列腺增生疗效及安全性评价[J].新中医，2014，46（8）：71-73.

[17] McConnell JD, Roehrborn CG, Baustita OM, et al.The long-term effect of doxazosin, finasteride, and combination therapy on the clinical progression of benign prostatic hyperplasia[J].N Engl J Med, 2003, 349 (25): 2387-2398.

[18] Jacobsen SJ, Jacobson DJ, Girman CJ, et al.Treatment for benign prostatic hyperplasia among community dwelling men: the Olmsted County study of urinary symptoms and health status[J].J Urol, 1999, 162 (4): 1301-1306.

[19] 范治国, 刘航.良性前列腺增生的药物治疗与评价[J].中国医院用药评价与分析, 2012, 12 (11): 964-966.

[20] 周越, 吴海啸.普乐安片治疗良性前列腺增生的临床疗效及其与疗程关系研究[J].中草药, 2011, 42 (8): 1588-1590.

[21] 杨涛, 刘志顺, 张兴桥, 等.电针治疗良性前列腺增生的疗效评价[J].中国康复医学杂志, 2008, 23 (11): 1028-1031.

[22] AUA Practice Guidelines Committee.AUA guidelines on management of benign prostatic hyperplasia (2003).Chapter 1.Diagnosis and treatment recommendations[J].J Urol, 2003, 170 (2, Pt1): 530-547.

[23] 竺海波, 杨世坤, 陈志勇, 等.柏诺特治疗良性前列腺增生80例的临床对照试验[J].中国新药与临床杂志, 2005, 24 (8): 652-653.

[24] Andersen J T, Nickel J C, Marshall V R, et al.Finasteride significantly reduces acute urinary retention and need for surgery in patients with symptomatic benign prostatic hyperplasia.[J].Urology, 1997, 49 (6): 839-45.

[25] 杜跃军, 娄艳, 谭万龙, 等.非那雄胺间歇给药维持良性前列腺增生疗效的临床研究[J].现代泌尿外科杂志, 2011, 16 (4): 319-321.

[26] Sarma A V, Jacobsen S J, Girman C J, et al.Concomitant longitudinal changes in frequency of and bother from lower urinary tract symptoms in community dwelling men.[J].Journal of Urology, 2002, 168 (4Pt1): 1446-1452.

[27] Verhamme KMC, Dieleman JP, Bleumink GS, et al. Incidence and prevalence of lower urinary tract symptoms suggestive of benign prostatic hyperplasia in primary care: the triumph project[J].Eur Urol, 2002, 42 (4): 238-323.

[28] Stephan M, Gerasimos A, Jorgen N, et al.EAU 2004 guidelines on assessment, therapy and follow-up of men with lower urinary tract symptoms suggestive of benign prostatic obstruction (BPH guidelines)[J].European Urology, 2004, 46 (5): 547-554.

[29] 孙卫兵, 蒋思雄.《中国泌尿外科疾病诊断和治疗指南》点评—前列腺增生症的诊断[J].医学与哲学, 2007, 28 (4): 54-55.

[30] Roberts RO, Jacobsen SJ, Jacobson DJ, et al.Longitudinal changes in peak urinary flow rates in a community-based cohort[J].J Urol, 2000, 163 (1): 107-113.

[31] Thomas AW, Abrams P.Lower urinary tract symptoms, benign prostatic obstruction and the overactive bladder[J].BJU Int, 2000, 85 (Suppl3): 57-68.

[32] Punglia RS, D'Amico AV, Catalona WJ, et al.Effect of verification bias on screening for prostate cancer by measurement of prostate-specific antigen[J].N Engl J Med, 2003, 349 (4): 335-342.

[33] Meigs J B, Barry MJ, Giovannucci E, et al.Incidence rates and risk factors for acute urinary retention: the health professionals follow up study[J].J Urol, 1999, 162 (2): 376-382.

[34] Rule AD, Laeber MM, Jacobsen SJ.Is benign prostatic hyperplasia a risk factor for chronic renal failer? [J].J Urol, 2005, 173 (3): 691-696.

[35] McConnell JD, Roehrborn CG, Baustita OM, et al.The long-term effect of doxazosin, finasteride, and combination therapy on the clinical progression of benign prostatic hyperplasia[J].N Engl J Med, 2003, 349 (25): 2387-2398.

[36] 果宏峰, 那彦群.《良性前列腺增生诊断治疗指南》解读及相关研究进展[J].现代实用医学, 2014, 26 (10): 1193-1195.

第四节 慢性下肢溃疡

慢性下肢溃疡,又称下肢静脉瘀滞性溃疡,是指下肢静脉倒流性及回流障碍性疾病严重和难治的并发症之一,以下肢沉重、疲劳、胀痛、水肿、静脉曲张、皮肤营养改变和静脉溃疡为主要临床表现[1-3]。常见发病部位为小腿中下段前内侧面,即靴区(gaiter area),其次是内踝、外踝和足背区。我国下肢静脉疾病的患病率为8.89%,每年新发病率为0.5%～3%,其中发生溃疡者占1.5%。下肢静脉性溃疡多迁延不愈,或愈合后又复发,逐渐发展为难治性静脉溃疡。深静脉瓣膜功能不全引起的静脉高压,是下肢静脉溃疡的主要原因。肌肉内静脉压进行性和持续性增高,导致小腿腓肠肌泵功能损害,引起毛细血管扩张、通透性增加,血浆、血浆蛋白和红细胞漏出增多,从而使远端肢体瘀血、组织缺氧,发生皮肤营养障碍[4-7]。

本病的治疗方法很多，包括药物治疗、加压治疗，以及硬化剂治疗、外科手术治疗[3]。对于疼痛和肿胀患者，建议使用静脉活性药物，如地奥司明、橘皮苷、芦丁、舒洛地希、微粒纯化黄酮制剂或七叶树种提取物（七叶素）等；对于静脉性溃疡患者，建议使用己酮可可碱或微粒纯化黄酮制剂，以加速愈合[8, 9]。

中医学一般将"慢性下肢溃疡"归属于"臁疮"范畴。临床常见湿热下注、脾虚湿盛、气虚血瘀等证候类型[10]。

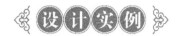

一、题目

探索××胶囊促进慢性下肢静脉淤滞性溃疡气血亏虚、余毒未清证，愈合的有效性和安全性的随机、双盲、平行对照、多中心Ⅱa期临床试验。

二、研究背景

××胶囊按中药新药第6类研发，具有益气养血，排毒生肌的功能。处方来源于名老中医治疗外伤感染、痈疽疮疡的经验方，临床已应用多年。

药效学研究结果：① 本品明显缩短烫伤、刀伤创面愈合的时间，减轻局部炎细胞的浸润。② 本品各剂量组均能促进小鼠T淋巴细胞的免疫功能、促进小鼠体内溶血素生、提高小鼠单核吞噬细胞吞噬功能。③ 本品中、高剂量组能促进脾虚模型小鼠的体重增长，延长模型小鼠在冷水中的力竭游泳时间，降低模型大鼠全血黏度值、全血低切还原黏度，并对异常血液流变学指标具有一定的改善作用。④ 本品具有较强的体内外抗菌、抗炎、镇痛作用。

毒性试验结果：① 小鼠以最大浓度、最大体积灌胃给予本品，每天3次，连续观察14天小鼠无死亡。单次给药最大耐受量为67.5g生药/kg，该剂量为临床推荐使用剂量的450倍。1日内最大给药量为202.5g生药/kg，相当于临床使用剂量的1350倍，说明该品种急性毒性小。② 大鼠灌胃给予低、中、高3个剂量本品，分别相当于临床人用量的15、30、80倍，每天1次，连续3个月。结果表明，本品对大鼠一般状况、血液学指标、血液生化学指标、血清电解质、凝血指标、脏器指数等均无明显的影响，各脏器镜下检查均未见明显毒性病理改变。最大无毒反应剂量暂定为4.5g生药/kg。

三、试验目的与观察指标

（1）探索××胶囊促进慢性下肢静脉淤滞性溃疡气血亏虚、余毒未清证，愈合的有效性。观察指标：靶溃疡创面愈合比值、靶溃疡完全愈合时间、靶溃疡完全愈合率、中医证候积分。

（2）初步观察××胶囊的安全性。观察指标：血、尿、便常规，心电图，肝肾功能，不良反应发生率。

四、试验总体设计

采用安慰剂平行对照、区组随机、双盲、多中心临床研究的设计方法。

（1）多中心：由×家中心共同完成。

（2）随机：采用区组随机的方法。运用 SAS V9.1.3 统计软件生成随机数字分组表。

（3）对照：安慰剂平行对照。

（4）盲法：采用双盲双模拟技术。

（5）样本量：共 72 例（含 20%脱落率），试验组、对照组各 36 例。

（6）病例数分配：各个中心所分配的受试者药物编号是随机的，用 SAS V9.1.3 统计软件产生《中心编码随机数字表》，得到各中心的随机编码。各中心药物编号连续。各个中心在分配药物时按药物编号依次发放。

五、诊断标准

1. 西医诊断标准

参照《外科学》（第八版）[11]。

（1）原发性下肢静脉曲张：① 多发生于站立工作者，久站患肢沉重、酸、胀、麻、乏力感。② 可见大隐静脉或小隐静脉曲张成团，小腿可有色素沉着，湿疹、溃疡、皮下脂质硬化和溃疡形成。③ 多普勒超声及静脉造影可确定诊断。

（2）原发性下肢深静脉瓣膜功能不全：① 患肢肿胀，久立后出现膨胀性剧烈疼痛，具有原发性下肢静脉曲张的症状、体征。② 多普勒超声检查：深静脉血液有逆流。③ 静脉顺行造影，深静脉主干筒状扩张，瓣膜模糊 Valsalva 试验时造影剂逆流而下通过瓣膜充盈远端深静脉。

2. 慢性静脉疾病的功能分级（clinic etiologic anatomic and pathophysiological classification，CEAP）[12]

临床分级：C1，毛细血管与网状静脉扩张；C2，大隐静脉主干或属支静脉曲张；C3，静脉曲张伴肢体水肿；C4，静脉曲张伴皮肤营养障碍性疾病；C5，静脉曲张伴已愈合溃疡；C6，静脉曲张伴新近活动性溃疡。

3. 中医证候辨证标准（气血亏虚、余毒未清证）

参考《中药新药治疗疮疡指导原则》第三辑[13]及《中医外科学》[11]有关疮疡疾病诊断和治疗的推荐意见。主症：① 疮面苍白，② 肉芽色淡，③ 周围皮色黑暗、板硬；次症：① 疮面胀痛，② 下肢沉重，③ 倦怠乏力；舌脉：舌淡紫或有瘀斑，苔白，脉细涩无力。主症至少具备 2 项及次症具备 1 项或以上，结合舌脉即可辨为此证。

六、受试者的选择

1. 纳入标准

（1）经彩色多普勒超声确诊符合慢性下肢静脉淤滞性疾病，符合原发性下肢静脉曲张或原发性下肢深静脉瓣膜功能不全者。

（2）CEAP 分级属 C6。

（3）靶溃疡表面积<25cm^2 且深度<0.5cm（如存在多处溃疡，则选择一处最容易评价的溃疡部位），溃疡病程≥1 个月。

（4）符合中医气血亏虚、余毒未清证辨证标准。

（5）年龄在 18～75 岁之间。

（6）受试者知情，自愿签署知情同意书者。

2. 排除标准

（1）肿瘤性溃疡、结核性溃疡、动脉缺血性溃疡、糖尿病性足溃疡、下肢深静脉血栓形成后综合征溃疡（post-phlebitic syndrome/post-thrombotic syndrome，PTS）等其他溃疡疾病。

（2）合并有心、脑血管，肝、肾和造血系统等严重原发性疾病。

（3）伴有精神障碍者。

（4）妊娠、计划妊娠及哺乳期妇女。

（5）3月内曾参加过或者正在参加其他临床试验者。

（6）过敏体质者或已知对试验用药物所含成分过敏者。

3. 受试者的退出（脱落）标准（参照本章第一节）

4. 脱落病例的处理（参照本章第一节）

5. 中止全部试验的条件（参照本章第一节）

七、试验用药物及给药方案

1. 试验用药物的名称与规格

受试药物：××胶囊，规格：0.3g/粒。阳性对照药：××胶囊模拟剂，规格：0.3g/粒。以上药物由申办者提供。

2. 试验用药物的包装

按照双盲试验要求包装药物。将每个受试者所需药物包装成1大盒，并根据随机数字表对每份药物统一编号，每大盒内分装2小盒，每小盒内含4周所需用药数量另加3天的富余量的药物。受试药物统一标签格式。内容包括：临床研究批件号、临床试验药物名称（仅供×× IIa 期临床研究用）、用法用量、规格、贮藏条件、批号、有效期限、药物供应单位等。包装过程应写出书面记录，记载包装的数量、过程、清点结果、负责人员等。

3. 试验用药物的分发与保存（参照本章第一节）

4. 用量用法

（1）用药方法：① 试验组：××胶囊，每日3次，每次3粒，口服。② 对照组：××胶囊模拟剂，每日3次，每次3粒，口服。

（2）基础治疗：参照"下肢静脉溃疡伤口评估及护理干预研究现状"、《慢性下肢静脉疾病诊断与治疗中国专家共识》[3, 14]。清除坏死或感染组织、加压疗法、保持创面环境湿度、控制创面感染、创面清洁及营养支持，并由申办方统一提供"弹力袜"、"敷料"。

（3）疗程：8周。

5. 试验用药物的清点和受试者用药依从性判断（参照本章第一节）

6. 合并用药规定

（1）除方案规定的药物及抗生素外，试验期间禁止使用与××胶囊功能主治相同或相似的中西药物，以免影响疗效评价。例如，中药云南白药胶囊、京万红软膏、消炎生肌膏、美宝湿润烧伤膏、三黄珍珠膏、橡皮生肌膏、解毒生肌膏等，化药或生物制品如外用重组人表皮生长因子等。

（2）原发疾病或者其他合并疾病所必须继续服用的药物或其他治疗，必须在研究病历记录药物名称（疗法）、用量、使用次数及时间等，注意对疗程各阶段用量变化的记录，以便总结加以分析。

八、安全性评价

1. 安全性评价指标及观测时点

（1）可能出现的不良反应症状体征、疾病/综合征，用药后随时观察。

（2）一般体检项目，如体温、脉搏、呼吸、血压等，用药前后检查。

（3）血、尿、便常规，心电图，肝功能（ALT、AST、AKP、γ-GT、TBIL），肾功能（BUN、Cr），用药前后检查。

以临床不良事件/不良反应发生率为主要安全性评价指标。

2~4（参照本章第一节）

九、有效性评价

1. 观察项目

（1）基线指标：① 人口学资料：性别、年龄、身高、体重。② 一般临床资料：病史、病程、病情、治疗史、药敏史、合并疾病及用药。

（2）筛选指标：① 育龄期妇女尿妊娠试验。② 下肢静脉彩色多普勒超声。

（3）有效性指标：① 靶溃疡创面愈合比值，用药前、治疗满4、8周进行评估。② 靶溃疡完全愈合时间，用药后1~8周评价。③ 靶溃疡完全愈合率，用药满4周、8周进行评价。④ 中医证候积分，用药前、治疗满4、8周进行评估。以靶溃疡创面愈合比值为主要有效性指标。

2. 中医证候分级量化标准

表 11-4-1 中医证候分级量化标准

分级	无（-）	轻（+）	中（++）	中（+++）
主症	计0分	计2分	计4分	计6分
疮面苍白	无	疮面腐暗	疮面淡白	疮面苍白
肉芽色淡	无	肉芽色深	肉芽色浅	肉芽色淡
周围皮色	无	周围皮色红肿、质软	周围皮色灰暗、板结	周围皮色黑暗、板硬
次症	计0分	计1分	计2分	计3分
疮面胀痛	0	VAS 评分≤3分	3分<VAS 评分≤7分	7分<VAS 评分≤10分
下肢沉重	无	多行走（≥1km）后偶感下肢沉重	行走（300m~1km）后感下肢沉重	站立、行走（<300m）后即感下肢沉重
倦怠乏力	无	偶感乏力，但不影响日常生活	时感乏力，劳累后加重，影响日常生活	持续乏力，严重影响日常生活

3. 疗效判定标准

（1）靶溃疡创面愈合比值：创面愈合比值＝（原始创面面积-未愈合创面面积）/原始创面面积。

（2）靶溃疡完全愈合时间：从创面用药起到创面完全上皮化所需时间。持续观察，记录创面愈合的日期，观察满8周仍未愈合，不再继续观察。若试验期间靶溃疡完全愈合需要拍照，并记录愈合时间，该受试者视为临床试验结束并进行安全性检查。

（3）靶溃疡完全愈合率：用药后靶溃疡创面完全愈合的病例占总病例数的比例。

（4）中医证候、单项症状、体征疗效判定标准。① 中医证候疗效判定标准。临床痊愈：中医临床症状、体征消失或基本消失，证候积分减少≥90%；显效：中医临床症状、体征明显改善，证候积分减少≥70%，＜90%；有效：中医临床症状、体征均有好转，证候积分减少≥30%，＜70%；无效：中医临床症状、体征均无明显改善，甚或加重，证候积分减少＜30%。计算公式（尼莫地平法）=[（治疗前积分－治疗后积分）÷治疗前积分]×100%。② 单项症状或体征疗效判定标准。临床控制：积分下降至0分；显效：积分下降两个等级；有效：积分下降一个等级；无效：积分无下降或升高。

十、试验流程

表 11-4-2　试验流程表

项目	筛选期 -7天~0天	用药观察期（±3天）							
		访视1 基线	访视2 用药1周	访视3 用药2周	访视4 用药3周	访视5 用药4周	访视6 用药5周	访视7 用药6周	访视8 用药7周	访视9 用药8周
签署知情同意书	×									
人口学资料记录	×									
合并疾病	×									
既往病史	×									
尿妊娠试验*	×									×
下肢静脉彩色多普勒	×									
靶溃疡部位拍照及面积测量	×					×				×
靶溃疡面积			×	×	×	×	×	×	×	×
中医证候积分	×					×				×
血、尿、便常规	×									×
心电图	×									×
肝肾功能	×					×				×
发放试验药物		×				×				
药物回收						×				×
用药依从性										×
患者日记卡发放		×								
患者日记卡回收										×
不良事件记录			×	×	×	×	×	×	×	×
合并用药记录			×	×	×	×	×	×	×	×
脱落原因分析			×	×	×	×	×	×	×	×
有效性评定										×
安全性评定										×

注：*未绝经妇女做此项检查。

十一、数据管理（参照本章第一节）

十二、统计分析（参照本章第一节）

十三、试验质量控制与保证

1、2（参照本章第一节）

3. 靶溃疡部位拍照标准操作规程

治疗前、治疗后4周、8周分别对靶溃疡部位拍照，具体操作步骤为：

（1）拍照前，在所拍靶溃疡部位1点钟方向贴上该患者的药物编号，在所拍溃疡部位6点钟方向放置5厘米长的标尺（用胶布固定或用手固定）。

（2）拍照时，应将标尺、患者药物编号和靶溃疡部位均纳入视野，并保证其清晰。

（3）同一患者治疗前后应由同一研究者使用同一部相机、同一像素，在同样的光线、距离和角度下拍摄同一溃疡部位。

（4）拍照后，所拍靶标溃疡应标记（如：龙胆紫药水），以保证治疗前后所拍靶标溃疡部位的一致性。

（5）拍照后，应将照片备份。

（6）照片存档文件命名原则，按照"中心号"-"药物号"-"姓名缩写"-"拍照日期"的格式，具体要求：① 中心号为两位数，"01"、"02"、"03"。② 药物编号为三位数，起始为"001"号至"072"号。③ 姓名缩写为四位数，两字姓名填写两字拼音前两个字母；三字姓名填写三字首字母及第三字第二字母；四字姓名填写每一个字的首字母。举例：张红 ZHHO；李淑明 LSMI；欧阳小惠 OYXH。④ 拍照日期用年年年年/月月/日日的方式记录时间，为8位数。例如，如果检查的时间是2010年7月14日，那么记录为2010/07/14。例如，2中心36药物编号，患者"张红"于2011年01月01日拍照，其文件应命名为02-036-ZHHO-2011/01/01。

十四、试验相关的伦理学要求（参照本章第一节）

十五、试验结束后的医疗措施（参照本章第一节）

十六、试验总结与资料保存（参照本章第一节）

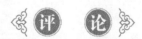

一、研究策略

治疗慢性下肢溃疡的药物，包括局部用药物和系统用药物。局部用药物通过增强局部的抗感染和损伤修复能力，改善局部微循环，促进创面愈合。系统用静脉活性药物的作用机制是增加静脉张力，降低血管通透性，促进淋巴和静脉回流，减轻水肿，提高肌泵功能，临床应用可以缓解患者的症状体征，延缓疾病进程，甚至促进溃疡愈合[3]。无论局部或系统治疗，其目标均是促进溃疡愈合，以创面愈合率或创面愈合时间为主要评价终点。

现代药理学研究证实，活血化瘀、祛腐生肌中药多具有抗炎、抗菌、镇痛、抗血栓、提高细胞免疫等作用，口服或局部用药均能加速溃疡创面愈合，减少瘢痕形成，改善局部和全身症状，提高生命质量。

二、临床试验设计要点

1. 试验总体设计

治疗慢性下肢溃疡的中药新药，其临床试验应为随机、盲法、安慰剂对照、多中心试验。若采用活性对照药，首先需要证实活性药物优于安慰剂。如果正在研发的药物预期要和其他已上市的治疗药物一起使用，可采用加载设计。当溃疡创面的标准化治疗方案存在差异时，需要按中心进行分层。建议Ⅱ期临床试验应提供充足的信息来优化治疗剂量和周期，用于Ⅲ期确证性临床试验[15]。

目前，国内外报道的可用于静脉性溃疡的治疗药物有，地奥司明（爱脉朗）、迈之灵（马栗树籽提取物）、外用重组牛碱性成纤维细胞生长因子（贝复济）等[3, 8]。

2. 受试者的选择

慢性下肢溃疡的受试者，首先必须符合慢性下肢溃疡的具体病变类型的诊断标准。

治疗静脉性溃疡的中药新药，应选择CEAP分级中的C6级，且靶溃疡表面积在$2\sim25cm^2$的受试者。还应排除溃疡并见肌腱、骨骼暴露患者，以及动脉疾病性溃疡、肿瘤性溃疡、癌性溃疡或结核性溃疡、放射性溃疡、褥疮、麻风性溃疡、毒性溃疡、PTS等其他溃疡疾病患者。对于合并糖尿病患者，若血糖控制不稳定，如空腹血糖＞10.9mmol/L也应排除。

3. 试验流程

慢性下肢溃疡临床试验，无需设置导入期，疗程设计一般为8周。若评价溃疡复发情况，可设置3个月随访[15-17]。

4. 标准化治疗方案

对于慢性下肢溃疡，无论局部用药或系统用药，其临床研究必须在标准化治疗方案的基础上进行。所谓"标准化治疗方案"，是指被普遍接受的、优化的、有利于创面愈合的临床治疗方案。由于标准化治疗将对预后产生深远的影响，中心间应尽量保持标准化治疗方案的一致性。如果多个标准化治疗方案在同一个临床试验中存在，应进行分层。

创面的标准化治疗方案，通常对包括清除坏死或感染组织、局部减压治疗或静脉瘀滞性溃疡的加压治疗、建立适当的血液循环、保持创面环境湿度、控制创面感染、创面清洁、营养支持等在内的因素进行标准和程序化处理。此外，应重视导致溃疡的基础疾病的标准药物治疗，根据联合治疗或替代治疗的研发目标，确定具体方案或决定取舍。

5. 有效性评价

慢性下肢溃疡治疗中药新药的评价，主要依赖于创面指标的改善，常以创面愈合率（创面闭合指数）为主要有效性评价终点。创面愈合时间/速度、创面腐去时间/速度、创面周围肿胀程度/温度、创面疼痛程度、中医证候积分等为次要终点。

创面面积的测量方法，包括数字化面积测量法，无菌薄膜勾边法，公式法（直尺椭圆测量法），轮廓测量法+落点积分法（也称落点求积法、数格法、方格纸法等），伤口面积自动计算平板，VeV MD 测量系统，薄膜涂色法等[18]。①数字化面积测量法：由网格薄膜覆盖伤口＋边缘描绘＋数码相机拍照＋Image J 软件等步骤组成，其特点是精确、敏感、高效、无偏倚、多维性，以及无创、对溃疡面无污染、患者易于接受等。数码照相结合 Image J 医学图像软件分析有与无菌薄膜勾边法相似的效果，目前已广泛应用于医学图像处理领域[19, 20]。②无菌薄膜勾边法：用一无菌薄膜紧贴创面，勾勒出创面的边缘，于标尺一起扫描，对扫描成像进行分析（可用 Image J 软件）。该法的优点在于其准确性，即能够对被平面摄像所忽略的凹面边缘部分一同计算。该法有一定的局限性，由于伤口渗出物覆盖一层透明物质，有时直接在透明物质上勾勒溃疡面轮廓十分困难，它可能会引起患者疼痛和不适感，不易被患者接受[21]。③公式法：将伤口近似为椭圆进行计算，此种方法快速、简便、不需要特殊设备、临床花费少。但计算的面积将会比真实面积放大 25%左右，可在精度要求不高的情况下可使用[22]。④轮廓测量+落点积分法：取得伤口实际形状，再用各种求积法求出面积。人工计数，费时费力，较为落后。伤口面积自动计算平板属于专用设备，国内未见使用，且测量时需对伤口轮廓进行两次描绘，增加误差。VeV MD 测量系统有国内销售但其对曲面伤口无法测量，且需在电脑上进行轮廓描绘操作，增加了主观性，精确度仍较低。薄膜涂色法现仅适用于体表突出部的面积测量，对凹陷的伤口使用困难，临床应用用较少[18]。

6. 安全性评价

局部用药品种，如临床前或以往临床应用提示研究药物可能引起过敏、皮肤刺激或皮炎等，建议先在完整皮肤处进行试验。

参 考 文 献

[1] 吴孟超，吴在德.黄家驷外科学[M].第 7 版.北京：人民卫生出版社.2008.

[2] Nicolaides A N, Allegra C, Bergan J, et al. Management of chronic venous disorders of the lower limbs guidelines according to scientific evidence[J].International angiology，2008，27（1）：1.

[3] 中华医学会外科学分会血管外科学组.慢性下肢静脉疾病诊断与治疗中国专家共识[J].中国血管外科杂志（电子版），2014,6（3）：143-150.

[4] DONALDSON M C.Chronic venous insufficiency[J].Curr Treat Options Cardiovasc Med，2000，2（3）：265-272.

[5] 王深明，胡作军.中国静脉外科临床研究的现状与发展[C]//第二届中国现代医学研究方法暨学科交叉创新研讨会论文集.2007：23-35.

[6] 张柏根.下肢慢性静脉功能不全诊治进展[C]//中国中西医结合学会周围血管疾病专业委员会第六届换届暨学术交流会论文集.2004：150-158.

[7] 尚德俊，王嘉桔，张伯根.中西医结合周围血管疾病学[M].北京：人民卫生出版社.2004：329.

[8] 朱化刚，邵拥军，周静，等.美国下肢静脉曲张及慢性静脉疾病治疗指南解读[J].中华普通外科杂志，2012，27（3）：258-259.

[9] Gloviczki P, Comerota A J, Dalsing M C, et al.The care of patients with varicose veins and associated chronic venous diseases：clinical practice guidelines of the Society for Vascular Surgery and the American Venous Forum[J].Journal of vascular surgery，2011，53（5）：2S-48S.

[10] 国家中医药管理局.中华人民共和国国家标准·中医病证诊断疗效标准[M].南京：南京大学出版社，1994.

[11] 陈孝平，汪建平."十二五"普通高等教育本科国家级规划教材·外科学[M].第 8 版.北京：人民卫生出版社.2013.

[12] Caggiati A，Bergan J J，Gloviczki P，et al.An International Interdisciplinary Consensus Committee on Venous Anatomical Terminology.Nomenclature of the veins of the lower limbs：an international interdisciplinary consensus statement[J].J Vasc Surg,

2002, 36 (2): 416-422.
[13] 中华人民共和国卫生部制定发布.中药新药临床研究指导原则·第三辑[S].1997.
[14] 宋江艳, 于卫华, 王胜琴, 等.下肢静脉溃疡伤口评估及护理干预研究现状[J].护理研究: 下旬版, 2013 (6): 1807-1809.
[15] 美国 FDA 发布, 药审中心组织翻译.烧伤创面和慢性皮肤溃疡治疗药物临床研究指导原则[EB/OL].[2009-11-11].http://www.cde.org.cn/guide.do?method=showGuide&id=274.
[16] 王军.糖尿病足溃疡期中医综合外治方案优化的多中心临床研究[C]//中国中西医结合学会周围血管疾病专业委员会第七次换届暨学术交流会论文集.2009: 302-306.
[17] 王云飞, 阙华发, 徐杰男, 等."祛腐化瘀补虚生肌外治法治疗慢性下肢溃疡的临床示范性研究"的研究方案[J].中西医结合学报, 2012, 10 (2): 166-175.
[18] 张光磊, 王军.慢性溃疡中医综合外治方案研究中的溃疡面积测量[J].环球中医药, 2015, 5 (1): 38-40.
[19] Irving B A, Weltman J Y, Brock D W, et al.NIH ImageJ and Slice-O-Matic Computed Tomography Imaging Software to Quantify Soft Tissue[J].Obesity, 2007, 15 (2): 370-376.
[20] 王艳, 刘关键, 袁南兵, 等.数码照相结合 ImageJ 医学图像分析软件法与无菌薄膜勾边法测量糖尿病皮肤溃疡面积的可靠性比较[J].中国修复重建外科杂志, 2008, 22 (5): 563-566.
[21] Gethin G, Cowman S.Wound measurement comparing the use of acetate tracings and Visitrak TM digital planimetry[J].Journal of clinical nursing, 2006, 15 (4): 422-427.
[22] Shaw J, Hughes C M, Lagan K M, et al.An evaluation of three wound measurement techniques in diabetic foot wounds[J].Diabetes Care, 2007, 30 (10): 2641-2642.

第五节 动脉硬化闭塞症

动脉硬化闭塞症（arteriosclerosis obliterans，ASO）是一种全身性、进行性动脉病变的疾患，主要病理表现为动脉内膜出现粥样硬化斑块、中层组织变性或钙化，腔内有继发血栓形成，导致管腔狭窄，甚至完全闭塞[1, 2]。所谓下肢 ASO，是动脉粥样硬化累及下肢动脉导致动脉狭窄或闭塞而引起肢体缺血症状的慢性疾病。本病发病率约 0.6%～9.2%，随着年龄的增长，其发病率呈上升趋势，发病年龄多在 45 岁以上，70 岁以上人群的发病率可达 15%～20%。常发生在大、中动脉，常见者为腹主-股总动脉硬化闭塞症，其次为股-腘动脉硬化闭塞症。不论闭塞性病变范围如何广泛，只要病变发展缓慢，能建立有效的侧支循环，临床上可没有明显的症状。反之，即出现典型的下肢缺血临床表现。早期症状为患肢冷感、苍白，进而出现间歇性跛行，后期，患肢皮温明显降低，色泽苍白或发绀，出现静息痛，肢体远端缺血性坏疽或溃疡。本病往往同时伴有其他部位的动脉硬化性病变，如患者多合并心脑血管疾病，下肢缺血症状仅为全身动脉硬化的外周血管表现[3]。

下肢 ASO 的分期，Fontaine 分为 Ⅰ、Ⅱa、Ⅱb、Ⅲ、Ⅳ 共 5 期，临床表现分别为无症状、轻度间歇性跛行、中～重度间歇性跛行、静息痛、组织溃疡坏疽。Rutherford 分为 0～6 共 7 个类别，临床表现分别为无症状、轻度间歇性跛行、中度间歇性跛行、重度间歇性跛行、静息痛、轻微组织缺损、组织溃疡坏疽。本病与血栓闭塞性脉管炎均为动脉闭塞性病变，临床表现相似。前者又称 Buerger 病，是血管的炎性、节段性和反复发作的慢性闭塞性疾病，多发于中、小动静脉，多伴有下肢游走性浅静脉炎[3, 4]。

ASO 与高血脂、高血压、糖尿病和吸烟等因素密切相关，约 60%～80% 的下肢 ASO 病人至少有一支冠状动脉病变，约 12%～28.4% 合并颈动脉狭窄。其预后较差，间歇性跛行病人 5 年病死率约 30%，静息痛、溃疡和坏疽的下肢缺血病人 5 年病死率达 70%，主要死亡原因是冠心病和脑血管疾病[3]。

下肢 ASO 的治疗，包括针对心血管危险因素的治疗（降脂药物治疗、抗高血压治疗、糖尿病治疗、戒烟、抗血小板和抗凝治疗），间歇性跛行的治疗（运动和康复治疗、药物治疗、血运重建），严重下肢缺血（critical limb ischemia，CLI）和保肢治疗（药物治疗、腔内治疗、手术治疗），糖尿病性下肢缺血治疗，以及急性下肢缺血的治疗。其中，治疗间歇性跛行的药物主要有西洛他唑（cilostazol，强效磷酸二酯酶Ⅲ抑制剂）、前列地尔、贝前列素钠及伊洛前列素等前列腺素类药物（可以改善由下肢缺血引发的间歇性跛行、静息痛以及溃疡等症状），及沙格雷酯[5-羟色胺（5-HT2）受体选择性拮抗药，可以改善慢性动脉闭塞症引起的溃疡、疼痛及冷感等缺血症状]。CLI治疗药物有抗血小板药物（阿司匹林、氯吡格雷和西洛他唑等，可以预防心血管及其他部位ASO的进展），及前列腺素类药物（如伊洛前列素可有效降低截肢率），目的是缓解静息痛、促进溃疡愈合，以及辅助救治。此外，还可以给予止痛治疗（对乙酰氨基酚等非甾体类抗炎药直至阿片类止痛药物）、抗感染的广谱、足量、足疗程的全身抗生素治疗[4]。

本病属中医"脉痹"、"脱疽"、"脱骨疽"范畴。临床常见湿热下注、气虚血瘀、寒湿阻络、血脉瘀阻、湿热毒盛、热毒伤阴、气阴两虚等证候[5]。

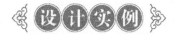

一、题目

××片治疗动脉硬化闭塞症血脉瘀阻证评价其有效性和安全性的区组随机、双盲、阳性药平行对照、多中心临床研究。

二、研究背景

××片为已上市中成药，具有活血化瘀、通经活络的功效，用于瘀血阻滞、脉管不通引起的脉管炎、硬皮病、动脉硬化性下肢血管闭塞症。

药效学试验提示，本品具有体外抑制大鼠血栓形成和抗血小板聚集作用，能够降低全血黏度和红细胞电泳时间，增加大鼠后肢血流量，降低凝血时间，并对抗炎、镇痛实验也有一定作用。表明该药具有改善血液循环作用，有助于脉管炎、硬皮病等疾患的康复和症状改善。小鼠急性毒性试验结果，经灌胃给药后小鼠无死亡，饮食、饮水正常，皮毛光泽，体形健壮。将小鼠处死进行肉眼尸检，无异常发现。口服给药的最大耐受量为28.8g/kg，相当于临床用药量的240倍。大鼠长期毒性试验结果，连续灌胃给予大鼠，高、中、低3个剂量受试药物，分别为成人临床剂量的200、100、50倍。给药观察90天及停药后2周，各组动物一般情况没有改变，动物体征、体重、生化指标、血象、脏器系数及病理观察均未见异常，表明该药使用是安全可靠的。

有临床研究表明，应用本品治疗包括血栓闭塞性脉管炎（thromboangitis obliterans，TAO）和ASO共300例，并与150例灯盏花素片治疗组进行对照。结果表明，试验组的总有效率为95.7%，愈显率为59.9%，略高于对照组的94.3%和51.4%，且对疼痛、冷感、跛行、溃疡指数改善方面非常明显（$P<0.05$）。此外，该药对肢体血流及踝肱指数有比较明显的改善作用（$P<0.05$），对血黏度有一定改善作用（$P<0.05$），但对纤维蛋白原、胆固醇、甘油三酯无明显改善作用。试验组和对照组在服药过程中均未发现副反应，对血、尿、便三大常规和肝肾功能检查指标无影响。

应用本品治疗局限性硬皮病84例，临床治愈4例，占4.8%，显效36例，占42.9%，有效44例，占52.3%，取得了肯定的治疗效果。硬化的胶原纤维，在治疗后发生疏松化的形态改变，说明胶原纤维的病变是可逆的，并且肯定是由于该药作用的结果。

三、试验目的与观察指标

（1）评价××片治疗动脉硬化闭塞症血脉瘀阻证改善症状的有效性及其相对于脉络宁颗粒的治疗优势。观察指标：主要症状（肢体疼痛、肢体怕冷、肢体麻木、间歇性跛行）的综合有效率、踝肱指数、中医证候疗效等。

（2）评价××片临床应用的安全性。观察指标：包括一般体检项目、血尿常规、心电图和肝肾功能等实验室指标、不良反应发生率。

四、试验总体设计

采用区组随机、双盲双模拟、阳性药平行对照、多中心临床研究的方法。

（1）随机：采用分层区组随机法，以中心为分层因素，按1∶1比例分为试验组和对照组。

（2）盲法：采用双盲双模拟设计的方法。

（3）对照：采用阳性药平行对照。阳性药选择脉络宁颗粒。选择理由：①本试验为中药品种保护续保补充试验，宜选择中成药制剂为对照。②脉络宁颗粒为国家医保品种，具有清热养阴，活血化瘀之功效，适用于血栓闭塞性脉管炎，静脉血栓形成，动脉硬化性闭塞症，脑血栓形成及后遗症等，与试验药物同类可比。

（4）多中心：由×家医院同期试验。

（5）样本量：根据SFDA关于中药品种续保专家评审的"改进意见与有关要求"，计划完成血栓闭塞性脉管炎、动脉硬化性闭塞症临床试验各60对，考虑20%的脱落、剔除因素，最终确定本适应证入组144例，试验组和对照组各72例。

五、诊断标准

（一）西医诊断标准及临床分期

参照《下肢动脉硬化性闭塞症治疗指南》（2008年）[3]。

1. 诊断标准

①符合下肢动脉硬化闭塞症的临床表现，下肢凉、麻木、无力、间歇性跛行和静息痛、肢体缺血性溃疡、坏疽等。②缺血肢体远端动脉搏动减弱或消失。③踝/肱指数（ankle brachial index，ABI）<0.9。④趾/肱指数（TBI）<0.70。⑤影像检查证据，彩色多普勒超声检查为无创的初步检查方法，可作为筛查。确诊和拟定外科手术或腔内治疗方案，根据需要进一步行磁共振血管造影（MRA）、血管造影（CT angiography，CTA）、数字减影血管造影（digtal subtraction angiography，DSA）等检查。

2. Fontaine 分期

Ⅰ期：轻微症状期。多数病人无症状或者症状轻微，例如患肢怕冷，行走易疲劳等。此时让病人行走一段距离再检查，常能发现下肢动脉搏动减弱甚至消失。Ⅱ期：间歇性跛行期。间歇性跛行是动脉硬化性闭塞症的特征性表现。跛行时间越长，行走距离越短，则动脉病变程度越重。临床上常以跛行距离以200米作为间歇性跛行期的分界，Ⅱ期常常被划分为Ⅱa期（绝对跛行距离＞200m）和Ⅱb期（绝对跛行距离≤200m）。Ⅲ期：静息痛期。病变进一步加重，休息时也有缺血性疼痛，即静息痛。静息痛是患肢趋于坏疽的前兆。疼痛部位多在患肢前半足或者趾端，夜间和平卧时容易发生。疼痛时，病人常整夜抱膝而坐，部分病人因长期屈膝，导致膝关节僵硬。Ⅳ期：即溃疡和坏疽期。患肢缺血加重出现肢端溃疡，严重者发生肢体坏疽，合并感染加速坏疽。病变动脉完全闭塞，踝肱指数＜0.4，侧支循环所提供的血流，已不能维持组织存活。

（二）中医辨证标准及临床分期

1. 中医辨证标准（血脉瘀阻证）

参照《中医病证诊断疗效标准》[6]。患趾（指）酸胀疼痛加重，步履沉重乏力，活动艰难。患趾（指）肤色由苍白转暗红，下垂时更甚，抬高则见苍白。皮肤干燥，毫毛脱落，趾（指）甲变形增厚。小腿可有游走性红斑、结节或硬索，趺阳脉消失，疼痛持续加重，彻夜不能入寐。继之指端紫黑、干枯、坏死。舌质暗红或有瘀斑，苔白，脉弦或涩。主症：① 患肢疼痛、酸胀、发凉；② 间歇性跛行；③ 肤色暗红；④ 趺阳脉减弱或消失。次症：① 皮肤干燥；② 肢端破溃。舌象：舌质暗红、瘀点、瘀斑。脉象：脉弦、涩。具备主症①、②项，其他症状、舌脉至少3项，即可诊断。

2. 脱疽临床分期标准

一期（局部缺血期）：患肢末梢畏寒、发凉、麻木、酸胀、患肢皮色淡，指压试验阳性。有轻度间歇性跛行。末梢动脉搏动减弱或消失，部分病人可能正常。小腿阻抗血流图和血流量有轻微变化，但指/趾光电容积脉波图显示供血障碍。二期（营养障碍期）：局部缺血表现明显，跛行症状加重和跛行距离逐渐缩短。出现趾（指）甲生长慢、硬、脆、皮肤变薄或弹性降低，以及肌肉萎缩等营养障碍。指压试验阳性（30～60 秒），出现运动痛或静息痛。部分病人出现缺血性溃疡、甲周炎和点状皮肤坏疽。此期病人动脉多在腘动脉分叉以上。三期（坏疽期）：明显的静息痛是组织坏疽的信号，甲周炎和脚气感染常是坏疽的诱发因素。坏疽多从趾、指开始，出缺血严重因素外，局部感染和处理不当常是坏疽面积扩大的原因。如果组织坏疽出现在趾跖关节以上，外伤常是诱发因素。如果并发糖尿病多湿性坏疽。此期病人的最大特点除组织坏疽外，就是剧烈疼痛，难以忍受。根据坏疽范围又分为三级，即一级局限于趾、指；二级坏疽超越趾跖关节或掌指关节以上；三级坏疽近踝或腕关节或以上。

六、受试者的选择

1. 纳入标准

（1）符合闭塞性动脉硬化症西医诊断标准。
（2）符合血脉瘀阻中医辨证标准。
（3）年龄40～70岁，性别不限。
（4）志愿受试并签署知情同意书。

2. 排除标准

（1）糖尿病坏疽、雷诺病、多发性大动脉炎、结节性脉管炎、急性动脉栓塞、血栓闭塞性脉管炎。

（2）合并心、脑血管、肝肾、造血系统和内分泌系统等严重原发性疾病，控制不良的精神病患者。

（3）妊娠或哺乳妇女。

（4）药物过敏史，已知对本药过敏者。

（5）严重肢体坏死及感染者。

（6）两周内正在使用治疗本病的中西药物或参加其他药物试验者。

3. 受试者的退出（脱落）标准（参照本章第一节）

4. 脱落病例的处理（参照本章第一节）

5. 中止全部试验的条件（参照本章第一节）

七、试验用药物及给药方案

1. 试验用药物的名称与规格

（1）试验药：××片，规格 0.3g／片。

（2）对照药：脉络宁颗粒，规格 10g／袋，国药准字：Z20050638，由江西银涛药业有限公司生产。

（3）模拟药：分别制作该药、脉络宁颗粒模拟剂，外观、气味等尽可能与原药一致。

以上药物均由申办单位免费提供。

2. 用药方法

（1）用量用法：① 试验组：口服××片，1次8片，1日3次；同时服用脉络宁颗粒模拟剂1次1袋，1日3次。② 对照组：口服脉络宁颗粒，1次1袋，1日3次；同时服用××片模拟剂1次8片，1日3次。

（2）疗程：12周。

3. 试验用药物的包装

将试验用药物，按试验所需的数量包装。每个小包装为28+2天用量，每三个小包装为一大包装，为一个患者12周+6天用量。

4. 试验用药物的分发与保存（参照本章第一节）

5. 随机编盲与应急信件（参照本章第二节）

6. 试验用药物的清点和受试者用药依从性判断（参照本章第一节）

7. 合并用药规定

（1）对试验开始前即已有的合并疾病或症状（除本病症状外）所必需继续使用的药物或其他治疗应详细记录药名（或其他疗法）、用法、用量和时间等（在试验期间不得有任何变化），以便总结时加以分析和报告。

（2）试验期间，原则上禁止使用其他对本病证有治疗作用的中西药物和治疗方法。

（3）试验期间，受试者的所有合并用药均应在病例报告表以及原始病例中记录合用药物的化学名称、商品名称、用药时间、用药剂量、用药原因，并判定其是否影响试验用药的疗效评价。

八、安全性评价

1. 安全性评价指标及观测时点

（1）临床不良事件/不良反应发生率，随时观察。

（2）一般体检项目，如体温、脉搏、呼吸、血压等，基线、用药4周、8周、12周。

（3）血常规、尿常规、便常规、心电图、肝功能（ALT、AST、TBIL、γ-GT、AKP）、肾功能（BUN、Cr），基线、用药4周、8周、12周。

以临床不良事件/不良反应发生率为主要安全性评价指标。

2. 不良事件的记录和判断（参照本章第一节）

3. 药品新的、严重不良反应的处理

（1）定义：①严重的药品不良反应，是指因使用药品引起以下损害情形之一：a 导致死亡；b 危及生命；c 致癌、致畸、致出生缺陷；d 导致显著的或者永久的人体伤残或者器官功能的损伤；e 导致住院或者住院时间延长；f 导致其他重要医学事件，如不进行治疗可能出现上述所列情况的。②新的药品不良反应，是指药品说明书中未载明的不良反应。说明书中已有描述，但不良反应发生的性质、程度、后果或者频率与说明书描述不一致或者更严重的，按照新的药品不良反应处理。

（2）报告：试验中如出现新的、严重的不良反应，必须立即报告本中心主要研究者和临床试验机构，填写"药品不良反应/事件报告表"，及时报告给申办者及批准本次临床试验的伦理委员会。并根据《药品不良反应报告和监测管理办法》[7]的规定，通过国家药品不良反应监测信息网络，在15日内报告。其中，死亡病例须立即报告，且申办者应当对获知的死亡病例进行调查，并在15日内完成调查报告，报申办者所在地的省级药品不良反应监测机构。对于群体不良事件（指同一药品在使用过程中，在相对集中的时间、区域内，对一定数量人群的身体健康或者生命安全造成损害或者威胁，需要予以紧急处置的事件），按《药品不良反应报告和监测管理办法》的有关规定上报。此外，申办者还应及时向各参研中心通报。

（3）处理措施：当受试者发生紧急情况、需要立即处理时，试验中心的主要研究者可以决定拆阅该受试者相应编号的应急信件，实施紧急破盲。破盲结果应通知临床研究负责单位、申办者和监查员，并根据药物及所出现的症状对患者做相应的处理。研究者应在CRF中记录破盲的理由、注明日期并签字。

4. 未缓解不良事件的随访（参照本章第一节）

九、有效性评价

1. 观察项目

（1）基线指标：① 人口学资料：性别、年龄、身高、体重。② 一般临床资料：病史、病程、病情、治疗史、药敏史、合并疾病及用药。

（2）筛选指标：下肢静脉彩色多普勒超声。

（3）有效性指标：① 主要症状有效率，基线与用药4、8、12周。② 无痛行走距离（m），基线与用药4、8、12周。③ 最大行走距离（m），基线与用药4、8、12周。④ 踝肱指数，基线与用药4、8、12周。⑤ 单项证候消失情况，基线与用药4、8、12周。⑥ 中医证候积分，基线与用药4周、8周、12周。以主要症状有效率主要疗效评价指标。

2. 中医证候分级量化标准

表 11-5-1　中医证候分级量化标准

分级	无（-）	轻（+）	中（++）	中（+++）
主症	计0分	计2分	计4分	计6分
患肢疼痛	无	偶尔出现	经常出现，可以忍受	持续出现，昼轻夜重，难以忍受
患肢酸胀	无	偶尔发生	经常发生	反复发作，不易缓解
患肢皮温	正常	偶尔觉凉	经常觉凉	持续觉凉
患肢皮色	正常	苍白	暗红	发紫
患肢麻木	正常	偶尔	经常	持续，难以忍受
间歇性跛行	正常	步行速度60~80步/分，能持续步行≥500m	步行速度60~80步/分，能持续步行≥300m	步行速度60~80步/分，能持续步行<300m
跗阳脉消失	搏动正常	搏动减弱	搏动明显减弱	搏动消失
次症	计0分	计1分	计2分	计3分
肌肤干燥	正常	肌肤干燥、少泽	肌肤干燥，汗毛脱落	肌肤干燥，趾指甲变形脱落
肢端破溃	无	散在溃烂，面积小	溃烂面大	溃烂面大，伴疼痛
舌脉	计0分	计1分	计2分	
舌象	正常	舌质暗，有瘀点	瘀点、瘀斑	
脉象	正常	脉弦	脉涩	

3. 疗效判定标准

（1）主要症状"有效"的定义：主要症状总评分降低至少50%。

（2）中医证候疗效评定标准。

参照《中药新药临床研究指导原则》[7]。①临床痊愈：证候计分和（包括舌脉分值）减少率≥95%；②显效：证候计分和减少率≥70%，<95%；③进步：证候计分和减少率≥30%，<70%；④无效：证候计分和减少率<30%。

注：减少率=[（疗前总积分和－疗后总积分和）/疗前总积分和]×100%。

十、试验流程

表 11-5-2　试验流程表

项目	筛选期	治疗期（访视窗）		
	-7天~0天	4周±2天	8周±4天	12周±6天
签署知情同意书	×			
确定入选/排除病例	×			
填写人口学资料	×			
病史及治疗史	×			
诊前合并疾病	×			

项目	筛选期	治疗期（访视窗）		
	−7天~0天	4周±2天	8周±4天	12周±6天
中医证候评分	×	×	×	×
踝肱比值测定（PVL）	×	×	×	×
血常规	×		×	×
尿常规	×	×	×	×
心电图	×			×
肝功能（ALT、AST）	×		×	×
肾功能（BUN、Cr）	×		×	×
分发试验药物	×	×	×	
回收研究药物数量				×
合并用药记录	×	×	×	×
安全性与疗效评估		×	×	×

十一、数据管理（参照本章第一节）

十二、统计分析（参照本章第一节）

十三、试验质量控制与保证（参照本章第一节）

十四、试验相关的伦理学要求（参照本章第一节）

十五、试验结束后的医疗措施（参照本章第一节）

十六、试验总结与资料保存（参照本章第一节）

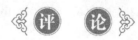

评 论

一、研究策略

ASO 系统性治疗药物的临床研究近期目标，主要是缓解症状，增加行走距离，减轻静息痛、促进溃疡愈合，以无痛行走距离/最大行走距离、疼痛的 VAS 评分或溃疡愈合情况为主要评价指标。其远期目标，则是研究药物对 ASO 疾病进展（下肢溃疡/坏疽）及心脑血管严重事件（心肌梗死、卒中或肺栓塞）的防治效果，以终点事件发生率为主要指标。

二、临床试验设计要点

1. 试验总体设计

ASO 临床研究，无论近期改善症状，还是远期防治并发症，一般均采用活性药平行对照，或活性药治疗基础上的安慰剂对照（联合治疗）设计。可以选择多个分期/分类，必要时可以有无溃疡做分层随机设计。根据研究目标，可以选择阿司匹林、贝前列素、沙格雷酯、西洛他唑及己酮可可碱等[4, 8-10]。

2. 诊断标准

ASO 的诊断，建议采用 2015 年版《下肢动脉硬化性闭塞症治疗指南》标准，即① 年龄＞40 岁；② 有吸烟、糖尿病、高血压、高脂血症等高危因素；③ 有下肢动脉硬化闭塞症的临床表现；④ 缺血肢体远端动脉搏动减弱或消失；⑤ ABI≤0.9；⑥ 彩色多普勒超声、CTA、MRA 和 DSA 等影像学检查显示相应动脉的狭窄或闭塞等病变。符合上述诊断标准前 4 条可以做出下肢 ASO 的临床诊断。ABI 和彩色超声可以判断下肢的缺血程度。确诊和拟定外科手术或腔内治疗方案时，可根据需要进一步行 MRA、CTA、DSA 等检查[4]。

3. 受试者的选择

应符合 ASO 西医诊断与分期（Ⅱ、Ⅲ期），以及脱疽中医诊断和辨证标准，入选年龄多限定为 40～70 周岁。入选的病情条件，还应包括：① 有间歇性跛行、麻木、疼痛和冷感中至少 1 种症状；② 患肢局部无破溃、坏死；③ 下肢彩色超声多普勒证实存在动脉粥样硬化病变；④ 踝肱动脉指数≤0.9。

应排除其他动脉性疾病，如糖尿病坏疽、雷诺病、多发性大动脉炎、结节性脉管炎、急性动脉栓塞、血栓闭塞性脉管炎等。合并椎间盘突出、关节病变、脑梗死、深静脉血栓形成等非动脉源性下肢麻木、乏力和间歇性跛行，伴有出血性疾病、出血性倾向和心肝肾功能不全者，均不宜入组。2 周内停用抗血小板聚集药物、抗凝药物、纤溶药物和血管扩张药物者，也应排除[11-13]。

4. 试验流程

ASO 是一种慢性进展性疾病，具有死亡风险，临床研究一般不设计导入期。用于改善症状的药物，疗程一般设计为 8～12 周，而防治并发症的药物，应设计更长的治疗周期，以评价药物长期应用的有效性和安全性。

5. 基础治疗与合并用药

试验组及对照组均应采取相同的常规治疗措施，包括调整饮食结构（如减少脂肪餐、忌烟限酒、低脂肪、富含营养易消化食物、少食多餐），进行功能康复锻炼，并对基础疾病（如高血压、高血糖、冠心病）给予标准药物治疗等。

为避免干扰有效性评价，除基础治疗药物外，一般不允许加用血管扩张药物、抗血小板药物、溶栓药物、祛聚药、改善血流动力学的药物、降纤酶类药物，以及与试验药功效主治相同的中药等。

6. 有效性评价

针对 ASO 中药的近期研究目标，可以选择主要症状（肢体疼痛、肢体怕冷、肢体麻木、间歇性跛行）单项或综合"有效"率为主要评价指标。也可以针对间歇性跛行、肢体疼痛、下肢溃疡，以无痛行走距离和最大行走距离、疼痛的改善情况、溃疡的愈合情况为主要评价终点。其他指标，如踝肱指数、中医证候疗效、溃疡面积等，一般仅作为次要指标。针对 ASO 中药的远期研究目标,则应选择下肢溃疡/坏疽或截肢发生率,心脑血管严重事件发生率等为主要评价指标。

应明确定义主要症状的"有效"标准,可将基线症状至少降低一个等级,或症状总评分至少降低50%,定义为"有效"。死亡并发症,应包括心脑血管疾病死亡率和全因死亡率。

ABI为踝部血压与上臂血压的比值,是一种无创伤、有效、简易的检测方法,可以反映血管壁的硬度及弹性改变,综合评估动脉硬化、冠状动脉病变的程度,可作为冠状动脉硬化心脏病和周围动脉疾病早期监测的有效手段。其参考值范围为1.0～1.3,低于0.9为异常,其中0.70～0.90为轻度,0.40～0.70为中度,低于0.40为重度[14-17]。

针对ASO所致溃疡,可结合本章第四节予以评价。

7. 安全性评价

ASO治疗药物(包括中药)的作用机制,一般为抑制血栓形成、抗血小板聚集和降低全血黏度,临床研究中应重视出血风险,建议采用CRUSADE评分进行评估[18]。一旦发生严重出血或血栓性血小板减少症,首先应停用药物,采取积极的干预措施。对于ASO中药的临床研究,可将凝血功能检查,同时作为有效性和安全性评价指标,加以密切观察。

三、糖尿病足(溃疡)

糖尿病足(diabetic foot,DF)为糖尿病最严重和治疗费用最高的并发症。根据WHO的定义,DF是与下肢远端神经异常和不同程度的周围血管病变相关的足部感染、溃疡和/或深层组织破坏。有调查报告,约15%的糖尿病患者在一生中发生过足溃疡,约1/3～1/2的非创伤截肢是由糖尿病所致。DF是一组足部的综合征,不是单一症状。其诊断,至少应当具备如下要素:① 糖尿病患者;② 有足部组织营养障碍(溃疡或坏疽);③ 伴有一定下肢神经或/和血管病变。三者缺一不可。DF一般分为三种类型,即神经型、缺血型和神经缺血型(也称混合型)。目前,我国以混合型为主,其次为缺血型,而单纯神经型比较少见。临床上还可按肢体缺血程度,分为局部缺血期、营养障碍期和坏疽期三期[19-21]。

一般认为,DF应重视综合治疗。2013版《糖尿病足诊治指南》认为,中国人民解放军空军总医院提出的"改善循环、控制血糖、抗感染、局部清创换药、营养神经、支持治疗"六环法是非常好的措施,并补充提出了控制病因(如降压、降脂和戒烟),与当坏疽的病变已经发生的截肢(截趾)两条措施。对于糖尿病下肢缺血患者,下肢动脉血流的重建是最重要和关键的措施。中医学称本病为"脱疽",临床常见寒湿阻络、血脉瘀阻、热毒伤阴、湿热毒盛、气血两虚等证候。一些溃疡局部用中、西药,如湿润烧伤膏、橡皮生肌膏、重组人血小板源生长因子凝胶剂(rhPDGF-BB,FDA已批准用于促进糖尿病足溃疡修复)等,在国内均有较为规范的临床研究报告[6, 21-27]。

糖尿病足溃疡(DFU)治疗中药的临床评价,其研究目标是促进溃疡愈合,减少病情恶化/截肢,以溃疡愈合时间、截肢或分级恶化患者的比例等为主要评价指标。试验设计可以采用分层区组随机、基础治疗前提下的安慰剂平行对照、多中心临床研究的方法。由于不同Wagner分级的DFU愈合时间差异很大,可以之为分层因素做随机化设计。根据主要研究目标,疗程可选择8～52周。

一般选择靶溃疡为1型或2型糖尿病、Wagner溃疡分级[21] Ⅱ级或Ⅲ级的患者入组。如果患者多于1处溃疡,应选存在时间最长者作为靶溃疡,靶溃疡面积在1～20cm^2,持续2～52

周。要排除化学、放射性等其他原因引起的皮肤溃疡、溃疡处有恶性病变及静脉曲张性溃疡患者。溃疡的总面积超过 100cm^2、伴有死骨形成的溃疡、局限性坏疽（趾、足跟或前足背）或全足坏疽，因病情较重，均不宜入选。血糖控制不佳，或合并严重下肢缺血，或高血压，或贫血，或低血浆蛋白患者，均因能够影响溃疡愈合，一般糖化血红蛋白＞7.5mmol/L、溃疡侧肢体踝肱指数＜0.6 和经皮氧分压（TcPO$_2$）大于 60mmHg、血压≥180/110mmHg、血红蛋白＜90g/L、血清白蛋白＜30g/L，均应限制入组。此外，近期使用过放射、激素、化疗、生长因子类药品以及免疫抑制药治疗的患者，也应排除；合并糖尿病足感染（采用国际糖尿病足工作组分类标准诊断）者，应按照《抗菌药物临床应用指导原则》，控制感染后入组[29]。

DFU 的有效性评价，一般以靶溃疡愈合时间（创面愈合时间）或疗程结束时点的愈合率为主要评价指标。靶溃疡面积、中医证候/症状改善情况、合并感染例次、分级病情进展或截肢比例等，可作为次要评价指标。应定义"愈合"，一般为皮肤表皮细胞再生且无分泌物或包扎要求。靶溃疡面积、中医证候疗效评价，可参照相关文献[29-31]。

参 考 文 献

[1] 陈孝平，汪建平.外科学[M].第 8 版.北京：人民卫生出版社.2013，501-502.

[2] 吴孟超，吴在德.黄家驷外科学[M].第 7 版.北京：人民卫生出版社.2008.

[3] 中华医学会外科学分会血管外科学组.下肢动脉硬化性闭塞症治疗指南[J].中国实用外科杂志，2008，28（11）：923-924.

[4] 中华医学会外科学分会血管外科学组.下肢动脉硬化性闭塞症治疗指南[J].中华医学杂志，2015，95（24）：1883-1896.

[5] 李曰庆.普通高等教育"十一五"国家级规划教材·中医外科学[M].第 8 版.北京：中国中医药出版社，2007：311-313.

[6] 国家中医药管理局.中华人民共和国国家标准·中医病证诊断疗效标准[M].南京：南京大学出版社，1994.

[7] 郑筱萸.中药新药临床试验指导原则（试行）[M].北京：中国医药科技出版社.2002.

[8] Encinas M P, Fernández M A, Martín M L, et al.Multicriteria decision analysis for determining drug therapy for intermittent claudication[J].Methods and findings in experimental and clinical pharmacology，1998，20（5）：425-438.

[9] 郝嘉，郭红，肖颖彬.己酮可可碱的药理特性和临床新用途[J].中国新药与临床杂志，2002，21（3）：183-186.

[10] 吴庆华.下肢动脉硬化闭塞症的非手术治疗[J].临床外科杂志，2001，9（2）：113-114.

[11] 殷敏毅，黄新天，陆民，等.贝前列腺素钠治疗下肢动脉硬化性闭塞症的疗效[J].上海交通大学学报：医学版，2009，29（1）：83-85.

[12] 崔朝兵，赵钢，许志会，等.脉管复康片治疗下肢动脉硬化闭塞症的临床观察[J].中医临床研究，2012，4（7）：30-31.

[13] 张旭霞，王春艳，姜大伟.小剂量西洛他唑治疗下肢动脉硬化闭塞症 52 例临床观察[J].中国煤炭工业医学杂志，2012，15（10）：1536-1537.

[14] 张中华，刘志远，李朝鹏.ABI、CAVI 与冠状动脉病变关系临床研究[J].中国循证心血管医学杂志，2010，2（3）：165-166.

[15] Hiatt W R.Medical treatment of peripheral arterial disease and claudication[J].New England Journal of Medicine，2001，344（21）：1608-1621.

[16] Dormandy J A.Management of peripheral arterial disease(PAD).TASC working group.TransAtlantic Inter-Society Consensus(TASC) [J].J Vasc surg，2000，31（1）：S1-S296.

[17] 陈若飞，罗文军.踝肱指数在周围动脉疾病中的应用[J].现代医药卫生，2004，20（20）：2117-2119.

[18] 孙钧安，夏宗玲，罗璨.CRUSADE 评分在抗血小板药物致消化道出血风险评估中的应用[J].药物不良反应杂志，2014，16（4）：209-212.

[19] 中华医学会糖尿病学分会.中国 2 型糖尿病防治指南（2013 年版）[J].中国糖尿病杂志，2014，6（7）：447-498.

[20] 谷涌泉，张建，许樟荣，等.糖尿病足病诊疗新进展[M].北京：人民卫生出版社，2006：44.

[21] 国际血管联盟中国分会糖尿病足专业委员会.糖尿病足诊治指南[J].介入放射学杂志，2013，22（9）：705-708.

[22] 王军,徐阳.糖尿病足溃疡中医循证临床实践指南[J].中国中西医结合外科杂志,2015,21(5):540-543.

[23] 王军,张庚扬,侯玉芬,等.糖尿病足溃疡期中医综合外治方案规范的多中心临床研究[J].北京中医药大学学报(中医临床版),2013,20(2):15-18.

[24] 王洪生,徐海,李达鹏,等.从MEBO治愈102例糖尿病足浅析创面处理与治疗规范[J].中国烧伤创疡杂志,2015(1):17-57.

[25] 陈永翀,弥伟,刘江,等.MEBO治疗5级糖尿病足溃疡临床疗效观察[J].中国烧伤创疡杂志,2015(1):58-66.

[26] 王玉芝.生肌橡皮膏辅助治疗2~3级糖尿病足的疗效观察[J].中国当代医药,2012,19(20):250.

[27] 袁戈恒,郭晓蕙,冉兴无,等.重组人血小板源生长因子凝胶剂治疗慢性糖尿病足溃疡的临床疗效及安全性评价[J].中国临床药理学杂志,2015,31(6):424-428.

[28] 《抗菌药物临床应用指导原则》修订工作组.抗菌药物临床应用指导原则(2015年版)[M].北京:人民卫生出版社,2015.

[29] 国家食品药品监督管理总局药品审评中心.烧伤创面和慢性皮肤溃疡治疗药物临床研究指导原则[EB/OL].[2009-11-30].http://www.cde.org.cn/guide.do?method=showGuide&id=274.

[30] 姜小飞,冉兴无.糖尿病足溃疡面积及体积计算的方法学介绍[J].华西医学,2008,23(1):114-115.

[31] 李云平,矫浩然,王刚,等.关于糖尿病足溃疡中医证候疗效评价体系探讨[J].天津中医药,2012,29(3):251-253.

第六节 慢性胆囊炎

慢性胆囊炎(chronic cholecystitis,CC)指胆囊慢性炎症性病变。其发病率为10%~16.09%,占所有良性胆囊疾病的74.68%[1-3],发病高峰在50岁左右,且女性多于男性[4-5]。胆囊结石是CC最常见的危险因素,慢性结石性胆囊炎(chronic calculous cholecystitis,CCC)约占所有CC的90%~95%,而慢性非结石性胆囊炎(chronic acalculous cholecystitis,CAC)不常见[1]。本病可由急性胆囊炎反复发作迁延而来,也可慢性起病。CCC的病因主要是胆囊结石和肠道细菌感染,CAC的病因则为胆囊动力学异常、胆囊缺血、病毒、寄生虫感染以及饮食因素等[3,6]。

CC无特异性临床表现,最常见的症状是与高脂、高蛋白饮食有关的右上腹痛,表现为发作性胆绞痛,或放射至背部的钝痛,持续数小时可缓解;其次为胆源性消化不良症状,表现为嗳气、饱胀、腹胀、恶心等。常见慢性胆囊炎急性发作、急性腹膜炎、急性胆囊穿孔、急性胰腺炎等并发症。

CC的治疗目标为控制症状、预防复发及防治并发症。根据是否有症状、是否有并发症分别采取不同的治疗措施。对于无症状者,治疗原则是饮食调整,有症状时用熊去氧胆酸、阿嗪米特、复方阿嗪米特、茴三硫等对症治疗[7],高风险患者可采取预防性胆囊切除[8]。对于有症状者,以控制症状、消除炎症反应为主,常用硝酸甘油酯、阿托品等解痉止痛,利胆药物缓解胆源性消化不良症状。本病一般预后良好,但若出现症状或症状反复发作,应予以积极处理,必要时行外科手术。

本病属于中医"胁痛"、"胆胀"范畴。常见肝胆气滞、肝胆湿热、胆热脾寒、气滞血瘀、肝郁脾虚等证候类型[9]。

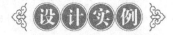

一、题目

××软胶囊治疗慢性胆囊炎肝郁气滞证,评价其有效性和安全性的分层随机、双盲、剂量探索、多中心Ⅱ期临床研究。

二、研究背景

××软胶囊按中药新药第 6 类研发,具有疏肝理气、清热利胆、解痉止痛、利胆溶石的功效,主治肝郁气滞所致上腹不适、肋痛、脘闷不舒、嗳气、恶心呕吐、发热、苔薄或黄腻、脉弦。也用于胆石症、胆囊炎、胆道手术后综合征等见上述征状者,并可预防结石再生。

1. 药效学结果

给大鼠灌服本品,低、中、高 3 个剂量组,分别为临床常用剂量的 3.85、7.7、15.4 倍,每日灌服给药 1 次,连续 90 天,能提高大鼠胆汁分泌系数,与利胆剂去氢胆酸比具有作用快,胆汁分泌系数大,维持时间长,有显著的利胆作用,且能抑制胆汁中各种胆红素的含量。3 个剂量均对金葡菌感染小鼠有较好的抗感染作用;对离体(肠、胆囊)平滑肌有明显抑制作用,并能对抗乙酰胆碱、组织胺、氯化钡所致肠、胆囊肌条痉挛,呈现出良好的解痉作用;对二甲苯致小鼠耳郭肿、角叉菜胶所致大鼠脚肿胀的急性类炎症、棉球所致肉芽增生性炎症,有抗炎效果;对甲醛所致大鼠舔足、醋酸所致小鼠扭体反应均有显著的抑制作用,表现出良好的镇痛效果。此外,能降低豚鼠和正常小鼠的血清甘胆酸、总胆红素和游离胆红素的含量及成石豚鼠胆囊总重量,具有一定的防石效果,且对家兔体内的胆结石具有一定的溶石作用。

2. 急性毒性试验结果

灌服本品对大、小鼠的急性毒性 LD_{50} 剂量分别为 2.34ml、2.55ml/kg,相当于临床常用剂量的 117、127.5 倍;腹腔注射 LDRS 对大、小鼠的急性毒性 LD_{50} 剂量分别为 1.79ml、1.68ml/kg,相当于临床常用剂量的 89.5、84 倍。其主要毒性均为中枢抑制,死亡鼠均系翻正反射消失,死后尸解无明显毒性,仅见胃内有积液,死亡时间在 2 小时内,存活鼠观察 14 天,对体重和食量、行动等无明显毒性副反应。

3. 长期毒性试验结果

(1)连续灌服不同剂量的本品 LDRS,低、中、高 3 个剂量组,分别为临床常用剂量的 7.7、15.4、31 倍,灌胃 180 天。除高剂量组灌服至 30 天后体重有所下降外,其他各组动物体重、血脂、心电图、血液细胞学、血液生化学、尿常规、脏器系数、主要脏器组织形态学观察,与对照组间均无显著差异。

(2)对非啮齿类动物半年长毒试验表明:连续口服本品不同剂量 0.065ml、0.13ml、0.2ml/(kg·d),每日口服 1 次,连续口服 180 天。结果显示,服药 90 天、180 天,0.2ml 组犬 AST、ALP 升高,网织红细胞降低,肝脏出现肝细胞弥散性浊肿。病理检查的肝功能、肾功能有不同程度的损伤外,其他各剂量对上述个指标与对照组比较均无明显影响。表明本品无延续毒性,毒性较低。

4. Ⅰ期临床试验结果

Ⅰ期临床试验共人选健康受试者数为 42 例,其中单次给药剂量组 30 例,共分 6 个剂量组(0.2ml、0.4ml、0.6ml、1.0ml、1.6ml、2.0ml),连续给药剂量组 12 例,共分 2 个剂量组(1.6ml、2.0ml)。试验中单次给药第 5 组(1.6ml)有 1 例出现轻度腹部不适,未做任何处理,半小时后自行消失,但 2.0ml/次未见不良反应增加。推测可能与药物刺激胃黏膜有关。推荐Ⅱ期临床研究的剂量为 1.0～1.6ml/d。

三、试验目的与观察指标

（1）初步评价××软胶囊对于慢性胆囊炎的症状控制作用，并做剂量探索（高、低、零剂量）；观察指标：右上腹痛、右上腹压痛的有效率、胆源性消化不良症状（恶心呕吐、脘腹满闷、嗳气频作）消失率，胆囊B超疗效。

（2）初步评价××软胶囊对慢性胆囊炎肝郁气滞证的证候改善作用。观察指标：中医证候疗效、单项症状消失率。

（3）观察××软胶囊临床应用的安全性。观察指标：不良事件/反应发生率，血、尿常规，便常规，肝肾功能（ALT、AST、γ-GT、ALP、TBIL、DBIL、BUN、Cr、尿NAG酶、eGFR），血脂（TC、TG、HDL、LDL），心电图。

四、试验总体设计

采用分层随机、双盲、剂量探索（高、低、零剂量）、多中心研究的方法。

（1）随机：采用分层区组随机法，以中心为分层因素，按1∶1∶1比例分为试验高剂量组、试验低剂量组、零剂量组。

（2）盲法：采用双盲、单模拟设计。

（3）对照：采用安慰剂平行对照，进行剂量研究。

（4）多中心：由×家医院同期试验。

（5）样本量：试验高剂量组、试验低剂量组、零剂量组各80例，共纳入240例。

五、诊断标准

1. 西医诊断标准（慢性胆囊炎）

参照《中国慢性胆囊炎、胆囊结石内科诊疗共识意见（2014）》[4]。

（1）反复发作的右上腹痛，可向右肩胛下区放射。腹痛发生与高脂、高蛋白饮食有关。

（2）可伴消化不良症状，体格检查可有或无右上腹压痛。

（3）超声等影像学检查发现胆囊结石，和/或胆囊收缩素刺激闪烁显像（cholecystokinin-stimulatedscintigraphy，CCK-HIDA）评估为胆囊低喷射指数（<35%）。

（4）须与急性胆囊炎、功能性消化不良、消化性溃疡、肝脓肿、急性心肌梗死等可能出现右上腹痛的疾病相鉴别。

2. 肝郁气滞证中医证候诊断标准

参照《胆囊炎中医诊疗规范专家共识意见》[10]。主症：右胁胀痛或隐痛，疼痛因情志变化而加重或减轻。次症：厌油腻，恶心呕吐，脘腹满闷，嗳气频作；舌质淡红，苔薄白或薄白腻，脉弦。主症必备，次症2项即可诊断。

六、受试者的选择

1. 纳入标准

（1）符合慢性胆囊炎西医诊断标准，同时具有胆囊炎的影像学依据。

（2）中医证型符合肝郁气滞证。

（3）入选时年龄在18～65岁之间，性别不限。

（4）病情稳定，可接受药物治疗，无需外科治疗。

（5）自愿参加，并签署知情同意书。

2. 排除标准

（1）经检查证实为急性胆囊炎、胆道梗阻、胆囊穿孔并发弥漫性腹膜炎、胆囊癌及功能性消化不良、消化性溃疡、肝脓肿、急性心肌梗死等可能出现右上腹痛的疾病者。

（2）符合慢性胆囊炎手术指征者或4个月内计划行手术治疗者。

（3）腋温≥37.3℃；血白细胞、中性粒细胞超过正常值上限。

（4）右上腹胀痛VAS评分＞7分。

（5）肝功能ALT或AST＞1.5倍正常值上限或BUN＞2倍正常值上限，Cr超过正常值上限的患者（允许1周内重检1次）。

（6）合并严重循环、呼吸、消化、泌尿、内分泌、血液等疾病者；精神、神经障碍，不能正确表达意愿者。

（7）对本试验中研究药物任一成份过敏者，或对2种以上食物或药物有过敏体质者。

（8）酗酒者以及药物滥用及成瘾者。

（9）育龄妇女处于妊娠、哺乳期、有妊娠意向或妊娠试验（测尿HCG或血HCG）阳性者。

（10）近三个月内参加过其他药物临床研究者。

（11）研究者判断不宜参加临床试验者。

3. 受试者的退出（脱落）标准（参照本章第一节）

4. 脱落病例的处理（参照本章第一节）

5. 中止全部试验的条件（参照本章第一节）

七、试验用药物及给药方案

1. 试验用药物的名称与规格

××软胶囊及其模拟剂，规格：0.36g／粒。由申办者提供。

2. 试验药与对照药的包装

将试验用药物按试验所需数量外加一定的富余量分装。包装盒标签内容有批准文号、药物编号、服法用量、包装量、储存条件、药物供应单位，并写上"临床研究用药"字样。

3. 随机编盲与应急信件

（1）随机编盲：本试验为多中心、随机、双盲临床试验，按照盲法要求分两级设盲：一级设盲以A组、B组、C组表示，二级设盲再分别指定A组、B组、C组的高剂量组、低剂量组、安慰剂组归属。采用分层区组随机化方法，按5家中心进行分层，选取合适段长，按1：1：1比例分为试验组及对照组，借助SAS统计软件PROC PLAN过程语句，给定种子数，分别产生240例受试者所接受处理（试验药和安慰剂）的随机安排，即列出流水号为001～240

所对应的治疗分配（即整体随机编码表）。产生中心编码分配随机数字、试验病例分配随机数字、处理组分配随机数字，及其"中心编码分配情况"（用于指定各中心分配的处理编码范围）、"试验病例随机编码表"（即"处理编码"，一级盲底）、"处理组分配情况"（二级盲底）。由与本次临床试验无关人员完成药物编盲及应急信件的准备工作。全部药物编码过程应由编盲者书写成"编盲记录"存档。分装药物结束后，盲底一式两份分别存放于临床试验负责单位和申办者处。分装好的试验用药盒按随机分层的中心编号，与相应的药物编号的应急信件一起送往各个试验中心。

（2）应急信件的设立，参照本章第一节。

（3）紧急情况下个别病例破盲规定，参照本章第一节。

4. 试验用药物的分发与保存（参照本章第一节）

5. 用药方法

（1）用法。试验高剂量组：××软胶囊，每次2粒，每日3次。试验低剂量组：××软胶囊及其模拟剂，每次各1粒，每日3次。安慰剂对照组：××软胶囊模拟剂，每次2粒，每日3次。

（2）疗程：4周。

6. 试验用药物的清点和受试者用药依从性判断（参照本章第一节）

7. 用药期间合并治疗的规定

（1）试验期间的饮食：试验期间患者以低脂肪、低胆固醇饮食为主，适量摄入蛋白质和碳水化合物，丰富维生素，避免进食辛辣刺激性食物，要注意卫生，防止肠道寄生虫和细菌感染，注意营养均衡，规律饮食[10]。

（2）禁用药物：除试验用药外，试验期间严禁使用对慢性胆囊炎有治疗或缓解症状的中西药物，亦不能接受非药物的治疗方式，例如外科手术。

（3）合并治疗：研究期间所有的合并用药都必须详细记录在原始记录和CRF中，包括药物的通用名称、使用剂量、给药方法、用药起始时间和使用原因。

八、安全性评价

1. 试验用药物可能的不良反应

长期毒性实验结果提示，本品高剂量可能导致一定的肝肾毒性以及血液学指标异常。Ⅰ期临床试验结果提示，受试者按1.6ml/次口服给药，就有可能引起轻度不良反应，表现为轻度的腹部不适。

2. 安全性评价指标及观测时点

（1）可能出现的临床不良事件和不良反应，用药后随时观察。

（2）一般体检项目，如体温、脉搏、呼吸、血压等，各时点观察。

（3）血、尿常规，便常规，肝肾功能（ALT、AST、γ-GT、ALP、TBIL、DBIL、BUN、Cr、尿NAG酶、eGFR），血脂（TC、TG、HDL、LDL），心电图，用药前后检查。

eGFR计算，采用简化MDRD公式[11]：① eGFR[男性，ml/（min·1.73m^2）]=186×（血SCr）(mg/dL)$^{-1.154}$×年龄$^{-0.203}$；② eGFR[女性，ml/（min·1.73m^2）]=186×（血SCr）(mg/dL)$^{-1.154}$×年

龄$^{-0.203}$×0.742。血 SCr 单位为 mg/dL，1mg/dL=88.4μmol/L。

以不良反应发生率作为主要安全性评价指标。

3. 不良事件的记录和判断（参照本章第一节）

4. 严重不良事件的处理（参照本章第一节）

5. 未缓解不良事件的随访（参照本章第一节）

九、有效性评价

1. 观察指标

（1）人口学资料：出生日期、性别、民族、婚况、身高、体重、职业、吸烟与饮酒情况。

（2）一般临床资料：病史、病程、用药治疗情况、合并疾病或其他潜在的危险因素，如高血压、糖尿病、高脂血症等，用药治疗情况、重要既往史、药物过敏史等。

（3）体格检查：生命体征（体温、心率、呼吸、血压）、全面体检（一般情况、皮肤、颈部、眼、耳、鼻、咽喉、乳腺、肺、心脏、腹部、背部、直肠、淋巴结、四肢和神经系统），记录阳性体征。

（4）有效性指标与观测时点[12]：① 右上腹痛、右上腹压痛的有效率，用药后 2 周、4 周评价。② 胆源性消化不良症状（恶心呕吐、脘腹满闷、嗳气频作）消失率，用药后 2 周、4 周评价。③ 胆囊 B 超有效率，用药后 4 周评价。④ 中医证候积分/疗效，基线、用药后 2 周、4 周记录，用药 4 周评价。⑤ 中医单项症状消失率，用药后 2 周、4 周评价。

2. 中医证候分级量化标准

参考《中药新药临床研究指导原则》及相关文献制定[13, 14]。

表 11-6-1 中医证候分级量化标准

分级	无（-）	轻（+）	中（++）	中（+++）
主症	计 0 分	计 2 分	计 4 分	计 6 分
右上腹痛	无	轻微疼痛，不影响休息和工作	中度疼痛，阵发性加剧，可引起肩背痛，对休息和工作有影响	剧痛、绞痛、疼痛难忍，需用解痉止痛药
右上腹部压痛（以中等压力按压上腹部）	无	右上腹轻度压痛	腹部压痛明显，尚能忍受	腹部压痛明显，难以忍受
次症	计 0 分	计 1 分		
恶心	无	有		
呕吐	无	有		
脘腹满闷	无	有		
嗳气频作	无	有		
厌油腻	无	有		
舌脉具体描述不记分				
舌象	□舌质淡红　□其他： □舌苔薄白　□薄白腻　□其他：			
脉象	□平　　　□弦　　　□其他：			

3. 终点指标定义及疗效评价标准

（1）右上腹痛、右上腹压痛的有效，指疼痛评分下降 1 个等级。

（2）胆源性消化不良症状（恶心呕吐、脘腹满闷、嗳气频作）消失，指所有症状均消失[15,16]。

（3）胆囊 B 超疗效评价标准[13]。① 慢性炎症。痊愈：胆囊或胆管壁的壁厚、毛糙、透声三项恢复正常；显效：以上 2 项或 2 项以上改善；有效：以上 1 项或 1 项以上改善；无效：以上 3 项均无改善。② 结石消融。痊愈：结石消失；显效：结石缩小≥5mm 和/或数量减少≥50%以上；有效：结石缩小＜5mm 和/或数量减少＜50%；无效：结石大小、数量均无改善或增大、增多。

（4）中医证候疗效判定标准[13]。临床痊愈：症状、体征消失或基本消失，证候积分减少≥95%；显效：症状、体征明显改善，证候积分减少≥70%，但＜95%；有效：症状、体征均有好转，证候积分减少≥30%，但＜70%；无效：症状、体征均无明显好转，甚或加重，证候积分减少＜30%。

采用尼莫地平法计算，疗效指数(%)=[(治疗前积分-治疗后积分)/治疗前积分]×100%。

十、试验流程

表 11-6-2　试验流程表

时点 项目	基线 -3 天~0 天	治疗观察期	
		访视 1 15 天±2 天	访视 2 28 天±4 天
签署知情同意书	×		
采集基本病史	×		
填写一般资料	×		
入组审核	×		
随机分组	×		
妊娠试验	×		
血常规	×		×
尿常规、便常规	×		×
血脂	×		×
肝功能	×		×
肾功能	×		×
胆囊 B 超检查	×		×
心电图	×		×
一般体检项目	×	×	×
症状体征	×	×	×
中医证候评分	×	×	×
记录合并用药	×	×	×
分发药物	×	×	
回收药物		×	×
记录不良事件		×	×
发放日记卡	×		
回收日记卡			×
疗效性、安全性评价		×	×

十一、数据管理（参照本章第一节）

十二、统计分析（参照本章第一节）

十三、试验质量控制与保证（参照本章第一节）

十四、试验相关的伦理学要求（参照本章第一节）

十五、试验结束后的医疗措施（参照本章第一节）

十六、试验总结与资料保存（参照本章第一节）

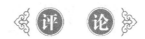

一、研究策略

CC 的中药，多具有抗感染、增加胆汁流量、改变胆汁成石性等作用[9,19]，临床研究多以 CCC 为目标适应证[20,21]，或同时纳入 CAC 人群[22,23]。其目的主要是改善症状（包含腹痛和消化道症状），并通过对症状的综合评价，反应药物对疾病的治疗效果，也可以同时观察或单独评价药物预防慢性胆囊炎急性发作等并发症的作用。

鉴于药物溶石、排石治疗效果较差，容易复发，且可能导致严重的不良后果，一般不将溶石、排石作用作为 CC 治疗药物的临床研究目标。

二、临床试验设计要点

1. 试验总体设计

鉴于 CCC 和 CAC 的发病率相差较大，以 CC 为研究目标人群时，为节约样本量，可按 CCC 和 CAC 分层随机，进行探索或确证性试验。考虑到慢性胆囊炎非急性发作时症状较轻，多数能自行缓解，可采用安慰剂平行对照设计，也可采用阳性药对照或阳性药、安慰剂对照的三臂试验设计。阳性药应选择公认安全有效、同类可比的上市中、西药制剂。

2. 诊断及受试者的选择

根据病史、症状体征及 B 超检查，CCC 的诊断并不困难。CAC 的诊断在典型症状的基础上，可根据下列检查结果确定：B 超、CT、腹腔镜等检查提示的胆囊炎性改变但未见结石，或放射性核素显像胆囊闪烁造影（CCK-HIDA）测定的胆囊排空指数<35%，或脂肪餐试验提示的收缩功能降低[24-27]。另外，还应注意与肠易激综合征、功能性消化不良等疾病的鉴别。

病例的纳入、排除标准，可从试验目的、设计类型、产品预期适应证、药物特点和伦理要求等方面考虑制定。本病可发生于各年龄段[28]，临床试验一般常规地将年龄限定在 18～65 岁。选择 CCC 者，应有影像学支持。需排除急性胆囊炎、胆道梗阻、胆囊穿孔并发弥漫性腹膜炎、胆囊癌,以及与本病症状相似的功能性消化不良、消化性溃疡、肝脓肿、急性心肌梗死等可能出现右上腹痛的疾病。慢性胆囊炎具备手术指征者,或4个月内计划行手术治疗者,入组腋下体温≥37.3℃,血白细胞、中性粒细胞超过正常值上限者,右上腹胀痛VAS评分>7分者等,也应排除。试验中,如出现慢性胆囊炎急性发作、急性胰腺炎等严重并发症者,研究者应及时采取相应的治疗措施,并根据试验要求决定患者是否退出试验。

3. 试验流程

本病与高脂、高蛋白饮食关系密切,可设置1~2周的导入期,以规律饮食。针对慢性胆囊炎,综合评价改善症状为主的研究,疗程一般设计4~8周[15, 16, 20],可以设计停药随访期,以观察急性发作情况。以防治慢性胆囊炎急性发作为主的试验研究,疗程至少6个月甚至更长[29, 30]。

4. 有效性评价

CC的有效性评价指标,主要包括症状体征的VAS评分,急性发作和并发症的发生率/时间,以及中医证候评分及其有效率,胆囊的形态、功能,生活质量量表评分等。症状体征主要指右上腹疼痛、压痛和胆源性消化道症状。可采用VAS评分法,或轻、中、重度分级赋分法等。对于腹胀、恶心、腹痛的消化道症状,还可以通过水负荷试验评价,方法为要求受试者以100ml/min的速度饮用温矿泉水,直至不能耐受为止,记录每位受试者最大饮水量,并于饮水前、饮水完即时及30分钟后记录VAS评分[31]。

胆囊B超检查不仅能直观的评价胆囊形态,如胆囊壁(壁厚、毛糙、透声)、胆囊结石(大小、数量)等,还可以通过脂餐试验(常用2个油煎鸡蛋或250ml牛奶)测定胆囊功能[27]。中医证候疗效、生活质量的改善情况等,也是本病的重要评价指标。目前,有学者开展有关本病的中医证候特征、规律及其规范化的研究[32, 33],临床试验时可以参考借鉴。生活质量的评价主要采用胃肠道生活质量量表(qastrointestinal quality of life index,GIQLI)[34]。

5. 安全性评价

对于可能有溶石作用的中药,临床试验中应密切关注其导致严重并发症的风险,如继发性胆总管结石,急性胆管炎,胆源性胰腺炎,以及反复排石可能造成的胆管括约肌损伤和狭窄等,并应提前设计好急救预案。

参 考 文 献

[1] Ransohoff D F, Gracie W A, Schmittner J P, et al.Guidelines for the Treatment of Gallstones[J].ANNALS OF INTERNAL MEDICINE,1993,119(7):620-622.

[2] Shaffer E A.Epidemiology of gallbladder stone disease[J].Best Practice & Research Clinical Gastroenterology,2006,20(6):981-996.

[3] 朱丹木,陈怡,许晓红,等.合肥地区胆囊疾病的流行病学调查[J].中华普通外科杂志,2002,17(5):271-272.

[4] 中华消化杂志编辑委员会.中国慢性胆囊炎、胆囊结石内科诊疗共识意见(2014年,上海)[J].胃肠病学,2015(1):292-296.

[5] Brazzelli M, Cruickshank M, Kilonzo M, et al. Systematic review of the clinical and cost effectiveness of cholecystectomy versus observation/conservative management for uncomplicated symptomatic gallstones or cholecystitis.[J].Surgical Endoscopy,2015,29(3):637-47.DOI 10.3310/hta18550

[6] Rakesh B H, Rajendra G C.A prospective clinicopathological study of 50 cases of chronic calculous cholecystitis in the local population[J].Journal of Evolution of Medical and Dental Sciences,2013,2(35):6706-6716.

[7] Pierre-alain Clavien,John Baillie.胆道疾病的诊断与治疗(翻译版)[M].李杨,王一,译.第2版.北京:人民卫生出版社,2009.

[8] 希拉·夏洛克，詹姆斯，等.肝胆系统疾病[M].牛俊奇，张清泉，主译.第11版.天津：天津科技翻译出版有限公司，2013.
[9] 邹声泉.胆道病学[M].北京：人民卫生出版社，2010.
[10] 中华中医药学会脾胃病分会.胆囊炎中医诊疗规范专家共识意见[J].北京中医药，2012，31（12）：944-948.
[11] 全国eGFR课题协作组，Chinese eGFR Investigation Collaboration.MDRD方程在我国慢性肾脏病患者中的改良和评估[J].中华肾脏病杂志，2006，22（10）：589-595.
[12] 李伟，孔涛.中西医结合治疗慢性胆囊炎临床疗效Meta分析[J].中国中医基础医学杂志，2015（8）：977-979.
[13] 郑筱萸.中药新药临床研究指导原则（试行）[M].北京：中国医药科技出版社，2002.
[14] 黄建平，葛利达.胆囊Ⅰ号合剂治疗慢性胆囊炎临床研究[J].上海中医药杂志，2011，45（10）：46-48.
[15] 朱培庭，张静喆，王以实，等.胆宁片、胆通、熊去氧胆酸治疗慢性胆道感染、胆石病的临床疗效对照研究[J].中国中西医结合外科杂志，1995，1（4）：205-209.
[16] 高文艳，林一帆，杨国玉，等.胆石片治疗伴胆囊结石的慢性胆囊炎肝郁气滞证：随机、双盲、对照临床试验[J].中国中西医结合消化杂志，2014（12）：717-720.
[17] 中华医学会外科学分会胆道外科学组.急性胆道系统感染的诊断和治疗指南（2011版）[J].中华消化外科杂志，2011，10（1）：9-13.
[18] 中华医学会外科学分会胆道外科学组.胆囊良性疾病治疗决策的专家共识（2011版）[J].中华消化外科杂志，2011，10（1）：14-19.
[19] 肖冰，青青，智发朝.胆石症的药物治疗[J].现代消化及介入诊疗，2010，15（6）：358-362.
[20] 蒲东升.熊胆胶囊治疗慢性结石性胆囊炎肝胆气郁证的临床研究[D].湖南中医药大学，2011.
[21] 欧少福.清肝利胆排石丸治疗慢性结石性胆囊炎的临床研究[D].湖南中医药大学，2012.
[22] 程莉.柴芩清胆汤治疗肝胆湿热型慢性胆囊炎的临床研究[D].黑龙江省中医研究院，2012.
[23] 王玉峰.胆囊宁Ⅰ号胶囊治疗慢性胆囊炎肝胆湿热证的临床研究[D].黑龙江中医药大学，2009.
[24] 石华，陈文卫，周青，等.彩色多普勒超声诊断慢性非结石性胆囊炎的意义[J].世界华人消化杂志，2004，12（7）：1747.
[25] DiBaise J K.Evaluation and management of functional biliary pain in patients with an intact gallbladder[J].Expert review of gastroenterology & hepatology，2009，3（3）：305-313.
[26] 张超，苏月红，曹一鸣，等.手术治疗慢性非结石性胆囊炎的疗效的回顾性队列研究[J].肝胆外科杂志，2013，21（1）：39-42.
[27] 陈莴，胡江，师永红，等.超声检测在胆囊功能分级评估中的临床应用研究[J].中国医疗设备，2009，24（11）：122-124.
[28] Stancu M，Caruntu I D，Giusca S，et al.Hyperplasia, metaplasia, dysplasia and neoplasia lesions in chronic cholecystitis-a morphologic study[J].Rom J Morphol Embryol，2007，48（4）：335-342.
[29] Gan T，Chen J，Jin S J，et al.Chinese medicinal herbs for cholelithiasis[J].Cochrane Database of Systematic Reviews，2013，6.
[30] 戴永文.熊去氧胆酸片与消炎利胆片治疗胆石症复发临床效果观察[J].亚太传统医药，2013，9（11）：174-175.
[31] 邹多武，许国铭，苏暾，等.复方阿嗪米特治疗功能性消化不良、慢性胆囊炎、胆结石、肝硬化腹胀的疗效观察[J].中华消化杂志，2005，25（7）：421-424.
[32] 王华.慢性胆囊炎肝郁气滞证与客观指标关系的研究[D].山东中医药大学，2009.
[33] 刘敏，赵亚伟，高星亮.慢性胆囊炎中医证候研究[J].中国中医药信息杂志，2010，17（4）：22-24.
[34] Eypasch E，Williams J I，Wood-Dauphinee S，et al.Gastrointestinal Quality of Life Index：development, validation and application of a new instrument[J].British Journal of Surgery，1995，82（2）：216-222.

第十二章 骨科疾病

第一节 颈椎病

颈椎病（cervical spondylosis，CS）是颈椎椎间盘组织的病理性改变及其继发病理改变累及其周围组织结构（神经根、脊髓、椎动脉、交感神经及脊髓前中央动脉等），并出现与影像学改变相应的临床表现者[1]。本病发病率约为3.8%~17.6%，且随年龄增加而升高，并有年轻化趋势。临床可分为颈型（又称软组织型）、神经根型、脊髓型、交感型、椎动脉型和其他型（目前主要指食道压迫型），若两种以上类型同时存在，则称为"混合型"[2]。本病以颈型、神经根型最为常见，其次为椎动脉型[3]。

不同类型的CS临床表现不同，颈型主要表现为枕颈部疼痛，颈部活动受限，颈肌僵硬；神经根型主要表现为与脊神经分布区相一致的感觉、运动障碍及反射变化；脊髓型主要表现为损害平面以下的感觉减退及上运动神经元损害症状；椎动脉型常由于钩椎关节增生挤压椎动脉出现脑供血不足，表现为猝然昏倒、颈性眩晕，和其他自主神经症状；混合型颈椎病，早期常为颈型，以后发展为神经根型，或神经根型与脊髓型合并存在[4]。各型的影像学特征各有特点，因此影像学检查也是本病重要的辅助诊断之一。

颈椎病药物的治疗，以缓解局部疼痛、眩晕等症状为近期目标，以纠正异常的脊柱力学结构、恢复正常的颈椎功能为远期目标。多数病人在经过非手术治疗（中、西医药物、康复手法等）后能获得痊愈或缓解，西医治疗以消炎镇痛、扩张血管、利尿脱水、营养神经等类药物为主[5]。在各型颈椎病中，颈型预后较好，可自然痊愈，但容易反复发作；脊髓型病情最重，常发生不可逆性神经损伤，造成肢体瘫痪，致残率高。

本病属于中医的"项痹"、"项强"、"颈肩痛"、"眩晕"、"头痛"病等范畴。常见中医证候有风寒湿证、气滞血瘀证、痰湿阻络证、肝肾不足证和气血亏虚证等[6-8]。

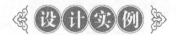

一、题目

××巴布膏治疗颈椎病（风寒阻络证）评价其有效性和安全性的区组随机、双盲双模拟、三臂设计、多中心Ⅲ期临床研究。

二、研究背景

××巴布膏属于改给药途径、改剂型品种（中药第7类），具有祛风散寒、通络止痛的功效，主要用于颈椎病、肩周炎等。计划开展在Ⅰ期、Ⅱa期、Ⅱb期临床试验基础上的Ⅲ期确证性研究。

前期研究主要包括药效学试验、急性毒性试验、长期毒性试验、皮肤过敏试验、皮肤刺激试验五部分。药效学试验证实其抗软组织损伤、抗炎、镇痛、活血化瘀作用；急性毒性、长期毒性试验均未见明显毒性反应；皮肤过敏试验结果未见豚鼠皮肤过敏反应；皮肤刺激试验结果显示，其对家兔的完整皮肤无刺激反应，对破损皮肤单次给药无刺激反应，多次给药有轻度刺激反应。

Ⅰ期临床试验结果：单次给药（每次1贴，贴敷24小时）和连续给药（每次1贴，贴敷24小时，连续7日），每日剂量不超过2贴（每贴含1.68g生药），总体来讲对人体是安全的，但在单次给药高剂量组与连续给药组（1.12g生药/贴×2贴和2.24g生药/贴×2贴）贴敷后均发现后颈部（大椎附近）皮肤刺激反应。

Ⅱa期临床试验结果：治疗后3周颈椎病疼痛的疗效等级及总有效率，试验组高于安慰剂对照组，两组差异均有显著性统计学意义。试验中，试验组出现不良事件1例，为"皮肤过敏"，具体描述为"贴药处皮肤出现红疹"，经研究者判断，与试验药物可能有关，属于药物不良反应。

Ⅱb期临床试验结果：疗后3周，试验组（××巴布膏）总有效率高于原剂型对照组（片剂），两组差异无显著性统计学意义；两组疼痛（平均疼痛）缓解时间的组间比较，试验组优于对照组，差异有统计学意义。试验中，阳性对照组出现不良事件1例，为"肝功能轻度异常"，经研究者判断，不属于药物不良反应。

三、试验目的与观察指标

（1）评价××巴布膏相对于原剂型改善以疼痛为主要临床表现的颈椎病（风寒阻络证）临床症状、体征的治疗优势。观察指标：颈肩臂平均疼痛视觉模拟评分（visual analog scale/score，VAS）及分级疗效；颈肩臂最痛VAS评分及分级疗效；平均疼痛缓解时间；中医证候疗效等。

（2）观察××巴布膏临床应用的安全性。观察指标：局部皮肤刺激反应，一般体检项目，血尿便常规、心电图和肝肾功能等实验室指标、不良反应发生率。

四、试验总体设计

采用分层区组随机、双盲双模拟、三臂平行对照、多中心Ⅲ期临床试验设计。

（1）随机：采用分层区组随机化方法，以中心为分层因素。运用SAS统计软件，按×个中心的病例分配数及随机比例，生成随机数字分组表。

（2）盲法：采用双盲、双模拟的方法。

（3）三臂平行对照：试验药与原剂型对照，原剂型与安慰剂对照。

（4）样本量：根据Ⅱa期与Ⅱb期临床试验结果，样本量计算采用优效设计公式，设单侧$\alpha=0.025$，$\beta=0.2$，优效界值=0，试验组：原剂型：对照组=3∶1∶1，则试验组需183例，原剂型对照组61例。同时考虑不超过20%的未完成率，最终试验组计划纳入228例、原剂型对照组计划纳入76例,安慰剂对照组计划纳入76例,共纳入380例受试者。

(5)多中心:本试验在×家医院同期进行。

五、诊断标准

1. 颈椎病西医诊断标准

参照中国康复医学会颈椎病专业委员会颁布《中国颈椎病诊治与康复指南》(2010)[2]制定。

(1)颈型:具有典型的落枕史及以颈部疼痛、活动受限为主的症状体征;影像学检查可正常或仅有生理曲度改变或轻度椎间隙狭窄,少有骨赘形成。

(2)神经根型:具有根性分布的症状(麻木、疼痛)和体征;椎间孔挤压试验或/和臂丛牵拉试验阳性;影像学所见与临床表现基本相符合;排除颈椎外病变(胸廓出口综合征、网球肘、腕管综合征、肘管综合征、肩周炎、肱二头肌长头腱鞘炎等)所致的疼痛。

(3)脊髓型:出现颈脊髓损害的临床表现;影像学显示颈椎退行性改变、颈椎管狭窄,并证实存在与临床表现相符合的颈脊髓压迫;除外进行性肌萎缩性脊髓侧索硬化症、脊髓肿瘤、脊髓损伤、继发性粘连性蛛网膜炎、多发性末梢神经炎等。

(4)交感型:诊断较难,目前尚缺乏客观的诊断指标。出现交感神经功能紊乱的临床表现、影像学显示颈椎节段性不稳定。对部分症状不典型的患者,如果行星状神经节结封闭或颈椎高位硬膜外封闭后,症状有所减轻,则有助于诊断。除外其他原因所致的眩晕:①耳源性眩晕:由于内耳出现前庭功能障碍,导致眩晕。如美尼尔氏综合征、耳内听动脉栓塞。②眼源性眩晕:屈光不正、青光眼等眼科疾患。③脑源性眩晕:因动脉粥样硬化造成椎-基底动脉供血不全、腔隙性脑梗死;脑部肿瘤;脑外伤后遗症等。④血管源性眩晕:椎动脉的V1和V3段狭窄导致椎-基底动脉供血不全;高血压病、冠心病、嗜铬细胞瘤等。⑤其他原因:糖尿病、神经官能症、过度劳累、长期睡眠不足等。

(5)椎动脉型:曾有猝倒发作、并伴有颈性眩晕;旋颈试验阳性;影像学显示节段性不稳定或钩椎关节增生;除外其他原因导致的眩晕;颈部运动试验阳性。

(6)X线检查是颈椎病诊断的一种重要检查方法。正位片可见钩椎关节变尖或横向增生、椎间隙狭窄;侧位片见颈椎顺列不佳、反曲、椎间隙狭窄、椎体前后缘骨赘形成、椎体上下缘(运动终板)骨质硬化、发育性颈椎管狭窄等。

2. 风寒阻络证中医辨证标准

参照《中医病证诊断疗效标准》(1994年)[7]和《中药新药临床研究指导原则(试行)》(2002)[6]制定。主症:① 颈肩臂疼痛;② 颈部活动不利;③ 颈项僵硬;④ 颈肩上肢麻木。次症:畏寒恶风。舌脉:① 舌质淡,苔薄白;② 脉弦或紧。具备主症①及次症,参考舌脉象,即可诊断。

六、受试者的选择

(一)纳入标准

(1)符合西医颈椎病诊断标准者;
(2)符合中医风寒阻络证辨证标准者;

（3）以颈肩臂疼痛为主要临床表现，入组前一周的平均疼痛 VAS 评分 3~8 分；
（4）年龄在 18~65 岁；
（5）知情同意并自愿签署知情同意书。

（二）排除标准

（1）具有手术指征的颈椎病，以及颈部扭伤、胸廓出口综合征、肩关节周围炎、风湿性肌纤维组织炎、肱二头肌长头腱鞘炎、网球肘、腕管综合征、肘管综合征、神经衰弱等及其他疾病所致的颈、肩、臂疼痛；
（2）合并颈椎骨折、脱位、结核、肿瘤、感染等；
（3）肝功能指标（ALT、AST、TBIL、γ-GT、AKP）>1.5ULN（upper limits of normal，ULN），肾功能指标（BUN、Cr）>ULN；合并心、脑、肝、肾和造血系统等严重疾病者；妊娠、准备妊娠或哺乳期妇女；精神病患者等；
（4）瘢痕性皮肤患者；
（5）有药贴基质、药物过敏史者，或过敏性体质（对 2 类以上物质过敏者）；
（6）最近 1 个月内参加过或正在参加其他临床试验的患者；
（7）运动员；
（8）怀疑或确有酒精、药物滥用病史，或者根据研究者的判断，不适宜入组者。

（三）受试者退出（脱落）标准

1. 研究者决定退出

（1）出现过敏反应或严重不良事件，根据医生判断应该停止试验者；
（2）试验过程中，患者发生其他疾病或出现严重并发症，不适宜继续接受试验的受试者；
（3）受试者试验用药依从性差（<80%或>120%）或自动中途换药者；
（4）各种原因的中途破盲者；
（5）严重违反纳入或排除标准，本不应随机化者；

2. 受试者自行退出

（1）无论何种原因，患者不愿意或不可能继续进行临床试验，向主管医生提出退出试验要求而中止试验者；
（2）受试者虽未明确提出退出试验，但中途失访或不再接受试验用药及检测者。

（四）中止全部试验的条件

（1）试验中发生严重安全性事件，应及时中止试验；
（2）试验中发现临床试验方案有重大失误，或者方案虽好但在实施中发生严重偏差，难以评价药物疗效，应中止试验；
（3）试验中发现药物治疗效果较差，不具备临床价值，应中止试验；
（4）申办者要求中止试验；
（5）行政主管部门撤销试验。

（五）结束全部临床试验的规定

完成计划中的最后 1 例病例随访，即标志一次临床试验的结束。

七、试验用药物及治疗方案

1. 试验用药物的名称与规格

试验药：××巴布膏，7cm×10cm，1.676g/贴；原剂型对照药：××片，基片重 0.28g/片；试验用药（××巴布膏、××片）均与其模拟剂的包装一致，性状、颜色等相同。

2. 试验用药物的包装

将试验药用药××巴布膏、××片和/或其模拟剂，按试验所需的最大数量另加约 20%的富余量装到 1 个大包装里。每个大包装含有 3 个小包装，小包装内有可供每次访视所需用量（7+1 天）药物。包装上均注明："××巴布膏Ⅲ期临床研究用药"、新药临床研究批件号、药物编号（即按"处理编码"编制的试验药物顺序号：001～380）、功能主治、生产批号、有效期、应用方法、贮存条件，以及药物提供单位等。

3. 药物的随机编盲和应急信件

（1）随机编盲：采用分层区组随机设计法。以中心为分层因素，并按 3∶1∶1 比例将 380 例受试者，随机分为试验组、原剂型对照组和安慰剂对照组。试验组 228 例，原剂型和安慰剂组均为 76 例，由×家中心共同完成。分两级设盲：一级设盲以 A 组、B 组、C 组表示，二级设盲再分别指定 A 组、B 组、C 组的组别归属。由专业统计人员会同申办单位代表（编盲者），负责用 SAS 软件产生中心编码分配随机数字、试验病例分配随机数字、处理组分配随机数字及其"中心编码分配情况"（用于指定各中心分配的处理编码范围）、"试验病例随机编码表"（即"处理编码"，一级盲底）、"处理组分配情况"（二级盲底）。申办者指定"与本次临床试验无关人员"按"试验药物包装表"进行试验用药物的分配包装。上述两级盲底，连同随机数字的初始值、区组长度等，一式两份，密封后交由临床研究负责单位和申办单位有关负责部门共同掌握。全部药物编码过程应由编盲者书写成"编盲记录"存档。

（2）应急信件的设立：本试验设立"应急信件"，每份药物与应急信件一一对应。应急信封上注明"××巴布膏Ⅲ期临床试验应急信件"字样、药物编号，以及在紧急情况下的破盲规定等。应急信件上标明药物所对应实际处理组别（试验组/阳性对照组/安慰剂对照组）的区域，由一次性易损涂层覆盖。"应急信件"内含信纸，纸上印有相应的药物编号和组别及所放置的具体药物名称，不良事件发生后拆阅时，应记录处理措施、采用的药物名称、抢救科室、主要负责人及应立即报告的单位、地址和联系电话等；"应急信件"应密封，随药物分发至各中心，研究结束后，无论破盲与否均应统一返回申办者。

破盲规定：① 当患者发生严重的不良反应；② 当患者发生严重的并发症；③ 症状恶化、必须采取紧急措施者；④ 由于疗效原因而退出的病例，不得破盲；⑤ 紧急破盲程序：紧急情况是指发生严重不良反应/事件。紧急情况下确需破盲时，由研究者请示主要研究者（或机构相关负责人），经主要研究者签字同意后可拆阅应急破盲信件，破盲后 24 小时内通知临床研究负责单位。

4. 试验用药物的管理

（1）试验用药物的保存：按照各中心"试验用药物管理制度与标准操作规程（standard

operation procedure，SOP）"，保管试验用药物，并储藏在通风、干燥、温度适宜的场所。

（2）试验用药物的分发与回收：按照各中心"试验用药物管理制度与SOP"，由机构或专业的试验用药物管理员负责药物的接收、保存、发放、回收（返还或追还）、退回/销毁，并及时填写"试验用药物发放与回收记录"等过程文件。药物的首次发放，按入选时间的先后顺序和由小到大的药物编号依次进行。住院受试者的试验用药物由专管护士凭医师开具的临床试验专用处方领取，处方上应注明临床试验名称、患者编号、药物编号、药物名称、取药数量，处方需医生签字盖章。于复诊时，由受试者本人或家属将剩余药物（或空盒）退回试验药物管理员处，并填写"试验用药物回收记录表"。全部试验结束后将剩余药物集中退回申办者，并填写"试验用药退回/销毁证明"及药物发放登记卡等相关资料交由临床试验机构归档。

5. 给药方案

（1）用法用量。试验组：××巴布膏（局部贴敷）+××片模拟剂（口服）。原剂型对照组：××巴布膏模拟剂（局部贴敷）+××片（口服）。安慰剂对照组：××巴布膏模拟剂（局部贴敷）+××片模拟剂（口服）。××巴布膏或其模拟剂：清洁皮肤后，将××巴布膏或其模拟剂分别以大椎穴和患者主诉及触诊法确定疼痛最剧烈部位为中心敷贴，每次2贴，每次敷贴15小时（±2小时），每日1次。××片或其模拟剂：口服，一次2片，一日3次。大椎穴：取穴时正坐低头，大椎穴位于颈部下端，第七颈椎棘突下凹陷处。若突起骨不太明显，让患者活动颈部，不动的骨节为第一胸椎，约与肩平齐。

（2）疗程：3周。

（3）合并治疗规定：试验期间，原则上禁止使用其他对本病证有治疗作用的中西药物和治疗方法。试验期间受试者出现疼痛剧烈难忍者（VAS>8分），可在研究者指导下给予非甾体类止痛药物双氯芬酸钠缓释片（扶他林片）治疗，并详细记录服药次数、每次剂量、起止时间、疼痛缓解情况、时间等。

6. 试验用药依从性判断

临床试验中，受试者的依从性主要是试验用药依从性，即按方案的规定用药，使受试者充分理解按时按量用药的重要性，避免自行加用其他药物或治疗方法。本试验主要采用药物计数法，必要时结合询问法，判断试验用药依从性。试验用药依从性=（已使用的试验用药量/应该使用的试验用药量）×100%。依从性80%~120%者，为良好。

八、安全性评价

1. 试验用药物可能的不良反应

本品的原剂型××片为口服剂型，含制川乌等有毒中药，长时间、超量服用，可能引起胃肠道和全身的毒副反应，临床试验中当注意观察。××巴布膏临床前比格犬长期毒性实验结果显示，本品2.16g、1.08g、0.36g生药/kg对犬心率有一定降低作用，故临床试验期间应密切关注本品对心率以及心电图的影响。对家兔破损皮肤单次给药无刺激反应，多次给药有轻度刺激反应。Ⅱa期临床试验，试验组出现不良事件1例，为"皮肤过敏"，具体描述为"贴药处皮肤出现红疹"，经研究者判断，与试验药物可能有关，属于药物不良反应。Ⅱb期临床试验，阳性对照组出现不良事件1例，为"肝功能轻度异常"，具体描述为"疗后ALT、AST、TBIL、

AKP 轻度升高，G 降低，L 升高，考虑为无症状病毒感染"，经研究者判断，与试验药物不可能有关，不属于药物不良反应。提示临床研究中需进一步密切观察本品对肝功能的影响，和对皮肤的刺激反应。

2. 安全性评价指标及观测时点

（1）局部皮肤刺激反应。随时观察。
（2）可能出现的临床不良事件（症状体征、疾病/综合征）。随时观察。
（3）生命体征：①体温；②安静时心率；③呼吸；④血压等。治疗前后检查。
（4）血常规（WBC、RBC、HGB、PLT、N、L）、尿常规；肝肾功能（ALT、AST、γ-GT、ALP、TBIL、BUN、Cr、尿 NAG 酶、eGFR）；心电图。治疗前后检测。

以临床不良事件/不良反应发生率为主要安全性评价指标。

3. 指标观测方法

（1）局部皮肤刺激反应。参照《FDA 发布经皮仿制药对皮肤刺激性和过敏性临床试验的设计及评分系统》[9]，见表 12-1-1。

表 12-1-1　局部皮肤刺激分级标准

局部皮肤刺激	评分标准	评分/级
皮肤局部刺激反应	0 分，未见刺激性； 1 分，轻微红斑，刚刚能观察到； 2 分，明显的红斑，肉眼易见，轻微水肿或轻微丘疹反应； 3 分，红斑和丘疹； 4 分，明显的水肿； 5 分，红斑、水肿和丘疹； 6 分，水泡； 7 分，强烈反应，分布范围超出测试部位	
皮肤其他反应	A，皮肤表面轻微发亮； B，皮肤表面明显发亮； C，皮肤表面发亮，伴有脱皮和皲裂； F，皮肤表面发亮，伴有裂纹； G，整个或部分粘贴部位被覆一层渗出物干膜； H，小的斑点性糜烂和/或痂	

（2）eGFR 计算，采用改良版的简化 MDRD 公式[10]。

4. 不良事件的记录和判断

在"研究病历"和 CRF 中，设置"不良事件记录表"，要求研究者如实填写不良事件的发生时间、严重程度、持续时间、采取的措施和转归。并判断不良事件与试验药物的关系。

（1）不良事件（adverse event，AE）的定义：指临床试验过程中受试者接受一种药物后出现的不良医学事件，但并不一定与治疗有因果关系。

（2）不良事件与试验药物因果关系判断：①因果判断的有关指标：开始用药时间与可疑不良反应出现时间有无合理的先后关系。可疑的不良反应是否符合该药物已知的不良反应类型。所可疑的不良反应是否可以用相关的病理状况、合并用药、现用疗法、曾用疗法来解释。停药或降低用量，可疑不良反应能否减轻或消失。再次接触同样药物后是否再次出现同样反应。②因果关系判断标准,采用卫生部药品不良反应监察中心推荐的标准(1994年版)[11]。

表12-1-2 不良反应判断标准

指标	肯定	很可能	可能	可疑	不可能
①	+	+	+	+	−
②	+	+	+	−	−
③	−	−	±	±	+
④	+	+	±	±	−
⑤	+	?	?	?	−

注:+表示肯定;−表示否定;±表示难以肯定或否定;?表示情况不明。将肯定、很可能、可能、可疑4项视为药物的不良反应。

不良事件与药物相关性的判定为研究者个体判断的结果。当主要研究者在进行临床试验总结,汇总安全性数据时,还需根据处方组成、临床前安全性研究结果、不良事件发生的频次、严重程度、趋势,对照组的不良事件发生情况等进行整体判定。

(3)不良事件记录:临床试验期间研究者发现的任何不良事件,不管是否与试验用药有关,均应记录,不良事件的记录内容包括:① 不良事件所有相关症状的描述;② 不良事件发生的时间和持续时间;③不良事件的严重程度及发作频度;④ 因不良事件所做的检查和治疗;⑤ 研究者判断不良事件是否与试验药物有关的结果与依据。

(4)不良事件处理:发生不良事件时,研究者可根据病情决定采取的措施,一般采取的方法有:① 观察,不中止试验药物;② 观察并中止试验药物,不用补救治疗;③ 中止试验药物,给予补救治疗。所有不良事件都应当追踪调查,详细记录处理经过及结果,直至受试者得到妥善解决或病情稳定,化验出现异常者应追踪至恢复正常或用药前水平。追踪到妥善解决或病情稳定,追踪方式可以根据不良事件的轻重选择住院、门诊、家访、电话、通讯等多种形式。

5. 严重不良事件的处理

(1)严重不良事件(serious adverse event,SAE)的定义:SAE指在试验用药物任何剂量下或在观察期间任何时候出现的以下不良事件:需住院治疗(因医学事件而住院者)、延长住院时间、伤残、影响工作能力、危及生命或死亡、导致先天畸形等。

(2)SAE报告:试验中如出现SAE,必须立即报告本中心主要研究者和临床试验机构,并填写"严重不良事件报告表",及时报告给申办者及批准本次临床试验的伦理委员会,并在24小时内上报CFDA药品化妆品注册管理司(中药民族药监管司)药物研究监督处和当地省级药品监督管理、卫生行政管理部门。中心主要研究者应在报告表上签名及注明日期,药物临床试验机构盖章确认。申办者应及时向各参研中心通报,并保证满足所有法律法规要求的报告程序。

(3)处理措施:当受试者发生紧急情况、需要立即处理时,试验中心的主要研究者可以决定拆阅该受试者相应编号的应急信件,实施紧急破盲。破盲结果应通知临床研究负责单位、申办者和监查员,并根据药物及所出现的症状对患者做相应的处理。研究者应在CRF中记录破盲的理由、注明日期并签字。

6. 未缓解不良事件的随访

所有在疗程结束时尚未完全缓解的不良事件（包括有临床意义的安全性检测指标异常），均应追踪观察至妥善解决或病情稳定。

九、有效性评价

1. 观察指标

（1）人口学资料、病程、病情、合并疾病及用药等。

（2）筛选及诊断指标：症状、体征、颈椎正侧位 X 线。

（3）有效性观察指标和观测时点：① 颈肩臂平均疼痛 VAS 评分及分级疗效；② 颈肩臂最痛 VAS 评分及分级疗效；③ 平均疼痛缓解时间；④ 中医证候疗效；⑤ 单项证候、体征疗效。以颈肩臂平均疼痛 VAS 分级疗效为主要指标；所有指标均于基线、治疗后每周评价。

2. 指标观测方法

（1）VAS 评分测量方法[7]。测量方法：横线的一端为 0，表示无痛；另一端为 10，表示剧痛；中间部分表示不同程度的疼痛。让病人根据自我感觉（过去一周内多数情况下和最疼时的疼痛评分）在横线上划一记号，表示疼痛的程度。

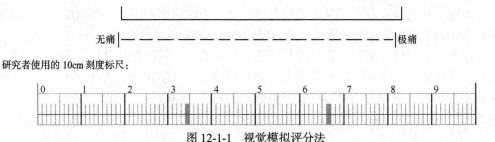

图 12-1-1　视觉模拟评分法

（2）中医证候分级量化标准，参考《中药新药临床研究指导原则（试行）》[6]和《颈椎病（神经根型）中医证候测评量表》[8]制定。

表 12-1-3　中医证候分级量化标准

序号	症状\分级	（-）	（+）	（++）	（+++）	评分
	主症	计0分	计2分	计4分	计6分	
1	颈肩臂疼痛	无	疼痛轻，能忍受，或仅劳累或天气变化时疼痛，基本不影响工作	疼痛较重，工作和休息均受到影响	疼痛严重，难以忍受，严重影响休息和工作	
2	颈部活动不利	无	颈椎活动轻度受限，基本不影响工作、生活	颈椎活动明显受限，不能正常工作、生活	颈椎强直，基本无活动	
3	颈项僵硬	无	偶有僵硬	僵硬可忍，时常发作	僵硬难忍，持续不止	
4	颈肩上肢麻木	无	偶有麻木，很快缓解	麻木间断，多在睡眠或晨起出现，能缓解	麻木持续不缓解	
-	次症	计0分	计1分	-	-	

续表

序号	症状 \ 分级	（-）	（+）	（++）	（+++）	评分
	主症	计0分	计2分	计4分	计6分	
5	畏寒恶风	无	有			
-	舌脉	计0分	计1分	不计分		-
6	舌质	舌质淡	舌质暗	其他：		
7	舌苔	苔薄白	苔白	其他：		
8	脉象	平	弦或紧	其他：		
-		证候总分（1+2+3+4+5+6+7+8项分数总和）				-
	体征					
9	颈部活动度（以颈椎活动受限最显著者为评定标准）	计0分 侧屈、前屈、后伸＞40°，侧旋＞75°	计3分 侧屈、前屈、后伸30°～40°，侧旋60°～75°	计6分 侧屈、前屈、后伸20°～29°，侧旋45°～59°	计9分 侧屈、前屈、后伸＜20°，侧旋＜45°	-
10	颈部压痛	计0分 无压痛	计1分 轻度压痛：压之述疼痛	计2分 中度压痛：压之述疼痛伴有痛苦表情（皱眉）	计3分 重度压痛：压之述疼痛伴关节退缩（躲闪）	
-		主要临床症状、体征总分（1+2+3+4+9+10项分数总和）				
	颈椎活动度数值（单位：度）	前屈	后伸	左侧屈	右侧屈	左侧旋 右侧旋

注：颈椎活动度的测量应遵循SOP。

3. 终点指标定义与疗效评价标准

（1）平均疼痛缓解时间，参照中华医学会《临床诊疗指南·疼痛学分册》（2007）[12]。① 平均疼痛缓解时间，指自初次用药以来，平均疼痛 VAS 评分较之基线下降≥1/4。② 疼痛缓解度五级评估法：0度未缓解（疼痛未减轻）；1度轻度缓解（疼痛约减轻1/4）；2度中度缓解（疼痛约减轻1/2）；3度明显缓解（疼痛约减轻3/4）；4度完全缓解（疼痛消失）。

（2）颈椎病疼痛（VAS）分级疗效评定标准，参照中华医学会《临床诊疗指南·疼痛学分册》（2007）[12]。① 临床控制：VAS 加权值≥75%。② 显效：VAS 加权值≥50%，＜75%。③ 有效：VAS 加权值≥25%，＜50%。④ 无效：VAS 加权值在25%以下。

注：① 颈椎病疼痛：指颈椎病引起的颈、肩和/或臂疼痛；② VAS 加权值计算采用尼莫地平法，基于颈椎病疼痛（每周平均疼痛、每周最痛）VAS 评分。

（3）中医证候疗效评定标准：① 临床控制：中医临床症状与异常舌脉消失或基本消失，证候计分和减少率≥95%。② 显效：中医临床症状与异常舌脉明显改善，证候计分和减少率≥70%，＜95%。③ 有效：中医临床症状与异常舌脉均有好转，证候计分和减少率≥30%，＜70%。④ 无效：中医临床症状与异常舌脉无明显改善，甚或加重，证候计分和减少率不足30%。

注：计分和减少率采用尼莫地平法。

十、试验流程

表 12-1-4　试验流程表

项目	筛选期 第1次就诊 −7天~0天	治疗期 第2次就诊 第1周±1天	第3次就诊 第2周±1天	第4次就诊 第3周±1天
筛选病例	×			
签署知情同意书	×			
人口学资料	×			
病史记录	×			
体格检查	×	×	×	×
颈椎正侧位 X 线	×			
VAS 评分	×	每日记录，每周评价		
专科检查	×	×	×	×
中医证候	×	×	×	×
尿常规	×			×
便常规+潜血	×			×
心电图	×			×
肝肾功能	×			×
发放试验药物	×			
回收试验药物				×
不良事件记录		×*	×*	×*
合并用药记录	×*	×*	×*	×*
脱落原因分析				×*
临床疗效评定				×
安全性评定		×	×	×

注：×* 发生、记录、分析。

十一、数据管理

1. 数据的采集

本试验设计专用的"研究病历"（医疗源文件），用于记录受试者第一手临床试验数据资料。"研究病历"的记录要求包括：① 研究者必须在诊治受试者同时书写"研究病历"，保证数据记录及时、完整、准确、真实。② "研究病历"做任何有证据的更正时只能画线，旁注改后的数据，由研究者签名并注明日期，不得擦除、覆盖原始记录。③ 门诊受试者的原始化验单粘贴在"研究病历"上。"研究病历"的审核程序：每一位受试者治疗与随访结束后，研究者应将"研究病历"及"患者日志卡"等交本中心主要研究者审核、签字。

2. 数据的报告

CRF 为统计源文件，由研究者填写。完成的 CRF，第一联交统计分析单位，进行数据录入工作。第一联移交后，CRF 的内容不再作修改。

3. 数据的监查

监查员的人数与访视频度必须满足临床试验的质控要求。监查员审核每份"研究病历"和 CRF,并填写"监查员审核页"。

4. 数据的录入、核查和锁定

(1)建立数据库:由数据管理与统计分析单位负责。采用 Access 数据库,进行数据录入与管理。为保证数据的准确性,应由两个数据管理员独立进行双份录入并校对。

(2)核查数据:针对专业和逻辑性错误的核查,对变量的取值范围及其之间的逻辑进行核查,如有疑问填写"疑问解答表(data requery,DRQ)",并通过监查员向研究者发出询问,研究者应尽快解答并返回,数据管理员根据研究者的回答进行数据修改,确认与录入,必要时可以再次发出 DRQ。

(3)数据的锁定:由主要研究者、机构管理人员、申办者代表、监查员、数据管理与统计人员对受试者签署知情同意书、试验过程盲态的保持和紧急破盲情况作出审核,确定病例所进入的分析数据集,且对其他重要问题作出决议后,完成"数据库盲态核查报告",锁定数据库。

5. 数据可溯源性的规定

应保存质量控制性文件,如数据一致性检查,数值范围和逻辑检查的原始记录,盲态核查时的原始记录、研究者与监查员之间交流的疑问记录等。

6. 揭盲方法

数据库锁定后,做第一次揭盲(如果实施二级揭盲),三方人员在盲底签字。揭盲后,对数据库的任何修改,需由主要研究者、申办者和数据管理与统计分析人员共同达成书面同意方可进行。

十二、统计分析

1. 数据集的定义与选择

全分析数据集(full analysis set,FAS):包括随机入组、至少用药 1 次、并至少有 1 次访视记录的全部受试者,用全分析数据集进行意向性分析(intent-to-treat,ITT)。对主要疗效评价指标的缺失值,采用最近一次观测数据结转到试验最终结果的方法(last observation carried last observation carried forward,LOCF)。符合方案数据集(Per-protocol set,PPS):包括遵守试验方案、基线变量没有缺失、主要变量可以测定、没有对试验方案有重大违反的全部受试者。安全数据集(safety set,SS):至少接受 1 次治疗,且有安全性指标记录的实际数据,退出病例不作数据结转。以 FAS、PPS 进行疗效评价,以 SS 进行安全性评价。

2. 统计方法

对定量数据,以均数、标准差、例数、最小值和最大值,或加用中位数、上四分位数(Q1)、下四分位数(Q3)、95%可信区间做描述性统计分析。各组间的分析,采用 ANOVA 检验。若考虑到基线、中心或其他因素的影响,用 ANCOVA。

对定性数据,以频数表、百分率或构成比做描述性统计分析。两组组间或组内治疗前后对比分析,用卡方检验、Fisher 精确概率法、或 Kruskal-Wallis 检验。若考虑到中心或其他因素的影响,采用 CMHX^2 检验、Logistic 回归分析。对生存数据,以中位、上四分位、下四分位生存时间及 95%可信区间,进行描述性统计分析,并作生存曲线。组间比较,采用 log-rank 检验。若考虑基线因素的影响,采用 Cox 回归分析。采用 SAS V9.3 做统计分析。除特别标注外,假设检验统一使用双侧检验,取 $\alpha=0.05$。

3. 统计分析计划

试验方案确定后,由主要研究者、统计分析人员(具有参与临床试验经验者)共同制定"统计分析计划",待试验完成后、数据库锁定前予以细化,数据库锁定后按计划进行统计分析。主要内容包括:① 描述数据集的定义及划分情况。② 基线可比性分析(人口学资料及其他基线特征)。③ 有效性分析。包括主、次要指标及非处理因素对主要指标影响的比较分析;详细定义亚组,并说明分析的指标、方法以及亚组分析结果与结论的关系;主要指标的多重性问题,应详细说明分析方法、检验水准的调整等。④ 安全性分析。包括用药程度,临床不良事件比较及其清单,SAE 和重要不良事件的个例描述与分析,理化检查指标比较分析,生命体征及其他指标的比较分析。⑤ 对于非事先规定的缺失数据可进行敏感性分析,但不能作为结论的主要依据。

十三、质量控制与保证

1. 质量控制措施

(1)参加临床试验的研究者的资格审查:必须具有临床试验的专业特长、资格和能力,经过资格审查后确定,人员要求相对固定。

(2)临床试验开始前培训:通过临床试验前培训使研究人员对于临床试验方案及其各指标具体内涵的充分理解和认识。对症状体征量化标准、颈椎活动度测量、受试者疼痛日志卡的填写等进行一致性培训。签署研究者声明,对于自觉症状的描述应当客观,切勿诱导或提示;对于所规定的客观指标,应当按方案规定的时点和方法进行检查。应注意观察不良反应或未预料到的毒副作用,并追踪观察。

(3)实验室的质控措施:① 各参试单位应提供本单位"实验室检查参考值范围",试验中如有变动,需及时补充说明。② 各参试单位实验室应按标准操作规程和质量控制程序进行检测,并配备质量控制(quality control,QC)或质量保证(quality assurance,QA)人员对试验过程或试验数据进行质量控制,保证所有试验过程均按照本中心相关 SOP 进行,保证实验数据科学、可靠、可溯源。

(4)颈椎活动度测量的 SOP。

表 12-1-5 颈椎活动度测量表

颈椎活动	测量	测量方法
屈、伸	角度测量	颈椎屈是指头部在矢状面内向前运动,伸是指头部在矢状面内向后运动
		正常值:屈 0°~45°,伸 0°~50°
	体位	坐位或立位,固定脊柱防止胸腰椎代偿
	量角器用法	轴心,外耳道中点;固定臂,与地面的垂直线;移动臂,与鼻尖连线一致。头部在矢状面向前和后运动,移动臂与固定臂所成的最大夹角即为颈椎屈、伸的角度
左、右侧屈	角度测量	颈椎的左、右侧屈是指头部在冠状面向左右倾斜的运动
		正常值:左侧屈 0°~50°,右侧屈 0°~50°
	体位	坐位或立位,固定脊柱防止胸腰椎代偿

续表

颈椎活动	测量	测量方法
左、右侧屈	量角器用法	轴心,第七颈椎棘突;固定臂,与第7颈椎棘突和第5颈椎棘突的连线一致;移动臂,与枕骨粗隆(或百会穴)和第7颈椎棘突的连线一致。头部在冠状面内向左、右倾斜运动,移动臂与固定臂所成的最大夹角即为颈椎左、右侧屈的角度
左、右旋	角度测量	颈椎的左、右旋是指头部在人体纵轴线上向左、右旋转的运动
		正常值:左旋 0°~80°,右旋 0°~80°
	体位	坐位或卧位,固定脊柱防止胸腰椎代偿
	量角器用法	轴心,头顶(或百会穴);固定臂,与通过头顶(或百会穴)的矢状轴一致;移动臂,与鼻梁和枕骨粗隆、头顶(或百会穴)的连线一致。头部在人体纵轴线上向左、右旋转运动,移动臂与固定臂所成的最大夹角即为颈椎左旋、右旋的角度

2. 质量保证措施

(1)建立多中心试验协调委员会:由申办者组织成立,临床研究负责单位主要研究者为负责人,各参研中心主要研究者为成员。协调委员会负责整个试验的实施,研究解决试验设计与实施中发现的问题。申办者负责与国家药监管理部门保持沟通与联系。

(2)由申办者任命有经验人员担任监查员,保证临床试验中受试者的权益得到保障,试验记录与报告的数据准确、完整无误,保证试验遵循已批准的方案、《药物临床试验质量管理规范》和相关法规。

十四、试验相关的伦理学要求

1. 伦理审查

(1)由研究者与申办者共同制定的"临床试验方案",必须报伦理委员会审批后方可实施。若试验方案在实施中进行修订,必须再次报请批准该试验项目的伦理委员会审批后实施。试验中,如发现涉及本试验的重要信息,而必须对"知情同意书"作书面修改,需要重新得到伦理委员会的批准,并再次取得受试者的知情同意。

(2)各试验中心约定,本试验方案及其执行文件,在试验开始前由临床研究负责单位伦理委员会负责审查方案的科学性和伦理合理性。各分中心负责审查方案在该中心实施的可行性,包括研究者的资格和经验、设备与条件等。全部参研中心必须执行统一的"试验方案",各分中心可根据实际需要自行修改"知情同意书",在得到本中心伦理委员会的批准后,方可实施。

(3)若发生严重不良事件,各中心伦理委员会应及时审查,必要时临床研究负责单位伦理委员会也应及时审查,审查结论均应通报各分中心伦理委员会和临床试验机构。

2. 风险-受益评估

(1)风险:根据本品药物组成及前期研究结果,分析认为,本试验的风险包括已知试验用药物可能引起的皮肤过敏、皮肤刺激反应等不良反应风险,和应用安慰剂对疾病治疗作用差而使病情加重的风险。

(2)受益:通过本试验,受试者和社会将可能得到的受益包括受试者的病情有可能获得改善,及本研究可能开发出一种治疗本病新的药物,使患有相似病情的其他病人受益。

(3)风险控制措施:方案入选和排除标准、用药方案、合并用药的规定、研究期间的安全性评价（包括体格检查、生命体征监测、ECG 及实验室检查等）均以风险最小化为目标而设计。

3. 受试者招募

通过网上发布信息、院内发布广告等方式，向有意向者介绍本项研究。"受试者招募布告"和研究简介需提交伦理委员会审查。

4. 受试者的医疗和保护

（1）各中心应选择临床研究经验丰富、经过相应培训的研究者，负责受试者的医疗服务，做出与临床试验相关的医疗决定。受试者参加临床试验可得到相应的免费医疗（如试验药物、理化检查、门诊挂号、额外或延长的住院、不良事件的医疗等）。

（2）在受试者自愿退出时，提供可供选择的其他治疗措施。根据可能出现的意外情况，制定相应的应急处理预案。

（3）申办者应与研究者迅速分析所发生的 SAE，采取必要的措施以保证受试者的安全和权益，并及时向药物监督管理部门报告，同时向涉及同一药物临床试验的其他研究者通报。

（4）申办者对试验相关的损害或死亡承担治疗的费用及相应的经济补偿，申办者应向研究者提供法律上和经济上的担保。由医疗事故导致者，由医疗机构承担赔偿责任。

5. 受试者隐私的保护

只有参与临床试验的研究人员和监查员才可能接触到受试者的个人医疗记录，他们在签署的"研究者声明"或"保密承诺"中将包括保密内容。伦理委员会与药品监督管理部门有权查阅临床试验记录。数据处理时将采用数据匿名的方式，省略可识别受试者个体身份的信息。受试者的医疗记录保存在有严格安全保密措施的药物临床试验机构的资料档案室。

6. 知情同意和知情同意书的签署

在筛选合格后，研究者需说明有关临床试验的详细情况，包括试验目的、试验流程、可能的受益与风险、受试者的权利与义务等，使其充分理解并有充足的时间考虑，在所提问题均得到满意答复后表示同意，并自愿签署"知情同意书"。

十五、试验结束后的医疗措施

临床试验期间，如果受试者出现不良事件或不良反应，处理后须及时随访，以保证受试者的安全。在给药周期结束后，其不良反应仍未治愈者，按有关规定，由申办方负责其治疗费用。不良反应治愈后，结束受试者与研究者的合作关系。在临床试验给药周期结束后，如果受试者完成全部疗程，疾病尚未痊愈需要治疗者，应当采用目前常规治疗药物治疗，费用由患者自负，结束受试者与研究者的合作关系。

十六、试验总结与资料保存

临床研究负责单位主要研究者负责完成"临床试验多中心总结报告"，各参研单位主要研究者完成"临床试验分中心小结表"。"多中心总结报告"完成并盖章后，分别由申办者、临床研究负责单位、参研单位存档。"分中心小结表"由申办者和各参研单位存档。"研究病历"作为原始资料由各参研单位存档。CRF 采用无碳复写三联单格式，分别由申办者、参研单位及统计单位存档。保存时间按 GCP 规定执行。

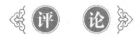

一、研究策略

治疗颈椎病的药物,可分为颈局部用药和全身系统用药,其目的均以缓解症状、改善颈椎功能为主。

局部用药剂型如巴布剂、膏剂、凝胶剂、喷雾剂、酒剂等,多可起到镇痛、抗炎消肿、缓解局部肌肉紧张、改善局部血液循环等作用,尤其是巴布膏剂具有载药量大、药物释放性能好、吸收面积小、血药浓度稳定、使用方便、可反复粘贴、透气性好、不易致皮肤过敏等特点,已成为中药制剂外用剂型的研究热点[13]。局部用药剂型较常见于以疼痛为主要表现的颈型、神经根型颈椎病的研究。

系统用药可通过改善微循环、抗炎止痛、清除自由基、改变血流动力学达到治疗目的[14],广泛适用于颈椎病的颈型、神经根型、椎动脉型等的症状改善。脊髓型以颈痛、行走困难、步态不稳为早期表现,致残率高,疾病较为严重,多考虑手术治疗,有关此分型的药物研究较少。

二、临床试验设计要点

1. 总体设计

治疗颈椎病的药物临床试验,建议采用安慰剂对照,或基础治疗(如牵引等)上的安慰剂对照。如有已上市的公认安全有效、同类可比的药物,也可采用阳性药、安慰剂对照的三臂试验设计。

由于本病的不同分型,临床表现及预后均有差异,在探索性临床试验中,可以疾病分型为分层因素进行分层随机设计,也可以设计几个独立的临床试验分别进行探索。

外用制剂如果因其剂型和载药特点、在外观和使用感觉上与模拟剂的差异,使得盲法实施困难时,可考虑采用评价者盲法或称第三方评价。

根据相关法规和国家食品药品监督管理局药品审评中心(CDE)关于改剂型研究技术指导原则[15],临床试验应与原剂型对照,并采用优效性设计。本案采用三臂试验设计,确证评价新剂型相较于原剂型的治疗优势,同时以原剂型和安慰剂的比较,检验试验本身的灵敏度[16]。此外,若含有毒性中药品种,还需进行Ⅰ期耐受性试验,并参考其试验结果合理设计。

2. 受试者的保护

如试验药的组方中含有川乌等具有止痛效果且兼有一定毒性的中药材时,可以出于保护受试者的缘故,在纳入时倾向于严格。但若仅仅要求如肝功能(ALT、AST、TBIL、γ-GT、AKP)各项指标≤1.5倍ULN,肾功能(BUN、Cr)各项指标<ULN,则可能需要更充分的依据。肝功能指标>1.5倍ULN,实际上是参考了ALT、AST的一个至少需要临床进一步判断的医学决定水平,外推至TBIL、γ-GT、AKP不一定合理。肾功能指标>ULN,对于受饮食影响较大的BUN也不合适。

3. 有效性评价

颈椎病的有效性评价，主要包括对颈椎功能和症状如疼痛、眩晕等的评价。

目前，国内外有诸多量表，可用于颈椎功能的评价。较常用的有适用于各种类型的颈椎病的颈椎功能障碍指数（neck disability index，NDI）[17-19]、颈椎病临床评价量表（clinical assessment scale for cervical spondylosis，CASCS）[20]、神经根型颈椎病证候测评量表（如Odom量表）[8,21]、椎动脉型颈椎病功能评定量表[22]、脊髓型颈椎病的功能障碍评定（japanese orthopedic association scores，JOA量表）和Nurick颈椎病脊髓功能评价系统[23,24]等，试验设计时，可以根据研究目的酌情选用。

对于颈肩部疼痛的评价，一般分为单维度和多维度两类[25]。单维度评价，便于临床操作和数据管理，应用较为广泛，缺点是仅针对疼痛强度的评价所反映的信息有限。单维度的评估工具有视觉模拟评分法（VAS）、数字评分法（numeric rating scale，NRS）、语言评分法（verbal rating scale，VRS）、面部表情疼痛量表（faces pain scale-revised，FPS-R）等。其中VAS和NRS临床最为常用。多维度评估工具有McGill疼痛问卷（McGill pain questionnaire，MPQ）、疼痛简明记录表（brief pain inventory，BPI）等，包含信息量大包括疼痛部位及范围、疼痛强度及性质、疼痛的发作和持续时间、疼痛的伴随症状等。

眩晕发作是椎动脉型颈椎病的最大特点，也称"颈性眩晕"。由于颈性眩晕的表现多为主观性症状，疗效评定难度较大。为此，国内学者参考国外有关眩晕症状评价的量表，研制了用于颈性眩晕症状评价的量表，如王楚怀的《颈性眩晕症状与功能评估量表》，包括主观症状、日常生活与工作、心理及社会适应能力，在国内应用较为广泛[26-28]。

此外，有中医学者研制了《颈椎病（神经根型）中医证候测评量表》[8,29]，用于神经根型颈椎病主要症状以及颈部压痛、颈部活动度的评价。

4. 安全性评价

局部用药巴布膏剂型的安全性评价，采用美国食品药品监督管理局（Food and Drug Administration，FDA）的"皮肤损伤评分系统"[9,30]，以观察其局部皮肤刺激反应。该评分系统应用方便，无需生理生化的测量，较为全面，能够对皮肤损伤做出准确评价。

此外，CDE发布的《中药新药临床研究一般原则》[16]要求将肾小球滤过率作为判断肾小球损伤的安全性指标，同时增加反映肾小管损伤的指标，如尿NAG酶等。

参 考 文 献

[1]《中华外科杂志》编辑部，等.第三届全国颈椎病专题座谈会纪要[J].中华外科杂志，2008，46（23）：1796-1799.
[2] 中国康复医学会颈椎病专业委员会.中国颈椎病诊治与康复指南2010版[EB/OL].[2010-10-8].http：//www.csc-carm.org/xzzq.shtml.
[3] 王冰，段义萍，张友常，等.颈椎病患病特征的流行病学研究[J].中南大学学报（医学版），2004，29（4）：472-474.
[4] 胥少汀.实用骨科学[M].第4版.北京：人民军医出版社，2012：1971-1999.
[5] Sehtt J, Huskisson EC.Graphic representation of pain[J].Pain，1976，2（2）：175-184.
[6] 郑筱萸.中药新药临床研究指导原则（试行）[M].北京：中国医药科技出版社，2002.
[7] 国家中医药管理局.中华人民共和国国家标准·中医病证诊断疗效标准[M].南京：南京大学出版社，1994.
[8] 周建伟，张凡，李春雨，等.颈椎病（神经根型）中医证候测评量表编制及信度测试[J].四川中医，2006，24（8）：31-33.
[9] 王庆利，张凤琴，赵德恒.FDA发布经皮仿制药对皮肤刺激性和过敏性临床试验的设计及评分系统[J].中国临床药理学杂志，2004，20（6）：459-461.
[10] 全国eGFR课题协作组.MDRD方程在我国慢性肾脏病患者中的改良和评估[J].中华肾脏病杂志，2006，22（10）：589-595.

[11] 高东宸, 张丽雅.药物不良反应监察指南[M].北京：中国医药科技出版社, 1996.10.
[12] 中华医学会.临床诊疗指南·疼痛学分册[M].北京：人民卫生出版社, 2007.
[13] 王瑾, 杨明, 李剑.中药巴布膏剂的研究进展及存在的问题[J].中国药业, 2009, 18（24）：15-17.
[14] 谢林, 赵乔珍.颈椎病中药内治研究进展[J].中医正骨, 2003, 15（5）：53-54.
[15] 国家食品药品监督管理总局药品审评中心.中药、天然药物改变剂型研究技术指导原则[EB/OL].[2014-03-19].http：//www.cde.org.cn/policy.do?method=policy_index
[16] 国家食品药品监督管理局药品审评中心.中药新药临床研究一般原则[EB/OL].[2015-11-3].http：//www.sda.gov.cn/WS01/CL1036/134581.html
[17] 熊键, 谢青, 鲍勇, 等.颈椎病评定量表的研究进展[J].中国康复, 2010, 25（4）：296-297.
[18] Vernon H, Mior S.The Neck Disability Index：a study of reliability and validity[J].Journal of manipulative and physiological therapeutics, 1991, 14（7）：409-415.
[19] 伍少玲, 马超, 伍时玲, 等.颈椎功能障碍指数量表的效度与信度研究[J].中国康复医学杂志, 2008, 23（7）：625-628.
[20] 张鸣生, 许伟成, 林仲民, 等.颈椎病临床评价量表的信度与效度研究[J].中华物理医学与康复杂志, 2003, 25（3）：25-28.
[21] 神经根型颈椎病诊疗规范化研究专家组.2015神经根型颈椎病诊疗规范化的专家共识[J].中华外科杂志, 2015, 53（11）：812-814.
[22] 魏毅, 梁伟雄, 蔡业峰.椎动脉型颈椎病功能评定量表的初步建立[J].中国康复医学杂志, 2003, 18（7）：26-28.
[23] 胡永成, 邱贵兴, 马信龙, 等.骨科疾病疗效评价标准[M].北京：人民卫生出版社, 2012：71-77.
[24] Azimi P, Mohammadi HR, Montazeri A.An outcome measure of functionality and pain in patients with lumbar disc herniation：a validation study of the Japanese Orthopedic Association（JOA）score[J].Journal of Orthopaedic Science, 2012, 17（4）：341-345.
[25] 袁皖, 肖水源.疼痛评估工具的临床应用[J].中国心理卫生杂志, 2013, 27（5）：331-334.
[26] Rascol O, Hain TC, Brefel C, et al.Antivertigo medications and drug-induced vertigo[J].Drugs, 1995, 50（5）：777-791.
[27] 王楚怀, 卓大宏.颈性眩晕患者症状与功能评估的初步研究[J].中国康复医学杂志, 1998, 13（6）：6-8.
[28] 张建源.颈椎病疗效评价量表信度与效度考核[D].广州中医药大学, 2011.
[29] 周建伟, 张凡, 李春雨, 王敏.颈椎病（神经根型）中医证候测评量表编制及信度测试[J].四川中医, 2006, 08：31-33.
[30] FDA.Guidance for industry Skin irritation and sensitization testing of generic transdermal drug products[EB/OL].[2000-03-02].http：//www.Fda.gov.

第二节 肩关节周围炎

肩关节周围炎，即肩周炎、"肩凝症"，是表现为肩痛及运动功能障碍的症候群，并非单一病因的疾患[1]。广义的肩周炎包括了"肩峰下滑囊炎"、"冈上肌腱炎"、"肱二头肌长头腱鞘炎"、"喙突炎"、"肩撞击综合征"等[2]。为便于诊断和治疗，"肩周炎"这个名词正逐渐被上述名词所代替[1-3]。狭义的"肩周炎"，又称"冻结肩"（frozen shoulder）、"粘连性关节囊炎"、"凝结肩"或"五十肩"。美国肩周外科医师学会将之定义为一类引起盂肱关节僵硬的粘连性关节囊炎（adhesive capsulitis），表现为肩关节周围疼痛，肩关节各个方向主动和被动活动度降低，影像学检查除骨量减少外无明显异常的疾患。Codman于1934年首次提出"冻结肩"一词来形容这种肩部疼痛与不适的症状，患者常主诉患侧卧位不能入睡，盂肱关节抬高及外旋受限，可伴不显著的放射症状[3,4]。

本病好发于40~70岁的中老年人，女性的发病率略高于男性，左右手无明显差异，大约10%的肩周炎患者在第一次发病的5年内对侧肩关节会再次罹患[4]。

根据症状的演变肩炎可分为3个期：① 疼痛期，持续2.5~9个月；② 僵硬期，持续4~12个月，此期疼痛缓解，以渐进性肩关节活动度降低为特点，肩外旋活动最明显；③ 缓解期，持续5~26个月，肩关节活动渐恢复。肩周炎有自限性的特点，未经治疗者病程为12~42个月，平均30个月。但即使病情得到最大程度的恢复，仍有约60%的病例不能完全恢复正常，患肩活动度低于对侧正常肩关节[3]。肩周炎的主要治疗目的为缓解疼痛和恢复关节活动度。疼痛期（急性期），治疗以解痉止痛为主，可口服非甾体类消炎镇痛药（nonsteriodal antiinflammatory drugs，NSAIDs）、局部痛点封闭可的松、肌肉注射及鼻腔喷雾降钙素或者局部注射麻醉剂；僵硬期（冻结期），宜在止痛条件下做适当的功能锻炼，防止关节挛缩。

本病属于中医的"肩痹"、"肩凝症"、"漏肩风"、"冻结肩"病等范畴。常见中医证候有风寒湿证、气滞血瘀证、痰湿阻络证、肝肾不足证和气血亏虚证等[5, 6]。

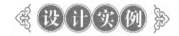

一、题目

××巴布膏治疗肩周炎（风寒阻络证）评价其有效性和安全性的区组随机、双盲双模拟、三臂设计、多中心Ⅲ期临床研究。

二、研究背景

××巴布膏按照中药新药 7 类（改剂型改给药途径）的要求研发，具有祛风散寒、通络止痛的功效，主要用于肩周炎见以上证候者。在完成Ⅰ期、Ⅱa 期、Ⅱb 期临床试验基础上，计划进行Ⅲ期临床试验。

本品前期研究主要包括药效学试验、急性毒性试验、长期毒性试验、皮肤过敏试验、皮肤刺激试验五部分。药效学试验结果显示其具有抗软组织损伤、抗炎、镇痛、活血化瘀作用。急性毒性试验结果显示，对完整皮肤和破损皮肤的家兔经皮给药无明显毒性反应。长期毒性试验结果未提示明显毒性靶器官。皮肤过敏试验结果显示未引起豚鼠皮肤的过敏反应。皮肤刺激试验结果显示对家兔的完整皮肤无刺激反应；对破损皮肤单次给药无刺激反应，多次给药有轻度刺激反应。

Ⅰ期临床试验结果显示，当一次性给药（贴敷 24 小时）或连续 7 日给药（每日贴敷一次，每次贴敷 24 小时），每日剂量不超过 2 贴（每贴含 1.68g 生药），总体来讲对人体是安全的，因此试验药的Ⅱ期临床试验剂量为每次 1.68g 生药/贴×2 贴。由于单次给药高剂量组（2.80g 生药/贴×2 贴）与两个连续给药组（1.12g 生药/贴×2 贴和 2.24g 生药/贴×2 贴）贴敷后均发现后颈部（大椎附近）皮肤刺激反应，建议Ⅱ期临床试验中注意观察药物对皮肤刺激的影响。

Ⅱa 期临床试验结果：治疗后 3 周肩关节功能疗效有效率，对照组为 19.44%、试验组为 69.44%，差异有显著性统计学意义。试验中，共出现不良事件 2 例（对照组、试验组各 1 例），分别表现为"用药处皮肤发红"、"贴处皮肤发痒"，经研究者判断，与试验药物均为可能有关，属于药物不良反应。

Ⅱb 期临床试验结果：治疗后 3 周肩关节功能疗效有效率，对照组为 52.78%，试验组为 66.67%，差异有显著性统计学意义。试验中无不良事件发生。

三、试验目的与观察指标

（1）评价××巴布膏相对于原剂型改善以疼痛为主要临床表现的肩周炎（风寒阻络证）临床症状、体征的治疗优势。观察指标：肩周平均疼痛 VAS 评分及分级疗效；肩周最疼痛 VAS 评分及分级疗效；肩关节功能评分；日常活动能力评分；中医证候疗效等。

（2）观察××巴布膏临床应用的安全性。观察指标：局部皮肤刺激反应，一般体检项目、血尿便常规、心电图和肝肾功能等实验室指标、不良反应发生率。

四、试验总体设计

采用区组随机、双盲双模拟、三臂设计、多中心Ⅲ期临床研究的方法。

（1）随机：采用分层区组随机化方法，以中心为分层因素。运用SAS统计软件，按×个中心的病例分配数及随机比例，生成随机数字分组表。

（2）盲法：采用双盲、双模拟的方法。

（3）对照：采用平行对照、三臂试验。

（4）样本量：根据Ⅱa期与Ⅱb期临床试验结果，××巴布膏试验组总有效率平均为75%，原剂型总有效率平均为58%。采用优效设计公式，设单侧 $\alpha=0.025$，$\beta=0.2$，优效界值=0，试验组：原剂型对照组=3：1，则试验组需198例，原剂型对照组66例。同时考虑不超过20%的未完成率，最终试验组计划纳入240例、原剂型对照组80例、安慰剂组80例，共400例。

（5）多中心：本试验在×家医院同期进行。

五、诊断标准

1. 西医诊断标准（肩周炎）

参照中华医学会主编《临床诊疗指南·疼痛学分册》（2007版）[1]制定。急性期：又称冻结进行期。起病急骤，疼痛剧烈，肌肉痉挛，关节活动受限。夜间疼痛加重，难以入眠。压痛范围广，X线检查无异常。慢性期：又称冻结期。此时疼痛相对缓解。由急性期肌肉痉挛造成的关节功能受限发展到关节挛缩性功能障碍。关节周围软组织呈"冻结"状态。X线检查偶可观察到肩峰，大结节骨质稀疏，囊样变。关节镜检查：关节腔内粘连，关节容积减小，腔内可见纤维条索及漂浮的碎屑。功能恢复期：炎症逐渐吸收，血液供给恢复正常，滑膜逐渐恢复滑液分泌，炎症吸收，关节腔容积逐渐恢复正常，大多数患者肩关功能能恢复正常或接近正常。肌肉萎缩需较长时间的锻炼才能恢复正常。

2. 中医辨证标准（风寒阻络证）

参照《中医病证诊断疗效标准》（1994）[5]制定。主症：① 肩关节疼痛，② 肩关节活动不利；③ 肩周僵硬。次症：畏风恶寒。舌脉：① 舌质淡，苔薄白；② 脉弦或紧。具备主症① 及次症，参考舌脉象，即可诊断。

六、受试者的选择

1. 纳入标准

（1）符合西医"肩周炎"诊断标准者；

（2）符合中医"风寒阻络证"辨证标准者；

（3）年龄在45~65岁；

（4）以肩周疼痛为主要临床表现（急性期），入组前一周的平均疼痛VAS评分3~8分；

（5）知情同意并签署了知情同意书。

2. 排除标准

（1）外伤、骨折、脱位、感染、神经病变等其他疾患所致的肩周疼痛；

（2）肝胆、心肺、乳腺等疾病所致的肩周放射痛或合并心、脑、肝、肾和造血系统等严重疾病或肝功能指标（ALT、AST、TBIL、γ-GT、AKP）＞1.5倍ULN、肾功能指标（BUN、Cr）＞ULN者；

（3）妊娠、准备妊娠或哺乳期妇女、精神病患者等；

（4）瘢痕性皮肤患者；

（5）有药贴基质、药物过敏史者，或过敏性体质（对2类以上物质过敏者）；

（6）最近1个月内参加过或正在参加其他临床试验的患者；

（7）双侧发病的肩周炎患者；

（8）运动员；

（9）怀疑或确有酒精、药物滥用病史，或者根据研究者的判断，不适宜入组者。

3. 受试者退出（脱落）标准（参照本章第一节）

4. 中止全部试验的条件（参照本章第一节）

5. 结束全部临床试验的规定（参照本章第一节）

七、试验用药物及治疗方案

1. 试验用药物的名称与规格

试验药：××巴布膏，7cm×10cm，1.676g/贴；原剂型对照药：××片，基片重0.28g/片；试验用药（××巴布膏、××片）均与其模拟剂的包装一致，性状、颜色等相同。由申办者提供，并符合质量要求。

2. 试验用药物的包装（参照本章第一节）

3. 药物的随机编盲和应急信件（参照本章第一节）

4. 试验用药物的管理（参照本章第一节）

5. 给药方案

（1）用法用量。试验组：××巴布膏（局部贴敷）+原剂型模拟剂（口服）。原剂型对照组：××巴布膏模拟剂（局部贴敷）+原剂型（口服）。安慰剂对照组：××巴布膏模拟剂（局部贴敷）+原剂型模拟剂（口服）。××巴布膏或其模拟剂：清洁皮肤后，取2贴分别以喙突和肩髎穴为中心敷贴，每次敷贴15小时（±2小时），每日1次。原剂型或其模拟剂：口服，1次2片，1日3次。喙突：喙突是锁骨下方外侧靠肩关节处的一个骨性突起，位于皮下，轻触可得。肩髎穴：在肩部，肩髃后方，当臂外展时，于肩峰后下方呈现凹陷处。

（2）基础治疗：受试者均给予肩关节功能锻炼。肩关节功能锻炼方法：①爬墙运动：面对墙壁，患臂前举，手指触墙，反复多次向上移动。②外展外旋肩关节：患臂外展外绕环，从小到大，正反向交替。③内收（后伸）内旋肩关节：右手握左臂，左手握右臂，利用健侧手部力量牵拉患侧肩部。④上述动作完成后，双肩轻松抖动并甩动双肩，同时健手按摩患侧肩部。

⑤每日早、中、晚主动锻炼3次，20~30分钟/次。

（3）疗程：3周。

（4）合并治疗规定：试验期间，原则上禁止使用其他对本病证有治疗作用的中西药物和治疗方法。试验期间受试者出现疼痛剧烈难忍者（VAS>8分），可在研究者指导下给予非甾体类止痛药物双氯芬酸钠缓释片（扶他林片）治疗，并详细记录服药次数、每次剂量、起止时间、疼痛缓解情况、时间等。

6. 试验用药依从性判断（参照本章第一节）

八、安全性评价

1. 试验用药物可能的不良反应

本品的原剂型为口服剂型，含毒性中药材，长时间、超量服用，可能引起胃肠道和全身的毒副反应，临床试验中当注意观察。

比格犬长期毒性实验结果：本品2.16g、1.08g、0.36g生药/kg剂量对犬心率有一定降低作用，故临床试验期间应密切关注本品对心率以及心电图的影响。对家兔破损皮肤单次给药无刺激反应，多次给药有轻度刺激反应。

Ⅱa期临床试验：试验组出现不良事件1例，为"皮肤过敏"，具体描述为"贴药处皮肤出现红疹"，经研究者判断，与试验药物可能有关，属于药物不良反应。Ⅱb期临床试验：未见不良事件。提示临床研究中需密切观察本品对皮肤的刺激反应。

2. 安全性评价指标及观测时点[7-9]

（1）局部皮肤刺激反应。随时观察。

（2）可能出现的临床不良事件（症状体征、疾病/综合征）。随时观察。

（3）生命体征：① 体温；② 安静时心率；③ 呼吸；④ 血压等。治疗前后检查。

（4）血常规（WBC、RBC、HGB、PLT、N、L）、尿常规（LEU、BLD、PRO、BIL、尿GLU）；肝肾功能（ALT、AST、γ-GT、ALP、TBIL、BUN、Cr、尿NAG酶、eGFR）；心电图。治疗前后检测。

以不良事件/不良反应发生率为主要安全性评价指标。

3~6（参照本章第一节）

九、有效性评价

1. 观测指标

（1）人口学资料、病程、病情、合并疾病及用药等。

（2）筛选及诊断指标：症状、体征、肩关节X线正位检查。

（3）有效性指标：① 肩周平均疼痛VAS评分及分级疗效；② 肩周最痛VAS评分及分级疗效；③ 平均疼痛缓解时间；④ 中医证候疗效；⑤ 单项证候疗效；⑥ 肩关节功能评分；⑦ 日常活动能力评分；⑧ 合并使用止痛药物次数。

注：① 以肩周平均疼痛VAS分级疗效为主要指标；② 所有指标均于基线、治疗后每周评价。

2. 指标检测方法

（1）VAS评分测量方法（参照本章第一节）

（2）中医证候分级量化标准，参考《中药新药临床研究指导原则（试行）》制定[10]。

表12-2-1　中医证候分级量化标准

症状 \ 分级	（-）	（+）	（++）	（+++）
主症	计0分	计2分	计4分	计6分
肩关节疼痛	无	疼痛轻，能忍受，或仅劳累或天气变化时疼痛，基本不影响工作	疼痛较重，工作和休息均受到影响	疼痛严重，难以忍受，严重影响休息和工作
肩关节活动不利	无	肩关节活动轻度受限，基本不影响工作、生活	肩关节活动明显受限，不能正常工作、生活	肩关节活动严重受限，患肢不能进行吃饭、穿衣等基本生活
肩周僵硬	无	偶有僵硬	僵硬可忍，时常发作	僵硬难忍，持续不止
次症	计0分	计1分		-
畏风恶寒	无	有		-
舌脉	计0分	计1分	不计分	
舌质	舌质淡	舌质暗	其他：_____	
舌苔	苔薄白	苔白	其他：_____	
脉象	平	弦或紧	其他：_____	

（3）肩关节功能与日常活动能力评分标准，参照肩关节功能评价量表[11]。

表12-2-2　肩关节功能与日常活动能力评分标准

项目		评分标准						
肩关节活动范围	-	6	5	4	3	2	1	0
（25分）	前屈	>150	149~120	119~90	-	89~60	59~30	<30
	外展	>150	149~120	119~90	-	89~60	59~30	<30
	外旋	-	>60	-	59~40	39~20	19~10	<10
	内旋	-	>60	-	59~40	39~20	19~10	<10
	后伸	-	-	-	>45	44~30	29~15	<15
日常生活活动能力	-	容易完成		勉强、疼痛、困难		无法完成		
（35分）	穿上衣	5		3		0		
	梳头	5		3		0		
	翻衣领	5		3		0		
	系围裙	5		3		0		
	使用手纸	5		3		0		
	擦对侧腋窝	5		3		0		
	系腰带	5		3		0		

3. 终点指标定义与疗效评价标准

（1）平均疼痛缓解时间，参照中华医学会《临床诊疗指南·疼痛学分册》（2007）[1]。平均疼痛缓解时间，指自初次用药以来，平均疼痛VAS评分较之基线下降≥1/4。疼痛缓解度的五级评估法：0 度未缓解（疼痛未减轻）；1 度轻度缓解（疼痛约减轻 1/4）；2 度中度缓解（疼痛约减轻 1/2）；3 度明显缓解（疼痛约减轻 3/4）；4 度完全缓解（疼痛消失）。

（2）肩周疼痛（VAS）分级疗效评定标准，参照中华医学会《临床诊疗指南·疼痛学分册》（2007 年）[1]。① 临床控制：VAS 加权值≥75%。② 显效：VAS 加权值≥50%，<75%。③ 有效：VAS 加权值≥25%，<50%。④ 无效：VAS 加权值在 25%以下。

注：① 肩周炎疼痛指肩周炎引起的肩关节周围疼痛；② VAS 加权值计算采用尼莫地平法，基于肩周疼痛（每周平均疼痛、每周最痛）VAS 评分。

（3）中医证候疗效评定标准：① 临床控制：中医临床症状与异常舌脉消失或基本消失，证候计分和减少率≥95%。② 显效：中医临床症状与异常舌脉明显改善，证候计分和减少率≥70%，<95%。③ 有效：中医临床症状与异常舌脉均有好转，证候计分和减少率≥30%，<70%。④ 无效：中医临床症状与异常舌脉无明显改善，甚或加重，证候计分和减少率不足 30%。

（4）单项症状、体征疗效评定标准：① 消失：评分为 0。② 好转：评分较基线下降，但不为 0。③ 无效：评分较基线无变化或加重。

注：基线及疗后各访视点均未诉该项症状、体征者不评价该项疗效。

十、试验流程

表 12-2-3　试验流程表

项目	筛选期 第 1 次就诊 −7 天～0 天	治疗期 第 2 次就诊 第1周±1天	治疗期 第 3 次就诊 第2周±1天	治疗期 第 4 次就诊 第3周±1天
筛选病例	×			
签署知情同意书	×			
人口学资料	×			
病史记录	×			
体格检查	×	×	×	×
VAS 评分	×	每日记录，每周评价		
肩关节功能	×	×	×	×
中医证候	×	×	×	×
X 线检查	×*			
血常规	×			×
尿常规	×			×
便常规+潜血	×			×
心电图	×			×
肝功能	×			×
肾功能	×			×
发放试验药物	×			
回收试验药物				×
不良事件记录		×*	×*	×*
合并用药记录	×	×*	×*	×*
脱落原因分析				×*

续表

项目	筛选期	治疗期		
	第1次就诊	第2次就诊	第3次就诊	第4次就诊
	−7天~0天	第1周±1天	第2周±1天	第3周±1天
临床疗效评定				×
安全性评定		×	×	×

注：①X线检查*，若患者于入组前一个月之内已做过此检查，可参照其结果即可。②×*，发生，记录、分析。

十一、数据管理（参照本章第一节）

十二、统计分析（参照本章第一节）

十三、试验质量控制与保证

1. 质量控制措施

（1）、（3）参照本章第一节。

（2）临床试验开始前培训：通过临床试验前培训使研究人员对于临床试验方案及其各指标具体内涵的充分理解和认识。对症状体征量化标准、肩关节功能和日常活动能力评分表、患者VAS评分记录、受试者疼痛日志卡的填写等进行一致性培训。签署研究者声明，对于自觉症状的描述应当客观，切勿诱导或提示；对于所规定的客观指标，应当按方案规定的时点和方法进行检查。应注意观察不良反应或未预料到的毒副作用，并追踪观察。

2. 质量保证措施（参照本章第一节）

十四、试验相关的伦理学要求

1. 参照本章第一节。

2. 风险−受益评估

（1）~（2）参照本章第一节。

（3）风险控制措施：方案入选和排除标准、用药方案、研究期间的安全性评价（包括体格检查、生命体征监测、ECG及实验室检查等）均以风险最小化为目标而设计。本试验采取以下措施进行风险控制：① 规定治疗前1周的平均疼痛VAS评分3~8分者方可入组，限定入选时的肝肾功能并排除妊娠、准备妊娠或哺乳期妇女和药贴基质、药物过敏史者。② 所有患者均给予肩关节功能锻炼的基础治疗。③ 允许患者疼痛剧烈难忍时合并使用止痛药物。

3~6（参照本章第一节）

十五、方案的修改（参照本章第一节）

十六、试验结束后的医疗措施（参照本章第一节）

十七、试验总结与资料保存（参照本章第一节）

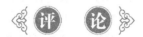

一、研究策略

本病的药物研究，均以缓解疼痛、改善肩关节功能为主要目的。临床试验多采用安慰剂平行对照设计，或阳性药/安慰剂对照的三臂试验设计。

二、临床试验设计要点

1. 适应证的选择

目前，肩周炎名词已逐渐被细分为"冻结肩"、"肩峰下滑囊炎"、"冈上肌腱炎"等具体定位疾病。国内外多采用"冻结肩"或"粘连性关节囊炎"代替"肩周炎"。冻结肩，主要指肩关节周围软组织病变引起的肩关节疼痛和活动障碍[12]，病史隐匿性起病，夜间痛明显，常影响睡眠。体格检查表现为肩关节主动活动和被动活动均受限，受限方向主要是外旋＞外展＞内旋[13]。而"肩峰下滑囊炎"、"冈上肌腱炎"、"肩撞击综合征"、"肩袖断裂"等疾病多由外伤、神经病变等引起，且多表现为主动活动受限，主要影响外展、外旋、后伸等功能，有一定的疼痛弧，如果治疗不及时多会发展为冻结肩[2]。冻结肩是具有特征性临床表现和明确预后的自限性疾病。

广义肩周炎所含病种，几乎均以疼痛为主要临床表现。以缓解疼痛症状为主的中药品种的临床试验，也可以纳入全部的广义肩周炎患者。由于各病种的临床特点存在差异，必要时可以考虑对不同病种进行分层随机设计，以保证组间均衡。上市后再评价（包括Ⅳ期临床试验）设计时，则可以考虑针对广义的肩周炎所涵盖的疾病。

2. 有效性评价

本病的有效性评价主要针对疼痛、肩关节功能、日常活动能力等。

对于肩周疼痛的评价，可采用 VAS 评分法，也可采用疼痛测评量表。VAS 评分法国际公认、应用广泛，能直观反应疼痛程度，操作简单，易于掌握，尤其适用于多时点评价、时序类指标评价。缺点是只评价程度、不评价频度，也缺乏病种特异性。McGill 疼痛问卷（McGill pain questionnaire，MPQ）[14]、疼痛简明记录表（brief pain inventory，BPI）[15]，均为常用的疼痛综合性评价量表。MPQ 侧重于疼痛的感觉和情绪，BPI 则偏重于疼痛时间特征的评估，两者常配合使用。

对本病肩关节功能的评价，最常用的是关节活动度（range of motion，ROM）的测量，将前屈、外展、后伸、内旋、外旋五个动作分别进行测量或分级评价，此法虽然直观但准确性难以把握，尤其是前屈与外展常为肩胛-胸壁活动所代偿。因此，国内外研究较多采用综合了疼痛、ROM 和日常生活活动（activities of daily living，ADL）的评价量表[6, 15-19]。国内最早的肩周炎专用量表是李海燕等研制的《肩关节功能评价量表》，涵盖了肩关节功能的各个方面，较为全面，能客观地反映肩关节功能状况，总分愈高功能愈好。目前，已有研究采用了该量表用于肩周炎的疗效评定,但该量表对肩关节活动范围划分过细,临床操作较为繁琐[6, 15-18]。杨树萱的《肩周炎康复体疗功能评定方案》,将肩关节活动功能指标分为内旋、外旋、摸耳、摸背4个指标,较为简便,也易于医患双方理解和接受,有利于观察病情变化及进行疗效评定,目前也有研究采用过此方案[16, 19, 20]。另外,上海市肩周炎临床优势专病建设中心研制的《肩关节周围炎疗效评定量表》,也是一种较为实用疗效评定工具[21]。临床试验时可酌情选择。

此外,用于肩关节功能的评价工具可分为全身评价的健康测定系统(health global system)、全肩功能评分系统(global shoulder system)和特殊疾病评价系统(disease special system)。前两种评分系统也可适用于本病的临床试验。常用的全身评价系统有36条简短医疗结果调查问卷(36-item short form of medical outcome study questionnaire,SF-36)和诺丁汉健康描述表(Nottingham health profile,NHP)。常用的全肩功能评分系统包括患者问卷和医生使用症状、体征与功能综合评估系统。前者主要为简明肩功能测试(simple shoulder test,SST)、肩关节病情指数(shoulder severity index,SSI)和L'Insalata肩关节问卷等;后者应用较为广泛的为Constant-Murley肩关节评分系统(CMS)、美国肩与肘协会评分系统(American Shoulder and ElbowSurgeons'Form,ASES)等[22-24]。

3. 安全性评价

局部用药的安全性评价,采用FDA的"皮肤损伤评分系统"[8, 9],以观察其局部皮肤刺激反应。CDE发布的《中药新药临床研究一般原则(试行)》[10]要求将肾小球滤过率(GFR)作为判断肾小球损伤的安全性指标,同时增加反映肾小管损伤的指标,如尿NAG酶等。

参 考 文 献

[1] 中华医学会.临床诊疗指南·疼痛学分册[M].北京:人民军医出版社,2007.1:111.

[2] 胥少汀,葛宝丰,徐印坎.实用骨科学[M].第4版.北京:人民军医出版社,2012:1915.

[3] 陈疾忤,陈世益.肩周炎研究进展[J].国外医学(骨科学分册),2005,26(2):94-96.

[4] Bunker T D, Anthony P P.The pathology of frozen shoulder.A Dupuytren-like disease[J].Journal of Bone & Joint Surgery, British Volume, 1995, 77(5):677-683.

[5] 国家中医药管理局.中华人民共和国国家标准·中医病证诊断疗效标准[M].南京:南京大学出版社,1994.

[6] 国家食品药品监督管理局药品审评中心.中药新药临床研究一般原则[EB/OL].[2015-11-3].http://www.sda.gov.cn/WS01/CL1036/134581.html

[7] 全国eGFR课题协作组.MDRD方程在我国慢性肾脏病患者中的改良和评估[J].中华肾脏病杂志,2006,22(10):589-595.

[8] 王庆利,张凤琴,赵德恒.FDA发布经皮仿制药对皮肤刺激性和过敏性临床试验的设计及评分系统[J].中国临床药理学杂志,2004,20(6):459-461.

[9] FDA.Guidance for industry:Skin irritation and sensitization testing of generic transdermal drug products[J/OL].[2000-03-02].http://www.Fda.gov.

[10] 郑筱萸.中药新药临床研究指导原则(试行)[M].北京:中国医药科技出版社,2002.

[11] 李海燕,靳兵,吴辉.肩关节功能评价量表及可靠性研究[J].中国康复医学杂志,1993,8(5):223.

[12] 李承球,赵汉源,孙贤敏,等.肩周炎诊断和治疗的探讨(附210例临床分析)[J].颈腰痛杂志,1989,10(1):2-5.

[13] 李福锁,禹智波,宋娜,等.冻结肩影像学研究进展[J].局解手术学杂志,2014,23(3):302-304.

[14] Grafton KV, Foster NE, Wright CC.Test-retest reliability of the Short-Form McGill Pain Questionnaire assessment of intraclass correlation coefficients and limits of agreement in parents with osteoarthritis[J].ClinJPain, 2005, 21(1):73-82.

[15] Holen JC, Hjermstad MJ, Loge JH, et al.Pain assessment tools:Is the content appropriate for use in palliative care?[J].J Pain Symptom Manage, 2006, 32(6):567-80.

[16] 胡幼平,刁骧,杨运宽.肩周炎临床疗效评定方法概况[J].江西中医药,2007,38(9):63-66.

[17] 刘怀萍,工忱,许顺发.不同治疗方法改善肩关节周围炎患者疼痛及关节活动障碍效果比较分析[J].中国临床康复,2004,8(20):2946-2947.
[18] 刘剑,方玲,许伟东,等.关节松动术治疗肩周炎的综合评定[J].安徽医学,2004,25(3):229-230.
[19] 杨树萱.肩周炎康复体疗功能评定方案[J].中国康复医学杂志,1993,8(1):8-10.
[20] 尹锦绣,成巍,郑惠鸣,等.肩关节封闭术结合松解手法治疗肩关节周围炎[J].中医正骨,2004,16(6):12-14.
[21] 程少丹,张天伟,陆念祖,等.肩关节周围炎疗效评定量表的设计及临床应用[J].中国中医骨伤科杂志,2010,18(1):23-25.
[22] 蒋协远,王大伟.骨科临床疗效评价标准[M].北京:人民卫生出版社.2005:63-65.
[23] 王伟,毕大卫.肩关节功能评分的研究现状[J].浙江中西医结合杂志,2010,20(5):323-325+327.
[24] 胡永成,邱贵兴,马信龙,等.骨科疾病疗效评价标准[M].北京:人民卫生出版社.2012:7-12.

第三节 急性软组织损伤

软组织损伤是人体运动系统、皮肤及皮肤以下、骨骼之外的肌肉、韧带、筋膜、肌腱、滑膜、脂肪、关节囊等组织以及周围神经、血管的不同情况的损伤[1]。皮肤尚保持完整者,称为闭合性损伤。按受伤时间可分为急性和慢性软组织损伤。急性损伤主要是暴力损伤所致,包括扭伤、挫伤、牵拉伤等,前者以关节及关节周围损伤为主,后两者主要以皮肤、皮下或深部组织损伤为主(筋膜、肌肉、肌腱),重者可伤及血管、神经,一般指伤后不超过2周的新鲜损伤[2,3]。病理分期为早、中、后期,早期为发病24~48小时内,主要是炎症反应表现,如红、肿、热、痛及功能障碍;3天~2周为中期,肉芽组织形成,表现为疼痛、肿胀和功能障碍;后期疤痕、粘连形成,痛、肿基本消失,以功能障碍为主要表现。急性软组织损伤具有自限性[3,4]。西医药物治疗以抗炎、镇痛为主,包括口服非甾类固醇、皮质醇类、外用水杨酸类、非甾体抗炎类(NSAIDs),局部注射皮质类固醇类等[1-5]。

本病相当于中医学的急性伤筋,按病因可分关节扭伤和挫伤。关节扭伤发生在颈部、肩部、肘部、膝关节、踝关节、腕关节、髋部、腰部,以肘、膝、踝关节扭伤最为常见,其治疗以理筋手法治疗为主,药物治疗为辅;挫伤可发生于任何部位,药物治疗为主,内服活血止痛,外用理气止痛、消肿退肿。常见中医证候有气滞血瘀型、血虚寒凝型等[6-8]。

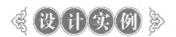

一、题目

评价××巴布膏治疗急性闭合性软组织损伤(气滞血瘀证)有效性与安全性的随机盲法、三臂平行对照、多中心Ⅲ期临床试验。

二、研究背景

××巴布膏为中药第8类制剂(改剂型),其原剂型为膏剂,处方不含有毒性药材,具有行气活血、化瘀止痛效果。本品根据原剂型标准进行研发,未改变其工艺及给药途径,仅将贴剂的原压敏胶剂改变为巴布剂,具有降低患者使用中的过敏现象、可反复使用等优点。

Ⅱ期临床试验结果表明,试验药和原剂型对照药物均能改善急性闭合性软组织损伤引起的疼痛和压痛、肿胀和关节活动障碍。试验组疼痛起效时间为1.68天±0.76天,对照组为2.60天±1.04天,试验组药物具有起效更快的趋势。两种药物具有相似的不良事件特点

（表现为局部过敏反应）。试验组揭膏药的疼痛显著低于对照药物，也符合试验药物基质的特点。

三、试验目的与观察指标

（1）以原剂型和安慰剂为对照，评价××巴布膏对急性闭合性软组织损伤（气滞血瘀证）所致疼痛、肿胀及中医证候改善作用。观察指标：疼痛起效时间、疼痛缓解时间、疼痛消失时间、肿胀消失时间、中医证候疗效、单项症状疗效等。

（2）观察××巴布膏临床应用的安全性。观察指标：不良反应发生率、局部皮肤过敏和刺激反应、生命体征、实验室检查等。

四、总体设计

采用随机盲法、平行对照、多中心临床研究的方法。

（1）随机：采用按适应证（软组织挫伤、关节扭伤）分层区组随机，试验组：原剂型对照组：安慰剂对照组=3：1：1。运用 SAS 统计软件，生成随机数字分组表。

（2）盲法：试验药物和对照药物均为局部外用药物，因其剂型和载药特点不同，在外观上和使用感觉上有明显差异，不适合采用盲法设计，故采用了开放性设计。

（3）对照：采用原剂型与安慰剂平行对照。

（4）样本含量：Ⅱ期临床试验试验组与对照组的疼痛起效时间风险比（Hazard Ratio）为 1.611（95%CI[1.263，2.057]），试验组中位起效时间为 2 天；疼痛消失时间风险比为 1.420（95%CI[1.031，1.991]），试验组中位消失时间为 11 天。取单侧 $\alpha=0.025$，$\beta=0.2$，试验组：原剂型对照组=3：1 进行样本量估算。疼痛起效时间和疼痛消失时间采用 PASS 软件 Logrank Tests（Lakatos）[Median Survival Time]模型估算样本量；疼痛下降 50%缓解率界值取 10%，采用 PASS 软件 Non-Inferiority Tests for Two Proportions[Differences]模型进行非劣效样本量估算，以疼痛起效时间进行样本量估算得试验组：原剂型对照组=152：51；以疼痛消失时间进行样本量估算得试验组：原剂型对照组=280：94。结合《药品注册管理办法》要求，考虑脱落剔除病例而增加 20%病例，则试验药：原剂型：安慰剂=360：120：120，共 600 例。

（5）多中心：在×家医院同期进行试验。

五、诊断标准

诊断标准

参考《中药新药临床研究指导原则（试行）》[7]和《中华人民共和国中医药行业标准·中医病证诊断疗效标准》[8]拟定。

（1）西医诊断标准：① 软组织挫伤：有明显的外伤史，伤后疼痛剧烈，局部迅速肿胀，肢体活动功能障碍。伤处压痛明显，可出现局部青紫瘀血斑，严重者可出现皮下血肿，波动征阳性。损伤后 2 周左右，瘀肿大部分消退或转为黄褐色，疼痛逐渐消失，功能恢复或轻度障碍。少数损伤较重的患者，恢复期较长，局部仍有肿胀或硬结，隐隐作痛，肢体活动有不同程度的受限。X 线检查：主要是排除骨折、脱位及骨病等。② 关节扭伤：a 早期：有明显扭伤史，伤后疼痛剧烈、局部出现不同程度的肿胀、瘀斑、关节活动功能障碍。b 中期：受伤 3～4 天后，肿胀开始消退，瘀斑青紫逐渐变浅色，皮肤温度高，疼痛渐减，关节活动功能仍受限。

c 后期：关节损伤 2 周以后，瘀肿大部消退，瘀斑变为黄褐色，疼痛渐消，功能大部分恢复，少数损伤严重的患者恢复期较长，局部仍有硬结，隐隐作痛，关节活动受限，迁延不愈。d X 线：主要是排除骨折、脱位及骨病等，有时对肌腱、韧带及软骨的损伤有一定的参考价值。

（2）中医辨证标准。主症：因外伤而发病，多发生于损伤早期，局部肿胀、刺痛，痛有定处，出现青紫瘀血斑（或有较大血肿），关节活动受限。次症：舌质紫暗或有瘀斑，脉弦涩。

六、受试者的选择

1. 纳入标准

（1）符合西医急性闭合性软组织损伤诊断标准；
（2）符合中医气滞血瘀证辨证标准；
（3）发病 48 小时内患者；
（4）年龄 18～65 岁之间；
（5）静态疼痛 VAS 评分≥4 分者；
（6）发病后未接受针对本病的药物治疗和其他方法治疗者；
（7）受试者自愿签署知情同意书。

2. 排除标准

（1）静态疼痛 VAS 评分≥9 分；
（2）软组织损伤部位伴有骨折者，或伴有开放性伤口或皮疹者；
（3）有 2 处或 2 处以上软组织损伤者；
（4）有躯干部位损伤需要治疗者；
（5）已知对原剂型过敏者，或对两种及两种以上药物、食物过敏史者；
（6）目前正在接受其他镇痛药进行治疗者，或正在参加其他药物临床试验的患者。试验药物第一次给药前 5 天接受皮质类固醇药物治疗者（包括全身及局部外用），或试验药物第一次给药前 3 天接受长效非甾体抗炎药治疗者；
（7）关节扭伤后，关节积液达中量以上者；
（8）肝功能（AST、ALT）、肾功能 BUN 超过参考值上限（ULN）50%，肾功能 Cr 超过 ULN 者，均不予入选；
（9）月经期、妊娠或准备妊娠、哺乳期妇女；
（10）患有其他严重疾病，研究者认为不宜入选者；
（11）根据研究者的判断，不适宜入选的其他情况。

3. 受试者退出（脱落）标准（参照本章第一节）

4. 中止全部试验的条件（参照本章第一节）

5. 结束全部临床试验的规定（参照本章第一节）

七、试验用药物及治疗方案

1. 试验用药物的名称与规格

××巴布膏及其模拟剂，规格：7cm×10cm/片；原剂型，规格：8cm×12cm/片。

2. 试验用药物的包装

将试验用药物，按试验所需的最大数量另加约 10%的富余量分装。内外包装的标签上均注明药物名称、功能主治、包装量、应用方法、贮存条件、生产厂家等信息。

包装方式分为内包装：① 小袋 1，装有试验巴布膏或其模拟剂 1 片，规格 7cm×10cm/片，供 1 次使用。② 小袋 2，装有原剂型 1 片，规格 8cm×12cm/片，供 1 次使用。外包装：① 大盒 1，装有试验巴布膏或其模拟剂 8 片。② 大盒 2，装有原剂型 8 片。

3. 药物的随机编盲和应急信件

（1）随机数字的产生：随机数字表的产生，采用按适应证（软组织挫伤、关节扭伤）分层的区组随机，试验组：原剂型对照组：安慰剂对照组=3：1：1。本试验计划入组 600 例病例，两个适应证（软组织挫伤、关节扭伤）共产生 001～600 随机号，平均分配到各中心。专业统计人员（随机者）负责用 SAS 软件产生中心编码分配随机数字、试验病例分配随机数字、处理组分配随机数字，以及"试验病例随机编码表"。上述随机表，连同随机数字的初始值、区组长度等，一式两份，密封后交由申办单位和统计单位保存。

（2）应急信件的设立，参照本章第一节。

4. 试验用药物的管理（参照本章第一节）

5. 给药方案

（1）用药方法为试验组：××巴布膏，患处外敷，1 次 1～3 片，2 天 1 次。对照组：原剂型、××巴布膏模拟剂，患处外敷，1 次 1～3 片，2 天 1 次。

注：①每次用药持续时间不少于 40 小时。②实际用量根据肿胀部位面积进行相应调整。以试验组为例，肿胀部位长径大于 10cm（或短径大于 7cm）者可使用 2 片，肿胀部位短径大于 10cm 者可使用 3 片；患者每次最大限定使用量为 3 片。

（2）疗程：8～14 天。达到临床终点即可结束研究。临床终点指静态疼痛 VAS 评分为 0，活动疼痛 VAS 评分≤2，无肿胀。

（3）注意事项：初次发生皮肤过敏，临床症状仅表现为皮肤潮红、瘙痒，可采取间断贴药，记录每日贴药的持续时间。若受试者出现明显皮疹，则应暂停药物使用，在治疗期内，皮疹消退可继续用药，记录贴药的总时间，否则按脱落病例处理。

（4）合并治疗：试验期间，不得服用/使用其他治疗急性闭合性软组织损伤的中、西药及与本病治疗相关的其他治疗。合并其他疾病必须继续服用/使用的其他药物和治疗方法，必须在合并用药表中详细记录。临床试验过程中的合并用药，应给予相应的分析和记录，尤其是在出现不良事件时的合并用药情况，应给予及时记录和报告。

6. 试验用药依从性判断（参照本章第一节）

八、安全性评价

1. 试验药物的常见不良反应

经文献检索、国家不良反应监测中心数据检索，均未见原剂型不良反应报道。Ⅱ期临床试验发现试验药与原剂型组均发现不良事件，表现局部过敏反应，Ⅲ期试验时应密切观察。

2. 安全性评价指标及观测时点[9-12]

（1）局部皮肤刺激反应。随时重点观察。

（2）可能出现的临床不良事件（症状体征、疾病/综合征）。随时观察。

（3）生命体征与体格检查（包括体温、静息心率、呼吸、血压等）。治疗前后检查。

（4）血常规（WBC、RBC、HGB、PLT、N、L）、尿常规、肝功能（AST、ALT、ALP、γ-GT、TBIL）、肾功能（BUN、Cr、尿NAG酶、eGFR）及心电图。治疗前后检测。

以不良事件发生率（特别是局部皮肤过敏、刺激反应的发生率）为主要安全性评价指标。

注：患处局部不良事件（含皮肤过敏、刺激反应），指患者在使用药物后，患处局部皮肤在膏药范围内和/或边缘出现斑疹、丘疹、瘙痒等症状，或者出现全身泛发性风团、丘疹、瘙痒等症状，可判定为皮肤过敏、刺激反应。复诊时如不良事件继续，要求保留电子照片。

3~6（参照本章第一节）

九、有效性评价

1. 观测指标与时点

（1）人口学资料、病程、病情、合并疾病及用药等。

（2）诊断指标：患处X线检查。

（3）有效性性指标：① 疼痛（静态痛与活动痛）起效时间；② 疼痛（静态痛与活动痛）消失时间；③ 疼痛缓解时间；④ 肿胀消失时间；注：上述指标，每天记录静态疼痛与活动疼痛24小时内最痛时的VAS评分及肿胀情况，评价治疗后每24小时的疼痛起效率、缓解率和疼痛、肿胀消失率。⑤ 中医证候疗效；⑥ 单项症状疗效；⑦ 静态痛与活动痛VAS评分。

注：上述指标，于7天中间访视点与治疗终点进行评价。以疼痛起效时间和疼痛消失时间为主要疗效指标。

（4）患者对药物使用的评价：① 揭药时的疼痛记录；② 对药剂使用性能的总体评价。

2. 指标观测方法

（1）患处静态疼痛、活动疼痛及患者对药物使用评价（贴药后疼痛记录、揭膏药的疼痛程度），以直观类比疼痛标度评分法（VAS）为评分标准。受试者使用的标尺长10cm，无刻度，由受试者根据自己疼痛情况，用蓝黑笔在标尺上标定某一点，对应1~10中的某个VAS分值。研究者使用的标尺有刻度，记录受试者配合划动游标所示疼痛评分或由研究者自行评定。研究者评估：每次访视，研究者评价记录患者静态痛和活动痛评分。病例入选以静态痛为准。患者评估：第1次贴敷药物前（0小时），患者分别评定记录即刻活动痛、静态痛；用药24小时后分别评定记录过去24小时活动痛、静息痛的最痛状态VAS评分，以后逐日记录（尽量在每天同一时间进行评定）。

分级标准如下：

①受试者使用的无刻度标尺：

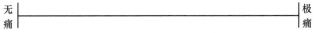

②研究者使用的10cm刻度标尺：

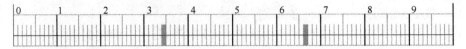

（2）中医证候分级量化标准，参照《中药新药临床研究指导原则（试行）》[7]制定。

表12-3-1 中医证候分级量化标准

主症	0分（-）	2分（+）	4分（++）	6分（+++）
患处静态疼痛	无	轻度疼痛，时作时止	疼痛可忍，时常发作	疼痛难忍，持续不止
患处活动疼痛	无	轻度疼痛，时作时止	疼痛可忍，时常发作	疼痛难忍，持续不止
肿胀（标尺法健侧对比）	无	轻度肿胀，中心高度<0.5cm	中度肿胀，中心高度约0.5~1.0cm	重度肿胀，中心高度>1cm
次症	0分（-）	1分（+）	2分（++）	3分（+++）
功能障碍	无	受伤部位功能轻度受限，可从事正常活动	受伤部位功能中度受限，生活可自理，但不能从事劳动	活动功能丧失，生活不能自理
瘀斑（分割标尺法）	无	瘀斑面积<4cm²	瘀斑面积为4~16cm²	瘀斑面积>16cm²
口干	无	口微干	口干少津	口干时常饮水
便秘	无	大便干，每日一行	大便秘结，两日一行	大便艰难，数日一行
失眠	无	睡眠时间稍减少	时见失眠	不能入睡
舌象	具体描述不计分：			
脉象	具体描述不计分：			

3. 终点指标定义与疗效评价标准

（1）疼痛起效的定义：指用药后静态疼痛的VAS评分较前下降≥1分；有活动疼痛者，其VAS评分同时较前下降≥1分。

（2）疼痛基本消失的定义：指用药后静态疼痛VAS评分为0，活动疼痛VAS评分≤2。

（3）疼痛缓解的定义：指用药后静态疼痛的VAS评分较前下降≥50%；有活动疼痛者，其VAS评分同时较前下降≥50%。

（4）肿胀消失的定义：患处无肿胀。

（5）中医证候疗效评定标准。痊愈：中医证候积分减少≥95%。显效：中医证候积分减少≥70%，<95%。有效：中医证候积分减少≥30%，<70%。无效：中医证候积分减少<30%。

注：计算公式（尼莫地平法）=[（治疗前积分-治疗后积分）÷治疗前积分]×100%。

（6）单项症状疗效。临床痊愈：症状消失，积分降至0分。显效：症状明显改善，积分降低2个等级。有效：症状有所改善，积分降低1个等级。无效：症状无改善或加重，积分未减少或有所增加。

（7）患者对药剂的总体使用印象和用药意愿。一级：对药剂的总体印象较差，不愿意再使用这种药物。二级：对药物的总体印象一般，不排斥再使用这种药物。三级：对药物的总体印象较好，愿意再使用这种药物。四级：对药物的总体印象很好，我可能会主动要求再使用这种药物。

十、试验流程

表 12-3-2　试验流程表

项目 \ 研究阶段	筛选期 −1天～0天	中间访视点 7天±1天	治疗访视结束 7天～14天	随访
基线指标				
病例筛选	×			
签署知情同意书	×			
人口学资料记录	×			
妊娠试验	×*			
X线	×			
疗效性观察				
疼痛 VAS 评分、肿胀	×	每24小时患者记录1次		
中医证候	×	×	×	
安全性观察				
一般体检项目	×	×	×	×*
血、尿、便常规	×	×	×	×*
肝、肾功能	×	×	×	×*
心电图	×	×	×	×*
其他工作				
电子照片	×		×	
发放试验药物	×			
药物回收计数		×	×	
不良事件记录		×	×	×
合并用药记录	×	×	×	
脱落原因分析		×	×	

注：×* 必要时。

十一、数据管理

（1）～（5）参照本章第一节。

（6）揭盲方法：数据库锁定后揭盲，三方人员在盲底签字。揭盲后，对数据库的任何修改，需由主要研究者、申办者和数据管理与统计分析人员共同达成书面同意方可进行。

十二、统计分析（参照本章第一节）

十三、质量控制与保证

1. 质量控制措施

（1）参照本章第一节。

（2）临床试验开始前培训：通过临床试验前培训使研究人员对于临床试验方案及其各指标具体内涵的充分理解和认识。对症状体征量化标准、患者 VAS 评分记录、受试者疼痛日志卡的填写等进行一致性培训。签署研究者声明，对于自觉症状的描述应当客观，切勿诱导或提示；对于所规定的客观指标，应当按方案规定的时点和方法进行检查。应注意观察不良反应或未预料到的毒副作用，并追踪观察。

（3）参照本章第一节。

（4）患处相片采集要求 SOP。对受试者患处的垂直轴、冠状轴、矢状轴所处平面各连续拍摄三张，取效果最好的一张。文件命名及保存方式为：① 每次访视，都需要进行患处照相工作。研究者或 CRC 在进行完照相工作后，需尽快对照片进行命名并整理，以避免忘记或者混淆而失去判定依据。② 照片文件的命名方式为：药物编号-姓名缩写-访视点-内容。例如：001 号病例欧阳丽华入组时长径的照片命名为：001-OYLH-0 天-长。128 号病例李晓明出组时短径照片命名为：128-LXMI-结束-短。③ 照片文件命名之后，放入相应药物编号的文件夹中，备存。④ 对于未能按照方案结束试验的受试者，如在脱落时能采集到照片，照片文件按照试验结束时命名。

2. 质量保证措施（参照本章第一节）

十四、试验相关的伦理学要求

1. 参照本章第一节

2. 风险–受益评估

（1）～（2）参照本章第一节。

（3）风险控制措施：方案入选和排除标准、用药方案、研究期间的安全性评价（包括体格检查、生命体征监测、ECG 及实验室检查等）均以风险最小化为目标而设计。本试验采取以下措施进行风险控制：① 规定治疗前静态 VAS 评分 4～9 分者方可入组，限定入选时的肝肾功能并排除月经期、妊娠、准备妊娠或哺乳期妇女等。② 允许患者达到试临床终点可以结束研究。③ 允许患者出现皮肤过敏症状时可与间断或暂停使用药物。

3～6（参照本章第一节）

十五、方案的修改（参照本章第一节）

十六、试验结束后的医疗措施（参照本章第一节）

十七、试验总结与资料保存（参照本章第一节）

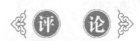

一、研究策略

治疗急性软组织损伤的中药新药，无论是系统用药还是局部用药，其治疗目标多以针对疾病为主，也可以或同时观察其即时止痛作用。另外，中药、天然药注册分类第1、5类、含有毒性药材的第6类、改变给药途径为注射剂的第7类以及进口中药、天然药等，还需要做Ⅰ期临床人体耐受性试验。

二、临床试验设计要点

1. 适应证的选择

中药新药外用制剂治疗急性软组织损伤的Ⅱ、Ⅲ期临床试验，一般以闭合性软组织损伤为目标适应证，多选择四肢部位（包括肘、膝、踝、腕关节扭伤等）。颈部、腰部急性扭伤多疼痛剧烈，压痛部位较深，且患处肿胀多不明显，不利于外用药的疗效观察；肩部涉及关节多（肩肱关节、肩锁关节、胸锁关节和肩胛胸壁关节四个关节）、且骨与骨之间连接不稳定，韧带薄弱，关节囊松弛，故创伤后易造成关节脱位、韧带损伤等[1]，也不利于临床观察，可在Ⅳ期或上市后研究时考虑纳入。其他的排除标准可能包括"伴有骨折、开放性伤口、皮疹"、"多发性损伤"、对于影响预后的"扭伤后，关节积液达到中量以上"等。

2. 试验总体设计

（1）分层随机：考虑到挫伤和关节扭伤损伤部位不同，发病及预后可能会有差别，一般应将其作为两个独立的适应证分别设计、评价。若探索性临床试验提示挫伤和关节扭伤的结论基本一致，则可以考虑在确证性临床试验时，仅仅出于均衡各适应证受试者纳入例数目的，以挫伤和扭伤作为分层因素。

（2）盲法：外用制剂的盲法实施如有困难，可考虑采用评价者盲法或称第三方评价[9]。

3. 有效性评价

急性软组织损伤最主要的特点是疼痛，疼痛的缓解能反应疾病的变化。疼痛起效的观察一般主要以静态疼痛，疼痛消失则应结合动疼痛与静态疼痛。基于VAS评分的疼痛起效时间，实际上反映了药物即时止痛作用，其定义与标准取决于临床定位和临床意义，可参考《临床诊疗指南·疼痛学分册》的疼痛治疗效果评价标准[13]。鉴于急性软组织损伤疾病具有自限性特点，有效性评价也可设置疾病痊愈的标准，考察其缩短病程作用。疼痛消失时间可作为疾病痊愈的替代指标。

4. 安全性评价

局部皮肤过敏/刺激反应，通常可采用FDA的"皮肤损伤评分系统"[11, 12]，应将之归为局部不良事件范畴。安全性评价指标的选择可参考《中药新药临床研究一般原则》[9]，将肾小球滤过率等中肾功能检测指标，纳入观察。

试验药物用法及试验疗程，均有可能造成用药程度（药物暴露量）的组间不均衡。在统计分析时，应重视药物暴露程度包括依从性，用药量（贴）及用药持续时间等对安全性评价造成的影响。

参 考 文 献

[1] 吴文豹，徐光耀，饶小康.人体软组织损伤学[M].南宁：广西科学出版社，2000.
[2] 谢进，管东辉，于波.骨科软组织损伤诊疗[M].山东：科学技术出版社，2008.

[3] 马超,伍少玲.软组织疼痛治疗与康复[M].广州:广东科学技术出版社,2012.
[4] 蒋鸣福,刘景生.软组织损伤治疗学[M].北京:北京科学技术出版社,2010.
[5] 宋一同.实用软组织损伤学[M].北京:海洋出版社,2012.
[6] 王和鸣,黄桂成.全国高等中医药院校规划教材(第九版)·中医骨伤科学[M].第3版.北京:中国中医药出版社,2012.
[7] 郑筱萸.中药新药临床研究指导原则(试行)[M].北京:中国医药科技出版社,2002.
[8] 国家中医药管理局.中华人民共和国国家标准·中医病证诊断疗效标准[M].南京:南京大学出版社,1994.
[9] 国家食品药品监督管理局药品审评中心.中药新药临床研究一般原则[EB/OL].[2015-11-3].http://www.sda.gov.cn/WS01/CL1036/134581.html
[10] 全国eGFR课题协作组.MDRD方程在我国慢性肾脏病患者中的改良和评估[J].中华肾脏病杂志,2006,22(10):589-595.
[11] FDA.Guidance for industry:Skin irritation and sensitization testing of generic transdermal drug products[J/OL].[2000-03-02].http://www.Fda.gov.
[12] 王庆利,张凤琴,赵德恒.FDA发布经皮仿制药对皮肤刺激性和过敏性临床试验的设计及评分系统[J].中国临床药理学杂志,2004,20(6):459-461.
[13] 中华医学会.临床诊疗指南·疼痛学分册[M].北京:人民军医出版社,2007.1:111.

第四节 腰椎间盘突出症

腰椎间盘突出症(lumbar intervertebral disc protrusion,LIDP),又称腰椎纤维环破裂症或腰椎髓核脱出症,是因腰椎间盘发生退行性变,并在外力作用下,使纤维环破裂、髓核突出,刺激或压迫神经根而引起腰痛及下肢坐骨神经放射痛等症状为特征的腰腿痛疾患。本病发病率高,约为1%~2%,高发年龄在30~50岁,男性多于女性[1-4]。其病理分期有三个阶段,突出前期(椎间盘生理退变期)、突出中期(压迫神经根)、突出后期(继发病理改变)。病理分型包括膨隆型、突出型、脱出型、游离型、Schmorl结节及经骨突出型,其中,膨隆型属于生理性退变,可无症状;Schmorl结节及经骨突出型无神经压迫症状;脱出型、游离型需要手术治疗。根据突出位置又可分为中央型、中央旁型、外侧型(旁侧型)和极外侧型,以外侧型最为常见,表现为根性刺激及压迫症状;极外侧型最少见;中央型、中央旁型以马尾神经症状为主,常需手术治疗[3,4]。

不同病理分期、分型的临床表现、预后虽有不同,但腰痛、下肢放射痛是其典型症状,发生率高达95%,有马尾神经损害者可有大小便障碍,严重者可致截瘫[3]。有学者认为,临床症状的自然发展在发病的前2个月内明显减轻约60%,至1年时有20%~30%患者仍感腰腿痛[3,5],80%~90%的病人经过非手术治疗后可以痊愈,部分患者复发率较高[1]。本病的一般治疗为卧床休息,通常卧床3周后可带腰围起床活动,3个月内不作弯腰持物动作[3];其他的非手术治疗包括手法、牵引、腰背肌功能锻炼、硬膜下激素注射,以及应用肌肉松弛剂、止痛剂、镇静剂等[6,7]。

本病隶属于中医学的"腰痹"范畴。常见证候有气滞血瘀证、风寒湿滞证、湿热痰滞证、肝肾亏虚证等[8-13]。

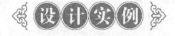

一、题目

评价××胶囊治疗腰椎间盘突出症(寒湿瘀阻证)有效性与安全性的随机盲法、多中心、上市后临床再评价研究。

二、研究背景

××胶囊为已上市品种,具有消肿止痛,疏散寒邪,温经通络的功效,应用于寒湿瘀阻经络所致的腰椎间盘突出症。

急性毒性结果:雌性大鼠口服给予本品的 LD_{50} 为 803.86mg/kg,95%可信限为 726.03~890.86mg/kg;雄性大鼠 LD_{50} 为 6.16g/kg,95%可信限为 5.67~6.69g/kg。主要中毒症状表现为:竖毛、流涎、抽搐、惊厥等,死亡大鼠尸体解剖,肉眼未见脏器明显病变。

长期毒性试验结果:将大鼠按 A 组、B 组(300mg、150mg/kg)每组 40 只大鼠,C 组、D 组(75mg、37.5mg/kg)和空白对照组,每组 30 只大鼠,雌雄各半,连续用药 6 个月,给药体积为 1ml/100g 体重。给药开始 3 周内,各给药组大鼠出现激惹反应,神经高度紧张,只要有小的刺激,即可产生直立反应。3 周后此现象消失。各给药组与对照组比较动物的活动、体重、摄食量、大便和毛发光泽等相似,未发现异常情况。A 组给药第 1 周死亡 3 只大鼠,给药全程共死亡 8 只大鼠(死亡率 20%),B 组给药第 1、2 周大鼠各死亡 1 只,全程共死亡 6 只(死亡率 15%),C 组死亡 1 只(死亡率 3.3%),D 组死亡 2 只(死亡率 6.6%),空白对照组死亡 0 只,肉眼尸检未见脏器异常。连续用药 6 个月,对大鼠的生长发育(体重增长)无毒性影响,各给药组大鼠的血象基本无明显影响。

三、试验目的与观察指标

(1)评价不同剂量的××胶囊治疗腰椎间盘突出症(寒湿瘀阻证)的止痛、功能改善作用。观察指标:VAS 评分、止痛起效时间、Oswestry 功能障碍指数问卷表(Oswestry Disability Index,ODI)及其等级疗效等。

(2)评价××胶囊临床应用的安全性。观察指标:不良事件/不良反应发生率、实验室检测指标等。

四、总体设计

采用区组随机、盲法、阳性药对照、多中心临床研究方法。

(1)随机:采用区组随机的方法,按 1∶1∶1 比例随机分为试验低剂量组(4 粒组),试验高剂量组(6 粒组)以及阳性药对照组。

(2)盲法:采用第三方评价的方法。

(3)对照:选择腰痹通胶囊为阳性对照药,主要功效为活血化瘀,祛风除湿,行气止痛,用于血瘀气滞、脉络闭阻所致腰痛,症见腰腿疼痛,痛有定处,痛处拒按,轻者俯仰不便,重者剧痛不能转侧;腰椎间盘突出症见上述症状者。选择依据:剂型相同、功能主治近似,且临床应用多年、安全有效。

(4)多中心:计划由×家中心同期完成。

(5)样本量:试验低剂量组(4 粒组)、试验高剂量组(6 粒组)及阳性药对照组各 120 例。

五、诊断标准

1. 西医诊断标准

参考《腰椎间盘突出症(第 3 版)》、《中医病证诊断疗效标准》、《中医骨伤科学》[3, 8, 9]

制定。① 腰部外伤、受寒史。② 腰痛伴有一侧或双侧下肢放射痛，腰椎活动受限。腰部活动、屈颈、咳嗽、打喷嚏等可使疼痛加重。③ 腰肌紧张、脊柱侧弯、棘突旁压痛可伴有放射痛。下肢皮肤感觉减退、肌力下降、腱反射减弱。直腿抬高及加强试验阳性。股神经牵拉试验、屈颈试验可阳性。④ 腰椎X线可显示腰椎侧弯、病变间隙狭窄。CT或MRI检查显示椎间盘突出压迫相应节段神经根。

2.中医辨证标准（寒湿瘀阻证）

参照《中华人民共和国国家标准·中医临床诊疗术语》、《中药新药临床研究指导原则（试行）》[10, 11]制定。寒湿内蕴，血行瘀滞，腰部或关节疼痛，活动受限，恶寒畏冷，得温痛减。舌脉：舌苔白滑，舌质紫暗或有瘀斑，脉沉而迟缓或脉涩。

六、受试者的选择

1. 纳入标准

（1）符合腰椎间盘突出症的诊断标准；
（2）符合寒湿瘀阻证的辨证标准；
（3）年龄18～65岁；
（4）静息痛VAS疼痛指数患者自评最疼≥3分者；
（5）受试者同意，并签署知情同意书者。

2. 排除标准

（1）静息痛VAS疼痛指数＞7分者；
（2）妊娠或准备妊娠、哺乳期妇女；
（3）过敏体质（对两种以上物质过敏）、对本药组成成分过敏或对酒精过敏者；
（4）具有严重的心脑血管病变、肺脏疾病、肝脏病变、肾脏病变、血液学病变、代谢性疾病、内分泌疾病、传染性疾病，如肝功能（ALT、AST、TBIL）、肾功能BUN超过ULN 50%，肾功能Cr超过ULN者；
（5）癫痫患者或采用其他抗风湿治疗，合并高血压170/100mmHg（23/13kPa）者；
（6）已接受相关针对性治疗者；
（7）研究者认为不宜入选者。

3. 受试者退出（脱落）标准（参照本章第一节）

4. 中止全部试验的条件（参照本章第一节）

5. 结束全部临床试验的规定（参照本章第一节）

七、试验用药物及治疗方案

1. 试验用药的名称与规格

试验药物：××胶囊，0.3g/粒；对照药物：××胶囊，0.42g/粒。

2. 药物包装

试验药与对照药分别包装在外观一致的大、小药盒内，每个小药盒装有供 2 周使用、并有一定富余量的试验用药物。每个大药盒内含两个小药盒。

3. 药物的随机编盲

由专业统计人员负责用 SAS 软件产生中心编码分配随机数字、试验病例分配随机数字、处理组分配随机数字，及其"中心编码分配情况"（用于指定各中心分配的处理编码范围）、"试验病例随机编码表"。申办者指定"与本次临床试验无关人员"按"试验药物包装表"进行药物（试验药与对照药）的分配包装。上述两级盲底，连同随机数字的初始值、区组长度等，一式两份，密封后交由申办单位分两处妥善保存。全部药物编码过程应由编盲者书写成"编盲记录"存档。

4. 试验用药物的管理（参照本章第一节）

5. 给药方案

（1）用法用量。低剂量组：××胶囊，1 次 4 粒，1 日 1 次。睡前半小时服，黄酒兑少量温开水送服。高剂量组：××胶囊，1 次 6 粒，1 日 1 次。睡前半小时服，黄酒兑少量温开水送服。对照组：腰痹通胶囊，1 次 3 粒，1 日 3 次，宜饭后服用。

（2）疗程：4 周，安排 0 天、2 周、4 周末共 3 个访视点。受试者每日记录静息痛与活动痛的 VAS 评分。

（3）合并用药：试验期间，疼痛剧烈难忍者，给予对乙酰氨基酚对症治疗，不得使用其他治疗腰椎间盘突出症（寒湿瘀阻证）的中西药物和治疗方法。合并其他疾病必须继续服用的其他药物和治疗方法，必须将合并用药或合并治疗的名称，剂量，使用时间等相关信息按要求详细记录于 CRF 中。

6. 试验用药依从性判断（参照本章第一节）

八、安全性评价

1. 试验用药物的不良反应

本品为上市后药物，于 2012 年 5 月查询国家食品药品监督管理局不良反应检测中心，检索到其不良反应报道有① 皮肤及其附件损害，出现红色斑丘疹、瘙痒、面部、手、脚及躯体红肿、伴有皮下出血点、严重者可出现大疱表皮松解坏死型药疹；② 全身性损害，发热、胸闷、过敏性休克；③ 心血管系统损害，心律失常、心悸、血压升高；④ 消化系统损害，恶心、呕吐、腹痛、腹胀、腹泻；⑤ 中枢神经系统损害，头痛、头晕、麻木、烦躁、谵妄、抽搐、无力；⑥ 泌尿系统损害，尿急、尿频；⑦ 其他：味觉减退，牙龈出血。

检索文献发现：① 患者口服本品 1 粒，2 次/天，8 天后引起大疱性表皮松解坏死型药疹，经治疗后好转。② 患者口服本品 5 粒后 15 分钟突然感到全身瘙痒、头晕、周身乏力、胸闷、气促，20 余分钟后出现意识丧失、尿失禁。③ 患者口服本品 4 粒，约在服药 30 分钟和 50 分钟后出现面色发红、继而心悸、胸闷难忍、极度烦躁等症状，停药后恢复正常。④ 患者口服本品后导致血压升高，停药后恢复正常。⑤ 患者口服本品后出现脸部红肿，紧接着手、脚及躯体出现红肿,且有出血小点密布,皮肤瘙痒明显,触之有灼痛感,临床诊断为固定性药疹,经治疗后好转。⑥ 患者口服本品 1 个月后导致肝损害。⑦ 患者口服本品 14 天后导致肝损害。

2. 观察指标及观测时点

(1) 皮肤局部刺激反应。随时观察。

(2) 可能出现的临床不良事件。随时观察。

(3) 生命体征与体格检查(包括体温、静息心率、呼吸、血压等)。用药前后检查。

(4) 血常规(RBC、WBC、HGB、PLT)、尿常规(BLD、LRU、GLU、PRO)、肝功能(ALT、AST、TBIL)、肾功能(BUN、Cr)、大便常规、常规 12 导联心电图。用药前后检测。

3~4(参照本章第一节)

5. 药品新的、严重不良反应的处理

(1) 定义:① 严重的药品不良反应,是指因使用药品引起以下损害情形之一的反应:导致死亡;危及生命;致癌、致畸、致出生缺陷;导致显著的或者永久的人体伤残或者器官功能的损伤;导致住院或者住院时间延长;导致其他重要医学事件,如不进行治疗可能出现上述所列情况的。② 新的药品不良反应,是指药品说明书中未载明的不良反应。说明书中已有描述,但不良反应发生的性质、程度、后果或者频率与说明书描述不一致或者更严重的,按照新的药品不良反应处理。

(2) 报告:试验中如出现新的、严重的不良反应,必须立即报告本中心主要研究者和临床试验机构,填写"药品不良反应/事件报告表",及时报告给申办者及批准本次临床试验的伦理委员会。并根据《药品不良反应报告和监测管理办法》的规定,通过国家药品不良反应监测信息网络,在 15 日内报告。其中,死亡病例须立即报告,且申办者应当对获知的死亡病例进行调查,并在 15 日内完成调查报告,报申办者所在地的省级药品不良反应监测机构。对于群体不良事件(指同一药品在使用过程中,在相对集中的时间、区域内,对一定数量人群的身体健康或者生命安全造成损害或者威胁,需要予以紧急处置的事件),按《药品不良反应报告和监测管理办法》的有关规定上报。此外,申办者还应及时向各参研中心通报。

(3) 处理措施:当受试者发生紧急情况、需要立即处理时,试验中心的主要研究者可以决定拆阅该受试者相应编号的应急信件,实施紧急破盲。破盲结果应通知临床研究负责单位、申办者和监查员,并根据药物及所出现的症状对患者做相应的处理。研究者应在 CRF 中记录破盲的理由、注明日期并签字。

6. 未缓解不良事件的随访(参照本章第一节)

九、有效性评价

1. 观测指标及观测时点

(1) 人口学资料:出生日期、性别、身高、体重、民族、婚姻状况、职业等。

(2) 一般临床资料:病程、病史、合并疾病及用药、过敏史等。

(3) 诊断性指标:腰椎正侧位 X 线。

(4) 有效性指标和观测时点:① 疼痛的 VAS 评分(包括静息痛、活动痛),每日记录;

② 止痛起效时间，每日记录；③ Oswestry 功能障碍指数，基线，疗后 14 天、疗后 28 天评价；④ 基于 ODI 的等级疗效，疗后 28 天。

2. 指标观测方法

（1）疼痛程度（静息痛、活动痛）的 VAS 评分：在研究者向受试者详细说明、并且确认受试者已充分理解后，由受试者对过去 24 小时内感觉到的疼痛程度进行自我评价。受试者使用的标尺长 10cm，无刻度，由受试者根据自己疼痛情况，用蓝黑笔在标尺上标定某一点，对应 1～10 中的某个 VAS 分值。研究者使用的标尺有刻度，记录受试者配合划动游标所示疼痛评分或由研究者自行评定。研究者评估：每次访视，研究者评价记录患者静态痛和活动痛评分。病例入选以静态痛为准。患者评估：第 1 次贴敷药物前（0 小时），患者分别评定记录即刻活动痛、静态痛；用药 24 小时后分别评定记录过去 24 小时活动痛、静息痛的最痛状态 VAS 评分，以后逐日记录（尽量在每天同一时间进行评定）。

分级标准如下：

①受试者使用的无刻度标尺：

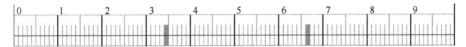

②研究者使用的 10cm 刻度标尺：

（2）Oswestry 功能障碍指数（Oswestry disability index，ODI）：改良的 Oswestry 功能障碍指数（ODI）量表是由 9 个问题组成，包括疼痛的强度、生活自理、提物、步行、坐位、站立、干扰睡眠、社会生活、旅游等 9 个方面的情况，每个问题 6 个选项，每个问题的最高得分为 5 分，选择第一个选项得分为 0 分，依次选择最后一个选项得分为 5 分，所有相关项目经患者自己选择并签名后，由专门统计者将 9 个项目的选择答案相应得分累加后，计算其所占总分（45 分）的百分比，即为 ODI 指数（实际累计分值÷45×100%）。0% 为正常，越接近 100% 则功能障碍越严重。其结果用作治疗前后和组间疗效比较。

表 12-4-1　Oswestry 功能障碍量表

项目		评分标准
1.疼痛的程度（腰背痛或腿痛）	□ 0分：	无任何疼痛。
	□ 1分：	有很稍微的痛。
	□ 2分：	较明显的痛（中度）。
	□ 3分：	明显的痛（相当严重）。
	□ 4分：	严重的痛（非常严重）。
	□ 5分：	痛得不能做任何事。
2.日常活动自理能力（洗漱、穿脱衣服，等等活动）	□ 0分：	日常生活完全能自理，一点也不伴腰背痛或腿痛。
	□ 1分：	日常生活完全能自理，但引起腰背痛或腿痛加重。
	□ 2分：	日常生活虽能自理，由于活动时腰背或腿痛加重，以致动作小心、缓慢。
	□ 3分：	多数日常活动可自理，有的需他人帮助。
	□ 4分：	绝大多数的日常活动需要他人帮助。
	□ 5分：	穿脱衣物、洗漱困难，只能躺在床上。
3.提物	□ 0分：	提重物时并不导致疼痛加重（腰背或腿）。

续表

项目		评分标准
3.提物	☐ 1分：	能提重物，但导致腰背或腿疼痛加重。
	☐ 2分：	由于腰背或腿痛，以至不能将地面上的重物拿起来，但是能拿起放在合适位置上的重物，比如桌面上的重物。
	☐ 3分：	由于腰背或腿痛，以致不能将地面上较轻的物体拿起来，但是能拿起放在合适位置上较轻的物品，比如放在桌面上的。
	☐ 4分：	只能拿一点轻东西。
	☐ 5分：	任何东西都提不起来或拿不动。
4.行走	☐ 0分：	腰背或腿痛，但一点也不妨碍走多远。
	☐ 1分：	由于腰背或腿痛，最多只能走1000m。
	☐ 2分：	由于腰背或腿痛，最多只能走500m。
	☐ 3分：	由于腰背或腿痛，最多只能走100m。
	☐ 4分：	只能借助拐杖或手杖行走。
	☐ 5分：	不得不躺在床上，排便也只能用便盆。
5.坐	☐ 0分：	随便多高椅子，想坐多久，就坐多久。
	☐ 1分：	只要椅子高矮合适，想坐多久，就坐多久。
	☐ 2分：	由于疼痛加重，最多只能坐1个小时。
	☐ 3分：	由于疼痛加重，最多只能坐半小时。
	☐ 4分：	由于疼痛加重，最多只能坐10分钟。
	☐ 5分：	由于疼痛加重，一点也不敢坐。
6.站立	☐ 0分：	想站多久，就站多久，疼痛不会加重。
	☐ 1分：	想站多久，就站多久，但疼痛有些加重。
	☐ 2分：	由于疼痛加重，最多只能站1小时。
	☐ 3分：	由于疼痛加重，最多只能站半小时。
	☐ 4分：	由于疼痛加重，最多只能站10分钟。
	☐ 5分：	由于疼痛加重，一点也不敢站。
7.睡眠	☐ 0分：	半夜不会被痛醒。
	☐ 1分：	用止痛药后，仍睡得很好。
	☐ 2分：	由于疼痛，最多只能睡6个小时。
	☐ 3分：	由于疼痛，最多只能睡4个小时。
	☐ 4分：	由于疼痛，最多只能睡2个小时。
	☐ 5分：	由于疼痛，根本无法入睡。
8.社会活动	☐ 0分：	社会活动完全正常，决不会因为这些活动导致疼痛加重。
	☐ 1分：	社会活动完全正常，但是这些活动会加重疼痛。
	☐ 2分：	疼痛限制剧烈活动，如运动，但对参加其他社会活动没有明显影响。
	☐ 3分：	由于疼痛限制了正常的社会活动，以致不能参加某些经常性的活动。
	☐ 4分：	由于疼痛限制参加社会活动，只能在家从事一些社会活动。
	☐ 5分：	由于疼痛，根本无法从事任何社会活动。
9.旅行（郊游）	☐ 0分：	能到任何地方去旅行，腰背或腿一点也不痛。
	☐ 1分：	可以到任何地方去旅行，但会导致疼痛加重。
	☐ 2分：	由于受疼痛限制，外出郊游超不过2个小时。
	☐ 3分：	由于受疼痛限制，外出郊游最多不超过1小时。
	☐ 4分：	由于受疼痛限制，外出郊游最多不超过30分钟。
	☐ 5分：	由于疼痛，除了到医院，根本就不能外出郊游。

3. 疗效判定标准与指标定义

（1）ODI 疗效判定标准：将 ODI 指数按分值域段划分为：0%≤优≤25%；25%＜良≤50%；50%＜可≤75%；75%＜差≤100%，并计算前后变化率。

（2）止痛起效时间：指用药后疼痛降低 1 个 VAS 评分且不反复所需要的时间。

十、试验流程

表 12-4-2　试验流程表

阶段	筛选/入组	治疗	
访视时间	访视 1	访视 2	访视 3
	−3 天～0 天	14 天 ± 2 天	28 天 ± 3 天
签署知情同意书	×		
填写一般资料、体格检查、既往病史	×		
合并疾病和症状	×	×	×
合并用药	×	×	×
实验室、影像学检查	×		×
生命体征	×	×	×
血常规（RBC、WBC、HGB、PLT）	×		×
尿常规（ERY、LEU、GLU、PRO）、大便常规	×		×
肝功能（ALT、AST、TBIL），肾功能（BUN、Cr）	×		×
心电图	×		×
VAS 评分	每日记录静息痛与活动痛		
ODI 量表	×	×	×
发放研究药物	×	×	
回收剩余研究药物并计数		×	×
不良事件评估			×
脱落原因分析			×
预约复诊时间	×	×	
CRF 填写、审核声明	×	×	×

十一、数据管理（参照本章第一节）

十二、统计分析（参照本章第一节）

十三、试验中的质量控制

1. 质量控制措施

（1）参照本章第一节。

（2）临床试验开始前培训：通过临床试验前培训使研究人员对于临床试验方案及其各指标具体内涵的充分理解和认识。对症状体征量化标准、ODI 评分、患者 VAS 评分记录、受试者疼痛日志卡的填写等进行一致性培训。签署研究者声明，对于自觉症状的描述应当客观，切勿诱导或提示；对于所规定的客观指标，应当按方案规定的时点和方法进行检查。应注意观察不良反应或未预料到的毒副作用，并追踪观察。

（3）参照本章第一节。

2. 质量保证措施（参照本章第一节）

十四、试验相关的伦理学要求

1. 参照本章第一节

2. 风险-受益评估

根据本品药物组成及上市后不良反应检测结果，分析认为，本试验的风险包括已知试验用药物可能引起的预期不良反应风险，试验过程中出现非预期不良反应的风险。

（1）受益：通过本试验，受试者和社会将可能得到的受益包括受试者的病情有可能获得改善，及本研究可能开发出一种治疗本病新的药物，使患有相似病情的其他病人受益。

（2）风险控制措施：方案入选和排除标准、用药方案、研究期间的安全性评价（包括体格检查、生命体征监测、ECG 及实验室检查等）均以风险最小化为目标而设计。本试验采取以下措施进行风险控制：① 规定治疗前 1 周的平均疼痛 VAS 评分 3~8 分者方可入组，限定入选时的肝肾功能并排除妊娠、准备妊娠或哺乳期妇女等。② 允许患者疼痛剧烈难忍时合并使用止痛药物。③ 制定马钱子中毒抢救预案。

表 12-4-3 马钱子中毒抢救预案

毒理	马钱子碱主要兴奋脊髓的后角细胞，使之反射机能增加，高度敏感。大剂量可破坏正常反射过程，导致强直性、反射性及泛化性肌肉痉挛，可抑制呼吸中枢，直接抑制心肌。
临床表现	初期表现为躁动不安、头痛、头晕、舌麻、口唇发紧，全身肌肉轻度抽搐，精神神经轻度失常（好奇、醉酒感、恐惧）。严重时可见全身肌肉强直性痉挛、角弓反张、牙关紧闭，呈狞笑貌，声、光等轻微刺激即可引起上述症状加重。兴奋过后出现麻痹，可因呼吸肌痉挛导致窒息，或因呼吸麻痹而死亡。也可因室颤、心跳骤停而死亡。
救治方案	1. 避免声、光刺激，将患者移至安静的暗室。 2. 镇静：使用中枢抑制药如阿米妥钠 0.3~0.5g 溶于生理盐水 20ml 缓慢静脉注射（约 1ml/min）或安定 10~20mg 静脉注射。也可用 10%水合氯醛 30ml 灌肠。若出现呼吸抑制则停止使用。禁用吗啡。 3. 洗胃：内服中毒者，应在惊厥发生前或惊厥控制后进行洗胃。用 1：2000 高锰酸钾或 1%~2%鞣酸洗胃，洗胃完毕后灌服 30ml 活性炭混悬液。 4. 对症及支持治疗：①吸氧，呼吸麻痹者及时气管插管，予以机械通气以支持呼吸。②予以输注葡萄糖、生理盐水，每日输液量 3000~4000ml，必要时予以输血，促进毒物排泄。但老年人和儿童酌减。③酌情应用利尿剂，注意保持水电解质平衡。④注意观察有否心衰发生，监测呼吸、心率、心律等，及时处理。注意有否吸入性肺炎发生，必要时应用抗生素。⑤禁用酸性饮料、内服酸性药物，阿片类、茶与咖啡能助长马钱子碱作用。

3~6（参照本章第一节）

十五、方案的修改（参照本章第一节）

十六、试验结束后的医疗措施（参照本章第一节）

十七、试验总结与资料保存（参照本章第一节）

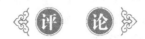

一、研究策略

以腰椎间盘突出症为目标适应证的中药临床试验，其意义主要是通过改善临床症状和腰椎活动功能，达到治疗疾病的目的。针对疾病者，通常制定有临床意义的痊愈标准，以治愈时间、治愈率为评价指标；针对疼痛症状者，一般以 VAS 评分、止痛起效时间等为评价指标。临床试验中，疾病和症状往往同时评价。

二、临床试验设计要点

1. 总体设计

中药注册前临床试验定位于腰椎间盘突出症时，应严格定位于以药物治疗为主的适应证人群，如病理分型限于 Schmorl 结节及经骨突出型、突出部位排除中央型、中央旁型等。而上市后再评价研究时，则可以考虑针对本病的更广泛治疗范围，同时进一步确证主要目标适应证的有效性[14]。

2. 第三方评价的应用

对于无法使用双盲设计的临床试验，出于减少偏倚目的，推荐采用第三方评价。

3. 受试者的选择

本病可能造成严重后果，注册前临床试验一般不纳入病情危重、有明确的手术适应证者：① 病史超过 3 个月，严格保守治疗无效或保守治疗有效，但经常复发且疼痛较重者。② 首次发作，但疼痛剧烈，尤以下肢症状明显，患者难以行动和入眠，处于强迫体位者。③ 合并马尾神经受压表现。④ 出现单根神经根麻痹，伴有肌肉萎缩、肌力下降。⑤ 合并椎管狭窄。具有止痛效果的部分常用中药如马钱子等，具有一定的毒性。如试验药的组方内具有这些毒性药材，为了保护受试者，除不应纳入癫痫、高血压等严重疾病外，也应考虑到可能的药物叠加效应，如接受其他抗风湿药物治疗者（抗风湿药多含马钱子）应予以排除。

4. 基础治疗

卧床休息为治疗本病公认的有效手段。有研究报道，经脊髓造影证实，椎间盘突出患者行卧床休息和支具保护治疗 10~30 天后，58%的患者症状缓解[15]。因此，针对本病的临床试验应重视包括严格卧床休息在内的基础治疗。事实上，如果有相应的研究退出机制，可以考虑（以严格卧床休息等为基础治疗）采用安慰剂对照。

5. 有效性评价

腰椎间盘突出症的有效性评价，主要是针对疼痛和功能障碍。对疼痛的直接评价常用 VAS 评分、NRS 评分等，功能障碍的评价多选用量表工具。ODI 是应用最为广泛的量表，包含疼痛程度、提物、行走能力、社交生活以及睡眠等10个问题，可靠性较好[16]。Roland-Morris 腰痛失能问卷（Roland-Morris questionaire，RMQ）[17]、日本骨科学会的 JOA 腰痛评价量表（Japanese orthopedic association scores，JOA）等[18]，也较为常用。RMQ 包含与疼痛相关的24个问题，均以"是/否"计分，分值越高，障碍越大，对生存质量改善的敏感度较 ODI 更好，尤其适用于评价轻中度功能障碍患者的短期变化，而且，其内容也更容易理解和记录，并有中文版本可供选择[16-19]。JOA 下腰痛评分系统，包括主观症状、临床体征、日常活动和膀胱功能4项，每项有1个或多个问题，总分29分，分值越低则功能障碍越明显。该系统简单明了、评分快捷，但膀胱功能所占比重较大（6分），对于无马尾神经症状或老年膀胱功能不佳者，应用有待商榷[20]。考虑到腰椎间盘突出症的疼痛常向臀部及下肢放射，腹压增加（如咳嗽、喷嚏）时疼痛加重，应将静息痛与活动痛分开评价。

6. 上市后药品不良反应的上报程序

上市后药品的不良反应观测重点在于发现药品新的、罕见的、严重的不良反应及药品群体不良事件等。Ⅳ期临床试验发现的所有 ADR 和其他上市后药品发生的新的、严重的 ADR 均应上报给国家不良反应监测中心（药品化妆品监管司药品监测评价处）。其上报程序与新药研发阶段不同。

上市后 ADR 上报程序，根据2011年卫生部发布的《药品不良反应报告和监测管理办法》（卫生部令第81号）中规定，药品生产、经营企业和医疗机构获知或者发现可能与用药有关的 ADR，应当通过国家药品不良反应监测信息网络报告；不具备在线报告条件的，应当通过纸质报表报所在地药品不良反应监测机构，由所在地药品不良反应监测机构代为在线报告。对于严重不良事件和新的非严重 ADR，应该报告生产企业所在地市级、县级药品不良反应监测机构，同时报省级不良反应监测中心（死亡病例）；死亡病例须立即报告，新的、严重 ADR15日内报告，新的非严重 ADR30日内报告；群体不良事件，应立即通过电话或者传真等方式报所在地的县级药品监督管理部门、卫生行政部门和药品不良反应监测机构，必要时可以越级报告。

新药注册前的 ADR 上报，遵循 GCP 规定：当发生了严重 ADR，研究者应在24小时内报告当地省级药品监督管理部门和 CFDA 药品化妆品注册管理司（中药民族药监管司）药物研究监督处、申办者/CRO、临床研究负责单位伦理委员会，并通报各参试单位。

参 考 文 献

[1] 鲍铁周,宋永伟.腰椎间盘突出症诊疗指南编写报告[C]//全国第七次中国整脊学术交流大会论文集·脊柱常见病整脊诊疗指南研究编写报告.2011：22-23.
[2] 胥少汀,葛宝丰,徐印坎.实用骨科学[M].第4版.北京：人民军医出版社,2012：2042.
[3] 胡有谷.腰椎间盘突出症[M].第3版.北京：人民卫生出版社,2004.
[4] 马信龙.腰椎间盘突出症的病理学分型及其临床意义[J].中华骨科杂志,2014,34（9）：974-976.
[5] Benoist M. The natural history of lumbar disc herniation and radiculopathy[J].Joint Bone Spine, 2002, 69（2）：155-160.
[6] 陈新用,王振飞,梁裕.腰椎间盘突出症非手术治疗效果系统评价综述[J].中国循证医学杂志,2012,12（7）：861-866.
[7] 王和鸣,黄桂成.中医骨伤科学（第九版）[M].第3版.北京：中国中医药出版社,2012.
[8] 国家中医药管理局.中华人民共和国中医药行业标准：中医病证诊断疗效诊断标准[M].南京：南京大学出版社,1994：201.
[9] 赵文海,詹红生.中医骨伤科学[M].上海：上海科学技术出版社,2011.
[10] 郑筱萸.中药新药临床研究指导原则（试行）[M].北京：中国医药科技出版社,2002.
[11] 国家技术监督局.中华人民共和国国家标准·中医临床诊疗术语证候部分[S].中华人民共和国国家标准 GB/T16751.2-1997.
[12] 杨文斌,陈海云,林玲.2724例腰椎间盘突出症住院患者的中医证候特征分析[J].广州中医药大学学报,2012,29（2）：117-119.

[13] 向剑锋，杨少锋.腰椎间盘突出症中医证候分布规律研究进展现况[J].中国中医骨伤科杂志，2013，21（2）：67-69.
[14] 谢雁鸣，王燕平，田峰，等.中药上市后临床再评价及Ⅳ期临床试验的基本要求[J].中国中药杂志，2011，36（20）：2764-2767.
[15] Hakelius A.Prognosis in sciatica: a clinical follow-up of surgical and non-surgical treatment[J].Acta Orthopaedica Scandinavica, 1970, 41（sup129）: 1-76.
[16] 郑光新，赵晓鸥，刘广林，等.Oswestry 功能障碍指数评定腰痛患者的可信性[J].中国脊柱脊髓杂志，2002，12（1）：13-15.
[17] 何高，张建湘，申才良，等.汉译 Roland-Morris 功能障碍调查表评估下腰痛患者的可靠性[J].中国脊柱脊髓杂志，2005，15（4）：242-244.
[18] 毛晶，吴建贤.腰背痛患者康复功能评估方法学的研究和进展[J].安徽医药，2010，14（5）：497-500.
[19] 陈华，高谦，王诚宏，等.Oswestry 和 Roland-morris 失能问卷：测量慢性下腰痛病人生存质量实用性评价[J].中国临床康复，2002，6（16）：2420.
[20] 程继伟，王洪伟，郑文杰，等.慢性下腰痛疗效评价方法的应用现状[J].中国修复重建外科杂志，2014，28（1）：119-122.

第十三章

耳鼻咽喉科疾病

第一节 变应性鼻炎

变应性鼻炎（allergic rhinitis，AR），即过敏性鼻炎，是机体暴露于变应原后主要由 IgE 介导的鼻黏膜非感染性慢性炎性疾病，以发作性喷嚏、流清涕、鼻塞、鼻痒为典型症状，常伴有结膜炎，也可诱发过敏性哮喘。本病的发病率，无明显性别差异，多发生于青壮年及儿童，其全球发病率达 10%~25%，在我国中心城市的成人患者的患病率为 11.1%，儿童患者的患病率约为 10%。部分病人可并伴发支气管哮喘、变应性结膜炎、慢性鼻-鼻窦炎、上气道咳嗽综合征、分泌性中耳炎、阻塞性睡眠呼吸暂停低通气综合征（obstructive sleep apnea-hypopnea syndrome，OSAHS）[1-3]。

根据临床症状是否随季节变化，AR 可以分为季节性和常年性；根据症状发作时间，可以分为持续性（症状每周出现 4 天以上、病程＞4 周）和间歇性（病程＜4 周）；根据患者症状的严重程度以及是否影响患者生活质量，可以分为轻度（症状较轻，对生活质量未产生影响）和中-重度（症状明显或严重，对生活质量产生影响）；根据症状，又可以分为喷嚏及鼻涕型（阵发性喷嚏、水性鼻涕、鼻痒、不定的鼻塞，昼重夜轻，常有结膜炎）和鼻塞型（严重鼻塞、黏稠鼻涕、少或无嚏、无鼻痒、持续及夜间较重，结膜炎较少）[1, 3]。

AR 的治疗原则包括环境控制、药物治疗、免疫治疗和健康教育，概括地形容为"防治结合，四位一体"。环境控制主要指避免接触过敏源和各种刺激物。治疗药物包括糖皮质激素、抗组胺药、白三烯受体拮抗剂、肥大细胞膜稳定剂（色酮类）、鼻内减充血剂、鼻内抗胆碱药及中药。其中，一线用药包括鼻用糖皮质激素、鼻用及口服第二代抗组胺药、口服白三烯受体拮抗剂；二线用药有口服糖皮质激素、鼻用及口服肥大细胞膜稳定剂、鼻用减充血剂和鼻用抗胆碱药。鼻用糖皮质激素是目前治疗 AR 最有效的药物，可用于轻度和中-重度患者，疗程不少于 2 周；对于中-重度持续性 AR 是首选药物，疗程 4 周以上。口服抗组胺药起效快速，作用持续时间较长，对合并眼部症状也有效，能有效控制轻度和大部分中-重度 AR；鼻用抗组胺药起效更快，对鼻塞症状的缓解作用明显，疗程不少于 2 周。口服白三烯受体拮抗剂临床可用于 AR 伴或不伴哮喘的治疗，疗程 4 周以上[1]。变应原特异性免疫治疗为 AR 的一线治疗方法，不需要以药物治疗无效为前提条件，包括皮下免疫治疗和舌下免疫治疗，其中舌下免疫治疗近年来得到了 WHO 的推荐。

本病属于中医"鼻鼽"范畴。临床常见四个证型，即肺气虚寒、卫表不固，脾气虚弱、清阳不升，肾阳不足、温煦失职，肺经伏热、上犯鼻窍。中医治疗该病依照辨证施治原则，选用益气固表、温阳固表、温脾补肾、益气活血养血的综合方剂或单方验方，具有独特的临床优势[4-6]。

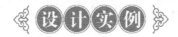

一、题目

××胶囊治疗变应性鼻炎（肺虚感寒证）评价其有效性和安全性的随机双盲、剂量探索、多中心Ⅱa期临床研究。

二、研究背景

××胶囊来源于医疗机构制剂，具有益气固表、宣肺通窍的作用，适用于变应性鼻炎肺虚感寒证。

药效学研究结果：本品有较明显的抗变态反应、调节免疫功能、减轻病理性水肿作用。能显著提高过敏性鼻炎豚鼠和大鼠鼻黏膜组胺含量，对过敏性鼻炎豚鼠鼻黏膜组织病理学改变有减轻作用；能增强小鼠机体免疫功能，对小鼠T细胞免疫功能具有促进作用。经对昆明种小鼠灌胃给药，本品高、中剂量连续10天观察结果，能明显提高小鼠吞噬细胞百分率，还能明显提高小鼠吞噬细胞指数，具有调节免疫功能作用。本品能明显减轻角叉菜所致大鼠足跖肿胀；能明显减轻二甲苯所致小鼠耳肿胀，对小鼠耳肿胀炎症具有明显抑制作用；对醋酸所致小鼠腹腔毛细血管通透性亢进具有抑制作用，提示可减轻病理性水肿作用。

毒性试验结果：① 急性毒性试验。经改良寇氏法求得本品小鼠灌胃的半数致死量 LD_{50} 为 125.38g/kg（按公斤体重折算相当于70kg成人临床用药剂量的258.1倍），LD_{50} 的95%平均可信限为 125.38g/kg±11.17g/kg。② 长期毒性试验。高剂量组（45.0g/kg）大鼠长期给药中出现一定的毒副作用，低、中剂量组（6.5g、17.1g/kg）大鼠未出现明显异常，结果提示本品现推荐的临床剂量是较为安全的。

三、试验目的与观察指标

（1）探索××胶囊缓解变应性鼻炎（肺虚感寒证）鼻部症状的安全、有效剂量。观察指标：临床症状和鼻部体征、中医证候积分等。

（2）观察××胶囊临床应用的安全性。观察指标：不良事件/不良反应发生率，变应原皮肤试验，血、尿、便常规，肝肾功能，心电图等。

四、试验总体设计

采用分层区组随机、双盲、平行对照、剂量探索、多中心临床试验设计。

（1）随机：采用分层区组随机化方法，以中心为分层因素。运用SAS统计软件，按×个中心的病例分配数及随机比例，生成随机数字分组表。

（2）盲法：采用双盲、单模拟技术。

（3）对照：设试验高、低剂量组和安慰剂对照组，按1∶1∶1比例分配例数，进行平行对照、剂量探索。

（4）多中心：在×家医院同期进行试验。

（5）样本量估算：按照《药品注册管理办法》[7]中有关Ⅱ期临床试验试验组例数不少于100例的规定，考虑到未来的Ⅱb期临床试验和本次试验的脱落剔除情况，决定本试验高、低、零剂量组，共为108例，按1：1：1分配，每组各36例。

五、诊断标准

1. 西医诊断标准（变应性鼻炎）

参照《变应性鼻炎诊断和治疗指南（2015年，天津）》[1]。

（1）临床症状：打喷嚏、清水样涕、鼻塞、鼻痒等症状出现2项或以上，每天症状持续或累计1小时以上，可伴有眼痒、流泪和眼红等眼部症状。

（2）体征：常见鼻黏膜苍白、水肿，鼻腔水样分泌物。

（3）变应原检测：至少一种变应原皮肤点刺试验（skin prick test，SPT）和/或血清特异型IgE阳性。

AR的诊断应根据患者典型的过敏病史、临床表现以及与其一致的变应原检测结果而作出。

2. 中医证候诊断标准（鼻鼽·肺虚感寒证）

参照王士贞主编《中医耳鼻咽喉科学》、《中医病证诊断疗效标准》[5, 8]制定。

（1）主症：鼻塞、鼻痒，喷嚏频频，清涕如水。

（2）体征：下鼻甲肿大光滑，鼻黏膜淡白或灰白，鼻道可见水样分泌物。

（3）次症：气短懒言，畏风怕冷，语声低怯，面色苍白，自汗。

（4）舌脉象：舌质淡，苔薄白，脉虚弱。

体征必备，具备主症至少2项、兼有次症和舌脉至少3项者，即可确立辨证。

六、受试者的选择

（一）纳入病例标准

（1）符合变应性鼻炎西医诊断标准和中医鼻鼽·肺虚感寒证诊断标准者；

（2）至少有2个以上主要症状，全鼻症状和体征总积分≥6分；

（3）变应原皮肤试验至少有1种为（++）或（++）以上；

（4）年龄18～65岁患者，男女不限；

（5）4周内未接受阿司咪唑和免疫调节药物，其他抗组胺药物停药2周以上者；

（6）自愿参加本临床试验，签署知情同意书。

（二）排除病例标准

（1）非变应性鼻炎所致的具有鼻痒、喷嚏、鼻塞、涕清等表现的其他类型鼻炎；

（2）患上、下呼吸道感染，鼻窦炎，鼻息肉，肥厚性鼻炎及严重的鼻中隔偏曲等鼻腔器质性病变者，或合并持续性哮喘、哮喘急性发作者；

（3）近1个月用过肾上腺糖皮质激素，或2周内进行过变应性鼻炎治疗，如抗组胺药，色苷酸钠等（包括全身或鼻局部用药）；

（4）正在使用大环内酯类抗生素和/或系统使用咪唑类抗真菌剂者；

（5）对试验用药组成成分有过敏史者；

（6）可能会对试验药物的评估产生影响的长期使用伴随用药（如三环抗抑郁药）患者；

（7）具有严重的原发性心、肝、肺、肾、血液或影响其生存的严重疾病，如肿瘤或艾滋病；

（8）妊娠期及意向妊娠、哺乳期妇女；

（9）怀疑或确有酒精、药物滥用病史者；

（10）正在参加其他临床试验或研究者认为不适宜入组者。

（三）受试者的退出（脱落）标准

1. 研究者决定退出

（1）出现过敏反应或严重不良事件，根据医生判断应该停止试验者；

（2）试验过程中，患者发生其他疾病或出现严重并发症，不适宜继续接受试验的受试者；

（3）受试者试验用药依从性差（＜80%或＞120%）或自动中途换药者；

（4）各种原因的中途破盲者；

（5）严重违反纳入或排除标准，本不应随机化者；

2. 受试者自行退出

（1）无论何种原因，患者不愿意或不可能继续进行临床试验，向主管医生提出退出试验要求而中止试验者；

（2）受试者虽未明确提出退出试验，但中途失访或不再接受试验用药及检测者。

3. 中止全部试验的条件

（1）试验中发生严重安全性事件，应及时中止试验；

（2）试验中发现临床试验方案有重大失误，或者方案虽好但在实施中发生严重偏差，难以评价药物疗效，应中止试验；

（3）试验中发现药物治疗效果较差，不具备临床价值，应中止试验；

（4）申办者要求中止试验；

（5）行政主管部门撤销试验。

4. 结束全部临床试验的规定

完成计划中的最后 1 例病例随访，即标志一次临床试验的结束。

七、试验用药物及治疗方案

1. 试验用药物的名称与规格

试验药：××胶囊，规格：480mg/粒。对照品：××胶囊模拟剂，规格：480mg/粒。试验药与其模拟剂的包装一致，性状、颜色等相同。

2. 试验用药物的包装

将试验药××胶囊和/或其模拟剂，按受试者所需数量（21 天的用量再加上一天的富余量）分装。受试者每次的服用量（××胶囊和/或其模拟剂胶囊共 5 粒）装于 1 个"小袋"中，各组早、中、晚剂量分别包装，分别为 22 袋，共 66 袋装入一个"大药盒"中一次性发于受试者。包装上均注明："××胶囊Ⅱa 期临床研究用药"、国家食品药品监督管理局临床研究批件号、药物编号（即按"处理编码"编制的试验药物顺序号：001～108）、功能主治、生产批号、有效期、应用方法、贮存条件、生产厂家等。

3. 药物的随机编盲和应急信件

（1）随机编盲：采用分层区组随机设计法。以中心为分层因素，并按1：1：1比例随机分为高剂量试验组、低剂量试验组和安慰剂对照组。样本含量为每组36例，共108例，由×家中心共同完成，每家中心分别为18例。分两级设盲：一级设盲以A组、B组、C组表示，二级设盲再分别指定A组、B组、C组的组别归属。由专业统计人员会同申办单位代表（编盲者），负责用SAS软件产生中心编码分配随机数字、试验病例分配随机数字、处理组分配随机数字及其"中心编码分配情况"（用于指定各中心分配的处理编码范围）、"试验病例随机编码表"（即"处理编码"，一级盲底）、"处理组分配情况"（二级盲底）。申办者指定"与本次临床试验无关人员"按"试验药物包装表"进行试验用药物的分配包装。上述两级盲底，连同随机数字的初始值、区组长度等，一式两份，密封后交由临床研究负责单位和申办单位有关负责部门共同掌握。全部药物编码过程应由编盲者书写成"编盲记录"存档。

（2）应急信件的设立：本试验设立"应急信件"，信封上注明"××胶囊Ⅱa期临床试验应急信件"字样、药物编号，以及在紧急情况下的破盲规定等；"应急信件"内含信纸，纸上印有相应的药物编号和组别及所放置的具体药物名称，不良事件发生后拆阅时，应记录处理措施、采用的药物名称、抢救科室、主要负责人及应立即报告的单位、地址和联系电话等；"应急信件"应密封且有一次性易毁标签，随药物分发至各中心，研究结束后，无论破盲与否均应统一返回申办者。

破盲规定：①当患者发生严重的不良反应；②当患者发生严重的并发症；③症状恶化、必须采取紧急措施者；④由于疗效原因而退出的病例，不得破盲；⑤紧急破盲程序：紧急情况是指发生严重不良反应/事件。紧急情况下确需破盲时，由研究者请示主要研究者（或与机构相关负责人），经主要研究者签字同意后可拆阅应急破盲信件，破盲后24小时内通知临床研究负责单位。

4. 试验用药物的管理

（1）试验用药物的保存：按照各中心"试验用药物管理制度与标准操作规程（standard operation procedure，SOP）"，保管试验用药物，并储藏在通风、干燥、温度适宜的场所。

（2）试验用药物的分发与回收：按照各中心"试验用药物管理制度与SOP"，由机构或专业的试验用药物管理员负责药物的接收、保存、发放、回收（返还或追还）、退回/销毁，并及时填写"试验用药物发放与回收记录"等过程文件。药物的首次发放，按入选时间的先后顺序和由小到大的药物编号依次进行。于复诊时，由受试者本人或家属将剩余药物（或空盒）退回试验药物管理员处，并填写"试验用药物回收记录表"。全部试验结束后将剩余药物集中退回申办者，并填写"试验用药退回/销毁证明"及药物发放登记卡等相关资料交由临床试验机构归档。

5. 给药方案

（1）用法用量。试验高剂量组：××胶囊每次5粒，每日3次（间隔6小时，下同），口服；试验低剂量组：××胶囊每次3粒+模拟剂每次2粒，每日3次，口服；安慰剂对照组：

××胶囊模拟剂每次5粒，每日3次，口服。

（2）疗程：21天。

（3）合并治疗规定：试验期间，除试验用药物外，禁止使用其他治疗变应性鼻炎的中成药、西药及其他治疗方法。当患者出现忍受不了的鼻部症状，允许合并使用应急药物，并详细记录药物名称、每日总剂量、使用原因、开始日期、中止日期或末次就诊时仍在使用等。

6. 试验用药依从性判断

临床试验中，受试者的依从性主要是试验用药依从性，即按方案的规定用药，使受试者充分理解按时按量用药的重要性，避免自行加用其他药物或治疗方法。本试验主要采用药物计数法，必要时结合询问法，判断试验用药依从性。试验用药依从性＝（已服用的试验用药量／应该服用的试验用药量）×100%。

八、安全性评价

1. 试验用药物可能的不良反应

长期毒性试验发现，本品高剂量组大鼠体重减轻、进食减少，试验中应密切观察试验药物对消化功能、呕吐反射的影响。

2. 安全性评价指标及观测时点

（1）可能发生的不良事件/不良反应，用药后随时观察。

（2）一般体检项目，如血压、呼吸、体温、心率等，治疗前后检测。

（3）以下理化检查指标，治疗前、后检测。① 血常规，包括细胞计数（RBC）、白细胞计数（WBC）、血红蛋白浓度（HGB）、血小板计数（PLT）、中性粒细胞比例（NEUT%）、淋巴细胞比值（LYM%）；② 尿常规，包括尿白细胞（WBC）、尿红细胞（RBC）、尿蛋白（PRO）等；③ 便常规；④ 肝肾功能，包括谷丙转氨酶（ALT）、谷草转氨酶（AST）、γ-谷氨酰转肽酶（GGT）、碱性磷酸酶（ALP）、总胆红素（TBIL）、血尿素氮（BUN）、血肌酐（Cr）；⑤ 心电图（ECG）。

以不良事件/不良反应发生率为主要安全性评价指标。

3. 不良事件的记录和判断

在"研究病历"和"病例报告表"（case report form，CRF）中，设置"不良事件记录表"，研究者应如实填写不良事件的发生时间、严重程度、持续时间、采取的措施和转归，并判断不良事件与试验药物的关系。

（1）不良事件（adverse event，AE）的定义：AE指临床试验过程中受试者接受一种药物后出现的不良医学事件，但并不一定与治疗有因果关系。

（2）不良事件与试验药物因果关系判断标准：采用卫生部药品不良反应监察中心推荐的标准（1994年版）[9]。将肯定、很可能、可能、可疑4项视为药物的不良反应。

表 13-1-1　不良事件因果关系判断标准

指标	肯定	很可能	可能	可疑	不可能
①	+	+	+	+	-
②	+	+	+	-	-

续表

指标	肯定	很可能	可能	可疑	不可能
③	−	−	±	±	+
④	+	+	±	±	−
⑤	+	?	?	?	−

注：（1）+表示肯定；−表示否定；±表示难以肯定或否定；?表示情况不明。（2）指标① 开始用药时间与可疑不良反应出现时间有无合理的先后关系；② 可疑的不良反应是否符合该药物已知的不良反应类型；③ 所可疑的不良反应是否可以用相关的病理状况、合并用药、现用疗法、曾用疗法来解释；④ 停药或降低用量，可疑不良反应能否减轻或消失；⑤ 再次接触同样药物后是否再次出现同样反应。

（3）不良事件记录：临床试验期间发现的任何不良事件，不管是否与试验用药有关，均应记录在案。不良事件的记录内容包括：① 不良事件所有相关症状（发生时间及表现应尽可能详尽描述）或实验室检查异常；② 不良事件发生的时间、持续时间和结束时间；③ 不良事件的严重程度及转归；④ 因不良事件所采取的措施，如所做的检查和治疗等；⑤ 研究者判断不良事件是否与试验药物有关的结果与依据等。

（4）不良事件处理：发生不良事件时，研究者可根据病情决定采取的措施。一般包括：① 观察、不中止试验药物；② 观察、并中止试验药物，不用补救治疗；③ 中止试验药物，给予补救治疗。

所有不良事件都应当追踪调查，详细记录处理经过及结果，直至受试者得到妥善解决或病情稳定，化验出现异常者应追踪至恢复正常或用药前水平。追踪到妥善解决或病情稳定，追踪方式可以根据不良事件的轻重选择住院、门诊、家访、电话、通讯等多种形式。

4. 严重不良事件的处理

（1）严重不良事件（serious adverse event，SAE）的定义：SAE 指在试验用药物任何剂量下或在观察期间任何时候出现的以下不良事件：需住院治疗（因医学事件而住院者）、延长住院时间、伤残、影响工作能力、危及生命或死亡、导致先天畸形等。

（2）SAE 报告：试验中如出现 SAE，必须立即报告本中心主要研究者和临床试验机构，并填写"严重不良事件报告表"，及时报告给申办者及批准本次临床试验的伦理委员会，并在 24 小时内上报国家食品药物监督管理总局药品注册司和当地省级药品监督管理、卫生行政管理部门。中心主要研究者应在报告表上签名及注明日期，药物临床试验机构盖章确认。申办者应及时向各参研中心通报，并保证满足所有法律法规要求的报告程序。

（3）处理措施：当受试者发生紧急情况、需要立即处理时，试验中心的主要研究者可以决定拆阅该受试者相应编号的应急信件，实施紧急破盲。破盲结果应通知临床研究负责单位、申办者和监查员，并根据药物及所出现的症状对患者做相应的处理。研究者应在 CRF 中记录破盲的理由、注明日期并签字。

5. 未缓解不良事件的随访

所有在疗程结束时尚未完全缓解的不良事件（包括有临床意义的安全性检测指标异常），均应追踪观察至妥善解决或病情稳定。

九、有效性评价

1. 观察指标

（1）人口学资料：性别、年龄、身高、体重、民族等。

（2）筛选及诊断指标：变应原皮肤试验。

（3）有效性指标和观测时点：① 全鼻综合征状（total nasal symptoms scores，TNSS）评分和相对于基线的变化值，每天（24 小时）上、下午测评，并于用药第 1、2、3 周各评价 1 次。② TNSS 总有效率，用药结束评价。③ TNSS 起效时间，首次用药后 1、2、3、4、5、6 小时各观测记录 1 次。④ 中医证候总有效率，用药结束评价。⑤ 中医证候总积分，基线和用药后第 7、14、21 天各观测记录 1 次。⑥ 单项中医症状和鼻部体征，基线和用药后第 7、14、21 天各观测记录 1 次。

2. 指标观测方法、定义和疗效评价标准

（1）TNSS 评分的测评方法：以 24 小时（1 天）为单位，采用视觉模拟量表（visual analogue scale/score，VAS）[10]，分别于上午、下午对鼻痒、喷嚏、流涕、鼻塞 4 项鼻部症状做反应性评分（指用药 3 小时后的症状严重程度评分，反映两次给药间期内总的有效性程度），计算 2 次测评的"评分和"平均值。

（2）TNSS 疗效评价标准，参照《变应性鼻炎的诊治原则和推荐方案（2004 年，兰州）》制定[11]。显效：治疗第 3 周，TNSS 的 VAS 周平均分较基线改善≥66%；有效：治疗第 3 周，TNSS 的 VAS 周平均分较基线改善 65%~26%；无效：治疗第 3 周，TNSS 的 VAS 周平均分较基线改善≤25%。（注：总有效率计算，包括显效和有效。）

（3）TNSS 起效时间的定义：患者可以合理预期到自己鼻炎症状有显著减轻的时间。这个时间点是患者首次用药后，TNSS 的基线差值与安慰剂组比较出现统计学意义的最早时间。

（4）中医证候分级量化标准，参照《变应性鼻炎的诊治原则和推荐方案（2004 年，兰州）》[11]和王士贞主编《中医耳鼻咽喉科学》[8]制定。

表 13-1-2 中医证候分级量化标准

分级 症状	无（-）	轻（+）	中（++）	重（+++）
主症	0 分	2 分	4 分	6 分
鼻痒	无	间断	蚁行感，但可忍受	蚁行感，难忍
喷嚏（一次连续个数）	≤2 个	3~5 个	6~10 个	≥11 个
流涕（擤鼻次数）	无	≤4 次/天	5~9 次/天	≥10 次/天
鼻塞	无	有意识吸气时感觉	交互性或间歇性鼻塞	几乎全天用口呼吸
体征	0 分	2 分	4 分	6 分
鼻黏膜苍白水肿	无	鼻甲轻度苍白水肿，鼻中隔、中鼻甲尚可见	下鼻甲与鼻中隔（或鼻底）紧靠，其间有小缝隙	下鼻甲与鼻底、鼻中隔紧靠，见不到中鼻甲，或中鼻甲黏膜息肉样变、息肉形成
次症	0 分	1 分		
眼痒/异物感/眼红	无	有		
流泪	无	有		
气短懒言	无	有		

续表

症状 \ 分级	无（-）	轻（+）	中（++）	重（+++）
畏风怕冷	无	有		
自汗	无	有		
舌脉象	0分	1分	记录不计分	
舌象	正常	舌质淡，苔薄白	其他：_____	
脉象	正常	脉虚弱	其他：_____	

（5）中医证候疗效评价标准。显效：治疗后中医证候积分减少≥70%，<95%。有效：治疗后中医证候积分减少≥30%，<70%。无效：治疗后中医证候积分减少<30%。

注：① 疗效指数（n）=[（疗前积分—疗后积分）/疗前积分]×100%。② 总有效率计算，包括显效和有效。

十、试验流程

表 13-1-3　试验流程表

项目 \ 阶段	筛选与随机 -3天~0天	访视1 治疗7天±1天	访视2 治疗14天±1天	访视3 治疗21天±1天
签署知情同意书	×			
体检、问诊	×			
入选、排除标准	×			
填写一般资料	×	×	×	×
既往病史和治疗史	×			
合并疾病和症状		×	×	×
合并用药		×	×	×
TNSS 的 VAS 评分	×*	×*	×*	×*
中医证候和鼻部体征	×	×	×	×
变应原皮肤试验	×			
血、尿、粪常规	×			×
肝、肾功能	×			×
心电图	×			×
记录不良事件		×	×	×
随机入组号码	×			
分发试验药物	×			
回收试验药物并计数				×
疗效评定		×	×	×

注：×* 首次用药后1~6小时、每天（24小时）上、下午测评、记录。

十一、数据管理

1. 数据的采集

本试验设计专用的"研究病历"（医疗源文件），用于记录受试者第一手临床试验数据资料。"研究病历"的记录要求包括：① 研究者必须在诊治受试者同时书写"研究病历"，保证数据记录及时、完整、准确、真实。② "研究病历"做任何有证据的更正时只能画线，旁注改后的数据，由研究者签名并注明日期，不得擦除、覆盖原始记录。③ 门诊受试者的原始化验单粘贴在"研究病历"上。"研究病历"的审核程序：每一位受试者治疗与随访结束后，研究者应将"研究病历"及"患者日志卡"等交本中心主要研究者审核、签字。

2. 数据的报告

CRF 为统计源文件，由研究者填写。完成的 CRF，第一联交统计分析单位，进行数据录入工作。第一联移交后，CRF 的内容不再作修改。

3. 数据的监查

监查员的人数与访视频度必须满足临床试验的质控要求。监查员审核每份"研究病历"和 CRF，并填写"监查员审核页"。

4. 数据的录入、核查和锁定

（1）建立数据库：由数据管理与统计分析单位负责。采用 Access 数据库，进行数据录入与管理。为保证数据的准确性，应由两个数据管理员独立进行双份录入并校对。

（2）核查数据：针对专业和逻辑性错误的核查，对变量的取值范围及其之间的逻辑进行核查，如有疑问填写"疑问解答表（data requery，DRQ）"，并通过监查员向研究者发出询问，研究者应尽快解答并返回，数据管理员根据研究者的回答进行数据修改，确认与录入，必要时可以再次发出 DRQ。

（3）数据的锁定：由主要研究者、机构管理人员、申办者代表、监查员、数据管理与统计人员对受试者签署知情同意书、试验过程盲态的保持和紧急破盲情况作出审核，确定病例所进入的分析数据集，且对其他重要问题作出决议后，完成"数据库盲态核查报告"，锁定数据库。

5. 数据可溯源性的规定

应保存质量控制性文件，如数据一致性检查，数值范围和逻辑检查的原始记录，盲态核查时的原始记录、研究者与监查员之间交流的疑问记录等。

6. 揭盲方法

数据库锁定后，做第一次揭盲（如果实施二级揭盲），三方人员在盲底签字。揭盲后，对数据库的任何修改，需由主要研究者、申办者和数据管理与统计分析人员共同达成书面同意方可进行。

十二、统计分析

1. 数据集的定义与选择

（1）全分析数据集（full analysis set，FAS）：包括所有随机入组、至少用药1次、并至少有1次访视记录的全部受试者，用全分析数据集进行意向性（intent-to-treat，ITT）分析。对主要变量缺失值的估计，采用末次观测结转（last observation carried forward，LOCF）方法。

（2）符合方案数据集（Per-protocol set，PPS）：包括遵守试验方案、基线变量没有缺失、主要变量可以测定、没有对试验方案有重大违反的全部受试者。

（3）安全性数据集（safety set，SS）：包括随机入组、至少用药1次、并至少进行1次用药后安全性访视的全部受试者。

（4）数据集的选择：有效性评价，同时采用FAS和PPS；安全性评价，采用SS。

2. 统计方法

（1）对定量数据，以均数、标准差、例数、最小值和最大值，或加用中位数、上四分位数（Q1）、下四分位数（Q3）、95%可信区间做统计描述。两组组间或组内治疗前后对比分析，先对变量分布进行正态检验。服从正态分布时，用t检验或配对t检验；非正态分布，用非参数统计方法。若考虑到基线、中心或其他因素的影响，用协方差分析；若考虑中心和时间点的影响，用广义估计方程分析。

（2）对定性数据，以频数表、百分率或构成比做统计描述。两组组间或组内治疗前后对比分析，用卡方检验、Fisher精确概率法、Wilcoxon秩和检验或Wilcoxon符号秩和检验；两分类指标及有序指标的比较，若考虑到中心或其他因素的影响，采用CMHX^{2}检验。若考虑基线因素的影响，采用Logistic回归分析。

（3）对生存数据，以中位、上四分位、下四分位生存时间及95%可信区间，进行统计描述，并作生存曲线。两组组间比较，采用log-rank检验。若考虑基线因素的影响，采用Cox回归分析。采用SAS V9.1做统计分析。除特别标注外，假设检验统一使用双侧检验，取$\alpha=0.05$。

3. 统计分析计划

试验方案确定后，由主要研究者、统计分析人员（具有参与临床试验经验者）共同制定"统计分析计划"，待试验完成后、数据库锁定前予以细化，数据库锁定后按计划进行统计分析。主要内容包括：① 描述数据集的定义及划分情况。② 基线可比性分析（人口学资料及其他基线特征）。③ 有效性分析。包括主、次要指标及非处理因素对主要指标影响的比较分析；详细定义亚组，并说明分析的指标、方法以及亚组分析结果与结论的关系；主要指标的多重性问题，应详细说明分析方法、检验水准的调整等。④ 安全性分析。包括用药程度，临床不良事件比较及其清单，SAE和重要不良事件的个例描述与分析，理化检查指标比较分析，生命体征及其他指标的比较分析。⑤ 对于非事先规定的缺失数据可进行敏感性分析，但不能作为结论的主要依据。

十三、质量控制与保证

1. 质量控制措施

（1）实验室的质控措施：各参试单位实验室应按标准操作规程和质量控制程序进行检测，并应提供本单位"实验室检查参考值范围"，试验中如有变动，需及时补充说明。

（2）参加临床试验的研究者的资格审查：必须具有临床试验的专业特长、资格和能力，经过资格审查后确定，人员要求相对固定。

（3）临床试验开始前培训：通过临床试验前培训使研究人员对于临床试验方案及其各指标具体内涵的充分理解和认识。对于自觉症状的描述应当客观，切勿诱导或提示；对于所规定的客观指标，应当按方案规定的时点和方法进行检查。应注意观察不良反应或未预料到的毒副作用，并追踪观察。

2. 质量保证措施

（1）建立多中心试验协调委员会：由申办者组织成立，临床研究负责单位主要研究者为负责人，各参研中心主要研究者为成员。协调委员会负责整个试验的实施，研究解决试验设计与实施中发现的问题。申办者负责与国家药监管理部门保持沟通与联系。

（2）由申办者任命有经验人员担任监查员，保证临床试验中受试者的权益得到保障，试验记录与报告的数据准确、完整无误，保证试验遵循已批准的方案、《药物临床试验质量管理规范》（Good Clinical Practice，GCP）和相关法规。

3. 皮肤过敏原检测的 SOP

采用 SPT 测定方法，使用标准化变应原试剂（商品名：阿罗格）、甘油盐水阴性对照以及 10g/L 组胺阳性对照的点刺试验（以上试剂均由德国默克公司提供）。在患者前臂屈侧皮肤置一小滴过敏原溶液（或对照液），间隔 2~5cm 以避免假阳性反应，用双肩点刺针垂直进针，轻快地将过敏原试剂刺入表皮层。1 分钟之后用吸滤纸轻轻地吸除多余的试剂，15~20 分钟后测量风团的最长径和垂直径，二者的均值代表风团大小。同法求得甘油组胺阳性对照结果，两者相比即为皮肤指数（skin index，SI），分为 4 个等级：1 级（+），$0.3 \leq SI < 0.5$；2 级（++），$0.5 \leq SI < 1.0$；3 级（+++），$1.0 \leq SI < 2.0$；4 级（++++），$SI \geq 2.0$。$SI \geq 1$ 级判定 SPT 阳性。注意事项：①皮肤点刺试验应在停用抗组胺药物至少 7 天后进行。②所采用的变应原种类应该是本地区常见的气传变应原，主要包括尘螨、蟑螂、动物皮屑、真菌和花粉等。③试验前评价是否有皮肤划痕症。④询问并记录患者用药情况和末次用药时间[1, 12, 13]。

十四、伦理学要求

1. 伦理审查

（1）由研究者与申办者共同制定的"临床试验方案"，必须报伦理委员会审批后方可实施。若试验方案在实施中进行修订，必须再次报请批准该试验项目的伦理委员会审批后实施。试验中，如发现涉及本试验的重要信息，而必须对"知情同意书"作书面修改，需要重新得到伦理委员会的批准，并再次取得受试者的知情同意。

（2）各试验中心约定，本试验方案及其执行文件，在试验开始前由临床研究负责单位伦理委员会负责审查方案的科学性和伦理合理性。各分中心负责审查方案在该中心实施的可行性，包括研究者的资格和经验、设备与条件等。全部参研中心必须执行统一的"试验方案"，各分中心可根据实际需要自行修改"知情同意书"，在得到本中心伦理委员会的批准后，方可实施。

（3）若发生严重不良事件，各中心伦理委员会应及时审查，必要时临床研究负责单位伦理委员会也应及时审查，审查结论均应通报各分中心伦理委员会和临床试验机构。

2. 风险-受益评估

通过本试验，受试者和社会将可能得到的受益包括受试者的病情有可能获得改善，及本研究探索出治疗变应性鼻炎的有效剂量，使患有相似病情的其他病人受益。同时，参加本试验也可能面对服用试验药物的风险，以及安慰剂对变应性鼻炎疾病本身无治疗作用而病情加重的风险。应对这些风险，将通过受试者的合理选择尽量避免。

3. 受试者招募

通过网上发布信息、院内发布广告等方式，向有意向者介绍本项研究。"受试者招募布告"和研究简介需提交伦理委员会审查。

4. 受试者的医疗和保护

（1）各中心应选择具有丰富的耳鼻喉科临床医疗经验，经过相应培训的研究者负责受试者的医疗服务，做出与临床试验相关的医疗决定。受试者参加临床试验可得到相应的免费医疗（如试验药物、理化检查、门诊挂号、额外或延长的住院、不良事件的医疗等）。

（2）在受试者自愿退出时，提供可供选择的其他治疗措施。根据可能出现的意外情况，制定相应的应急处理预案。

（3）申办者应与研究者迅速分析所发生的 SAE，采取必要的措施以保证受试者的安全和权益，并及时向药物监督管理部门报告，同时向涉及同一药物临床试验的其他研究者通报。

（4）申办者对试验相关的损害或死亡承担治疗的费用及相应的经济补偿，申办者应向研究者提供法律上和经济上的担保。由医疗事故导致者，由医疗机构承担赔偿责任。

5. 受试者隐私的保护

只有参与临床试验的研究人员和监查员才可能接触到受试者的个人医疗记录,他们在签署的"研究者声明"或"保密承诺"中将包括保密内容。伦理委员会与药品监督管理部门有权查阅临床试验记录。数据处理时将采用数据匿名的方式,省略可识别受试者个体身份的信息。受试者的医疗记录保存在有严格安全保密措施的药物临床试验机构的资料档案室。

6. 知情同意和知情同意书的签署

在筛选合格后，研究者需说明有关临床试验的详细情况，包括试验目的、试验流程、可能的受益与风险、受试者的权利与义务等，使其充分理解并有充足的时间考虑，在所提问题均得到满意答复后表示同意，并自愿签署"知情同意书"。

十五、试验结束后的医疗措施

在给药周期结束后，其不良反应仍未治愈者，按常规方案治疗，由申办方负责其治疗费用；不良反应治愈后，结束受试者与研究者的合作关系。如果受试者完成全部疗程，疾病尚未痊愈需要治疗者，也应当采用目前常规方案治疗，费用由患者自负，结束受试者与研究者的合作关系。

十六、试验总结与资料保存

临床研究负责单位主要研究者负责完成"临床试验多中心总结报告"，各参研单位主要研究者完成"临床试验分中心小结表"。"多中心总结报告"完成并盖章后，分别由申办者、临床研究负责单位、参研单位存档。"分中心小结表"由申办者和各参研单位存档。"研究病历"作为原始资料由各参研单位存档。CRF采用无碳复写三联单格式，分别由申办者、参研单位及统计单位存档。保存时间按GCP执行。

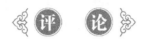

一、研究策略

无论是鼻局部用药还是口服系统用药，AR治疗中药的临床研究目标，一般均为缓解鼻部症状，评价2～4周的短期疗效。为验证中药优势，也可以考虑评价至少1年的远期对病治疗效果[1,14]。治疗性研究的适应证，可以是常年性和/或季节性AR、持续性和/或间歇性AR，而预防性研究，则常选择季节性、间歇性AR，也可以选择尚未并发哮喘的AR，评价药物预防哮喘效果。

因本病高发于青少年和儿童，首先要明确适用人群，成人和青少年（13～17岁）、儿童（2～12岁）应分别进行临床试验。一些非糖皮质激素类药物，还可以考虑在婴幼儿（0.5～1岁）中进行研究。此外，FDA建议通过两项试验，来确证评价药物的有效性和安全性[15]。

二、临床试验设计要点

1. 试验总体设计

缓解症状临床试验，一般采用随机双盲、安慰剂或/和阳性药平行对照的设计方法。因评价指标的主观性和疾病的自身变异性，选择安慰剂对照和双盲试验至关重要。如单选阳性药对照，往往不能通过一个等效/非劣效性试验，而需要一项优效性试验来验证试验药的疗效。阳性对照药，推荐选择口服或鼻用第2代或新型H_1抗组胺药或鼻用糖皮质激素，给药途径尽可能与试验药物相同。鉴于中药大多作用和缓，可以考虑采用联合用药、安慰剂对照试验设计。如为新药，在早期试验阶段，应通过剂量探索确定一个最低有效剂量（与安慰剂比较有统计学差异的最低剂量）。预防性试验，一般应基于典型AR临床试验设计，并选择合理的有效性评价终点。

2. 受试人群与纳排标准

应根据试验目的、终点指标、药物的作用特点和强度，合理选择受试人群。应规定病例入选的AR临床分型，如季节性或间歇性AR、常年性或持续性AR，轻型或中-重型病例，喷嚏流涕型或鼻塞型病例等。可以规定鼻部症状的底限要求，如至少出现鼻塞、流涕、喷嚏、鼻痒中的至少3项等，对于常伴发的结膜炎一般不做限制。针对季节性AR的确证性试验，应具备至少2年的病史。入组前12个月内，应有明确的过敏原（如花粉、尘螨、蟑螂、毛、狗、霉菌等）检测阳性数据。应确定针对成人受试者（是否包括青少年），还是儿童受试者（是否包括2岁以下婴幼儿），确定入选年龄范围。

以下患者应当排除：① 持续性哮喘患者，目的是减少必须应用的治疗药物对评价的影响；② 非变应性鼻炎患者（指未查出变应原者）；③ 严重鼻中隔偏曲、鼻息肉、鼻窦炎、肥厚性鼻炎患者；④ 正处于哮喘发作期的患者；⑤ 正在使用大环内酯类抗生素和/或系统使用咪唑类抗真菌剂者；⑥ 可能会对试验药物的评估产生影响的长期使用伴随用药（如三环抗抑郁药）患者。此外，需要排除诊前用药洗脱期不足者，具体时间为：鼻用或系统性使用糖皮质激素为1个月，鼻内用色甘酸为2周，鼻内用或系统用解充血剂、抗组胺药为3天，氯雷他定为10天。因糖皮质激素或抗胆碱药物可能导致或加重的白内障、青光眼，以之为基础用药或对照药时，此类患者也应排除[15, 16]。

3. 合并用药

试验过程中，当患者出现忍受不了的鼻部症状，允许合并使用应急药物。应评估合并用药对主要终点指标的影响，记录药物在各试验组的使用情况，并在总结报告中加以分析。

4. 有效性评价

AR有效性评价的首选指标，是基于患者的自评包括鼻涕、鼻塞、鼻痒和喷嚏在内的TNSS相对于基线的变化值，或其衍生的鼻部症状有效率。可用于有效性评价的指标，还包括TNSS医生评分、中医药特色的中医证候总体和单项评分/疗效、生存质量量表评分等。

TNSS的患者自评评分方法，可参照VAS评分法或FDA指导原则[1, 10, 15]。后者按0～3分为4级：0，没有症状；1，轻微症状（症状体征很清楚，但不易察觉，能轻易忍受）；2，中度症状（明显感觉到的症状体征，有些困扰但能忍受）；3，严重症状（难以忍受的症状体征，造成对日常活动和/或睡眠的困扰）。TNSS的医生评分，可以参照《变应性鼻炎的诊治原则和推荐方案（2004年，兰州）》中提供的鼻涕、鼻塞、鼻痒和喷嚏分级量化标准[10]。

通过"受试者日志"对TNSS的反应性评分（预定时间后的症状严重程度评分，反映两次给药间期内总的有效性程度）和瞬时性评分（下次给药前的症状严重程度评分，反映单次给药终末的有效性）的频繁收集，可以推算药物起效时间、达到最大药效时间、药效持续时间等。这对于有明确药代动力学参数的化学药更加适用。通常在开始用药的几天内，每天上、下午分别收集。其中，药物起效时间需要在单次服药后以小时为单位进行鼻部症状的评估。药物起效时间，可以定义为患者可以合理预期到自己鼻炎症状有显著减轻的时间。这个时间点应是患者治疗开始后，其主要疗效终点的基线差值与安慰剂组比较出现统计学意义的最早时间。达到最大药效时间（天，周），指主要疗效终点的基线差值与安慰剂比较具有统计学意义的最大差值的最早时间。药效持续时间，可以通过患者的瞬时性评分评价给药间期的设定是否恰当，必须保证在终末给药时间点，主要疗效终点的基线差值与安慰剂比较具有统计学意义。此外，必须加强对受试者VAS评定和日志记录方面的培训。

Juniper等开发的鼻结膜炎相关生活质量问卷，能够很好地评价AR对患者健康的影响程度[17]。鼻结膜炎生存质量量表（rhino conjunctivitis quality of life questionnaire，RQLQ）评估的项目包括日常活动、睡眠、结膜炎症状、鼻炎相关行为、鼻部症状、眼部症状以及情感反应等7个方面[18]。同时衍生的适用于12～17岁患者的青春期患者问卷（adolescent RQLQ，ARQLQ）和适用于6～12岁患者的儿童问卷（pediatric RQLQ，PRQLQ）。

5. 安全性评价

当试验用药物（包括基础用药、对照用药）选择皮质类固醇，应充分评估其对白内障、青光眼发病的影响，对儿童患者还应评价其对生长发育的影响；选择抗组胺药物，应进行全面的心脏安全性评价和镇静程度评估。

6. 试验流程

为使基线数据准确，应设置3天～1周的导入期，于上、下午分别记录TNSS。需要洗脱诊前用药者，导入期还应适当延长。疗程设计一般为4周，并可以设计一定时期的治疗性随访。对于预防性试验，应适当延长疗程，并根据有效性评价需要，设计随访期。

对于季节性AR，疗程设计至少2周。尽可能采用短时间内（3～4天）集中入组的方法，以降低过敏原接触产生变异的机会。记录研究期间患者疾病相关过敏原的暴露量，收集试验期间降雨天数以及患者室外空气暴露量，对于药物的有效性分析也很重要。

参 考 文 献

[1] 中华耳鼻咽喉头颈外科杂志编委会鼻科组，中华医学会耳鼻咽喉头颈外科学分会鼻科学组.变应性鼻炎诊断和治疗指南（2015年，天津）[J].中华耳鼻咽喉头颈外科杂志，2016，51（1）：6-24.
[2]《中华耳鼻咽喉头颈外科杂志》编辑委员会鼻科组，中华医学会耳鼻咽喉头颈外科学分会鼻科学组、小儿学组，《中华儿科杂志》编辑委员会.儿童变应性鼻炎诊断和治疗的专家共识（2010年，重庆）[J].中华儿科杂志，2011，49（2）：116-117.
[3] 陈灏珠，林果为，王吉耀.实用内科学·下册[M].第14版.北京：人民卫生出版社.2013：2256.
[4] 汪国恩，赵凯维，王乐，等.中医药治疗过敏性鼻炎的现状与展望[J].亚太传统医药，2014，10（1）：32.
[5] 国家中医药管理局.中华人民共和国国家标准·中医病证诊断疗效标准[M].南京：南京大学出版社，1994.
[6] 中华中医药学会.中医耳鼻喉科常见病诊疗指南[M].北京：中国中医药出版社.2012.
[7] 国家食品药品监督管理局.药品注册管理办法[EB/OL].[2007-7-10].http：//www.sfda.gov.cn/WS01/CL0053/24529_9.html
[8] 王士贞.中医耳鼻咽喉科学[M].第2版.北京：中国中医药出版社出版，2007.
[9] 高东宸，张丽雅.药物不良反应监察指南[M].北京：中国医药科技出版社，1996.10.
[10] Bousquet P J, Combescure C, Neukirch F, et al.Visual analog scales can assess the severity of rhinitis graded according to ARIA guidelines[J].Allergy，2007，62（4）：367-372.
[11] 顾之燕，董震.变应性鼻炎的诊治原则和推荐方案（2004年，兰州）[J].中华耳鼻咽喉头颈外科杂志，2005，40（3）：166-167.
[12] 张媛，刘承耀，张罗.过敏性鼻炎血清特异性IgE与皮肤点刺试验的关联性分析[J].首都医科大学学报，2009，30（6）：733-736.
[13] 张迎宏，朱丽，张珂，等.血清特异性IgE检测与皮肤点刺试验在变应性鼻炎中的应用[J].临床耳鼻咽喉头颈外科杂志，2013，27（2）：75-77.
[14] 张晓阳，李颖，连增林.中医药治疗变应性鼻炎临床研究的思考与展望[J].中国中药杂志，2009，34（18）：2419-2421.
[15] 美国FDA发布，SFDA药品审评中心组织翻译.过敏性鼻炎治疗药物临床研究指导原则[EB/OL].[2009-11-11].http：//www.cde.org.cn/guide.do?method=showGuide&id=275
[16] 李宏，顾建青，谭国林，等.盐酸奥洛他定治疗变应性鼻炎疗效评估：多中心、随机、双盲、双模拟临床试验[J].中华临床免疫和变态反应杂志，2013，7（3）：242-247.
[17] 尤少华，张静，籍灵超，等.变应性鼻炎特异性免疫治疗疗效评价[J].国际耳鼻咽喉头颈外科杂志.2013，37（3）：176-177.
[18] 曹瑞娟，许呈，陶泽璋，等.成人变应性鼻炎患者症状及生活质量评估[J].中国医药导刊，2010，12（10）：1769-1771.

第二节　急　性　咽　炎

急性咽炎（acute pharyngitis）是咽部黏膜及黏膜下组织急性炎症，常为上呼吸道感染的一部分，可单独发生，亦可继发于急性鼻炎、急性扁桃体炎。本病可见于成人或儿童，多发生于秋冬及冬春之交。在幼儿，常为急性传染病（如流感、猩红热、麻疹）的伴发症状或前驱症状。临床表现为起病急，初起时咽部干燥、灼热、疼痛，空咽时咽痛明显并可向耳部放射；查体可见口咽部黏膜呈急性弥漫性充血，腭弓、悬雍垂水肿，咽后壁淋巴滤泡和咽侧索红肿，颌下淋巴结肿大并有压痛[1, 2]。

本病病因有感染性和非感染性两类。感染性因素包括病毒感染、细菌感染、病毒细菌混合感染等。病毒感染占 90%以上，以柯萨奇病毒、腺病毒、副流感病毒引起者最多，亦有肠病毒和鼻病毒等，主要是通过飞沫和密切接触传染。细菌感染以化脓性链球菌（A 组乙型链球菌）为主，还包括 C 组和 G 组乙型链球菌等。此外，肺炎支原体、肺炎衣原体等也可以引起急性咽炎。非感染性因素主要包括粉尘、烟雾、刺激性气体及机械刺激等物理和化学因素[3-5]。

本病大多预后良好，一般在 1 周内可愈。部分患者可引起中耳炎、鼻-鼻窦炎及下呼吸道急性炎症。由 A 组乙型链球菌引起的脓毒性咽炎可能导致远处器官的化脓性病变，并可以导致急性肾炎、风湿热及败血症等[3-6]。

本病的治疗，无全身症状或症状较轻者，可采用局部治疗，如复方硼砂溶液含漱、碘含片含服，或局部喷涂有抗病毒、抗菌作用的药物等。感染较重、全身症状明显者，可以全身应用抗病毒药物或抗生素治疗，抗生素首选青霉素类对革兰氏阳性菌有效的药物[2]。

中医学称急性咽炎为急喉痹、咽痹、风热喉痹、风热喉、红喉、嗌燥、嗌痛、嗌肿或咽痛等。临床常见有外感风热、外感风寒、肺胃实热（热盛）等证候[7, 8]。

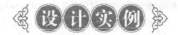
设 计 实 例

一、题目

××胶囊治疗急性咽炎肺胃实热证评价其有效性和安全性的随机双盲、安慰剂平行对照、多中心Ⅲ期临床研究。

二、研究背景

××胶囊按照第 5 类中药新药要求研发，功效为清热解毒，消肿利咽，适用于急性咽炎肺胃实热证。现已完成Ⅱ期临床试验，计划开展Ⅲ期确证性临床研究。

药效学研究结果：本品高、中、低剂量组（灌胃给药），对流感病毒引起的小鼠肺炎具有明显抑制作用，并呈良好的量效相关性；对二甲苯所致小鼠耳郭急性炎症反应有不同程度的抑制作用；对酵母菌致大鼠的发热反应有不同程度的抑制作用；可显著抑制醋酸所致的小鼠扭体疼痛反应。体外对绿脓假单胞菌、金黄色葡萄球菌、甲型溶血性链球菌、卡它布郎汉姆氏菌、葡萄球菌、肺炎链球菌、乙型溶血性链球菌、大肠埃希氏菌、肺炎克雷伯氏菌、变形杆菌等有抑菌杀菌作用。以上结果，提示本品具有抗病毒、抑菌杀菌、抗炎、解热及镇痛作用。

毒性试验结果：① 小鼠灌胃给药的半数致死量 LD_{50}(lethal dose 50%)为 10.06g/kg ± 0.90g/kg（相当于小鼠药效学大剂量的 25.15 倍）。② 小鼠腹腔注射给药的 LD_{50} 为 576.50mg/kg ± 7.37mg/kg。③ 本品 2520mg、840mg、280mg/（kg·d）（相当于临床拟用剂量的 100、33.6、

11.2倍）给大鼠连续灌胃给药4周，停药后继续观察2周，结果显示，840mg/（kg·d）剂量可以认为是基本安全剂量。④ 本品1260mg、420mg、140mg/（kg·d）（相当于成人每日每公斤体重用量的23.3、7.8、2.6倍）三个剂量组和一个对照组，连续给Beagle犬灌胃30天，停药后继续饲养14天，结果显示，在给药时限与剂量范围内对Beagle犬无明显毒性，安全剂量为1260mg/（kg·d）。

临床试验结论：①Ⅰ期临床试验，当一次性用药不超过9粒，或连续给药不超过每次3粒、每天3次，虽可能发生一过性腹泻的不良反应，但总体来讲，研究用药物在人体应用是安全的。推荐本品Ⅱ期临床试验剂量为不超过每次3粒、每天3次。②Ⅱ期临床试验，试验高剂量组（每次3粒、每天3次）的疾病疗效愈显率为65.8%，明显优于低剂量组（2粒tid）的48.7%、安慰剂组的33.3%；中医证候疗效愈显率也明显优于低剂量组和安慰剂组。试验高、低剂量组均无不良事件发生。

三、试验目的与观察指标

（1）确证评价××胶囊治疗急性咽炎（肺胃实热证）的有效性。观察指标：疾病疗效，证候疗效，单项症状、检查与舌脉，白细胞计数+分类，咽拭子细菌培养。

（2）进一步观察××胶囊临床应用的安全性。观察指标：不良事件/不良反应发生率，一般体检项目，血尿便常规、心电图和肝肾功能等实验室指标。

四、试验总体设计

采用分层区组随机、双盲、平行对照、多中心临床试验设计。

（1）随机：采用分层区组随机化方法，以中心为分层因素，层内按3∶1比例分为试验组和对照组。

（2）盲法：采用双盲、单模拟技术。

（3）对照：采用安慰剂对照。

（4）多中心：在×家中心同期进行试验。

（5）样本量估算：根据Ⅱ期临床试验结果，高剂量组疾病疗效愈显率为65.8%，安慰剂组33.3%，按照优效性检验计算公式，设单侧$\alpha=0.025$，$\beta=0.2$，优效界值$\delta=0.15$，两组比例为3∶1，则试验组约需230例，对照组77例。按照《药品注册管理办法》[9]中有关Ⅲ期临床试验试验组不低于300例的规定，考虑脱落剔除因素，计划本试验的样本量为试验组360例，对照组120例。

五、诊断标准

1. 西医诊断标准（急性咽炎）

参照《中药新药临床研究指导原则》、《耳鼻咽喉科学》[10, 11]制定。

（1）病史：病毒与细菌感染均可引起本病。常有受凉、受热、受湿、劳累、烟酒过度及各种物理或化学等刺激诱因。

（2）症状：① 主症：咽痛、吞咽痛、咽部干燥、灼热。② 次症：发热、畏寒。

（3）检查：① 咽黏膜充血，颜色鲜红。② 咽后壁淋巴滤泡和咽侧索红肿，或咽黏膜脓点散在分布。③ 悬雍垂、软腭红肿。④ 颌下淋巴结肿大或有压痛。⑤ 咽拭子细菌培养发现致病菌或阴性。

诊断时须有急性发作史，全部症状或部分症状（必须有主症）兼有检查中一项，或一项以上。

2. 中医辨证标准（急喉痹·肺胃实热证）

参照《中医病证诊断疗效标准》、《中医耳鼻咽喉科学》[12, 13]制定。

（1）主症：咽痛剧烈。

（2）咽部检查：咽部充血较甚。

（3）次症与舌脉：口渴，咳嗽，痰黏稠，发热，大便偏干，小便短黄；舌红，苔黄，脉数有力。

具备主症和阳性检查结果，以及次症与舌脉中至少4项，即可确立辨证。

六、受试者的选择

（一）纳入病例标准

（1）符合急性咽炎西医诊断标准和中医肺胃实热证辨证标准；

（2）病程在48小时及以内；

（3）年龄18～65岁；

（4）咽痛VAS评分≥4分；

（5）受试者知情同意，并签署知情同意书。

（二）排除病例标准

（1）由麻疹、猩红热、流感、传染性单核细胞增多症、粒细胞缺乏症、白血病等引起的咽部症状或炎症。

（2）伴发肺炎和支气管炎；化脓性扁桃体炎。

（3）体温＞38.5℃，或白细胞总数和中性粒细胞绝对值＞参考值上限（upper limits of normal，ULN）者。

（4）妊娠、意向妊娠或哺乳期妇女。

（5）对试验用药组成成分有过敏史者。

（6）合并有心、肝、肾和造血系统等严重原发性疾病，或精神病患者。

（7）怀疑或确有酒精、药物滥用病史者。

（8）研究者认为不适宜入组者。

（三）受试者退出（脱落）标准

1. 研究者决定退出

（1）出现过敏反应或严重不良事件，根据医生判断应停止试验者；

（2）试验过程中，患者发生其他疾病或出现严重并发症，或咽拭子培养发现致病菌者；

（3）受试者试验用药依从性差（＜80%或＞120%）或自动中途换药者；

（4）各种原因的中途破盲者；

（5）严重违反纳入或排除标准，本不应随机化者；

2. 受试者自行退出

（1）无论何种原因，患者不愿意或不可能继续进行临床试验，向主管医生提出退出试验要求而退出试验者；

（2）受试者虽未明确提出退出试验，但中途失访或不再接受试验用药及检测者。

（四）、（五）（参照本章第一节）

七、试验用药物及治疗方案

1. 试验用药物的名称与规格

试验药：××胶囊，规格：0.36g/粒。对照品：安慰剂胶囊，规格：0.36g/粒。试验药与其模拟剂的包装一致，性状、颜色等相同。

2. 试验用药物的包装

将试验药××胶囊或安慰剂胶囊，按用药5天所需的最大数量另加1天的富余量（9粒×6=54粒）装于一个"大包装"中。包装上均注明：××胶囊临床研究用药、SFDA临床研究批件号、药物编号（即按"处理编码"编制的试验药物顺序号：001～480）、功能主治、包装量、应用方法、贮存条件、生产厂家等。

3. 药物的随机编盲和应急信件

（1）随机编盲：采用分层区组随机设计法。分层因素为中心，并按3：1比例随机分为试验组和对照组。试验组360例，对照组120例，共480例，由×家中心同期完成，每家中心分别为80例。分两级设盲：一级设盲以A组、B组表示，二级设盲再分别指定A组、B组的组别归属。由专业统计人员会同申办单位代表（编盲者），负责用SAS软件产生中心编码分配随机数字、试验病例分配随机数字、处理组分配随机数字及其"中心编码分配情况"（用于指定各中心分配的处理编码范围）、"试验病例随机编码表"（即"处理编码"，一级盲底）、"处理组分配情况"（二级盲底）。申办者指定"与本次临床试验无关人员"按"试验药物包装表"进行试验用药物的分配包装。上述两级盲底，连同随机数字的初始值、区组长度等，一式两份，密封后交由临床研究负责单位和申办单位有关负责部门共同掌握。全部药物编码过程应由编盲者书写成"编盲记录"存档。

（2）应急信件的设立，参照本章第一节。

4. 试验用药物的管理（参照本章第一节）

5. 给药方案

（1）用法用量：××胶囊或安慰剂胶囊，口服，每次3粒，每日3次。

（2）疗程：5天。

（3）合并治疗规定：除试验用药物外，不得使用其他治疗急性咽炎的中药、化药（包括抗生素）及其他治疗方法。

6. 试验用药依从性判断（参照本章第一节）

八、安全性评价及观测时点

1. 试验用药物可能的不良反应

动物毒性试验及Ⅰ、Ⅱ期临床研究均未发现试验药物的毒副反应和不良反应。

2. 安全性评价指标及观测时点

（1）可能出现的临床不良事件（症状体征、疾病/综合征），用药后随时观察。
（2）一般体检项目，如体温、脉搏、呼吸、血压等，用药前后检查。
（3）血、尿、便常规，心电图，肝功能（ALT、AST、ALP、γ-GT、ALB、TBIL），肾功能（BUN、Cr），用药前后检查。

以不良事件/不良反应发生率为主要安全性评价指标。

3～5（参照本章第一节）

九、有效性评价

1. 观察指标

（1）人口学资料：性别、年龄、身高、体重、民族等。
（2）诊断指标：咽拭子细菌培养、血白细胞总数和分类。
（3）有效性指标和观测时点：① 咽痛、咽部体征疗效，基线、治疗3、5天评价；② 咽痛的VAS评分，基线、治疗1～5天记录，治疗5天评价；③ 咽痛起效时间，基线、治疗1～5天记录，治疗5天评价；④ 疾病疗效，基线、治疗3、5天记录，治疗3、5天评价；⑤ 中医证候疗效，基线、治疗3、5天记录，治疗3、5天评价。以咽痛疗效为主要评价指标。

2. 指标观测方法

（1）咽痛的视觉模拟评分法（visual analogue scale/score，VAS）。测量方法：横线的一端为0，表示无痛；另一端为10，表示剧痛；中间部分表示不同程度的疼痛。让病人根据自我感觉（过去24小时内多数情况下）在横线上划一记号，表示疼痛的程度。此法是目前多种测量疼痛方法中最敏感、最可靠的方法。

受试者使用的无刻度标尺：

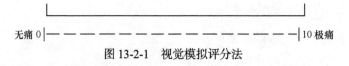

图 13-2-1　视觉模拟评分法

（2）急性咽炎肺胃实热证分级量化标准。

表 13-2-1　症状体征和舌脉分级量化标准

症状\分级	无（-）	轻（+）	中（++）	重（+++）
主症与检查	计0分	计2分	计4分	计6分
咽痛	无	咽微痛或不适	咽痛，吞咽时明显	咽痛剧烈连耳，吞咽困难
咽黏膜充血水肿	无	咽黏膜轻度充血，无水肿	咽黏膜充血、水肿	咽黏膜、侧索、软腭部位均充血、水肿

续表

症状 \ 分级	无（-）	轻（+）	中（++）	重（+++）
次症与舌脉	计0分	计1分	计2分	计3分
发热	无	37.3～38℃	38.1～38.5℃	>38.5℃
口渴	无	有		
咳嗽	无	有		
痰黏稠	无	有		
大便干	无	有		
小便短黄	无	有		
舌质	正常	舌红		
舌苔	正常	苔黄		
脉象	正常	数有力		

3. 疗效评定标准和指标定义

（1）咽痛、咽部体征疗效评定标准。临床痊愈：咽痛或咽部体征消失，计分减少100%。显效：咽痛或咽部体征明显改善，计分减少≥60%，<100%。进步：咽痛或咽部体征改善，计分减少≥30%，<60%。无效：咽痛或咽部体征无明显改善，计分减少不足30%。

（2）咽痛起效时间：指咽痛的VAS评分减少≥2分且不反弹的天数。

（3）急性咽炎疗效评定标准，参照《中药新药临床研究指导原则》[10]制定。临床痊愈：用药5天以内症状体征消失，积分值减少≥95%。显效：用药5天以内症状、体征明显改善，积分值减少≥70%，<95%。进步：用药5天以内症状、体征改善，积分值减少≥30%，<70%。无效：用药5天以内症状、体征无明显改善，积分值减少不足30%。

注：症状（不包括大便干、小便短黄及舌脉。）体征积分值计算。

（4）急喉痹肺胃实热证疗效评定标准，参照《中药新药临床研究指导原则》[10]制定。临床痊愈：中医证候积分值减少≥95%。显效：中医证候积分减少值≥70%，<95%。进步：中医证候积分减少值≥30%，<70%。无效：中医证候积分减少不足30%。

注：中医证候积分值计算包括全部症状、体征与舌脉。

十、试验流程

表13-2-2 试验流程表

项目 \ 研究阶段	基线	用药中 治疗满3天	用药后 治疗满5天±1天	不良事件随访
签署知情同意书	×			
人口学资料	×			
诊前合并疾病及用药	×			
咽痛VAS评分	×	第1～5天每日记录		
咽局部检查	×	×	×	
中医证候	×	×	×	
一般体检项目	×	×	×	×*

续表

项目 \ 研究阶段	基线	用药中 治疗满 3 天	用药后 治疗满 5 天 ± 1 天	不良事件 随访
血常规	×		×	×*
尿常规	×		×	×*
便常规	×		×	×*
心电图	×		×	×*
肝功能（ALT、AST、γ-GT、ALP、TBIL）	×		×	×*
肾功能（BUN、Cr）	×		×	×*
咽拭子细菌培养	×			
随机入组	×			
发放试验用药物	×			
药物回收			×	
不良事件记录		×*	×*	×*
试验中合并用药记录		×*	×*	
脱落原因分析		×*	×*	
有效性评价		×	×	
安全性评价			×	×*

注：×* 可能做。

十一、数据管理（参照本章第一节）

十二、统计分析（参照本章第一节）

十三、质量控制与保证（参照本章第一节）

十四、伦理学要求（参照本章第一节）

十五、试验结束后的医疗措施（参照本章第一节）

十六、试验总结与资料保存（参照本章第一节）

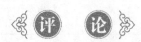

一、研究策略

治疗急性咽炎、扁桃体炎的中药制剂，包括含片、滴丸等咽喉局部用药和胶囊、口服液等系统用药两类剂型。其临床定位相对单纯，一是预期治疗以非细菌感染为主的咽炎的药物，适应证一般统称为急性咽炎，但实际上包括急性充血性扁桃体炎在内，其主要试验目的是缓解咽部的症状和体征[14, 15]。二是预期治疗或辅助治疗急性化脓性扁桃体炎的药物，目的是改善咽局部与全身症状，或缩短病程[16]。

二、临床试验设计要点

1. 试验总体设计

采用随机双盲、平行对照、多中心研究的方法。根据试验药物的作用特点和适应证特点选择合适的药物做对照。可以选择活性药对照，但药物必须具有高等级的循证依据，证据不充分时可以选择市售药品并做优效设计；也可以选择安慰剂对照，但咽喉局部用药则难以实现盲法。对于细菌性咽炎，可以采用抗生素联合治疗设计。

2. 诊断

急性咽炎诊断不难，但应注意其常为上呼吸道感染的一部分，一般在咽局部症状严重、呼吸道其他部位症状不重时诊断。慢性咽炎急性发作，与急性咽炎区分困难且临床意义不大，一般无需鉴别。某些急性传染病，例如麻疹、猩红热、流感和百日咳的前驱症状，可能与急性咽炎相似，在病程中不难鉴别。一旦确诊，即令退出。

3. 受试者的选择

纳入病例标准，主要包括疾病、中医证候、年龄与伦理学要求。急性咽炎一般以咽痛评价为主，最好限定咽痛的而严重程度。

考虑为细菌感染的重型咽炎、化脓性扁桃体炎，扁桃体Ⅲ度肿大的病例，除特定药物的临床试验外，一般要排除。为保证入组病人以病毒感染为主，诊前外周血白细胞总数和中性粒细胞绝对值均>ULN，特别是 C 反应蛋白升高者，一般作为排除病例。发热是咽炎常见的全身症状，为避免解热镇痛药（临时合并用药）对疗效评价（咽痛）的影响，应尽量减少使用，且将就诊前 24 小时内体温超过 38.5~39℃者排除。合并严重的呼吸道疾病者（如肺炎、支气管炎、严重喉炎、中耳炎等），也应予以排除。

4. 有效性评价

急性咽炎的疗效评价，一般以咽痛疗效/VAS 评分为主要评价指标[17, 18]。过去常用的疾病疗效和中医证候疗效，因缺少量表学证据支持，目前多作为次要指标评价。为考察药物的对症治疗作用，可以定义咽痛起效时间并予以评价。针对细菌感染所致咽炎的药物，应将咽拭子细菌培养作为有效性评价指标，而在一般情况下只作为排除诊断指标。血白细胞总数和分类，作为评价指标的价值不大。

5. 安全性评价

除一般体检项目（体温、静息心率、呼吸、血压等），血、尿、便常规，肝、肾功能和心电图等安全性指标外，还应根据处方特点、临床前毒性试验结果、适应证特点等选择具有针对性的安全性评价指标。

6. 试验的质量控制

为准确评价咽痛起效时间，评估合并用药对有效性评价的影响，应设立《受试者日志》，每日由受试者填写主要症状（咽痛、发热）情况，以及试验用药、合并用药情况。

参 考 文 献

[1] 黄选兆，汪吉宝，孔维佳.实用耳鼻咽喉头颈外科学[M].第2版.北京：人民卫生出版社.2008：314.
[2] 韩德民.耳鼻咽喉头颈科学[M].第2版.北京：高等教育出版社.2011：358.
[3] 郑中立.耳鼻咽喉科诊断学[M].第2版.北京：人民卫生出版社.2006：354.
[4] 中国药学会医院药学专业委员会儿科药学专业组.抗菌药物儿科临床合理应用指导意见（五）[J].儿科药学杂志, 2006, 12（4）: 46-51.
[5] Pelucchi C, Grigoryan L, Galeone C, et al.Guideline for the management of acute sore throat[J].Clinical microbiology and infection, 2012, 18（s1）: 1-28.
[6] 张一举.A组β型溶血性链球菌性咽炎的研究进展[J].新医学, 2006, 37（12）: 830-831.
[7] 王永钦.中医耳鼻咽喉口腔科学[M].第2版.北京：人民卫生出版社.2011：536.
[8] 中华中医药学会.中医耳鼻喉科常见病诊疗指南[J].北京：中国中医药出版社.2012：25-26.
[9] 国家食品药品监督管理局.《药品注册管理办法》[EB/OL].[2007-7-10].http://www.sfda.gov.cn/WS01/CL0053/24529_9.html
[10] 郑筱萸.中药新药临床研究指导原则（试行）[M].北京：中国医药科技出版社，2002.
[11] 田勇泉.耳鼻咽喉科学[M].北京：人民卫生出版社，2002.
[12] 国家中医药管理局.中华人民共和国国家标准·中医病证诊断疗效标准[M].南京：南京大学出版社，1994.
[13] 熊大经，刘蓬.中医耳鼻咽喉科学[M].北京：中国中医药出版社.2012：149.
[14] 袁捷，李锦清，吴凤玲，等.清咽喷雾剂治疗急性咽炎肺胃实热证的Ⅲ期临床研究[J].世界科学技术：中医药现代化, 2010, 12（4）: 575-579.
[15] 徐田华，李新民，张雅凤，等.射干利咽口服液治疗小儿急性咽炎肺胃热盛证的多中心临床研究[J].天津中医药, 2014, 31（3）: 138-141.
[16] 张义琼.蒲地蓝消炎口服液佐治儿童急性化脓性扁桃体炎的临床研究[J].中华临床医师杂志（电子版）, 2012, 6（19）: 6114-6115.
[17] 胡蓉，王丽华，张珺珺，等.疏风解毒胶囊治疗急性咽炎风热证的临床观察[J].药物评价研究, 2014, 37（5）: 460-462.
[18] 丁红，阎博华，田理，等.一清胶囊治疗热毒证的多中心、随机、双盲、对照试验[J].辽宁中医杂志, 2011, 38（8）: 1486-1490.

第十四章

Ⅰ期临床试验

第一节　人体耐受性临床试验

人体耐受性临床试验是Ⅰ期临床研究的重要组成部分。通常新药Ⅰ期临床试验，应先做单次给药的人体耐受性试验，以推荐之后临床研究中所用药物的剂量范围；继之进行单次给药的临床药代动力学试验，初步确定药物在人体内的吸收、分布、代谢和排泄（ADME）特征。如临床需多次给药，还要开展多次给药的人体耐受性和药代动力学试验。若条件允许，可对药物进行初步的药效学评价，并对其活性及潜在的治疗利益做初步研究。鉴于中药多组分的特点，在无法进行药代动力学试验时，Ⅰ期临床试验主要是人体耐受性试验[1]。

根据我国《药品注册管理办法》及其补充规定，中药Ⅰ期临床试验适应范围主要包括：①所有静脉给药途径的中药新药；②含有毒性药材和无法标定的原料，或非临床安全性试验结果出现明显的毒性反应等有临床安全性担忧的中药新药；③对于单一有效成分及其制剂的中药新药和进口的中药和天然药物制剂；④缓释剂和控释剂还需提供人体药物代谢试验数据[2, 3]。

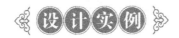

一、题目

××膏Ⅰ期临床人体耐受性试验。

二、研究背景

××膏按照中药新药第6类开发，具有消肿止痛、疏经通络、活血化瘀的功效，用于治疗软组织损伤及骨关节病引起的肿胀疼痛等。

1. 药效学研究结果

本品小鼠低、中、高三个剂量组（1.08g、2.16g、4.32g 生药/kg）和大鼠低、中、高三个剂量组（0.54g、1.08g、2.16g 生药/kg），对醋酸腹腔注射以及热刺激所致小鼠疼痛均有明显的镇痛作用；对醋酸所致小鼠腹腔毛细血管通透性增高以及大鼠角叉菜胶足趾肿胀、二甲苯所致小鼠耳郭肿胀等急性炎症模型均有明显抑制作用；对大鼠棉球肉芽肿的亚急性炎症模型也有一定的抑制作用；能促进小鼠皮下血斑吸收，显著减少血斑面积并缩短血斑消失时间，并能缩短大鼠创伤性瘀斑消退时间；可降低血瘀模型大鼠全血比黏度和血浆比黏度；能明显扩张小鼠耳郭静脉血管口径，改善微循环。

2. 急性毒性实验结果

① 大鼠正常皮肤、损伤皮肤以最高浓度局部用药，一天 3 次[最大给药量为 64.8g 生药/（kg·d），相当于临床拟用量的 600 倍]，连续观察 7 天。结果显示，各组动物全身反应均无异常，体重增长、摄食、饮水、活动均正常，无一动物死亡。② 小鼠口服灌胃的半数致死量（LD_{50}）为 16.17g 生药/kg（95%可信限为 14.97~17.48g 生药/kg），5 分钟开始出现中毒症状，表现为呼吸急促、步态不稳、翻正反射消失、抽搐，中毒程度与剂量相关，动物最后因呼吸抑制而死亡，死亡时间多数在 25~60 分钟内，少数在 24 小时内，尸检未发现组织器官明显异常。存活小鼠在观察期间内饮食、摄水、活动正常。本品临床应用为外用局部给药，给药量以及可吸收至全身的量极少，故可认为本品临床外用安全。

3. 长期毒性实验结果

大鼠低、中、高三个剂量组（1.62g、4.86g、14.58g 生药/kg，相当于临床用药剂量的 15、45、135 倍）每天背部皮肤涂搽 1 次，连续 30 天，末次给药后 24 小时各组活杀 10 只（雌雄各半），余下大鼠继续观察 2 周后活杀。试验期间观察大鼠的外观、一般行为、体重变化，给药后 30 天和停药 2 周进行血液学、血清生化、尿液生化、脏器系数、病理组织学等指标检查。结果显示，本品低、中、高三个剂量连续 30 天给药对大鼠无明显影响，无明确的毒性靶器官和敏感指标，恢复期观察也未见延迟性毒性反应，提示本品临床应用的剂量安全性较高。

4. 局部给药毒性实验结果

选用新西兰家兔和豚鼠，对正常及破损皮肤刺激试验、过敏试验，结果未发现异常。提示临床用药安全。

三、试验目的

选择健康人为受试者，从安全的初始剂量开始，考察人体对××膏的耐受性和安全性。同时，以安慰剂进行自身对照，观察其对人体皮肤的刺激情况，为制定本品的 Ⅱ 期临床试验给药方案提供安全的剂量范围。

四、试验设计

（1）试验设计类型，随机、安慰剂自身对照、剂量递增设计。
（2）试验方法。① 单次给药耐受性试验；② 累积性（多次给药）耐受性试验。
（3）试验步骤，见"临床试验流程（单次给药）"、"临床试验流程（累积多次给药）"。

五、受试者的选择、排除与试验终止

1. 纳入标准

（1）健康志愿者。
（2）性别：男女各半。
（3）年龄：18~50 岁。

（4）体重：体重指数在 19~24 范围内[体重指数=体重（kg）/身高（m）^{2}]，且体重大于 50kg。

（5）体格检查，血常规、尿常规、大便常规+隐血、肝肾功能、血糖、乙肝表面抗原、心电图、胸部 X 光、腹部 B 超等项指标均在正常范围。

（6）知情同意，志愿受试。获得知情同意书过程符合 GCP 规定。

2. 排除标准

（1）4 周内参加过其他药物临床试验。
（2）3 个月内用过已知对人体脏器有损害的药物。
（3）正在应用其他预防和治疗药物。
（4）有重要的原发疾病，试验前一年内曾患有严重疾病。
（5）怀疑或确有酒精、药物滥用史。
（6）过敏体质，如对两种或以上药物或食物过敏史，或已知对本药组分有过敏。
（7）皮肤敏感、皮肤病患者、用药局部皮肤破损者。
（8）妊娠期、哺乳期及准备妊娠妇女。
（9）法律规定的残疾患者（盲、聋、哑、智力障碍、精神障碍、肢体残疾）。
（10）根据研究者判断不适合入组的受试者。

3. 终止试验标准

（1）在剂量递增过程中出现了严重不良反应。
（2）如半数受试者出现轻度不良反应（如 2/4，3/6），应终止试验。
（3）试验中发现临床试验方案有重大失误，或者在实施中发生严重偏差，难以对药物进行评价。
（4）申办者要求中止试验。
（5）行政主管部门撤销试验。

4. 受试者退出标准

（1）受试者依从性差，不能按时按量用药。
（2）受试者使用其他影响耐受性判断的药物或食物。
（3）无论何种原因受试者不愿意继续进行临床试验，向主管医生提出退出者。

5. 受试者剔除标准

（1）受试者入选后，发现不符合纳入标准或符合排除病例标准者。
（2）受试者入选后未曾使用试验用药。
（3）受试者入选后无任何试验数据。

六、试验方法

1. 单次给药耐受性试验设计

按成人体重 60kg 计算，现确定本试验的剂量。

（1）初始剂量确定：根据本药大鼠、小鼠急性毒性试验、SD 大鼠长期毒性试验的结果，依照改良 Blachwell 法计算初始剂量[4]。

表 14-1-1 初始给药剂量的计算

计算依据	计算公式	结果
大鼠急毒试验剂量	64.8g/（kg·d）×1/600×60kg/人	6.48g/（人·日）
小鼠急毒试验剂量	16.17g/（kg·d）×1/600×60kg/人	1.617g/（人·日）
SD 大鼠长毒试验剂量	14.58g/（kg·d）×1/60×60kg/人	14.58g/（人·日）
含有毒中药材 6 类新药取单次临床拟用量的 1/3～1/5	6.48g/（人·日）×1/3	2.16g/（人·日）

根据以上计算结果，结合该药膏使用特点（含有毒中药材第 6 类中药新药，为外用药）和临床操作性，将初始剂量定为 2.16g/（人·日）。

（2）最大剂量确定：根据"动物长期试验中最大耐受量的 1/5～1/2 计算"[5]，为 14.58g 生药/kg×60kg/人×1/5=174.96g 生药/人。因为根据常规公式计算的初始剂量和最大剂量差距较大，所以最大剂量的选择结合临床可操作性，确定为 15.24g 生药/（人·日）。

（3）剂量递增方案，每个受试者只接受一个相应的剂量。从小剂量开始，每个剂量观察结束后，才可用下一剂量。不可同时进行 2 个及以上剂量组的试验。如出现较重不良反应时或如半数受试者出现轻度不良反应，即使未达到最大剂量，均应停止试验。

表 14-1-2 剂量递增方案

组别	1	2	3	4	5	6
递增比例	初始剂量	100%	50%	33%	33%	33%
含生药量	2.16g	4.32g	6.48g	8.62g	11.46g	15.24g
药膏量	12g	12g	12g	12g	12g	12g
受试者数	4 人	6 人	6 人	6 人	6 人	6 人

（4）试验例数：根据剂量递增方案，单次给药耐受性试验共 34 例，分 6 组，男女各半。

（5）药膏量：12g/日，根据申办单位推荐的日用最大用膏量确定。

（6）分组方法：借助 SAS 统计分析系统产生受试者所接受处理，将合格的志愿受试者随机分配至各试验组。

试验从低剂量开始，上一剂量组 1/2 以上受试者（2/4，3/6）未出现不良反应，方可进行下一剂量组的试验。试验达到最大剂量仍无不良反应时，试验即可结束。若剂量递增到出现终止试验标准时，虽未达到最大剂量，也应结束试验。如第 3 组已出现严重不良反应（或半数出现轻度不良反应），则原第 4 组不再试验。每个受试者只接受一个相应的剂量，不得再次使用其他剂量。

2. 累积性（多次给药）耐受性试验设计

（1）剂量：预做 2 个剂量组。单次给药耐受性试验未出现不良反应的剂量，称为"最大耐受量"，下降 1 个剂量进行多次给药的累积性试验。如试验中出现明显的不良反应，则再下降一个剂量进行另一组试验；如试验中未见明显的不良反应，则上升一个剂量（即用最大耐受量）进行试验。例如，表 1 中第 4 组为未出现不良反应的最大剂量，则下降 1 个剂量选用第 3 组的剂量进行第 1 组累积性试验；如该第 1 组累积性试验未出现不良反应，则第 2 组累积性试验剂量按第 4 组剂量进行，如第 1 组累积性试验出现明显不良反应，则用第 2 组剂量选用单次给药第 3 药剂量进行试验。

（2）观察天数：连续给药 7 天。

（3）受试者例数：每组 6 人，男女各半。

3. 试验药物与给药

（1）试验药物名称、规格及包装：××膏及其模拟剂，由××公司提供。申办者按方案"试验用药包装规定"对试验用药进行包装，并有专人核对，包装过程有记录。

（2）给药方法：① 单次给药。××膏及其模拟剂各 12g 分别涂于受试者左右侧大腿伸侧皮肤，面积各为 10cm×10cm，再覆盖 11cm×11cm 的单层纱布，周边固定，统一在早晨 8 点用药，1 日 1 次，保留 23 小时±1 小时。② 多次给药。××膏及其模拟剂各 12g 分别涂于受试者左右侧大腿伸侧皮肤，面积各为 10cm×10cm，再覆盖 11cm×11cm 的单层纱布，周边固定，统一在早晨 8 点用药，1 日 1 次，保留 23 小时±1 小时，连续 7 日，给药部位固定，不得中途更换。

（3）试验药物的分配、清点、保存与回收：试验用药由药物管理员根据随机化要求发放，由护士给药。护士及药物管理员及时记录试验用药发放量、剩余量。临床试验结束时，将剩余药物集中退还申办者。

4. 观察指标

（1）人口学资料：性别、年龄、身高、体重、职业。

（2）一般情况：观察试验前和试验后不同时间点的体温、心率、心律、呼吸、血压。

（3）体格检查：试验前后做全面体格检查。

（4）理化检查：① 观察指标：血常规、尿常规、大便常规（含潜血）、肝功能（ALT、AST、TBIL、DBIL、A、G、ALP、γ-GT）、肾功能（BUN、Cr）、血糖（GLU）、心电图。② 筛选指标（仅给药前检查）：乙肝表面抗原、尿妊娠试验、胸部 X 光、腹部 B 超。如果出现不良反应，增加相应的观察指标。

（5）不良反应观察指标：① 局部皮肤反应观察。采用美国 FDA 相关指导原则中，评估仿制经皮给药产品皮肤刺激性和过敏性的评分系统分级记录法记录。单次给药组于给药后 24 小时，多次给药组于每次给药后 24 小时进行观察记录[6]。a 皮肤反应。0 分，指未见刺激性；1 分，指轻微红斑，刚刚能观察到；2 分，指明显的红斑，肉眼易见，轻微水肿或轻微丘疹反应；3 分，指红斑和丘疹；4 分，指明显的水肿；5 分，指红斑、水肿和丘疹；6 分，指水泡；7 分，指强烈反应，分布范围超出测试部位。b 其他反应。皮肤表面轻微发亮；皮肤表面明显发亮；皮肤表面发亮，伴有脱皮和皲裂；皮肤表面发亮，伴有裂纹；整个或部分粘贴部位被覆一层渗出物干膜；小的斑点性糜烂和／或痂。c 皮肤自觉症状记录法。无任何反应（-），微痒或灼热感（+），明显痒或烧灼感（++），剧痒或剧烈烧灼痛（+++），出现全身症状（++++）。② 可能出现的毒性反应的观察：因本品含有乌头类药物，应特别注意对其中毒症状的观察。乌头类药物的中毒症状以神经系统症状与循环系统症状为明显。a 神经系统症状，包括烦躁、头痛、头晕、耳鸣、神识呆滞、不能站立、口舌和肢体麻木感、胸部紧束感、痛觉减退或消失、视物模糊、甚则瞳孔散大、痉挛、阵发性抽搐、昏迷而死亡。b 循环系统症状，包括心慌、心悸、气紧、面色苍白、唇绀、四肢发绀、厥冷、出冷汗等，心率减慢或加快、或心律不规则、重者可出现急性心力衰竭、心跳骤停而死亡。c 呼吸系统，包括胸闷、呼吸迫促、重则因呼吸中枢抑制而致呼吸停止。d 消化系统症状，包括恶心呕吐、流涎、胃肠灼热感、腹痛、腹泻等，重症可致吞咽困难[7]。③ 一般耐受性反应观察。不适主诉（皮肤瘙痒、出汗、头痛、头昏、鼻衄、鼻塞、牙龈出血、流涎、烦躁、失眠、嗜睡、乏力、胸痛、胸闷、咳嗽、气急、哮喘、心悸、食欲减退、恶心、呕吐、上腹不适、腹痛、腹胀、腹泻、便秘、便血、腰酸、腰痛、小便淋漓、脱发）和体征（一般情况、巩膜黄染、皮疹、皮下出血、紫绀）情况。

5. 试验流程与观测时点

（1）病例筛选：筛选检查合格的健康受试者，于试验前 1 天晚入住 I 期临床试验病房。

（2）试验期及随访：① 单次给药组。单次给药受试者在 I 期病房内连续观察 24 小时，门诊随访观察 2 天。a 局部皮肤反应观察。给药时及给药后 24、48、72 小时进行观察记录。b 可能出现的毒性反应、耐受性反应及一般情况观察。给药前 30 分钟、开始给药后 30 分钟、1、2、4、8、12、24、48、72 小时进行观察记录。理化检查指标于试验前、给药后第 2 天检查。② 多次给药组。多次给药受试者一般在 I 期病房内连续观察 7 天，门诊随访观察 2 天。a 局部皮肤反应观察。每次给药时及给药后 24 小时，最后一次给药后 24、48 小时进行观察记录。b 可能出现的毒性反应、耐受性反应及一般情况观察。每次给药前 30 分钟、每次给药后 30 分钟、1、2、4、8、12、24，48、72 小时，最后一次给药后 24、48、72 小时进行观察记录。理化检查指标于给药前、给药后第 4 天、第 8 天及第 15 天各检查一次。③ 出现不良反应随时记录。对试验中出现不良反应者，应随访至症状或体征消失，相应理化检查恢复正常。

六、不良事件的记录和判断

1. 定义

不良事件指受试者接受试验药物后出现的任何不良医学事件，但并不一定与所用药物有因果关系，分为一般不良事件和严重不良事件。严重不良事件是在临床试验过程中发生的需住院治疗、延长住院时间、引起伤残、影响工作能力、危及生命或死亡、导致先天畸形等事件。

试验药物的不良反应是通过对临床试验过程中发生的不良事件与试验药物因果关系的判断来的，是指在试验药物在应用过程中产生的有害而非所期望的、但又与药物有因果关系的反应。

2. 不良事件与药物因果关系判断

采用卫生部药品不良反应监察中心推荐的标准（1994 年版）。将肯定、很可能、可能、可疑 4 项视为药物的不良反应。

表 14-1-3 不良事件因果关系判断标准

指标	肯定	很可能	可能	可疑	不可能
①	+	+	+	+	−
②	+	+	+	−	−
③	−		±	±	+

续表

指标	肯定	很可能	可能	可疑	不可能
④	+	+	±	±	-
⑤	+	?	?	?	-

注：（1）+表示肯定；-表示否定；±表示难以肯定或否定；?表示情况不明。（2）指标① 开始用药时间与可疑不良反应出现时间有无合理的先后关系；② 可疑的不良反应是否符合该药物已知的不良反应类型；③ 所可疑的不良反应是否可以用相关的病理状况、合并用药、现用疗法、曾用疗法来解释；④ 停药或降低用量，可疑不良反应能否减轻或消失；⑤ 再次接触同样药物后是否再次出现同样反应。

个别受试者重要不良反应：一旦发现重要的不良反应或检验明显异常，应及时进行剂量相关性分析，以判断该结果是否属于药物所致。剂量依赖关系：Ⅰ期临床试验剂量是依次递增的，应着重注意不良反应程度与剂量的关系。如有明显剂量依赖关系，说明该反应确为试验药物所引起，应予重视。反应的时间关系：本耐受性试验不设对照组，但每位受试者都有一系列时间上的观测数据，应重视不良反应发生的时间、是渐次加重还是自行缓解，并用自身前后对比进行分析。

3. 确定不良事件的程度

轻度：受试者可忍受，不影响治疗，不需要特别处理，对受试者康复无影响。中度：受试者难以忍受，需要撤药中止试验或做特殊处理，对受试者康复有直接影响。重度：危及受试者生命，致死或致残，需立即撤药或做紧急处理。

4. 不良事件观察与记录

研究者应要求患者如实反映用药后的病情变化，避免诱导性提问。研究者应详细观察记录受试者用药后以及药物剂量改变后不良事件，包括症状、体征、实验室检查结果、出现时间、持续时间、特点、程度、处理措施、发生过程与转归，并填写"不良事件表"。

5. 不良事件的处理

发现不良事件时，研究者根据病情决定诊治措施，并决定是否中止观察。出现严重不良事件，值班人员查阅Ⅰ期病房抢救小组成员一览表，通知项目负责人（即主要研究者）和有关抢救人员，立即采取有效的处理措施和积极的救治，保护受试者安全。同时通知申办者及监查员。一般治疗：停止给药，密切观察，注意生命体征和症状的变化，及时对症处理。特殊治疗：如试验过程中出现过敏、休克、呼吸循环衰竭等按相应的抢救方法进行治疗。同时通申办者及监查员。

6. 严重不良事件的报告

试验中如出现严重不良事件，研究者应立即向主要研究者及药物临床试验机构办公室报告，共同调查核实。后者应指导研究者填写"严重不良反应报告表"，并在规定的时间（24小时）内分别向国家食品药品监督管理局药品注册司和省级药品监督管理局、申办者及伦理委员会提交快速报告，并在报告上签名及注明日期。严重不良事件处理结束，受试者恢复正常或达到平稳状态，向上述部门提交后续报告。申办者获知严重不良事件后应立即响应，赶往现场，承担全部医疗费用和补偿费。伦理委员会接到"严重不良事件报告"后，应启动加快审查程序。

7. 不良事件的随访

所有不良事件均应随访至症状体征消失、理化检查恢复正常。

七、质量控制与保证

所有研究过程均应建立标准操作规程。实验室的质控措施：建立观测指标的标准操作规程和质量控制程序。Ⅰ期临床试验质控措施：① 试验前检查Ⅰ期临床病房必须符合规范化要求，保证抢救设备齐全。② 临床试验开始前对研究者（包括护理人员）进行试验方案的培训，签署研究者声明。③ 操作人员检查仪器功能良好无故障，并进行仪器试运行。④ 试验期间定时统一用餐，宜清淡饮食，饮料用纯净水或温开水，不得饮用碳酸饮料、咖啡、茶叶水等。⑤ 实验室检查：标本采集、检测方法、操作流程等均按国家既定标准及规范操作测定。

申办者任命合格的监查员，保证临床试验中受试者的权益得到保障，试验记录与报告的数据真实、准确、完整无误，保证试验遵循已批准的方案、《药物临床试验质量管理规范》和有关法规。监查员访视的次数要能满足临床试验质量控制的需要。

八、伦理原则

（1）伦理审查：临床试验方案由主要研究者与申办者共同商定，报伦理委员会审批后实施。若本方案在临床试验实施过程中进行了修订，需再次报请伦理委员会批准后实施。如发现涉及试验用药的重要新资料则必须将知情同意书作书面修改送伦理委员会批准后，再次取得受试者同意。

（2）招募受试者：通过网上发布信息、院内发布广告等方式发布有关信息→有意向者报名→阅读"知情告知页"→志愿者体检→筛选→合格者签署知情同意书→入选受试者随机分组，进行临床试验。"招募健康受试者布告"、"知情同意书"应提交伦理委员会审查。

（3）受试者的医疗和保护：由Ⅰ期病房医师和护士负责受试者的医疗护理。受试者在临床试验期间将免费住在我院Ⅰ期病房，包括免费提供全部住院医疗护理费用和标准饮食；依据服药剂量及时间周期，得到相应的补偿费。如果发生与试验药物有关的临床不良事件，还将得到相关的免费医疗。

（4）受试者隐私的保护：只有参与临床试验的研究人员和监查员才可能接触到受试者的个人医疗记录，他们都将签署"保密承诺"。国家和有关省市药品监督管理部门有权视查临床试验记录。数据处理时将采用"数据匿名"的方式，省略可识别受试者个体身份的信息。受试者的医疗记录将保存在国家药品临床研究基地的资料档案室。

（5）知情同意的过程：筛选合格的志愿者，研究者必须说明有关临床试验的详细情况，包括试验目的、试验程序、可能的受益和风险、受试者的权利和义务等，使受试者充分理解并有充足的时间考虑后表示同意，并签署"知情同意书"后方能开始临床试验。试验期间受试者必需住在Ⅰ期病房。

九、数据管理和统计分析

（1）数据的采集：① 研究者必须密切观察，保证数据采集记录及时、准确、完整、规范、真实。② 对观察记录做任何有证据的更正时只能画线，旁注改后的数据，说明理由，由研究者签名并注明日期，不得擦涂、覆盖原始记录。③ 实验室检查项目齐全。试验病例完成观察后3天内将原始医疗记录("研究病历"、"病例报告表")等资料交主要研究者审核。

（2）数据的监查：监查员审核每份"病例报告表"，确认数据记录准确、规范、完整、真实，并与原始医疗记录一致。监查员每次访视后书写"临床试验监查报告"。

（3）数据的检查和录入：数据管理员根据临床试验方案对"病例报告表"进行检查，如有疑问，填写疑问表，由研究者对疑问表中的问题进行书面解答并签名，交回数据管理员，双份录入。疑问表应妥善保管。

（4）统计分析：由统计人员完成，内容包括① 由于受试人数较少，单例的结果应结合专业分析；② 统计受试者入选数量，脱落和剔除病例情况，人口统计学和其他基线特征及安全性分析；③ 统计描述，定性指标以频数表，百分率或构成比描述；定量指标以均数，标准差，或最大值、最小值、中位数描述。完成统计后提交"统计分析报告书"。

（5）资料存档：总结结束后，"研究病历"、"病例报告表"的按 GCP 规定执行。

十、试验总结

由Ⅰ期临床试验主要研究者作出总结，内容包括：① Ⅰ期临床试验的安全剂量；② 推荐Ⅱ期临床研究的剂量和理由；③ 未发生不良反应的剂量；④ 发生轻度不良反应的剂量；⑤ 发生中度不良反应的剂量；⑥ 不良反应的性质、危害程度、发生时间、持续时间、有无前期征兆等。

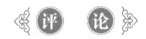

一、研究策略

Ⅰ期临床人体耐受性试验的目的是观察人体对新药的耐受程度,针对药物的用药剂量进行探索研究，得到可耐受的剂量范围，为人体药代动力学和Ⅱ期临床试验提供参考。

耐受性试验设计，应充分考虑其剂型、用药方法等的特殊性，尤其是确定初始剂量、最大剂量、剂量递增以及连续给药时，可参考临床可操作性，可不必拘泥于计算的理论值[9]。

二、试验设计技术要点

1. 单次给药耐受性试验设计

单次给药试验是参考临床前试验估算临床用药最小剂量和最大剂量的范围,通过剂量递增探讨受试者可能出现半数不良反应的给药剂量，为后期连续给药试验提供初步的剂量范围。

（1）初始剂量的估算，目前常用的有改良 Blach well 法、Dollry 法、改良 Fibonacci 法[9, 10]等。其中，Blach well 法从毒性剂量考虑，Dollry 法从最敏感动物的最小有效量考虑，中药、天然药的Ⅰ期耐受性试验中通常采用；改良 Fibonacci 法一般用于可接受一定毒性的药物（如抗肿瘤药物）；或根据日本《医药品开发与临床试验》中建议的设计标准，该标准更重视具体研发药物的特点和临床实际[11, 12]。此外还有美国食品药品监督管理局（FDA）推荐的人体首剂最大安全起始剂量的估算（maximum safe starting dose，MRSD）指导原则[13]、欧洲药品管理局（EMEA）关于高风险产品的人初始剂量计算指导原则[14]。

（2）预期的最大给药剂量，可参考同类药物试验的单次最大剂量，或根据动物长期毒性试验结果，考虑其最大耐受量或引起中毒症状、脏器出现可逆性变化的剂量确定。Dollery 法估算的最大剂量为不大于动物最大耐受量的 1/5~1/2。最大剂量范围内应包括预期的有效剂量，同时要考虑临床可操作性。试验中，最大耐受剂量的确定，应结合终止试验标准，在剂量递增过程中出现了某种不良反应，虽未达到规定的最大剂量，亦应中止试验，并以此前的剂量为最大耐受量。

（3）Ⅰ期耐受性试验的单剂量递增方法有简单算术法、几何级、对数级、费氏、费氏改良法或几种方法的组合[15]。其中，费氏改良法应用最为广泛。剂量递增设计的目的，是在最少的受试者中，尽快地发现不良反应，递增系数过小，会增加不必要的试验例数；递增系数过大，会增加受试者的危险性。

2. 连续给药耐受性试验设计

连续给药耐受性试验是在单次给药的基础上，根据药物临床使用的疗程，以剂量递增的方式分不同的组别连续给药，更进一步评价药物的耐受性和安全性。连续给药一般更接近于患者临床实际用药情况，所获得的相关数据较单次给药试验更具有临床参考价值。

（1）剂量设计：连续给药剂量通常在单次给药耐受性试验确定的最大剂量（最大耐受量）的基础上，下降1个剂量开始进行。如试验中出现明显的不良反应，则再下降1个剂量进行另一组试验；如试验中未见明显的不良反应，即上升一个剂量（即用最大耐受量）进行耐受性试验。连续给药耐受性试验通常至少应进行2个剂量组，每组6~8人。

（2）疗程设计：连续给药临床试验是通过模拟临床实际用药状态，在稳态血药浓度的情况下考察受试者对药物的耐受性和安全性，因而疗程的确定主要是依据药物药代动力学参数，以及结合药物拟上市后的疗程。一般药物连续给药 3 天能够达到稳态血药浓度[16]，因而对于拟上市后短期使用药物（如：感冒药），通常连续给药试验疗程推荐为1周，但对于拟上市后长期使用药物（如抗高血压药），则连续给药试验疗程应参考临床拟用疗程相应延长。

3. 安慰剂对照设计

对于Ⅰ期临床试验安慰剂对照组的设置我国并没有强制规定，一直是一个有争议的问题。设置安慰剂对照组有助于判明临床试验中出现的某些不良反应是否由试验药物所引起，而不是受试者的心理作用或其他非药物性因素（如环境或生理性波动等）所致。通常在每个爬坡剂量按照 3：1 的比例，设试验组与对照组。但也有学者认为Ⅰ期临床试验由于受本身受试者例数较少所限，不一定能完全有效的说明问题，反而增加了受试者数量和经费开支等。因而，在Ⅰ期临床试验中是否设置安慰剂对照组，应根据实际工作的具体情况而定。

参 考 文 献

[1] 郑筱萸.中药新药临床研究指导原则（试行）[M].北京：中国医药科技出版社，2002.
[2] 唐旭东，翁维良，高蕊.中药新药临床试验设计与实施[M].第 1 版，北京：人民卫生出版社，2013，80.
[3] 国家食品药品监督管理局.中药注册管理补充规定［EB/OL］.[2008-01-07］.http://www.sfda.gov.cn/WS01/CL0844/27432.html.
[4] 孙瑞元.新药Ⅰ期临床研究[A].中药新药临床研究指导原则培训班讲义[C].北京，2002.151.
[5] 李家泰.临床药理学[M].第 2 版，北京：人民卫生出版社，1998.298.
[6] 王庆利，张凤琴，赵德恒.FDA 发布经皮仿制药对皮肤刺激性和过敏性临床试验的设计及评分系统[J].中国临床药理学杂志，2004，20（6）：459-461.
[7] 金贞姬，刁继红，甄莲华.川乌草乌中毒死亡 2 例[J].临床荟萃，2005，20（10）：557.
[8] 李艳芬，王保和，黄宇虹.中药新药耐受性试验研究的几个环节[J].内蒙古中医药，2012，31（10）：40-41.
[9] 张庆，许军.对健康成人志愿者进行临床试验的药物安全起始剂量估计[J].中国新药杂志，2005，14（7）：893-895.
[10] 杨进波.创新性药物临床试验剂量和给药方案的探索和确定[J].中国临床药理学与治疗学，2008，13（8）：841-846.

[11] 李攻成, 张毅, 翁维良. 中药新药 I 期临床试验设计的几个问题[J]. 中药新药与临床药理, 2005, 16（2）: 79-81.
[12] 中野重行. 医药品开发与临床试验[M]. 北京: 科学出版社, 1995.
[13] FDA. Estimating the Maximum Safe Starting Dose in Initial Clinical Trials for Therapeutics in Adult Healthy Volunteers [EB/OL].
　　[2005-08-12]. http://www.fda.gov/downloads/drugs/guidancecomplianceregulatoryinformation/guidances/ucm078932.pdf
[14] EMEA. Guideline on requirements for first-in-man clinical trials for pot-ential high-risk medicinal products[EB/OL].[2007-3-23].
　　http://www.ema.europa.eu/docs/en_GB/document_library/Scientific_guideline/2009/09/WC500002989.pdf
[15] 李金恒, 刘玉秀, 洪立基. 新药临床试验的原理与操作（4）—I 期临床试验的设计与操作（上）[J]. 中国新药杂志, 2000, 09（6）:
　　380-382.
[16] 化学药物临床药代动力学研究技术指导原则课题研究组. 化学药物临床药代动力学研究技术指导原则[EB/OL].[2005-3-18].
　　http://www.sda.gov.cn/WS01/CL1616/83420.html.

第二节　中药药代动力学临床试验

中药药代动力学是应用动力学原理，研究中药活性成分、组分、单味药和复方体内吸收、分布、代谢和排泄（absorption, distribution, metabolism, and excretion, 简称 ADME）的动态变化规律及其体内时-量、时-效关系，并用数学函数加以定量描述的一门新兴学科[1]。其通过应用数学处理方法，定量描述药物及其他外源性物质在体内的动态变化规律，并探讨药物代谢转化途径，提供药物效应和毒性的靶器官，阐明药效或毒性的物质基础，弄清药物疗效和毒性与药物浓度的关系[2, 3]。临床药代动力学研究旨在阐明药物在人体内动态变化规律。这一研究是全面认识人体与药物间相互作用不可或缺的重要组成部分，也是临床制定合理用药方案的依据[4]。

根据《药品注册管理办法》要求，申请新药注册应当进行临床试验[5]，I 期作为临床试验中的重要一环能够初步的了解药物的临床药理特征及人体安全性，其中药代动力学试验能够很好地反映药物的体内性质和变化规律，从而为制定给药方案，明确药物的安全性和有效性提供依据。其基本方法已经渗入到生物药剂学、分析化学、临床药理学、药物治疗学等诸多学科领域中，推动着各个学科的发展。

中国是传统中草药生产大国，国内中草药年均生产总值约占药品产业 GDP 的四分之一[6]。在 2007 年颁布的《中药、天然药物注射剂基本技术要求》中明确指出，多成分的中草药注射剂需要进行药代动力学的探索性研究，必要时还应进行多成分间的药代动力学相互作用研究。对于高纯度（＞90%）的植物提取物，其药代动力学研究一般与化学药的要求相似。然而对于中草药的多成分药代动力学研究目前尚无明确、公认的研究思路和技术方案，仍处于摸索阶段[7]。本文从中草药多成分的特点入手，结合药代动力学研究的方法，设计和探讨中草药药代动力学临床试验。

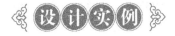

一、题目

随机开放、单剂量、自身前后对照评价××油人体药代动力学研究。

二、研究背景

××油为搽剂，属于中药第 9 类，具有祛风、舒缓肌肉酸痛，腰酸背痛，关节疼痛及颈肩酸痛，可以舒筋活络，对急性软组织损伤有较好的疗效。药效学研究结果显示：① 抑制二甲苯所致的小鼠耳肿胀，这一作用可能是该制剂化瘀消肿，治疗跌打损伤的药理学基础；② 能抑制角叉菜胶所致的大鼠足跖肿胀。由于本品为仿制中药，且处方工艺及各项测定指标与已上市产品均保持一致，因此，本品的药理毒理研究可以免做。

三、试验目的与观察指标

试验目的：观察涂抹××油后，其主要成分在健康成年男性受试者体内的药代动力学过程，求得相应药代动力学参数，为制定合理的临床给药方案提供依据。观察指标：人口学特征、一般情况、临床症状和体征、实验室理化检查。

四、试验总体设计

本方案只设单次给药，根据试验结果，再决定是否进行多次给药试验。由于试验药物为搽剂，且未给予准确的剂量，因而，整个试验分为预试验和正式试验两部分，并在预试验中前后观测安全性指标。

（1）预试验：① 剂量选择：1ml/人。② 受试者数量：4名男性健康受试者。
（2）正式试验：① 剂量选择：根据预试验结果而定。② 受试者数量：根据《化学药物临床药代动力学研究技术指导原则》[4]的规定，选择12名男性健康受试者。

五、受试者的选择

（1）入选标准：健康志愿者。男性。年龄18～45岁。体重指数在19～24范围内[体重指数=体重（Kg）/身高（m）^{2}]，且体重大于50kg。血常规、尿常规、大便常规+隐血、肝肾功能、血糖、乙肝表面抗原、心电图、胸部X光、腹部B超等项指标均在正常范围。知情同意，志愿受试。获得知情同意书过程符合GCP规定。

（2）排除标准：四周内参加过其他药物临床试验。三个月内用过已知对人体脏器有损害的药物。近一周内正在应用其他预防或治疗药物者。最近三个月献血者及试验采血者。怀疑或确有酒精、药物滥用史。过敏体质，如对两种或以上药物或食物过敏史者；或已知对本药组分有过敏者。法律规定的残疾患者（盲，聋，哑，智力障碍，精神障碍，肢体残疾）。根据研究者判断不适合入组的受试者。

（3）终止试验标准：① 在试验过程中出现了严重不良反应。② 半数受试者（如3/6）出现不良反应。③ 试验中发现临床试验方案有重大失误，或者在实施中发生严重偏差，难以对药物进行评价。④ 申办者要求中止试验。⑤ 行政主管部门撤销试验。

（4）受试者退出标准：① 受试者依从性差，不能按时按量用药。② 受试者不愿意继续进行临床试验，向主管医生提出退出者。

（5）受试者剔除标准：① 受试者入选后，发现不符合纳入标准或符合排除病例标准者。② 受试者入选后未曾使用试验用药。③ 受试者入选后无任何试验数据。④ 严重违反方案，如用药剂量或方法错误、使用了影响药代动力学结果的药物等。资料统计分析前，由统计人员及主要研究者讨论判断是否剔除。

六、给药方案及样品采集

（1）试验药物规格：试验药物：××油，（规格：25ml/瓶、50ml/瓶）。以上药物由申办者提供，并符合质量要求。

（2）试验用药分配、清点、保存与回收：研究者筛选合格受试者，并经知情同意、签署知情同意书、填写"研究病历"后，由试验用药管理员根据分组情况发放药物。护士及药品管理员及时在"临床试验用药使用记录表"上记录试验用药发放量、受试者服药时间和剩余量。试验用药由Ⅰ期病房护理人员负责保管。剩余试验用药单独存放，并在"临床试验用药使用记录表"上登记剩余数量，并于临床试验结束时，集中退还申办者。

（3）给药方法：受试者于试验前一天晚8时入住Ⅰ期病房，晚餐进清淡饮食，禁食过夜（10小时以上），于次日晨8时由护士将1ml受试药物涂抹于受试者背部。

（4）采血时间点：根据中国药典（2010年版）附录ⅩⅨB的《药物制剂人体生物利用度和生物等效性试验指导原则》要求，一个完整的血药浓度-时间曲线应包括吸收相、分布相、消除相。服药前取空白血样，总采样点（不包括空白）不少于12个，采样持续到血药浓度为C_{max}的$1/10 \sim 1/20$或$3 \sim 5$个$t_{1/2}$，结合临床前药代研究结果，制定预试验药代动力学采血时间点，即给药前（0小时），给药后10、20、40分钟，1、1.5、2、2.5、3、4、6、8、12小时，共13个采样点。正式试验根据预试验结果确定。

（5）采血量：5ml/次。

七、安全性评价及观测时点

1. 安全性评价指标及观测时点

（1）体格检查：试验当日服药前30分钟及服药后1、2、4、6、12、24小时进行生命体征的监测。一般情况和心率、呼吸、血压、体温。

（2）理化检查：血常规、尿常规、大便常规（含潜血）、肝功能（TBIL、DBIL、IBIL、TP、ALB、GLB、ALT、AST、ALP、GGT）、肾功能（BUN、Cr）、血糖（GLU）、凝血四项、心电图。

（3）如果出现不良反应，增加相应的观察指标。

2. 不良事件的记录和判断（参照本章第一节）

八、血样处理和血药浓度测定

全血（肝素抗凝）3000g离心10分钟，分离出血浆，立即-20℃冰冻保存待测。按拟订方案处理。采用GC-MS/MS分析方法，定量分析受试药物在血浆样品中有效成分的浓度。色谱条件包括① 色谱柱：J&WDB-5mcUI毛细管色谱柱（250μm×30m，0.25μm）；② 柱温：$70 \sim 115$℃（5℃/分钟）；③ 进样温度：250℃；④ 载气：氦气；⑤ 载气流量：1ml/分钟；⑥ 离子源：EI；⑦ 电离源温度：230℃；⑧ 电四级杆温度：150℃；进样量：1ul。

测定方法验证内容有：特异性、标准曲线、定量下限、回收率、基质效应、日内（日间）精密度和准确度、稳定性等。经过方法验证符合CFDA有关新药临床药物动力学试验的技术要求。

1. 特异性

须证明所测定物质是受试药物的原形药物。生物样品所含内源性物质或代谢物不得对所测物质的分析有干扰。应提供6个不同个体空白生物样品、标准品、内标、空白生物样品加入标准品和内标,及用药后生物样品加入内标的色谱图,以反映分析方法的特异性。内标出峰处的干扰小于内标的峰面积的 5%,待测物出峰处的干扰小于 LLOQ(最低定量下限)峰面积的 20%。

2. 标准曲线和定量下限

应该使用至少 6 个校正浓度水平,不包括空白样品(不含分析物和内标的处理过的基质样品)和零浓度样品(含内标的处理过的基质)。每个校正标样可以被重复分析。

应该使用简单且足够描述仪器对分析物浓度响应的关系式,一般采用回归分析方法(如用加权最小二乘法)所得的回归方程来评价。相关系数应该大于 0.99。

定量下限是标准曲线上的最低浓度点。要求 LLOQ 至少能满足测定 3~5 个半衰期时样品中的药物浓度,或 C_{max} 的 1/10~1/20 时的药物浓度,其准确度应在真实浓度的 80%~120% 范围内,RSD 应小于 20%,应由至少 5 个标准样品测试结果证明,内标干扰峰应小于内标的 5%。

3. 准确度

(1)批内准确度:为了验证批内准确度,应取一个分析批的低、中、高浓度质控样品,每个浓度至少用 5 个样品。浓度水平覆盖标准曲线范围:在不高于定量下限浓度 3 倍的低浓度质控样品,标准曲线范围中部附近的中浓度质控样品,以及标准曲线范围上限约 75%处的高浓度质控样品。准确度均值一般应在质控样品标示值的 ±15%之内,定量下限或低浓度质控样品准确度应在标示值的 ±20%范围内。

(2)批间准确度:通过至少 3 个分析批,且至少两天进行,每批用低、中、高浓度质控样品,每个浓度至少 5 个测定值来评价。准确度均值一般应在质控样品标示值的 ±15%范围内,对于定量下限,应在标示值的 ±20%范围内。

4. 精密度

(1)批内精密度:至少需要一个分析批的 3 个浓度,即低、中、高浓度,每个浓度至少 5 个样品。对于质控样品,批内变异系数一般不得超过 15%,定量下限的变异系数不得超过 20%。

(2)批间精密度:至少需要 3 个分析批(至少 2 天),并包含 3 个浓度,即低、中、高浓度,每个浓度至少 5 个样品。对于质控样品,批间变异系数一般不得超过 15%,定量下限的变异系数不得超过 20%。

5. 血浆样品提取回收率

标准曲线范围内选择低、中、高三个浓度的样品,每一浓度进行 5 样本分析,同时以相同浓度标准品直接进样,对所测得的峰面积进行回收率计算。

6. 基质效应

基质效应是由于样品中存在的干扰物质对响应造成的直接或间接的影响。主要考察生物基质对测定的影响程度,可通过计算基质存在下的峰面积(由空白基质提取后加入分析物和内标测得),与不含基质的相应峰面积(分析物和内标的纯溶液)比值,计算每一分析物和内标的基质因子。需选取 6 个不同来源的空白基质,在标准曲线范围内选择低、高两个浓度的样品来进行样本分析。

7. 稳定性考察

采用低（空白基质加入分析物至定量下限浓度 3 倍以内）、中和高浓度质控样品，在预处理后以及在所评价的条件储存后立即分析。由新鲜制备的校正标样获得标准曲线，根据标准曲线分析质控样品，将测得浓度与标示浓度相比较，每一浓度的均值与标示浓度的偏差应在 ±15%范围内。

稳定性检查应考察不同储存条件，时间尺度应不小于试验样品储存的时间。通常应该进行下列稳定性考察：① 分析物和内标在储备液以及工作溶液中的稳定性；② 从冰箱储存条件到室温或样品处理温度，基质中分析物的冷冻和融化稳定性；③ 基质中分析物在冰箱储存的长期稳定性；④ 处理过的样品在室温下或在试验过程储存条件下的稳定性；⑤ 处理过的样品在自动进样器温度下的稳定性。

九、试验流程

（1）受试者招募体检：试验前 7 天内完成受试者的理化筛选检查。

（2）试验期：① 受试者试验前 1 天晚 20 时之前入住 I 期临床试验病房。22 时开始禁食，不禁水。② 试验当天晨起进食标准清淡早餐，8 时由护士按相应给药方案给药，按照方案规定的时间点取血。11:30 统一进食标准清淡午餐，18 时统一进食标准清淡晚餐。试验期间不得饮用碳酸饮料、咖啡、茶叶水等，避免剧烈运动。③ 出现不良反应随时记录。安全性理化检查指标于给药前、给药后 24 小时检查。对试验中出现不良反应者，应随访至症状或体征消失，相应理化检查恢复正常。

十、药代动力学参数的估算和评价

根据试验中测得的各受试者的血药浓度–时间数据绘制各受试者的药–时曲线及平均药–时曲线，进行药代动力学参数的估算，求得药物的主要药代动力学参数，包括：T_{max}、C_{max}、$AUC_{(0-t)}$、$AUC_{(0-\infty)}$、Vd、Kel、$t_{1/2}$、MRT、CL 等。对药代动力学参数进行分析，说明其临床意义。采用 WinNoLin 软件进行统计分析。

十一、质量控制与保证（参照本章第一节）

十二、伦理原则（参照本章第一节）

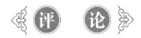

一、研究策略

I 期临床药代动力学研究目标主要是通过建立精密、准确的检测方法（通常为 LC-MS/MS、GC-MS/MS），测定受试者生物样品（全血、血浆、血清及尿液）中的药物浓度，进而用于阐述新药和仿制药的药代动力学特征、安全性和有效性。因而选取合适的采样时间，建立灵敏、专一、准确、可靠的定量分析方法至关重要。中药自身成分繁多复杂的特征，决定了准确合理的选取主要有效成分作为检测指标,是其药代动力学研究中的重要一环。

二、临床试验设计要点

1. 总体设计

Ⅰ期药代动力学临床试验旨在阐明药物在人体内的动态变化规律,常采用随机、开放、平行或交叉对照、单中心设计。包括单次给药的药代动力学研究、多次给药的药代动力学研究、进食对口服药物药代动力学影响的研究、药物代谢产物的药代动力学研究以及药物—药物相互作用的药代动力学研究。根据试验结果分析药物是否具有非线性动力学特征(主要参数AUC)、比较多次给药与单次给药相应的药代动力学参数、评价药物的蓄积作用、分析进食对药物在体内药动学特征的影响,以及阐明联合用药对药物药代属性的影响。

2. 受试者选择

各种疾病的病理状态均可不同程度的影响药物的药代属性,为了更好的反应药物在人体的药代动力学特征通常选择健康受试者,原则上男女兼有。安全性较小的药物,应选择适应证患者(如:肝、肾功能损害患者)。

3. 检测方法的建立

建立可靠的、可重复的定量分析方法是进行临床药物代谢动力学研究的关键之一。生物样品的分析一般首选色谱法,这类方法灵敏度、特异性、准确性一般都能适应临床药代动力学研究的需要。为了更好的保证分析方法的可靠性,必须对分析方法进行方法学验证,主要包括:特异性、精密度、准确度、标准曲线、定量上限、定量下限、稳定性、提取回收率、基质效应等,所有均应符合FDA方法学验证要求。

4. 样品采集

合理采样时点的设置对药动学研究结果影响很大。通常一条完整的血药浓度-时间曲线包括吸收相、峰浓度附近和消除相,一般不少于11~12个采样点,采样时间应有3~5个消除半衰期或采样持续到血药浓度为$C_{max}1/10$~$1/20$。

对于连续给药药代动力学临床试验,应根据单次给药药代动力学试验求得的消除半衰期估算药物可能达到的稳态血药浓度时间。确定已达稳态浓度,在最后一次给药后,采集一系列血样,包括各时相(同单次给药),以测定稳态血药浓度-时间曲线。

5. 检测成分的选取

许多中药成分尽管在药物中含量很高,但由于生物利用度低、代谢消除等原因很难在体内达到有效浓度[8],因而科学合理地选择检测成分尤为重要。临床药代动力学研究检测成分的选取应符合以下几个要求:①含量较大;②具有生物活性或毒性;③可以被吸收入血,进入体循环。

参 考 文 献

[1] 易成文,朱培霞.中药药物代谢动力学研究现状及问题分析[J].中国药物与临床,2009,9(8):733-734.
[2] 张弨,赵荣生,翟所迪,等.群体药代动力学概述[J].中国临床药理学杂志,2013,29(8):563-565.

[3] 李敬来, 崔孟珣, 张振清, 等.药物代谢动力学在药物研发中的意义及作用[J].解放军药学学报, 2010, 26（3）, 258-261.
[4] 化学药物临床药代动力学研究技术指导原则课题研究组.化学药物临床药代动力学研究技术指导原则[EB/OL].[2005-3-18].http：//www.sda.gov.cn/WS01/CL1616/83420.html
[5] 国家食品药品监督管理局.《药品注册管理办法》[EB/OL].[2007-7-10].http：//www.sfda.gov.cn/WS01/CL0053/24529_9.html
[6] 赵浩如.现代中草药国际市场准入技术[M].北京：化学工业出版社, 2006：4.
[7] 刘昌孝.中药药代动力学研究的难点和热点[J].药学学报, 2005, 40（5）：395-401.
[8] 郝海平, 郑超浦, 王广基.多组分、多靶点中药整体腰带动力学研究的思考与探索[J].药学学报, 2009, 44（3）：270-275.

第十五章 中药上市后临床再评价

第一节 中药Ⅳ期临床试验

Ⅳ期临床试验，即新药（包括中药）上市后应用研究，是新药临床试验的一个重要组成部分，是新药上市前Ⅰ、Ⅱ、Ⅲ期临床试验的补充和延续。通过Ⅳ期临床试验，既可以进一步验证上市前临床试验的结果，也可以对上市前临床试验的偏差进行纠正，更重要的是可以弥补上市前临床试验缺乏的资料和信息，评价在普通或者特殊人群中使用的利益与风险关系以及改进给药剂量，从而为临床合理用药提供依据。

根据我国《药品注册管理办法》（2007），注册分类属于第1、2、4、5、6类的中药新药，以及第7类和工艺路线、溶媒等有明显改变的改剂型品种（第8类），应当进行Ⅳ期临床试验[1]。

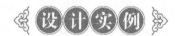
设计实例

一、题目

××颗粒治疗儿童抽动障碍（肾阴亏损、肝风内动证）评价其有效性和安全性的单臂、多中心Ⅳ期临床研究。

二、研究背景

抽动障碍（tic disorder，TD）是一种起病于儿童和青少年时期，具有明显遗传倾向的神经精神障碍。主要表现为不自主的、反复的、快速的、一个或多部位肌肉的运动性和/或发声性抽动，并可伴有注意力不集中、多动、强迫性动作以及其他行为问题。注意缺陷多动障碍（attention deficit hyperactivity disorder，ADHD）与抽动障碍均为儿童少年时期常见的神经精神疾患，可导致患儿情绪障碍、学习、社交困难等，发病率日渐提高，且两者常以"共病"的形式出现。临床研究和流行病学研究发现，TD与ADHD的共患率高达20%~67%[2-4]。

××颗粒为中药新药第6（2）类，具有滋阴补肾、平肝熄风、化痰宁神之功效，主治小儿抽动障碍，证属肾阴亏损、肝风内动，症见头、颈、五官及躯干部肌肉时有不自主抽动，或喉中发出异常声音，神思涣散，注意力欠集中，小动作多，性情急躁等，舌红苔少，脉弦细。药效学研究结果：本品对IDPN引起的TS大鼠步态具有明显改善作用，可减少其不自主旋转次数,加强运动协调性,降低外周血 T 淋巴细胞亚群中 CD8 的比例;对苯丙胺引起的多动、好斗、易激惹模型小鼠,能减少其活动,降低兴奋性,具有明显镇静作用,可显著降低纹状体内 DA 的含量;对阿朴吗啡所致的小鼠记忆障碍有明显的改善作用,并具有加强学习记忆的能力。毒性试验结果:未发现明显的药物毒性作用。Ⅱ、Ⅲ期临床试验结论:××颗粒治疗儿童抽动障碍(肾阴亏损、肝风内动证)安全有效,无明显不良反应发生。

三、试验目的

评价××颗粒治疗儿童抽动障碍(肾阴亏损、肝风内动证)在广泛应用条件下的有效性和安全性。

(1)观察××颗粒单独应用、与西药联合应用的安全性和有效性。

(2)观察××颗粒治疗 14~17 岁(注册前试验 4~13 岁)青少年患儿的安全性和有效性。

(3)观察××颗粒对于合并注意缺陷-多动障碍的治疗有效性。

(4)观察××颗粒辨证用药与辨病用药的有效性和安全性。

(5)观察××颗粒对一过性抽动障碍(transient tic disorder,TTD)、慢性运动性或发声性抽动障碍(chronic tic disorder,CTD)、Tourette 综合征(Tourette syndrome,TS)和难治性 TS 的治疗有效性。

(6)观察××颗粒长期治疗(1 年)的安全性与有效性。

四、试验总体设计

采用单臂、多中心(至少 30 家医疗机构同期进行)临床试验设计。

样本量估算:根据《药品注册管理办法》,Ⅳ期临床试验病例数不少于 2000 例,考虑脱落等因素,增加 5%的病例数,决定本研究样本量为 2100 例。

五、诊断标准

(一)西医诊断标准

1. 儿童抽动障碍

参照 1994 年美国精神病学会出版的《精神神经病诊断统计手册》[5]第四版(Diagnostic and Statistical Manual of Mental Disorders,DSM-Ⅳ)抽动障碍的诊断标准。

(1)一过性抽动障碍(TTD)诊断指标:① 一种或多种运动性和/或发声性抽动,表现为突然的、快速的、反复性的、非节律性的及刻板的动作或发声;② 每天发作多次,持续至少 4 周,但不超过 12 个月;③ 上述症状引起明显不安,影响社交,就业等领域的活动;④ 发病于 18 岁前;⑤ 上述症状不是由某些药物(如兴奋剂)或内科疾病(如享延顿舞蹈病或病毒感染后脑炎)引起;⑥ 不符合慢性运动性或发声性抽动障碍或 Tourette 综合征的诊断指标。

(2)慢性运动性或发声性抽动障碍(CTD):① 一种或多种运动性或发声性抽动,表现为突然的、快速的、反复性的、非节律性的、刻板的动作或发声,在病程中不同时出现;② 每天发作多次,可每天发作或有间歇,病程超过 1 年,在此期间,其无抽动的间歇期持续不超过 3 个月;③ 上述症状引起明显的不安,影响社交、就业和其他重要领域的活动;④ 发病于 18 岁前;⑤ 上述症状不是由某些药物(如兴奋剂)或内科疾病(如享延顿舞蹈病或病毒感染后脑炎）引起；⑥ 有上述抽动或发声，但不符合 Tourette 综合征。

（3）Tourette 综合征（TS）：① 具有多种运动性抽动及一种或多种发声性抽动，有时不一定在同一时间出现。所指的抽动为突然的、快速的、反复的、非节律性的、刻板的动作或发声；② 抽动每天发作，通常为一阵阵发作，病情持续或间断发作已超过 1 年，其无抽动间歇期连续不超过 3 个月；③ 上述症状引起明显的不安，影响社交、就业和其他重要领域的活动；④ 发病于 18 岁前；⑤ 上述症状不是由某些药物（如兴奋剂）或内科疾病（如享廷顿舞蹈病、病毒感染后脑炎）引起。

（4）其他尚未界定的抽动障碍（本研究中不纳入）。

2. 难治性 Tourette 综合征[6]

经过常规药物（氟哌啶醇、泰必利等）治疗 1 年以上效果不好，病程迁延不愈的抽动障碍即为难治性 Tourette 综合征。此类病人症状迁延，治疗困难，甚至可延续至成年，导致终身疾患。

3. 注意缺陷-多动障碍

根据 1994 年美国精神病学会出版的《精神神经病诊断统计手册》[5]第 4 版（DSM-IV）注意缺陷-多动障碍的诊断标准。

（1）症状学标准。注意缺陷症状：符合下述注意缺陷分量表中症状表现至少 6 项，症状持续时间至少 6 个月，达到适应不良的程度（下述每一单项得分≥2 分"经常"的标准），并与发育水平不相称。① 不注意细节或者在做作业时犯粗心的错误；② 做事情时很难保持注意力；③ 当别人对他说话时好像没在听；④ 不听从指令，无法完成各种活动（不是因为拒绝或者没听懂）；⑤ 很难组织好任务和活动；⑥ 逃避、讨厌或者不愿意做需要持续用脑的任务；⑦ 把任务或活动的必需品弄丢（玩具、作业、铅笔或者书本）；⑧ 容易因噪音或其他外界刺激分心；⑨ 忘记日常活动。

多动、冲动症状：符合下述多动、冲动分量表中症状表现至少 6 项，症状持续时间至少 6 个月，达到适应不良的程度（下述每一单项得分达到≥2 分"经常"的标准），并与发育水平不相称。① 坐不住，手脚动作多或者身体扭来扭去；② 在要求坐着的场合离开座位；③ 在需要坐着的场合过分的跑动或者爬上爬下；④ 在休闲活动中很难安静的玩耍；⑤ 忙忙碌碌或者好像"装了发动机"一样；⑥ 说话太多；⑦ 在问题没有问完之前就不假思索地说出答案；⑧ 难以按顺序等待；⑨ 干扰或者打断其他人的交谈和/或活动。

ADHD 的临床亚型分型：① 注意缺陷型：在注意缺陷分量表中的 9 项症状中至少符合 6 项，同时符合上述诊断标准中有关起病与病程、严重程度及排除疾病等方面的相关标准；② 多动/冲动型：在多动、冲动的 9 项症状中至少符合 6 项，同时符合上述诊断标准中有关起病与病程、严重程度及排除疾病等方面的相关标准；③ 混合型：同时符合注意缺陷型和多动/冲动型的诊断标准（各型均须符合至少 6 项分量表症状）。

（2）起病与病程：7 岁前出现症状，至少持续 6 个月。

（3）某些症状造成的损害至少在两种场合（例如学校和家里）出现。

（4）严重程度标准（功能损害评定）。行为表现：① 整体成绩；② 阅读；③ 写作；④ 数学；⑤ 和父母的关系；⑥ 和同胞的关系；⑦ 和伙伴的关系；⑧ 参加有组织的活动（例如球队）。ADHD 患儿的症状严重程度要求达到在社交、学业等社会功能上，具有明显的临床损害证据。

符合上述 8 项行为表现中的任何 1 项以上，并且上述每一单项得分达到"较差"（即≥4 分）的标准。

（5）必须排除以下疾患：精神发育迟滞、广泛性发育障碍、儿童精神分裂症、躁狂发作和双相障碍、特殊性学习技能发育障碍、抽动障碍、各种器质性疾患（如甲亢）和各种药物的副反应所导致的多动症状等。

（二）中医辨证标准（儿童抽动障碍·肾阴亏损、肝风内动证）

参考全国高等中医药院校规划教材《中医儿科学》[7]（2002 年）制定。① 主症：运动抽动；发声抽动。② 次症：两颧潮红；手足心热；潮热盗汗；急躁易怒；失眠多梦；眩晕耳鸣。③ 舌苔脉象：舌红少津；苔光剥；脉弦有力或弦细数。具备主症 1 项、次症 2 项以上，参考舌苔脉象，即可确立辨证。

六、受试者的选择

（一）纳入病例标准

（1）符合"抽动障碍"中 TTD、CTD 或 TS 诊断标准。
（2）符合中医肾阴亏损、肝风内动辨证标准（中医研究者执行）。
（3）年龄 4～18 岁。
（4）受试者知情同意，受试儿童本人和/或患儿监护人签署知情同意书。

（二）排除病例标准

（1）舞蹈症、肝豆状核变性、癫痫肌阵挛、药源性锥体外系症状和其他锥体外系疾病。
（2）合并心血管、肝肾和造血系统等严重原发性疾病患者。
（3）过敏性体质（对两类以上物质过敏）或对已知本制剂组成成分过敏者。
（4）最近 1 个月内参加过其他临床试验者。
（5）研究人员认为有其他任何不适合参加试验理由者。

（三）受试者退出标准

1. 研究者决定退出

（1）出现过敏反应或严重不良事件，根据医生判断应停止试验者。
（2）试验过程中，患者发生其他疾病，影响疗效和安全性判断者。
（3）受试者依从性差，或自动中途换药或加用本方案禁止使用的中西药物（以变更药物时点视为脱落）者。
（4）入组后发现严重违反纳入标准者。
（5）入组后未服用试验药物者。

2. 受试者自行退出（脱落）

（1）无论何种原因，患者不愿意或不可能继续进行临床试验，向主管医生提出退出试验要求而中止试验者。
（2）受试者虽未明确提出退出试验，但不再接受用药及检测而失访者。

（四）中止全部试验的条件

（1）试验中发生严重安全性事件，应及时中止试验。

（2）试验中发现临床试验方案有重大失误，或者方案虽好但在实施中发生严重偏差，难以评价药物疗效，应中止试验。

（3）试验中发现药物治疗效果较差，不具备临床价值，应中止试验。

（4）申办者要求中止试验。

（5）行政主管部门撤销试验。

（五）结束全部临床试验的规定

完成计划中的最后1例病例随访，即标志一次临床试验的结束。

七、治疗方案

1. 试验用药及其规格、包装

××颗粒，××公司提供。规格：6g/袋。Ⅳ期临床试验为药品上市后再评价的方法之一，一般不采用盲法。其试验用药，既可以采用医生处方、常规收费的供药模式，也可以由申办者无偿提供，采用科研供药模式。前者无需特殊包装；后者，则可将受试者所需的6周最大用药量，另加6天富余量装入大包装盒中，一次性免费发放。外包装需粘贴标签，内容包括临床研究批件号、××颗粒临床研究用药、药物编号、功能主治、服法、规格、贮藏条件、有效期限、药物供应单位等。

2. 用法及疗程

（1）用量用法：4～7岁，6g/次，1日2次，口服；8～10岁，9g/次，1日2次，口服；11～14岁，12g/次，1日2次，口服；15～17岁，15g/次，1日2次，口服。剂量选择依据：4～14岁，参照说明书。15～17岁，参考《关于儿童中药新药临床试验设计与评价特殊性的几点思考》[8]的建议原则确定。

（2）疗程：6周及部分受试者的长期治疗观察（1年）。

3. 合并用药的规定

本次试验不限制任何治疗本病并病、基础疾病、并发症的药物。所有试验期间的合并用药均应详细记录。

4. 试验用药依从性判断

临床试验中，受试者的依从性主要是试验用药依从性，即按方案的规定用药，使受试者充分理解按时按量用药的重要性，避免自行加用其他药物或治疗方法。本试验主要采用药物计数法，必要时结合询问法，判断试验用药依从性。试验用药依从性＝（已服用的试验用药量／应该服用的试验用药量）×100%。

八、安全性评价

1. 试验用药物可能的不良反应

××颗粒Ⅲ期试验中有2例受试儿童出现头晕症状，经判断可能与试验用药有关；药效学试验、急毒长毒试验、Ⅱ、Ⅲ期临床试验及补充临床试验均未发观本品对心、肝、肾功能以及血液系统有异常影响。

2. 安全性评价指标及观测时点

（1）临床不良事件/不良反应的发生率。用药后随时观察。

（2）一般体检项目，如体温、心率、呼吸、血压等。基线、用药后各时点观察。

（3）血、尿、便常规+潜血、肝功能（ALT、AST）、肾功能（BUN、Cr）、心电图。基线，治疗结束观察；长期治疗患儿每3~6个月观测一次。

以临床不良事件/不良反应的发生率为主要评价指标。

3. 不良事件的记录和判断

在"研究病历"和"病例报告表"（case report form，CRF）中，设置"不良事件记录表"，研究者应如实填写不良事件的发生时间、严重程度、持续时间、采取的措施和转归，并判断不良事件与试验药物的关系。

（1）不良事件（adverse event，AE）的定义：AE指临床试验过程中受试者接受一种药物后出现的不良医学事件，但并不一定与治疗有因果关系。

（2）不良事件与试验药物因果关系判断标准：采用卫生部药品不良反应监察中心推荐的标准（1994年版）[9]。将肯定、很可能、可能、可疑4项视为药物的不良反应。

表 15-1-1　不良事件因果关系判断标准

指标	肯定	很可能	可能	可疑	不可能
①	+	+	+	+	-
②	+	+	+	-	-
③	-	-	±	±	+
④	+	+	±	±	-
⑤	+	?	?	?	-

注：（1）+表示肯定；-表示否定；±表示难以肯定或否定；? 表示情况不明。（2）指标① 开始用药时间与可疑不良反应出现时间有无合理的先后关系；② 可疑的不良反应是否符合该药物已知的不良反应类型；③ 所可疑的不良反应是否可以用相关的病理状况、合并用药、现用疗法、曾用疗法来解释；④ 停药或降低用量，可疑不良反应能否减轻或消失；⑤ 再次接触同样药物后是否再次出现同样反应。

（3）不良事件记录：临床试验期间发现的任何不良事件，不管是否与试验用药有关，均应记录在案。不良事件的记录内容包括：① 不良事件所有相关症状（发生时间及表现应尽可能详尽描述）或实验室检查异常；② 不良事件发生的时间、持续时间和结束时间；③ 不良事件的严重程度及转归；④ 因不良事件所采取的措施，如所做的检查和治疗等；⑤ 研究者判断不良事件是否与试验药物有关的结果与依据等。

（4）不良事件处理：发生不良事件时，研究者可根据病情决定采取的措施。一般包括：① 观察、不中止试验药物；② 观察、并中止试验药物，不用补救治疗；③ 中止试验药物，给予补救治疗。所有不良事件都应当追踪调查，详细记录处理经过及结果，直至受试者得到妥善解决或病情稳定，化验出现异常者应追踪至恢复正常或用药前水平。追踪到妥善解决或病情稳定，追踪方式可以根据不良事件的轻重选择住院、门诊、家访、电话、通讯等多种形式。

4. 药品新的、严重不良反应的处理

（1）定义：严重的药品不良反应，是指因使用药品引起以下损害情形之一的反应。① 导致死亡；② 危及生命；③ 致癌、致畸、致出生缺陷；④ 导致显著的或者永久的人体伤残或者器官功能的损伤；⑤ 导致住院或者住院时间延长；⑥ 导致其他重要医学事件，如不进行治疗可能出现上述所列情况的。新的药品不良反应，是指药品说明书中未载明的不良反应。说明书中已有描述，但不良反应发生的性质、程度、后果或者频率与说明书描述不一致或者更严重的，按照新的药品不良反应处理。

（2）报告：试验中如出现新的、严重的不良反应，必须立即报告本中心主要研究者和临床试验机构，填写"药品不良反应/事件报告表"，及时报告给申办者及批准本次临床试验的伦理委员会。根据《药品不良反应报告和监测管理办法》[10]的规定，通过国家药品不良反应监测信息网络，在15日内报告。其中，死亡病例须立即报告，且申办者应当对获知的死亡病例进行调查，并在15日内完成调查报告，报申办者所在地的省级药品不良反应监测机构。对于群体不良事件（指同一药品在使用过程中，在相对集中的时间、区域内，对一定数量人群的身体健康或者生命安全造成损害或者威胁，需要予以紧急处置的事件），按《药品不良反应报告和监测管理办法》[10]的有关规定上报。此外，申办者还应及时向各参研中心通报。

（3）处理措施：当受试者发生紧急情况、需要立即处理时，试验中心的主要研究者可以决定拆阅该受试者相应编号的应急信件，实施紧急破盲。破盲结果应通知临床研究负责单位、申办者和监查员，并根据药物及所出现的症状对患者做相应的处理。研究者应在CRF中记录破盲的理由、注明日期并签字。

5. 未缓解不良事件的随访

所有在疗程结束时尚未完全缓解的不良事件（包括有临床意义的安全性检测指标异常），均应追踪观察至妥善解决或病情稳定。

九、有效性评价

1. 观察指标

（1）人口学资料：性别、年龄、身高、体重、民族等。

（2）有效性指标及观测时点：① 疾病疗效的有效率，治疗结束评价。② 耶鲁综合抽动严重程度量表（Yale global tic severity scale，YGTSS），基线、治疗结束记录，治疗结束后评价。③ 抽动的整体损害情况，基线、治疗结束记录，治疗结束后评价。④ 运动性抽动和发声性抽动因子分，基线、治疗结束记录，治疗结束后评价。⑤ SNAP-Ⅳ（Swanson Nolan and Pelham VersionⅣ Scale）评分（合并ADHD患儿填写），基线、治疗结束记录，治疗结束后评价。⑥ 中医证候疗效，基线、治疗结束记录，治疗结束后评价。

2. 疗效评定标准和指标定义

（1）抽动障碍症状的"有效"定义：抽动症状有所减轻；YGTSS抽动积分减分率≥50%。

（2）儿童注意缺陷多动障碍症状的"有效"定义：服药后SNAP-Ⅳ评分较治疗前下降≥40%。

（3）中医证候疗效标准。临床控制：证候计分值减少率≥95%。显效：证候计分值减少率≥70%且<95%。有效：证候计分值减少率≥30%且<70%。无效：证候计分值减少率<30%。

注：证候计分值减少率=[（疗前总积分和—疗后总积分和）/疗前总积分和]×100%。总有效率=[（临床控制+显效+有效）/（临床控制+显效+有效+无效）]×100%。

3. 指标观测方法

（1）抽动障碍病情严重程度评估：采用耶鲁大体抽动严重程度量表[11, 12]，见第十章第六节。

（2）儿童注意缺陷-多动障碍严重程度评估：采用 SNAP-IV 评价量表。

表 15-1-2　SNAP-IV 评价量表（SNAP-IV Questionnaire）[12]

请选择一个代码，最能表达在过去的一个星期中，您孩子的状况：　　0：完全没有　　1：有一点点　　2：还算不少　　3：非常的多

1.无法专注于细节的部份，或在做学校作业或其他的活动时，出现粗心的错误

2.很难持续专注于工作或游戏活动

3.看起来好像没有在听别人对他（她）说话的内容

4.没有办法遵照指示，也无法完成学校作业或家事（并不是由于对立性行为或无法了解指示的内容）

5.组织规划工作及活动有困难

6.逃避，或表达不愿意，或有困难于需要持续性动脑的工作（例如 学校作业或是家庭作业）

7.会弄丢工作上或活动所必需的东西（例如 学校作业，铅笔，书，工具，或玩具）

8.很容易受外在刺激影响而分心

9.在日常生活中忘东忘西的

10.在座位上玩弄手脚或不好好坐着

11.在教室或是其他必须持续坐着的场合，会任意离开座位

12.在不适当的场合，乱跑或爬高爬低

13.很难安静地玩或参与休闲活动

14.总是一直在动或是像被马达所驱动

15.话很多

16.在问题还没问完前就急着回答

17.在游戏中或团体活动中，无法排队或等待轮流

18.打断或干扰别人（例如 插嘴或打断别人的游戏）

19.发脾气

20.与大人争论

21.主动地反抗或拒绝大人的要求或规定

22.故意地做一些事去干扰别人

23.因自己犯的错或不适当的行为而怪罪别人

24.易怒的或很容易被别人激怒

25.生气的及怨恨的

26.恶意的或有报复心的

（3）中医证候分级量化标准，参照《中医儿科学》[7]、《中药新药临床研究指导原则（试行）》[14]（2002）制定。

表 15-1-3 中医证候分级量化标准

症状体征分级	（−）	（＋）	（＋＋）	（＋＋＋）
主症	计 0 分	计 2 分	计 4 分	计 6 分
运动抽动	无	抽动总分＞10，≤15	抽动总分＞15，≤20	抽动总分＞20，≤25
发声抽动	无	抽动总分＞10，≤15	抽动总分＞15，≤20	抽动总分＞20，≤25
次症	计 0 分	计 1 分		
两颧潮红	无	有		
手足心热	无	有		
潮热盗汗	无	有		
急躁易怒	无	有		
失眠多梦	无	有		
眩晕耳鸣	无	有		
舌脉：	计 0 分	计 1 分		
舌质	淡红	舌红少津	其他：_____	
舌苔	薄白	苔光剥	其他：_____	
脉象	平脉	弦有力或弦细数	其他：_____	
其他				

十、试验流程

表 15-1-4 试验流程表

研究阶段项目	基线	用药后 治疗满 6 周 ± 6 天	不良事件随访
签署知情同意书	×		
人口学资料	×		
诊前合并疾病及用药	×		
YGTSS 评分	×	×	
SNAP-Ⅳ 评分*	×*	×*	
中医证候	×	×	
一般体检项目	×	×	×*
血常规	×	×	×*
尿常规	×	×	×*
便常规	×	×	×*
心电图	×	×	×*
肝功能（ALT、AST、γ-GT、ALP、TBIL）	×	×	×*
肾功能（BUN、Cr）	×	×	×*
随机入组	×		

续表

研究阶段项目	基线	用药后 治疗满 6 周 ± 6 天	不良事件随访
发放试验用药物	×		
药物回收		×	
不良事件记录		×	×*
试验中合并用药记录		×	
脱落原因分析		×	
有效性评价		×	×*
安全性评价		×	

注：*发生时填写。

部分病例，于 6 周用药结束后，可继续用药 1 年，但须取得患儿父母或和受试儿童本人知情同意、签署"长期观察知情同意书"，发放下一阶段试验药物，开始用药，并预约复诊日期。每满 3 个月 ± 1 周时，复查症状体征及实验室指标；进行 YGTSS 量表评定，合并 ADHD 患儿，应记录 SANP-Ⅳ 评分；评估新的合并用药；观察记录不良事件发生情况，并记录在"长期观察随访研究病历"和"长期观察随访病例报告表"中，直至试验结束。

表 15-1-5　长期观察流程表

项目	随访治疗阶段（每 3 个月 ± 1 周）			
	第 1 次	第 2 次	第 3 次	第 4 次
一般体检	×	×	×	×
YGTSS 评估	×	×	×	×
SNAP-Ⅳ 评价量表	×	×	×	×
中医证候评分	×	×	×	×
心电图	×	×	×	×
血常规	×	×	×	×
尿常规	×	×	×	×
便常规+OB	×	×	×	×
血生化	×	×	×	×
记录合并用药	×	×	×	×
不良事件记录	×	×	×	×
疗效性评价	×	×	×	×
安全性评价	×	×	×	×

备注：实验室检查推荐每 3 个月 1 次，研究结束必查。

十一、数据管理

1. 数据的采集

本试验设计专用的"研究病历"（医疗源文件，source document），用于记录受试者第一手临床试验数据资料。其记录要求包括：① 研究者必须在诊治受试者同时书写"研究病历"，保证数据记录及时、完整、准确、真实。② "研究病历"做任何有证据的更正时只能画线，旁注改后的数据，由研究者签名并注明日期，不得擦除、覆盖原始记录。③ 门诊受试者的原始化验单粘贴在"研究病历"上。"研究病历"的审核程序：每一位受试者治疗与随访结束后，研究者应将"研究病历"等交本中心主要研究者审核、签字。

2. 数据的报告

CRF 为统计源文件，由研究者填写。完成的 CRF，第一联交统计分析单位，进行数据录入工作。第一联移交后，CRF 的内容不再作修改。

3. 数据的监查

监查员的人数与访视频度必须满足临床试验的质控要求。监查员审核每份"研究病历"和 CRF，并填写"监查员审核页"。

4. 数据的录入、核查和锁定

（1）建立数据库：由数据管理与统计分析单位负责。采用 Epidata 数据库，进行数据录入与管理。为保证数据的准确性，应由两个数据管理员独立进行双份录入并校对。

（2）核查数据：数值范围和逻辑检查，如有疑问填写"疑问解答表（Doubt ReQuery，DRQ）"，并通过监查员向研究者发出询问，研究者应尽快解答并返回，数据管理员根据研究者的回答进行数据修改，确认与录入，必要时可以再次发出 DRQ。

（3）数据的锁定：确定病例所进入的分析数据集，并对其他重要问题做出决议后，锁定数据库。

5. 数据可溯源性的规定

应保存质量控制性文件，如数据一致性检查，数值范围和逻辑检查的原始记录，研究者与监查员之间交流的疑问记录等。

十二、统计分析

1. 数据集的定义与选择

（1）全分析数据集（full analysis set，FAS）：包括所有随机入组、至少用药 1 次、并至少有 1 次访视记录的全部受试者，用全分析数据集进行（intent-to-treat，ITT）分析。采用最近一次观测数据结转到试验最终结果的方法（last observation carried forward，LOCF）。

（2）符合方案数据集（Per-protocol set，PPS）：包括遵守试验方案、基线变量没有缺失、主要变量可以测定、没有对试验方案有重大违反的全部受试者。

（3）安全性数据集（safe set，SS）：包括随机入组、至少用药 1 次、并至少进行 1 次用药后安全性访视的全部受试者。

（4）数据集的选择：有效性评价，同时采用 FAS 和 PPS；安全性评价，采用 SS。

2. 统计方法

对定量数据，以均数、标准差、例数、最小值和最大值，或加用中位数、上四分位数（Q1）、下四分位数（Q3）、95%可信区间做描述性分析。两组组间或组内治疗前后对比分析，用 t 检验或配对 t 检验。若考虑到基线或其他因素的影响，用协方差分析；若考虑中心和时间点的影响，用广义估计方程分析。

对定性数据,以频数表、百分率或构成比做统计描述。两组组间或组内治疗前后对比分析,用卡方检验、Fisher 精确概率法、Wilcoxon 秩和检验或 Wilcoxon 符号秩和检验;若考虑到中心或其他因素的影响,采用 CMHX^2 检验。若考虑基线因素的影响,采用 Logistic 回归分析。采用 SAS V9.3 做统计分析。除特别标注外,假设检验统一使用双侧检验,取 α=0.05。

3. 统计分析计划

试验方案确定后,由主要研究者、统计分析人员共同制定"统计分析计划",待试验完成后、数据库锁定后,再予以细化。

内容包括:① 数据集划分情况;② 基线可比性分析(人口学资料及其他基线特征);③ 安全性分析(用药程度,临床不良事件比较及其清单,SAE 和重要不良事件的个例描述与分析,理化检查指标比较分析,生命体征及其他体格检查比较分析);④ 有效性分析(主要指标及其非处理因素比较分析,次要指标比较分析)。

十三、质量控制与保证

1. 质量控制措施

(1)实验室的质控措施:各参试单位实验室应按标准操作规程和质量控制程序进行检测,并提供本单位"实验室检查参考值范围",试验中如有变动,需及时补充说明。

(2)参加临床试验的研究者的资格审查:必须具有临床试验的专业特长、资格和能力,经过资格审查后确定,人员要求相对固定。

(3)临床试验开始前培训:通过临床试验前培训使研究人员对临床试验方案及其各指标具体内涵进行充分理解和认识。熟悉 TD 和 ADHD 的诊断标准,统一耶鲁量表、SNAP-Ⅳ量表以及中医证候分级量化标准的评分方法。对于自觉症状的描述应当客观,切勿诱导或提示;对于所规定的客观指标,应当按方案规定的时点和方法进行检查。应注意观察不良反应或未预料到的毒副作用,并追踪观察。对于研究者一致性评价,采用 ICC 或 Kappa 值评估。

2. 质量保证措施

(1)建立多中心试验协调委员会:由申办者组织成立,临床研究负责单位主要研究者为负责人,各参研中心主要研究者为成员。协调委员会负责整个试验的实施,研究解决试验设计与实施中发现的问题。申办者负责与国家药监管理部门保持沟通与联系。

(2)由申办者任命有经验人员担任监查员,保证临床试验中受试者的权益得到保障,试验记录与报告的数据准确、完整无误,保证试验遵循已批准的方案、《药物临床试验质量管理规范》和相关法规。

十四、伦理学要求

1. 伦理审查

(1)由研究者与申办者共同制定的"临床试验方案",必须报伦理委员会审批后方可实施。若试验方案在实施中进行修订,必须再次报请批准该试验项目的伦理委员会审批后实施。试验中,如发现涉及本试验的重要信息,而必须对"知情同意书"作书面修改,需要重新得到伦理委员会的批准,并再次取得受试者的知情同意。

（2）各试验中心约定，本试验方案及其执行文件，在试验开始前由临床研究负责单位伦理委员会负责审查方案的科学性和伦理合理性。各分中心负责审查方案在该中心实施的可行性，包括研究者的资格和经验、设备与条件等。全部参研中心必须执行统一的"试验方案"，各分中心可根据实际需要自行修改"知情同意书"，在得到本中心伦理委员会的批准后，方可实施。

（3）若发生严重不良事件，各中心伦理委员会应及时审查，必要时临床研究负责单位伦理委员会也应及时审查，审查结论均应通报各分中心伦理委员会和临床试验机构。

2. 风险-受益评估

通过本试验，受试者和社会将可能得到的受益包括受试者的病情有可能获得改善，及本研究可能开发出一种抽动障碍新的治疗药物，使患有相似病情的其他病人受益。同时，参加本试验也可能面对服用试验药物的风险。应对这些风险，将通过受试者的合理选择尽量避免。

3. 受试者招募

通过网上发布信息、院内发布广告等方式，向有意向者介绍本项研究。"受试者招募布告"和研究简介需提交伦理委员会审查。

4. 受试者的医疗和保护

（1）各中心应选择具有丰富的儿科临床医疗经验，经过相应培训的研究者负责受试者的医疗服务，做出与临床试验相关的医疗决定。受试者参加临床试验可得到相应的免费医疗（如试验药物、理化检查、门诊挂号、额外或延长的住院、不良事件的医疗等）。

（2）在受试者自愿退出时，提供可供选择的其他治疗措施。根据可能出现的意外情况，制定相应的应急处理预案。

（3）申办者应与研究者迅速分析所发生的 SAE，采取必要的措施以保证受试者的安全和权益，并及时向药物监督管理部门报告，同时向涉及同一药物临床试验的其他研究者通报。

（4）申办者对试验相关的损害或死亡承担治疗的费用及相应的经济补偿，申办者应向研究者提供法律上和经济上的担保。由医疗事故导致者，由医疗机构承担赔偿责任。

（5）由于本试验受试对象为 18 岁以下的儿童患者，应尊重和保障受试者自愿参加研究的自主决定权，对 7 岁以上智力的患儿应获得本人的知情同意，防止使用欺骗、利诱、胁迫等不当手段。年幼的患者难以准确描述病情，对不良事件的监测造成一定影响，应告知患儿家长可能发生的不良事件，并进行宣教。儿童疾病进展快速，如发生严重不良事件，应及时采取相应措施。

5. 受试者隐私的保护

只有参与临床试验的研究人员和监查员才可能接触到受试者的个人医疗记录，他们在签署的"研究者声明"或"保密承诺"中将包括保密内容。伦理委员会与药品监督管理部门有权查阅临床试验记录。数据处理时将采用数据匿名的方式，省略可识别受试者个体身份的信息。受试者的医疗记录保存在有严格安全保密措施的药物临床试验机构的资料档案室。

6. 知情同意和知情同意书的签署

在筛选合格后，研究者需说明有关临床试验的详细情况，包括试验目的、试验流程、可能的受益与风险、受试者的权利与义务等，使其充分理解并有充足的时间考虑，在所提问题均得到满意答复后表示同意，并自愿签署"知情同意书"。

十五、试验结束后的医疗措施

在临床试验给药周期结束后，如果受试者完成全部疗程，疾病尚未痊愈需要治疗者，应当采用目前常规方法治疗，费用由患者自行承担，结束受试者与研究者的合作关系。

十六、试验总结与资料保存

临床研究负责单位主要研究者负责完成"临床试验多中心总结报告"，各参研单位主要研究者完成"临床试验分中心小结表"。"多中心总结报告"完成并盖章后，分别由申办者、临床研究负责单位、参研单位存档。"分中心小结表"由申办者和各参研单位存档。"研究病历"作为原始资料由各参研单位存档。CRF 采用无碳复写三联单格式，分别由申办者、参研单位及统计单位存档。保存时间按 GCP 规定执行。

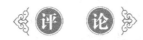

一、研究策略

根据《药品注册管理办法》[1]，Ⅳ期临床试验的试验目的是在广泛应用的条件下对上市新药进行有效性探索和安全性观察。同时，也可以作为注册前临床试验的补充，对试验药物的有效性进行进一步确证性研究。Ⅳ期临床试验可以设一个或多个试验目的，主要包括：应用于合并严重肝肾功能损害患者的安全性和有效性评价；与西药联合应用的安全性和有效性评价；扩大年龄范围的安全性和有效性评价；辨病用药（扩大证候）的有效性和安全性评价；扩大病情类型或疾病亚型的有效性和安全性评价；观察部分病例长期治疗的安全性和有效性等。此外，儿童为临床试验的特殊群体，Ⅳ期临床试验也可将扩大儿童应用年龄范围作为试验目的，为儿童各年龄段合理用药提供依据。

二、临床试验设计特点

1. 试验总体设计

Ⅳ期临床试验一般采用开放试验，不强制要求设立对照组。根据试验目的，可以同时在Ⅳ期临床试验框架内，独立设计一个或多个随机对照试验，以弥补前期研究有效性的不足、进一步丰富安全性资料。RCT 设计应遵循对照、随机、盲法、多中心、优效/非劣效/差异性检验等方法。此外，队列研究、病例对照研究等，也可以用于Ⅳ期临床试验的设计。根据试验目的，Ⅳ期临床试验可以设计若干个亚组，以比较不同干预措施的有效性和安全性。

试验的样本量根据《药品注册管理办法》的规定不能少于 2000 例。罕见病、特殊病种及其他情况，要求减少临床试验病例数或免做临床试验的，必须得到国家食品药品监督管理局的审查批准。对于具体安全性试验目的，可以要求试验病例数不少于 100 例或 300 例，在设定一类错误不超过 5%、二类错误不超过 20% 的情况下，可以发现发生率为 3% 或 1% 的不良反应。若包含 RCT，则需要进行有效性样本量估算。

2. 受试者的选择

Ⅳ期临床试验的纳入、排除标准，相对于Ⅱ、Ⅲ期临床试验应更加宽松，使之适应临床应用的实际情况，如在年龄、肝肾功能、合并疾病等方面都应适当放宽。当研究目的是观察药品在特殊人群中的有效性和安全性时，则必须选择相应的特殊人群。

3. 合并用药的规定

在Ⅱ、Ⅲ期临床试验中，为不影响对药物疗效及安全性的客观评价，对合并用药有严格的规定。Ⅳ期临床试验除说明书上的用药禁忌外，通常情况下对合并用药不做严格的规定，而且符合临床实际的联合用药、临时用药的有效性和安全性评价，也是Ⅳ期临床试验的重要研究内容[15]。

4. 安全性评价

Ⅳ期临床试验注重观察药品的安全性，尤其是可能出现的不良反应、长期应用的安全性，以及在特殊人群中应用的安全性。试验用药物可能的不良反应可参考药物本身特点、前期研究基础、毒性试验结果以及前期临床试验安全性结论，对可能的毒性靶器官的安全性指标密切观察。若以儿童为受试人群，还应注重观察儿童生长发育指标，如身高、X线骨龄、性激素、行为量表等[16]。

Ⅳ期临床试验为新药上市后在监测期内进行的试验，其严重不良事件的上报似应按照《药品不良反应报告和监测管理办法》（2011）[10]的要求，完成申报程序。因其也属于临床试验范畴，应同时申报批准该临床试验的医学伦理委员会，并通报各参研单位。

5. 有效性评价

Ⅳ期临床试验的有效性评价，一般属于探索性研究范畴，探索在广泛应用条件下的有效性。对于亚组病例的确证性有效性评价，应进一步设计新的RCT或病例对照研究、队列研究等循证评价方法。

根据适应证的不同，Ⅳ期临床试验的有效性观察指标与注册前临床试验基本相同。目标适应证范围应遵循药品使用说明书，如超范围用药，应通过伦理审查获得受试者的知情同意。

关于疗效评价标准，注册前临床试验一般推荐以临床意义为基础的两分类指标或计量指标。对于Ⅳ期临床试验，建议选择有序尺度的多分类等级疗效指标，以适应临床实际的需要，如常用的"痊愈、显效、进步、无效"等。对于中医证候的疗效评价，推荐采用有量表学研究依据的标准，或《中药新药临床研究指导原则（试行）》[13]标准等。

参 考 文 献

[1] 国家食品药品监督管理局.药品注册管理办法[EB/OL].[2007-7-10].http：//www.sfda.gov.cn/WS01/CL0053/24529_9.html
[2] Fernndez Alvarez E.Comorbid disorders associated with tics[J].Rev Neurol，2002，34：122-129.
[3] Banaschewski T，Neale BM，Rothenberger A，et al. Comorbidity of tic disorders &ADHD：conceptual and methodological considerations [J].Eur Child Adolesc Psychiatry，2007，16（S）：5-14.
[4] 华青，魏鹏，魏书珍，等.抽动障碍患儿的临床共病研究[J].中国儿童保健杂志，2006，14（5）：471-472.
[5] American Psychiatric Association.Diagnostic and Statistical Manual of M-ental Disorders [M].Fourth Edition(DSM-Ⅳ). Arlington VA，American psychiatric Association，1994.
[6] Kurlan R.Future direction of research in Tourette syndrome[J].Neurologic clinics，1997，15（2）.

[7] 汪受传.普通高等教育"十一五"国家级规划教材·中医儿科学[M].第2版.北京：中国中医药出版社.2007：137-140.
[8] 胡思源，钟成梁，杨娜.关于儿童中药新药临床试验设计与评价特殊性的几点思考[J].中医杂志，2013，5（9）：806-808.
[9] 高东宸，张丽雅.药物不良反应监察指南[M].北京：中国医药科技出版社，1996.10.
[10] 中华人民共和国卫生部.药品不良反应报告和监测管理办法[EB/OL].[2011-5-4].http://www.sda.gov.cn/WS01/CL0053/62621.html
[11] Leckman JF, Riddle MA, Hardin MT, et al.The Yale Global Tic Severity Scale-initial testing of a clinician rated scale of tic severity[J].J Am Acad Child Adolesc Psychiatry, 1989, 28（4）：566-73.
[12] 李飞，苏林雁，刘军，等.盐酸托莫西汀和盐酸哌甲酯治疗注意缺陷多动障碍门诊患儿的随机双盲对照研究[J].中国神经精神疾病杂志，2006，32（2）：183.
[13] 刘昱志，刘士恺，商志雍，等.注意力缺陷过动症中文版（Swanson, Nolan, and Pelham, Version Ⅳ SNAP-Ⅳ）量表之常模及信效度[J].台湾精神医学 2006，20（4）：290-304.
[14] 郑筱萸.中药新药临床研究指导原则（试行）[M].北京：中国医药科技出版社，2002.
[15] 谢雁鸣，王燕平，田峰.中药上市后临床再评价及Ⅳ期临床试验的基本要求[J].中国中药杂志，2006，20（36）：2764-2766.
[16] 马融，胡思源.儿科疾病中医药临床研究技术要点[M].北京：中国中医药出版社，2012：54-59.

第二节　中药上市后的经济学评价

药物经济学（pharmacoeconomics，PE）是一门人类应对医疗资源配置问题而发展起来的，应用经济学的理论基础，系统、科学地比较分析医药技术的经济成本和综合收益，决策优选方案，从而提高医药资源使用的总有效率的新兴交叉学科[1]。

中医药作为中国的国粹已有数千年历史，有着"简、便、廉、验"的特点。要让世界接受中药、相信中药、使用中药就需要提供中药在防治疾病方面确实有比较优势的科学证据。近年来，中药研发出各种新剂型，使之更为"简便"易服，临床研究工作取得了很大进展，为中药治"验"提供了有力证据。若结合药物经济学评价的方法，对中药的成本-产出进行分析，验证其"廉"的优势，使传统的安全性、有效性两大要素转变为加上经济性的三大要素，中西药各自的比较优势方能彰显，中药迈出国门、走向世界才有可能[2]。

中药经济学评价作为药物经济学的组成部分，现已在临床前期、Ⅱ期、Ⅲ期、Ⅳ期临床试验及上市后再评价中得以应用[3]。其中，在上市后再评价中的应用最为广泛，旨在更好地体现中药上市后的临床和市场价值。

迄今，全球已有40多个国家和地区制定了药物经济学评价指南，用于指导和规范药物经济学的评价研究。在我国，其实际应用尚处于初始阶段，且主要集中在化药领域。中药的资源依赖性、批次间不确定性等决定了其药物经济学评价研究与实施的特点和难点，如何全面、客观、规范地评价具有中医特色的中药市场价值，仍是目前亟待解决的技术难题。

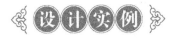

一、研究题目

××胶囊治疗腰椎间盘突出症寒湿瘀阻证的药物经济学评价研究。

二、试验目的

比较××胶囊和腰痹通胶囊治疗腰椎间盘突出症（寒湿瘀阻证）临床应用的经济学价值。

三、研究内容

本研究采用分层区组随机、盲法（第三方评价）、阳性药对照、多中心的平行研究设计，对××胶囊和腰痹通胶囊治疗腰椎间盘突出症（寒湿瘀阻证）进行药物经济学评价，比较两组治疗方案的成本-效果和成本-效用。

四、研究方法

1. 研究角度

本研究从全社会角度出发，通过对××胶囊和腰痹通胶囊进行成本-效果、成本-效用分析，探讨两者的临床和经济优/劣势。

2. 研究对象

（1）西医诊断标准，参考《中医病证诊断疗效标准》、《中医骨伤科学》、《中西医结合骨伤科学》拟定[4-6]。① 腰部外伤、受寒史。② 腰痛伴有一侧或双侧下肢放射痛，腰椎活动受限。腰部活动、屈颈、咳嗽、打喷嚏等可使疼痛加重。③ 腰肌紧张、脊柱侧弯、棘突旁压痛可伴有放射痛。下肢皮肤感觉减退、肌力下降、腱反射减弱。直腿抬高及加强试验阳性。股神经牵拉试验、屈颈试验可阳性。④ 腰椎 X 线可显示腰椎侧弯、病变间隙狭窄。CT 或 MRI 检查显示椎间盘突出压迫相应节段神经根。

（2）寒湿瘀阻证辨证标准，参照《中药新药临床研究指导原则》及《中华人民共和国国家标准·中医临床诊疗术语》拟定[7,8]。寒湿内蕴，血行瘀滞，腰部或关节疼痛，活动受限，恶寒畏冷，得温痛减。舌脉：舌苔白滑，舌质紫暗或有瘀斑，脉沉而迟缓或脉涩。

（3）纳入标准：① 符合腰椎间盘突出症的诊断标准；② 符合寒湿瘀阻证的辨证标准；③ 年龄 18~65 岁；④ 静息痛 VAS 疼痛指数≥3 分者；⑤ 受试者同意，并签署知情同意书者。

（4）排除标准：① 静息痛 VAS 疼痛指数＞7 分者；② 妊娠或准备妊娠、哺乳期妇女；③ 过敏体质（对两种以上物质过敏）、对本药组成成分过敏或对酒精过敏者；④ 具有严重的心脑血管病变、肺脏疾病、肝脏病变、肾脏病变、血液学病变、代谢性疾病、内分泌疾病、传染性疾病，如肝功能（ALT、AST、TBIL）、肾功能 BUN 超过正常值上限（ULN）50%，肾功能 Cr 超过 ULN 者，均不予以入选。⑤ 癫痫患者或采用其他抗风湿治疗，合并高血压者；⑥ 已接受相关针对性治疗者。⑦ 研究者认为不宜入选者。

3. 治疗方法

（1）样本量估算：计划纳入 360 例，按照 1∶1 比例，分为试验组 180 例，对照组 180 例，由×家中心共同完成。

（2）试验用药的规格及用法：① 规格：试验药，××胶囊，×g/粒；对照药，腰痹通胶囊，0.42g/粒。② 用法：试验组，××胶囊，每次×粒，每日×次；对照组，腰痹通胶囊，每次 3 粒，每日 3 次，宜饭后服用。③ 研究时限：疗程为 4 周，安排 0 天、2 周、4 周末共 3 个访视点。

（3）合并用药的规定：试验期间，疼痛剧烈难忍者，给予对乙酰氨基酚对症治疗，不得使用其他治疗腰椎间盘突出症（寒湿瘀阻证）的中西药物和其他治疗方法。

五、评价指标

1. 基本信息

患者的一般情况,主要包括个人基本信息、工作状况;病程、病情、合并疾病及用药史等基本信息,由研究者通过对患者或患者家属调查获得。

2. 成本

(1) 直接医疗成本,指治疗方案所耗费的医疗资源,主要包括:① 试验用药费:按市场价格计算。② 合并治疗或合并用药费:本试验不允许合并治疗,但疼痛剧烈时可临时应用对乙酰氨基酚,按市场价格计算。③ 不良事件的相关费用:发生不良事件、严重不良事件所产生的挂号费、检测费、治疗和用药费、护理费、住院费等,以及为预防不良反应的发生而产生的监测费用,按实际发生计算。④ 检测费:主要指X线(正侧位)检测费,按各中心实际费用及检测次数计算。⑤ 挂号费:按各中心实际费用及挂号次数计算。⑥ 护理费、住院费:本试验受试者均为门诊患者,无需护理及住院费用。

(2) 直接非医疗成本,指病人因寻求医疗服务而直接消耗的医疗资源以外的资源,主要包括:① 交通费、外地家属食宿费:按实际发生的费用计算。② 营养费:本适应证属骨伤科疾病,无需特殊营养费用。

(3) 间接成本,指患者及陪同人员由于休学、误工造成的经济损失。本研究的间接成本通过调查患者及其家属的误工天数,参照国内月平均工资,以每月工作日20天计算日平均工资,误工费=日平均工资×误工天数。

(4) 隐性成本,指患者因疾病而遭受的痛苦、悲伤、精神创伤等无法用货币确切表示引起的费用。基于隐性成本计算和转换比较困难,为避免造成数据的偏差,本研究对其忽略不计。

(5) 成本采集方式:数据来源为符合随机对照试验(randomized controlled trial,RCT)纳、排标准,且参加临床试验的患者,通过病例资料(患者就诊产生的成本信息)、市场调查(试验用药费及合并用药费)、医院调查(不良事件诊治发生的费用、检测费、挂号费等)获得相应的资料。

3. 效果指标

疼痛的VAS评分(包括静息痛与活动痛)、止痛起效时间、Oswestry功能障碍指数(Oswestry disability index,ODI)、基于ODI的功能障碍等级疗效。

(1) 疼痛的VAS评分(静息痛、活动痛)。在研究者向受试者详细说明、并且确认受试者已充分理解后,由受试者对过去24小时内感觉到的疼痛程度进行自我评价。评价的结果在一条100mm长的直线上打一个"×"来表示。基线、治疗2、4周记录,治疗4周后评价。

(2) 止痛起效时间,指用药后疼痛VAS评分降低1分且不反复所需要的时间。治疗2、4周记录并评价。

(3) Oswestry功能障碍指数。改良的Oswestry功能障碍指数(ODI)量表是由9个问题组成,包括疼痛的强度、生活自理、提物、步行、坐位、站立、干扰睡眠、社会生活、旅游等9个方面的情况,每个问题6个选项,每个问题的最高得分为5分,选择第一个选项得分为0分,依次选择最后一个选项得分为5分,所有相关项目经患者自己选择并签名后,由专门统计者将9个项目的选择答案相应得分累加后,计算其所占总分(45分)的百分比,即为ODI指数（实际累计分值÷45×100%）。0%为正常，越接近100%则功能障碍越严重。基线、治疗2、4周记录，治疗4周后评价。

（4）基于ODI的功能障碍等级疗效评价。将ODI指数（治疗后/治疗前）前后变化率按分值域段划分为：0%≤优≤25%；25%＜良≤50%；50%＜可≤75%；75%＜差≤100%，计算优良率。基线、治疗2、4周记录，治疗4周后评价。

4. 效用指标

本研究选取的效用指标为质量调整生命年。生命质量相关数据采用EQ-5D量表测量计分，并通过日本效用值积分体系计算获得。患者于基线、治疗4周末时记录，并于治疗4周后评价。

六、评价方法

本研究运用成本-效果分析和成本-效用分析，分别以疼痛的VAS评分、ODI评分改善情况，疼痛消失时间，以及ODI功能障碍等级疗效为效果指标，以质量调整生命年为效用指标，对××胶囊和腰痹通胶囊成本与效果进行测量与比较，评价××胶囊的经济性。采用每一医疗效果/效用单位所花费的成本，或每一单位货币所产生的医疗效果/效用来表示，即增量成本-效果比和增量成本-效用比。

增量成本-效果比（incremental cost-effectiveness ratio，ICER）公式：$ICER=(C_1-C_2)/E_1-E_2=\triangle C/\triangle E$。

增量成本-效用比（incremental cost utility ratio，ICUR）公式：$ICUR=(C_1-C_2)/QALY_1-QALY_2=\triangle C/\triangle QALY$。

评价时先与阈值比较以确定两方案自身的经济性，基于目前国内尚无推荐使用的阈值标准，故阈值参考国内人均国民生产总值（Gross Domestic Product，GDP）。

七、不确定性分析

通过敏感度分析，评价改变药物经济学评价中关键参数（如药品价格、检查费、合并用药费用、不良反应费用、效果指标、效用指标等）在一定范围内的估计值，是否会影响结论的稳定性，即测量评价中的一些重要参数对结果的影响。本次研究试验周期较短，故不考虑贴现率的影响，只对成本、效果指标、效用指标进行单因素敏感度分析。

八、试验流程

表15-2-1 试验流程表

阶段	筛选/入组	治疗中	治疗后	随访
观测时点	访视1 -3天~0天	访视2 14天±2天	访视3 28天±3天	访视4
签署知情同意书	×			
填写一般资料	×			
一般体格检查	×			
专业体格检查	×	×	×	
既往病史	×			
合并疾病和症状	×	×	×	×

续表

阶段	筛选/入组	治疗中	治疗后	随访
观测时点	访视 1 -3 天~0 天	访视 2 14 天 ± 2 天	访视 3 28 天 ± 3 天	访视 4
合并用药	×	×	×	×
影像学检查	×			
VAS 评分	每日记录最痛与平均痛			×
ODI 量表	×	×	×	×
随机入组、发放药物	×			
经济学信息（成本信息）		×	×	×
EQ-5D 量表	×		×	
回收剩余研究药物并计数		×	×	×
记录不良反应		×	×	×
不良事件评估			×	
脱落原因分析			×	
经济学评价			×	
不确定性分析			×	

九、质量控制

在研究开始时对项目执行方、项目负责人进行总体研究方案和数据采集方案的培训，并由项目负责人对项目执行人员进行培训，执行人员在研究中心开始收集研究数据前对调查员进行培训，理解药物经济学方案设计、明晰项目操作重点和难点，相关技术人员负责对调查数据进行监查、稽查，核对其真实性。

十、统计分析

专业统计学工作者承担统计分析任务，并参与从研究设计、实施至分析总结的全过程。采用 SAS9.1.3 统计分析软件进行计算。所有的统计检验均采用双侧检验，P 值小于或等于 0.05 将被认为所检验的差别有统计意义。定量指标的描述将计算例数、均数、标准差、中位数、最小值、最大值。分类指标的描述用各类的例数及百分数。对成本、效果指标、效用指标以 95% 可信区间的上下限采用极端分析模型进行单变量敏感度分析。

十一、对研究结论的评价

对于××胶囊药物经济学研究，从以下几个方面对评价结果进行分析。① 研究设计的合理性。② 选择的评价指标的合理性。③ 效果、效用估计的真实性。④ 成本估计的真实性。⑤ 数据统计原理和统计分析方法的正确使用。⑥ 项目实施过程中偏倚的控制以及对研究结果的影响。

十二、撰写总结报告

统计分析完成后,参照《中国药物经济学评价指南(2011版)》出具××胶囊药物经济学评价研究报告。

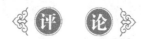

一、研究角度

药物经济学评价和研究的视角主要包括社会角度、医疗机构角度、保险方角度及患者角度,分别从国家、企业、医疗服务提供者(医院等)、第三付费方及终端消费者等不同的立场进行研究。从全社会角度出发的药物经济学评价,目的是实现全社会药物资源的最优配置和最佳利用,进而实现社会群体健康状况的最大程度改善;从医疗机构、保险方角度出发,其目的是如何以尽可能少的成本获得尽可能大的收益,实现自身利益最大化;从患者角度出发,其目的是以尽可能少的个人支付,实现自身健康状况的最大程度改善[9]。

由于研究角度直接影响到评价的立场和目的,决定成本及健康产出的确定,研究者应正确选择研究角度,并在研究过程中坚持研究角度的一致性。目前应用最广泛的是全社会角度。

二、研究设计

1. 研究类型

常用的设计类型有前瞻性研究、回顾性队列研究、混合研究及二次文献研究等[10]。其中,前瞻性研究包括随机临床干预研究和前瞻性观察研究。前者可依托 RCT 进行平行研究,也可进行独立的经济学评价临床试验,一般在新药Ⅲ期临床试验或上市后Ⅳ期临床试验中进行,但因其研究设计严格而导致内部效度高,而外部效度较低;后者基于队列研究设计,是药物经济学研究设计的理想标准,具有更好的外部效度,可更贴切地反映真实条件下的成本效果,但分析难度较大。当缺乏前瞻性研究条件时,可选用回顾性队列研究或混合研究设计,其成本较低,研究时限较短。前者数据获取较为容易,但原有的试验数据缺乏经济学的针对性,往往难以达到满意的数据要求;后者是上述几种研究方法的综合使用,然而间接成本及效用资料难以获得,容易造成研究结果出现一定的偏倚。

2. 干预措施与对照的选择

中药上市后经济学评价建立在比较不同治疗方法的基础上,对照的选择非常重要。对照药的选择应严格遵守公平公正的原则,常选择标准的治疗方法或常用方法,药物或非药物治疗均可。若药物属于新的治疗类别,则选择适应病证最相近的药物作为对照。若某些疾病目前仍无有效的医疗措施或不建议干预,可以与安慰剂进行比较,但需说明无医药干预的临床合理性[11]。

3. 样本量估算

应达到具有统计学意义的最小样本量。推荐使用药物经济学试验样本量估算公式计算。中药上市后的经济学评价常为依托临床试验的平行研究,可由临床试验研究决定样本量大小[12]。

4. 研究时限

研究时限的设定应根据研究目的及观察指标确定。一般来说，观察时间应足够长，以获得干预所产生的主要成本和产出。若研究时限过长不能实施，可采用模型外推法。

三、经济学评价

1. 成本的计算

药物经济学评价的成本通常包括直接成本、间接成本以及隐性成本，其中，直接成本包括直接医疗成本和直接非医疗成本[13]。在确认成本时，挂号费、检查费、护理费、住院费等常根据受试者实际发生的费用计算，试验用药物及合并用药费用则通过市场调研按照市场价格计算（资源消耗量×资源单位价格）；误工费一般采用人力资本法，参照市场平均工资水平估计时间成本（日平均工资水平×实际误工天数）；不良反应产生的费用应包括因不良反应发生而产生的所有费用，如监测不良反应而发生的费用，不良反应发生后采取措施而产生的费用等。评价时所指成本为平均成本，故试验组与对照组的样本量偏差并不会对评价造成影响。

当中药的药物经济学评价基于RCT试验时，应辨别哪些成本是实际情况下真实产生的，并将不必要的诊查、访视费用从成本中扣除。成本的确认，原则上应该包括所有直接医疗成本，在可获得数据的情况下，建议包括直接非医疗成本和间接成本。隐性成本计算和转换比较困难，为避免造成数据的偏差，研究中一般对其忽略不计，但当隐性成本显著较大时，需灵活处理，对其进行专门评估。

2. 健康产出

效果指标，可以分为中间指标（如临床症状评分或血压、血脂、血糖等生化指标）和终点指标（如中风、心肌梗死、糖尿病等疾病状态或死亡率）[10]。经济学评价时，可以根据评价目的和疾病特点做出相应的选择，一般采用对疾病或对患者最重要的指标，可以是一个，也可以是多个。对于中医药，可将证候疗效、主要单项症状疗效作为效果指标的一部分。

效用指标，主要包括质量调整生命年（quality adjusted life years，QALYs）、伤残调整生命年（disability adjusted life years，DALYs）、挽救年轻生命当量（saved young life equivalents，SAVEs）和健康当量年（healthy years equivalents，HYEs）。其中，QALY最为常用，可由剩余生命年数乘以健康效用值计算获得。健康效用值实际为一个0~1的权重，即效用权重，可由时间权衡法（time trade off，TTO）、配对比较法（standard gamble，SG）、视觉模拟评分法（visual analogue scale，VAS）等直接测得，也可借助量表如欧洲五维健康量表（EuroQol，EQ-5D）、SF-36健康调查简表、生命质量指数（quality of Well-being index，QWB）、HUI健康效用量表（health utilities index mark3，HUI3）等间接获取。前瞻性研究一般推荐使用量表法。目前，因已有基于中国人群的效用值积分体系，国内多采用欧洲五维健康量表（EQ-5D-3L）。该量表包含了5个维度（行动、自我照料、日常活动、疼痛/不舒服、焦虑/抑郁），3个水平（没有困难、有一些困难、有严重困难），可确定245个健康状态[9]。回顾性研究难以获得相关信息时，可通过查阅文献参考相应的权重值。

表 15-2-2 欧洲五维健康量表（EQ-5D-3L）

维度	描述
行动	我可以四处走动，没有任何困难。
	我行动有些不方便。
	我不能下床活动。
照顾自己	我能照顾自己，没有任何困难。
	我在洗脸、刷牙、洗澡或穿衣方面有些困难。
	我无法自己洗脸、刷牙洗澡或穿衣。
日常活动（如工作、学习、家务事，家庭或休闲活动）	我能进行日常活动，没有任何困难。
	我在进行日常活动方面有些困难。
	我无法进行日常活动。
疼痛/不疼痛	我没有任何疼痛或不舒服。
	我觉得中度疼痛或不舒服。
	我觉得极度疼痛或不舒服。
焦虑（如紧张、担心、不安等等）抑郁（如做事情缺乏兴趣、没兴趣、提不起精神等）	我不觉得焦虑或抑郁。
	我觉得中度焦虑或抑郁。
	我觉得极度焦虑或抑郁。

表 15-2-3 EQ-5D-3L 中国评分模型（TTO 系数）

维度	系数	维度	系数	维度	系数
常数项	0.039	N_3^*	0.022		
行动能力		自我照顾能力		日常活动能力	
水平 2	0.099	水平 2	0.105	水平 2	0.074
水平 3	0.246	水平 3	0.208	水平 3	0.193
疼痛/不舒服		焦虑/抑郁			
水平 2	0.092	水平 2	0.086		
水平 3	0.236	水平 3	0.205		

注：效用值=1−常数项−N_3−行动能力−自我照顾能力−日程活动能力−疼痛活动能力−疼痛/不舒服−焦虑/抑郁。其中 N_3 的含义为至少有一个维度为水平 3。

3. 贴现

中药上市后药物经济学评价的研究项目一般时限较长，如果疾病治疗的时间超过一年，则需要对成本和产出进行贴现，使不同时点的成本和产出数据具有可比性。在经济学评价的实践过程中，大多数国家认同的贴现率在 0%～7%之间，3%、5%最为常见。我国目前尚未规定贴现率的取值，但根据 2015 版《中国药物经济学评价指南及导读》建议，推荐波动范围在 0%～8%之内[13]。

4. 评价方法

药物经济学的基本评价方法一般包括成本-效果分析（Cost-effectiveness analysis，CEA）、成本-效用分析（Cost-utility analysis，CUA）、成本-效益分析（Cost-benefit analysis，CBA）和最小成本分析（cost minimization analysis，CMA）[13]。

（1）成本-效果分析（CEA）。① 适用条件：适用于相同疾病或具有相同临床产出指标方案之间的比较，测量单位一般为物理或自然单位。当疾病较为单纯，治疗方案的产出只体现在或主要体现在某一个临床产出指标时，CEA 较为适用。② 评价指标：常选用增量成本-效果比（ICER），即成本差值与效果差值的比值（ICER=$\triangle C/\triangle E$）。③ 评价步骤：在进行成本-效果分析前，首先应确认所有待评价的干预方案自身均具有经济性（C/E<阈值）。评价时，先对各干预方案间的成本、效果情况进行判别，当出现以下 4 种情况时，可直接判定被比较方案的经济性：成本相同，效果不同；效果相同，成本不同；成本较高，效果较差；成本较低，效果较好。其他情况，需采用增量-成本效果比进一步比较：a 将所有备选方案按照成本由小到大的顺序排列。b 排在首位的两方案做增量成本-效果对比，若 ICER<阈值，则成本较高的方案为优势方案，反之为劣势方案。c 剔除劣势方案，依次用保留下来的方案与剩余方案对比，直至选出最优方案。④ 局限性：主要在于不能同时考虑一项干预措施的多个产出，也不能比较有着不同产出单位的多项干预措施。此外，成本-效果分析阈值的缺失，影响方案的经济性判定，导致其广泛应用较为困难。

（2）成本效用分析（CUA）。① 适用条件：适用于临床产出指标不同的各种不同治疗药物之间的比较。其在产出评价方面既考虑了治疗方案给患者带来的生存时间的影响，也考虑了治疗方案给患者带来的生存质量方面的影响，并且生存质量的评价包含了对患者生理、心理和社会功能的评价，相较其他评价方法更为全面，是目前国际药物经济学界应用最为广泛的研究方法[14]。② 评价指标：一般使用增量成本-效用比（ICUR），即成本差值与效用差值之比。③ 评价步骤：同成本-效果比。国内目前尚未公布国家规定的阈值，可参考人均 GDP。根据 WHO 建议[15]，ICUR<GDP，所增加的成本完全值得；人均 GDP<ICUR<3 倍人均 GDP，增加的成本可接受；>3 倍的人均 GDP 增加的成本不值得，即认定方案经济性较差，无可比性。

（3）最小成本分析（CMA），仅在各方案的重要临床产出（如疗效和安全性）相同或相当的前提下使用。

（4）成本-效益分析（CBA）。① 适用条件：适用于健康产出能够用货币形式表现的方案对比。② 评价指标：增量效益成本比（$\triangle B/\triangle C$），即效益差值与成本差值之比。③ 评价步骤：同成本-效果分析。成本-效益分析的阈值为 1，当 B/C≥1 时，即健康产出≥成本时，方案具有经济性。④ 局限性：成本-效益分析时，需先将健康产出转化为用货币表达的效益价值，难以精确测定且转化过程易发生偏倚而较少使用。

中医药的经济学评价的对象主要包括中药制剂、中医/中西医治疗方案等。目前，研究方法以 CEA 为主，部分采用 CMA，较少应用 CUA[16]，有其局限性。中医学的精髓为整体观念和辨证论治，在治疗慢性、复发性疾病时有着更大的综合优势，采用传统的单个效果指标作为临床产出，不利于客观公正地评价中医药。相比之下，以健康相关生命质量作为重要产出的 CUA 则更适用于中医药的经济学评价，建议根据研究目的、干预措施和数据的可获得性，选择 CUA 或同时使用 CEA 和 CUA。

5. 不良反应的测量

不良反应的发生不仅增加了成本，而且降低了健康产出。药品不良反应对产出的影响体现在不良反应带来的病死率、死亡率、致残率的增加，治愈率的降低，QALY 和收益的减少等[17]。因此，药物经济学评价应包括因不良反应导致的经济损失，及对不良反应进行成本分析和效益风险评估。

四、不确定性的处理

药物经济学评价中各参数常较难准确测量，相同药物在不同人群或不同医疗单位中的费用和效果也不尽相同，很多难以控制的因素对分析结果均可能产生影响，存在着一定的不确定性，需要采用敏感度分析[13]。

敏感度分析方法，一般包括单因素敏感性分析和多因素敏感性分析。前者是目前最常用的方法，每次只选择一个参数进行变化并观察其敏感性。常用的参数包括药品价格、检查费用、合并用药费用、不良反应费用、贴现率、效果指标、效用指标等。分析结果可通过龙卷风图（又称旋风图）直观表达。龙卷风图的本质是柱形图的一种，其横坐标表示分析结果（如 ICER、ICUR）的取值范围，纵坐标表示参数，中线为基于试验数据得到的分析结果，柱状条表示该参数在上下浮动 20% 时对应的分析结果的变化范围（分别位于中线的左右两边）。

参 考 文 献

[1] 吴晶.中国药物经济学评价指南的发展与应用[C]//2011年中国药学大会暨第11届中国药师周论文集.2011：1-3.
[2] 李明辉，刘国恩.中药经济学评价的意义与特点[J].中国药物经济学，2009（3）：11-14.
[3] 胡善联.上市后药物的经济学评价[J].中国循证医学杂志，2005，05（5）：353-356.
[4] 国家中医药管理局.中华人民共和国国家标准·中医病证诊断疗效标准[M].南京：南京大学出版社，1994.
[5] 赵文海，詹红生.中医骨伤科学[M].上海：上海科学技术出版社，2011，7.
[6] 石印玉.中西医结合骨伤科学[M].北京：中国中医药出版社，2007，1.
[7] 郑筱萸.中药新药临床研究指导原则（试行）[M].北京：中国医药科技出版社，2002.
[8] 国家技术监督局.中医临床诊疗术语·证候部分[S].中华人民共和国国家标准 GB/T16751.2-1997.
[9] 孙利华.药物经济学[M].第3版.北京：中国医药科技出版社.2015.
[10] 中国药物经济学评价指南课题组.中国药物经济学评价指南（2011版）[J].中国药物经济学，2011，03：23-24.
[11] 谢雁鸣.中医药临床评价方法研究与实践[M].北京：人民卫生出版社，2014.
[12] 朱文涛，李磊，张霄潇，等.中药治疗盆腔炎性疾病后遗症（慢性盆腔炎）循证药物经济学评价技术要点[J].世界科学技术-中医药现代化，2013，15（3）：461-465.
[13] 刘国恩.中国药物经济学评价指南与导读[M].北京：科学出版社，2015.
[14] Andrew Briggs, Karl Claxton, Mark Sculpher.Decision Modelling for Health Economic Evaluation[M].Oxford University Press, 2006.
[15] WHO.Choising Interventions that are Cost Effective（WHO-CHOINCE）.Cost-effectiveness thresholds[EB/OL].[2014-3-10].http://www.who.int/choice/costs/en/.
[16] 吴晶.成本-效用分析系列介绍之一效用及成本-效用的基本概念和使用范围[J].中国药物经济学，2008（1）：68-72.
[17] 刘兆兰，孙瑛，陈薇，等.药物有效性和安全性的卫生经济学评价[J].中国药物警戒，2010，07（7）：403-406.